Primeiros socorros
para estudantes

10ª edição

Nota sobre os procedimentos de primeiros socorros

É de intenção dos autores e do editor que este livro didático seja utilizado como parte de um programa formal de educação em primeiros socorros ministrado por instrutores qualificados. Os procedimentos descritos nesta obra baseiam-se em consultas feitas a socorristas, paramédicos e autoridades médicas. Os autores e os editores tiveram o cuidado de se certificar de que esses procedimentos refletem as práticas mais bem aceitas atualmente; no entanto, os procedimentos e as reações sugeridos não podem ser considerados recomendações absolutas.

Este livro contém as informações mais atualizadas disponíveis no presente momento. Contudo, as diretrizes federais, estaduais e locais referentes às práticas de primeiros socorros, incluindo, sem limitar-se, aquelas que regem o controle de infecções e precauções universais, mudam rapidamente. O leitor deve considerar, portanto, que as novas regulamentações podem exigir alterações em alguns procedimentos.

É de responsabilidade do leitor familiarizar-se com as políticas e os procedimentos estabelecidos pelas agências nacionais, estaduais e locais, assim como pela instituição ou agência onde estiver sendo treinado. É de responsabilidade do leitor informar-se sobre quaisquer alterações ou recomendações feitas por essas ou outras agências. Os autores e os editores deste livro se isentam de qualquer responsabilidade, perda ou risco resultantes direta ou indiretamente dos procedimentos e da teoria sugeridos, bem como de qualquer interpretação equivocada do conteúdo aqui apresentado.

Primeiros socorros
para estudantes

10ª edição

Keith J. Karren
Emeritus, Brigham Young University

Brent Q. Hafen
Late of Brigham Young University

Daniel Limmer
York County Community College

Joseph J. Mistovich
Youngstown State University

Copyright © 2012, 2008, 2004 by Pearson Education, Inc. All rights reserved.

Tradução autorizada da edição original em língua inglesa, intitulada *First Aid for Colleges and Universities – 10th edition*, de Keith Karren, Brent Hafen, Joseph Mistovich e Daniel Limmer, publicada pela Pearson Education, Inc, pela divisão Benjamin Cummings. Copyright © 2012, 2008, 2004 Pearson Education, Inc. Todos os direitos reservados.

Nenhuma parte deste livro poderá ser reproduzida ou veiculada por qualquer meio ou processo, seja eletrônico ou mecânico, incluindo fotocópia, gravações ou qualquer outro sistema de recuperação de dados, sem a permissão da Pearson Education, Inc.

Edição em língua portuguesa publicada pela Editora Manole Ltda, Copyright © 2013.

Este livro contempla as regras do Novo Acordo Ortográfico da Língua Portuguesa.

Editor gestor: Walter Luiz Coutinho
Editora de traduções: Denise Yumi Chinem
Produção editorial: Priscila Mota e Renata Mello

Tradução das atualizações da 10ª edição:
    Patrícia Pereira Fonseca (Caps. 1 a 8)
    Mestre em Pesquisa Clínica pela Fundação Oswaldo Cruz
    Graduada em Medicina pela Universidade Federal Fluminense e em Letras pela Universidade Estácio de Sá

    Douglas Arthur Omena Futuro (Caps. 9 a 30)
    Graduado em Medicina pela Universidade Gama Filho

Tradução da 7ª edição:
    All Tasks Traduções Técnicas, Localização de Software e Tecnologia da Linguagem

Revisão científica da 7ª edição:
    Nader Wafae (*in memoriam*)
    Doutor e Livre-Docente de Anatomia pela EPM – Unifesp
    Professor Titular de Anatomia Descritiva e Topográfica do Departamento de Morfologia da EPM – Unifesp
    Professor Titular de Anatomia da Faculdade de Medicina da Unoeste – SP
    Professor Titular de Anatomia da Faculdade de Medicina da Uniplac – DF
    Professor Titular II de Anatomia do Centro Universitário São Camilo – SP

Revisão de tradução e revisão de prova: Depto. editorial da Editora Manole
Projeto gráfico: Anna Yue Yamanari
Diagramação: JLG Editoração Gráfica
Capa: Rafael Zemantauskas

Dados Internacionais de Catalogação na Publicação (CIP)
(Câmara Brasileira do Livro, SP, Brasil)

Primeiros socorros para estudantes / Keith J. Karren...[et al.] ;
[tradução Patricia Fonseca Pereira e Douglas Arthur Omena
Futuro]. -- 10. ed. -- Barueri, SP : Manole, 2013.

Outros autores: Brent Q. Hafen, Daniel Limmer, Joseph J.
Mistovich
Título original: First aid for colleges and universities.
ISBN: 978-85-204-3478-9

1. Emergências médicas 2. Primeiros socorros
I. Karren, Keith J.. II. Hafen, Brent Q.. III. Limmer,
Daniel. IV. Mistovich, Joseph J..

	CDD-616.0252
13-08468	NLM-WA 292

Índices para catálogo sistemático:
1. Primeiros socorros : Emergências médicas 616.0252

A Editora Manole é filiada à ABDR – Associação Brasileira de Direitos Reprográficos.

Edição brasileira – 2013

Editora Manole Ltda.
Av. Ceci, 672 – Tamboré
06460-120 – Barueri – SP – Brasil
Tel.: (11) 4196-6000
Fax: (11) 4196-6021
www.manole.com.br
info@manole.com.br

Impresso no Brasil
Printed in Brazil

Em memória de Brent Q. Hafen, Ph.D.
Dr. Brent Hafen foi um homem de muitos princípios. Dedicou-se à sua família, aos seus alunos e à educação de primeiros socorros e atendimento de emergência. *Primeiros socorros para estudantes*, já em sua 10ª edição, tem exercido uma incrível influência no treinamento de socorristas. O dr. Brent deixa profundas saudades e será sempre lembrado com carinho.

Esta obra é dedicada a todos os bons samaritanos que possuem um grande desejo de ajudar quem estiver em perigo, e também àqueles que desejarem obter um treinamento adequado para administrar primeiros socorros de forma correta e eficaz.
K.J.K.

Para Stephanie, Sarah Katherine e Theo.
D.L.

Para minha linda esposa, Andrea, por seu amor e incentivo e por ser minha melhor amiga. Para minhas meninas, Katie, Kristyn, Chelsea, Morgan e Kara, pelo seu amor incondicional e os constantes abraços, beijos, sorrisos e gargalhadas que fazem valer a pena viver a vida em sua plenitude. Em memória de meu pai, Paul, que é, sem qualquer dúvida, o herói da minha vida.
J.J.M.

Sumário resumido

1 Introdução aos primeiros socorros 1
2 Anatomia e fisiologia dos sistemas orgânicos 15
3 Avaliação da vítima 35
4 Suporte básico à vida: respiração artificial 55
5 Suporte básico à vida: ressuscitação cardiopulmonar 75
6 Hemorragia e choque 95
7 Lesões de partes moles 117
8 Lesões na face, nos olhos e na garganta 131
9 Lesões no tórax, no abdome e na genitália 153
10 Curativos e bandagens 171
11 Lesões musculoesqueléticas 187
12 Lesões esportivas e recreacionais comuns 209
13 Traumatismo craniano e lesões medulares 227
14 Emergências relacionadas a envenenamento 249
15 Emergências relacionadas a drogas e álcool 267
16 Emergências relacionadas a doenças cardiovasculares e acidente vascular encefálico 283
17 Emergências respiratórias 299
18 Emergências diabéticas 311
19 Desconforto abdominal agudo e emergências relacionadas 321
20 Crises convulsivas, tontura e desmaio 333
21 Partos e emergências relacionadas 347
22 Emergências pediátricas e geriátricas 367
23 Mordidas e picadas 385
24 Emergências relacionadas a queimaduras 403
25 Emergências relacionadas ao calor e ao frio 427
26 Emergências aquáticas 447
27 Emergências em ambiente selvagem 461
28 Desastres e emergências psicológicas 483
29 Levantando e removendo vítimas 503
30 Estabilização de veículos e extricação de vítimas 521

Apêndice A Formulários de avaliação de habilidades 533
Apêndice B Respostas para os testes de autoavaliação 541
Glossário 549
Índice remissivo 557
Créditos 567

Sumário detalhado

1 Introdução aos primeiros socorros 1

OBJETIVOS DE APRENDIZAGEM 1

O que são os primeiros socorros? 2

Procedimentos gerais 3

Obtendo assistência médica (acionar o serviço de resgate médico) 3

Aspectos dos primeiros socorros 4

Habilidades do socorrista 4

Aspectos legais dos primeiros socorros 4

Dever de agir 5

Leis do bom samaritano 5

Teste do "bom senso" 5

Direito de recusar atendimento 5

Controvérsias em relação aos primeiros socorros 6

Doenças infecciosas 6

Transmissão de doenças infecciosas 6

Identificando doenças infecciosas 7

Doenças que exigem cuidados especiais em uma situação de emergência 7

Patógenos hematogênicos 7

Protegendo-se do risco de infecção 8

Segurança do local 10

Fogo 10

Estruturas instáveis 10

Acidentes com veículos motorizados 10

Riscos com a eletricidade 10

Água 10

Hostilidade e violência 11

Resumo 11

Termos-chave 12

Exercício de raciocínio crítico 12

Autoavaliação 13

2 Anatomia e fisiologia dos sistemas orgânicos 15

OBJETIVOS DE APRENDIZAGEM 15

Terminologia anatômica 16

Termos relativos à posição 16

Termos relativos à direção e à localização 17

A estrutura do corpo 18

O sistema esquelético 18

Crânio 18

Coluna vertebral 19

Tórax 20

Pelve 20

Membros inferiores 20

Membros superiores 21

Articulações 21

O sistema muscular 21

Os sistemas orgânicos do corpo 22

O sistema circulatório 22

Coração 22

Vasos sanguíneos 22

Pulso 22

Sangue 22

O sistema respiratório 23

O sistema digestório 24

O sistema urinário 25

O sistema endócrino 27

Os nervos e a pele 28

O sistema nervoso 28

A pele 30

Cavidades do corpo 31

Resumo 31

Termos-chave 32

Exercício de raciocínio crítico 32

Autoavaliação 33

3 Avaliação da vítima 35

OBJETIVOS DE APRENDIZAGEM 35

Rotina de avaliação da vítima 36

Avaliando o local 36

Estabelecendo comunicação e controle 37

Conduzindo a investigação primária 37

Vias aéreas e estabilização da coluna vertebral 38

Respiração 39

Circulação 40

Incapacidade 41

Conduzindo o exame neurológico 42

Queixa principal e sinais vitais 42

Determinando a queixa principal 42

X   Primeiros socorros para estudantes

Avaliando os sinais vitais   43
   Pulso   43
Respiração   44
Temperatura e cor da pele   44
Procurando dispositivos de informação médica   45
Obtendo a história   45
Conduzindo uma investigação secundária   46
Face, boca, orelhas e nariz   47
Crânio e pescoço   47
Tórax   48
Abdome   48
Região pélvica   49
Costas   49
Membros inferiores   49
Membros superiores   50
Resumo   51
Termos-chave   51
Exercício de raciocínio crítico   52
Autoavaliação   53

4   Suporte básico à vida: respiração artificial   55

OBJETIVOS DE APRENDIZAGEM   55

Angústia respiratória   56
Sinais e sintomas   56
Suporte básico à vida   57
Avaliação da vítima   57
Abordagem inicial da vítima   57
Acionando o SRM   57
Posicionando a vítima e desobstruindo as vias aéreas   58
Manobra de inclinação da cabeça/elevação do queixo   58
Manobra de tração da mandíbula   58
Avaliando a respiração   59
Respiração artificial   60
Respiração boca a boca   60
Respiração boca a boca e transmissão de doenças   61
Respiração boca-barreira   62
Respiração boca-nariz   62
Respiração boca-estoma   62
Distensão gástrica   63
Ventilando bebês e crianças   63
Emergências por obstrução das vias aéreas   64
Atendimento de emergência para vítimas conscientes (adultos ou crianças)   65
Se a vítima estiver inconsciente ou perder a consciência   66
Se a vítima for obesa ou estiver grávida   67
Se a vítima for um bebê   68
Resumo   70
Termos-chave   71
Exercício de raciocínio crítico   71
Autoavaliação   73

5   Suporte básico à vida: ressuscitação cardiopulmonar   75

OBJETIVOS DE APRENDIZAGEM   75

Ressuscitação cardiopulmonar   76
Sequência do suporte básico à vida   77
Determinando a responsividade e a respiração   79
Acionando o SRM e obtendo um DEA   79
Desobstruindo as vias aéreas   79
Determinando a ausência de respiração e realizando a respiração artificial   79
Fornecendo a respiração artificial   79
Determinando a ausência de pulso   79
Compressões torácicas   80
Posicionando as mãos   81
Realização de compressões torácicas   81
Realização de RCP de adulto por um único socorrista   84
Concluindo a RCP   84
Realização de RCP de adulto por dois socorristas   84
Realização de RCP em bebês e crianças   85
Erros, complicações e quando não aplicar   88
Erros ao realizar a RCP   88
Complicações causadas pela RCP   88
Quando não aplicar a RCP   88
Desfibrilação   89
Resumo   91
Termos-chave   92
Exercício de raciocínio crítico   92
Autoavaliação   93

6   Hemorragia e choque   95

OBJETIVOS DE APRENDIZAGEM   95

A hemorragia e seus efeitos   96
Controle do sangramento   97
Tomando precauções com relação às substâncias do corpo   97
Aplicando pressão direta e elevação   98
Usando bandagem de pressão   99
Usando uma tala inflável   99
Usando um torniquete   100
Usando o manguito do esfigmomanômetro   101
Hemorragia interna   101
   Sinais e sintomas   101
   Atendimento de emergência   102
Hemorragia nasal   103
Choque   104
Causas do choque   104
Tipos de choque   105
   Sinais e sintomas   106
Controle do choque   106
Prevenção do choque   107
Choque anafilático   109
   Sinais e sintomas   109
   Pele   109
   Coração e vasos sanguíneos   110
   Trato respiratório   110
   Trato gastrintestinal   110
   Sistema nervoso central   111
Resumo   111
Termos-chave   111

Exercício de raciocínio crítico   112
Autoavalição   113

7 Lesões de partes moles   117

OBJETIVOS DE APRENDIZAGEM   117

Lesões fechadas   118
Contusão   118
Hematoma   118
Lesões por esmagamento   118
Atendimento de emergência   118
Lesões abertas   119
Abrasão   119
Laceração   119
Avulsão   120
Ferimentos penetrantes e por punção   121
Amputações   122
Mordidas   122
Atendimento de emergência   123
Limpando ferimentos e prevenindo infecções   124
Removendo lascas   125
Removendo anzóis   125
Considerações especiais de tratamento   126
Lesões torácicas   126
Lesões abdominais   126
Objetos cravados   126
Amputações   127
Lesões compressivas   127
Resumo   128
Termos-chave   128
Exercício de raciocínio crítico   128
Autoavaliação   129

8 Lesões na face, nos olhos e na garganta   131

OBJETIVOS DE APRENDIZAGEM   131

Lesões nos olhos   132
Avaliação   132
Atendimento básico de emergência para lesões oculares   133
Corpos estranhos nos olhos   133
Atendimento de emergência   133
Lesões nas órbitas   134
Atendimento de emergência   135
Lesões nas pálpebras   135
Atendimento de emergência   135
Lesões no globo ocular   136
Atendimento de emergência   136
Queimaduras químicas nos olhos   136
Atendimento de emergência   136
Queimaduras oculares pela luz   137
Objetos cravados no olho e globo ocular protruso   137
Atendimento de emergência   138
Removendo lentes de contato   139
Removendo lentes de contato rígidas   139
Removendo lentes de contato gelatinosas   139

Lesões faciais   140
Fraturas da face e do maxilar   142
Sinais e sintomas   143
Atendimento de emergência   143
Objetos cravados na face   143
Lesões no nariz   144
Lesões na orelha   145
Lesões na garganta   145
Sinais e sintomas   146
Atendimento de emergência   146
Emergências dentárias   146
Dor de dente   148
Dentes soltos   148
Dentes quebrados   148
Dentes perdidos   148
Resumo   149
Termos-chave   149
Exercício de raciocínio crítico   150
Autoavaliação   151

9 Lesões no tórax, no abdome e na genitália   153

OBJETIVOS DE APRENDIZAGEM   153

Lesões torácicas   154
Sinais e sintomas 154
Atendimento básico de emergência para lesões torácicas   155
Lesões específicas no tórax   156
Tórax flácido   156
Atendimento de emergência   157
Lesões por compressão e asfixia traumática   157
Atendimento de emergência   157
Fratura de costelas   158
Atendimento de emergência   159
Hemotórax, pneumotórax, pneumotórax hipertensivo e pneumotórax aberto 159
Lesões abdominais   162
Avaliação das lesões abdominais   163
Sinais e sintomas   164
Atendimento de emergência   164
Evisceração abdominal   165
Hérnia   165
Atendimento de emergência   166
Lesões na genitália   166
Genitália masculina   166
Genitália feminina   167
Resumo   167
Termos-chave   168
Exercício de raciocínio crítico   168
Autoavaliação   169

10 Curativos e bandagens   171

OBJETIVOS DE APRENDIZAGEM   171

Curativos   172

XII   Primeiros socorros para estudantes

Compressas de gaze   173
Compressas especiais   173
Bandagem compressiva   174
Aplicando um curativo estéril   174
Bandagens   174
Bandagens triangulares e em gravata   175
Bandagens em rolo   176
Princípios dos curativos e das bandagens   178
Improvisando curativos e bandagens   179
Aplicando curativos e bandagens especiais   179
Curativos de pressão   179
Tipoias   180
Resumo   183
Termos-chave   183
Exercício de raciocínio crítico   184
Autoavaliação   185

11 Lesões musculoesqueléticas   187

OBJETIVOS DE APRENDIZAGEM   187
O sistema musculoesquelético   188
Ossos   188
Articulações   188
Músculos   188
Tendões   189
Ligamentos   189
Entorses, luxações, distensões e cãibras   189
Entorses   189
Luxações   191
Distensões   192
Cãibras   192
Contusões musculares   192
Lesões ósseas   193
Mecanismos de lesão   193
Força direta   193
Força indireta   193
Força de torção   195
Sinais e sintomas   195
Atendimento de emergência   196
Imobilização   198
Regras para imobilização   198
Tipos de talas   199
Talas rígidas   199
Talas de tração   200
Talas improvisadas   200
Riscos da imobilização imprópria   200
Considerações especiais sobre a imobilização   201
Imobilização de um osso longo   201
Imobilização de uma articulação   202
Resumo   204
Termos-chave   205
Exercício de raciocínio crítico   205
Autoavaliação   207

12 Lesões esportivas e recreacionais comuns   209

OBJETIVOS DE APRENDIZAGEM   209
Lesões em ombro, cotovelo, punho e mão   210
Fratura da clavícula   210
Sinais e sintomas   210
Atendimento de emergência   210
Subluxação do ombro   211
Sinais e sintomas   211
Atendimento de emergência   212
Luxação do ombro   212
Sinais e sintomas   212
Atendimento de emergência   213
Luxação do cotovelo   213
Sinais e sintomas   214
Atendimento de emergência   214
Fratura da cabeça do rádio   214
Sinais e sintomas   214
Atendimento de emergência   214
Fraturas de Colles e de Smith   215
Sinais e sintomas   215
Atendimento de emergência   215
Fratura e luxação dos ossos do carpo   215
Sinais e sintomas   215
Atendimento de emergência   216
Fraturas do metacarpo   216
Sinais e sintomas   216
Atendimento de emergência   216
Fratura e luxação dos dedos   217
Sinais e sintomas   217
Atendimento de emergência   217
Entorse de polegar (polegar do caçador)   217
Sinais e sintomas   217
Atendimento de emergência   217
Lesões no quadril, perna, joelho, tornozelo e pé   218
Sinais e sintomas   218
Atendimento de emergência   218
Contusão do quadril   218
Luxação do quadril   218
Sinais e sintomas   218
Fratura do quadril   218
Sinais e sintomas   219
Fratura do túber isquiático   219
Sinais e sintomas   219
Atendimento de emergência   219
Distensão dos isquiotibiais   219
Sinais e sintomas   219
Entorse de ligamentos do joelho   219
Sinais e sintomas   220
Atendimento de emergência   220
Luxação da patela   220
Sinais e sintomas   220
Atendimento de emergência   220
Ruptura do tendão do calcâneo   221

Sinais e sintomas 221
Atendimento de emergência 221
Entorse do tornozelo 221
Sinais e sintomas 222
Atendimento de emergência 222
Luxação do tornozelo 222
Fratura da tíbia ou da fíbula 222
Sinais e sintomas 222
Atendimento de emergência 222
Resumo 223
Termos-chave 223
Exercício de raciocínio crítico 223
Autoavaliação 225

13 Traumatismo craniano e lesões medulares 227

OBJETIVOS DE APRENDIZAGEM 227

Tipos de traumatismo craniano 228
Lesão no couro cabeludo 228
Lesão cerebral 229
Sinais e sintomas 230
Atendimento de emergência 230
Traumatismo craniano (fratura do crânio) 232
Avaliação, sinais e sintomas de traumatismo craniano 233
Avaliação da vítima 233
Sinais e sintomas 233
Traumatismos cranianos fechados e abertos 234
Sinais e sintomas 234
Atendimento de emergência em caso de traumatismo craniano 235
Lesões da coluna 237
Mecanismos de lesão 237
Complicações da lesão medular 239
Esforço respiratório inadequado 239
Paralisia 240
Avaliação da vítima 240
Sinais e sintomas de lesão medular 242
Atendimento de emergência em caso de lesão medular 243
Remoção do capacete 244
Resumo 246
Termos-chave 246
Exercício de raciocínio crítico 246
Autoavaliação 247

14 Emergências relacionadas a envenenamento 249

OBJETIVOS DE APRENDIZAGEM 249

Ingestão de substâncias tóxicas 251
Centros de controle de envenenamentos 251
A importância do levantamento da história 252
Sinais e sintomas 252
Atendimento de emergência 252

Intoxicação alimentar 254
Atendimento de emergência 255
Carvão ativado 255
Dosagem 256
Administração 256
Inalação de substâncias tóxicas 257
Envenenamento por monóxido de carbono 257
Sinais e sintomas 257
Atendimento de emergência 258
Inoculação de substâncias tóxicas 259
Sinais e sintomas 259
Atendimento de emergência 260
Absorção de substâncias tóxicas 260
Sinais e sintomas 261
Atendimento de emergência 262
Resumo 264
Exercício de raciocínio crítico 264
Termos-chave 264
Autoavaliação 265

15 Emergências relacionadas a álcool e drogas 267

OBJETIVOS DE APRENDIZAGEM 267

Natureza das emergências relacionadas a drogas e álcool 268
Determinando se uma emergência está relacionada a drogas ou álcool 269
Determinando se uma emergência relacionada a álcool ou drogas é potencialmente fatal 269
Emergências relacionadas a álcool 270
Intoxicação aguda 271
Consumo excessivo de álcool 272
Síndrome de abstinência 272
Delirium tremens 272
Avaliação e tratamento 274
Observação e avaliação 274
Gravidade da intoxicação 274
Nível de consciência 274
Obtenção da história 274
Sinais da necessidade de atendimento médico imediato 274
Diretrizes gerais para tratamento de crises causadas por drogas/álcool 275
Tratando uma vítima de drogas/álcool com comportamento violento 275
Atendimento de emergência 276
Tratando uma overdose 276
Técnica da conversa para acalmar a vítima 277
Drogas ilícitas 278
Alucinógenos 278
Estimulantes 278
Depressores/narcóticos 278
Outras drogas aditivas 279
Cuidados com usuários de drogas e overdose 279
Resumo 279
Termos-chave 280

Exercício de raciocínio crítico 280
Autoavaliação 281

16 Emergências relacionadas a doenças cardiovasculares e acidente vascular encefálico 283

OBJETIVOS DE APRENDIZAGEM 283

Doença coronariana 284
Aterosclerose 284
Arteriosclerose 286

Angina pectoris, insuficiência cardíaca congestiva e infarto do miocárdio 286
Angina pectoris 286
Sinais e sintomas 286
Insuficiência cardíaca congestiva 287
Sinais e sintomas 287
Infarto do miocárdio 287
Sinais e sintomas 288

Primeiros socorros para emergências cardíacas 290
Atendimento de emergência – Ausência de pulso 290
Atendimento de emergência – Vítima responsiva 290

Acidente vascular encefálico 291
Causas e tipos de acidente vascular encefálico 291
Trombótico 291
Embólico 291
Hemorrágico 292
Sinais e sintomas 293
Atendimento de emergência 293
Resumo 294
Termos-chave 295
Exercício de raciocínio crítico 295
Autoavaliação 297

17 Emergências respiratórias 299

OBJETIVOS DE APRENDIZAGEM 299

Dispneia 300
Atendimento de emergência 300
Doença pulmonar obstrutiva crônica 300
Enfisema 300
Sinais e sintomas 301
Bronquite crônica 302
Sinais e sintomas 302
Atendimento de emergência para DPOC 302
Asma 303
Sinais e sintomas 303
Atendimento de emergência 303
Estado de mal asmático 304
Sinais e sintomas 304
Atendimento de emergência 305
Pneumonia 305
Sinais e sintomas 305
Atendimento de emergência 305
Hiperventilação 306

Sinais e sintomas 306
Atendimento de emergência 306
Resumo 307
Termos-chave 307
Exercício de raciocínio crítico 307
Autoavaliação 309

18 Emergências diabéticas 311

OBJETIVOS DE APRENDIZAGEM 311

Diabetes 312
Compreendendo as diferenças entre emergências hiperglicêmicas e hipoglicêmicas 313
Atendimento de emergência 315
Atendimento de emergência na hiperglicemia grave 315
Atendimento de emergência na hipoglicemia 316
Resumo 317
Termos-chave 318
Exercício de raciocínio crítico 318
Autoavaliação 319

19 Desconforto abdominal agudo e emergências relacionadas 321

OBJETIVOS DE APRENDIZAGEM 321

Avaliação 322
Sinais e sintomas 324
Atendimento de emergência 324
Náusea e vômito 325
Diarreia 326
Considerações especiais 327
Ruptura de varizes esofágicas 327
Sinais e sintomas 327
Atendimento de emergência 328
Aneurisma da aorta abdominal 328
Sinais e sintomas 328
Atendimento de emergência 328
Resumo 329
Termos-chave 329
Exercício de raciocínio crítico 329
Autoavaliação 331

20 Crises convulsivas, tontura e desmaio 333

OBJETIVOS DE APRENDIZAGEM 333

Crises convulsivas 334
Causas das crises convulsivas 334
Tipos de crises convulsivas 335
Estado epiléptico 335
Avaliação e atendimento de emergência 337
Convulsões tônico-clônicas generalizadas 337
Considerações sobre a avaliação 337
Atendimento de emergência para crises convulsivas 339
Atendimento de emergência para estado epiléptico 340
Tontura e desmaio 340

Tontura 340
Sinais e sintomas 340
Atendimento de emergência 341
Desmaio 341
Sinais e sintomas 341
Atendimento de emergência 341
Resumo 342
Termos-chave 343
Exercício de raciocínio crítico 343
Autoavaliação 345

21 Partos e emergências relacionadas 347

OBJETIVOS DE APRENDIZAGEM 347

Anatomia reprodutiva 348
Trabalho de parto 349
Dilatação 350
Coroamento e parto 350
Dequitação 350
Equipamentos de primeiros socorros para partos 351
Emergências no pré-parto 351
Aborto 351
Crise convulsiva durante a gestação 352
Sangramento vaginal no final da gestação 352
Gravidez ectópica 353
Sinais e sintomas 353
Pré-eclâmpsia e eclâmpsia 353
Ruptura do útero 354
Sinais e sintomas 354
Parto normal 354
Parto iminente 354
Transportando uma mulher em trabalho de parto 355
Assistência no parto 355
Procedimentos para o parto 355
Sangramento vaginal após o parto 359
Cuidados e ressuscitação do recém-nascido 359
Cuidados com o recém-nascido 359
Ressuscitação do recém-nascido 360
Partos em condições especiais 360
Prolapso do cordão umbilical 360
Apresentação pélvica 361
Apresentação de membro superior ou inferior 361
Parto de gêmeos 361
Eliminação do mecônio 362
Parto prematuro 362
Resumo 363
Termos-chave 364
Exercício de raciocínio crítico 364
Autoavaliação 365

22 Emergências pediátricas e geriátricas 367

OBJETIVOS DE APRENDIZAGEM 367

Avaliando a criança 368
Técnicas especiais de avaliação 368

Obtendo a história 369
Monitorando sinais vitais 369
Emergências pediátricas 370
Emergências pediátricas comuns 370
Parada cardíaca 372
Crises convulsivas 372
Choque 372
Síndrome da morte súbita do lactente e abuso de crianças 373
Síndrome da morte súbita do lactente 373
Abuso e negligência infantil 374
Identificando abuso 374
Atendimento de emergência 376
Cuidando de si próprio 376
Emergências geriátricas 378
Como o organismo se transforma com a idade 378
Sinais e sintomas diferenciados 378
Considerações sobre avaliações específicas 378
Considerações sobre exames específicos 381
Considerações especiais sobre traumas 381
Resumo 381
Termos-chave 382
Exercício de raciocínio crítico 382
Autoavaliação 383

23 Mordidas e picadas 385

OBJETIVOS DE APRENDIZAGEM 385

Mordidas de cobra 386
Gravidade da mordida de cobra 387
Sinais e sintomas 387
Mordidas e picadas de insetos 389
Aranha viúva-negra 390
Aranha reclusa castanha 390
Escorpião 391
Formigas-de-fogo 392
Carrapatos 392
Centopeias 393
Picadas de insetos 393
Choque anafilático 393
Mordidas e picadas de animais marinhos 395
Atendimento de emergência para mordidas e picadas 397
Atendimento geral de emergência 397
Atendimento de emergência para mordidas de cobra 397
Atendimento de emergência para envenenamento por animais marinhos 399
Remoção de carrapato 399
Resumo 400
Termos-chave 400
Exercício de raciocínio crítico 400
Autoavaliação 401

24 Emergências relacionadas a queimaduras 403

OBJETIVOS DE APRENDIZAGEM 403

Avaliação de queimaduras 404

XVI   Primeiros socorros para estudantes

Grau da queimadura   404
Porcentagem queimada do corpo   407
Gravidade da queimadura   408
Local da queimadura   408
Complicações associadas e idade da vítima   409
Tratamento de queimaduras   409
Atendimento geral para queimaduras térmicas e queimaduras
causadas por irradiação de calor   410
Atendimento de emergência   410
Lesões por inalação   413
Sinais e sintomas   413
Inalação de gases tóxicos   413
Monóxido de carbono   414
Atendimento de emergência   415
Queimaduras químicas   415
Atendimento de emergência   415
Queimaduras elétricas   417
Protegendo a vítima e a si próprio   417
Tipos de queimaduras elétricas   417
Gravidade do choque elétrico   418
Sinais e sintomas   418
Atendimento de emergência   419
Lesões por raios   419
Atendimento de emergência   419
Resumo   421
Termos-chave   422
Exercício de raciocínio crítico   422
Autoavaliação   423

25 Emergências relacionadas ao calor e ao frio   427

OBJETIVOS DE APRENDIZAGEM   427
Regulação da temperatura   428
Como o corpo perde calor   428
Como o corpo conserva calor   429
Efeitos do vestuário sobre o equilíbrio térmico   429
Lesões relacionadas ao calor (hipertermia)   429
Intermação   430
Sinais e sintomas   431
Atendimento de emergência   431
Exaustão por calor   432
Sinais e sintomas   432
Atendimento de emergência   433
Câibras por calor   433
Sinais e sintomas   433
Atendimento de emergência   434
Lesões relacionadas ao frio (hipotermia)   435
Hipotermia geral   435
Sinais e sintomas   436
Atendimento de emergência   438
Atendimento de emergência para hipotermia grave   438
Hipotermia por imersão   438
Atendimento de emergência   439
Geladura   439
Sinais e sintomas   440
Atendimento de emergência   440

Resumo   443
Termos-chave   443
Exercício de raciocínio crítico   443
Autoavaliação   445

26 Emergências aquáticas   447

OBJETIVOS DE APRENDIZAGEM   447
Afogamento e quase afogamento   448
Ressuscitação de vítimas de submersão em águas frias   450
Garantindo sua própria segurança   451
Traumatismo craniano ou lesão medular   452
Imobilização da cabeça   452
Apoio dos quadris e ombros   453
Atendimento de emergência para quase afogamento   454
Resgate no gelo   454
Emergências em mergulho   456
Mergulho em águas rasas   456
Mergulho em águas profundas   456
Embolia gasosa   456
Doença da descompressão   456
Sinais e sintomas   456
Atendimento de emergência   457
Barotrauma   457
Resumo   458
Termos-chave   458
Exercício de raciocínio crítico   458
Autoavaliação   459

27 Emergências em ambiente selvagem   461

OBJETIVOS DE APRENDIZAGEM   461
Prevenções de emergências em ambiente selvagem   462
Técnicas básicas para sobrevivência   463
Abrigo   463
Água   464
Alimento   464
**Problemas relacionados à altitude em ambiente
selvagem   465**
Doença aguda das montanhas   466
Sinais e sintomas   466
Edema pulmonar de grande altitude   466
Edema cerebral de grande altitude   466
*Atendimento de emergência para doenças relacionadas à
altitude*   467
Considerações especiais sobre ambientes selvagens   467
Avaliação do local   467
Avaliação da vítima   467
Definição de um plano   468
Atendimento de emergência para choque em ambiente
selvagem   469
Ressuscitação cardiopulmonar   469
Mortes e lesões causadas por raios   470
Prevenção contra lesões causadas por raios   470
Atendimento de emergência para vítimas de raios   471

Lesões do tecido mole   471
   Atendimento de emergência   471
Ataques de animais selvagens   472
Lesões musculoesqueléticas   472
   Atendimento de emergência para luxações em geral   472
   Atendimento de emergência para luxação do ombro   472
   Atendimento de emergência para luxação da patela   473
   Atendimento de emergência para luxação de dedos da mão   473
   Imobilização de fraturas   473
Lesões espinais   474
   Sinais e sintomas   474
   Imobilização da vítima   474
Resgate em avalanche   475
   Sobrevivendo a uma avalanche   475
   Resgatando uma vítima de avalanche   476
Evacuação em ambiente selvagem   476
   Pedindo socorro ou encaminhando alguém à procura de socorro   476
   Decidindo pela evacuação   477
   Decidindo como evacuar   478
Falecimento da vítima em ambiente selvagem   479
Resumo   479
Termos-chave   480
Exercício de raciocínio crítico   480
Autoavaliação   481

28 Desastres e emergências psicológicas   483

OBJETIVOS DE APRENDIZAGEM   483

Metas e princípios básicos   484
   Metas do atendimento psicológico   484
   Princípios básicos do atendimento psicológico   485
Crises psicológicas   486
   Distinção entre causas psicológicas e físicas   486
   Crises específicas   486
Suicídio   487
   Fatores de risco   487
   Atendimento de emergência   489
Avaliação   490
   Avaliando o potencial para violência   491
Considerações legais   492
Atendimento em emergências psicológicas   493
   Lidando com uma vítima violenta   493
   Como acalmar vítimas de emergências psicológicas   493
   Como conter a vítima   495
Desastres e mortes em massa   495
   Atuando em casos de mortes ou desastres em massa   497
   Triagem   498
   Conduzindo uma triagem   498
Resumo   499
Termos-chave   500
Exercício de raciocínio crítico   500
Autoavaliação   501

29 Levantando e removendo vítimas   503

OBJETIVOS DE APRENDIZAGEM   503

Princípios gerais de remoção   504
Quando fazer uma remoção de emergência   505
Técnicas de resgate para um socorrista   506
   Auxílio para caminhar   506
   Remoção por cobertor   506
   Remoção pela camisa   507
   Remoção por lençol   507
   Técnica de transporte do bombeiro   508
Técnicas de resgate para dois ou três socorristas   508
   Remoção por cadeirinha (dois socorristas)   508
   Remoção por levantamento dos membros (dois socorristas)   509
   Remoção em cadeira (dois socorristas)   511
   Levantamento horizontal e remoção (três socorristas)   511
Equipamentos   513
   Padiola de lona ou maca com armação   513
   Pranchas de imobilização   513
   Maca de cobertor   514
   Macas improvisadas   514
   Transporte por maca   514
Resumo   517
Termos-chave   517
Exercício de raciocínio crítico   517
Autoavaliação   519

30 Estabilização de veículos e extricação de vítimas   521

OBJETIVOS DE APRENDIZAGEM   521

Diretrizes básicas   522
   A decisão de parar no local do acidente   523
   A preservação de sua segurança e das pessoas no local   523
   A localização das vítimas   523
   Lidando com os perigos   524
Estabilizando o veículo   524
   Ferramentas e equipamentos   524
Obtendo acesso à vítima   525
Estabilizando e movendo a vítima   526
   Removendo uma vítima do assento de um veículo   527
   Removendo vítimas do chão   527
Resumo   529
Termos-chave   529
Exercício de raciocínio crítico   529
Autoavaliação   531

Apêndice A   Formulários de avaliação de habilidades   533
Apêndice B   Respostas para os testes de autoavaliação   541
Glossário   549
Índice remissivo   557
Créditos   567

Sobre os autores

Keith J. Karren, Ph.D., EMT-B, é Professor Emérito de Ciências da Saúde na Brigham Young University, EUA. Foi diretor do Emergency Medical Services Associates, um serviço educacional que oferece formação continuada para socorristas profissionais. Dedica-se ao ensino superior há quase 40 anos e é autor de diversas publicações sobre emergências médicas.

Daniel Limmer, NREMT-P, é membro da York County Community College, em Wells, Maine, EUA. Participou do serviço de atendimento de emergência e das forças policiais por 30 anos e atua como paramédico com a Kennebunk Fire Rescue, em Kennenbunk, Maine, EUA. Limmer também atua como palestrante em conferências e escolas por todo os Estados Unidos. É coautor de vários livros-textos, incluindo *Emergency Care, Essentials of Emergency Care, Advanced Medical Life Support* e *First Responder – A Skills Approach*.

Joseph J. Mistovich, M.Ed., NREMT-P é responsável pelo Department of Health Professions e professor da Youngstown State University, em Youngstown, Ohio, EUA. Possui mais de 25 anos de experiência como professor de emergências médicas e abordagens multidisciplinares na área de saúde. Recebeu o título de M.E. pela Kent State University, e bacharelou-se em Ciências Aplicadas e em Emergências Médicas pela Youngstown State University. É autor de vários livros-textos sobre emergências médicas, bem como de diversos artigos sobre o tema, além de atuar constantemente como palestrante em conferências por todo os Estados Unidos .

Prefácio

Por que estudar primeiros socorros?

A forma como as pessoas reagem em uma situação de emergência antes da chegada do socorro médico costuma determinar como será a recuperação das vítimas. Em casos extremos, pode significar a diferença entre a vida e a morte. Como você pode ser a primeira pessoa a chegar ao local da ocorrência, precisará ser capaz de reconhecer e lidar com as emergências de modo a proteger as vítimas. Esta obra, em associação a cursos de formação na área, irá prepará-lo para tomar as decisões adequadas no que se refere aos primeiros socorros e para agir de forma habilidosa e eficaz.

Abordagem

Atendendo e frequentemente superando os padrões da Cruz Vermelha Americana (ARC), do National Safety Council e de outros cursos de treinamento para socorristas, *Primeiros socorros para estudantes, 10ª edição*, fornece a mais completa abordagem de instruções de atendimento de emergência em nível de certificação. Escrito especialmente para estudantes, este livro é o único disponível no mercado que contém material suficiente para um curso semestral sobre o assunto. Além disso, consiste em um valioso guia de estudos, auxiliando-o na obtenção de certificações em primeiros socorros e servindo também como material de consulta mesmo após a conclusão do curso. Estude cada capítulo e teste seus conhecimentos fazendo a Autoavaliação ao final de cada um.

Novidades desta edição

Além da mais completa abordagem sobre atendimento de emergência para cursos de certificação em primeiros socorros, esta nova edição foi totalmente atualizada, conforme descrito a seguir:

- Cada capítulo foi revisto e atualizado para refletir as novas diretrizes de 2010 da American Heart Association para ressuscitação cardiopulmonar (RCP) e atendimento cardiovascular de emergência (ACE).
- O projeto gráfico do livro foi atualizado e modernizado, trazendo novas páginas de abertura para os capítulos e novas cores em todos os elementos e também nos apêndices, a fim de facilitar a leitura e propor uma apresentação visual contemporânea.
- O quadro de comparação de RCP no verso da contracapa, que resume as variações entre as diretrizes da Cruz Vermelha Americana (ARC) e da American Heart Association (AHA), foi atualizado para seguir os critérios das diretrizes da American Heart Association para RCP e ACE.
- Ao final dos cinco primeiros capítulos, um quadro de comparação das técnicas atualizadas da ARC e da AHA para o conteúdo específico daqueles capítulos.
- Foi acrescentado um sumário resumido para facilitar a localização dos capítulos.
- Novas fotos foram acrescentadas, e muitas figuras importantes foram atualizadas para maior dimensionalidade.

Esta edição também mantém as seguintes características principais:

- Exercícios de raciocínio crítico no final de cada capítulo desafiam os estudantes a aplicar o que aprenderam com base em casos realistas.
- Ao longo de todo o livro, uma abordagem completa e prática da avaliação e tratamento da vítima, destinada a fornecer aos estudantes informações importantes e necessárias para a conclusão do curso de primeiros socorros e para atuar de modo eficiente em situações de emergência como socorristas.

- Informações detalhadas foram incluídas em diversos tópicos que em outras obras sobre o tema são minimamente abordados, como pediatria, geriatria e várias outras situações.
- Relatos de casos na abertura de cada capítulo ("No local da ocorrência") introduzem os estudantes ao tema do capítulo com situações reais.
- Uma equipe de autores que, juntos, contam com mais de 80 anos de experiência na prática e no ensino da medicina de emergência conduz os leitores ao longo do livro.

Exclusividades desta edição

- O Capítulo 2, "Anatomia e fisiologia dos sistemas orgânicos", foi expandido e traz uma abordagem abrangente e ilustrações dos sistemas do corpo humano, tornando o leitor familiarizado com as características anatômicas e os conceitos fisiológicos que são essenciais para um atendimento de emergência bem-sucedido.
- O Capítulo 12, "Lesões esportivas e recreacionais comuns", discute os mecanismos mais frequentes de lesões em práticas esportivas e de lazer, relaciona os sinais e sintomas mais comuns e descreve técnicas de primeiros socorros que ajudam a prevenir lesões adicionais.
- O Capítulo 27, "Emergências em ambiente selvagem", fornece informações importantes sobre como tratar vítimas que estejam em um ambiente potencialmente hostil em que não é possível acionar o serviço de resgate. Esse importante capítulo também ensina como prevenir problemas nesse tipo de ambiente, abrange os princípios básicos de sobrevivência e relaciona em detalhes os problemas comuns nessas áreas. Finalmente, o capítulo traz considerações especiais sobre a avaliação e o atendimento de vítimas quando há escassez de suprimentos e equipamentos.
- Um inovador método didático foi aplicado em todos os capítulos para incentivar a participação ativa no aprendizado, estudo e revisão e para reforçar os pontos-chave abordados.
- Um quadro ao final de cada tópico traz a definição dos termos-chave que aparecem destacados no texto, facilitando ainda mais a compreensão do assunto.

Método inovador de aprendizagem

O método didático adotado neste livro, que consiste em avaliar, questionar, ler, repetir, revisar, escrever e refletir, fornece em cada capítulo recursos estruturados de aprendizagem que podem aumentar sua eficiência, aprofundar seu aprendizado e melhorar sua memorização. Esse sistema de aprendizado é composto dos seguintes auxílios pedagógicos:

- *Objetivos de aprendizagem:* apresentados no início de cada capítulo, são usados para organizar o texto e ressaltar os principais conceitos. Os objetivos são repetidos ao longo do capítulo para introduzir o material a que se referem.
- *Avaliações de progresso:* ao final de cada seção principal do capítulo, reforçam imediatamente o material estudado e avaliam sua compreensão.
- *Autoavaliações:* ao final de cada capítulo, testam o quanto foi memorizado do material e são uma excelente ferramenta de estudo para exames.

Esta décima edição foi estruturada para que você possa usar esse método de aprendizagem enquanto estuda o material.

As etapas a seguir irão ajudá-lo a aproveitar ao máximo o conteúdo deste livro:

- **Avaliar**. Antes de começar a ler o capítulo, examine-o por alguns minutos. Leia o relato de abertura para ter uma noção de como os princípios se aplicam a situações reais. Folheie as páginas, lendo os títulos e subtítulos das seções. Por fim, examine as ilustrações e as tabelas. Ao terminar, você terá uma boa ideia do que vai encontrar adiante.
- **Questionar**. Elabore algumas perguntas que você gostaria que fossem respondidas pelo material que vai estudar. Precisa de ajuda? Examine os Objetivos de aprendizagem de cada capítulo e as Avaliações de progresso ao final de cada seção. Você também pode transformar os títulos e subtítulos em perguntas. Desenvolver sua própria lista de perguntas torna as informações mais relevantes e interessantes. E, como você tem um objetivo a alcançar, o texto se tornará mais envolvente!
- **Ler**. Agora, leia o texto e descubra as respostas para as perguntas que elaborou. Use os Objetivos de aprendizagem como lembretes e indicadores — eles o ajudarão a se concentrar nas informações relevantes e nos termos-chave. Durante a leitura, faça pausas para determinar a importância do material para você.
- **Repetir**. Sempre que terminar de ler o material referente a um título, pare e repita. Como? Ensaie mentalmente o que acabou de ler — dessa vez, com suas próprias palavras. Pense em seus próprios exemplos e metáforas.

- **Revisar.** Primeiro, examine sua lista de perguntas e responda-as de memória. Depois, examine a lista de Objetivos de aprendizagem e escreva um resumo para cada um sem consultar o texto. A seguir, examine a lista de termos-chave ao final de cada capítulo e escreva, de memória, uma definição para cada um. Finalmente, faça a Autoavaliação ao final do capítulo. Essas etapas lhe permitirão avaliar o quanto você absorveu de cada conceito-chave. Caso se sinta em dúvida com relação a algumas perguntas, volte ao capítulo e estude essas seções novamente.

- **Escrever e refletir.** Neste ponto, você já começou a escrever um resumo sobre o que aprendeu; verifique se realmente compreendeu e abordou todos os pontos-chave. Na etapa final, reflita sobre como você pode usar essas informações em sua vida e aplicar o que aprendeu. Anote os detalhes para torná-los mais significativos e aumentar seu envolvimento com o conteúdo estudado.

Agradecimentos

Gostaríamos de agradecer aos revisores e às instituições, citados a seguir, pelas valiosas sugestões, orientações e pelo interesse nesta nova edição: Judith Clayman, Endicott College; Abbey Dondanville, Wingate College; Lisa Farley, Butler University; Gary Grandison, Alabama State University; Tim Hulsey, Enterprize Ozark Community College; Sharon McMahon, Danville Area Community College; Ellen Perella, Mt. Holyoke College; Pedro Saint-Maurice, Iowa State University; Ron Timberlake, Volunteer State Community College; e Shelley Wright, College of Southern Idaho. Também gostaríamos de agradecer a Tamara Howard, da Danville Area Community College, e a Louise Lindenmeyer, da College of Southern Idaho.

Um agradecimento especial a Randall Benner (M.Ed., NREMT-P, Youngstown State University) pelo profissionalismo e pela contribuição especializada nos Capítulos 5, 8, 10, 11, 12, 14, 19, 22, 25, 29 e 30 desta edição, além de sua colaboração nos apêndices.

Também gostaríamos de agradecer a Carl Leet, fotógrafo, da Youngstown State University, pelo trabalho habilidoso e criativo e o apoio constante; bem como aos modelos James Hasson, AAS, NREMT-P, e Will Cohen, NREMT-P.

Finalmente, agradecemos às equipes editorial, de produção e de marketing da Pearson Higher Education pelo trabalho dedicado na criação desta décima edição.

Capítulo 1

Introdução aos primeiros socorros

▶ Objetivos de aprendizagem

Após estudar este capítulo, você será capaz de:

1. Identificar a necessidade de socorristas adequadamente preparados.
2. Identificar os principais objetivos dos primeiros socorros.
3. Conhecer as habilidades necessárias a um socorrista.
4. Entender os aspectos legais relacionados ao atendimento de emergência e aos primeiros socorros.
5. Explicar os fatores que constituem negligência por parte do socorrista.
6. Entender como as infecções são transmitidas.
7. Identificar as doenças infecciosas que são preocupantes em uma situação de emergência.
8. Descrever maneiras de prevenir a disseminação de doenças infecciosas em uma situação de emergência.

No local da ocorrência

Ainda me lembro da primeira vítima grave que atendi. Quando estudante, eu havia participado de um treinamento de primeiros socorros. Um amigo e eu estávamos passando de carro quando vimos uma senhora parada ao lado de um carro, acenando freneticamente em nossa direção. Quando nos aproximamos, vi um homem caído no banco da frente.

Enquanto estacionávamos, a senhora nos disse que seu marido estava sentindo uma dor terrível no peito. Ele parecia bastante pálido e estava ensopado em suor. Reconhecendo esses sintomas como os de um possível ataque cardíaco, corremos até o carro.

Fiquei nervoso e comecei a perder a concentração. Felizmente, lembrei-me das palavras do meu instrutor de primeiros socorros: "Às vezes parece que não vamos conseguir. Se isso acontecer, pare por um instante. Repita as letras A, B, C e D algumas vezes para você mesmo". Ele disse que isso iria evitar que eu me afobasse e esquecesse de algum detalhe importante. Ele também disse que isso iria fazer-me lembrar das prioridades no atendimento de qualquer vítima. Funcionou.

Eu me apresentei ao homem. Ele manifestava todos os sinais clássicos de ataque cardíaco (infarto do miocárdio). Tentei acalmá-lo. Ele pressionava o peito com a mão, dizendo que tinha a sensação de que uma enorme corda o apertava com força. Comecei a verificar os sinais vitais e pedi que meu amigo ligasse para o resgate.

Quando os paramédicos chegaram, já havíamos obtido os dados sobre os sinais vitais, as informações sobre a queixa da vítima e uma história clínica. Passei todas as informações ao chefe da equipe de emergência. A vítima agora estava em suas mãos, mas meu amigo e eu ficamos lá para ajudar até que ela fosse colocada dentro da ambulância.

Desde aquela ocasião, tive várias oportunidades de administrar os primeiros socorros. Aprendi por que é importante estar preparado para fazê-lo: os primeiros socorros no local do acidente não só ajudam as vítimas feridas, mas também salvam sua vida enquanto socorrista.

Entre os problemas de saúde mais críticos e visíveis hoje em dia encontram-se as catástrofes e doenças graves e os consequentes casos de invalidez e/ou morte súbita. A cada ano, mais de 70 milhões de norte-americanos são submetidos a procedimentos de emergência em hospitais. Um em cada três são vítimas de uma lesão não fatal (ver Fig.1.1).

Muitas vezes, as primeiras pessoas que chegam ao local do acidente não são suficientemente treinadas para prover o atendimento de emergência adequado. O período de tempo que se passa até que a vítima receba o atendimento adequado costuma ser longo. Como resultado, vítimas que poderiam ser salvas acabam morrendo por falta de assistência.

> ▶ **Objetivo de aprendizagem**
> 1 Identificar a necessidade de socorristas adequadamente preparados.

As primeiras pessoas a chegarem ao local, os socorristas, podem dar início a vários procedimentos de salvamento:

- intervenção sobre as vias aéreas e respiração;
- ressuscitação cardiopulmonar e desfibrilação (quando houver desfibrilador disponível);
- controle do sangramento;
- cuidados especiais em caso de ferimentos;
- estabilização das lesões medulares;
- imobilização de fraturas.

Como socorrista, você se torna uma parte importante da equipe de resgate, munido dos conhecimentos e das habilidades necessários para prover um atendimento de emergência adequado.

O que são os primeiros socorros?

> ▶ **Objetivo de aprendizagem**
> 2 Identificar os principais objetivos dos primeiros socorros.

Os **primeiros socorros** referem-se ao atendimento temporário e imediato de uma pessoa que está ferida ou que adoece repentinamente. Também incluem reconhecer condições que põem a vida em risco e tomar as atitudes necessárias para manter a vítima viva e na melhor condição possível até que se obtenha atendimento médico.

Os primeiros socorros não substituem o médico, o enfermeiro ou os paramédicos. Na verdade, um dos principais fundamentos dos primeiros socorros é a obtenção de assistência médica em todos os casos de lesão grave.

Os principais objetivos dos primeiros socorros são:

- reconhecer situações que ponham a vida em risco;
- providenciar assistência médica;
- aplicar respiração e circulação artificiais quando necessário;
- controlar o sangramento;

> **primeiros socorros** Atendimento temporário e imediato prestado a uma pessoa ferida ou que adoece repentinamente.

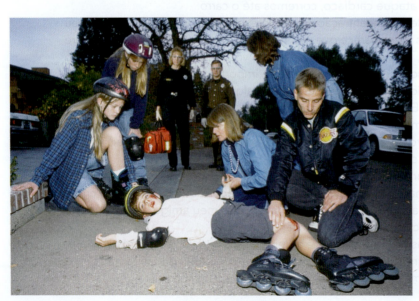

Figura 1.1 Antes da chegada do SRM, socorristas oferecem atendimento de emergência para as vítimas com ferimentos ou doenças.

- tratar de outras condições que ponham a vida em risco;
- minimizar o risco de outras lesões e complicações;
- evitar infecções;
- deixar a vítima o mais confortável possível.

Seu treinamento em primeiros socorros trará benefícios óbvios para as pessoas que você atender, de amigos e familiares a colegas de trabalho e estranhos. Ele terá um valor especial quando as técnicas forem empregadas naqueles que não podem receber atendimento médico por um longo período, como alguém acampando em um local deserto ou trabalhando em uma fazenda afastada. O treinamento também lhe trará muitos benefícios pessoais, já que você será capaz de cuidar de doenças e lesões repentinas que venham a ocorrer com você.

Como socorrista, você precisa ser capaz de assumir a liderança em uma situação problemática, manter a calma enquanto estiver trabalhando sob pressão e orientar as outras pessoas a fazerem o mesmo. Ao demonstrar competência e escolher bem as palavras de incentivo, os socorristas conseguem ganhar a confiança das outras pessoas presentes para que elas possam fazer tudo o que for possível no sentido de acalmar a vítima.

> ✓ **Avaliação de progresso**
>
> 1. Primeiros socorros são os cuidados _____ prestados a uma pessoa ferida ou que adoeceu de repente. (iniciais/básicos/temporários)
> 2. Um dos principais fundamentos dos primeiros socorros é obter _____. (o consentimento da vítima/assistência médica/transporte)
> 3. Um dos objetivos dos primeiros socorros é minimizar _____. (as complicações/a dor/a necessidade de atendimento adicional)

Procedimentos gerais

Estar envolvido em uma situação de lesão ou doença repentina exige raciocínio rápido e ação imediata. Tente adotar o seguinte plano de ação:

1. Observe o local do acidente à medida que se aproxima.
2. Cuide de sua segurança e da segurança das outras pessoas no local; se necessário, peça para algum dos presentes desviar o tráfego direto do local do acidente, posicionar sinalização de segurança, manter os espectadores a uma distância segura, desligar os motores que ainda estiverem funcionando etc.
3. Acionar o serviço de emergência.
4. Consiga acesso até a(s) vítima(s) e verifique se há qualquer risco de vida imediato.
5. Forneça suporte básico à vida das pessoas que estiverem em risco; sempre dê prioridade de atendimento às vítimas mais graves.

Obtendo assistência médica (acionar o serviço de resgate médico)

Nos primeiros minutos após o acidente, é essencial que o serviço de resgate médico (SRM) seja acionado (ver Fig. 1.2)*.

Muitos serviços de resgate contam com técnicos de emergências médicas. Esses profissionais são treinados para reunir informações adequadas, bem como para fornecer instruções que irão auxiliá-lo no atendimento da vítima. Algumas das informações necessárias aos técnicos de emergência são descritas a seguir.

- A localização exata da vítima – como o endereço completo e, se for o caso, o número do andar ou do escritório dentro do edifício.

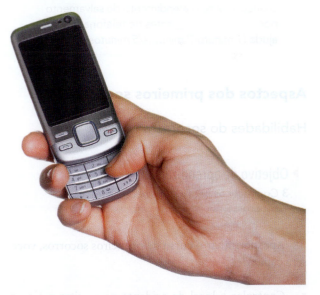

Figura 1.2 Para acionar o serviço de resgate médico, deve-se ligar para o serviço de atendimento médico de urgência (192 ou 193).

---

* N.E.: Na maior parte do Brasil, isso pode ser feito pelo telefone, discando-se 192 para acionar o Serviço de Atendimento Móvel de Urgência (SAMU), ou 193 para acionar o Serviço de Emergência do Corpo de Bombeiros.

4 Primeiros socorros para estudantes

- O número do telefone em que você pode ser encontrado.
- Qualquer informação sobre a vítima que possa ajudar o atendente a enviar equipe e equipamento adequados.

Se possível, peça a alguém de confiança para telefonar e fornecer as informações acima. Se você estiver sozinho, acione o SRM imediatamente se a vítima for adulta e não estiver reagindo; se a vítima for uma criança ou um bebê e estiver inconsciente, realize o atendimento de salvamento por 2 minutos antes de acionar o SRM.

Se não houver um telefone disponível, prossiga com o atendimento de emergência até que haja possibilidade de contatar o SRM.

✓ Avaliação de progresso

1. O suporte básico à vida deve priorizar _____ (as vítimas de parada cardíaca/as vítimas que apresentam sangramento/as vítimas mais graves).
2. Nos primeiros minutos após um acidente, deve(m)-se acionar _____ (os espectadores/o SRM/mais pessoas para ajudar no atendimento).
3. Se você estiver sozinho e a vítima for uma criança, realize o atendimento de salvamento por _____ antes de telefonar pedindo ajuda (1 minuto/2 minutos/5 minutos).

Aspectos dos primeiros socorros

Habilidades do socorrista

> ▶ **Objetivo de aprendizagem**
>
> **3** Conhecer as habilidades necessárias a um socorrista.

Após terminar o curso de primeiros socorros, você será capaz de:

- Controlar o local do acidente para evitar maiores complicações.
- Obter acesso às vítimas da maneira mais fácil e segura possível.
- Desobstruir as vias aéreas da vítima.
- Administrar a respiração artificial.
- Administrar a ressuscitação cardiopulmonar ou a desfibrilação feita por um ou dois socorristas.

- Controlar o sangramento por meio de pressão direta, elevação, pontos de pressão e torniquetes.
- Detectar e tratar casos de choque.
- Detectar e tratar lesões internas e das partes moles.
- Conhecer as técnicas básicas de curativos e bandagens.
- Detectar e tratar fraturas expostas e fechadas.
- Detectar e tratar casos de envenenamento, incluindo intoxicação por álcool ou drogas.
- Detectar e tratar ataques cardíacos, acidentes vasculares encefálicos (AVE), condições diabéticas e crises convulsivas.
- Detectar e tratar lesões faciais, cranianas e torácicas (incluindo fratura de costela, tórax flácido e ferimentos penetrantes no tórax).
- Detectar e tratar queimaduras de primeiro, segundo e terceiro graus e inalação de fumaça.
- Detectar e tratar lesões relacionadas ao calor ou ao frio.
- Prestar auxílio em caso de parto e cuidados ao recém-nascido.
- Fornecer apoio psicológico a vítimas de crises e desastres.
- Efetuar o transporte, emergencial ou não, das vítimas.

Aspectos legais dos primeiros socorros

> ▶ **Objetivo de aprendizagem**
>
> **4** Entender os aspectos legais relacionados ao atendimento de emergência e aos primeiros socorros.

Os socorristas estão sujeitos aos mesmos estatutos legais que outros prestadores de atendimento de emergência. Nos Estados Unidos, todos os estados possuem leis que regem esse tipo de atendimento; informe-se sobre as leis aplicáveis onde você mora.

De forma geral, os deveres do socorrista podem ser definidos legalmente da seguinte maneira:

- O socorrista não deve interferir nos primeiros socorros administrados por outras pessoas.
- O socorrista deve seguir as instruções de um policial e fazer o que um socorrista consciente faria em tal circunstância.
- Se a vítima não quiser receber ajuda, o socorrista não deve forçá-la, a não ser que a situação seja potencialmente fatal.
- Após o socorrista ter iniciado o atendimento voluntariamente, ele não deve interrompê-lo nem

deixar o local até que seja dispensado por uma pessoa qualificada e responsável que administre o atendimento em um nível igual ou superior. Caso contrário, sair do local ou interromper o atendimento será considerado abandono do ponto de vista legal, e o socorrista estará sujeito a processo judicial.

- O socorrista deve seguir procedimentos de atendimento de emergência reconhecidos e aceitos que constem em textos didáticos sobre primeiros socorros.
- O socorrista deve respeitar a privacidade da vítima e revelar informações confidenciais – como condição médica da vítima, lesões, condição física ou medicamentos – apenas para pessoas que precisem conhecê-las por razões profissionais.
- Todo socorrista envolvido com uma vítima na cena de um crime deve documentar e preservar quaisquer provas, além de obedecer a leis locais que exijam a comunicação de incidentes criminais específicos (como abuso, estupro e ferimentos causados por armas de fogo).

Dever de agir

A expressão **dever de agir** significa que existe obrigação legal de prestar socorro ou proporcionar atendimento de emergência. Essa obrigação legal pode existir nas seguintes situações:

- Quando houver uma responsabilidade preexistente – a pessoa já estabeleceu um relacionamento que a obriga legalmente a prestar socorro, como por exemplo um plantonista de uma equipe de primeiros socorros em um campus universitário ou um supervisor em uma colônia de férias.
- Quando o emprego exigir – como no caso de professores, guardas florestais, salva-vidas, policiais e bombeiros.
- Quando iniciados os procedimentos de primeiros socorros – o socorrista deve prosseguir com eles até que tenha feito tudo o que lhe era possível.

Como parte do dever de agir, o socorrista deve seguir diretrizes de atendimento padronizadas. Na essência, é legalmente esperado que o socorrista administre o nível e o tipo de atendimento consistentes

> **dever de agir** Obrigação legal de prestar socorro ou proporcionar atendimento de emergência.

com seu treinamento. O socorrista segue um padrão de atendimento diferente daquele de um médico ou de um especialista em medicina de emergência, por exemplo.

Leis do bom samaritano

> ▸ **Objetivo de aprendizagem**
>
> **5** Explicar os fatores que constituem negligência por parte do socorrista.

Como forma de proteger as pessoas que prestam atendimento médico contra processos judiciais, vários estados americanos decretaram as **leis do bom samaritano**. Na essência, essas leis protegem o socorrista, a menos que ele seja considerado culpado por **negligência** – falta de cuidado, desatenção, indiferença, omissão ou descuido acidental, mas que poderia ter sido evitado. A fim de determinar que houve negligência, o tribunal deve se decidir no sentido de que:

- a vítima sofreu dano;
- as ações do socorrista (ou a falta de) causaram o dano ou contribuíram para ele;
- o socorrista tinha o dever de agir;
- o socorrista agiu de maneira incomum, não demonstrou bom senso ou foi imprudente.

Teste do "bom senso"

Sua defesa contra uma acusação de negligência é o **teste do "bom senso"**: você agiu da mesma forma que uma pessoa normal e prudente com histórico e treinamento equivalentes ao seu teria agido sob as mesmas circunstâncias? Basicamente, o ônus da prova recai sobre a vítima; você só poderá ser processado se a vítima conseguir provar que você é culpado de negligência grave, imprudência, conduta infundada ou desonrosa ou, ainda, de haver causado lesão intencional.

Direito de recusar atendimento

Um adulto competente tem o direito de recusar atendimento e/ou transporte de emergência para ele ou para um menor que necessite de tais cuidados. Se a vítima ou o responsável se recusar a consentir, você não pode prestar o atendimento de emergência nem transportar a vítima à força. Caso o faça, você pode ser processado legalmente por agressão. Geralmente, apenas os oficiais de justiça podem tocar, coibir ou transportar uma pessoa contra sua vontade.

6 Primeiros socorros para estudantes

Existem quatro tipos diferentes de consentimento:

1. **Consentimento real (ou informado)**. O consentimento deve ser consciente; é necessário explicar os cuidados que serão prestados. O consentimento oral é válido.
2. **Consentimento implícito**. Se a vítima estiver inconsciente, a lei assume que ela teria consentido o cuidado se estivesse consciente.

Infelizmente, nem todas as situações se encaixam perfeitamente nessas duas categorias. Indivíduos menores de idade e aqueles considerados mentalmente incapazes de tomar uma decisão bem definida (em virtude de uma doença mental ou uma disfunção global do desenvolvimento) necessitam de consentimento de um dos pais, tutor ou cuidador autorizado. Se essas pessoas estiverem gravemente doentes ou feridas e nenhum acompanhante estiver presente para fornecer o consentimento, inicie o atendimento enquanto tenta localizar o responsável.

Para que o consentimento seja concedido, a vítima deve estar alerta, orientada e capaz de tomar uma decisão definida sobre o seu próprio atendimento. Condições como intoxicação ou uso de drogas, ferimentos na cabeça e condições associadas a diabetes e choque podem impedir que a vítima compreenda e seja capaz de conceder a autorização para o atendimento.

Se a vítima ou o responsável não der o consentimento e você acreditar que haja ameaça à vida, chame a polícia. Se os ferimentos forem graves, mas não ameaçarem a vida, explique as possíveis consequências da falta de tratamento e tente convencer a vítima a consenti-lo; se necessário, peça a ajuda de familiares ou amigos. Se ainda assim a vítima recusar o atendimento, certifique-se de que haja testemunhas que possam atestar que a vítima recusou os cuidados. A decisão final sobre o cuidado e o transporte cabe à polícia e à equipe do SRM.

Controvérsias em relação aos primeiros socorros

Os procedimentos de emergência e primeiros socorros descritos neste texto são práticas aceitas nos Estados Unidos. No entanto, ainda existem controvérsias em algumas questões relacionadas aos primeiros socorros. Em caso de controvérsia, siga o protocolo local descrito por seu instrutor.

✓ Avaliação de progresso

1. Dever de agir significa que você tem _____ de oferecer ajuda. (*a responsabilidade/a obrigação legal/a opção*)
2. O teste do "bom senso" mostra que você agiu como uma pessoa normal e prudente teria agido sob_____. (*as mesmas circunstâncias/a lei*)
3. _____ significa que você agiu com falta de cuidado, descaso, desatenção, indiferença ou descuido. (*Imprudência/ Negligência/Omissão*)
4. Todo adulto responsável tem o direito de dar _____ para o tratamento. (*sua aprovação/sua permissão/seu consentimento*)

Doenças infecciosas

Doenças infecciosas ou contagiosas são aquelas que podem passar de uma pessoa para outra ou serem transmitidas de um animal ou do meio ambiente para uma pessoa. Todos os fluidos corporais devem ser considerados infecciosos, incluindo saliva, sangue, secreções vaginais, sêmen, líquido amniótico (que envolve o feto no útero) e fluidos que lubrificam o cérebro, a coluna vertebral, os pulmões, o coração, os órgãos abdominais, as articulações e os tendões.

Transmissão de doenças infecciosas

> ▶ **Objetivo de aprendizagem**
> 6 Entender como as infecções são transmitidas.

---

leis do bom samaritano Leis que protegem os profissionais da saúde e fornecem diretrizes para o cuidado de emergência.

negligência Atitude envolvendo falta de cuidado, desatenção, indiferença, imprudência ou descuido evitáveis.

teste do "bom senso" O socorrista agiu da mesma forma que uma pessoa normal, prudente e com treinamento semelhante teria agido nas mesmas circunstâncias?

consentimento real (ou informado) Consentimento proveniente de uma vítima alerta, orientada e capaz de tomar uma decisão definida sobre seu atendimento; considerado válido se concedido verbalmente.

consentimento implícito Suposição de que uma vítima de lesão ou doença potencialmente fatais daria seu consentimento.

Para que a doença se dissemine, deve haver três condições:

1. Os organismos infectantes, como bactérias e vírus, devem sobreviver fora de seu hospedeiro – uma pessoa, um animal infectado ou, ainda, um inseto. Bactérias e vírus também podem sobreviver em objetos inertes, como superfícies no ambiente ou agulhas descartadas.
2. O organismo infectante deve, então, ser transportado de um lugar para outro. Alguns organismos, como o vírus da gripe, são transmitidos com facilidade; outros, como a bactéria da tuberculose, são relativamente difíceis de serem transmitidos (ver Fig. 1.3).
3. Finalmente, o organismo infectante deve invadir o corpo de um novo hospedeiro e começar a se multiplicar. Dieta inadequada, falta de higiene pessoal, lugares lotados e pouco limpos e estresse podem aumentar a suscetibilidade do organismo a infecções.

Identificando doenças infecciosas

As vítimas podem transmitir doenças infecciosas se apresentarem qualquer uma das seguintes condições:

- erupções ou lesões cutâneas;
- ferimentos abertos;
- diarreia;
- vômitos;
- tosse ou espirros;
- ferimentos que estejam gotejando ou escorrendo;
- dor de cabeça com torcicolo;
- pele ou olhos amarelados.

Nem todas as vítimas portadoras de doença infecciosa mostrarão sinais da doença. Você deve evitar entrar em contato com qualquer fluido corporal de qualquer vítima – independentemente de ela apresentar um aspecto doentio ou saudável.

Doenças que exigem cuidados especiais em uma situação de emergência

> ▶ **Objetivo de aprendizagem**
> 7 Identificar as doenças infecciosas que são preocupantes em uma situação de emergência.

Patógenos hematogênicos

Os patógenos hematogênicos, ou doenças causadas por micro-organismos transportados pelo sangue, são motivo de preocupação por parte dos socorristas e das outras pessoas envolvidas em uma emergência. A exposição a eles ocorre quando se entra em contato com o sangue da vítima ou qualquer outro fluido corporal que contenha sangue; pode-se minimizar esse risco utilizando-se equipamento de proteção, como luvas de proteção, para evitar contato com o sangue da vítima.

> **doença infecciosa** Uma doença que pode ser transmitida de um hospedeiro (pessoa, animal ou inseto) para outro. Por exemplo, de uma pessoa para outra ou de um inseto ou animal para uma pessoa. Também chamada de doença comunicável.

FORMAS DE DISSEMINAÇÃO DE DOENÇAS INFECCIOSAS

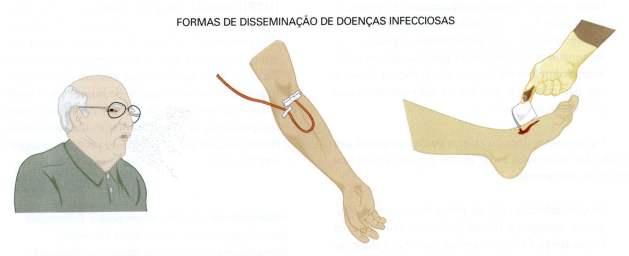

a. Infecção por gotículas de saliva   b. Contato com sangue contaminado   c. Ferimentos abertos/tecido exposto

Figura 1.3 As infecções podem ser adquiridas e disseminadas pelo contato físico com sangue e outros fluidos corporais.

Três patógenos hematogênicos são particularmente preocupantes:

- *Hepatite B.* O tipo mais comum de hepatite, a hepatite B, é uma infecção viral do fígado; os sintomas podem se assemelhar aos da gripe, mas muitas vítimas não apresentam nenhum sintoma. No entanto, até mesmo quem não apresenta sintomas pode transmitir a infecção para outras pessoas. A infecção causa inflamação do fígado e, em alguns casos, pode levar a danos permanentes no órgão ou até mesmo ao câncer hepático. Existe uma vacina para hepatite B, recomendada a todos que tenham a possibilidade de entrar em contato com o sangue de outras pessoas.
- *Hepatite C.* Provocada por um vírus diferente da hepatite B, a hepatite C também pode levar a danos permanentes no fígado ou câncer hepático. Como na hepatite B, pode não haver sintomas, mas a vítima permanece contagiosa mesmo nessa condição. Atualmente não existe tratamento nem vacina eficazes contra a hepatite C.
- *HIV.* O vírus HIV suprime o sistema imunológico e interfere na capacidade do corpo de se defender contra outras doenças. As pessoas infectadas com o HIV quase podem desenvolver AIDS, que é fatal. O HIV é disseminado pelo contato com sangue infectado ou hemoderivados, agulhas, urina, fezes contaminados ou por contato sexual. As pessoas infectadas pelo HIV podem não apresentar sintomas, mas mesmo as vítimas assintomáticas podem passar o vírus para outras pessoas. Não existe vacina contra o HIV, e não existe maneira eficaz de eliminar o vírus do organismo. A melhor defesa contra o HIV é evitar a infecção; ao cuidar das vítimas, utilize sempre equipamento de proteção, como luvas. Uma vez que o vírus consegue sobreviver algumas horas em ambiente seco e pode ser exterminado por desinfetantes comuns, seja especialmente cauteloso na limpeza de quaisquer áreas ou equipamentos que possam ter sido contaminados por fluidos corporais.

Várias outras doenças exigem cuidado especial por parte dos socorristas e das outras pessoas envolvidas em uma emergência:

- *Herpes.* Infecção viral da pele e das mucosas altamente contagiosa, disseminada pelo contato com lesões ativas. O herpes genital também é disseminado pelo contato com lesões ativas.

- *Tuberculose.* A tuberculose é uma infecção pulmonar grave disseminada pelo ar ou por contato direto com secreções orais ou nasais. É possível ser infectado por alguém que esteja tossindo, cuspindo ou simplesmente falando.
- *Meningite.* A meningite é uma infecção das membranas que revestem o cérebro e a medula espinal, podendo ser disseminada por água, alimentos ou ar infectados ou, ainda, por contato direto.

Protegendo-se do risco de infecção

> ▶ **Objetivo de aprendizagem**
> **8** Descrever maneiras de prevenir a disseminação de doenças infecciosas em uma situação de emergência.

O termo **isolamento de substâncias corporais** refere-se às precauções que são tomadas para prevenir exposição à doença. Essas precauções baseiam-se em riscos e riscos potenciais observados enquanto você presta socorro. Uma vez que muitas pessoas portadoras de doenças não aparentam estar doentes (p. ex., portador de hepatite C), você deverá sempre tomar precauções diante da possibilidade de entrar em contato com sangue e fluidos corporais.

As diretrizes a seguir irão ajudá-lo a evitar a infecção pelo contato com sangue, fluidos corporais, secreções, feridas, gotículas de saliva e mordidas.

- Certifique-se de que suas vacinas estejam em dia. Os adultos que administram os primeiros socorros devem ter em dia as vacinas MMR (sarampo-caxumba-rubéola), tríplice (difteria-tétano-pertussis [DTP]), varicela (catapora), hepatites A e B e gripe.
- Aplique as precauções de isolamento de substâncias corporais. Use luvas de proteção descartáveis sempre que entrar em contato com uma vítima (ver Fig. 1.4). Não use luvas que estejam descoloridas, frágeis, furadas ou rasgadas. Se houver risco significativo de contato com fluidos corporais, utilize equipamentos de proteção descartáveis adicionais, como máscara facial, óculos de proteção e capote (ver Fig. 1.5).

isolamento de substâncias corporais Precauções tomadas para prevenir exposição a doença, baseadas nos riscos e riscos potenciais observados durante o atendimento.

Capítulo 1 Introdução aos primeiros socorros 9

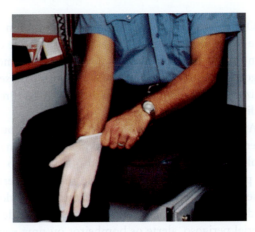

Figura 1.4 Socorrista usando luvas de proteção para isolamento de substância corporal. As vítimas e os socorristas podem ser alérgicos ao látex. Em razão da possibilidade de alergias graves ao látex, muitas ambulâncias são totalmente livres desse material, e atualmente a maioria das luvas é feita de vinil ou de algum outro material de proteção.

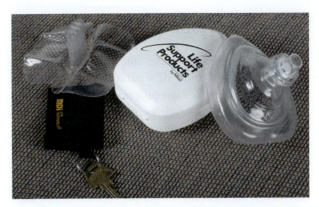

Figura 1.6 Máscaras de bolso com válvulas unidirecionais devem ser usadas para reduzir o risco de contaminação cruzada. Vários modelos descartáveis também podem ser encontrados.

- Utilize uma máscara de bolso ao aplicar respiração boca a boca (ver Fig. 1.6).
- Procure atendimento imediato se entrar em contato com sangue ou fluidos corporais. Caso a vítima seja portadora de alguma doença infecciosa, agir com rapidez é essencial. Uma exposição ocorre quando essas substâncias entram em contato com uma ferida aberta que você tenha na pele ou com uma membrana mucosa, como olhos e boca.

Caso seja necessário limpar respingos de sangue ou fluido corporal, use o mesmo equipamento de proteção que você usaria ao atender uma vítima. Utilize toalhas de papel ou panos absorventes para recolher qualquer fluido visível. Em seguida, use uma solução com água sanitária diluída em água na proporção de 1:100 para higienizar a área. Deixe secar naturalmente. Descarte todos os produtos de limpeza de acordo com as regras locais e de forma a não causar exposição adicional aos outros.

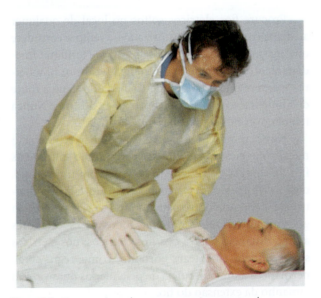

Figura 1.5 O socorrista deve usar equipamento de proteção para controle de infecção enquanto atende uma vítima com feridas abertas, fluidos corporais visíveis ou alguma infecção respiratória.

- Lave abundantemente as mãos com água aquecida e sabão ou algum agente antibacteriano assim que concluir o atendimento, mesmo se estiver utilizando luvas; não se esqueça de escovar embaixo das unhas.
- Evite tocar boca, nariz, olhos ou itens pessoais (como pentes, chaves de carro ou alimentos) antes de lavar as mãos.
- Caso apresente quaisquer abrasões ou condições cutâneas, cubra-as com roupa de proteção e/ou luvas de borracha.

✓ **Avaliação de progresso**

1. Para prevenir o risco de infecção transmitida pelo sangue, deve-se sempre usar _____ ao cuidar de uma vítima. (*uma máscara facial/um avental/luvas de borracha*)
2. Utilize uma _____ ao administrar respiração boca a boca. (*máscara facial/máscara de bolso/ proteção facial*)
3. A melhor maneira de se proteger contra doenças é _____ após o atendimento. (*lavar as mãos/ tomar antibiótico/usar antisséptico*)

Segurança do local

Uma das primeiras coisas que você deve fazer no local do acidente é cuidar da segurança – não apenas da vítima, mas também da sua própria e a das pessoas que estiverem no local. Garantir a segurança é sua prioridade principal; você não conseguirá ajudar outra pessoa se você mesmo se tornar uma vítima.

Assim que chegar ao local, avalie a situação a uma distância segura. Não se envolva em uma situação que não ofereça segurança, a não ser que você tenha sido adequadamente treinado e possua equipamentos de proteção. Além de acionar o SRM, pode ser necessário mandar chamar equipes especializadas para remover destroços, lidar com fios elétricos soltos, apagar incêndios etc.

Fogo

Contate o corpo de bombeiros imediatamente, por menor que seja o incêndio – incêndios de qualquer proporção podem fugir ao controle, ameaçando vidas e propriedades. Jamais se aproxime de edifícios ou veículos em chamas, a menos que tenha sido especificamente treinado para fazê-lo; permaneça a uma distância segura até que o fogo seja contido e evite contato com fumaças e vapores.

Estruturas instáveis

Define-se estrutura instável como aquela na qual a vítima pode ficar presa ou se machucar em virtude de pisos e tetos frágeis, paredes parcialmente desmoronadas, escombros, gases tóxicos no ar ou ameaça de explosão ou incêndio. A instabilidade não está limitada aos edifícios, ela pode também envolver poços, valas, silos, barris, fossos e minas, nos quais se pode ficar soterrado ou aprisionado. Peça ajuda aos bombeiros; nesse ínterim, tente determinar a provável locação de possíveis vítimas para que você possa oferecer ajuda assim que a estrutura for estabilizada.

Acidentes com veículos motorizados

O fluxo de veículos constitui uma das maiores ameaças em casos de acidentes com veículos motorizados. Assim que chegar ao local, estacione seu carro de forma a não bloquear o acesso de ambulâncias nem causar maiores problemas de trânsito. Peça a um espectador que desvie o tráfego para o mais longe possível do local do acidente. Se houver refletores e sinalizadores de segurança disponíveis, posicione-os a uma distância razoável do local do acidente, em ambas as direções.

Outras ameaças à segurança no local de um acidente incluem vazamento de gasolina (que pode causar incêndios ou explosões), materiais potencialmente perigosos e destroços instáveis. Os métodos para se estabilizar um veículo e libertar as vítimas dos destroços são discutidos no Capítulo 30.

A lei exige que as pessoas que transportam ou armazenam materiais perigosos coloquem placas em seus veículos, identificando-os. Mesmo que você não veja essa placa, suspeite da presença de materiais perigosos se houver contêineres com vazamento ou odores, líquidos ou vapores incomuns. Se você suspeitar de um material perigoso, alerte os bombeiros ou uma equipe de descontaminação e espere a uma distância segura, na direção oposta ao vento, tomando cuidado para não produzir faíscas.

Riscos com a eletricidade

Procure fios elétricos soltos no local de qualquer acidente com veículos motorizados, e sempre considere que mesmo os fios soltos estão ativos. Notifique imediatamente a companhia de energia local e os bombeiros e espere que uma equipe treinada desligue a fonte de alimentação antes de se aproximar dos fios. Nunca tente mover fios soltos por conta própria.

Nunca toque em um veículo, poça d'água ou objeto metálico que esteja em contato com um fio solto. Se os fios de energia estiverem em contato com um veículo, diga às vítimas para permanecerem do lado de dentro até a chegada do resgate, mesmo se elas parecerem gravemente feridas. Mantenha todos os espectadores a uma distância segura dos fios elétricos; fios elétricos soltos podem chicotear; portanto, como regra geral, permaneça a uma distância de pelo menos duas vezes o tamanho da extensão do fio.

Água

Nunca entre na água ou se aventure no gelo para resgatar alguém, a menos que tenha recebido treinamento específico em resgate aquático; e, mesmo assim, faça isso apenas em última instância. Ligue para o serviço de resgate e, enquanto espera, baseia-se nas diretrizes a seguir:

- Se a vítima estiver próxima o suficiente para alcançá-lo, estenda a mão, uma vara, um galho ou algum outro objeto; quando a vítima agarrá-lo, puxe-a para terra firme. Certifique-se de que seus pés estejam firmes no chão para que você não seja puxado para dentro da água.

Capítulo 1 Introdução aos primeiros socorros **11**

- Se você não puder alcançar a vítima, amarre um objeto flutuante na ponta de uma corda e arremesse-o para a vítima. Você pode usar caixas de isopor, garrafas de leite, brinquedos infláveis, galhos, coletes salva-vidas ou qualquer outra coisa que flutue. Peça para a vítima segurar no objeto flutuante e puxe-a para a terra firme. Da mesma forma, verifique se seus pés estão firmes no chão para que você não seja puxado para dentro da água.

Hostilidade e violência

Permaneça a uma distância segura de uma vítima hostil enquanto se identifica e explique calmamente o que deseja fazer para ajudar; se possível, peça a ajuda de familiares ou amigos da vítima para tentar neutralizar a situação. Se a vítima permanecer hostil, recue e busque ajuda. Nunca se aproxime de um grupo hostil; chame a polícia e espere até que a situação esteja sob controle.

Nunca se aproxime de uma vítima de violência, mesmo que ela apresente lesões potencialmente fatais, até que você tenha certeza de que o agressor já deixou o local. Também nunca se aproxime de uma pessoa armada que esteja ameaçando cometer suicídio. Chame imediatamente a polícia e espere que eles assegurem a segurança do local; não toque em nada nem destrua qualquer evidência enquanto espera.

✓ Avaliação de progresso

1. A principal prioridade no local de um acidente é _____. (*chegar até a vítima/permanecer seguro/evitar maiores lesões à vítima*)
2. Deve-se contatar o corpo de bombeiros em caso de _____. (*qualquer incêndio/incêndios fora de controle/incêndios que estejam criando vapores tóxicos*)

3. Em caso de acidentes com veículos motorizados, uma das maiores ameaças à segurança é(são) _____. (*o fogo/os vapores de gasolina/o fluxo de veículos*)
4. Pode-se tocar em fios elétricos soltos _____. (*com uma vara/quando se está vestindo botas com sola de borracha/somente após a companhia ter desligado a energia*)
5. Se a vítima for hostil, _____. (*reprima a vítima você mesmo/peça para os espectadores ajudarem você a reprimir a vítima/ chame a polícia*)

Resumo

- Os primeiros socorros referem-se ao atendimento temporário e imediato administrado a pessoas feridas ou que adoeceram repentinamente; eles não substituem os cuidados administrados por médicos, enfermeiros ou paramédicos.

- Um dos principais fundamentos dos primeiros socorros é obter assistência médica em todos os casos de doença ou lesão.

- Os socorristas devem ser capazes de reconhecer problemas que coloquem a vida em risco, administrar respiração e circulação artificiais e desfibrilação, controlar o sangramento, evitar maiores danos e minimizar as complicações.

- Deve-se sempre administrar suporte básico à vida, em primeiro lugar, às vítimas com lesões mais graves.

- Você tem o dever de agir – a obrigação legal de prestar socorro ou realizar atendimento de emergência – se possuir responsabilidade preexistente, se sua profissão exigir ou se já tiver iniciado os primeiros socorros.

Comparação entre diretrizes de RCP
Cruz Vermelha Americana (ARC) e American Heart Association (AHA)*

Procedimento	Socorrista leigo certificado pela Cruz Vermelha Americana	Profissional de saúde da American Heart Association
Acionar serviço de resgate médico (SRM)	- Imediatamente se a vítima estiver não responsiva - Se houver suspeita de problemas respiratórios, realize a RCP em 5 ciclos de 30:2 antes de acionar o SRM	- Imediatamente se a vítima estiver não responsiva - Se houver suspeita de problemas respiratórios, realize a RCP em 5 ciclos de 30:2 antes de acionar o SRM

*Baseado nas diretrizes revisadas de 2010. Consulte o verso da contracapa para obter informações sobre fontes e observações relacionadas aos níveis de socorristas da ARC e da AHA.

- Como socorrista, você está protegido por lei desde que aja da mesma maneira que uma pessoa normal e prudente com o mesmo histórico e treinamento que você agiria sob as mesmas circunstâncias.

- Um adulto competente tem o direito de recusar atendimento e/ou transporte de emergência; você deve obter consentimento antes de iniciar o tratamento.

- As doenças infecciosas – especialmente hepatites B e C, meningite, tuberculose e AIDS – exigem cuidados especiais em uma situação de emergência.

- O risco de infecções pode ser minimizado por procedimentos de isolamento de fluidos corporais, como usar luvas ou roupas de proteção adequadas, usar máscara de bolso durante respiração boca a boca e lavar bem as mãos depois de qualquer contato com uma vítima.

Termos-chave

Certifique-se de que você compreende os termos-chave a seguir:

consentimento implícito	isolamento de
consentimento real (ou	substâncias corporais
informado)	leis do bom samaritano
dever de agir	negligência
doença infecciosa	primeiros socorros
	teste do "bom senso"

Exercício de raciocínio crítico

Você está em um campus universitário e vê um jovem cair de um lance de escada. Quando você se aproxima, ele tenta se levantar. Após solicitar a um colega que alerte a polícia do campus e o SRM, você se identifica como pessoa treinada em primeiros socorros e oferece ajuda. A vítima diz: "Acho que torci o meu tornozelo, mas estou bem."

Você observou a queda da vítima e percebeu que o ferimento pode ser pior do que ela imagina. Uma abrasão acima do olho o faz considerar também uma lesão na cabeça. Ele continua a recusar socorro.

1. Você deve ligar para cancelar o SRM e a segurança do campus? Sim ou não, e por quê?
2. Essa pessoa deve ser examinada pelo SRM? Sim ou não, e por quê?
3. Uma vez que você decidiu que essa pessoa necessita de cuidados, o que você faria para convencê-la a permanecer no local e aguardar o SRM?

Capítulo **1** Autoavaliação

Aluno(a): _____ Data: _____

Curso: _____ Módulo: _____

Parte 1 Verdadeiro/falso

Se você acha que a afirmação é verdadeira, assinale V. Se você acha que é falsa, assinale F.

V F **1.** A cada ano, um em cada cinco norte-americanos sofre um ferimento.

V F **2.** Duas palavras importantes na definição de primeiros socorros são "imediato" e "temporário".

V F **3.** O acionamento do SRM é uma parte importante dos primeiros socorros.

V F **4.** A primeira coisa a fazer com uma pessoa que sofreu uma lesão é controlar o sangramento.

V F **5.** Uma das principais preocupações do socorrista é evitar maiores lesões ou a morte.

V F **6.** Não se deve acionar o SRM até que se tenha administrado todos os cuidados de emergência possíveis.

V F **7.** A pessoa que recebe treinamento em primeiros socorros é obrigada por lei a parar e prestar socorro no local de um acidente.

V F **8.** É necessário receber o consentimento da vítima antes de se administrar os primeiros socorros.

V F **9.** O socorrista deve tomar precauções específicas contra doenças infecciosas.

V F **10.** Se você usar luvas de látex enquanto estiver atendendo uma vítima, não precisará lavar as mãos depois.

Parte 2 Múltipla escolha

Assinale a resposta correta ou a frase que melhor completa a sentença.

1. Primeiros socorros são as ações tomadas para
a. cuidar dos ferimentos das vítimas até a chegada de ajuda médica.
b. oferecer tratamento clínico ou cirúrgico adequado.
c. preservar a vitalidade e a resistência à doença.
d. resgatar e transportar o acidentado.

2. Ao administrar os primeiros socorros, deve-se cuidar primeiro das condições que
a. estiverem causando mais dor.
b. colocarem a vida em risco.
c. forem mais evidentes.
d. estiverem causando sangramento.

3. A definição mais correta de primeiros socorros é
a. o atendimento imediato administrado a alguém que esteja doente ou ferido.
b. cuidados administrados em casa.
c. resgate e transporte de pessoas doentes ou feridas.
d. Todas as anteriores.

4. Em caso de acidente, quem se deve contatar primeiro na tentativa de buscar ajuda?
a. Pronto-socorro do hospital.
b. Departamento de emergências.
c. Polícia ou patrulha rodoviária.
d. Serviço de resgate médico.

5. O teste do "bom senso" é
a. aplicado aos socorristas para testar suas habilidades.
b. aplicado aos socorristas para testar os traços de personalidade.
c. utilizado para determinar se um socorrista administrou um atendimento justo, razoável e imparcial.
d. utilizado para determinar se um socorrista agiu como uma pessoa normal, prudente e com treinamento em primeiros socorros teria agido.

6. Doença infecciosa é aquela que
a. sempre causa deficiência ou morte.
b. pode ser transmitida de uma pessoa para outra.
c. deve ser comunicada às agências estaduais ou federais.
d. não pode ser prevenida.

Parte 3 Relacione

Relacione os termos à direita com suas definições.

1. Em uma emergência verdadeira, a lei assume que a pessoa inconsciente daria o consentimento.
2. O direito de consentimento pertence aos pais ou responsáveis.
3. É considerado consentimento informado.

A. Consentimento real
B. Consentimento implícito
C. Consentimento de menor de idade

Capítulo 2

Anatomia e fisiologia dos sistemas orgânicos

▶ Objetivos de aprendizagem

Após estudar este capítulo, você será capaz de:

1. Definir e usar os termos anatômicos comuns relacionados à posição do corpo.
2. Definir e usar os termos topográficos comuns relacionados a direção e localização.
3. Descrever as principais estruturas e funções do sistema esquelético.
4. Descrever as principais estruturas e funções do sistema muscular.
5. Descrever as principais estruturas e funções do sistema circulatório.
6. Descrever as principais estruturas e funções do sistema respiratório.
7. Descrever as principais estruturas e funções do sistema digestório.
8. Descrever as principais estruturas e funções do sistema urinário.
9. Descrever as principais estruturas e funções do sistema endócrino.
10. Descrever as principais estruturas e funções do sistema nervoso.
11. Descrever as principais estruturas e funções da pele.

No local da ocorrência

Jim Stewart estava trabalhando como voluntário em um posto de primeiros socorros durante uma maratona de bicicletas. Logo após a corrida começar, ele foi informado de uma queda. O percurso era parcialmente em rua pavimentada e parcialmente em trilhas especiais para bicicleta, que não eram suficientemente largas para carros. Jim pegou sua bicicleta e o kit de primeiros socorros para verificar a ocorrência. Quando chegou, alguns dos participantes estavam reunidos ao redor da mulher que tinha caído, então ele mandou um deles acionar o SRM e outro ficar no início da trilha para guiar a ambulância. A mulher tinha, de algum modo, perdido o controle de sua bicicleta, saído da trilha e se chocado contra uma árvore. Ela estava consciente, mas se queixava de dores em vários locais. Jim pediu que um dos espectadores mantivesse a cabeça e a coluna cervical da vítima em uma posição neutra e alinhada, sem remover o capacete que ela estava usando, enquanto ele próprio continuava a avaliar as outras lesões.

Jim encontrou a mulher na posição de decúbito dorsal, embora ela tivesse caído sobre seu lado esquerdo. Ela se queixava de dor nas costelas inferiores e no braço esquerdo, além de apresentar várias abrasões e uma laceração de aproximadamente 5 cm de extensão na região medial da perna esquerda, que ainda estava sangrando. Jim fez um curativo e pediu que um espectador aplicasse pressão no ferimento para verificar os sinais vitais da vítima.

Jim estava preocupado com a dor no quadrante superior esquerdo da mulher, que poderia ser sinal de uma lesão potencialmente séria. Ele continuou a monitorar atentamente os sinais vitais. Também teve tempo de fazer um curativo e colocar uma atadura na laceração da perna enquanto aguardava.

Quando a equipe de resgate chegou, eles removeram o capacete da vítima, avaliaram-na, aplicaram uma máscara de oxigênio, colocaram uma tala em seu braço, posicionaram-na em uma prancha de imobilização, e prepararam-na para o transporte. Jim caminhou com eles até a ambulância, levando as duas bicicletas. Ele garantiu à vítima que avisaria os familiares que a aguardavam no final do percurso e que entregaria a bicicleta a eles.

Para prestar primeiros socorros com eficiência, é necessário ter conhecimento das estruturas básicas do corpo humano. A célula é a unidade básica de um tecido vivo, e *tecidos* são conjuntos de células semelhantes. *Sistema* é um grupo de órgãos que trabalham em conjunto para realizar uma função específica. *Anatomia* lida com a estrutura do corpo e a relação de suas partes entre si. *Fisiologia* lida com o funcionamento do organismo vivo e suas partes, em outras palavras, a maneira como o corpo funciona.

Terminologia anatômica

Quando você procura assistência médica, precisa usar os termos anatômicos corretos para descrever a posição, a direção e a localização da vítima, prática que evita confusão e ajuda a comunicar mais efetivamente a extensão do ferimento.

Termos relativos à posição

> ▶ **Objetivo de aprendizagem**
> 1 Definir e usar os termos anatômicos comuns relacionados à posição do corpo.

Os termos relativos à posição incluem:

- **Posição anatômica**: a vítima está em pé, ereta, os braços para baixo ao longo das laterais, as palmas das mãos voltadas para a frente. "*Direita*" e "*esquerda*" referem-se à direita e à esquerda da vítima.
- **Decúbito dorsal**: a vítima está deitada de costas (com o abdome para cima) (ver Fig. 2.1).
- **Decúbito ventral**: a vítima está deitada com o abdome para baixo (de bruços) (ver Fig. 2.2).
- **Decúbito lateral**: a vítima está deitada sobre o lado esquerdo ou direito, posicionando na frente do corpo o braço que está por baixo, com a cabeça inclinada para trás e apoiada na mão, sem pressão excessiva sobre o tórax. Esta posição também é conhecida como posição de recuperação ou posição de conforto (ver Figs. 2.3 e 2.4).
- **Posição de recuperação modificada**: se houver suspeita de lesão da coluna vertebral, se a vítima estiver não responsiva e existir a possibilidade de comprometimento das vias aéreas por grande quantidade de sangue, vômito ou secreções, colo-

que a vítima na posição de recuperação modificada. Estenda o braço do indivíduo acima da cabeça e gire seu corpo para a posição lateral de forma que a cabeça fique apoiada sobre o braço estendido. Dobre as pernas na altura dos joelhos para estabilizar a posição (ver Fig. 2.5)

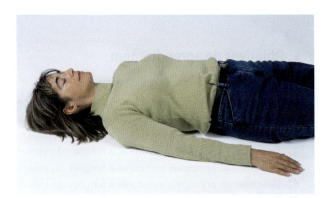

Figura 2.1 Posição de decúbito dorsal.

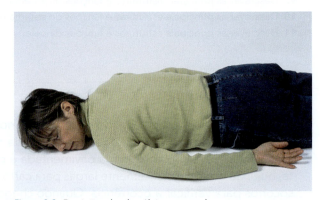

Figura 2.2 Posição de decúbito ventral.

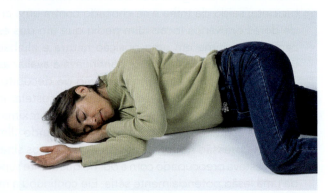

Figura 2.3 Posição de decúbito lateral direito, também conhecida como posição de recuperação ou coma.

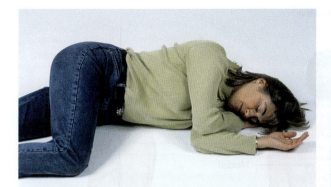

Figura 2.4 Posição de decúbito lateral esquerdo, também conhecida como posição de recuperação ou coma.

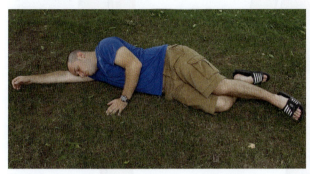

Figura 2.5 Posição de recuperação modificada.

posição anatômica Em pé, ereto, braços para baixo ao longo das laterais do corpo, palmas das mãos voltadas para a frente.
decúbito dorsal Deitado de costas.
decúbito ventral Deitado com o abdome para baixo.
decúbito lateral Deitado sobre o lado direito ou esquerdo, com o braço que está por baixo na frente do corpo e a cabeça inclinada para trás e apoiada; conhecida como posição de recuperação ou de conforto.
posição de recuperação modificada Posição em que o socorrista estende o braço da vítima, gira seu corpo para a posição lateral, apoia sua cabeça sobre o braço estendido e dobra os joelhos para proporcionar estabilidade.

Termos relativos à direção e à localização

▸ **Objetivo de aprendizagem**
  2 Definir e usar os termos topográficos comuns relacionados a direção e localização.

Os termos de direção e localização (ver Fig. 2.6) incluem:

- **Superior**: acima ou mais alto em relação a um ponto de referência (p. ex., o joelho está em localização superior em relação ao tornozelo).
- **Inferior**: abaixo ou mais baixo em relação a um ponto de referência (p. ex., o punho está em localização inferior em relação ao cotovelo).
- **Anterior**: em direção à frente.
- **Posterior**: em direção às costas.
- **Medial**: em direção à linha mediana ou centro do corpo.
- **Lateral**: para a direita ou esquerda da linha mediana, afastado da linha mediana.
- **Superficial**: próximo à superfície.
- **Profundo**: distante da superfície.
- **Interno**: do lado de dentro.
- **Externo**: do lado de fora.

superior Acima ou mais alto em relação a um ponto de referência.
inferior Abaixo ou mais baixo em relação a um ponto de referência.
anterior Em direção à frente.
posterior Em direção às costas.
medial Em direção à linha mediana (centro) do corpo.
lateral À direita ou à esquerda da linha mediana (centro) do corpo; afastado da linha mediana.
superficial Próximo à superfície.
profundo Distante da superfície.
interno Do lado de dentro.
externo Do lado de fora.

✓ **Avaliação de progresso**

1. Uma vítima deitada de costas está na posição de decúbito _____. (dorsal/ventral/lateral)
2. Uma vítima deitada com o abdome para baixo está na posição de decúbito _____. (dorsal/ventral/lateral)
3. _____ significa acima de um ponto de referência. (Superior/Anterior/Posterior)
4. _____ significa abaixo de um ponto de referência. (Superior/Inferior/Posterior)
5. Um ferimento próximo à superfície é um ferimento _____. (interno/externo/superficial)

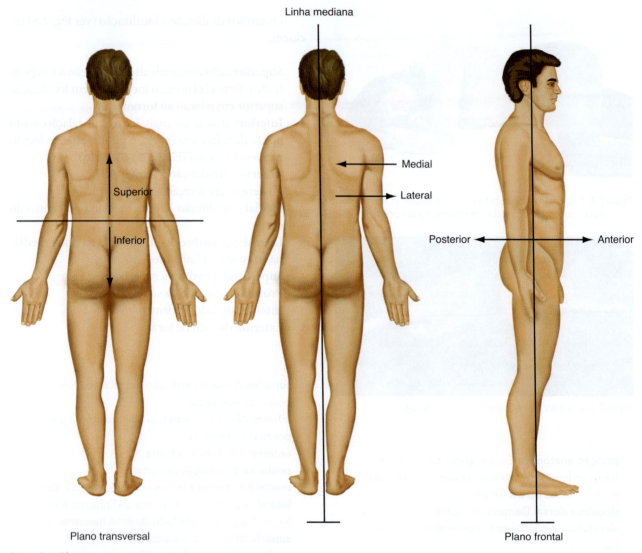

Figura 2.6 Planos e termos anatômicos.

A estrutura do corpo

O sistema esquelético

> **Objetivo de aprendizagem**
> 3 Descrever as principais estruturas e funções do sistema esquelético.

O corpo humano (ver Fig. 2.7) é formado por um arcabouço de ossos unidos por ligamentos que conectam um osso a outro, camadas de músculos, tendões que conectam os músculos aos ossos ou outras estruturas e vários tecidos conjuntivos. Os ossos e seus tecidos adjacentes ajudam a movimentar, apoiar e proteger os órgãos vitais.

O esqueleto (ver Fig. 2.8) é:

- resistente, para oferecer sustentação e proteção;
- articulado, para permitir o movimento;
- flexível, para suportar o esforço.

Os ossos têm rico suprimento de nervos e vasos sanguíneos. Alguns ossos como a pelve e o fêmur, quando fraturados, podem apresentar sangramento excessivo proveniente de sua própria estrutura. Assim, fraturas do fêmur e pelve são consideradas lesões graves.

Crânio

O crânio é um osso muito resistente que protege o encéfalo. A abertura maior está localizada na base do

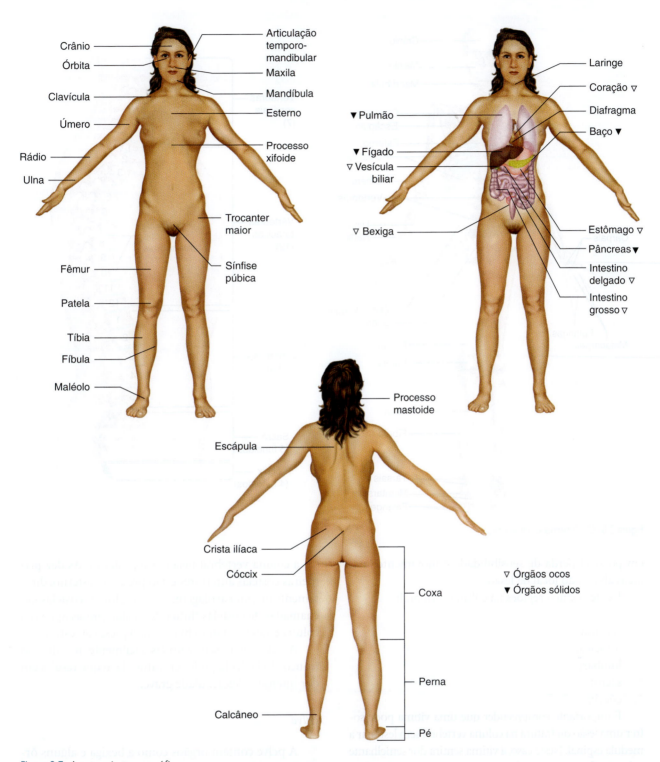

Figura 2.7 Anatomia topográfica.

crânio (forame magno). O encéfalo sai por essa abertura e continua como medula espinal.

Coluna vertebral

A coluna vertebral contém 33 ossos chamados vértebras. As vértebras apoiam-se umas sobre as outras e formam a coluna vertebral óssea. Dentro dessa estrutura encontra-se a medula espinal. Uma das funções da coluna vertebral é proteger a medula espinal, que é responsável por transportar impulsos para dentro e para fora do encéfalo. Se a medula espinal, assim como o encéfalo, sofre lesão ou compressão, seu funcionamento geralmente cessa abaixo do ponto da lesão. Isso resulta

20 Primeiros socorros para estudantes

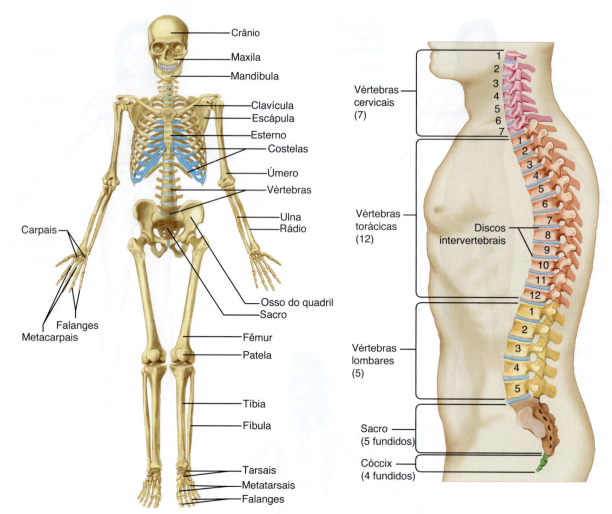

Figura 2.8 O sistema esquelético.

em possível perda de sensibilidade e movimentos nas áreas abaixo do local da lesão.

Existem cinco regiões na coluna vertebral:

1. cervical;
2. torácica;
3. lombar;
4. sacro;
5. cóccix.

É importante compreender que uma vítima pode sofrer uma lesão ou fratura na coluna vertebral sem lesionar a medula espinal. Neste caso, a vítima sentirá dor semelhante à de uma fratura de membro; entretanto, a vítima não apresentará nenhuma perda da função sensorial ou motora.

Tórax

O tórax é constituído em sua parte anterior pelas costelas e esterno, e na parte posterior pela coluna vertebral. O esterno localiza-se no centro do tronco. O tronco é constituído por 12 pares de costelas, todas presas à coluna vertebral pela parte posterior. As dez primeiras costelas anteriores estão presas ao esterno, diretamente ou por cartilagem. As duas últimas costelas são chamadas de costelas flutuantes. Estão presas apenas à coluna e são flutuantes livres e não presas ao esterno.

As clavículas são sentidas facilmente no alto do tronco. A clavícula pode ser fraturada, o que resulta em dor intensa e deformidade grave.

Pelve

A pelve contém órgãos como a bexiga e alguns órgãos reprodutores. O osso da pelve possui uma rica irrigação sanguínea, e uma fratura da pelve pode resultar em sangramento interno excessivo. Uma possível fratura da pelve constitui lesão crítica.

Membros inferiores

Os membros inferiores são compostos pelo fêmur, o qual também é conhecido como osso do quadril. O fêmur se encaixa na pelve, formando uma articulação do tipo bola e soquete que permite o movimento. O fêmur é o osso mais longo e o mais forte do corpo. É necessária uma quantidade significativa de força para fraturá-lo. O fêmur, assim como a pelve, apresenta uma rica irrigação sanguínea. Se fraturado, pode levar a uma perda sanguínea grave. Uma fratura do fêmur geralmente resulta em deformidade acentuada da coxa e dor extrema para a vítima. Por causa da possibilidade de perda sanguínea, a fratura do fêmur é uma lesão crítica.

A articulação do joelho é a mais forte do corpo. A patela pode ser fraturada ou deslocada.

A perna (canela) é constituída pela tíbia e fíbula. A tíbia, comumente referida como osso da canela, é maior do que a fíbula. Está localizada na parte da frente (anterior) e no meio (linha mediana) da perna. A porção superior da tíbia forma a articulação do joelho no ponto onde ele encontra o fêmur. A porção inferior da tíbia forma a articulação do tornozelo.

O tornozelo contém os tarsais. Os metatarsais formam o pé. Os dedos dos pés também são chamados de falanges.

Membros superiores

O osso longo do braço é o úmero. O úmero encaixa-se na escápula permitindo movimento em várias direções. Uma lesão comum é a luxação, na qual o úmero é puxado para fora do soquete da escápula.

O antebraço é constituído por dois ossos dispostos lado a lado. O rádio é o osso localizado no mesmo lado do polegar e a ulna está localizada no mesmo lado do dedo mínimo.

O punho é composto pelos carpais. Os carpais juntam-se ao rádio e à ulna para formar o punho. A mão é constituída pelos metacarpais. Os ossos dos dedos são chamados de falanges.

Articulações

Uma articulação é o local onde as extremidades ósseas se **articulam**, ou encaixam-se umas nas outras. As articulações podem ser imóveis (como as do crânio), ligeiramente móveis (como as da coluna vertebral) ou móveis (como as do joelho e cotovelo). Tipicamente, as articulações permitem movimento, e quando lesionadas, podem levar ao deslocamento dos ossos.

A emergência mais comum envolvendo o sistema esquelético é a **fratura**, uma ruptura na continuidade do osso. A fratura não só causa uma lesão no osso e músculo circunjacentes, como também pode danificar os nervos, vasos sanguíneos e órgãos adjacentes. Quando ocorrem danos aos vasos sanguíneos, a fratura também pode causar hemorragia interna potencialmente grave.

O sistema muscular

> ▶ **Objetivo de aprendizagem**
> 4 Descrever as principais estruturas e funções do sistema muscular.

Os músculos dão ao corpo a capacidade de movimento. Existem três tipos básicos de músculos no corpo (ver Fig. 2.9):

1. Os **músculos esqueléticos**, ou **voluntários**, estão sob o controle consciente da pessoa e tornam possíveis ações como andar, mastigar, engolir, sorrir, franzir a testa, falar e mover o globo ocular. Os

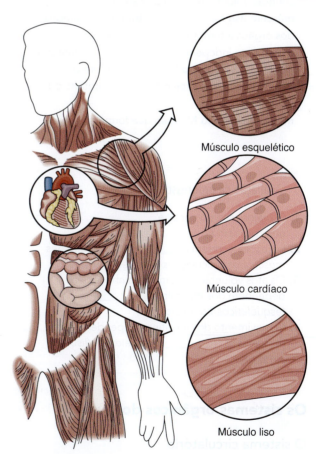

Figura 2.9 Existem três tipos de músculos. Os músculos esqueléticos, também denominados músculos voluntários, são encontrados em todo o corpo. O músculo cardíaco se limita ao coração. Os músculos lisos, ocasionalmente denominados músculos involuntários, são encontrados em diversas estruturas, como intestinos, arteríolas e bronquíolos.

músculos esqueléticos ajudam a dar forma ao corpo. A maioria dos músculos esqueléticos está presa aos ossos por tendões.

2. Os **músculos lisos**, ou **involuntários**, são os músculos sobre os quais a pessoa tem pouco ou nenhum controle consciente. Os músculos lisos são encontrados nas paredes dos órgãos, nos ductos, nos vasos sanguíneos, nos bronquíolos no trato respiratório e nos intestinos. O músculo liso tem a capacidade de contrair e relaxar.

3. O **músculo cardíaco** forma o coração. O músculo cardíaco recebe estímulo do sistema nervoso embora possua células especializadas capazes de gerar impulsos elétricos para estimular a contração do coração.

---

articular Encaixar uma parte em outra.

fratura Quebra de um osso.

músculo esquelético (voluntário) Músculo sob controle voluntário direto do cérebro.

músculo liso Músculos encontrados nas paredes dos órgãos internos e vasos sanguíneos, geralmente independentes de controle voluntário.

músculo involuntário Músculo liso sobre o qual a pessoa não exerce controle voluntário ou consciente.

músculo cardíaco Músculo que forma o coração.

✓ Avaliação de progresso

1. O maior osso do corpo é_____. (*a tíbia/o úmero/o fêmur*)
2. Luxações ocorrem em_____. (*inserções musculares/articulações/tendões*)
3. Os atos voluntários, como caminhar e falar, dependem dos músculos _____. (*esqueléticos/lisos/cardíacos*)
4. O movimento dos intestinos depende dos músculos _____. (*esqueléticos/lisos/cardíacos*)

Os sistemas orgânicos do corpo

O sistema circulatório

▶ **Objetivo de aprendizagem**

5 Descrever as principais estruturas e funções do sistema circulatório.

O sistema circulatório (ver Fig. 2.10) é formado por dois sistemas de transporte principais: o sistema cardiovascular, que compreende coração, vasos sanguíneos e sangue, carrega oxigênio e nutrientes para as células do corpo e transporta os resíduos das células corpóreas e dos rins; e o sistema linfático, que fornece drenagem para o líquido dos tecidos, denominado *linfa*.

Coração

O coração contrai e relaxa alternadamente para bombear sangue para os pulmões (onde ocorre a oxigenação) e depois para a vasta rede de vasos sanguíneos. Ele tem aproximadamente o mesmo tamanho do punho de um homem e sua extremidade superior está localizada no centro esquerdo do tórax, imediatamente atrás do esterno, e a base do coração estende-se para o lado esquerdo do tronco. O coração possui quatro câmaras. As duas superiores são chamadas de átrios, e as duas câmaras inferiores são chamadas de ventrículos. O ventrículo esquerdo, que bombeia sangue para todo o corpo é a parte mais forte e espessa do coração. Uma vez que é um músculo, o coração necessita de suprimento contínuo de oxigênio e nutrientes para funcionar de maneira adequada.

Vasos sanguíneos

As artérias carregam sangue oxigenado do coração para as células do corpo. As arteríolas são os menores ramos de uma artéria e permitem que o sangue flua para os capilares. A troca de líquido, oxigênio e dióxido de carbono entre o sangue e as células dos tecidos ocorre através dos capilares. O sangue flui do capilar para a vênula. As vênulas são os menores ramos das veias. As veias carregam sangue pobre em oxigênio de volta ao coração (Fig. 2.11), onde o ciclo se reinicia. As artérias coronárias levam sangue oxigenado e nutrientes para o coração.

Pulso

Cada vez que o ventrículo esquerdo contrai, a corrente sanguínea pode ser sentida, na forma de pulsação, em qualquer lugar onde uma artéria passe sobre um osso próximo à superfície da pele. O pulso é um bom indicador do volume sanguíneo e da efetividade da função do ventrículo esquerdo. Os pulsos principais podem ser sentidos no punho, no mesmo lado do polegar (radial), no braço entre os músculos bíceps e tríceps (braquial), coxa (femoral), tornozelo (tibial posterior) e pescoço (carotídeo).

Capítulo 2   Anatomia e fisiologia dos sistemas orgânicos   23

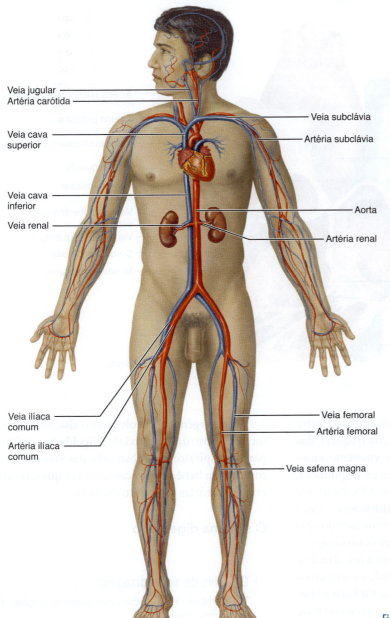

Figura 2.10   O sistema circulatório.

Sangue

O sangue é composto por células vermelhas, células brancas, plaquetas e plasma. As células vermelhas são responsáveis por carregar oxigênio para os tecidos e células distribuídos pelo corpo. As células brancas atuam no combate à infecção. As plaquetas são componentes do processo de coagulação. O plasma é a porção líquida do sangue, responsável pela suspensão e transporte das células vermelhas, células brancas e plaquetas.

As emergências envolvendo o sistema circulatório ocorrem quando há sangramento descontrolado, comprometimento da circulação ou quando o coração perde sua capacidade de bombear.

O sistema respiratório

▸ **Objetivo de aprendizagem**
   6 Descrever as principais estruturas e funções do sistema respiratório.

O corpo depende de um suprimento constante de oxigênio, que é disponibilizado para o sangue pelo sistema respiratório (ver Fig. 2.12).

O processo mecânico de movimento do ar para dentro e para fora dos pulmões é denominada **ventilação**. Durante a **inspiração** (ou inalação), os múscu-

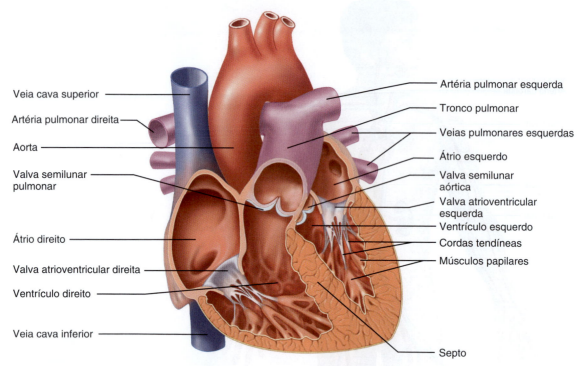

Figura 2.11 O coração.

los torácicos contraem-se, fazendo com que o ar entre nos pulmões através do nariz, da boca, da traqueia, dos brônquios e dos bronquíolos, sendo previamente aquecido, umedecido e filtrado antes de atingir os pulmões, que se expandem e enchem os alvéolos. O sangue que circula nos pulmões é oxigenado. A **respiração** é a troca de oxigênio e dióxido de carbono entre os alvéolos e o sangue. O oxigênio sai dos alvéolos e entra no sangue, e o dióxido de carbono sai do sangue e entra nos alvéolos.

Durante a **expiração** (ou exalação), os músculos do peito relaxam, diminuindo o volume torácico e liberando o ar dos pulmões. O ar exalado carrega com ele dióxido de carbono e outros produtos residuais.

A frequência respiratória normal em repouso é de 12 a 20 respirações por minuto em adultos, de 15 a 30 em crianças e de 25 a 50 em bebês.

> **ventilação** O processo mecânico de movimentar (respirar) o ar para dentro e para fora dos pulmões.
> **inspiração** Ato de inspirar, ou de atrair ar ou outros gases para o interior dos pulmões; aspirar o ar para dentro (inalação).
> **respiração** Troca de oxigênio e dióxido de carbono nos pulmões e nas células.
> **expiração** Ato de expelir o ar dos pulmões.

As emergências envolvendo o sistema respiratório incluem obstrução (asfixia), dificuldade respiratória e parada respiratória. A obstrução das vias aéreas é mais comum em bebês e crianças, uma vez que suas estruturas respiratórias são muito menores.

O sistema digestório

▶ **Objetivo de aprendizagem**
7 Descrever as principais estruturas e funções do sistema digestório.

O sistema digestório (ver Fig. 2.13) compreende o trato alimentar (por onde passam os alimentos) e os órgãos acessórios da digestão (boca, esôfago, estômago, pâncreas, fígado, baço, vesícula biliar, intestino delgado e intestino grosso). As principais funções do sistema digestório são:

- ingerir e transportar os alimentos;
- digerir os alimentos;
- absorver os nutrientes;
- eliminar os resíduos.

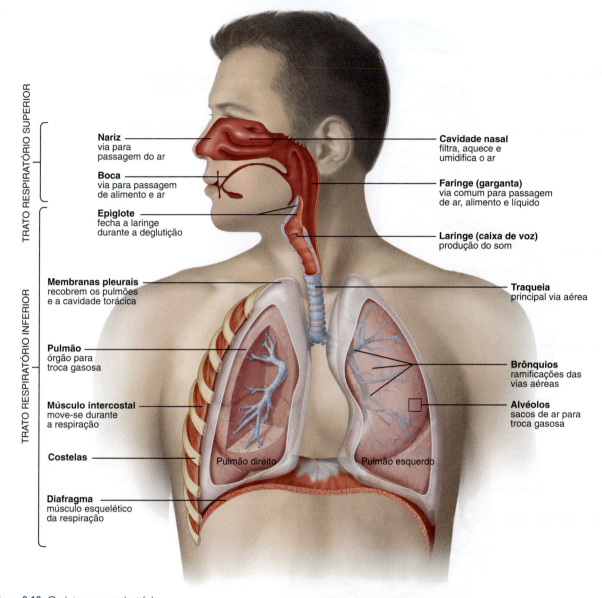

Figura 2.12 O sistema respiratório.

Os órgãos abdominais podem ser ocos ou sólidos. Os órgãos ocos são mais móveis e contêm, tipicamente, uma substância que pode extravasar para a cavidade abdominal quando lesionados. Os órgãos sólidos são mais fixos e possuem irrigação sanguínea muito maior. Os órgãos sólidos tendem a sangrar profusamente quando lesionados. Existem também, na cavidade abdominal, vasos sanguíneos grandes que, se lesionados, podem levar ao sangramento excessivo. Os traumatismos abdominais fechados, assim como os penetrantes, podem levar ao sangramento acentuado ou ao extravasamento de substâncias prejudiciais para dentro da cavidade abdominal.

O sistema urinário

▶ **Objetivo de aprendizagem**
8 Descrever as principais estruturas e funções do sistema urinário.

O sistema urinário (ver Fig. 2.14) filtra e excreta os resíduos do corpo, sendo composto de dois rins, dois ureteres (que transportam a urina dos rins para a bexiga), uma bexiga urinária e uma uretra (que transporta a urina da bexiga para fora do corpo). Os rins possuem

26 Primeiros socorros para estudantes

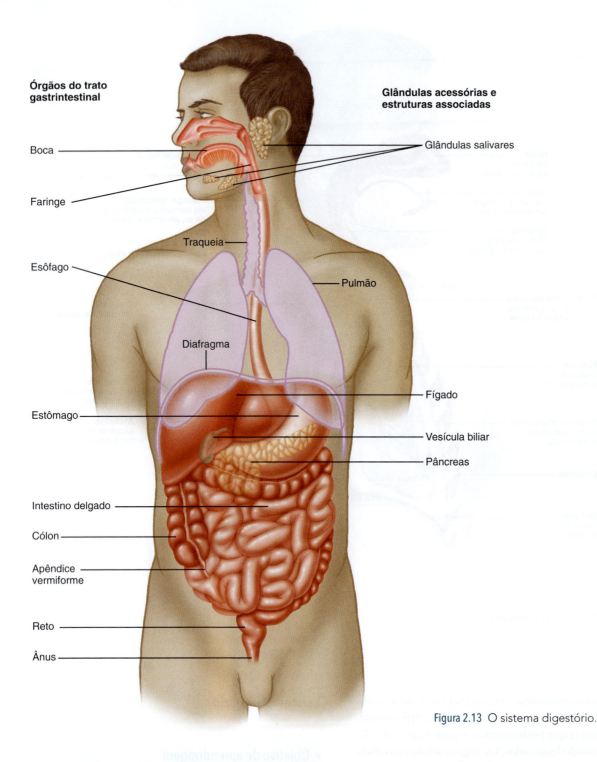

Figura 2.13 O sistema digestório.

uma rica irrigação sanguínea e, se forem lesionados, apresentarão sangramento profuso. A bexiga, os ureteres e a uretra são estruturas ocas que, se lesionadas, podem expelir urina para dentro da cavidade abdominal.

O sistema urinário:

- ajuda a manter o delicado equilíbrio entre a água e outros produtos químicos necessários para a sobrevivência;
- remove os resíduos da corrente sanguínea;
- devolve produtos úteis para o sangue.

O atendimento de emergência é necessário em caso de qualquer lesão fechada ou penetrante na região inferior do abdome ou genitais, qualquer lesão significativa em um dos quadrantes do abdome, qualquer lesão nos genitais externos e qualquer lesão substancial na área das costas abaixo da caixa torácica.

Capítulo 2 Anatomia e fisiologia dos sistemas orgânicos   27

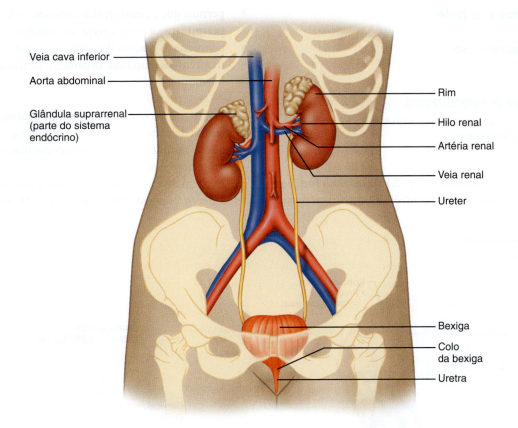

Figura 2.14 O sistema urinário.

O sistema endócrino

▶ **Objetivo de aprendizagem**
9 Descrever as principais estruturas e funções do sistema endócrino.

glândulas endócrinas Glândulas sem ducto que regulam o corpo por meio da secreção de hormônios.

As **glândulas endócrinas** regulam o organismo secretando hormônios que afetam a força física, a capacidade mental, a estatura, a maturidade, a reprodução e o comportamento.

As glândulas endócrinas não possuem ductos e secretam hormônios diretamente na corrente sanguínea. Dois hormônios comuns são a adrenalina (epinefrina), que é secretada pela glândula adrenal, e a insulina, que é responsável pelo controle dos níveis de açúcar no sangue e é secretada pelas ilhotas de Langerhans no pâncreas.

O atendimento de emergência é necessário para diabéticos cujos níveis de açúcar no sangue estejam muito altos ou muito baixos em decorrência de excesso ou falta de insulina.

✓ **Avaliação de progresso**

1. O sistema circulatório possui dois sistemas principais de transporte de líquidos: o cardiovascular e o _____. (cardiopulmonar/geniturinário/linfático)
2. O processo mecânico de passagem de ar para dentro e para fora dos pulmões é denominado _____. (inspiração/ventilação/expiração)
3. O sistema urinário filtra e _____ os resíduos corpóreos. (decompõe/metaboliza/elimina)
4. As glândulas endócrinas, que não possuem ductos, secretam _____ diretamente na corrente sanguínea. (hormônios/substâncias químicas/líquidos)

Os nervos e a pele

O sistema nervoso

> ▶ **Objetivo de aprendizagem**
> **10** Descrever as principais estruturas e funções do sistema nervoso.

O sistema nervoso (ver Fig. 2.15) tem duas funções principais: comunicação e controle. O sistema nervoso:

- permite que a pessoa tenha consciência do ambiente;
- permite que a pessoa reaja ao ambiente;
- coordena as reações do corpo aos estímulos;
- mantém os sistemas orgânicos funcionando em harmonia.

O sistema nervoso é composto de centros nervosos (a maioria deles no encéfalo e na medula espinal) e nervos que se ramificam a partir desses centros, dirigindo-se aos tecidos e órgãos do corpo.

Existem duas divisões estruturais principais do sistema nervoso: o **sistema nervoso central** compreende

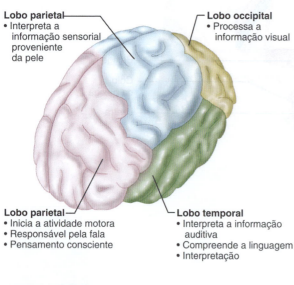
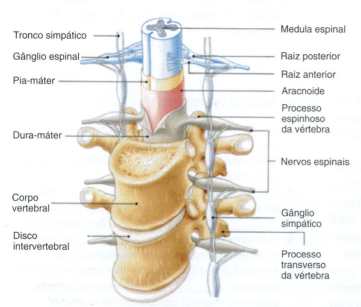
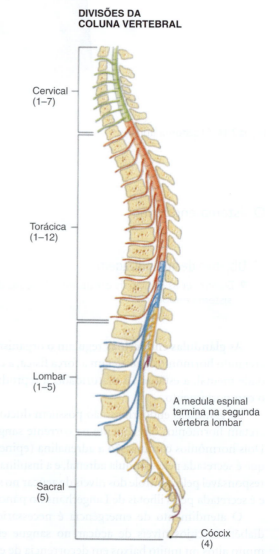

Figura 2.15 O sistema nervoso.

o encéfalo e a medula espinal; o **sistema nervoso periférico** compreende os nervos localizados fora do encéfalo e da medula espinal.

Existem também duas divisões funcionais do sistema nervoso: **o sistema nervoso voluntário** influencia os movimentos voluntários em todo o corpo; o **sistema nervoso autônomo** influencia os músculos involuntários, as glândulas e os órgãos.

O **sistema nervoso autônomo** (ver Fig. 2.16), que regula as funções inconscientes e involuntárias do corpo, é ainda, subdividido em dois sistemas:

- O **sistema nervoso simpático** regula a frequência cardíaca, a força de contração do coração, a pressão arterial, a frequência respiratória, o suprimento de sangue para as artérias, as secreções das glândulas sem ducto, a ação do músculo liso no trato digestório e nos bronquíolos e a ação de outros órgãos internos. O sistema nervoso simpático estimula a liberação de adrenalina (epinefrina) pelas glândulas adrenais, a qual mimetiza o sistema nervoso simpático permitindo um efeito prolongado. Esse sistema responde ao estresse, à dor, à lesão e à perda de sangue com a clássica síndrome de "luta ou fuga".

- O **sistema nervoso parassimpático** opõe-se ao sistema nervoso simpático e tem o efeito nos órgãos, vasos, glândulas e outras estruturas.

> **sistema nervoso central** Porção do sistema nervoso que consiste no encéfalo e na medula espinal.
> **sistema nervoso periférico** Estruturas do sistema nervoso (principalmente terminações nervosas) que se localizam fora do encéfalo e da medula espinal.
> **sistema nervoso voluntário** Porção do sistema nervoso que controla a atividade dos músculos voluntários e dos movimentos em todo o corpo.
> **sistema nervoso autônomo** Porção do sistema nervoso que controla as atividades dos músculos involuntários, das glândulas e dos órgãos.
> **sistema nervoso simpático** Porção do sistema nervoso autônomo que provoca a constrição dos vasos sanguíneos, estimula a sudorese, aumenta a frequência cardíaca, provoca a contração dos músculos do esfíncter e prepara o corpo para responder ao estresse.
> **sistema nervoso parassimpático** Parte do sistema nervoso autônomo que se opõe ao sistema nervoso simpático.

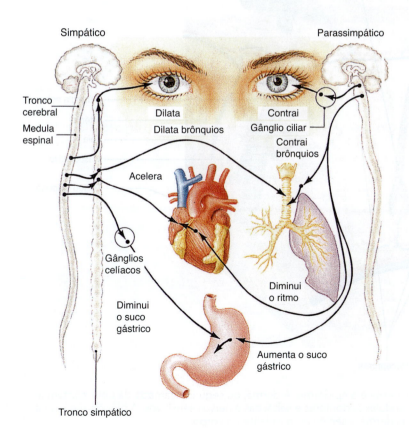

Figura 2.16 O sistema nervoso autônomo é subdividido em sistemas nervosos simpático e parassimpático. Os efeitos de cada sistema são opostos.

O atendimento de emergência é necessário em caso de perda de consciência, traumatismo craniano significativo, traumatismo encefálico ou lesão medular e qualquer perda das funções sensorial e motora.

A pele

> ▶ **Objetivo de aprendizagem**
> 11 Descrever as principais estruturas e funções da pele.

As principais funções da pele são:
- proteger os órgãos internos contra lesões;
- impedir a desidratação;
- proteger contra a invasão de micro-organismos;
- regular a temperatura do corpo;
- auxiliar na eliminação de água e vários sais;
- atuar como órgão receptor do tato, dor, calor e frio.

A pele é composta de duas camadas (ver Fig. 2.17). A camada mais externa é a **epiderme**. A **derme**, a camada interna, contém a vasta rede de vasos sanguíneos e outras estruturas. Logo abaixo da derme encontra-se uma camada de tecido adiposo.

> **epiderme** Camada mais externa da pele.
> **derme** Camada interna da pele.

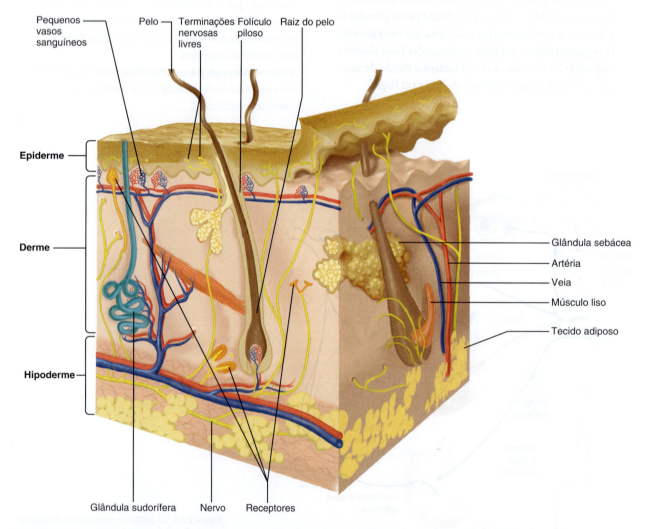

Figura 2.17 Anatomia da pele. A camada mais externa é a epiderme. A derme, ou segunda camada da pele, contém a rede de vasos sanguíneos, folículos pilosos, glândulas sudoríferas e sebáceas e nervos sensitivos. A hipoderme é uma camada de tecido adiposo que fica embaixo da derme e serve como isolante do corpo.

Cavidades do corpo

O corpo possui seis cavidades diferentes que contêm órgãos e estruturas. Traumatismos podem ocorrer a qualquer um desses órgãos e estruturas, dentro de qualquer uma dessas cavidades produzindo hemorragia interna. As cavidades são:

- **Cavidade craniana**, que contém o encéfalo.
- **Cavidade espinal**, que contém a medula espinal.
- **Cavidade torácica**, que contém coração, traqueia, pulmões, grandes vasos e esôfago.
- **Cavidade pericárdica**, tecido fibroso rígido que recobre e contém o coração.
- **Cavidade abdominal**, que contém fígado, baço, vesícula biliar, intestino delgado e grosso, pâncreas, apêndice e estômago.
- **Cavidade pélvica**, que contém os órgãos reprodutores, bexiga, uretra e reto.

A cavidade abdominal encontra-se separada da cavidade torácica pelo diafragma. O diafragma é um músculo muito importante, responsável por aproximadamente 60 a 75% do esforço respiratório. A perda da contração do diafragma leva a uma respiração ineficiente.

✓ Avaliação de progresso

1. O sistema nervoso tem duas funções principais: comunicação e _____. (*sensação/controle/reação*)
2. O encéfalo e a medula espinal formam o _____. (*sistema nervoso autônomo/sistema nervoso central/sistema nervoso voluntário*)
3. O sistema nervoso periférico está localizado fora _____. (*do encéfalo/da medula espinal/do encéfalo e da medula espinal*)
4. A síndrome de "luta ou fuga" é regulada pelo _____. (*sistema nervoso parassimpático/sistema nervoso simpático/sistema nervoso central*)

5. A camada mais externa da pele é chamada _____. (*epiderme/derme/subcutâneo*)
6. A cavidade que contém a bexiga é a cavidade _____. (*abdominal/torácica/pélvica*)

Cavidade craniana Contém o encéfalo.
Cavidade espinal Contém a medula espinal.
Cavidade torácica Contém coração, traqueia, pulmões, grandes vasos e esôfago.
Cavidade pericárdica Tecido fibroso rígido que recobre e contém o coração.
Cavidade abdominal Contém fígado, baço, vesícula biliar, intestino delgado e grosso, pâncreas, apêndice e estômago.
Cavidade pélvica Contém os órgãos reprodutores, bexiga, uretra e reto.

Resumo

- O uso de termos anatômicos adequados para descrever posição, direção e localização permite que você comunique a condição da vítima e a extensão da lesão de forma precisa.

- O sistema esquelético serve como arcabouço do corpo, oferecendo apoio, proteção, movimento e flexibilidade.

- Existem três tipos diferentes de músculos: esqueléticos, que controlam o movimento voluntário; lisos, que controlam o movimento involuntário; e cardíaco, que forma o coração.

- O sistema circulatório é composto de dois sistemas principais de transporte de líquidos, um para sangue e outro para linfa.

Comparação entre diretrizes de RCP
Cruz Vermelha Americana (ARC) e American Heart Association (AHA)*

Procedimento	Socorrista leigo certificado pela Cruz Vermelha Americana	Profissional de saúde da American Heart Association (AHA)
Verificação de pulso	<ul><li>Sem verificação de pulso (adultos)</li><li>Verificação de pulso por até 10 segundos (crianças e bebês)</li></ul>	<ul><li>Verificação de pulso por até 10 segundos</li></ul>

*Baseado nas diretrizes revisadas de 2010. Consulte o verso da contracapa para obter informações sobre fontes e observações relacionadas aos níveis de socorristas da ARC e da AHA.

- O sistema respiratório fornece oxigênio ao sangue.

- O sistema digestório ingere os alimentos, transporta-os para que eles possam ser digeridos e absorvidos e elimina os resíduos.

- O sistema urinário ajuda a manter o delicado equilíbrio entre a água e as várias substâncias químicas do corpo e remove os resíduos da corrente sanguínea.

- As glândulas endócrinas secretam hormônios diretamente na corrente sanguínea para a regulação de várias funções do corpo.

- O sistema nervoso, que fornece comunicação e controle, é composto principalmente dos centros nervosos do encéfalo e da medula espinal e dos nervos periféricos que se ramificam para todos os tecidos e órgãos do corpo.

- A pele, formada por duas camadas, protege os órgãos internos contra infecções, além de ajudar na regulação da temperatura do corpo e na eliminação de substâncias.

- Existem seis cavidades corporais: craniana, espinal, torácica, pericárdica, abdominal e pélvica.

posterior	sistema nervoso
profundo	periférico
respiração	sistema nervoso
sistema nervoso	simpático
autônomo	sistema nervoso
sistema nervoso central	voluntário
sistema nervoso	superficial
parassimpático	superior
	ventilação

Exercício de raciocínio crítico

Você é chamado por um vizinho para socorrer um menino que sofreu uma queda de bicicleta enquanto descia a rua. À medida que se aproxima do garoto, você percebe que sua coxa esquerda está gravemente deformada. Ele chora sem parar e apresenta dor intensa.

1. Qual osso você esperaria que estivesse fraturado?
2. Quais são as possíveis complicações dessa fratura?
3. Baseado nas funções dos ossos, quais seriam outros sinais de fratura óssea?
4. Além do osso, que outras estruturas poderiam estar lesionadas?

Termos-chave

Certifique-se de que você compreende os termos-chave a seguir:

anterior	fratura
articular	glândulas endócrinas
cavidade abdominal	inferior
cavidade craniana	inspiração
cavidade espinal	interno
cavidade pélvica	lateral
cavidade pericárdica	medial
cavidade torácica	músculo cardíaco
decúbito dorsal	músculo esquelético
decúbito lateral	(voluntário)
decúbito ventral	músculo involuntário
derme	músculo liso
epiderme	posição anatômica
expiração	posição de recuperação
externo	modificada

Capítulo **2**   **Autoavaliação**

Aluno: _____   Data: _____
Curso: _____   Módulo: _____

Parte 1 Verdadeiro/Falso

Se você acha que a afirmação é verdadeira, assinale V. Se você acha que é falsa, assinale F.

V F **1.** Na posição de decúbito dorsal, a vítima está deitada de bruços.

V F **2.** A localização de uma articulação determina sua capacidade de movimento.

V F **3.** Os músculos lisos são também conhecidos como músculos voluntários.

V F **4.** O músculo cardíaco pode autoestimular sua contração mesmo quando desconectado do sistema nervoso.

V F **5.** Uma importante função da pele é regular a temperatura do corpo.

Parte 2 Múltipla escolha

Assinale a resposta correta ou a frase que melhor completa a sentença.

1. O osso mais longo do corpo é:
   a. Tíbia.
   b. Úmero.
   c. Rádio.
   d. Fêmur.

2. Levando em consideração a possibilidade de perda sanguínea acentuada, a fratura de qual osso seria considerada uma lesão crítica?
   a. Crânio.
   b. Pelve.
   c. Fíbula.
   d. Tarsais.

3. Qual das alternativas abaixo representa um exemplo de músculo involuntário?
   a. O músculo do bulbo do olho.
   b. O músculo intestinal.
   c. O músculo cardíaco.
   d. O músculo da perna.

4. O processo mecânico de movimentar o ar para dentro e para fora dos pulmões é conhecido como
   a. inspiração.
   b. ventilação.
   c. respiração.
   d. expiração.

5. Qual sistema permite que o corpo elimine certos materiais residuais filtrados do sangue?
   a. Sistema endócrino.
   b. Sistema linfático.
   c. Sistema exócrino.
   d. Sistema urinário.

6. O sistema nervoso periférico é formado por
   a. nervos dentro da medula espinal.
   b. gânglios especiais dentro do encéfalo.
   c. ponte e medula.
   d. nervos localizados fora do encéfalo e da medula espinal.

7. Qual dos itens a seguir não é uma camada externa da pele?
   a. Derme.
   b. Glândula sebácea.
   c. Endoderme.
   d. Epiderme.

8. Um indivíduo deitado com a face para cima está em qual posição?
   a. Decúbito lateral.
   b. Anatômica.
   c. Decúbito ventral.
   d. Decúbito dorsal.

9. Tomando-se a cabeça como ponto de referência, os pés estão
   a. anteriores.
   b. mediais.
   c. posteriores.
   d. laterais.

Parte 3 Relacione

Relacione os termos à direita com suas definições.

1. _____ Superior
2. _____ Inferior
3. _____ Anterior
4. _____ Posterior
5. _____ Medial
6. _____ Lateral
7. _____ Superficial
8. _____ Profundo
9. _____ Interno
10. _____ Externo
11. _____ Inferior
12. _____ Decúbito dorsal
13. _____ Decúbito ventral
14. _____ Decúbito lateral

A. Abaixo
B. Do lado de dentro
C. Em direção à parte da frente
D. Para a direita/esquerda do centro
E. Próximo à superfície
F. Em direção à parte de trás
G. Acima
H. Do lado de fora
I. Distante da superfície
J. Em direção à linha mediana
K. Abaixo
L. Deitado de bruços
M. Deitado sobre o lado direito/esquerdo
N. Deitado de costas

Capítulo 3

Avaliação da vítima

> ▶ **Objetivos de aprendizagem**
>
> Após estudar este capítulo, você será capaz de:
>
> 1. Entender como avaliar uma vítima de maneira adequada.
> 2. Descrever como estabelecer a comunicação com a vítima.
> 3. Explicar como investigar e controlar o local.
> 4. Descrever e conduzir uma investigação primária.
> 5. Saber como conduzir um exame neurológico.
> 6. Explicar como determinar a queixa principal.
> 7. Compreender o significado dos sinais vitais (pulso, respiração e temperatura relativa da pele).
> 8. Explicar como obter uma história.
> 9. Compreender a sequência e a aplicação prática de uma investigação secundária.

No local da ocorrência

Elaine Smith estava preparando a terra de seu canteiro de flores para uma nova plantação de gerânios Martha Washington. Ao contornar o canto da casa, ela viu sua vizinha Bessie Johnson, de 82 anos, deitada no chão de concreto, chorando baixinho.

"Por favor, me ajude", murmurou Bessie. "Minha perna dói muito! Acho que quebrei o quadril!" Ajoelhando-se ao lado dela, Elaine perguntou o que havia acontecido. "Eu não sei direito", disse Bessie. "Me deu uma tontura..."

Enquanto Bessie protegia o quadril, Elaine a examinava cuidadosamente. A vítima respirava com dificuldade. Quando Elaine colocou o dorso da mão na face pálida de Bessie, viu que ela estava fria e úmida.

Elaine percebeu que, junto com a tontura, os outros sintomas de Bessie sugeriam fortemente a possibilidade de um ataque cardíaco, apesar de a queixa principal da mulher ser a dor no quadril. Elaine pediu a um terceiro vizinho, que estava lavando o carro, que ligasse para o resgate; em seguida, ela ajudou Bessie a se colocar em uma posição mais confortável e monitorou seus sinais vitais enquanto aguardava a chegada da ambulância.

Avaliar a vítima é uma das partes mais importantes e cruciais dos primeiros socorros. Essa avaliação é feita para identificar e tratar imediatamente riscos respiratórios, circulatórios e das vias aéreas que representem risco à vida.

Algumas lesões são óbvias, outras ficam ocultas. Uma vítima consciente pode ser capaz de guiá-lo para o problema, mas uma vítima inconsciente não poderá ajudá-lo de maneira nenhuma.

Este capítulo fornece informações detalhadas sobre a avaliação e oferece uma rotina de avaliação que irá ajudá-lo a:

- obter o consentimento da vítima para o atendimento de emergência;
- ganhar a confiança da vítima e diminuir sua ansiedade;
- identificar rapidamente o(s) problema(s) da vítima;
- determinar rapidamente qual problema deve ter atendimento prioritário;
- obter informações que ajudarão a equipe de emergência.

Ao avaliar a vítima, suas principais metas são:

- proteger-se contra lesões;
- identificar e corrigir problemas que ponham a vida em risco;
- prestar um atendimento de emergência adequado;
- preparar a vítima para o transporte.

Rotina de avaliação da vítima

> ▶ Objetivo de aprendizagem
>
> **1** Entender como avaliar uma vítima de maneira adequada.

Na maioria dos casos, conduza a avaliação da vítima na seguinte ordem:

1. Avalie o local.
2. Estabeleça comunicação e controle.
3. Conduza uma investigação primária.
4. Conduza um breve exame neurológico.
5. Determine a queixa principal.
6. Avalie os sinais vitais.
7. Veja se a vítima é portadora de algum tipo de identificação médica.
8. Coletar uma história SIMPLES (ver p. 46).
9. Conduza uma investigação secundária.

Pode ser necessário adaptar ou mudar a sequência, dependendo de sua experiência e da situação emergencial específica.

Avaliando o local

O mais importante durante a preparação para realizar os primeiros socorros é garantir sua segurança pessoal. Nunca exponha sua própria segurança a risco. Em seguida, garanta a segurança da vítima e das pessoas presentes no local. O local da ocorrência também pode fornecer pistas quanto ao estado da vítima, se está doente ou ferida; número de vítimas que necessitarão de atendimento, e quais serão os recursos necessários para lidar com as vítimas no local da ocorrência de forma eficiente. A avaliação do local da ocorrência é composta por cinco medidas que são destacadas a seguir:

1. Realize o isolamento de substâncias corporais utilizando, se possível, equipamento de proteção individual (EPI).
2. Avalie o local da ocorrência quanto à presença de situações de risco.
3. Defina se a vítima está ferida ou doente.
4. Defina o número de vítimas.
5. Determine os recursos necessários.

Se possível, use luvas protetoras para se proteger contra exposição a qualquer fluido corporal ou sangue. Lembre-se de que você pode necessitar de proteção adicional (como para proteger o rosto de respingos de sangue) ao aproximar-se da vítima.

Antes de aproximar-se dela, avalie rapidamente o local da ocorrência em busca de qualquer situação de risco, como fios elétricos caídos, combustível derramado, armas ou um veículo instável. Se o local oferecer riscos, você pode remover os fatores que representem perigo para torná-lo seguro (se for possível e se você for treinado para fazê-lo) ou afastar-se do local até que os riscos tenham sido neutralizados pelo corpo de bombeiros, polícia, companhia de energia ou outros.

Uma vez estabelecida a segurança do local, você pode se aproximar da vítima. Durante sua aproximação, procure estabelecer se a vítima está ferida ou doente. Por exemplo, se você observar uma escada próxima à vítima caída, é possível concluir que a vítima foi ferida em uma queda. Isso é chamado de mecanismo do trauma. Se uma pessoa é encontrada sentada em uma cadeira em um restaurante, você pode concluir que a vítima está doente. Defina também o número de pessoas doentes ou feridas no local. Caso a ocorrência seja um acidente automobilístico, você deve procurar possíveis vítimas dentro e fora dos carros. Pressuponha que exista mais de uma pessoa ferida, especialmente nesse tipo de ocorrência.

Após definir o número de vítimas, você poderá solicitar que uma pessoa no local entre em contato com o serviço de socorro adequado. Você pode solicitar os serviços de emergência, o corpo de bombeiros, polícia ou a companhia de energia. Você pode solicitar mais de uma ambulância se encontrar várias pessoas feridas ou doentes.

Estabelecendo comunicação e controle

> ▶ **Objetivo de aprendizagem**
> **2** Descrever como estabelecer a comunicação com a vítima.

Pessoas feridas geralmente encontram-se amedrontadas, ansiosas, zangadas ou em choque. Para estabelecer a comunicação com a vítima e conseguir o controle da situação, você precisa usar os três Cs:

- Competência
- Confiança
- Compaixão

Comece observando as pistas do local que possam ajudá-lo na avaliação, como danos a veículos, posição da vítima, comprimidos ou alimentos perto da vítima ou temperatura ambiental.

Em seguida, aproxime-se da vítima, pergunte seu nome e diga algo como "Meu nome é [seu nome] e sou treinado em atendimento de emergência. Gostaria de ajudá-lo. Tudo bem?" Informe à vítima seu nível de treinamento e o que você gostaria de fazer. Com esse contato inicial, você obtém o consentimento dela.

Durante toda a avaliação e tratamento, continue a chamar a vítima pelo nome, mantenha o contato visual, fale de maneira calma e ponderada e dê ordens com tranquilidade. As pessoas sob tensão ou em choque clínico demoram mais para processar informações, portanto fale com clareza e dê tempo à vítima ou aos espectadores para responderem.

> ▶ **Objetivo de aprendizagem**
> **3** Explicar como investigar e controlar o local.

Para estabelecer controle:

- Movimente-se de forma suave e ponderada.

- Posicione-se em um nível confortável em relação à vítima. Fique em um lugar onde a vítima possa vê-lo sem girar a cabeça ou o pescoço.
- Mantenha o nível de seus olhos acima dos da vítima.
- Conduza a investigação de modo sistemático e sem pressa.
- As emoções aumentam rapidamente em situações de tensão, portanto, mantenha sua voz calma e tranquila.
- Se houver mais de uma vítima, determine qual(is) vítima(s) precisa(m) de cuidados mais imediatos. O sistema de **triagem** (classificação das vítimas de acordo com a prioridade de tratamento) é descrito no Capítulo 28.

> ✓ **Avaliação de progresso**
>
> **1.** Para estabelecer o controle do local, use os três Cs: competência, confiança e _____. (*controle/carisma/compaixão*)
> **2.** Apresentar-se à vítima é importante para obter _____. (*o nome da vítima/o consentimento para o tratamento/o relato do que aconteceu*)
> **3.** Para manter o controle, mantenha sua voz _____. (*calma e ponderada/poderosa e autoritária/alta e exigente*)
> **4.** Posicione-se com o nível dos olhos _____ da vítima. (*acima dos/nivelado com os/abaixo dos*)

> **triagem** Sistema de classificação de vítimas de acordo com a prioridade de tratamento.

Conduzindo a investigação primária

> ▶ **Objetivo de aprendizagem**
> **4** Descrever e conduzir uma investigação primária.

O objetivo principal da avaliação primária é verificar se há problemas nas vias aéreas, respiração e circulação que possam ameaçar a vida.

Você encontrará dois tipos principais de vítimas, aquelas que parecem ter pulsação e aquelas que não. Sua avaliação primária irá variar de acordo com essa determinação importante.

A ciência definiu dois fatos importantes. O primeiro determina que o corpo se aproxima da morte a cada segundo que fica sem oxigênio, e o segundo que as compressões e a desfibrilação são as ações mais valiosas que podem ser tomadas quando a vítima parece morta (as compressões e a desfibrilação são mais importantes do que as ventilações). Assim, a American Heart Association recomenda a abordagem de ressuscitação C-A-B (circulação, abrir vias aéreas, boca a boca). A ênfase está na circulação, ou seja, compressões e desfibrilação.

Para decidir se deve iniciar a RCP ou iniciar a avaliação primária listada a seguir (ver Fig. 3.1), você deverá procurar por sinais vitais e respiração. Procure por qualquer movimento, palavras ou sinais vitais. Inspecione o tronco por qualquer sinal de respiração. Estabeleça se a respiração é adequada e deliberada. Você poderá ver respirações ofegantes ocasionais, que são denominadas respirações agônicas. Estas são conhecidas também como *respirações do moribundo*. Essas respirações ocasionais, ineficazes e ofegantes são um sinal de morte, porém podem representar também sua maior chance de salvar uma vítima que está morrendo. Se notar esse tipo de respiração, inicie a RCP imediatamente.

Quando você não observar sinais vitais nem respiração, inicie a sequência C-A-B solicitando a alguém que entre em contato com o serviço de emergência e pegue um desfibrilador. Isso será discutido mais adiante no capítulo sobre circulação e RCP.

A menos que encontre uma situação potencialmente fatal que precise ser tratada imediatamente, você deve concluir a investigação primária em 60 segundos. A Figura 3.2 ilustra a ordem das investigações primária e secundária. Comece com as três etapas a seguir:

1. Se a vítima estiver consciente, pergunte "O que aconteceu?" A resposta lhe dirá o estado das vias aéreas, a necessidade de ventilação, o nível de consciência e o mecanismo da lesão (ver Fig. 3.3).
2. Pergunte "Onde dói?" A resposta identificará os pontos de lesão mais prováveis.
3. Faça uma avaliação visual da vítima para verificar aparência geral, palidez, **cianose** (coloração azulada por falta de oxigênio) e suor.

> **cianose** Coloração azulada provocada pela falta de oxigênio.

Essas etapas proporcionam uma avaliação rápida da condição geral da vítima e indicam se ela possui um problema médico ou trauma que possa ser grave (p. ex., ataque cardíaco ou derrame).

O resto da investigação primária consiste na avaliação **ABCD** (do inglês *Airways, Breathing, Circulation, Disability*), sigla que significa vias aéreas, respiração, circu-

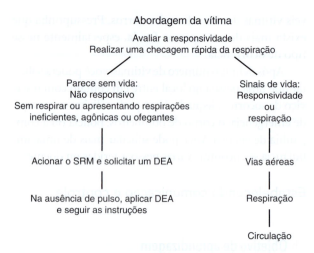

Figura 3.1 Abordagem da vítima.

lação (pulso e hemorragia) e incapacidade (incapacidade do sistema nervoso ou alteração do nível de reação).

Sempre suspeite de possíveis danos à coluna se a vítima estiver inconsciente, e não faça nada que possa agravar uma possível lesão medular.

Vias aéreas e estabilização da coluna vertebral

Verifique se as vias aéreas estão desobstruídas. Se a vítima estiver consciente e falando sem dificuldade, as vias aéreas estão desobstruídas. Se as vias aéreas estiverem obstruídas, use a manobra de inclinação da cabeça/elevação do queixo ou a manobra modificada de tração da mandíbula para desobstruí-las (ver Cap. 4). Realize esta última se suspeitar de lesão da coluna vertebral. Se houver qualquer suspeita de uma possível lesão vertebral, faça a estabilização manual alinhada da coluna vertebral, posicionando a cabeça e o pescoço da vítima em alinhamento neutro. Peça a alguém no local para segurar a cabeça da vítima, de forma que o nariz fique alinhado com o umbigo, e que o pescoço não caia nem para a frente nem para trás. Instrua a vítima a não mover a cabeça nem o pescoço.

Suspeite de possível trauma da coluna vertebral se a vítima:

- apresentar ferimento na cabeça ou no pescoço;
- estiver envolvida em qualquer tipo de acidente;
- sofrer queda maior do que a própria altura;
- queixar-se de dor no pescoço ou nas costas;
- queixar-se de formigamento, dormência ou de alguma sensação incomum nos membros.

Tome precauções para a coluna vertebral quando houver um mecanismo de lesão e a vítima:

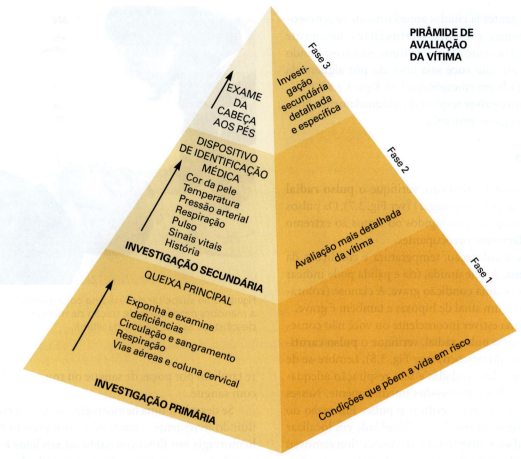

Figura 3.2 Lembre-se da ordem das investigações primária e secundária.
Adaptada de "Pyramid of Life" de Ray Johnson, *JEMS*. Junho, 1985, p. 56-58.

- aparentemente estiver intoxicada;
- apresentar um estado mental alterado;
- tiver idade superior a 65 anos.

Respiração

Uma pessoa responsiva alerta e que fala com facilidade está respirando de forma adequada. Para definir se a respiração é adequada, você deve garantir que o ritmo e a profundidade da respiração estejam adequados.
- *Ritmo*: não deve ser nem muito lento nem muito rápido. Ritmos abaixo de 8 a 10 e acima de 40 não fornecem ar suficiente aos pulmões para manter a vida.
- *Profundidade*: a respiração da vítima deve ser profunda o suficiente para levar o ar para todas as partes dos pulmões. A respiração adequada é aquela que movimenta a cavidade torácica de forma significativa quando você observa ou toca nela para sentir o movimento.

Se a vítima não estiver respirando de maneira espontânea nem de maneira adequada (incluindo as res-

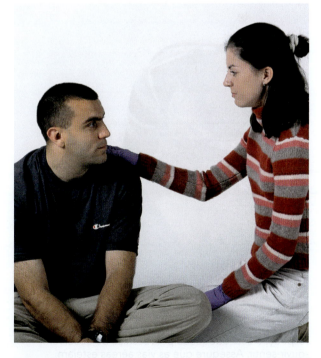

Figura 3.3 Se a vítima estiver consciente, pergunte "O que aconteceu?" e "Onde dói?".

pirações ofegantes já citadas anteriormente) e apresentar pulso, comece a respiração artificial imediatamente (ver Cap. 4); continue até que a vítima esteja respirando sozinha ou até que você seja liberado por alguém da equipe treinada em emergências (ver Figs. 3.4 a 3.6).

Se a vítima estiver respirando adequadamente, continue a investigação primária.

Circulação

Para avaliar a circulação, verifique o **pulso radial** (no punho, no lado do polegar) (ver Fig. 3.7). Os pulsos muito fracos ou aqueles rápidos ou lentos ao extremo são particularmente preocupantes.

Observe a coloração, temperatura e condições da pele da vítima. A pele úmida, fria e pálida pode indicar choque. Essa é uma condição grave. A cianose (coloração azulada) é um sinal de hipóxia e também é grave.

Se a vítima estiver inconsciente ou você não conseguir encontrar o pulso radial, verifique o **pulso carotídeo** (no sulco do pescoço) (ver Fig. 3.8). Lembre-se de que as vítimas desacordadas e sem respiração adequada devem receber compressões imediatamente. Nesses casos, não é necessário verificar o pulso. Em razão do nível de estresse envolvido e à dificuldade em localizar e obter o pulso, a American Heart Association removeu a checagem do pulso das diretrizes de tratamento.

Se a vítima estiver respirando e tiver pulso, continue procurando sangramento profuso ou sério; procure também por poças de sangue ou roupas encharcadas com sangue.

Se descobrir uma hemorragia – sangue jorrando ou fluindo livremente – controle-a com pressão direta. A hemorragia em fluxo constante ou em jatos é o único tipo de sangramento que deve ser tratado durante a investigação primária.

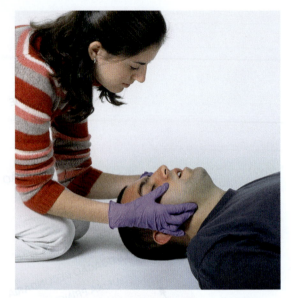

Figura 3.5 Se suspeitar de lesão na coluna vertebral, use a manobra modificada de tração da mandíbula para desobstruir as vias aéreas da vítima.

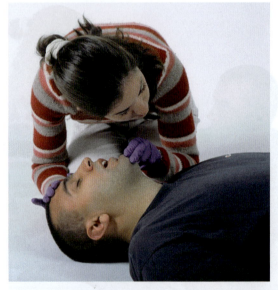

Figura 3.4 Se a vítima apresentar nível de consciência alterado, desobstrua as vias aéreas e verifique se a respiração está adequada pela técnica de observar-ouvir-sentir. Assegure que as vias aéreas estejam adequadamente desobstruídas pelo método de inclinação da cabeça/da mandíbula.

AVALIANDO A RESPIRAÇÃO

Observe a pessoa por 10 a 15 segundos. Se ela estiver respirando, mantenha as vias aéreas desobstruídas e verifique os pulsos. A ausência de respiração exige respiração artificial.

OBSERVE o tórax em movimento
OUÇA os sons do movimento do ar
SINTA qualquer expiração de ar quente em sua face

Após desobstruir as vias aéreas, observe se há movimento respiratório no tórax da vítima.

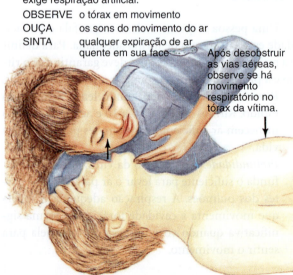

Figura 3.6 Avaliando a respiração.

Capítulo 3 Avaliação da vítima 41

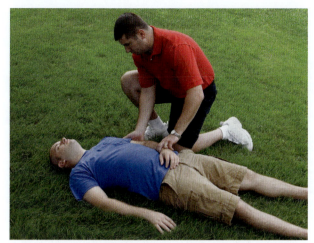

Figura 3.7 Faça a palpação do pulso radial (sinta-o) no punho.

PALPAÇÃO DO PULSO CAROTÍDEO

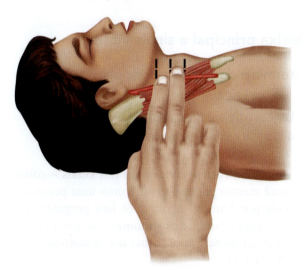

Figura 3.8 Faça a palpação do pulso carotídeo em qualquer lado do pescoço.

> **ABCD** Sigla em inglês que significa vias aéreas, respiração, circulação (pulso e hemorragia) e incapacidade.
> **pulso radial** Pulso medido no punho.
> **pulso carotídeo** Pulso medido no sulco em qualquer lado do pescoço.

Incapacidade

A etapa final da investigação primária é determinar incapacidades. As lesões no cérebro geralmente resultam em nível alterado de consciência ou de responsividade, o que costuma indicar diminuição da oxigenação do cérebro. Existem quatro níveis gerais de responsividade:

- *Alerta*: os olhos da vítima estão abertos.
- *Reação a estímulo verbal*: a vítima abre seus olhos se solicitada verbalmente a fazê-lo.
- *Reação à dor*: a vítima parece adormecida e não responde quando se fala com ela; mas estremece, esboça reações faciais e move-se abruptamente quando beliscada.
- *Não responsiva*: a vítima parece estar adormecida e não responde de modo nenhum quando se fala com ela ou quando é beliscada.

Se a vítima apresenta estado mental alterado e respiração adequada, deve ser posicionada em decúbito lateral para proteger as vias aéreas. Se houver suspeita de lesão da coluna vertebral, mantenha a vítima em decúbito dorsal com a cabeça e o pescoço em posição neutra alinhada.

O exame neurológico, que não é parte estrita da investigação primária, permite que você avalie a incapacidade do sistema nervoso de forma mais detalhada. O exame neurológico é descrito na próxima seção.

✓ **Avaliação de progresso**

1. A principal meta da investigação primária é verificar _____. (*a respiração/os batimentos cardíacos/os problemas que põem a vida em risco*)
2. É possível determinar tanto o nível de consciência como a necessidade de ventilação _____. (*observando-se o movimento do tórax/verificando-se o pulso/perguntando se está tudo bem*)
3. Para conduzir a investigação primária, verifique _____. (*o pulso/a respiração/as funções vitais*)
4. A menos que encontre problemas que ponham a vida em risco, você deve concluir a investigação primária em _____. (*1 minuto/2 minutos/5 minutos*)
5. O único tipo de sangramento que você deve tentar controlar durante a investigação primária é _____. (*hemorragia/sangramento de uma lesão torácica/sangramento da cabeça*)

Conduzindo o exame neurológico

> ▶ **Objetivo de aprendizagem**
> 5 Saber como conduzir um exame neurológico.

O exame neurológico verifica:

- o nível de consciência;
- as funções motoras (como movimentos voluntários);
- as funções sensoriais (o que a vítima pode sentir).

Para conduzir o exame neurológico:

1. Fale com a vítima. Uma pessoa que não consegue responder perguntas gerais como "Que horas são" está desorientada. Se a vítima for um bebê ou uma criança pequena, avalie o estado de alerta observando movimentos voluntários e interesse pelo meio ambiente.
2. Observe a fala da vítima. Imprecisão, pronúncia ininteligível ou fala empastada indicam diminuição no nível de consciência ou possível lesão cerebral.
3. Se a vítima não conseguir falar, verifique se ela entende o que você fala, usando uma ordem simples como "Aperte minha mão" (ver Fig. 3.9).
4. Se a vítima apresentar nível de consciência alterado, determine com que facilidade ela pode ser desperta. Se a vítima não responder à sua voz, tente um estímulo por dor (como um beliscão na base do pescoço).

Se você suspeitar de lesão na coluna, diga à vítima para permanecer imóvel, imobilize a coluna da melhor forma possível, mantenha a cabeça e o pescoço em alinhamento e acione o SRM (ver Cap. 13).

> ✓ **Avaliação de progresso**
> 1. O exame neurológico avalia tanto a função motora como a _____. (*visual/sensorial/psicológica*)
> 2. Fala empastada, ininteligível ou imprecisa na resposta às perguntas indicam deterioração _____. (*do nível de consciência/do controle motor/da habilidade da fala*)
> 3. Se a vítima não conseguir falar, dê _____ simples para avaliar o nível de consciência. (*um estímulo/um teste/uma ordem*)
> 4. Determine com que facilidade as vítimas inconscientes podem ser despertas usando estímulos verbais ou _____. (*táteis/dolorosos/sonoros*)

Queixa principal e sinais vitais

Determinando a queixa principal

> ▶ **Objetivo de aprendizagem**
> 6 Explicar como determinar a queixa principal.

Até agora, você se concentrou nos **sinais** – coisas que você mesmo pode observar (como uma perna deformada por fratura). Agora você fará perguntas específicas para descobrir os **sintomas** – o que a vítima sente e descreve para você (como dor abdominal) (ver Figs. 3.10 e 3.11).

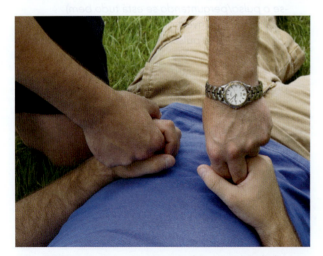

Figura 3.9 Para testar se a vítima pode compreendê-lo, diga "Aperte minha mão" e aguarde uma resposta.

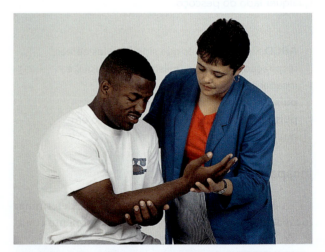

Figura 3.10 Vítima exibindo um sinal, como punho deformado.

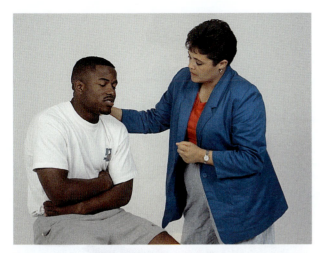

Figura 3.11 Vítima descrevendo um sintoma, como dor de estômago.

Pergunte "Onde dói?". A resposta é a *queixa principal*. Quase todas as queixas principais são caracterizadas por dor ou estrutura e função anormais e podem ser apontadas usando as observações feitas pela vítima.

Mesmo que a lesão seja óbvia, é importante perguntar. Por exemplo, uma vítima de acidente de carro pode ter uma fratura óbvia na perna, mas se a queixa principal for "Não consigo respirar" você pode descobrir uma lesão torácica da qual não suspeitava.

> **sinais** Indícios que podem ser observados na vítima, como sangramento.
> **sintomas** Sensações descritas pela vítima, como dor abdominal.

Avaliando os sinais vitais

> ▶ **Objetivo de aprendizagem**
> 7 Compreender o significado dos sinais vitais (pulso, respiração e temperatura relativa da pele).

Os sinais vitais devem ser tomados repetidamente em intervalos de 5 minutos. As alterações nos sinais vitais refletem tanto alterações na condição da vítima como na eficácia do atendimento de emergência.

Use os sentidos – visão, audição, tato e olfato – para determinar o pulso, a respiração, a temperatura e cor da pele da vítima.

Pulso

Pulso é a onda de pressão gerada quando o coração bate; ele reflete o ritmo, a frequência e a força relativa do coração. Você pode tomar o pulso em qualquer ponto em que uma artéria passe sobre um osso ou esteja perto da pele, mas o melhor local para fazê-lo em uma vítima consciente é o punho (ver Fig. 3.12). Se a vítima estiver inconsciente, tome o pulso na artéria carótida (no sulco do pescoço) (ver Fig. 3.13).

Ao tomar o pulso, observe:

- *A frequência*: a frequência normal em repouso é de 60 a 100 batimentos por minuto para adultos, de 80 a 150 para crianças e 120 a 160 para recém-nascidos.
- *A força*: um pulso normal é completo e forte.
- *O ritmo*: um pulso normal é regular.

Para tomar o pulso, coloque a vítima deitada ou sentada; use as pontas de dois dedos e examine gentilmente o pulso tocando-o. Conte o número de batimentos durante 15 segundos, e então multiplique por quatro para determinar o número de batimentos por minuto. Anote o pulso imediatamente após tomá-lo; não confie em sua memória.

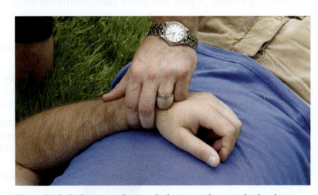

Figura 3.12 Palpe o pulso radial no punho, no lado do polegar.

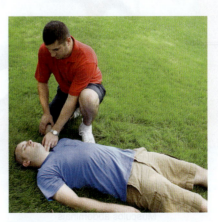

Figura 3.13 Se a vítima estiver inconsciente ou o pulso radial não puder ser sentido, palpe o pulso carotídeo no pescoço.

Respiração

A respiração compreende uma inspiração e uma expiração. As respirações normais são fáceis e espontâneas, sem dor ou esforço. A frequência média normal é de 12 a 20 respirações por minuto para adultos, 15 a 30 para crianças e 30 a 50 para recém-nascidos. Coloque a mão no tórax da vítima e sinta o movimento (ver Fig. 3.14). Não diga à vítima que você está avaliando as respirações porque isso pode alterar o ritmo. O tronco deve mover-se para cima a cada respiração.

Os principais sinais de angústia respiratória (ver Fig. 3.15) incluem as narinas apresentando frêmito; utilização da musculatura acessória de pescoço, tronco e abdome; respiração rápida; ritmo cardíaco acelerado; pele pálida e fria; sudorese e diminuição do nível de consciência.

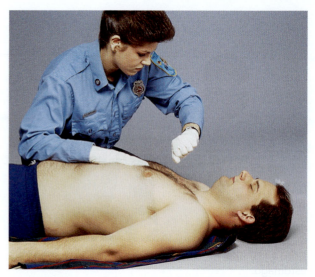

Figura 3.14 Meça as respirações colocando a mão sobre o tórax ou abdome da vítima. Conte o número de vezes que o tórax ou abdome levanta em 30 segundos e multiplique esse número por dois.

Temperatura e cor da pele

Avalie a temperatura relativa da pele (ver Fig. 3.16) colocando o dorso da mão na testa, no pescoço ou no abdome da vítima. A pele normal é razoavelmente seca e apresenta temperatura regular.

Uma temperatura da pele alta pode ser causada por febre, internação e calor ambiental. Uma temperatura da pele baixa pode indicar choque, lesão medular, exaustão por calor ou exposição ao frio.

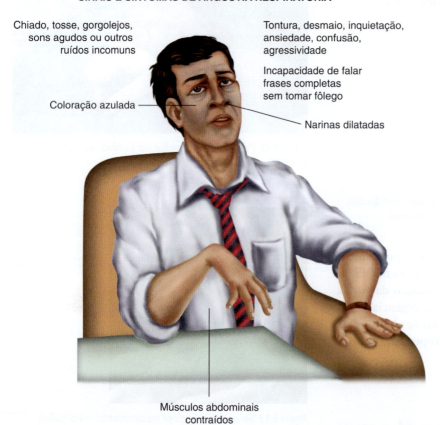

Figura 3.15 Observe, ouça e sinta os sinais de angústia respiratória.

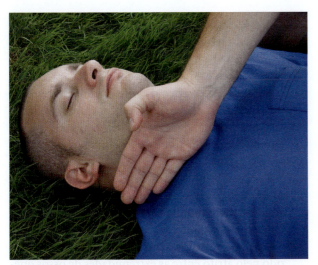

Figura 3.16 Para obter a temperatura relativa da pele, toque a vítima com o dorso da mão.

A cor da pele pode dar muitas informações sobre o estado da vítima:

- a palidez pode ser causada por choque, circulação fraca ou ataque cardíaco;
- a vermelhidão pode ser causada por pressão alta, lesão medular, uso abusivo de álcool, queimadura solar, intermação, febre ou doença infecciosa;
- a coloração azulada (cianose) pode ser causada por sufocação, falta de oxigênio, ataque cardíaco ou envenenamento. A cianose é sempre um problema sério. Ela aparece primeiro na ponta dos dedos e ao redor da boca.

O enchimento capilar é um método de verificação da presença de choque. O procedimento é realizado apertando-se uma unha da mão ou do pé da vítima. Quando a unha é pressionada, o tecido sob ela fica branco. Quando a pressão é liberada, a cor volta ao normal. O período de tempo que o tecido leva para recuperar a cor é denominado enchimento capilar. É considerado dentro dos limites normais o tempo de 2 a 3 segundos para bebês, crianças e adultos do sexo masculino. As mulheres apresentam limite superior para enchimento normal abaixo de 3 segundos, e o limite superior para idosos (60 anos ou mais) é de 4 segundos. Um ambiente frio e uma variedade de estados patológicos podem reduzir o tempos de enchimento capilar. O enchimento capilar é mais exato em crianças pequenas. Se o enchimento capilar for menor que o período considerado normal, suspeite de choque ou redução do fluxo de sangue no membro. Meça o enchimento capilar contando "Mil e um, mil e dois" e assim por diante.

Procurando dispositivos de informação médica

Enquanto avalia os sinais vitais, observe os acessórios de informação médica, como placas, colares ou pulseiras de identificação médica (ver Fig. 3.17). Esses itens servem como um alerta médico indicando o problema e/ou as medicações da vítima e um telefone de emergência de 24h para que você possa ligar e obter mais informações.

As placas de identificação médica geralmente são usadas por pessoas com condições médicas ocultas, como problemas cardíacos, diabetes, epilepsia ou alergias, ou que fazem uso de medicamentos como o Coumadin, um fármaco que aumenta o tempo de coagulação do sangue.

✓ Avaliação de progresso

1. A queixa principal é o local onde a vítima afirma apresentar _____. (lesão/comprometimento/dor)
2. Você pode confiar em _____ para avaliar os sinais vitais; equipamentos especializados não são necessários. (sua intuição/seus sentidos/seu relógio de pulso)
3. Tome o pulso de uma vítima inconsciente na artéria _____. (carótida/braquial/radial)
4. Tome o pulso de uma vítima consciente na artéria _____. (carótida/braquial/radial)
5. Use o dorso da mão para verificar _____ relativo(a) da vítima. (a respiração/o pulso/a temperatura)

Obtendo a história

▶ **Objetivo de aprendizagem**
8 Explicar como obter uma história.

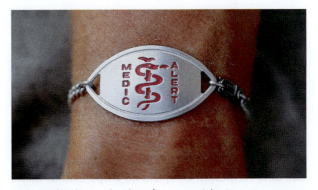

Figura 3.17 Pulseira de identificação médica.

Ao levantar uma história:

- Avalie o local. A posição da vítima e dos objetos no local pode dar pistas sobre a lesão.
- Faça perguntas. Se a situação for urgente, faça perguntas do tipo sim-não ("Você comeu hoje?"); se a situação for menos urgente, faça perguntas não direcionadas ("Fale sobre sua última refeição"). Sempre que possível, faça perguntas não direcionadas, de forma a não sugerir respostas para a vítima.
- Se a vítima se apresentar irresponsiva, parecer confusa ou for uma criança, obtenha a história conversando com amigos ou familiares.

Um mnemônico fácil de lembrar, que pode ser utilizado para coletar uma história é SIMPLES. Para colher uma história SIMPLES, defina:

S   A vítima se queixa de quais *sinais e sintomas*?
I   A vítima apresenta hipersensibilidade *imunológica (alergia)*?
M   A vítima faz uso de algum *medicamento*, com receita ou por conta própria?
P   Qual é o *histórico médico* pertinente da vítima?
L   A vítima *lembra-se da última vez* que comeu ou bebeu algo?
ES   Quais os *eventos que se passaram* antes do incidente?

✓ **Avaliação de progresso**

1. Quando possível, faça perguntas _____ à vítima. (*do tipo sim ou não/não direcionadas*)
2. A história SIMPLES deve ser colhida _____ avaliação primária (*antes da/depois da/durante a*)

Conduzindo uma investigação secundária

▸ **Objetivo de aprendizagem**
9 Compreender a sequência e a aplicação prática de uma investigação secundária.

De forma geral, a investigação secundária é uma observação mais atenta da vítima depois que as condições potencialmente fatais forem controladas e os sinais vitais, registrados. Durante essa investigação, você conduz uma verificação completa do corpo com as mãos, começando pela cabeça e até os pés, procurando incha-ço, depressões, deformidades, sangramentos e outros problemas. A Figura 3.18 ilustra a ordem do exame.

Explique à vítima o que você está fazendo e continue falando com calma durante toda a avaliação. Mantenha a cabeça e o pescoço da vítima alinhados e não a mova desnecessariamente antes de concluir a avaliação e descartar a possibilidade de lesões medulares.

Durante a investigação, use a seguinte abordagem:

- *Procure* deformidades, feridas, sangramento, descoloração, penetração, orifícios no pescoço e movimento incomum do tórax.
- *Ouça* sons respiratórios incomuns, sons sibilantes ou *crepitação* (ruído semelhante ao de lixa produzido pelo atrito entre as extremidades de ossos quebrados).
- *Faça* uma palpação para detectar massas incomuns, inchaço, rigidez, maciez, falta de resistência, espasmos musculares, pulsações, sensibilidade, deformidades e temperatura.
- *Tente perceber* odores incomuns na respiração, corpo ou roupas da vítima.

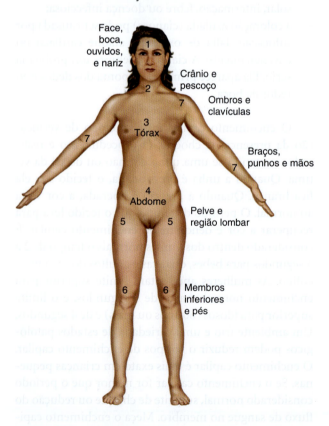

Figura 3.18 Ordem de exame na investigação secundária.

O mnemônico FASE pode ser utilizado para avaliar os sinais e sintomas de um ferimento:

F   Ferida aberta
A   Anormalidade externa (deformidade)
S   Sensibilidade dolorosa
E   Edema

Esforce-se ao máximo para garantir a privacidade da vítima, mas corte qualquer pedaço de roupa que impeça que você a examine de forma apropriada.

Após concluir a investigação secundária, cuide das lesões que encontrar, se houver tempo suficiente. A duração da investigação secundária e o atendimento de emergência prestado por você dependerão da rapidez com que a equipe de resgate chegar ao local.

Face, boca, orelhas e nariz

As Figuras 3.19 a 3.23 ilustram a avaliação das características faciais. Verifique:

- deformidades, feridas abertas, sensibilidade dolorosa, edema;
- a presença de anormalidades na testa, nas órbitas oculares e nas estruturas faciais;
- a presença de sangue ou líquidos claros e lesões nos ouvidos e no nariz;
- o tamanho das pupilas e a reação dos olhos à luz;
- a capacidade da vítima de rastrear com os olhos um objeto em movimento leve e uniforme nos quatro quadrantes;
- a presença de lacerações internas na boca, odor incomum na respiração e o alinhamento dos dentes.

Crânio e pescoço

As Figuras 3.24 e 3.25 ilustram a avaliação do crânio e pescoço. Verifique:

- deformidades, feridas abertas, sensibilidade dolorosa, edema;
- depressões e contusões no couro cabeludo;
- posição da traqueia (ela deve estar no meio do pescoço);
- depressões, contusões, feridas, dor e sensibilidade no pescoço;
- habilidades de deglutição e fala (a vítima deve ser capaz de engolir sem sentir desconforto, e a voz não deve estar rouca).

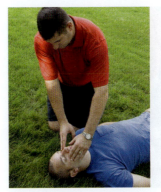

Figura 3.19 Passe os dedos sobre a testa, as órbitas dos olhos e a estrutura facial.

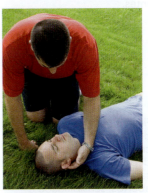

Figura 3.20 Verifique a presença de sangue ou de líquido claro (líquido cerebrospinal) no nariz e nos ouvidos.

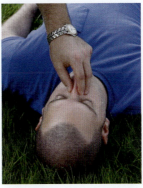

Figura 3.21 Verifique delicadamente possíveis lesões no nariz.

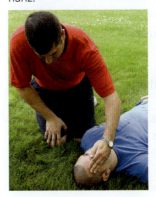 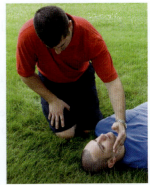

Figura 3.22 Observe os olhos para ver se as pupilas estão reativas ou apresentam danos.

48 Primeiros socorros para estudantes

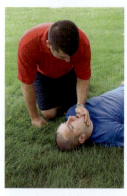
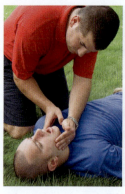

Figura 3.23 Verifique lacerações ou obstruções na boca. Há algum odor estranho na respiração? Observe a simetria facial e o alinhamento dos dentes.

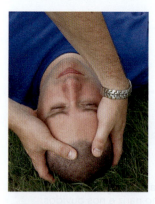

Figura 3.24 Palpe delicadamente o crânio para verificar depressões, deformidades, sangramento, ferimentos abertos, sensibilidade e outras anormalidades.

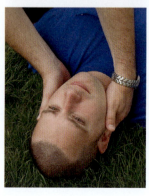

Figura 3.25 Palpe delicadamente o pescoço para identificar qualquer anormalidade.

Tórax

As Figuras 3.26 e 3.27 ilustram a inspeção do tórax. Verifique:

- deformidades, feridas abertas, sensibilidade dolorosa, edema;
- lesões nas partes moles, como cortes, contusões, sulcos, objetos cravados ou ferimentos abertos no peito;
- sinais de fraturas;
- angústia respiratória e simetria no movimento do tórax;
- dor, sensibilidade ou instabilidade nas costelas.

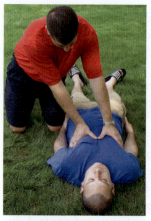

Figura 3.26 Aplique leve compressão na caixa torácica para descobrir quaisquer danos. Ao mesmo tempo, inspecione visualmente o tórax para verificar se há deformidades, ferimentos e expansão uniforme (simetria).

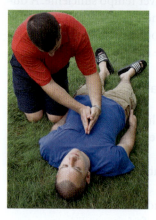

Figura 3.27 Pressione delicadamente o esterno para verificar se há alguma lesão torácica.

Abdome

Para avaliar o abdome, posicione a vítima em decúbito dorsal; mantenha-a aquecida (o calafrio deixa os músculos abdominais tensos) e use um toque delicado (ver Fig. 3.28). Realize as seguintes etapas:

- Examine e realize a palpação à procura de deformidades, feridas abertas, sensibilidade dolorosa, rigidez (musculatura abdominal enrijecida e contraída) e edema.
- Procure protrusões, ferimentos nas partes moles, nódulos, inchaço ou contusões.
- Palpe os quatro quadrantes separadamente com a polpa dos dedos para verificar endurecimento e

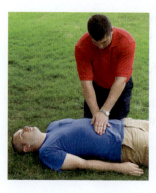

Figura 3.28 Inspecione o abdome; em seguida, palpe cada quadrante para ver se há sensibilidade e rigidez.

massas abdominais. Se suspeitar de lesão, examine o respectivo quadrante por último.
- Pergunte se a vítima sente dor.

Região pélvica

As lesões na região pélvica podem causar muita dor e sangramento excessivo, portanto seja cuidadoso. O exame pode também ser bastante embaraçoso, portanto converse com a vítima e explique o que você está fazendo. Se a vítima estiver se queixando de dores nessa região, não a palpe (ver Figs. 3.29 e 3.30). Para examinar a região pélvica, siga os passos a seguir.

- Examine e realize a palpação à procura de deformidades, feridas abertas, sensibilidade dolorosa e edema.
- Coloque as mãos nos dois lados dos quadris e comprima para dentro. Verifique se há sensibilidade, crepitação e instabilidade.

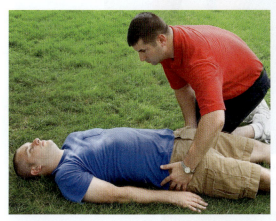

Figura 3.29 Coloque as mãos nos dois lados dos quadris e comprima para dentro, verificando se há sensibilidade, crepitação e instabilidade.

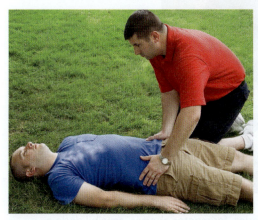

Figura 3.30 Pressione para baixo a parte anterior da crista ilíaca.

- Veja se a vítima apresenta perda do controle urinário, sangramento ou ereção do pênis (sinal de lesão do sistema nervoso central).
- Verifique a força do pulso femoral.

Costas

Se houver possibilidade de lesão na coluna cervical, não mova a vítima. Desse modo, deslize a mão por baixo das costas e procure sentir possíveis deformidades, dor ou sensibilidade e sangramento (ver Fig. 3.31). Verifique a força e a sensibilidade de todos os membros.

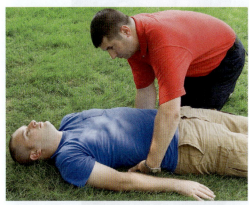

Figura 3.31 Examine pontos de sensibilidade e deformidade nas costas. Mantenha a cabeça e o pescoço alinhados e tenha bastante cuidado para não mover a vítima.

Membros inferiores

As Figuras 3.32 a 3.35 ilustram a avaliação dos membros inferiores. Para avaliar os membros inferiores, siga as etapas a seguir.

- Examine e realize a palpação à procura de deformidades, feridas abertas, sensibilidade dolorosa e edema.
- Veja se as pernas estão em posição anormal (viradas para fora, encurtadas ou torcidas).
- Verifique se há protrusões, depressões e movimento anormal. Veja se as panturrilhas estão sensíveis.

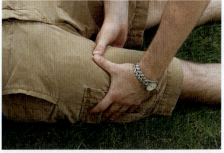

Figura 3.32 Verifique se há dor e deformidades na parte superior da perna.

50 Primeiros socorros para estudantes

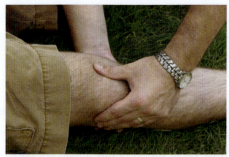

Figura 3.33 Palpe os joelhos e a patela para verificar se há dor ou deformidade.

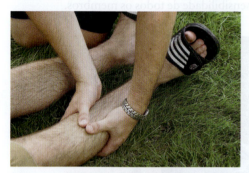

Figura 3.34 Palpe a parte inferior da perna, a tíbia, os tornozelos e os pés.

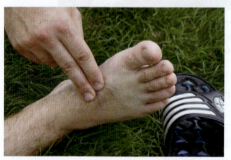

Figura 3.35 Verifique pulso, sensibilidade, função motora e temperatura em cada um dos pés.

- Examine os dois pés para verificar o pulso (no peito do pé), a sensibilidade (por meio de um toque leve e um beliscão em cada pé), a função motora (pedindo à vítima que mova seus dedos do pé) e o calor.

Membros superiores

Para avaliar os membros superiores, realize os seguintes passos:

- Examine e realize a palpação à procura de deformidades, feridas abertas, sensibilidade dolorosa e edema (ver Figs. 3.36 a 3.38).
- Observe se a força das mãos é igual em ambos os lados.

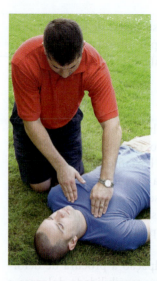

Figura 3.36 Palpe as clavículas para verificar se há deformidades ou sensibilidade.

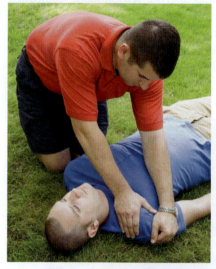

Figura 3.37 Palpe toda a região dos ombros para verificar se há deformidades ou sensibilidade.

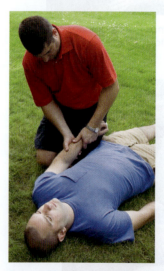

Figura 3.38 Palpe toda a extensão dos braços para verificar deformidades, ferimentos abertos, sensibilidade e inchaço. Avalie o pulso e as funções motora e sensorial.

Capítulo 3 Avaliação da vítima **51**

Comparação entre diretrizes de RCP
Cruz Vermelha Americana (ARC) e American Heart Association (AHA)

Procedimento	Socorrista leigo certificado pela Cruz Vermelha Americana	Profissional de saúde da American Heart Association
Vias aéreas	• Inclinação da cabeça, elevação do queixo • Tração da mandíbula não recomendada	• Inclinação da cabeça, elevação do queixo • Tração da mandíbula em caso de respirações bem-sucedidas
Respiração	• 1 respiração a cada 5 segundos (adultos) • 1 respiração a cada 3 segundos (crianças e bebês) • 1 segundo por respiração (todos)	• 8-10 respirações por minuto (adultos) • 12-20 respirações por minuto (crianças e bebês) • 1 segundo por respiração (todos)

* Baseado nas diretrizes revisadas de 2010. Consulte o verso da contracapa para obter informações sobre fontes e observações relacionados aos níveis de socorristas da ARC e da AHA.

- Avalie a função motora solicitando que a vítima aperte seu dedo ou mexa os dedos dela.
- Avalie a sensibilidade com um toque leve ou com um beliscão em cada uma das mãos.

✓ Avaliação de progresso

1. Durante a investigação secundária, conduza uma avaliação de corpo inteiro _____. (*da cabeça aos pés/dos pés à cabeça*)
2. Nunca mova a vítima desnecessariamente até estar certo de que _____. (*a equipe de emergência está a caminho/não há lesões medulares/a vítima não está sentindo dor*)
3. Durante a investigação secundária, mantenha a cabeça e o pescoço _____. (*alinhados/imóveis/confortáveis*)

Resumo

- Para começar, estabeleça contato com a vítima, apresentando-se e explicando que você está ali para ajudar. Obtenha o consentimento da vítima antes de avaliá-la.

- Durante a investigação primária, verifique e trate de lesões potencialmente fatais envolvendo vias aéreas, respiração e circulação.

- O único tipo de sangramento que você deve tentar controlar durante a investigação primária é a hemorragia com fluxo constante ou em jatos.

- O exame neurológico breve permite que se verifique o nível de consciência, as funções motoras e as funções sensoriais.

- A queixa principal (a resposta que você obtém quando pergunta à vítima onde dói ou qual é o problema) aponta a área mais provável da lesão.

- Use os sentidos – olhe, ouça e sinta – para avaliar os sinais vitais, incluindo pulso, respiração, temperatura e cor da pele.

- Ao levantar uma história, faça perguntas não direcionadas sempre que possível, e lembre-se do mnemônico SIMPLES.

- A investigação secundária é uma avaliação de todo o corpo na tentativa de se detectar lesões menos óbvias e problemas médicos. Dependendo do tempo que tiver antes da chegada da equipe de emergência, trate dos problemas que encontrar durante a investigação.

Termos-chave

Certifique-se de que você compreende os termos-chave a seguir:

ABCD	sinais
cianose	sintomas
pulso carotídeo	triagem
pulso radial	

Exercício de raciocínio crítico

Você está assistindo a um jogo de futebol em uma escola quando, de repente, você nota uma movimentação incomum nos assentos de trás. Quando você se vira para saber o que está acontecendo, alguém grita: "Este homem precisa de atendimento médico!" À medida que se aproxima, você vê que há um homem caído entre os assentos da arquibancada, imóvel e com uma coloração azulada. Você observa eliminação de vômito pela boca e nariz.

1. O que você faz imediatamente para se proteger?
2. Como você determinará o nível de responsividade da vítima?
3. Qual tipo de avaliação deve ser realizado primeiro?
4. Como você abordaria as vias aéreas?

Capítulo 3 Autoavaliação

Aluno: _____ Data: _____

Curso: _____ Módulo: _____

Parte 1 Verdadeiro/Falso

Se você acha que a afirmação é verdadeira, assinale V. Se você acha que é falsa, assinale F.

V F **1.** As lesões internas graves costumam ser bastante óbvias para o socorrista.

V F **2.** É importante para o socorrista saber como o acidente aconteceu.

V F **3.** Um pulso normal é completo e forte.

V F **4.** O B da sigla em inglês ABCD refere-se a ossos quebrados.

V F **5.** Inicie as compressões se a vítima estiver não responsiva e sem respirar.

V F **6.** Na investigação secundária, comece na cabeça e desça pelo corpo.

V F **7.** A frequência respiratória normal média em adultos é de cerca de 25 respirações por minuto.

V F **8.** A frequência de pulso normal para adultos, em repouso, é de 60 a 100 batimentos por minuto.

Parte 2 Múltipla escolha

Assinale a resposta correta ou a frase que melhor complete a sentença.

1. Em ordem de prioridade, quais são as três medidas primárias dos primeiros socorros?
 a. Manter a respiração, parar o sangramento, tratar do choque.
 b. Desobstruir as vias aéreas, manter a respiração, manter a circulação.
 c. Evitar o choque, parar o sangramento, manter a respiração.
 d. Parar o sangramento, prevenir o choque, evitar a infecção.

2. O que você deve procurar durante a investigação secundária?
 a. Sangue no cabelo.
 b. Espasmos e sensibilidade abdominal.
 c. Paralisia nos membros.
 d. Todas as anteriores.

3. Se você suspeitar de lesão na coluna cervical no decorrer da investigação secundária, o que deve fazer primeiro?
 a. Parar a investigação e pedir ajuda.
 b. Estabilizar a cabeça.
 c. Continuar a investigação para encontrar outros problemas.
 d. Encerrar a investigação definitivamente.

4. Quanto tempo o socorrista deve despender na investigação primária?
 a. 10 a 12 minutos.
 b. 5 a 10 minutos.
 c. 2 a 3 minutos.
 d. 1 minuto ou menos.

5. As placas de identificação médica são usadas para
 a. identificar alergias.
 b. alertar sobre condições médicas ocultas, como diabetes.
 c. fornecer informações pertinentes sobre necessidades médicas especiais da vítima.
 d. Todas as anteriores.

6. A investigação primária é conduzida na seguinte ordem:
 a. Verificar sangramento, respiração e pulso.
 b. Verificar vias aéreas, respiração, pulso e sangramento.
 c. Verificar pulso, respiração e sangramento.
 d. Verificar sangramento, vias aéreas, respiração e pulso.

7. A temperatura mais comum tirada pelos socorristas no local é
 a. a temperatura oral.
 b. a temperatura relativa da pele.
 c. a temperatura retal.
 d. a temperatura axilar.

8. A investigação secundária é
 a. uma repetição da investigação primária, para detectar algo que passou despercebido.
 b. uma avaliação completa do corpo, da cabeça aos pés.
 c. uma avaliação dos membros.
 d. uma verificação de lesões internas.

9. Os sinais vitais devem ser tomados
   a. durante a investigação primária.
   b. depois que todas as fraturas tiverem sido imobilizadas.
   c. durante a investigação secundária.
   d. somente após as investigações primária e secundária.

10. A artéria do pescoço na qual os socorristas costumam tomar o pulso de vítimas inconscientes é denominada
    a. craniana.
    b. subclávia.
    c. braquial.
    d. carótida.

Parte 3 Relacione

Um garoto despenca de uma árvore e cai sobre uma pilha de pedras. Você é a primeira pessoa a chegar até ele, que está inconsciente. Reorganize os itens da lista abaixo na ordem correta sob as categorias "Investigação primária" e "Investigação secundária".

Investigação primária

1. _____
2. _____
3. _____
4. _____

Investigação secundária

5. _____
6. _____
7. _____
8. _____
9. _____
10. _____
11. _____
12. _____

A. Verificar se há lacerações na cabeça.
B. Verificar se há fraturas nas clavículas e nos braços.
C. Conduzir um exame neurológico.
D. Verificar se as vias aéreas estão desobstruídas.
E. Verificar se a respiração está adequada.
F. Verificar movimento e fraturas nos dois lados do tórax.
G. Verificar o pulso.
H. Verificar anormalidades nas costas.
I. Verificar fraturas na pelve.
J. Verificar quaisquer lesões com sangramento intenso.
K. Verificar pernas, tornozelos e pés.
L. Verificar sensibilidade, espasmos ou rigidez no abdome.

Parte 4 O que você faria...?

Você está em um shopping center e uma mulher idosa sofre uma queda. Ela diz "Estou tonta" e não consegue se levantar. Seus lábios estão azulados e ela está respirando com dificuldade. Quando você pergunta a ela "Que dia é hoje?", ela diz "Eu estou tendo um ataque cardíaco, não é?".

Quais são os sinais e quais os sintomas? Como você faria uma avaliação da vítima? Quando você decidiria chamar uma ambulância?

Capítulo 4

Suporte básico à vida: respiração artificial

▸ Objetivos de aprendizagem

Após estudar este capítulo, você será capaz de:

1. Descrever os sinais de angústia respiratória.
2. Explicar como se realiza a avaliação adequada de problemas respiratórios nas vítimas.
3. Descrever como desobstruir as vias aéreas de uma vítima que não apresenta lesão medular.
4. Descrever como desobstruir as vias aéreas de uma vítima com suspeita de lesão medular.
5. Descrever o processo de avaliação da frequência e profundidade da respiração.
6. Explicar como restabelecer a respiração por meio de respiração artificial.
7. Adaptar os procedimentos de suporte respiratório a bebês e crianças.
8. Identificar vias aéreas obstruídas.
9. Usar técnicas para desalojar corpos estranhos que estão obstruindo as vias aéreas de uma pessoa consciente.
10. Usar a técnica de desalojar corpos estranhos que estão obstruindo as vias aéreas de uma pessoa inconsciente.

No local da ocorrência

No dia 14 de fevereiro de 2010, Richard Quail, 58 anos, e sua esposa se encontraram com dois outros casais em uma churrascaria para celebrar o Valentine's Day (Dia dos Namorados). Quando uma das mulheres contou sobre uma festa surpresa que seus filhos haviam planejado e executado, os seis riram entusiasticamente. Quando as risadas acabaram, eles perceberam que Richard estava com uma expressão de pânico no rosto. Sua esposa colocou a mão em seu braço e perguntou, hesitante, "Você está bem?" Richard agarrou a borda da mesa com as duas mãos e sacudiu a cabeça energicamente; de repente, levando a mão à garganta como se estivesse sufocando, ele se levantou com bastante dificuldade, arremessando a cadeira para trás.

Os dois homens da mesa pularam em sua direção; "Ele está engasgado!" gritou Stan Mortensen. Enquanto Stan corria em direção à recepcionista para chamar uma ambulância, Judith Larsen, da mesa vizinha, se aproximou. Em pé, atrás de Richard, ela passou os braços ao redor de sua cintura. Posicionando o punho, com o lado do polegar para dentro, bem acima do umbigo dele, ela empurrou vigorosamente para dentro e para cima com força. Richard ainda estava com a mão na garganta. Depois de outras duas compressões mais fortes, Richard expeliu um enorme pedaço de carne e começou a tossir. Assim que Judith o colocou em uma cadeira, ele começou a vomitar.

Quando a equipe de resgate chegou, Richard estava tremendo, mas respirando normalmente.

A principal prioridade em uma emergência é estabelecer e manter as vias aéreas adequadas. Em outras palavras, sua habilidade em fazê-lo pode significar a diferença entre a vida e a morte.

Em alguns casos, a própria obstrução das vias aéreas pode ser a emergência – uma criança pode engasgar com um brinquedo com peças pequenas ou um executivo pode engasgar com um pedaço de carne durante um jantar de negócios. Em outros casos, o processo da lesão pode fazer que a vítima pare de respirar.

Compreendendo o processo fisiológico da respiração e os métodos de atendimento descritos neste capítulo, você terá agilidade suficiente para desobstruir as vias aéreas e mantê-las adequadas para salvar a maioria das vítimas até a chegada da equipe de emergência.

Angústia respiratória

As emergências respiratórias podem ser causadas por vários acidentes ou distúrbios médicos. O tipo de emergência respiratória mais comum é a **angústia respiratória**, que pode ser causada por lesões, asma, hiperventilação e choque anafilático (ver Fig. 4.1) e representa o início de uma condição potencialmente fatal.

As causas mais comuns de **parada respiratória** são: choque elétrico, afogamento, asfixia, inalação de gases tóxicos, traumatismo craniano, lesões torácicas, problemas cardíacos, AVE, overdose de drogas e reações alérgicas. *A parada respiratória constitui uma emergência médica real.*

> **angústia respiratória** Uma condição anormal na qual a respiração é trabalhosa, ruidosa, irregular ou anormalmente rápida ou lenta, ou uma combinação de ambas.
> **parada respiratória** Cessação completa da respiração ou do esforço respiratório.

Sinais e sintomas

> ▶ **Objetivo de aprendizagem**
> **1** Descrever os sinais de angústia respiratória.

Os sinais e sintomas da angústia respiratória (ver Fig. 4.1) incluem:

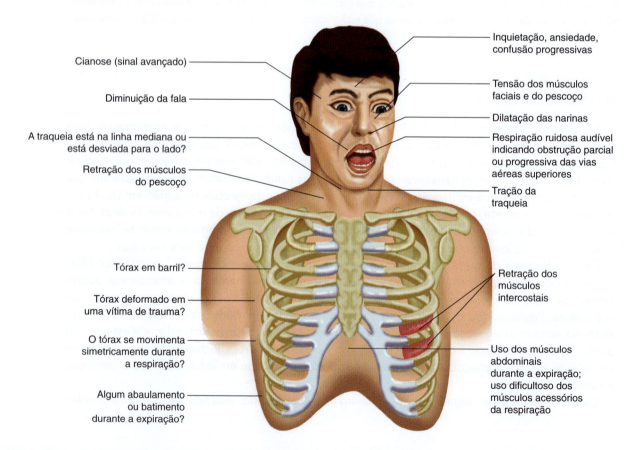

Figura 4.1 Sinais e sintomas de angústia respiratória.

- padrões respiratórios anormais (dificuldade de tomar fôlego, respiração ofegante, lenta ou rápida);
- ruídos respiratórios incomuns, como chiado, roncos e sibilos;
- tontura;
- dor no peito;
- formigamento nas mãos e/ou nos pés;
- pele fria e úmida;
- coloração anormal da pele – palidez, rubor (vermelhidão) ou cianose.

Suporte básico à vida

Quando o suprimento de oxigênio para os pulmões – e, consequentemente, para o cérebro e o coração – é interrompido, o coração continua a bombear, e o oxigênio armazenado nos pulmões e no sangue continua a circular por um curto espaço de tempo. O coração para gradualmente de bater, resultando em parada cardíaca.

As células do corpo têm um suprimento residual de oxigênio que as mantêm vivas durante um curto espaço de tempo, mesmo após a ocorrência de parada cardíaca e respiratória. A vítima se aproxima da morte a cada segundo que passa sem renovação do suprimento de oxigênio.

O **suporte básico à vida** descreve os procedimentos de primeiros socorros necessários para preservar a vida em uma situação de emergência. Os primeiros passos no suporte básico à vida são a avaliação da vítima, a desobstrução das vias aéreas e o provimento de respiração artificial.

Avaliação de progresso

1. Uma vítima de angústia respiratória pode apresentar pele pálida, ruborizada ou _____. (*seca/quente/azulada*)
2. O suporte básico à vida descreve os procedimentos necessários para _____ em uma emergência. (*buscar ajuda/preservar a vida/reverter o dano*)
3. A parada respiratória significa _____ total da respiração (*ausência/controle/esforço*)

---

suporte básico à vida Procedimentos de primeiros socorros necessários para preservar a vida em uma situação de emergência.

Avaliação da vítima

> ▶ **Objetivo de aprendizagem**
> **2** Explicar como se realiza a avaliação adequada de problemas respiratórios nas vítimas.

A avaliação da vítima é crucial e compreende quatro etapas:

1. determinar a ausência de resposta;
2. acionar o SRM;
3. posicionar a vítima e desobstruir as vias aéreas;
4. observar os sinais vitais e determinar a ausência de respiração.

Abordagem inicial da vítima

Vimos no Capítulo 3 (ver Fig. 3.1) que existem duas formas diferentes de avaliar a vítima, baseado na observação ou não de sinais vitais. Lembre-se de que vítimas que não apresentarem nenhum esforço respiratório ou esforço respiratório mínimo deverão receber compressões imediatamente. A checagem do pulso não é necessária.

Os passos a seguir são reservados para vítimas que apresentarem esforço respiratório adequado.

Para determinar a ausência de resposta em adultos ou crianças, bata delicadamente no ombro da vítima e pergunte em tom audível "Você está bem?". Você não está procurando uma resposta, mas sim algum tipo de reação: contração das pálpebras, movimento muscular, reação ao som e assim por diante. Se não houver resposta, a vítima não está responsiva. Em bebês, dê leves palmadas no ombro ou na sola do pé.

Acionando o SRM

Se numa situação de emergência houver duas ou mais pessoas, peça a uma delas que entre em contato com o serviço de emergência enquanto você inicia o atendimento. Se estiver sozinho, você pode primeiro ligar ou iniciar o atendimento:

- *Ligar primeiro*: se você estiver sozinho, prestando atendimento a uma vítima não responsiva e com suspeita de ter sofrido alguma condição relacionada ao coração, acione o SRM. Se você possuir um desfibrilador externo automático, pegue-o antes de retornar para a vítima.

- *Atender primeiro*: se você estiver sozinho, prestando atendimento a uma vítima não responsiva e com suspeita de apresentar algum problema respiratório, como sufocamento ou afogamento, realize cinco ciclos de RCP (cerca de 2 minutos). Em seguida, acione o SRM.

Posicionando a vítima e desobstruindo as vias aéreas

O ideal é que a vítima esteja deitada de costas em uma superfície firme e plana. Coloque os braços da vítima ao longo do corpo e ajoelhe-se ao lado dela. Se tiver que mover a vítima, role-a como um todo para que a cabeça, os ombros e o tronco não sejam torcidos; mantenha o alinhamento neutro da cabeça e do pescoço.

A *parte mais importante da respiração artificial é a desobstrução das vias aéreas*. Se a vítima estiver inconsciente, a língua pode relaxar, tombar para trás e bloquear as vias aéreas; a epiglote também pode relaxar e bloquear a garganta. Às vezes, o esforço da vítima para respirar pode criar pressão negativa, atraindo a língua ou a epiglote, ou ambas, para as vias aéreas. Nesses casos, a desobstrução das vias aéreas é suficiente para restabelecer a respiração.

Se houver líquidos (como vômito) na boca, envolva os dedos médio e indicador em um pano e remova o líquido. Se você puder ver corpos estranhos sólidos (como pedaços de dentes), retire-os rapidamente com o dedo indicador.

Você utilizará a manobra da inclinação da cabeça/elevação do queixo para abrir as vias aéreas da vítima. Discutiremos, também, a manobra de tração da mandíbula. Esta só será utilizada se fizer parte do seu programa de treinamento.

Manobra de inclinação da cabeça/elevação do queixo

> ▶ **Objetivo de aprendizagem**
> **3** Descrever como desobstruir as vias aéreas de uma vítima que não apresenta lesão medular.

Se *não* houver suspeita de lesão na coluna cervical:

1. Coloque as pontas dos dedos de uma mão embaixo do maxilar inferior, perto do queixo; coloque a outra mão na testa da vítima e aplique pressão firme para trás (ver Fig. 4.2).

2. Traga o queixo para a frente, apoiando o maxilar e inclinando a cabeça para trás; tenha cuidado para não comprimir as partes moles embaixo do queixo. Mantenha a pressão sobre a testa da vítima para que a cabeça continue na mesma posição.
3. Levante o queixo de modo que os dentes fiquem quase juntos; use o polegar para manter a boca ligeiramente aberta. Mantenha dentaduras no lugar se elas estiverem firmes na boca. Você obterá uma vedação melhor para ventilação se as dentaduras estiverem no lugar.

Seja especialmente cuidadoso com crianças. Estender demais a cabeça e o pescoço da criança pode causar colapso da traqueia. Nunca incline a cabeça de um bebê além da posição neutra; em crianças maiores, incline-a um pouco além da posição de farejador (nariz estendido levemente para trás). Colocar uma toalha enrolada sob os ombros pode ser suficiente para ajustar a posição.

Nota: O método mais eficiente para abrir as vias aéreas é a manobra da inclinação da cabeça/elevação do queixo. Utilize essa técnica, a menos que possua treinamento e seu nível de certificação permita realizar a manobra de tração da mandíbula.

Manobra de tração da mandíbula

> ▶ **Objetivo de aprendizagem**
> **4** Descrever como desobstruir as vias aéreas de uma vítima com suspeita de lesão medular.

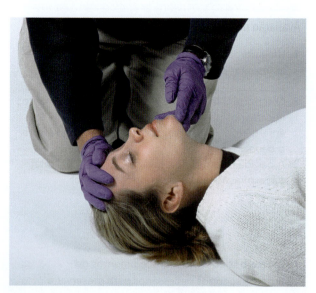

Figura 4.2 Manobra de inclinação da cabeça/elevação do queixo.

Se a posição de inclinação da cabeça/elevação do queixo não for bem-sucedida ou *se houver suspeita de lesão na coluna cervical*:

1. Posicionando-se em frente ao topo da cabeça da vítima, apoie os cotovelos na superfície em que a vítima está deitada, com as mãos nas laterais da cabeça da vítima.
2. Segure o osso do maxilar dos dois lados da cabeça, na região em que forma um ângulo para cima em direção às orelhas (ver Fig. 4.3). Mova o maxilar para a frente e para cima.
3. Retraia o lábio inferior com o polegar se a boca fechar.

Após ter deslocado o osso do maxilar para a frente, apoie a cabeça cuidadosamente *sem* incliná-la para trás ou movê-la para os lados. Se, a qualquer momento, você sentir dificuldade para ventilar a vítima, utilize a manobra da inclinação da cabeça/elevação do queixo.

Avaliando a respiração

> ▶ **Objetivo de aprendizagem**
> **5** Descrever o processo de avaliação da frequência e profundidade da respiração.

Observe se a respiração da vítima apresenta frequência e profundidade adequadas.

- **Frequência**: frequências abaixo de 8 – 10 ou acima de 40 indicam geralmente respiração inadequada e necessitam de ventilação.
- **Profundidade**: o tronco deve movimentar-se durante a respiração. A vítima deve inspirar o ar que preencherá profundamente os pulmões.

Se a vítima estiver respirando adequadamente, mantenha as vias aéreas desobstruídas e coloque-a na posição de recuperação (ver Fig. 4.4). Essa posição ajuda na desobstrução das vias aéreas tanto de vítimas conscientes como de inconscientes. Se suspeitar de trauma ou lesão na coluna cervical, não mova a vítima.

Para colocar a vítima na posição de recuperação, role-a para o lado, movendo a cabeça, os ombros e o tronco simultaneamente, sem torcer. Em seguida, flexione uma das pernas da vítima. Coloque a parte inferior do braço atrás das costas. Flexione a parte de cima do braço, colocando a mão embaixo da face. Continue a investigação primária conforme descrito no Capítulo 3.

Uma **respiração inadequada** (respiração muito lenta ou muito superficial para sustentar a vida) também pode ser observada. Se você encontrar essa situação (p. ex., quatro a seis respirações ofegantes e superficiais por minutos) é provável que, em pouco tempo, a

> **respiração inadequada** A respiração que é muito lenta ou superficial para sustentar a vida.

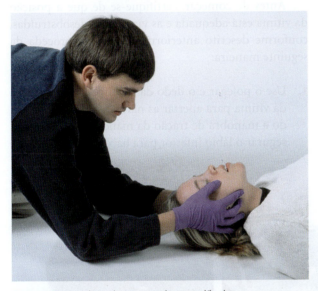
Figura 4.3 Manobra de tração da mandíbula.

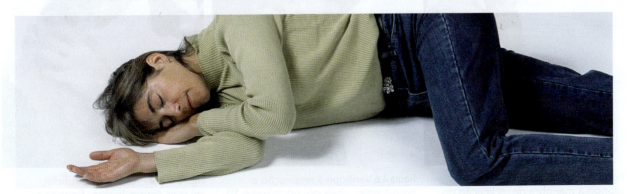
Figura 4.4 Posição de recuperação.

vítima pare de respirar. Coloque a vítima em decúbito dorsal e ministre ventilações entre as tentativas de respiração da vítima e também junto com elas.

Se a vítima não estiver respirando, prepare-se para realizar compressões torácicas (e respiração artificial se disposto e treinado a fazê-la).

✓ **Avaliação de progresso**

1. O primeiro passo crucial no suporte básico à vida é _____. (*desobstruir as vias aéreas/avaliar a vítima/acionar o SRM*)
2. Bata delicadamente no ombro da vítima e pergunte se ela está bem para determinar _____ . (*a ausência de resposta/a ausência de respiração/parada*)
3. Para a desobstrução das vias aéreas, a vítima deve estar em _____. (*decúbito ventral/decúbito dorsal*)
4. Durante a manobra de inclinação da cabeça/ elevação do queixo, mantenha a pressão para trás _____ da vítima. (*no queixo/na testa*)
5. Na manobra de tração da mandíbula, você traz _____ da vítima para a frente em vez de inclinar a cabeça para trás. (*o maxilar/a cabeça*)

Respiração artificial

▸ **Objetivo de aprendizagem**
  6 Explicar como restabelecer a respiração por meio de respiração artificial.

Você pode encontrar uma vítima que necessite de socorro respiratório, mas não de compressões. Isso pode ser visto em vítimas jovens, de afogamentos e que sofreram traumas, só para citar alguns casos.

Se for constatado que a vítima não está respirando mas tem pulso, mantenha-a em decúbito dorsal e comece a ministrar respiração artificial. Use algum equipamento de proteção, como proteção facial ou máscara de bolso para evitar transmissão de doenças enquanto estiver realizando as ventilações. A ventilação boca a boca será descrita porque você pode optar por ela (p. ex., em familiares) na ausência de equipamentos de proteção. Lembre-se de que vítimas sem respiração frequentemente perdem um pulso. Monitore-os com cuidado durante seu atendimento.

Respiração boca a boca

A respiração boca a boca é o modo mais simples, rápido e eficaz de realizar a respiração artificial. As Figuras 4.5 a 4.9 ilustram o procedimento.

Antes de começar, certifique-se de que a posição da vítima está adequada e as vias aéreas desobstruídas, conforme descrito anteriormente. Então, proceda da seguinte maneira:

1. Use o polegar e o dedo da mão inclinando a testa da vítima para apertar as narinas. Caso tenha usado a manobra de tração da mandíbula, continue a segurar o lábio inferior para baixo com o polegar e

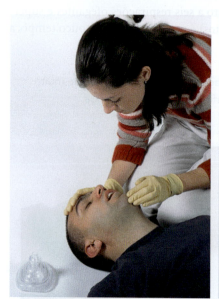

Figura 4.5 Desobstrua as vias aéreas usando a manobra de inclinação da cabeça/elevação do queixo.

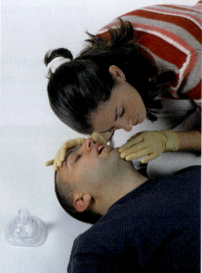

Figura 4.6 Verifique a respiração e outros sinais vitais por no máximo 10 segundos.

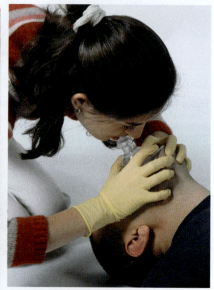

Figura 4.7 Na respiração artificial, dê dois sopros iniciais. Permita o esvaziamento do tórax entre os sopros.

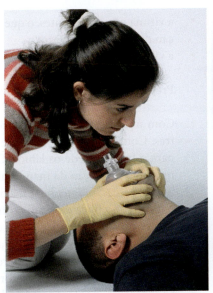

Figura 4.8 Observe se o tórax desce e sinta a respiração exalada da máscara.

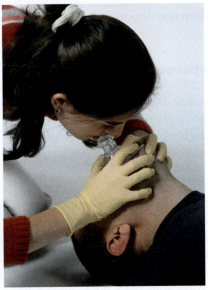

Figura 4.9 Assim que verificar que a vítima tem pulso, continue a respiração boca a boca ao ritmo de um sopro a cada 5-6 segundos.

o indicador e pressione a sua face contra as narinas da vítima, para vedá-las.

2. Abra bem a boca, inspire profundamente e cubra toda a boca da vítima com a sua, formando uma vedação hermética. Sopre o ar na boca da vítima de forma lenta e uniforme até ver o tórax subir. Então afaste a boca e observe o tórax descer; sinta a respiração da vítima contra a face. Com a cabeça ainda afastada, inspire profundamente mais uma vez.
3. Volte a cobrir a boca da vítima com a sua, formando uma vedação hermética, e sopre até ver o tórax subir. Afaste novamente a boca e observe o tórax descer.
4. Caso não veja o tórax subir e descer na primeira tentativa, reposicione as vias aéreas e tente outra vez (a dificuldade mais comum durante o fornecimento de respiração artificial é o posicionamento inadequado da cabeça e do queixo). Se a segunda tentativa também falhar, assuma que as vias aéreas estão bloqueadas por um corpo estranho. Siga as instruções ao final deste capítulo, na seção Emergências por obstrução das vias aéreas.
5. Após os dois primeiros sopros, veja se a vítima tem pulso. Usando a ponta dos dedos, verifique o pulso carotídeo (localizado no sulco do pescoço, ao lado do pomo-de-adão) no lado que estiver mais próximo. O pulso carotídeo é fácil de ser localizado e sentido, sendo o último a parar. Verifique por até 10 segundos (se a vítima estiver hipotérmica, por 30 segundos). Se não houver pulso, comece imediatamente as compressões torácicas externas, descritas no Capítulo 5. Se a vítima tiver pulso, continue a ventilação, dando um sopro a cada 5 segundos, ou, aproximadamente, 8-10 por minuto. Continue a respiração artificial até que a vítima comece a respirar espontaneamente ou até ser substituído pela equipe de emergência.

Nota: As respirações ministradas muito rapidamente ou de forma excessiva resultarão em entrada de ar no estômago em vez de nos pulmões. Isso pode causar vômitos e passagem do conteúdo gástrico para os pulmões.

Respiração boca a boca e transmissão de doenças

A respiração boca a boca é um método de ventilação eficaz em uma vítima que não esteja respirando. No entanto, você pode ficar preocupado com a possibilidade de entrar em contato com alguma doença transmissível. Se você está preocupado com a transmissão de doenças, considere o seguinte:

- A realização apenas de compressões é aceitável na RCP até a chegada do SRM.
- Estatisticamente, é mais provável que você realize ventilação ou RCP em um familiar ou amigo do que em um desconhecido.
- Suas preocupações em relação à transmissão de doenças podem ser facilmente sanadas se você estiver sempre munido de um equipamento de proteção portátil (do tamanho de um chaveiro ou de bolso). Muitos kits de emergência em escolas e

escritórios também têm disponíveis equipamentos de proteção.

Respiração boca-barreira

Existem dois tipos de dispositivos de barreira, confeccionados em plástico transparente, que podem ser usados na respiração boca a boca para protegê-lo da transmissão de doenças infecciosas durante a respiração artificial.

1. O **protetor facial** cobre a boca da vítima; alguns modelos têm uma passagem de ar curta que se estende para dentro da boca da vítima, mantendo a língua abaixada. Deve-se soprar através do aparelho para fornecer as ventilações; uma vez que o protetor facial cobre somente a boca, ainda é necessário fechar as narinas da vítima, apertando-as.
2. A **máscara facial** cobre o nariz e a boca da vítima, criando uma vedação hermética; as ventilações são fornecidas através de uma válvula unidirecional e, portanto, o ar exalado da vítima não entra em sua boca. A American Heart Association recomenda o uso da máscara facial no lugar do protetor facial, pois ela é mais eficiente para garantir uma vedação hermética. As Figuras 4.5 a 4.9 retratam o uso da máscara facial.

Para utilizar um dispositivo de barreira:

1. Estenda o pescoço e levante o queixo da vítima.
2. Coloque o dispositivo sobre a boca ou sobre a boca e o nariz da vítima (dependendo do dispositivo).
3. Crie uma vedação hermética.
4. Se estiver usando um protetor facial, feche as narinas da vítima, apertando-as.
5. Forneça a respiração suave e uniformemente por um segundo, com força o suficiente para elevar o tórax.

> **protetor facial** Dispositivo que funciona como uma barreira para cobrir a boca da vítima.
> **máscara facial** Dispositivo que funciona como uma barreira para cobrir a boca e o nariz da vítima.

Respiração boca-nariz

Use a respiração boca-nariz quando:

- não conseguir desobstruir a boca da vítima;
- a boca da vítima for tão grande que você não consiga vedá-la com a sua;
- a vítima não tiver dentes, o que interfere na formação de uma boa vedação;
- a vítima tiver lesões na boca.

Proceda da seguinte forma:

1. Com uma das mãos, incline a testa da vítima para trás. Com a outra mão, levante o maxilar inferior para a frente e vede os lábios. Caso tenha usado a manobra de tração da mandíbula para desobstruir as vias aéreas, mantenha o maxilar no lugar com a mão e vede a boca da vítima com a face.
2. Aspire profundamente e então coloque a boca sobre as narinas da vítima, formando uma vedação hermética (ver Fig. 4.10). Sopre o ar no nariz da vítima de maneira lenta e uniforme.
3. Se conseguir, mantenha a boca da vítima aberta durante a expiração, o que proporcionará uma expiração mais profunda, esvaziando os pulmões.

Continue a respiração artificial conforme descrito na respiração boca a boca.

Respiração boca-estoma

Estoma é uma pequena abertura cirúrgica permanente no pescoço através da qual o paciente cirúrgico respira. A Figura 4.11 ilustra como as vias aéreas de um paciente são modificadas cirurgicamente para que ele possa respirar pelo pescoço. Prossiga com a respiração artificial da seguinte maneira:

1. Remova qualquer coisa que cubra o estoma, como gravata, cachecol ou joias, e deixe-o livre de qualquer material estranho.

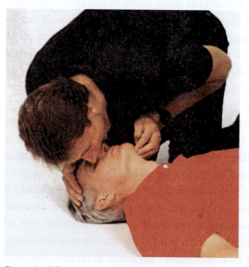

Figura 4.10 Respiração boca-nariz.

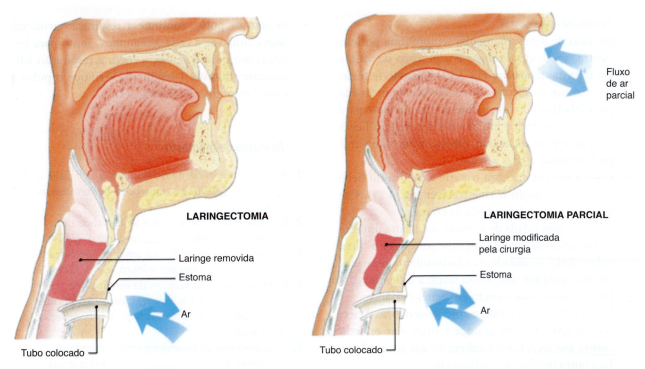

Figura 4.11 Vias aéreas no pescoço modificadas cirurgicamente.

2. Não é preciso fazer a inclinação da cabeça em uma vítima com estoma, simplesmente use uma das mãos para apertar as narinas e fechar a boca da vítima. Aperte o nariz usando os dedos médio e anular e vede os lábios com a palma da mão.
3. Inspire profundamente e então sopre direto no estoma, vedando-o com a boca. Se houver um tubo de traqueostomia no estoma, sopre através dele.

Continue a respiração artificial conforme descrito para a respiração boca a boca. Observe, ouça e sinta as respirações no estoma da vítima.

> **estoma** Abertura cirúrgica no pescoço.

Distensão gástrica

Durante a respiração artificial, é comum que o ar entre no esôfago e, a partir dali, no estômago. A **distensão gástrica** (insuflação do estômago com ar) ocorre quando se sopra com muita força, sendo mais frequente em crianças e em vítimas com as vias aéreas obstruídas. Para ajudar a prevenir o problema:

- Sopre com força suficiente apenas para fazer o tórax subir.

- Forneça respirações constantes durante um segundo, com volume de ar que faça que o tórax se eleve.
- Certifique-se de que as vias aéreas estão desobstruídas.

Não pressione o abdome para aliviar a distensão gástrica. A pressão poderia forçar o conteúdo do estômago de volta para a boca e para a traqueia, causando **aspiração** (captação de material estranho para dentro dos pulmões), o que interferiria na respiração.

> **distensão gástrica** Insuflação do estômago com ar.
> **aspiração** Captação de material estranho para dentro dos pulmões pela respiração.

Ventilando bebês e crianças

▶ **Objetivo de aprendizagem**
7 Adaptar os procedimentos de suporte respiratório a bebês e crianças.

Se a vítima for um bebê (recém-nascido a 1 ano de idade) ou uma criança (de 1 a 12 anos de idade):

- Posicione-a de costas.
- No caso de bebês, mantenha sempre uma posição neutra, apoiando a cabeça e o pescoço da vítima em uma das mãos (ver Fig. 4.12). Quando se tratar de crianças, a cabeça pode ser levemente inclinada para trás (com o nariz inclinado ligeiramente para cima). A garganta é muito mais flexível em bebês ou crianças, e inclinar a cabeça muito para trás pode obstruir as vias aéreas.
- Com a sua boca, cubra o nariz e a boca do bebê com uma vedação hermética (ver Fig. 4.13). Use sua boca para cobrir a boca da criança.
- Forneça uma lufada de ar pequena e lenta durante um segundo, apenas o suficiente para fazer o tórax subir. Tenha o cuidado de não insuflar demasiadamente ou soprar com muita força; a distensão gástrica é muito mais comum em bebês e crianças.
- Vire a cabeça para o lado e observe se o tórax desce; ouça a respiração da criança e sinta o ar exalado contra sua face. Com a cabeça virada para o lado, faça outra inspiração profunda de ar.
- Se o primeiro sopro não entrar (indicado pelo movimento do tórax da criança), reposicione as vias aéreas e dê um segundo sopro. Se o segundo sopro não entrar, trate da obstrução das vias aéreas conforme descrito ao final deste capítulo.
- Se o segundo sopro entrar, verifique o pulso no lado interno da parte superior do braço (o pescoço do bebê e da criança é muito grosso e curto para que o pulso carotídeo seja facilmente localizado). Verifique por até 10 segundos. Se não houver pulso, comece imediatamente as compressões torácicas externas, conforme descrito no Capítulo 5.
- Se houver pulso, continue a respiração artificial. Sopre uma vez a cada 3 segundos. Tanto para bebês como para crianças, forneça a respiração lentamente (durante 1 segundo). Verifique o pulso a cada 2 minutos (40 respirações).

✓ **Avaliação de progresso**

1. A forma mais eficiente de respiração artificial é a _____. (*boca a boca/boca-barreira/boca-nariz*)
2. Dê dois sopros completos e lentos, cada um durando cerca de _____ segundos. (*2/3/4*)
3. Faça a respiração artificial a um ritmo de cerca de _____ sopros por minuto. (*8–10/12–14*)
4. A dificuldade mais comum da ventilação é _____. (*ar insuficiente/obstrução das vias aéreas/posicionamento inadequado da cabeça e do queixo*)
5. Descomprima a distensão gástrica apenas se não conseguir _____ em consequência do estômago inflado. (*ver o tórax subir e descer/ventilar a vítima*)
6. Se a vítima for um bebê ou uma criança, as ventilações devem ser mais rápidas e mais _____. (*superficiais/fortes*)

Emergências por obstrução das vias aéreas

▶ **Objetivo de aprendizagem**
  8 Identificar vias aéreas obstruídas.

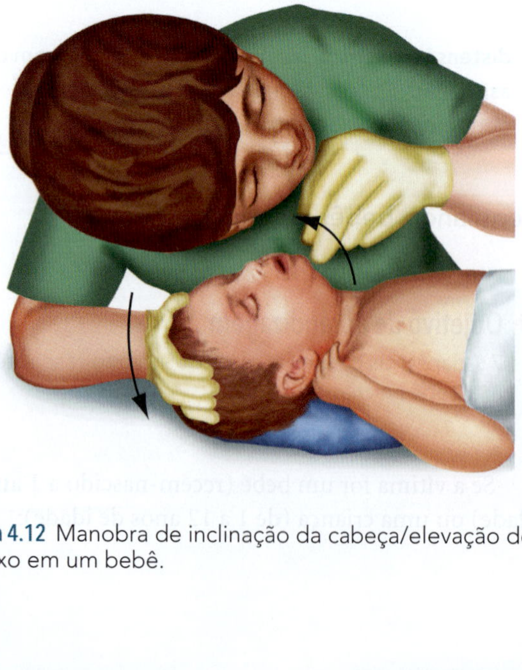

Figura 4.12 Manobra de inclinação da cabeça/elevação do queixo em um bebê.

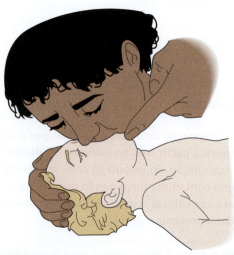

Figura 4.13 Usando a boca para vedar a boca e o nariz de um bebê.

A causa mais comum de emergência respiratória é a obstrução das vias aéreas superiores: um corpo estranho bloqueando o nariz, o fundo da boca ou a área ao redor da laringe. A língua é a maior responsável por esse tipo de obstrução em vítimas inconscientes; as vias aéreas superiores podem também ser bloqueadas por alimentos, pequenos objetos ou líquidos, incluindo saliva, muco, sangue ou vômito.

A obstrução das vias aéreas inferiores pode ser causada por corpos estranhos ou por broncoespasmos.

A obstrução pode ser parcial ou completa. Se for somente parcial, a vítima conseguirá tossir e poderá haver um ruído semelhante a um ronco quando ela respira. Se a troca de ar for razoavelmente boa, incentive a vítima a tossir e expelir o corpo estranho. Monitore cuidadosamente a vítima, observando os seguintes sinais de redução da passagem de ar:

- tosse fraca e improdutiva;
- chiado alto durante a inspiração;
- aumento do esforço durante a respiração;
- agarrar a garganta com as mãos;
- leve cianose.

Os sinais de obstrução completa das vias aéreas são:

- incapacidade de falar, murmurar, tossir ou gritar (vítimas de ataque cardíaco ou outra emergência conseguem pelo menos murmurar);
- ausência de sons respiratórios;
- uso trabalhoso dos músculos necessários para a respiração: narinas dilatadas, pescoço e músculos faciais contraídos;
- inquietação, ansiedade e confusão progressivas;
- ausência de resposta.

Se suspeitar de que a condição da vítima fora causada por obstrução das vias aéreas, você deverá tentar remover a obstrução por 2 minutos antes de parar e acionar o SRM. Você deve estar preparado para prestar primeiros socorros em qualquer caso de obstrução total das vias aéreas.

Atendimento de emergência para vítimas conscientes (adultos ou crianças)

> **Objetivo de aprendizagem**
> 9 Usar técnicas para desalojar corpos estranhos que estão obstruindo as vias aéreas de uma pessoa consciente.

Em geral, as vítimas conscientes estarão em pé e em estado de pânico por sua incapacidade de respirar (ver Fig. 4.14). Assegure à vítima de que você está treinado para ajudar. Há duas técnicas que são usadas para a vítima consciente, adulto ou criança: a batida nas costas e a compressão do abdome (às vezes chamada de manobra de Heimlich).

Para socorrer uma vítima consciente, incapaz de falar e com pouca ou nenhuma respiração:

1. Posicione-se ao lado ou ligeiramente atrás da vítima. Coloque um braço atravessado na frente do tronco da vítima para dar apoio. Incline a vítima para a frente.
2. Com a palma da mão, bata com firmeza 5 vezes em sucessões rápidas entre as escápulas da vítima.
3. Se as batidas nas costas não desalojarem a obstrução, realize cinco compressões abdominais. Faça isso em pé atrás da vítima, colocando seus braços ao redor do abdome dela. Feche o punho de uma das mãos e posicione o lado do polegar entre o umbigo e as costelas inferiores (ver Fig. 4.15). O punho e os braços não devem, de forma alguma, entrar em contato com as costelas. Coloque a outra mão sobre o punho.
4. Faça cinco compressões para dentro e para cima (ver Figs. 4.16 e 4.17).
5. Se o objeto não foi desalojado, prossiga com cinco batidas nas costas e cinco compressões abdominais, até que a vítima possa falar ou ficar inconsciente.

Se estiver sozinho e sufocando, você pode realizar compressões abdominais em si mesmo inclinando-se para a frente e pressionando seu abdome contra o encosto de uma cadeira ou algum outro objeto semelhante (Fig. 4.18). A função das compressões abdominais está ilustrada na Figura 4.19. A realização de compressões abdominais em uma criança está ilustrada na Figura 4.20.

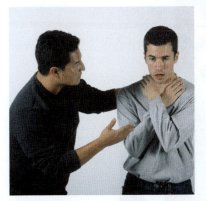

Figura 4.14 Sinal universal de asfixia. Pergunte à vítima: "Você está engasgado?".

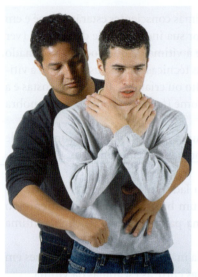

Figura 4.15 Posicione o punho, com o polegar para dentro, para realizar a compressão do abdome.

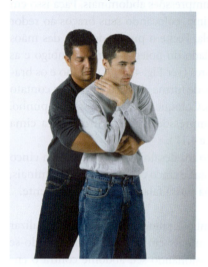

Figura 4.16 Compressão do abdome com a vítima em pé.

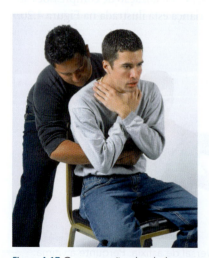

Figura 4.17 Compressão do abdome com a vítima sentada.

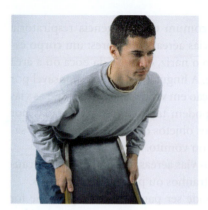

Figura 4.18 Autoadministração de compressão no abdome.

Se a vítima estiver inconsciente ou perder a consciência

> ▸ **Objetivo de aprendizagem**
>
> **10** Usar a técnica de desalojar corpos estranhos que estão obstruindo as vias aéreas de uma pessoa inconsciente.

É possível encontrar uma vítima não responsiva em sufocamento de duas maneiras. Primeiramente, a vítima não responsiva pode estar sem sinais vitais. Você não consegue ventilá-la quando tenta, mesmo após reposicionar as vias aéreas. Você assumirá, então, que a vítima apresenta uma obstrução das vias aéreas. A segunda maneira de se deparar com uma vítima inconsciente é quando uma vítima previamente consciente torna-se não responsiva enquanto você realiza manobras de desobstrução das vias aéreas. Em qualquer um dos casos, você deve prosseguir com as mesmas técnicas, que incluem compressões torácicas, busca por objetos desalojados na boca e tentativas de ventilação.

Se você não conseguir ventilar uma vítima inconsciente, realize os procedimentos a seguir.

1. Reposicione a cabeça. Incline-a um pouco mais para trás para tentar ventilar. É comum socorristas não inclinarem a cabeça para trás o suficiente na primeira vez.
2. Realize 30 compressões no tórax. Posicione a palma da mão no meio do tronco, sobre o osso do peito (esterno) entre os mamilos. Pressione numa frequência de 100 vezes por minuto. Em adultos, as pressões exercidas por você devem ter pelo menos 5 cm de profundidade. Em crianças, suas compressões devem atingir, pelo menos, 1/3 da profundidade do tronco.

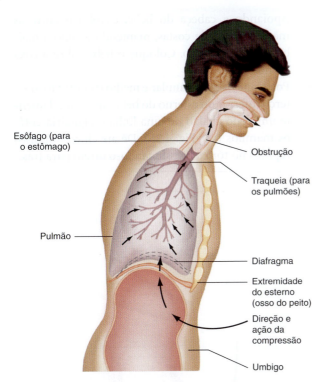

Figura 4.19 Função das compressões do abdome para vítimas de obstrução completa das vias aéreas.

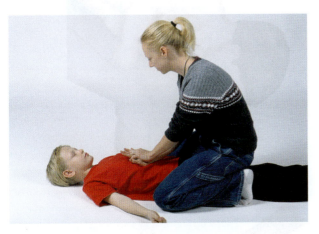

Figura 4.20 Compressões abdominais em uma criança.

Nota: Essa técnica é o mesmo que realizar RCP e será discutida em mais detalhes no Capítulo 5.

3. Procure por qualquer sinal dentro da boca da vítima que indique que a obstrução tenha sido desalojada. Se algo for visualizado, remova utilizando seu dedo em movimento de anzol. Não force nenhum objeto para dentro das vias aéreas. Não tente remover nada que você não possa ver.
4. Tente aplicar respirações de resgate. Se o ar entrar, cheque o pulso. Se o ar não entrar, continue com os ciclos de 30 compressões torácicas, com a busca por objetos desalojados e com as tentativas de ventilação.

Se a vítima for obesa ou estiver grávida

As vítimas de sufocamento obesas ou grávidas geram uma preocupação especial. Você pode não ser capaz de colocar seus braços ao redor do abdome da vítima para realizar uma compressão. Nesse caso, aplique a mesma técnica, porém ao redor do tronco em vez do abdome. Isso é chamado de compressão torácica.

Para realizar a compressão em uma vítima consciente:

1. Fique em pé atrás da vítima com seus braços diretamente sob as axilas da vítima; envolva o tórax dela com os seus braços.
2. Posicione o punho, pelo lado do polegar, no meio do osso do peito; assegure-se de que está sobre o osso do peito, não sobre as costelas.
3. Segure o punho firmemente com a outra mão e impulsione de maneira brusca para trás.
4. Alterne as compressões torácicas com as batidas nas costas para a vítima consciente.
5. Realize 30 compressões, como já descritas neste capítulo, para a vítima não responsiva.

As Figuras 4.21 a 4.23 ilustram a técnica usada com vítimas obesas.

Se a vítima for um bebê

Não use compressões abdominais em bebês – há um risco significativo de lesão nos órgãos dessa região. Em vez disso, faça uma combinação de batidas nas costas e compressões torácicas. Nunca coloque o dedo na garganta de um bebê consciente para retirar corpos estranhos; se o bebê estiver inconsciente, faça a remoção apenas se conseguir enxergar o objeto.

Execute o procedimento a seguir somente se a obstrução for causada por um corpo estranho. Se for causada por inchaço decorrente de infecção ou doença, o bebê deve ser imediatamente levado para um centro médico. Faça o mesmo com bebês conscientes que apresentem dificuldade respiratória.

1. Coloque o bebê no braço com a face para baixo, em um nível inferior ao do tronco, formando um ângulo de aproximadamente 60 graus. Apoie a cabeça e o pescoço do bebê na mão e ponha o antebraço na coxa para garantir firmeza.
2. Usando a parte posterior da palma da outra mão, dê até cinco batidas rápidas e fortes entre as escápulas (ver Fig. 4.24).

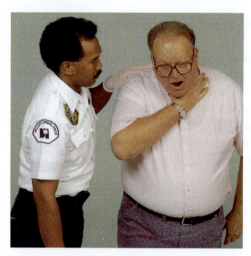

Figura 4.21 Pergunte à vítima: "Você está engasgado?".

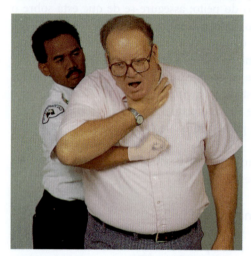

Figura 4.22 Posicione o punho, do lado do polegar, na linha mediana do esterno (osso do peito) da vítima.

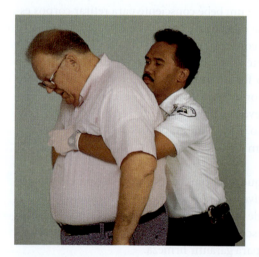

Figura 4.23 Segure firme o punho com a outra mão e comprima com força para trás.

3. Apoiando a cabeça do bebê, envolva-o entre as mãos e vire-o de costas, mantendo a cabeça mais baixa que o tronco. Coloque o bebê sobre a coxa ou no colo.
4. Posicione os dedos anular e médio da outra mão no terço inferior do esterno do bebê, aproximadamente um dedo abaixo de uma linha imaginária entre os mamilos (ver Fig. 4.25). Dê até cinco impulsos rápidos no tórax, pressionando-o direto para trás.

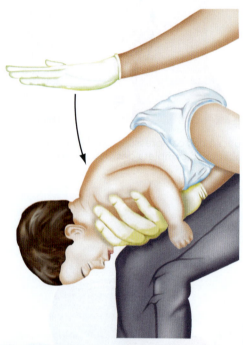

Figura 4.24 Batidas nas costas do bebê.

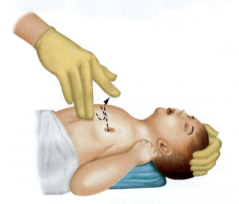

Figura 4.25 Posicionamento do dedo para compressões torácicas em um bebê.

Capítulo 4   Suporte básico à vida: respiração artificial   **69**

Tabela 4.1 Resumo dos procedimentos para as vias aéreas

	Adulto (12 anos ou mais)	Criança (1 até cerca de 12 anos)	Bebê (nascimento a 1 ano)
Vias aéreas	Inclinação da cabeça/ elevação do queixo	Inclinação da cabeça/ elevação do queixo	Inclinação da cabeça/ elevação do queixo (sem hiperextensão)
Respirações iniciais	Duas respirações (1 segundo por respiração) – cada uma suficiente para causar elevação do tórax	Duas respirações (1 segundo por respiração) – cada uma suficiente para causar elevação do tórax	Duas respirações (1 segundo por respiração) – cada uma suficiente para causar elevação do tórax
Respiração artificial	8-10/minuto, ou a cada 5 segundos	12-20 respirações por minuto	12-20 respirações por minuto
Verificação do pulso e de outros sinais vitais (por no máximo 10 segundos)	Carotídeo (pescoço)	Carotídeo (pescoço)	Braquial (braço)
Manobras para vias aéreas obstruídas	Compressões abdominais (responsivo), RCP (não responsivo)	Compressões abdominais (responsivo), RCP (não responsivo)	Batidas nas costas e compressões torácicas

5. Repita o ciclo de batidas nas costas e compressões torácicas até que o objeto seja expelido ou até que o bebê perca a consciência.

6. Se o bebê estiver ou ficar inconsciente, use uma elevação de língua-maxilar delicada para abrir a boca. Se conseguir ver o objeto que está causando a obstrução, remova-o com o dedo mínimo. Tente a respiração de resgate. Se o tórax do bebê não subir e descer, realize as batidas nas costas e as compressões torácicas conforme descrito anteriormente. Continue a sequência de cinco batidas nas costas, cinco compressões torácicas, verificação do corpo estranho, remoção do corpo, se puder vê-lo, e uma respiração de resgate.

✓ **Avaliação de progresso**

1. O sinal mais confiável de obstrução completa das vias aéreas é _____. (*cianose/som de ronco durante a respiração/incapacidade completa de falar*)

2. A manobra de Heimlich é uma compressão abdominal aplicada logo abaixo _____. (*do esterno/do diafragma/da caixa torácica*)

3. Durante a manobra de Heimlich, seu polegar deve estar posicionado ligeiramente acima do _____. (*processo xifoide/diafragma/umbigo*)

4. Se uma vítima com vias aéreas obstruídas estiver inconsciente, ela deve ser posicionada _____. (*de costas/de lado/de barriga para baixo*)

5. Se a vítima com vias aéreas obstruídas for um bebê consciente, você deve primeiro _____. (*dar batidinhas nas costas/fazer compressões torácicas/remover o corpo estranho com os dedos*)

6. Se a vítima com vias aéreas obstruídas for um bebê inconsciente, você deve primeiro _____. (*dar batidinhas nas costas/fazer compressões torácicas/remover o corpo estranho com os dedos*)

Comparação entre diretrizes de RCP
Cruz Vermelha Americana (ARC) e American Heart Association (AHA)*

Procedimento	Socorrista leigo certificado pela Cruz Vermelha Americana	Profissional de saúde da American Heart Association
Vias aéreas	• Inclinação da cabeça/elevação do queixo • Tração da mandíbula não recomendada	• Inclinação da cabeça/elevação do queixo • Tração da mandíbula, se as ventilações forem bem-sucedidas
Respiração	• 1 respiração a cada 5 segundos (adultos) • 1 respiração a cada 3 segundos (crianças/bebês) • 1 segundo por respiração (todos)	• 8-10 respirações por minuto (adultos) • 12-20 respirações por minuto (crianças/bebês) • 1 segundo por respiração (todos)
Obstrução de vias aéreas por corpo estranho (OVACE): adultos	• 5 batidas nas costas e 5 compressões abdominais (vítima consciente) • 30 compressões torácicas (vítima inconsciente)	• Compressões abdominais (vítima responsiva) • RCP (vítima não responsiva)
Obstrução de vias aéreas por corpo estranho (OVACE): crianças	• 5 batidas nas costas e 5 compressões abdominais (vítima consciente) • 30 compressões torácicas (vítima inconsciente)	• Compressões abdominais (vítima responsiva) • RCP (vítima não responsiva)
Obstrução de vias aéreas por corpo estranho (OVACE): bebês	• 5 batidas nas costas e 5 compressões abdominais (vítima consciente) • 30 compressões torácicas (vítima inconsciente)	• Batidas nas costas e compressões torácicas

* Baseado nas diretrizes revisadas de 2010. Consulte o verso da contracapa para obter informações sobre fontes e observações relacionadas aos níveis de socorristas da ARC e da AHA.

Resumo

- Suporte básico à vida é um termo que descreve os procedimentos de primeiros socorros necessários para preservar a vida em uma situação de emergência.

- O primeiro passo crucial do suporte básico à vida é a avaliação; decida se a vítima necessita de compressões imediatas ou se é necessário suporte às vias aéreas e à respiração.

- Desobstrua as vias aéreas com a manobra de inclinação da cabeça/elevação do queixo se não houver suspeita de lesão na coluna cervical; do contrário, use a manobra de tração da mandíbula.

- Lembre-se de que a vítima pode apresentar episódios ocasionais de sufocamento e respiração ineficaz. Isso deve ser considerado como ausência de respiração.

- Para vítimas adultas, acione imediatamente o serviço de resgate médico (SRM) – antes de iniciar os procedimentos de socorro – quando estiver atuando sozinho.

- Quando as vítimas forem bebês e crianças (menores de 8 anos), deverão receber 1 minuto de primeiros socorros antes do acionamento do SRM, quando você estiver atuando sozinho.

- Se a vítima for um bebê ou uma criança pequena, vede tanto a boca como o nariz dela com sua boca, dê sopros mais frequentes e use menos força.

- Execute a manobra de Heimlich somente se houver obstrução completa das vias aéreas, o que é indicado pela incapacidade da vítima de falar, murmurar, tossir ou gritar.

Termos-chave

Certifique-se de que você compreende os termos-chave a seguir:

angústia respiratória
aspiração
distensão gástrica
estoma
máscara facial

parada respiratória
protetor facial
respiração inadequada
suporte básico à vida

Exercício de raciocínio crítico

Você está andando entre pilhas de livros na biblioteca quando ouve uma mulher chorando dizer, "Acho que ele está morto.". Você vê um homem mais velho caído no chão da biblioteca. À medida que se aproxima dele, você pergunta o que aconteceu. "Ele trabalha aqui como voluntário", a mulher responde. "Acabei de chegar e o encontrei aqui."

A vítima apresenta-se não responsiva e você abre suas vias aéreas. Enquanto verifica a respiração, você nota uma única respiração ofegante, muito superficial.

1. Como você classificaria a respiração da vítima?
2. O que você faria para socorrer essa vítima?
3. O serviço de emergência precisa ser acionado. Como você faria isso?

Capítulo 4 — Autoavaliação

Aluno: _____ Data: _____
Curso: _____ Módulo: _____

Parte 1 Verdadeiro/Falso

Se você acha que a afirmação é verdadeira, assinale V. Se você acha que é falsa, assinale F.

V F **1.** Se uma pessoa engasgada for incapaz de falar, você deve presupor que a emergência constitui ameaça à vida.

V F **2.** Ao reanimar bebês ou crianças pequenas, use lufadas de ar mais frequentes e menos potentes na boca e no nariz simultaneamente.

V F **3.** Para verificar a eficácia da respiração artificial, deve-se observar se há abaulamento do estômago.

V F **4.** Uma vítima adulta deve receber um sopro a cada 8 ou 9 segundos.

V F **5.** Deve-se fazer a respiração artificial por no máximo 30 minutos; depois disso, se a vítima não tiver reagido, é inútil continuar.

V F **6.** Equipamentos de proteção ajudam a prevenir a transmissão de doenças da vítima para o socorrista.

Parte 2 Múltipla escolha

Assinale a resposta correta ou a frase que melhor completa a sentença.

1. A finalidade da respiração artificial é
   a. impedir que a língua seja engolida.
   b. fornecer um método de troca de ar.
   c. desobstruir as vias aéreas superiores.
   d. desobstruir as vias aéreas inferiores.

2. Quais das seguintes combinações de técnicas é adequada para um bebê com obstrução total?
   a. Inclinação da cabeça/elevação do queixo, compressões abdominais.
   b. Batidas nas costas, compressões abdominais.
   c. Batidas nas costas, compressões torácicas.
   d. Nenhuma ação; observar até que o SRM chegue no local.

3. A respiração boca a boca está sendo realizada corretamente quando se pode
   a. observar o tórax da vítima movimentar-se para cima e para baixo.
   b. sentir resistência conforme o ar é soprado para dentro.
   c. sentir o ar escapando da boca da vítima conforme ela expira.
   d. Todas as anteriores.

4. Ao administrar respiração boca a boca, você deve
   a. manter as narinas da vítima fechadas enquanto sopra para dentro da boca.
   b. evitar tocar as narinas a menos que a ressuscitação cardiopulmonar esteja sendo administrada ao mesmo tempo.

   c. apertar as narinas à medida que afasta sua boca da boca da vítima.
   d. manter as narinas abertas.

5. O método preferível para a desobstrução das vias aéreas é
   a. a manobra de tração da mandíbula.
   b. a elevação do pescoço/manobra de tração da mandíbula.
   c. a inclinação da cabeça/manobra de tração da mandíbula.
   d. a inclinação da cabeça/elevação do queixo.

6. O ritmo da respiração artificial para bebês é de
   a. uma vez a cada 3 segundos.
   b. uma vez por segundo.
   c. uma vez a cada 5 segundos.
   d. 12-20 sopros por minuto.

7. A fonte mais comum de obstrução das vias aéreas superiores é
   a. um líquido.
   b. um alimento.
   c. a língua.
   d. presença de inchaço.

8. A indicação mais confiável de bloqueio das vias aéreas em pessoas conscientes é
   a. a incapacidade de falar.
   b. um acidente com compressão.
   c. alimento parcialmente digerido na boca.
   d. pele cor de cereja.

Parte 3 Complete

Complete as lacunas da frase a seguir com os termos mais apropriados:

Para que a respiração seja adequada, ela deve ser tanto _____ quanto _____.

Parte 4 O que você faria...?

Você está comendo em um restaurante. De repente, um homem na mesa ao lado se levanta, deixa cair a cadeira e coloca as mãos na garganta. Ele parece assustado e está com a boca aberta. Qual é a causa mais provável dessa emergência? Que cuidados você prestaria nessa situação? O que você faria se a vítima ainda não estivesse respirando após o atendimento de emergência?

Parte 5 Revisão de habilidades

As fotografias a seguir mostram os passos para se aplicar a respiração boca a boca. Numere as fotografias de 1 a 4 para mostrar a ordem correta da sequência boca a boca.

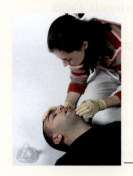 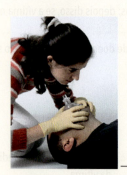 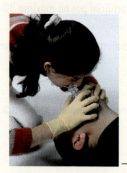 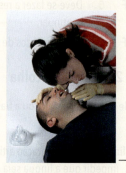

Capítulo 5

Suporte básico à vida:
ressuscitação cardiopulmonar

▶ Objetivos de aprendizagem

Após estudar este capítulo, você será capaz de:

1. Identificar os sinais e sintomas de parada cardíaca.
2. Relacionar a sequência do suporte básico à vida.
3. Descrever como avaliar a ausência de respiração em uma vítima.
4. Descrever como avaliar a ausência de pulso em uma vítima.
5. Demonstrar o posicionamento correto das mãos para realizar as compressões torácicas.
6. Descrever como realizar compressões torácicas eficazes.
7. Explicar os procedimentos para a realização de RCP por um único socorrista.
8. Saber quando concluir a RCP.
9. Explicar os procedimentos para a realização de RCP por dois socorristas.
10. Explicar como adaptar as técnicas de RCP a bebês e crianças.
11. Analisar os erros mais comuns cometidos durante a realização de RCP.
12. Saber quando não aplicar a RCP.

No local da ocorrência

Eileen Sanders, 61 anos, parou na pista de asfalto atrás do centro de recreação comunitário. Ela se sentia muito bem quando começara a caminhar animadamente alguns minutos antes, mas agora sentia náuseas. Ao se dirigir a um banco ao lado da pista, ela sentiu dificuldade para tomar fôlego; um pouco antes de alcançar o banco ela caiu, com uma dor esmagadora no peito sufocando-a.

Dois funcionários do centro de recreação avistaram Eileen e correram em sua direção. Madison White bateu no ombro dela e chamou-a. Nenhuma resposta. A pele da vítima estava pálida, fria e apresentando sudorese. Quando Madison não obteve resposta de Eileen, pediu um colega que chamasse uma ambulância. Madison posicionou Eileen em decúbito dorsal e percebeu, de imediato, que ela não respirava. Rapidamente, ela iniciou as compressões torácicas em uma frequência de 100 por minuto, sabendo que cada compressão aplicada deprimia o tórax em 5 cm.

A equipe do serviço de emergência local estava a apenas duas quadras do local da ocorrência quando recebeu uma ligação da central para socorrer "mulher caída, RCP em andamento". Os paramédicos chegaram em menos de um minuto. Durante todo o tempo, Madison manteve a frequência de mais de 100 compressões por minuto.

Os paramédicos a liberaram e iniciaram RCP com dois socorristas utilizando um desfibrilador automático (DEA) enquanto aguardavam a chegada da equipe de suporte do corpo de bombeiros. Por causa da atuação precoce da Madison, o coração da Eileen pôde manter o sangue circulando, o que preservou sua vida até que a equipe de emergência chegasse e aplicasse o desfibrilador, trazendo seu ritmo cardíaco de volta ao normal. Felizmente, todos os componentes da Cadeia de Sobrevivência de Atendimento Cardiovascular de Emergência (ACE) Adulto estavam presentes e Eileen sobreviveu. Depois, no hospital, cirurgiões realizaram uma cirurgia de *bypass* para evitar outro infarto.

Ataques cardíacos e doenças cardíacas associadas são a causa número 1 de morte nos Estados Unidos; de fato, doenças cardiovasculares tiram a vida de quase 650 mil americanos a cada ano. Esse tipo de enfermidade acomete não só os idosos, mas também pessoas entre 30 e 40 anos.

Infelizmente, a maioria das mortes por ataque cardíaco ocorre antes que as vítimas possam sequer chegar ao hospital. As estimativas mostram que muitas vidas poderiam ter sido salvas se a ressuscitação cardiopulmonar (RCP), descrita neste capítulo, tivesse sido realizada de forma eficiente imediatamente após o ataque.

Ressuscitação cardiopulmonar

> ▶ **Objetivo de aprendizagem**
> 1 Identificar os sinais e sintomas de parada cardíaca.

Parada cardíaca é uma condição na qual o coração para de bater porque o músculo cardíaco não recebe o sangue – e, consequentemente, o oxigênio e os nutrientes – de que necessita, ou por conta de uma anormalidade grave e súbita do ritmo cardíaco.

Embora a parada cardíaca possa ser um evento súbito, pode também ser precedida por sinais e sintomas de infarto, que incluem:

- dor no peito, sensação de peso ou aperto que pode irradiar para pescoço, ombros, maxilar e braços;
- náusea e/ou vômitos;
- pele fria, pálida, úmida;
- pulso fraco e irregular;
- dificuldades respiratórias;
- tonturas.

Quando uma vítima apresenta parada cardíaca, você a encontrará não responsiva e sem atividade respiratória ou com respiração extremamente anormal. A vítima não irá se mover, respirar ou tossir. O pulso carotídeo estará ausente. Nesse caso, você deve ministrar RCP, que requer três competências importantes:

- fornecer circulação artificial com compressões torácicas;
- abrir e manter a abertura das vias aéreas;
- ministrar ventilação artificial com respiração de resgate.

Pesquisas têm demonstrado que após 4 a 5 minutos sem pulso, as chances de sobrevivência caem drasticamente. A RCP aumenta as chances de sobrevivência pela oxigenação e circulação do sangue até que a desfibrilação e o suporte cardíaco avançado possam ser oferecidos.

As ações mais importantes para a sobrevivência de uma vítima de parada cardíaca são (ver Fig. 5.1):

- o reconhecimento imediato de uma parada cardíaca com pronto acionamento do SRM;
- a RCP precoce com ênfase à qualidade das compressões torácicas;
- a desfibrilação rápida;
- fornecimento de suporte avançado à vida de forma eficaz;
- cuidados integrados pós-parada cardíaca.

A **desfibrilação** é a aplicação de eletricidade no tórax de uma vítima que sofreu uma parada cardíaca. Quando o coração para, os batimentos cardíacos normais e eficientes são substituídos por impulsos elétricos caóticos, desorganizados que causam tremores dentro do coração. Esses tremores são ineficientes para criar

Cadeia de sobrevivência de ACE adulto da AHA

Os elos na nova cadeia de sobrevivência de ACE adulto da AHA são:

1. **reconhecimento** imediato da parada cardíaca e **acionamento** do serviço de emergência;
2. **RCP** precoce, com ênfase nas compressões torácicas;
3. **desfibrilação** rápida;
4. **suporte avançado de vida** eficaz;
5. **cuidados após a parada cardíaca** integrados.

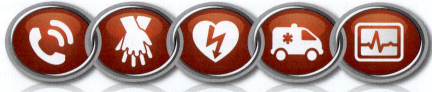

Figura 5.1 Cinco fatores importantes para a sobrevivência de uma vítima de parada cardíaca segundo a American Heart Association (AHA).
Destaques das Diretrizes da AHA 2010 para RCP e ACE.
http://www.heart.org/idc/groups/heart-public/@wcm/@ecc/documents/downloadable/ucm_317350.pdf

qualquer tipo de débito cardíaco fazendo com que o pulso cesse. A desfibrilação, que consiste literalmente em aplicar choques ao coração, pode eliminar a atividade elétrica desorganizada e promover a retomada das contrações e batimentos normais do coração. A desfibrilação será abordada mais adiante neste capítulo.

> **parada cardíaca** Condição na qual o coração para de bater.
> **desfibrilação** Aplicação de eletricidade no tórax de uma vítima cujo coração parou de bater.

✓ Avaliação de progresso

1. Na parada cardíaca, o coração para por não estar mais obtendo _____ de que necessita. (a *estimulação elétrica/o repouso/o oxigênio*)
2. A RCP consiste em promover compressões torácicas, manutenção das vias aéreas e _____ (*respiração artificial/posicionamento da vítima/acionar o SRM*)
3. Os objetivos principais da RCP são reconhecer uma parada cardíaca e _____ para fazer o sangue circular. (*aplicar respiração artificial/desfibrilar/aplicar compressões*)
4. As chances de sobrevivência em casos de parada cardíaca caem de maneira significativa após _____ sem pulso. (*2 minutos/5 minutos/12 minutos*)
5. O ponto crucial para a sobrevivência em caso de parada cardíaca é a administração _____ da RCP. (*precoce/eficiente/prolongada*)

Sequência do suporte básico à vida

▶ **Objetivo de aprendizagem**
2 Relacionar a sequência do suporte básico à vida.

A RCP é apenas uma faceta do **suporte básico à vida**, termo usado para descrever os procedimentos de primeiros socorros necessários para preservar a vida em uma situação de emergência. Se o socorrista recebeu treinamento apenas para leigos (i. e., com foco apenas no socorro ao adulto com parada cardíaca), as etapas são um pouco diferentes daquelas para um socorrista treinado como um *profissional de saúde*. A principal diferença é que o socorrista leigo aplicará *somente as compressões* da RCP, ao passo que o profissional de saúde aplicará compressões intercaladas às ventilações artificiais. Neste capítulo, identificamos as etapas relacionadas a ambos os tipos de socorristas.

Os principais passos na sequência do suporte básico à vida (ilustrados nas Figs. 5.2 a 5.11) são:

- determinar a ausência de responsividade, ausência de respiração ou de respiração normal (ofegante);
- acionar o SRM e pegar o desfibrilador automático, se estiver disponível;
- realizar RCP por 2 minutos;
- utilizar o desfibrilador automático se ele estiver disponível e for apropriado;
- retomar as compressões torácicas por mais 2 minutos após a utilização do desfibrilador automático.

> **suporte básico à vida** Procedimentos de primeiros socorros necessários para preservar a vida em uma situação de emergência.

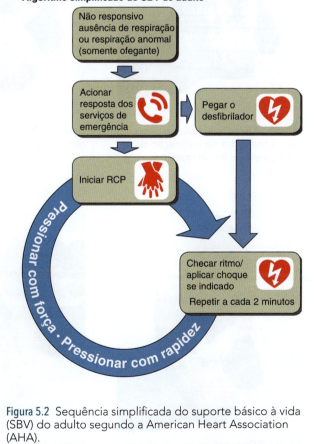

Figura 5.2 Sequência simplificada do suporte básico à vida (SBV) do adulto segundo a American Heart Association (AHA).
Destaques das Diretrizes da AHA 2010 para RCP e ACE.
http://www.heart.org/idc/groups/heart-public/@wcm/@ecc/documents/downloadable/ucm_317350.pdf

78 Primeiros socorros para estudantes

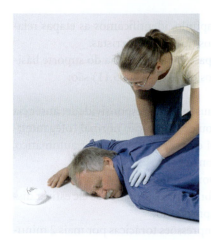

Figura 5.3 Determine a ausência de resposta e avalie se a respiração está inadequada ou ausente.

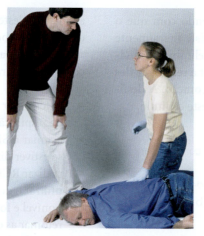

Figura 5.4 Peça que alguém acione o serviço de resgate médico e obtenha um DEA, se disponível.

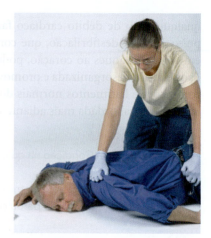

Figura 5.5 Posicione a vítima em uma superfície firme e plana.

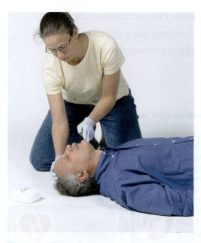

Figura 5.6 Desobstrua as vias aéreas com a manobra de inclinação da cabeça/elevação do queixo.

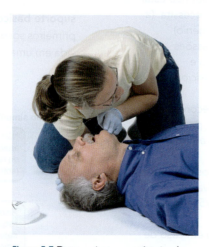

Figura 5.7 Determine a ausência de respiração e outros sinais vitais.

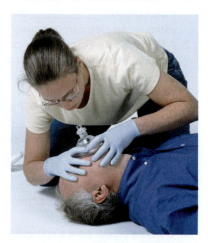

Figura 5.8 Faça ventilação artificial. Faça duas respirações. Cada uma deve durar 1 segundo e ser suficiente para causar elevação do tórax.

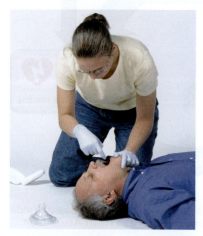

Figura 5.9 Desobstrua as vias aéreas, se necessário.

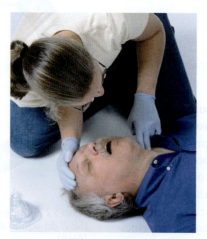

Figura 5.10 Reavalie a vítima após 2 minutos de RCP. Utilize o DEA e recomece a RCP se necessário.

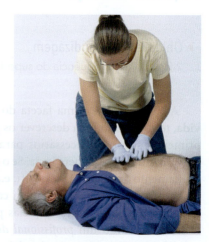

Figura 5.11 Inicie compressões torácicas externas por 2 minutos.

Determinando a responsividade e a respiração

Para determinar a responsividade, bata delicadamente no ombro da vítima e pergunte em tom audível "Você está bem?". Você não está procurando uma resposta, mas sim algum tipo de reação: contração das pálpebras, movimento muscular, reação ao som e assim por diante. Se não houver resposta, a vítima não está responsiva.

Você deverá ainda avaliar rapidamente e de forma simultânea o estado da respiração. Os achados específicos que indicam que uma vítima está quase parada ou parada são ausência de respiração ou respiração anormal como respiração irregular, ofegante ou muito lenta. Seu objetivo não é oferecer socorro respiratório, mas apenas identificar se a respiração é adequada ou inadequada. Se a respiração for inadequada, assuma que a vítima apresenta-se em parada cardíaca.

Acionando o SRM e obtendo um DEA

Se a vítima não estiver responsiva e você suspeitar de parada cardíaca, acione o SRM imediatamente. Se possível, peça a uma pessoa confiável para ligar para o serviço de emergência. Isso permitirá que você permaneça com a vítima. A pessoa que faz a chamada deve informar o local da emergência, o número do telefone do qual está chamando, o que aconteceu, o número de vítimas envolvidas (se houver mais de uma), que cuidados de emergência estão sendo ministrados e qualquer outra informação solicitada.

Essa pessoa também deve ser instruída a procurar e pegar um DEA se houver algum disponível, o que é provável caso a parada ocorra em um local de grandes aglomerações (conferências, concertos, eventos esportivos, grandes escritórios, aeroportos, indústrias grandes, shoppings etc.). Em geral, os socorristas trabalham em pares; se este não for o caso e você estiver sozinho, você só deverá acionar o SRM e tentar localizar um DEA depois de se certificar da não responsividade da vítima. Em seguida, retorne para a vítima e inicie o atendimento. Se o coração da vítima não está batendo, evidenciado pela não responsividade e pela ausência de respiração normal ou outros sinais vitais, o próximo passo na sequência de suporte básico à vida é aplicar compressões torácicas. As compressões torácicas serão discutidas em detalhes na seção a seguir.

Desobstruindo as vias aéreas

As próximas etapas da sequência da RCP dizem respeito especificamente ao socorrista treinado como profissional de saúde. Se este não for o caso, o socorrista deve reconfirmar o estado de parada cardíaca da vítima e reiniciar outro ciclo de compressões por 2 minutos utilizando o DEA, se possível, antes de recomeçar as compressões.

Determinando a ausência de respiração e realizando a respiração artificial

> ▶ **Objetivo de aprendizagem**
> **3** Descrever como avaliar a ausência de respiração em uma vítima.

Ministre ventilações artificiais de acordo com a necessidade; isso pode ser bem definido posicionando o ouvido perto da boca da vítima após a abertura das vias aéreas. O socorrista deve, por 10 segundos no máximo:

- *observar* se o tórax sobe e desce;
- *ouvir* se o ar é expelido durante a expiração;
- *sentir* a respiração contra sua face;
- *observar* se há sinais vitais, como movimento ou tosse.

Fornecendo a respiração artificial

Se a vítima não estiver respirando, forneça respiração artificial, conforme descrito no Capítulo 4. Como a respiração boca a boca é o método mais eficiente, use-a sempre que possível. Comece dando dois sopros lentos de 1 segundo cada; sopre com pressão suficiente apenas para fazer o tórax subir. Se o tórax da vítima não subir e descer a cada ventilação, pode haver obstrução das vias aéreas. Tome as medidas necessárias para a desobstrução, conforme descrito no Capítulo 4.

Se você é um profissional de saúde treinado em RCP, você deve avaliar o pulso antes de aplicar o DEA e prosseguir como discutido adiante. Se você é um socorrista leigo treinado em RCP, após a aplicação de compressões iniciais por 2 minutos ininterruptos (e utilização de DEA, se disponível), você deve recomeçar as compressões por mais 2 minutos, a menos que a vítima demonstre sinais claros de recuperação.

Determinando a ausência de pulso

> ▶ **Objetivo de aprendizagem**
> **4** Descrever como avaliar a ausência de pulso em uma vítima.

Após ter dado os dois primeiros sopros da respiração artificial, tome o pulso da vítima na artéria carótida para determinar se o coração está batendo (ver Fig. 5.12):

1. Mantenha a cabeça inclinada com uma das mãos na testa da vítima e coloque os dois primeiros dedos da outra mão na **laringe** (caixa vocal) dela.
2. Para localizar a artéria carótida, deslize os dedos ligeiramente em sua direção até atingir o sulco ao lado da laringe.

> **laringe** A caixa vocal.

3. Pressione apenas suavemente para evitar comprimir a carótida e procure o pulso por até 10 segundos.
4. Enquanto estiver avaliando o pulso, fique atento para outros sinais vitais, incluindo movimentos, respiração ou tosse, que poderiam indicar a presença de pulso.

Se não sentir nada, assuma que a vítima está sem pulso – o pulso carotídeo é um dos últimos a cessar quando o coração para de bater.

Se você não tem certeza quanto à presença de pulso carotídeo, porém não há outros sinais vitais e a respiração está ausente, inicie as compressões.

✓ **Avaliação de progresso**

1. O primeiro passo na sequência de suporte básico à vida é determinar a _____. (responsividade/ausência de respiração/ausência de pulso)
2. Se a vítima não estiver responsiva, você deve imediatamente _____. (desobstruir as vias aéreas/iniciar a RCP/acionar o SRM)
3. Na suspeita de parada cardíaca, comece o tratamento _____. (desobstruindo as vias aéreas/fornecendo duas respirações artificiais/iniciando as compressões)
4. Antes de definir a necessidade do DEA, você deve se certificar de que a vítima se apresenta _____ (apneica/em parada cardíaca/não responsiva)

Compressões torácicas

Como mencionado, se o coração da vítima não estiver batendo, o que é evidenciado pela falta de pulso carotídeo ou outros sinais vitais, o socorrista deverá realizar compressões torácicas para que a vítima tenha alguma chance de sobrevivência. Compressões torácicas são compressões rítmicas sobre a metade inferior do esterno que mantêm o sangue da vítima circulando.

As compressões torácicas ajudam o sangue a circular com base em dois princípios: primeiro, elas elevam a pressão na cavidade torácica, fazendo o coração bombear; segundo, elas fornecem compressão direta no próprio coração. Combinadas com a respiração artificial, elas permitem alguma circulação de sangue oxigenado até que a respiração e a circulação possam ser permanentemente restabelecidas por desfibrilação e suporte cardíaco avançado.

Para as compressões torácicas externas, a vítima deve estar em decúbito dorsal sobre uma superfície firme e plana. A cabeça não deve ser elevada acima do ní-

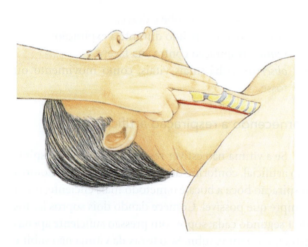

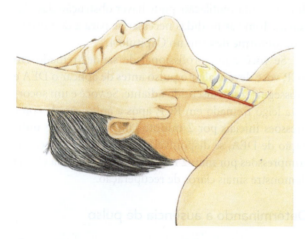

Figura 5.12 Verificando o pulso carotídeo. Palpe a cartilagem da tireoide na linha mediana com os dedos indicador e médio. Deslize os dedos lateralmente para o sulco entre a traqueia e o músculo esternocleidomastóideo e sinta suavemente o pulso carotídeo.

vel do coração. As roupas da vítima não impedem você de fornecer compressões torácicas eficazes, mas podem impedir o posicionamento correto das mãos; se necessário, retire as roupas.

Ajoelhe-se perto de um dos ombros da vítima; a distância entre seus joelhos deve ser a mesma de entre seus ombros.

Posicionando as mãos

> ▶ **Objetivo de aprendizagem**
> 5 Demonstrar o posicionamento correto das mãos para realizar as compressões torácicas.

A discussão a seguir refere-se somente a vítimas *adultas*.

O posicionamento correto das mãos sobre o tórax da vítima (ver Figs. 5.13 e 5.14) é essencial para se evitar a ocorrência de lesões internas decorrentes das compressões torácicas. Suas mãos devem ficar sobre o **processo xifoide** (a extremidade inferior do esterno).

Para posicionar as mãos, estando você ao lado da vítima, coloque dois dedos da mão que está *embaixo* sobre o processo xifoide e, em seguida, coloque a palma da mão que está *em cima* sobre o esterno, acima do dedo da mão de baixo (geralmente, isso posicionará suas mãos entre os mamilos). Coloque a palma da outra mão sobre a primeira mão, com os dedos de ambas as mãos apontados para longe de você. Entrelace os dedos e mantenha-os estendidos, sem encostá-los no tórax da vítima (ver Figs. 5.15 e 5.16). Se suas mãos estiverem fracas ou artríticas, você pode segurar o punho da primeira mão com a outra (ver Fig. 5.17).

> **processo xifoide** Extremidade inferior do esterno.

Realização de compressões torácicas

> ▶ **Objetivo de aprendizagem**
> 6 Descrever como realizar compressões torácicas eficazes.

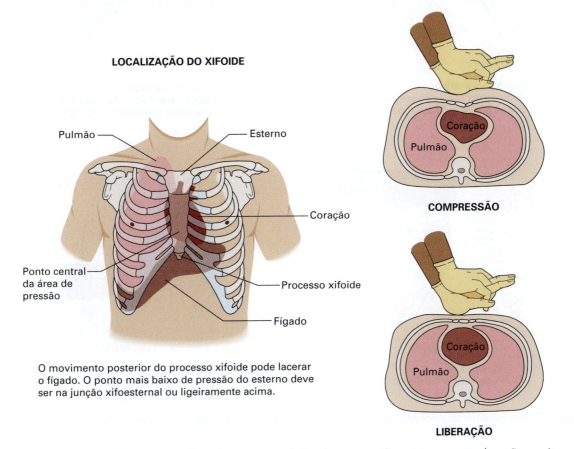

Figura 5.13 As mãos devem estar posicionadas sobre o terço inferior do esterno. O posicionamento das mãos muito abaixo desse local pode causar dano desnecessário ao fígado, e seu posicionamento muito acima resultará em compressão cardíaca ineficiente.

82 Primeiros socorros para estudantes

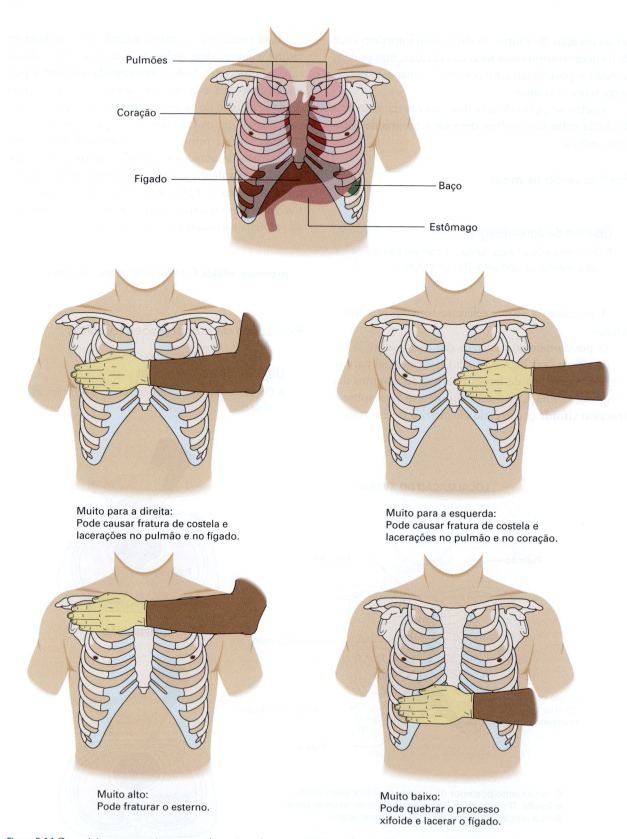

Figura 5.14 O posicionamento incorreto das mãos durante a RCP pode danificar a caixa torácica e os órgãos subjacentes.

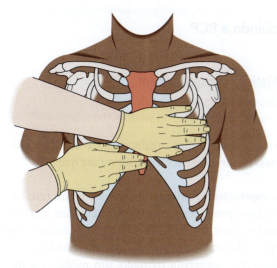

Figura 5.15 Coloque dois dedos sobre o processo xifoide e utilize-os como guia para colocar a base da outra mão sobre o esterno de forma adequada.

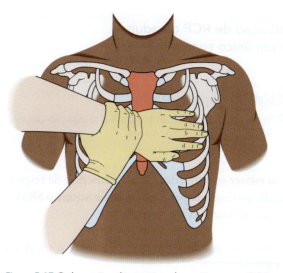

Figura 5.17 Colocação alternativa das mãos para RCP.

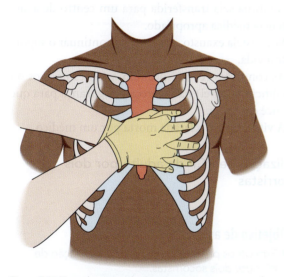

Figura 5.16 Entrelace os dedos, posicione seus ombros diretamente acima das suas mãos e faça compressão de, pelo menos, 5 cm sobre o esterno.

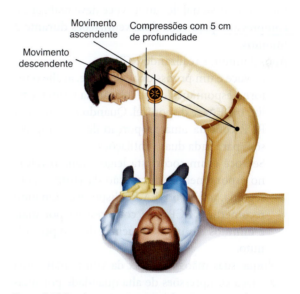

Figura 5.18 Realize compressões torácicas rápidas e profundas.

Para fazer compressões torácicas (ver Fig. 5.18), proceda da seguinte forma:

1. Com as mãos corretamente posicionadas, endireite os braços, firme os cotovelos e posicione os ombros diretamente acima das mãos. O nariz, os ombros e o umbigo devem estar quase alinhados verticalmente. Nessa posição, os impulsos recairão diretamente sobre o esterno da vítima.
2. Pressione direto para baixo, usando o peso da parte superior de seu corpo para comprimir o esterno da vítima em aproximadamente 4 a 5 cm, o que forçará o sangue do coração.
3. Libere completamente a pressão para permitir que o sangue volte para o coração. Você deve permitir que o tórax volte para a posição normal após cada compressão.
4. Mantenha as mãos sobre o tórax da vítima durante toda a compressão – não as levante nem troque de posição. As compressões torácicas devem ser suaves e rítmicas; não deve haver movimentos bruscos, batidas ou movimentos de início-parada durante o procedimento.
5. Faça compressões torácicas ao ritmo de pelo menos 100 por minuto.

Realização de RCP de adulto por um único socorrista

> ▶ **Objetivo de aprendizagem**
>
> **7** Explicar os procedimentos para a realização de RCP por um único socorrista.

Se estiver sozinho, determine a ausência de resposta, avalie os sinais de parada cardíaca e acione o SRM. Para realizar a RCP:

1. Posicione as mãos corretamente sobre o tórax da vítima.
2. Faça compressão torácica constante por 2 minutos em uma frequência de pelo menos 100 por minuto, se você for um socorrista leigo de RCP. Se você for um profissional de saúde, você deve realizar 30 compressões para cada duas ventilações durante 2 minutos.
3. Após 2 minutos realizando RCP:
   a. Se você é um profissional de saúde, avalie o retorno espontâneo da circulação da vítima. Utilize o DEA, se disponível. Quando recomeçar a RCP, conclua uma proporção de 30 compressões para cada duas ventilações.
   b. Se você é um socorrista leigo, avalie o retorno espontâneo da circulação da vítima e, em seguida, utilize o DEA, se disponível. Quando recomeçar a RCP, faça compressões por mais 2 minutos em uma frequência de 100 por minuto.
4. Coloque suas mãos no tórax da vítima mais uma vez e faça compressões de alta qualidade por mais 2 minutos em uma frequência de pelo menos 100 por minuto. Lembre-se de que se você é um profissional de saúde socorrista, você deve interpor ventilações após cada 30 compressões.
5. Repita este ciclo, pausando a cada 2 minutos para reavaliar a vítima, e use o DEA até que você seja liberado pelo SRM ou outro tipo de socorro adequado.

Novas diretrizes de RCP (publicadas em 2010) mostram que a RCP:

- deve ser rápida e profunda, em uma frequência de pelo menos 100 por minuto;
- não deve ser interrompida, a menos que seja absolutamente necessário.

Concluindo a RCP

> ▶ **Objetivo de aprendizagem**
>
> **8** Saber quando concluir a RCP.

Você deve continuar a realizar a RCP até que a vítima esteja respirando e tenha pulso ou até que:

- A respiração e o batimento cardíaco sejam restabelecidos espontaneamente (isso é incomum; a maioria dos casos de parada cardíaca exige desfibrilação e procedimentos avançados de suporte à vida).
- Um outro socorrista treinado, um médico ou um indivíduo ou equipe orientados por um médico assumam a responsabilidade do suporte básico à vida.
- Um médico diga a você para parar.
- A vítima seja transferida para um centro de assistência médica apropriado.
- Você esteja exausto e incapaz de continuar o suporte à vida.
- As condições (como incêndio, vapores nocivos ou edifício instável) não ofereçam segurança para que você continue.
- A vítima seja declarada morta por um médico.

Realização de RCP de adulto por dois socorristas

> ▶ **Objetivo de aprendizagem**
>
> **9** Explicar os procedimentos para a realização de RCP por dois socorristas.

Se outra pessoa treinada em RCP estiver no local, um de vocês deve se posicionar ao lado da vítima e o outro à cabeça. A RCP realizada por dois socorristas pode ser vantajosa pois resulta em ressuscitação mais eficiente e é menos exaustiva para os socorristas.

O socorrista ao lado da vítima deve fazer 30 compressões torácicas, conforme descrito anteriormente, e então uma pausa enquanto o socorrista à cabeça da vítima ministra duas respirações.

Na RCP realizada por dois socorristas, aquele que está ao lado da vítima não deve afastar as mãos do tórax dela. O socorrista próximo à cabeça da vítima deve manter as vias aéreas desobstruídas durante toda a ressuscitação, monitorando o pulso carotídeo e outros sinais vitais.

Quando o socorrista que está fazendo as compressões torácicas se cansar, os dois socorristas devem trocar de posição rapidamente e então retomar a ressuscitação. As Figuras 5.19 a 5.21 ilustram a RCP realizada por dois socorristas.

Realização de RCP em bebês e crianças

> ▶ **Objetivo de aprendizagem**
> 10 Explicar como adaptar as técnicas de RCP a bebês e crianças.

Como é mais provável que crianças apresentem problemas respiratórios, é recomendado que, se estiver sozinho, *você realize a RCP durante 2 minutos antes de acionar o SRM*. Da mesma forma que com adultos, você nunca deve realizar respiração artificial nem fazer compressões torácicas a menos que tenha determinado que a vítima esteja em parada cardíaca (ver Figs. 5.22 a 5.24).

Em bebês ou crianças, a ausência de resposta é caracterizada pelos seguintes sinais e sintomas:

- respiração ofegante, ausente, irregular ou lenta;
- ausência de pulso braquial ou da carótida (apenas se avaliada por prestadores de cuidados à saúde);
- ausência de movimento no tórax;
- pele azulada ou pálida;

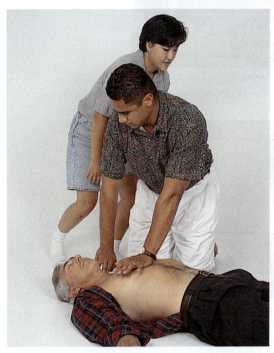

Figura 5.20 Quando o socorrista responsável pelas compressões se cansar, ele pode solicitar uma troca de posições após completar o ciclo 30:2.

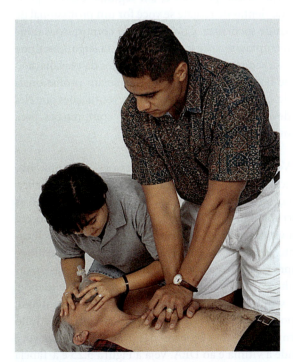

Figura 5.19 Um socorrista ministra compressões, enquanto o outro mantém as vias aéreas e faz as ventilações. A relação de 30:2 é mantida.

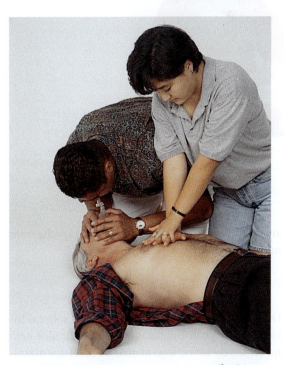

Figura 5.21 Reinicie as compressões e ventilações.

86 Primeiros socorros para estudantes

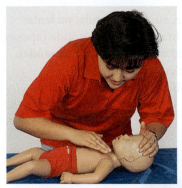

Figura 5.22 Defina a não responsividade e procure rapidamente por qualquer sinal vital ou respiração.

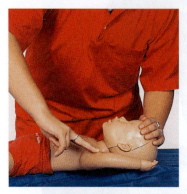

Figura 5.23 Após 5 ciclos de 30 compressões e 2 ventilações, cheque o pulso da artéria braquial. Se ausente, reinicie a RCP.

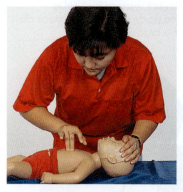

Figura 5.24 Inicie as compressões em um bebê ou em uma criança com parada cardíaca em uma frequência de pelo menos 100 por minuto. Abaixe o esterno um terço da profundidade do tórax.

- ausência de reação a tapinhas (dê um tapinha, mas nunca sacuda o bebê).

Para realizar a RCP em bebês:

1. Determine a posição correta dos dedos sobre o tórax do bebê posicionando seu dedo indicador bem no centro do tórax, logo abaixo do nível dos mamilos do bebê.

2. Coloque a outra mão sobre a testa do bebê ou embaixo dos ombros para dar apoio. Afaste o dedo indicador do tórax do bebê e use os dedos médio e anular para fazer as compressões.
3. Pressione o esterno do bebê por pelo menos um terço da profundidade do tórax – isso corresponde a aproximadamente 3 a 4 cm em um bebê – a um ritmo de pelo menos 100 compressões por minuto.
4. Faça 30 compressões e então uma respiração artificial se você for um profissional de saúde socorrista. Continue com compressões ininterruptas por 2 minutos se você for um socorrista leigo. Após 2 minutos de RCP, procure o pulso (ou sinais vitais) da criança para determinar se o coração voltou a bater.

Em crianças que ainda não alcançaram a puberdade (normalmente entre 1 e 12 anos), determine a ausência do pulso na artéria carótida. Para realizar a RCP:

1. Faça compressões na metade inferior do esterno.
2. Use a parte posterior da palma de apenas uma das mãos para pressionar o esterno; coloque a outra mão sobre a testa da criança. Nunca coloque a segunda mão sobre a primeira.
3. Pressione o esterno em pelo menos um terço de sua profundidade, ou aproximadamente 5 cm.
4. Faça 30 compressões e, em seguida, duas respirações lentas de resgate se você for um profissional de saúde socorrista. Continue com compressões ininterruptas, se você for um socorrista leigo. Continue essa sequência por 2 minutos antes da reavaliação.
5. Se houver dois socorristas que sejam profissionais de saúde, a relação compressões/ventilações que eles deverão aplicar deve ser de 15 compressões para duas ventilações.

Você deverá realizar compressões em uma frequência de, pelo menos, 100 por minuto para bebês, crianças e adultos. Lembre-se de reduzir ao mínimo as interrupções na RCP. Um DEA pode ser utilizado em uma vítima mais jovem, se estiver equipado especificamente com cabos e pás torácicas pediátricas. Verifique sempre o pacote para garantir a utilização de pás do tamanho correto para a vítima que você está atendendo. Siga sempre as direções do DEA em funcionamento; ele pode detectar se está sendo utilizado em um adulto ou em uma criança baseado nas pás torácicas que você prende à vítima e ao DEA. Veja a Figura 5.25 e a Tabela 5.1 para comparar as técnicas usadas em adultos, crianças e bebês.

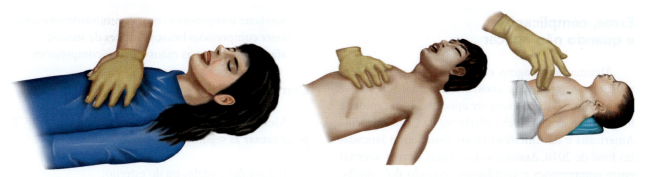

Figura 5.25 A técnica da RCP difere para adultos, crianças e bebês.

✓ **Avaliação de progresso**

1. Você deve posicionar _____ corretamente durante as compressões torácicas, ou poderá ferir a vítima. (*os ombros/as mãos/os joelhos*)
2. O processo xifoide é a extremidade _____. (*da costela/da clavícula/do esterno*)
3. A incisura subesternal é o ponto em que _____ se une(m) ao esterno. (*as costelas/a clavícula/o xifoide*)
4. Durante as compressões torácicas, mantenha os ombros retos e os cotovelos _____. (*dobrados/esticados/alinhados*)
5. Após _____ minutos de compressões torácicas, o socorrista deve avaliar o retorno espontâneo da circulação. (*2/5/10*)
6. Após iniciar a RCP, você deve continuá-la até que a respiração e o pulso retornem, até que alguém o substitua ou até _____. (*pedirem que você pare/ficar muito cansado para continuar/ferir a vítima*)
7. Durante a RCP realizada por dois socorristas, o socorrista ao lado da vítima nunca deverá _____. (*afastar as mãos do tórax/realizar respirações artificiais*)
8. Ao fazer compressões torácicas em um bebê, use _____. (*dois dedos/uma das mãos/ambas as mãos*)

Tabela 5.1 Comparação entre os componentes de RCP para bebês, crianças e adultos

Componente	Bebês	Crianças	Adultos
Identificar parada	Não responsivo com apneia ou respiração anormal	Não responsivo com apneia ou respiração anormal	Não responsivo com apneia ou respiração anormal
Sequência da RCP	Compressões seguidas por vias aéreas e respiração	Compressões seguidas por vias aéreas e respiração	Compressões seguidas por vias aéreas e respiração
Frequência de compressão e profundidade	100 por minuto, no mínimo, pelo menos 1/3 da profundidade do tórax	100 por minuto, no mínimo, pelo menos 1/3 da profundidade do tórax	100 por minuto, no mínimo, pelo menos 5 cm de profundidade
Ventilações quando o socorrista é leigo	Sem ventilações, apenas compressões	Sem ventilações, apenas compressões	Sem ventilações, apenas compressões
Relação compressão/ventilação para um profissional de saúde	30:2 (um socorrista), 15:2 (dupla de socorristas)	30:2 (um socorrista), 15:2 (dupla de socorristas)	30:2 (um ou dois socorristas)
Desfibrilação	Fixe-o e utilize o mais rápido possível; reinicie compressões imediatamente após cada choque	Fixe-o e utilize o mais rápido possível; reinicie compressões imediatamente após cada choque	Fixe-o e utilize o mais rápido possível; reinicie compressões imediatamente após cada choque

Erros, complicações e quando não aplicar

Algumas abordagens e metodologias na RCP têm mudado ao longo dos anos. Atualmente, acredita-se que as compressões devem ser aplicadas com rapidez e força, como exigidas pelas diretrizes da Cruz Vermelha Americana e da American Heart Association lançadas no final de 2010. Assim, os socorristas devem alternar entre compressões e ventilações (quando dois profissionais de saúde socorristas estiverem disponíveis) para evitar fadiga e garantir uma RCP adequada. Interrupções da RCP devem ser evitadas ao máximo.

Muitos socorristas também se preocupam em fazer RCP em vítimas que apresentam pulso. Se uma vítima não está respirando e não apresenta nenhum outro sinal vital (tosse, respiração ofegante ou movimento), e você está em dúvida quanto ao pulso, faça a RCP. É pouco provável que a vítima tenha pulso. É mais apropriado prosseguir e fazer a RCP do que negá-la a uma vítima que a necessite.

Erros ao realizar a RCP

> ▶ **Objetivo de aprendizagem**
> **11** Analisar os erros mais comuns cometidos durante a realização da RCP.

Os erros mais comuns na ventilação são:

- deixar de inclinar a cabeça suficientemente para trás em adultos;
- deixar de manter uma inclinação adequada da cabeça;
- deixar de manter uma vedação adequada sobre a boca e/ou o nariz, deixando o ar escapar;
- não fornecer respirações completas e lentas;
- deixar de observar e ouvir a expiração.

Os erros comuns na compressão torácica são:

- dobrar os cotovelos;
- não manter os ombros diretamente sobre as mãos;
- posicionar as mãos incorretamente sobre o tórax da vítima;
- deixar os dedos tocarem o tórax da vítima durante as compressões;
- não fazer compressões com rapidez suficiente;

- não fazer compressões com profundidade suficiente;
- fazer compressões bruscas em vez de suaves;
- afastar ou mover as mãos entre as compressões.

Complicações causadas pela RCP

Mesmo quando realizada corretamente, a RCP pode causar as seguintes complicações:

- fratura das costelas ou do esterno;
- separação da cartilagem da costela (comum em idosos);
- pneumotórax;
- hemotórax;
- contusão pulmonar;
- lacerações no fígado.

Mesmo que cause complicações, a *RCP eficiente é necessária*; a alternativa é a morte.

Quando não aplicar a RCP

> ▶ **Objetivo de aprendizagem**
> **12** Saber quando não aplicar a RCP.

Você é obrigado por lei a administrar RCP em qualquer vítima que necessite – a menos que haja um motivo médico ou legal para não fazê-lo:

- Existe *rigor mortis* ou outros sinais de morte.
- A vítima apresenta ferimentos que certamente causarão a morte.

✓ **Avaliação de progresso**

1. Para que a RCP seja eficaz, é necessário _____ suficientemente o tórax. (*elevar/ comprimir/massagear*)
2. Se acreditar que pode estar ferindo a vítima durante a RCP, você deve _____. (*continuar o procedimento/interromper o procedimento/ avaliar a lesão*)
3. Se estiver de plantão, você é obrigado por lei a administrar a RCP em qualquer vítima que necessite, a menos que ela _____ (*não dê o consentimento/não possa ser posicionada corretamente/apresente ferimentos fatais óbvios*)

Desfibrilação

A desfibrilação é realizada por desfibriladores externos automáticos (DEAs), que são equipamentos médicos que enviam choques controlados através de pás ou eletrodos posicionados em localizações específicas no tórax da vítima. Os DEAs são feitos para serem usados de forma fácil e segura pelo público em geral. Você deve ter notado alguma vez desfibriladores nas paredes de locais públicos, como shoppings, aeroportos e escolas. A desfibrilação é uma das intervenções definitivas mais importantes na parada cardíaca.

O coração bate porque os impulsos elétricos estimulam a contração dos músculos cardíacos de forma organizada. Quando a atividade elétrica ocorre ao acaso e de forma desorganizada, ocorre a fibrilação ventricular, e o batimento cardíaco e o pulso param. A **fibrilação ventricular** é um esforço caótico e desorganizado que o coração faz para bater, o qual é incapaz de produzir pulso ou circulação. Esse ritmo anormal pode ser corrigido pela desfibrilação precoce. A desfibrilação serve para, literalmente, dar choques no coração fazendo com que ele volte ao ritmo organizado próprio e restaure os batimentos cardíacos.

O desfibrilador não é apenas capaz, mas também extremamente preciso na identificação dos ritmos cardíacos. Você nunca precisará interpretar ou identificar o ritmo. O DEA também fornece informações que o guiarão pelo processo de desfibrilação.

Desfibrilações bem-sucedidas têm sido realizadas em locais públicos por pessoas sem treinamento formal. Siga os passos descritos a seguir para realizar a desfibrilação.

1. Realize os procedimentos básicos de suporte à vida, incluindo acionamento do SRM, compressões e ventilações, se necessárias. *Use o DEA apenas em vítimas SEM pulso ou SEM sinais vitais.*
2. Se a vítima desmaiar na sua frente ou em poucos minutos antes de você chegar, use o desfibrilador. Se você achar que a vítima estava desmaiada há pouco mais de alguns minutos, muitos médicos recomendam 2 minutos de RCP antes da desfibrilação.
3. Ligue o desfibrilador. O equipamento exibirá as instruções, como explicado a seguir (ver Figs. 5.26 a 5.29).
4. Prenda os eletrodos no tórax da vítima como indicado nos desenhos na frente do eletrodo.
5. Aperte o botão *analisar*. Certifique-se de que ninguém está tocando ou movendo a vítima.
6. Se o desfibrilador detectar fibrilação ventricular, ele carregará e pedirá que você aperte o botão de cho-

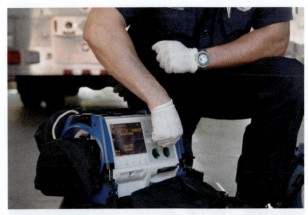

Figura 5.26 Ligue o DEA e siga as instruções dadas pelo equipamento.

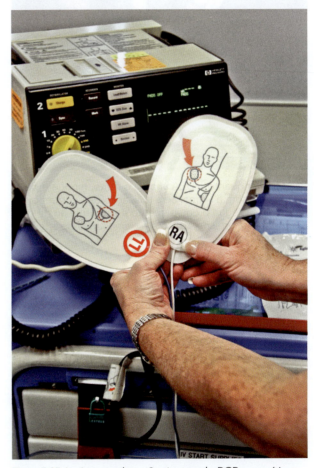

Figura 5.27 Após completar 2 minutos de RCP, se a vítima ainda estiver em parada, o socorrista deve fixar as pás do DEA na vítima, nos locais indicados.

fibrilação ventricular Consiste em um esforço caótico e desorganizado que o coração faz para bater, o qual é incapaz de produzir pulso ou circulação.

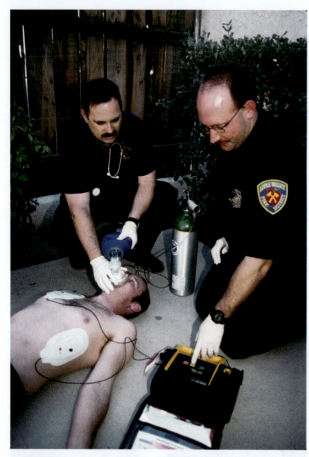

Figura 5.28 Enquanto o DEA analisa o ritmo, ninguém deve ter contato com a vítima. Se a aplicação de choque for indicada, carregue o equipamento e certifique-se de que ninguém está em contato com a vítima antes de apertar o botão de *choque*.

que. Após ter certeza de que nem você nem outras pessoas estejam tocando a vítima, aperte o botão de choque. Um impulso será enviado.

7. Siga as instruções do sistema de voz do DEA. Em geral, o desfibrilador o instruirá a parar a RCP a cada 2 minutos para que o ritmo possa ser analisado para se determinar se há indicação para outro choque.

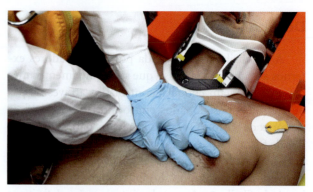

Figura 5.29 Imediatamente após aplicar o choque na vítima, faça RCP por 2 minutos antes de avaliá-la mais uma vez.

Alguns DEAs são totalmente automatizados e não exigem que nenhum botão seja apertado. O processo simplesmente se inicia quando o equipamento é ligado e os eletrodos colocados. Apenas siga as instruções fornecidas pelo equipamento.

✓ Avaliação de progresso

1. A fibrilação ventricular é um esforço _____ que o coração faz para bater. (*acelerado/ desorganizado/habitual*)
2. Se você estiver sozinho com uma vítima de parada cardíaca e possuir um DEA, você deve fazer primeiro _____ (*RCP/desfibrilação/exame neurológico*)
3. Antes de analisar ou aplicar um choque na vítima com um DEA, você deve _____ a(da) vítima. (*virar/afastar-se/ventilar*).

Comparação entre diretrizes de RCP
Cruz Vermelha Americana (ARC) e American Heart Association (AHA)*

Procedimento	Socorrista leigo certificado pela Cruz Vermelha Americana	Profissional de saúde da American Heart Association
Compressão	• Região central do tórax (adultos e crianças) • Linha imaginária entre os mamilos, colocando 2-3 dedos sobre essa linha (bebês)	• Região central do tórax, entre os mamilos (adultos e crianças) • Região central do tórax, logo abaixo dos mamilos (bebê)
Frequência das compressões	• 100 por minuto	• 100 por minuto, no mínimo
Profundidade das compressões	• Adultos: 4 a 5 cm • Crianças: 2,5 a 4 cm • Bebês: 1 a 2,5 cm	• Adultos: 2,5 cm, no mínimo • Crianças/bebês: pelo menos $1/3$ da profundidade do tórax
Relação compressão/ventilação	• 30:2 no caso de um socorrista (todas as idades)	• 30:2 no caso de um socorrista (todas as idades)
Desfibrilação/desfibrilação externa automatizada (DEA)	• Parada testemunhada, ou inferior a 4 minutos, desfibrilação imediata • Inferior a 4 minutos, ministre 5 ciclos de 30:2 antes da desfibrilação	• Parada testemunhada, ou inferior a 4-5 minutos, desfibrilação imediata, iniciar RCP em seguida • Se inconsciente por mais de 4-5 minutos, ministrar RCP em 5 ciclos de 30:2 antes da desfibrilação

* Baseado nas diretrizes revisadas de 2010. Consulte o verso da contracapa para obter informações e observações relacionadas aos níveis de socorristas da ARC e da AHA.

Resumo

- A parada cardíaca ocorre quando o coração para de bater.

- A ressuscitação cardiopulmonar consiste em compressões torácicas e, possivelmente, ventilação artificial, se você estiver treinado e equipado.

- O principal objetivo da RCP é circular o sangue da vítima de parada cardíaca até que ela possa receber suporte cardíaco avançado.

- A desfibrilação é o método mais eficaz de restaurar os batimentos cardíacos em uma vítima sem pulso, em fibrilação ventricular.

- A sequência do suporte básico à vida é: determinar ausência de resposta e respiração inadequada, acionar o SRM, ministrar compressões torácicas e utilizar o DEA. Se você é um profissional de saúde socorrista, você deve ministrar também ventilações artificiais.

- As compressões torácicas compreendem a aplicação rítmica, regular e suave de pressão sobre a metade inferior do esterno.

- O mais importante para uma RCP eficaz são as compressões rápidas e profundas.

- Após começar a RCP, você deve continuar até que a respiração e o pulso sejam restabelecidos espontaneamente, outra pessoa treinada assuma o controle, um médico peça que você pare, a vítima seja transportada, você fique muito cansado para continuar ou as condições não ofereçam segurança para que você o faça ou se um médico declarar que a vítima está morta.

- Na RCP realizada por dois socorristas, um socorrista faz as respirações de resgate e monitora o pulso carotídeo enquanto o outro realiza as compressões torácicas.

- É necessário modificar a técnica de RCP para bebês ou crianças com menos de 12 anos; as crianças acima dessa idade são tratadas como adultos.

- Mesmo que corretamente realizada, a RCP pode causar complicações, como fratura da costela ou do esterno; ainda assim, você deve realizá-la para evitar a morte.

- Você é obrigado por lei a administrar RCP em alguém que necessite, a menos que a pessoa esteja obviamente morta ou apresente lesões que certamente causarão a morte.

Termos-chave

Certifique-se de que você compreende os termos-chave a seguir:

desfibrilação	parada cardíaca
fibrilação ventricular	processo xifoide
laringe	suporte básico à vida

Exercício de raciocínio crítico

Você trabalha como entregador para um restaurante local e vai até a residência do casal Ellington. Eles são um casal muito simpático que você encontrou em várias ocasiões. Você chega à porta onde a sra. Ellington o aguarda. Ela parece preocupada. "É bom te ver. Não consigo acordar o Ted. Ele nunca dorme até tão tarde."

Você aceita o convite dela para entrar e percebe que tudo parece bem. Você encontra o sr. Ellington na cama, não responsivo. Ele não está respirando e não tem pulso. Você descobre que ele tem uma longa história de problemas cardíacos. A sra. Ellington parece preocupada e confusa demais para ligar para o serviço de emergência.

1. Como a sra. Ellington está muito nervosa para ligar para o serviço de emergência, o que você faria primeiro, ligaria você mesmo ou faria a RCP?
2. Você pode realizar a RCP com a vítima deitada na cama? Por que sim ou por que não?
3. Cite os passos que você seguiria para fazer uma RCP no sr. Ellington.

Capítulo 5 Autoavaliação

Aluno: _____ Data: _____

Curso: _____ Módulo: _____

Parte 1 Verdadeiro/Falso

Se você acha que a afirmação é verdadeira, assinale V. Se você acha que é falsa, assinale F.

V F **1.** As compressões torácicas de um homem adulto devem pressionar o esterno em menos de 5 cm.

V F **2.** O melhor modo de descobrir se uma pessoa parou de respirar é verificar o pulso carotídeo.

V F **3.** Você deve iniciar as compressões torácicas assim que descobrir que a vítima não está responsiva e respirando adequadamente.

V F **4.** Para a RCP em adultos, a posição correta das mãos sobre o tórax é dois dedos acima do processo xifoide.

V F **5.** Na realização de RCP por um único socorrista, deve-se fazer compressões ao ritmo de 60 por minuto.

V F **6.** O ritmo de compressão para bebês é de pelo menos 100 por minuto.

V F **7.** Determina-se o batimento cardíaco em bebês palpando o pulso braquial.

Parte 2 Múltipla escolha

Assinale a resposta correta ou a frase que melhor completa a sentença.

1. A posição correta das mãos para administrar a RCP em um bebê é:
- **a.** Dois dedos acima da incisura subesternal.
- **b.** Na base do esterno.
- **c.** No terço inferior do esterno.
- **d.** Dois dedos colocados logo abaixo de uma linha imaginária entre os mamilos.

2. Após cada compressão torácica, suas mãos devem
- **a.** se afastar completamente do tórax.
- **b.** pressionar suavemente o tórax.
- **c.** repousar no tórax, na posição normal de RCP.
- **d.** Nenhuma das anteriores.

3. Se estiver sozinho e administrar a RCP, você deve fazer compressões em um ritmo de _____.
- **a.** 80 por minuto.
- **b.** 100 por minuto.
- **c.** 120 por minuto.
- **d.** 160 por minuto.

4. O suporte básico à vida consiste em
- **a.** reconhecer a parada cardíaca e fornecer circulação artificial.
- **b.** verificar a respiração e administrar respiração artificial.
- **c.** verificar o batimento cardíaco e administrar circulação artificial.
- **d.** verificar o batimento cardíaco e administrar respiração artificial.

5. A RCP deve começar quando sua necessidade for reconhecida e deve continuar até que todas as condições a indiquem, exceto se
- **a.** a vítima for declarada morta pelo socorrista.
- **b.** a vítima for reanimada.
- **c.** o socorrista não conseguir mais continuar.
- **d.** um profissional médico qualificado assumir o controle.

6. Para verificar a circulação no pulso carotídeo,
- **a.** use o polegar.
- **b.** tome o pulso no lado oposto da traqueia, de modo que possa sentir a troca de ar na traqueia.
- **c.** verifique o pulso com a ponta dos dedos após aplicar duas respirações artificiais completas.
- **d.** Nenhuma das anteriores.

7. Você deve parar periodicamente e verificar se o batimento cardíaco retornou
- **a.** verificando as pupilas.
- **b.** verificando os sinais vitais.
- **c.** ouvindo o batimento cardíaco com um estetoscópio.
- **d.** Nunca pare a RCP, a menos que a vítima seja obviamente reanimada.

Parte 3 O que você faria...?

Você está em um restaurante com sua família quando um homem de meia-idade em outra mesa leva a mão ao peito e cai no chão. Você percebe a agitação, corre até a mesa e pergunta "Ele está engasgado?". Ninguém sabe dizer. As pessoas estão aglomeradas ao redor do homem, a esposa está sacudindo-o e gritando, mas ninguém sabe o que fazer. Que sinais e sintomas indicariam que o homem está sofrendo um ataque cardíaco? Que etapa dos primeiros socorros você realizaria primeiro? Identifique as etapas que você adotaria em cada categoria:

Determinar ausência de resposta
Acionar o SRM
Fornecer compressões externas
Utilizar um DEA
Integrar-se com o SRM após sua chegada

Capítulo 6

Hemorragia e choque

▶ Objetivos de aprendizagem

Após estudar este capítulo, você será capaz de:

1. Descrever e demonstrar como controlar hemorragia externa com pressão direta.
2. Descrever e demonstrar como controlar hemorragia externa com talas infláveis.
3. Descrever e demonstrar como controlar hemorragia externa com torniquetes.
4. Identificar os sinais e sintomas mais comuns de hemorragia interna.
5. Descrever e demonstrar os procedimentos gerais para controlar hemorragia interna.
6. Compreender a fisiopatologia básica do choque.
7. Compreender os fatores que podem influenciar a severidade do choque.
8. Reconhecer os vários tipos de choque.
9. Identificar os sinais e sintomas de choque.
10. Descrever e demonstrar o controle do choque.
11. Identificar sinais e sintomas de choque anafilático.
12. Descrever o controle do choque anafilático.

No local da ocorrência

Jessica Franklin, 14 anos, estava andando em sua bicicleta nova quando, ao fazer uma curva, derrapou em alguns pedregulhos e foi lançada sobre o guidão. Uma laceração grande e irregular na perna, causada por uma das alavancas de marcha, começou a sangrar profusamente.

Bart Billings, a caminho de uma entrevista de emprego, parou para ajudar. Uma rápida avaliação primária mostrou que a hemorragia na perna era o único ferimento sério; ele gritou para uma mulher que estava em um gramado vizinho para ligar para o serviço de emergência.

Como não tinha luvas, Bart tirou rapidamente sua camisa limpa, dobrou-a várias vezes e usou-a como um tampão grosso para impedir o contato com o sangue de Jessica. Em seguida, ele elevou a perna dela, apoiando-a no joelho, e exerceu pressão direta sobre a laceração. Ele manteve a pressão direta e monitorou Jessica, atentando-se aos sinais de choque até a chegada do resgate 4 minutos mais tarde.

Os processos vitais dependem de um suprimento adequado e ininterrupto de sangue. A perda de um litro de sangue em adultos geralmente é séria; a perda de 1,5 litro pode ser fatal se ocorrer dentro de algumas horas. A hemorragia em certas partes do corpo, como nos principais vasos sanguíneos do pescoço, pode ser fatal em apenas alguns minutos.

A perda de sangue ocasiona um estado de choque físico porque um volume insuficiente de sangue flui pelo corpo para fornecer nutrientes e oxigênio aos tecidos. Todos os processos orgânicos são afetados pelo choque. Se as condições que causam o choque não forem revertidas, a vítima morrerá.

Este capítulo discute vários modos de controlar sangramentos e descreve o atendimento médico de emergência que deve ser ministrado a uma vítima em choque.

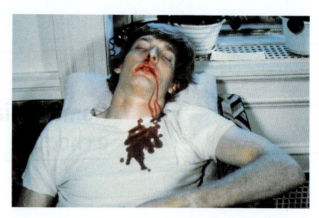

Figura 6.1 O sangramento da boca ou do nariz de uma vítima inconsciente pode ameaçar seriamente a via aérea e a respiração. Certifique-se de estabelecer e manter a via aérea aberta e posicione a vítima de forma a permitir a drenagem do sangue.

A hemorragia e seus efeitos

A severidade do sangramento depende:
- da rapidez com que o sangue flui do vaso;
- do tamanho do vaso;
- se o vaso é uma veia ou uma artéria;
- de a hemorragia ser interna ou externa;
- de onde o sangramento se originou;
- da idade e do peso da vítima;
- da condição física geral da vítima;
- de o sangramento ser uma ameaça às vias aéreas e à respiração.

O sangramento dá início a uma cadeia específica de eventos orgânicos para compensar a perda de líquido e a perda potencial de oxigênio que circula para o coração, cérebro, pulmões e outros órgãos.

Dito de maneira simples, o corpo passa a contrair os vasos sanguíneos que irrigam as áreas não essenciais, como a pele; aumenta a frequência cardíaca e a força de contração do coração; libera hormônios que reabsorvem fluidos para o sangue e mantém os outros efeitos compensatórios; e produz glóbulos vermelhos extras. As plaquetas se amontoam no local do ferimento para estimular a coagulação, e os glóbulos brancos para ajudar a controlar infecções.

Se o sangramento não for controlado, o organismo não conseguirá compensar com rapidez suficiente para manter o volume de sangue necessário, e a hemorragia se tornará uma emergência potencialmente fatal (ver Fig. 6.1). A hemorragia não controlada pode levar ao choque.

A severidade do sangramento depende de sua fonte: artéria, veia ou vaso capilar (ver Fig. 6.2 e Tab. 6.1).

O **hemofílico** é uma pessoa cujo sangue não coagula em decorrência de anormalidades congênitas nos mecanismos de coagulação. Mesmo um corte pequeno em um vaso sanguíneo pode levar o hemofílico à morte. Apesar de o ferimento não ser considerado grave em outras vítimas, ao tratar de uma vítima hemofílica, além de fornecer cuidados intensivos, acione o SRM imediatamente para que ela seja transportada para o hospital o mais rápido possível.

✓ Avaliação de progresso

1. Quando o sangramento é incontrolável, o organismo não consegue compensar com rapidez suficiente, ocasionando _____. (*parada cardíaca/insuficiência cardíaca/choque*)
2. A perda de _____ litro(s) de sangue pode ser fatal se ocorrer durante um período de algumas horas. (*um/dois/três*)
3. O sangue arterial é _____. (*vermelho/vermelho vivo/vermelho escuro*)
4. O sangue venoso é _____. (*vermelho/vermelho vivo/vermelho escuro*)
5. O sangue de um vaso capilar é _____. (*vermelho/vermelho escuro/vermelho médio*)
6. O sangramento mais difícil de controlar vem _____. (*das artérias/das veias/dos vasos capilares*)

hemofílico Pessoa cujo sangue não coagula em decorrência de anormalidades congênitas no mecanismo de coagulação.

Capítulo 6 Hemorragia e choque 97

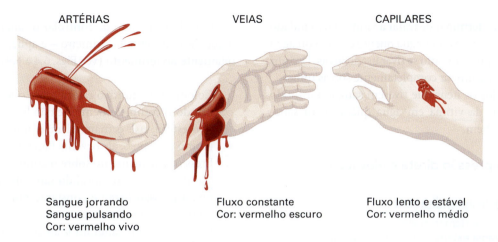

Figura 6.2 Fontes de sangramento e suas características.

Controle do sangramento

Ao se deparar com uma vítima sangrando, faça o seguinte:

1. estanque o sangramento;
2. determine a causa e a fonte do sangramento, assim como a condição geral da vítima (ver Fig. 6.3); exponha o ferimento para determinar de onde vem o sangue;
3. coloque a vítima na posição em que ela será menos afetada pela perda de sangue;
4. mantenha as vias aéreas desobstruídas.

Após o controle do sangramento, tome medidas para prevenir ou controlar o choque, verifique os sinais vitais a cada 5 minutos, repita a avaliação da vítima a cada 15 minutos e mantenha-se alerta para as complicações da perda de sangue.

Tomando precauções com relação às substâncias do corpo

Sempre que ajudar uma vítima que esteja sangrando ou perdendo outros fluidos corporais, tome as seguintes precauções para proteger-se de doenças infecciosas (ver Cap. 1):

- Coloque uma barreira entre você e o sangue da vítima. Se possível, use luvas de látex; do contrário, use filme plástico, papel alumínio, compressas extras de gaze ou um pano limpo e grosso, dobrado. Como último recurso, use a mão da própria vítima.
- Evite tocar seus lábios, nariz ou olhos ou manusear alimentos durante o atendimento de emergência.

Tabela 6.1 Fontes de sangramento e seus efeitos

Fonte	Cor	Velocidade	Efeito
Artéria	Vermelho vivo	Rápida (jorrando ou pulsando)	Sob alta pressão; é o mais difícil de controlar
Veia	Vermelho escuro	Fluxo constante	Difícil de controlar; veias grandes podem sugar ar
Vasos capilares	Vermelho médio	Lenta, fluxo uniforme ou gotejamento estável	Geralmente coagula de forma espontânea, causando pouca perda de sangue

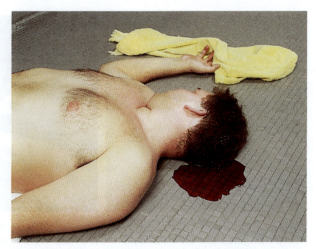

Figura 6.3 Detectar e controlar o sangramento severo faz parte da investigação primária.

- Assim que terminar de tratar a vítima, lave cuidadosamente as mãos com água quente e sabão ou agente antisséptico, mesmo se tiver usado luvas. Use uma escova para limpar completamente sob as unhas.
- Lave todos os itens que tiverem sangue ou fluidos corporais da vítima em água quente com sabão. Enxágue bem.

Aplicando pressão direta e elevação

> ▶ **Objetivo de aprendizagem**
> 1 Descrever e demonstrar como controlar hemorragia externa com pressão direta.

O melhor método de controlar o sangramento – e o que deve ser tentado primeiro – é aplicar pressão diretamente no ferimento (ver Figs. 6.4 a 6.9):

1. Coloque um curativo estéril sobre o ferimento, cobrindo-o completamente. Se não houver um curativo estéril, use o material mais limpo disponível (como um lenço, absorvente higiênico ou lençol).
2. Pressione firmemente sobre o curativo com os dedos diretamente no local do sangramento. Mantenha a pressão firme e constante por, no mínimo, 10 minutos. Os ferimentos no couro cabeludo, na face e nas mãos sangram mais profusamente, pois nessas áreas o suprimento de sangue é abundante.

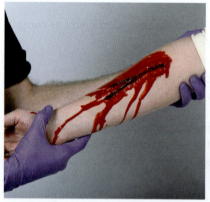

Figura 6.4 Sangramento de uma laceração no antebraço.

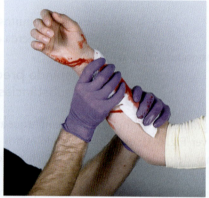

Figura 6.5 Controle o sangramento com pressão direta. Embora sua eficácia não tenha sido comprovada, a elevação também pode ser usada junto à pressão direta, se o ferimento estiver localizado em um dos membros. Se não houver curativos disponíveis, use as mãos enluvadas ou outro material limpo, como uma camisa, toalha ou fronha.

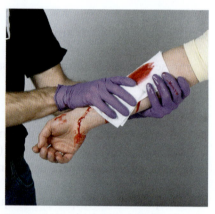

Figura 6.6 Não remova curativos encharcados de sangue.

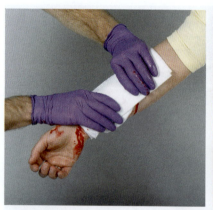

Figura 6.7 Coloque um novo curativo sobre o original. Continue a pressão direta e a elevação. Após o controle do sangramento, enfaixe o curativo.

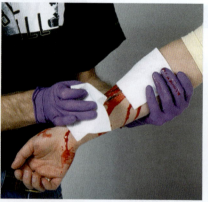

Figura 6.8 Em caso de sangramento profuso, não perca tempo procurando um curativo. Imediatamente inicie a pressão direta sobre o vaso que está sangrando.

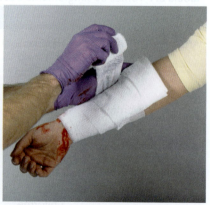

Figura 6.9 Enfaixe o ferimento.

3. Embora sua eficácia não tenha sido comprovada, a elevação pode ser aplicada juntamente com a pressão direta. Eleve a região que apresenta o sangramento acima do nível do coração, a menos que haja suspeita de fratura, luxação, objeto cravado ou lesão medular. *Observe que somente a elevação não é suficiente para controlar o sangramento – ela deve ser combinada com a pressão direta.*
4. Você pode usar uma compressa fria sobre o ferimento enquanto aplica pressão direta e elevação; o frio pode desestimular o fluxo de sangue para a área. Não se esqueça de colocar uma camada de gaze ou outro material fino entre a compressa e a pele da vítima.
5. Verifique o curativo em intervalos pequenos. Se ele estiver encharcado de sangue, não o remova, simplesmente coloque outro curativo sobre ele e reaplique pressão.
6. *Nunca aplique pressão direta em um ferimento se houver objeto cravado ou osso em protrusão através dele.* Nesses casos, use uma compressa em forma de rosca sobre o ferimento e, então, aplique pressão sobre a compressa. Para fazer a compressa, passe uma gravata ou outra faixa estreita ao redor dos dedos várias vezes e, então, enrole o restante da faixa para dentro e para fora ao longo de todo o anel até que toda a faixa esteja enrolada formando a compressa.

Deixe o curativo no lugar por, no mínimo, 10 minutos *depois* que o sangramento parar. Tirá-lo antes pode interromper a coagulação e fazer que o sangramento recomece.

Se necessário, você pode aumentar a pressão no curativo com uma bandagem de pressão, tala inflável ou manguito do esfigmomanômetro.

Usando bandagem de pressão

A bandagem de pressão é usada para pressionar o curativo (ver Fig. 6.10). Para usá-la:

1. Cubra o ferimento com um curativo grosso; certifique-se de que todo o ferimento esteja coberto.
2. Segurando o curativo no lugar, passe a bandagem de pressão ao redor do curativo com firmeza suficiente para exercer pressão moderada.
3. Verifique periodicamente os pulsos distais e se a pele está matizada ou as unhas esbranquiçadas, sinais de que a bandagem está muito apertada.

Usando uma tala inflável

▶ **Objetivo de aprendizagem**
2 Descrever e demonstrar como controlar hemorragia externa com talas infláveis.

A tala inflável (ver Fig. 6.11) pode ser usada para criar uma bandagem de pressão e controlar o sangramento em um membro. O uso desse dispositivo traz um benefício adicional: suas mãos ficam livres para você poder tratar de outras lesões. Use a tala inflável da seguinte maneira:

1. Cubra o ferimento com um curativo estéril grosso.
2. Deslize a tala sobre o curativo, tomando cuidado para não deslocá-lo ou removê-lo.
3. Infle a tala. Tome cuidado para não inflar demais – a superfície da tala deve abaixar no mínimo 1 cm quando pressionada com a ponta dos dedos.

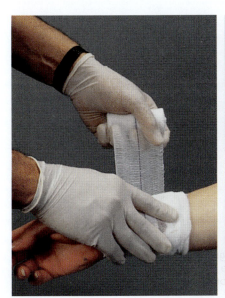
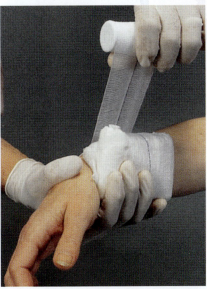

Figura 6.10 Aplicando uma bandagem de pressão.

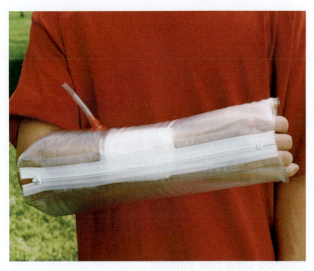

Figura 6.11 As talas infláveis podem ser usadas para aplicar pressão e controlar o sangramento de um membro.

4. Verifique frequentemente os pulsos distais se eles não estiverem cobertos pela tala; também verifique se a pele está matizada ou as unhas esbranquiçadas, sinais de que a tala está muito apertada.

Nunca esvazie uma tala inflável se não houver alguém da equipe do SRM presente.

Usando um torniquete

> **Objetivo de aprendizagem**
> 3 Descrever e demonstrar como controlar hemorragia externa com torniquetes.

Um torniquete deve ser usado se a pressão direta for incapaz de controlar o sangramento. Deve ser usado apenas nos membros; como regra geral, considere a utilização do torniquete apenas sob uma destas circunstâncias:

- há rompimento de uma grande artéria e o sangramento está incontrolável;
- o membro foi parcial ou totalmente decepado e o sangramento está incontrolável;
- várias pessoas são feridas em um acidente e você não pode perder tempo aplicando pressão sobre um ferimento sangrante.

Você pode utilizar um torniquete comercial ou improvisar um a partir de retalhos, cintos, suspensórios, lenços, toalhas, gravatas, panos, bandagem triangular dobrada ou outro material adequado que tenha pelo menos 6 cm de largura. *Nunca* use arame, corda ou qualquer outra coisa que possa cortar a pele. *Nunca* use grampos ou pinças nos vasos sanguíneos.

Para aplicar um torniquete (ver Fig. 6.12), faça os passos descritos a seguir.

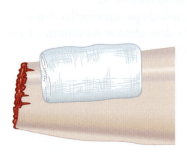

1. Aplique uma compressa

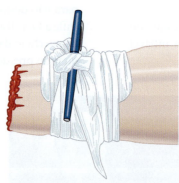

2. Aperte o torniquete

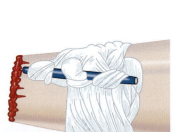

3. Fixe-o no local

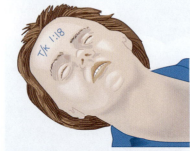

4. Anote o horário

Figura 6.12 Aplique o torniquete apenas se a pressão direta for insuficiente para controlar o sangramento.

1. Segure o ponto de pressão apropriado para controlar temporariamente o sangramento; em seguida, posicione o torniquete entre o coração e o ferimento, deixando pelo menos 5 cm de pele sadia entre o ferimento e o torniquete.
2. Coloque uma compressa grossa sobre o tecido que será comprimido.
3. Passe o material do torniquete ao redor do membro duas vezes, apertando bem; em seguida, prenda-o com um meio-nó na porção superior do membro.
4. Insira um bastão pequeno ou outro objeto semelhante no meio-nó e, então, faça um nó completo.
5. Torça o bastão para apertar o torniquete *somente* até o sangramento parar. Prenda o bastão no local com as extremidades do torniquete ou outro pedaço de tecido. Deixe o torniquete descoberto.
6. Anote detalhadamente a localização do torniquete, a hora em que ele foi aplicado e os sinais vitais no momento da aplicação. Pregue a nota nas roupas da vítima. Em seguida, escreva T ou TK (para indicar a aplicação de torniquete) na testa da vítima com batom ou marcador, anotando a hora em que o torniquete foi aplicado.

Nunca afrouxe ou remova um torniquete sem a orientação de um médico.

Usando o manguito do esfigmomanômetro

Em alguns casos, é possível usar o manguito do esfigmomanômetro para controlar o sangramento (ver Fig. 6.13). Caso use o manguito:

- prenda-o bem para que o velcro não abra de repente;
- infle o manguito até uma pressão que leve à parada do sangramento; geralmente 10 a 20 mm Hg acima da pressão arterial sistólica;
- nunca esvazie o manguito se não por orientação de um médico.

O manguito do esfigmomanômetro pode permanecer inflado com segurança por até 30 minutos.

✓ **Avaliação de progresso**

1. Pressão direta é a pressão aplicada diretamente _____. (*na artéria/no ponto de pressão/no ferimento*)
2. Se o curativo ficar completamente encharcado de sangue, você deve _____. (*removê-lo/removê-lo e substituí-lo/deixá-lo no local e colocar outro curativo sobre ele*)

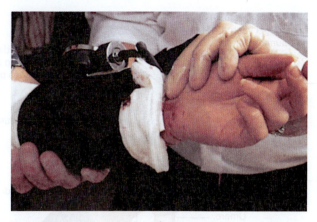

Figura 6.13 O manguito do esfigmomanômetro pode ser usado para aplicar pressão e controlar o sangramento em um membro.

3. Além da pressão direta, _____ o membro e aplique compressas frias. (*eleve/comprima/imobilize*)
4. O material usado como torniquete deve ter pelo menos _____ cm de largura. (*4/6/8*)
5. Afrouxe o torniquete somente quando _____. (*o sangramento tiver parado/a equipe de resgate chegar/houver um médico presente*)

Hemorragia interna

O sangramento interno resulta, geralmente, de trauma fechado penetrante ou de certas fraturas (como fratura pélvica). Embora não seja visível, o sangramento interno pode ser bastante sério – até mesmo fatal – pois pode provocar choque rapidamente (ver Fig. 6.14).

Você deve suspeitar de sangramento interno com base nos sinais e sintomas, assim como no mecanismo da lesão.

Sinais e sintomas

▶ **Objetivo de aprendizagem**
4 Identificar os sinais e sintomas mais comuns de hemorragia interna.

Ao procurar por hemorragia interna, busque evidências de ferimentos no corpo, como hematomas no abdome ou tronco ou uma deformação na coxa. Em geral, hemorragia interna leva a uma grande perda de sangue e ao choque, portanto, busque continuamente por sinais e sintomas de choque. Os sinais e sintomas

102 Primeiros socorros para estudantes

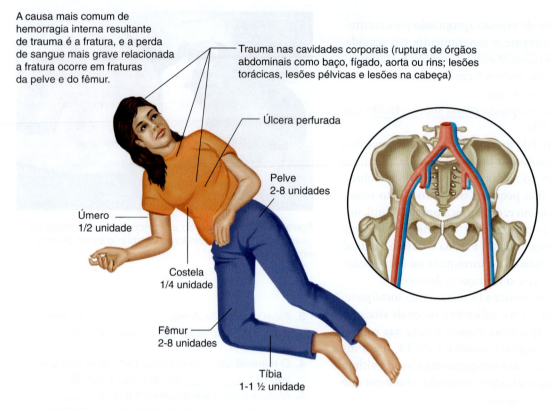

Figura 6.14 Hemorragia interna.

de hemorragia interna incluem: inquietação e ansiedade, pele fria e úmida, pulso rápido e fraco, respiração rápida e, finalmente, uma queda na pressão arterial. Pode haver sinais e sintomas adicionais, dependendo da fonte do sangramento (ver Tab. 6.2). Se o sangramento tem sua origem em um vaso pequeno ou um órgão de sangramento lento, a hemorragia interna pode não causar sinais e sintomas por horas ou dias; lembre-se de que pode haver hemorragia interna mesmo sem haver sinais ou sintomas.

Atendimento de emergência

▶ **Objetivo de aprendizagem**
5 Descrever e demonstrar os procedimentos gerais para controlar hemorragia interna.

A hemorragia interna está mais frequentemente associada à lesão em órgãos ou estruturas dentro da cavidade torácica, abdominal e pélvica, e à fratura do fêmur.
Em caso de vítimas com hemorragia interna, acione o SRM e, em seguida:

1. Estabeleça e mantenha as vias aéreas desobstruídas e monitore as funções vitais (vias aéreas, respiração, circulação e incapacidades – ver Capítulo 3, tópico "Conduzindo a investigação primária").
2. Verifique se há fraturas e imobilize-as, se for o caso.
3. Mantenha a vítima imóvel. Posicione-a e trate o choque, cobrindo-a para manter o corpo aquecido. Se a vítima começar a vomitar, coloque-a em posição de recuperação.
4. Monitore os sinais vitais a cada 5 minutos até a chegada da equipe de resgate.

✓ **Avaliação de progresso**

1. A hemorragia interna é extremamente séria, pois pode causar _____.(lesão em membro/lesão cerebral/choque)
2. Se houver hemorragia interna, a frequência cardíaca estará _____. (diminuída/normal/aumentada)
3. A causa mais comum de hemorragia interna é _____. (trauma fechado ou perfurante/úlcera perfurada/fratura do crânio)
4. Os sinais e sintomas de hemorragia interna são muito semelhantes aos de _____. (hemorragia externa/doença cardiopulmonar/choque)

Tabela 6.2 Causas comuns de hemorragia interna e sinais e sintomas associados

Causas comuns	Sinais e sintomas
Trauma fechado e perfurante	Hematoma; dor, sensibilidade, inchaço ou descoloração no local da lesão; em trauma fechado no abdome, sangramento do reto ou sangramento não menstrual da vagina; feridas abertas no tronco, abdome, pelve ou membros
Costelas ou esterno fraturados	Tosse com sangue vermelho vivo, espumoso; respiração rápida e superficial; dificuldade para respirar
Sangramento de úlcera ou lesão estomacal	Vômito de sangue vermelho vivo ou castanho-escuro parcialmente digerido que se assemelha a borra de café
Doença intestinal, parasitas, trauma fechado no abdome	Fezes escuras ou negras; rigidez no abdome; espasmos dos músculos abdominais
Lesão do sistema urinário ou fratura pélvica	Sangue na urina ou urina escura

5. O tratamento básico da hemorragia interna envolve _____, desobstruir as vias aéreas e posicionar a vítima de forma a prevenir choque. (aplicar pressão/acionar o SRM/elevar a parte afetada)

Hemorragia nasal

O sangramento nasal é uma fonte relativamente comum de sangramento, podendo resultar de lesão, doença, atividade, temperaturas extremas ou outras causas. Sangramentos nasais intensos e não controlados podem causar perda de sangue suficiente para ocasionar choque.

Se suspeitar de que o sangramento nasal foi causado por fratura do crânio, *não tente interromper o fluxo de sangue*, pois isso elevaria a pressão intracraniana. Cubra *frouxamente* o orifício nasal com um curativo estéril seco para absorver o sangue, acione o SRM e trate a fratura do crânio conforme descrito no Capítulo 13.

Se suspeitar de que a causa do sangramento nasal não é uma fratura do crânio:

1. mantenha a vítima sentada, imóvel e inclinada para a frente, impedindo que o sangue seja aspirado ou vá para os pulmões (ver Fig. 6.15), e nunca faça a vítima inclinar a cabeça para trás;
2. se não suspeitar de fratura nasal, aperte as narinas (ver Fig. 6.16);
3. aplique compressas frias no nariz e na face;
4. se o sangramento não parar, acione o SRM.

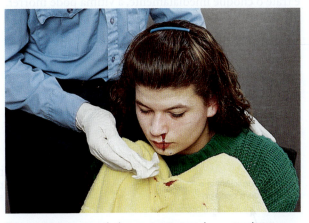

Figura 6.15 Em caso de hemorragia nasal, mantenha a vítima sentada, imóvel e inclinada para a frente.

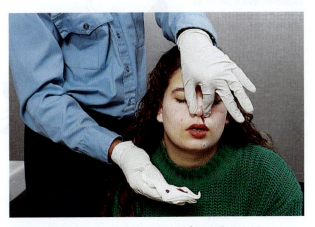

Figura 6.16 Aplique pressão apertando as narinas e, se necessário, coloque compressas frias no nariz e na face.

✓ Avaliação de progresso

1. Para controlar a hemorragia nasal, mantenha a vítima _____. (sentada/deitada/em uma posição confortável)
2. A menos que haja suspeita de fratura nasal, aperte as narinas e então aplique _____. (pressão/compressas frias/pressão indireta)
3. Se suspeitar de _____, não tente interromper a hemorragia nasal. (ataque cardíaco/pressão arterial elevada/fratura do crânio)

Choque

Choque é definido como fornecimento inadequado de oxigênio e glicose para as células. Se não for tratado, o choque é fatal. Caso o socorrista não reconheça e trate o choque imediatamente, a vítima pode morrer.

Causas do choque

▶ **Objetivo de aprendizagem**
6 Compreender a fisiopatologia básica do choque.

O **choque** é um processo progressivo que pode ser gradual ou de início repentino; durante seu desenvolvimento, a condição da vítima muda constantemente. As Figuras 6.17 e 6.18 ilustram o ciclo contínuo de choque traumático.

▶ **Objetivo de aprendizagem**
7 Compreender os fatores que podem influenciar a severidade do choque.

Basicamente, o choque é o fornecimento inadequado de oxigênio e nutrientes para as células. Isso também é chamado de perfusão tecidual inadequada. **Perfusão** se refere à circulação do sangue rico em oxigênio através dos órgãos e tecidos. As células mais sensíveis à falta de oxigênio são as do coração, do cérebro e dos pulmões.

Existem quatro causas básicas de choque (ver Tab. 6.3):

choque Perfusão tecidual inadequada.
perfusão Circulação de sangue rico em oxigênio para as células.

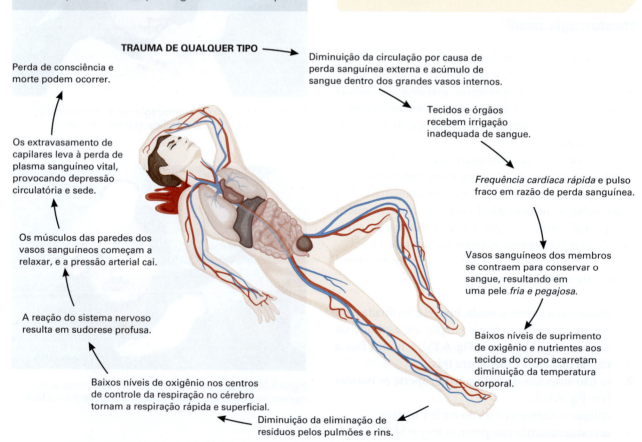

Figura 6.17 Ciclo contínuo de choque traumático.

Capítulo 6 Hemorragia e choque 105

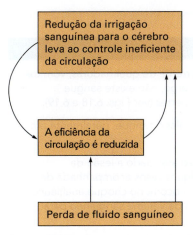

Figura 6.18 O ciclo progressivo do choque hemorrágico.

1. O sistema circulatório perde líquidos (geralmente em virtude de sangramento, queimadura ou desidratação)(ver Fig. 6.19).
2. O coração deixa de bombear sangue suficiente.
3. Os vasos sanguíneos dilatam, fazendo que o sangue se acumule nos membros e áreas não vitais.
4. O envio de sangue para o corpo apresenta-se obstruído.

Entre os fatores que contribuem para a severidade do choque encontram-se: idade (bebês e idosos têm risco maior), lesões múltiplas, condições médicas preexistentes, gestação, condição física e quantidade de sangue perdido. O choque costuma progredir rapidamente em crianças.

Tipos de choque

> ### ▶ Objetivo de aprendizagem
> 8 Reconhecer os vários tipos de choque.

O choque é progressivo e ocorre em três estágios: **compensado**, **progressivo** (**descompensado**) e **irreversível** (ver Tab. 6.4).

O choque pode apresentar um quadro um pouco diferente em crianças; em geral, ele se desenvolve logo de início, com poucas evidências, e progride com extrema rapidez. A criança pode não exibir nenhum sinal ou sintoma, ou apenas sinais sutis e, de repente, exibir sinais dramáticos de choque progressivo. Por esse motivo, mantenha um alto nível de suspeição ao tratar uma criança ferida ou com suspeita de perda sanguínea. Nunca espere até os sintomas evoluírem.

> **choque compensado** Primeiro estágio do choque, no qual o corpo tenta compensar a perfusão tecidual diminuída.
> **choque progressivo** (**descompensado**) Segundo estágio do choque, no qual os mecanismos compensatórios falham, a pressão arterial começa a cair e os órgãos começam a sofrer por falta de perfusão.
> **choque irreversível** Estágio final do choque, no qual os órgãos do corpo começam a morrer.

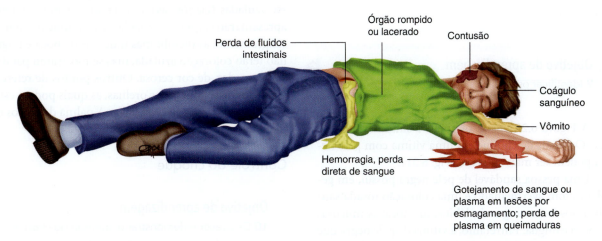

Figura 6.19 A perda de líquidos corporais pode ser externa e interna.

106 Primeiros socorros para estudantes

Tabela 6.3 Tipos de choque

Tipo	Descrição e causa
Hipovolêmico	Perda de sangue, geralmente por trauma ou perda de fluidos decorrente de queimaduras, vômitos, diarreia ou qualquer outra condição na qual fluido é perdido pelo corpo; não existe sangue suficiente no sistema para fornecer circulação adequada a todas as partes (ver Figs. 6.18 e 6.19).
Cardiogênico	O músculo cardíaco não bombeia com eficiência suficiente para circular o sangue, geralmente em decorrência de lesão, ataque cardíaco ou doença cardíaca.
Distributivo	Dilatação vascular sanguínea extrema por perda do controle nervoso associado a lesão da coluna vertebral ou liberação de agentes químicos no corpo, em alguns casos acompanhada de extravasamento de fluido de capilares espalhados pelo corpo, como ocorre no choque anafilático e séptico; ambas as condições resultam em quantidade inadequada de volume sanguíneo para preencher os vasos.
Obstrutivo	Bloqueio do envio de sangue pelas artérias do corpo, em geral associado a um grande coágulo no vaso pulmonar; o ar aprisionado em um dos lados do tórax pressiona os grandes vasos torácicos ou cardíacos e comprime o coração.

Tabela 6.4 Sinais e sintomas dos três estágios de choque

Estágio	O que acontece	Sinais e sintomas
Compensado	O corpo tenta usar os mecanismos de defesa de costume para manter a função normal.	A pressão arterial parece estar dentro dos limites normais; pulso levemente aumentado; pele ligeiramente fria, pegajosa e pálida; fraqueza, ansiedade e inquietação.
Progressivo	O corpo desvia o sangue dos membros e do abdome para o coração, o cérebro e os pulmões.	Pele torna-se mais pálida, fria e pegajosa; pressão arterial cai abaixo dos limites normais; frequência cardíaca se eleva; sede; náusea e/ou vômito; diminuição do nível de consciência.
Irreversível	Múltiplos órgãos começam a morrer; o sangue se acumula longe dos órgãos vitais; ocorre a morte.	Olhos estáticos e opacos; pupilas dilatadas; respiração irregular e superficial; pressão arterial extremamente baixa ou ausente; diminuição da frequência cardíaca; perda completa da consciência.

Gestantes perdem grandes quantidades de sangue antes que os sinais e sintomas do choque fiquem evidentes.

Sinais e sintomas

> ▶ **Objetivo de aprendizagem**
> **9** Identificar os sinais e sintomas de choque.

A Figura 6.20 ilustra os sinais e sintomas de choque. Os sinais de choque em uma vítima com pele negra podem ser mais sutis (ver Fig. 6.21).

Uma pessoa saudável de pele negra possui, em geral, um tom avermelhado e uma coloração rosada saudável nos leitos ungueais, lábios, membranas mucosas da boca e língua. Entretanto, a vítima de pele negra que apresenta ausência de oxigênio não exibe alterações acentuadas da cor da pele. Em vez disso, a pele ao redor do nariz e da boca exibirá um tom acizentado, as membranas mucosas da boca e da língua podem apresentar-se azuladas (cianóticas), e os lábios e leitos ungueais apresentarão coloração azulada. Se o choque resultar de sangramento, as membranas mucosas da boca e língua não terão coloração azulada, mas se mostrarão pálidas, acinzentadas, de cor cerosa. Outros pontos de referência incluem as pontas das orelhas, as quais podem estar avermelhadas por causa da febre. A palma das mãos e a planta dos pés parecerão mais pálidas.

Controle do choque

> ▶ **Objetivo de aprendizagem**
> **10** Descrever e demonstrar o controle do choque.

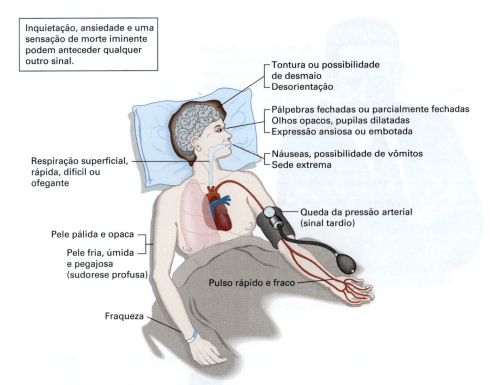

Figura 6.20 Sinais e sintomas de choque.

Acione imediatamente o SRM e, em seguida:

1. Assegure-se de que as vias aéreas estão desobstruídas e mantenha-as.
2. Coloque a vítima de costas, a menos que ela tenha um objeto impalado na parte posterior do corpo, apresente dificuldade respiratória ou sintomas de ataque cardíaco. Nesses casos, coloque a vítima semissentada para facilitar a respiração. Uma vítima cuja gravidez é evidente deve ser posicionada em decúbito lateral à esquerda, com o lado direito do quadril elevado. Qualquer vítima com suspeita de lesão vertebral deve ser posicionada em decúbito dorsal com a cabeça e o pescoço alinhados em posição neutra.
3. Controle imediatamente qualquer sangramento externo.
4. Cubra a vítima para mantê-la aquecida.
5. Imobilize as fraturas; isso pode reduzir o choque, controlando o sangramento e aliviando a dor.
6. Mantenha a vítima imóvel e quieta; o choque é agravado por manuseio brusco e/ou excessivo.
7. Não administre nada à vítima por via oral, pois pode haver necessidade de cirurgia, assim como possibilidade de vômitos e lesão no sistema digestório. Se ela se queixar de sede, umedeça seus lábios com uma toalha molhada.
8. Monitore os sinais vitais e o estado de consciência em intervalos de 5 minutos até a chegada da equipe de resgate.

Prevenção do choque

Nunca espere os sinais e sintomas do choque se desenvolverem; prevenir é muito melhor. Qualquer vítima de lesão ou enfermidade pode desenvolver choque. Você pode evitar o problema:

- certificando-se de que a vítima está com as vias aéreas desobstruídas e respirando adequadamente; se necessário, forneça respiração artificial;
- controlando o sangramento;
- imobilizando fraturas;
- tomando medidas para aliviar a dor (fazendo curativos, enfaixando, imobilizando e posicionando a vítima de forma adequada);
- colocando a vítima em decúbito dorsal;
- mantendo a vítima aquecida sem superaquecê-la.

As Figuras 6.22 a 6.26 ilustram o posicionamento do corpo e os cuidados para prevenir o choque.

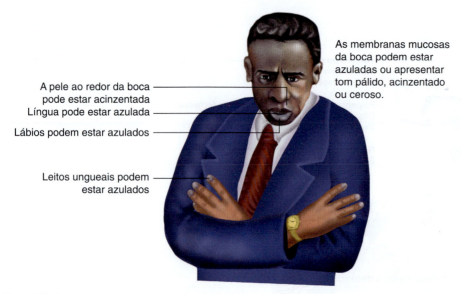

Figura 6.21 Procure sinais mais sutis de choque em uma pessoa de pele negra.

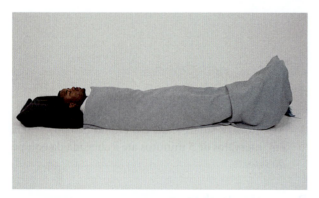

Figura 6.22 Mantenha o calor do corpo.

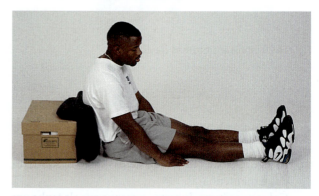

Figura 6.23 Se o choque for resultante de ataque cardíaco ou falência cardíaca e houver dificuldade respiratória, deixe a vítima se colocar em uma posição confortável, que geralmente é a posição sentada ou semissentada. Nunca force a vítima a se deitar.

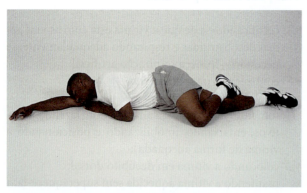

Figura 6.24 Se a vítima estiver inconsciente, ela deverá ser colocada de lado na posição de recuperação.

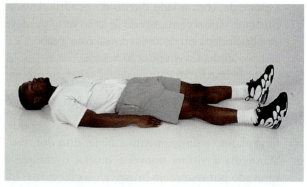

Figura 6.25 Se as circunstâncias exigirem, o indivíduo deverá ser deixado na posição em que foi encontrado.

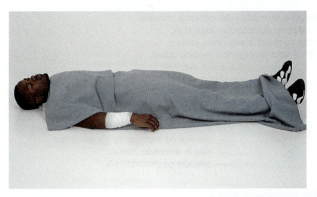
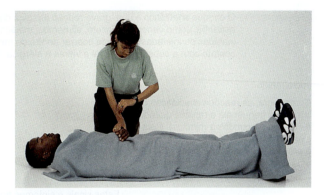

Figura 6.26 Além do posicionamento correto para prevenir o choque, também é importante assegurar respiração adequada, controlar o sangramento, imobilizar fraturas, manter o calor do corpo e tranquilizar a vítima.

✓ Avaliação de progresso

1. Basicamente, o choque ocorre quando o coração não bombeia um volume adequado de sangue para fornecer _____ para as células. (dióxido de carbono adequado/oxigênio adequado)
2. A perda de sangue causa choque _____. (hipovolêmico/cardiogênico/distributivo)
3. A insuficiência cardíaca congestiva pode resultar em choque _____. (hipovolêmico/obstrutivo/cardiogênico)
4. Uma vítima com vômitos e diarreia persistentes pode desenvolver choque _____. (hipovolêmico/cardiogênico/distributivo)
5. O choque é uma condição progressiva que envolve _____ estágios. (dois/três/quatro)
6. Durante o choque _____, o corpo tenta usar suas defesas habituais para manter a função normal. (compensado/progressivo)
7. Durante o choque _____, o corpo desvia sangue dos membros e do abdome para o coração, o cérebro e os pulmões. (compensado/progressivo)
8. Sempre comece o atendimento de emergência muito _____ se a vítima em estado de choque for uma criança. (rapidamente/agressivamente/gentilmente)
9. A posição mais adequada para uma vítima de choque é _____. (de lado/ em decúbito dorsal/com a face para baixo)
10. Você deve manter uma vítima de choque aquecida sem _____. (usar fontes de calor artificial/superaquecê-la/trocá-la de posição)

Choque anafilático

O choque anafilático é uma reação alérgica intensa causada por uma resposta imune mal orientada a um alérgeno – geralmente a picadas de insetos, alimentos, medicamentos ou outros alérgenos e antígenos. O choque anafilático (ver Fig. 6.27) é uma emergência médica prioritária (ver a seção sobre picadas de insetos no Cap. 23). Um alérgeno ou antígeno geralmente consiste em uma proteína que é percebida como uma substância estranha ao corpo. Como regra geral, as reações anafiláticas ocorrem com mais frequência e rapidez se o antígeno for injetado. Se não for tratada, a vítima pode morrer – geralmente alguns minutos depois do contato com o alérgeno ou antígeno.

Entre aqueles que morrem de choque anafilático, mais de dois terços morrem por não conseguir respirar (em virtude do inchaço das passagens de ar) e aproximadamente um terço morre do choque (por não haver sangue suficiente circulando pelo corpo em decorrência da perda de líquidos e do aumento no tamanho dos vasos sanguíneos).

Sinais e sintomas

> ▶ **Objetivo de aprendizagem**
> 11 Identificar os sinais e sintomas de choque anafilático.

Os sinais e sintomas iniciais de choque anafilático podem ocorrer em qualquer combinação, afetando a pele, o coração e os vasos sanguíneos, os tratos respiratório e gastrintestinal e o sistema nervoso central.

Pele

- Prurido e queimação, com ruborização
- Cianose ao redor dos lábios
- Placas semelhantes a urticária em relevo, com prurido intenso
- Inchaço da face, da língua, das mãos e dos pés
- Vermelhidão ou ruborização, face pálida ou mosqueada

O choque anafilático é uma grave reação alérgica do corpo à sensibilização por uma proteína estranha, como veneno de inseto, alimentos, medicamentos ou substâncias ingeridas, inaladas ou injetadas. Ele pode ocorrer dentro de minutos ou mesmo segundos após o contato com a substância à qual a vítima é alérgica. Esta é uma emergência médica grave.

Início rápido

Como regra, as reações anafiláticas ocorrem com mais frequência e rapidez quando o antígeno é injetado (segundos a minutos). Pela via oral, elas podem estar retardadas (até horas), embora a progressão imediata e catastrófica também seja uma possibilidade com a ingestão oral.

Sinais e sintomas iniciais comuns

— ruborização, coceira;
— espirro, lacrimejamento e coriza;
— erupção cutânea, edema de vias aéreas
— coceira ou inchaço na garganta que não é resolvido, tosse;
— queixas gastrintestinais.

Estes sinais e sintomas podem rapidamente levar a:

e/ou

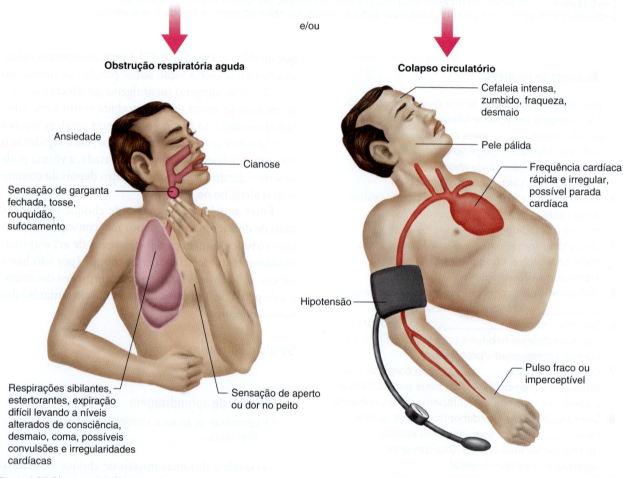

Figura 6.27 Choque anafilático.

Coração e vasos sanguíneos

- Pulso rápido e fraco
- Pressão arterial baixa
- Tontura

Trato respiratório

- Sensação dolorosa de aperto no peito
- Dificuldade respiratória
- Tosse
- Espirro

Trato gastrintestinal

- Náusea
- Vômitos
- Cólicas abdominais
- Diarreia

Sistema nervoso central

- Inquietação
- Desmaio
- Convulsões
- Estado de consciência alterado (ocorre logo no início do choque anafilático)

Esses sinais e sintomas iniciais progridem rapidamente para obstrução respiratória aguda ou colapso circulatório, seguidos de morte.

Controle do choque anafilático

> ▶ **Objetivo de aprendizagem**
>
> **12** Descrever o controle do choque anafilático.

Acione o SRM imediatamente; a vítima precisará de transporte rápido para não morrer. Enquanto a equipe de resgate está a caminho, proceda da seguinte maneira:

1. assegure-se de que as vias aéreas estão desobstruídas e mantenha-as;
2. se for o caso, comece a respiração artificial ou a RCP;
3. se a vítima tiver autoaplicador de adrenalina, ajude-a a usá-lo se o protocolo local permitir.

✓ Avaliação de progresso

1. Como regra geral, o choque anafilático ocorre mais rapidamente se o antígeno for _____. (engolido/inalado/injetado)
2. Os sinais e sintomas inicias podem levar rapidamente a _____, insuficiência respiratória, colapso circulatório e morte. (perda da consciência/obstrução respiratória aguda/ batimento cardíaco irregular)
3. Para controlar o choque anafilático, acione o SRM e, em seguida, _____. (inicie a RCP/ desobstrua as vias aéreas/inicie a respiração artificial)

Resumo

- A perda de 1,5 litro de sangue em adultos pode ser fatal.

- A severidade do sangramento depende da rapidez com que o sangue está fluindo, se ele está fluindo de uma artéria ou veia, onde o sangramento se originou e se o sangue está fluindo livremente ou para uma cavidade do corpo.

- O sangramento de uma artéria é sempre mais sério que o de uma veia ou vaso capilar; o sangue arterial é vermelho vivo e jorra ou pulsa para fora.

- É possível controlar o sangramento com pressão direta, elevação e uso de talas.

- Um torniquete deve ser usado para controlar o sangramento quando a pressão direta falha ou quando o acidente envolve várias pessoas.

- A hemorragia interna pode ser suficientemente grave para causar choque e quase sempre requer intervenção cirúrgica.

- O choque ocorre quando as células não recebem um fornecimento adequado de sangue oxigenado.

- O choque é uma condição progressiva que ocorre em três estágios; se não for tratado, causa a morte.

- O choque em crianças desenvolve-se logo de início e progride com extrema rapidez; nunca espere que os sintomas ocorram para começar o tratamento.

Termos-chave

Certifique-se de que você compreende os termos-chave a seguir:

choque	choque progressivo
choque compensado	(descompensado)
choque irreversível	hemofílico
	perfusão

Exercício de raciocínio crítico

Você está trabalhando no quintal quando ouve sua vizinha gritar por ajuda. Ela corre para a varanda com um pano de prato encharcado de sangue enrolado em volta do punho. Ela conta que estava movendo a mesa de centro com tampo de vidro, quando este quebrou e cortou seu punho. Você remove a toalha para avaliar a lesão e nota sangue vermelho vivo jorrando do ferimento.

1. Você consideraria o ferimento grave?
2. Como você manejaria o sangramento?
3. Se você for incapaz de controlar o sangramento, que passos você deverá seguir?
4. Quais sinais e sintomas aumentariam seu nível de suspeição fazendo-o acreditar que a vítima estaria entrando em choque?

Capítulo **6** Autoavaliação

Aluno: _____ Data: _____
Curso: _____ Módulo: _____

Parte 1 Verdadeiro/Falso

Se você acha que a afirmação é verdadeira, assinale V. Se você acha que é falsa, assinale F.

V   F   **1.** A elevação é o primeiro passo no controle do sangramento.

V   F   **2.** O sangue venoso flui em jorros a cada batimento cardíaco.

V   F   **3.** O sangramento dos vasos capilares raramente coagula de forma espontânea.

V   F   **4.** Uma vítima de hemorragia interna pode desenvolver choque potencialmente fatal antes que o sangramento seja aparente.

V   F   **5.** Uma artéria completamente lacerada pode às vezes contrair e vedar-se.

V   F   **6.** A hemorragia interna geralmente resulta de trauma fechado ou fraturas.

V   F   **7.** Normalmente, os membros inferiores devem ser elevados em caso de choque.

V   F   **8.** Durante o choque, o suprimento de oxigênio é diminuído, pois o coração necessita de menos oxigênio.

V   F   **9.** A perda de líquidos do sistema circulatório é uma das causas primárias de choque.

V   F   **10.** Dê líquidos a uma vítima em estado de choque se ela estiver consciente.

V   F   **11.** Se uma vítima estiver inconsciente, coloque-a na posição semissentada.

Parte 2 Múltipla escolha

Assinale a resposta correta ou a frase que melhor completa a sentença.

1. Qual dos seguintes métodos é o melhor para controlar sangramento intenso, devendo ser aplicado primeiro?
   a. Elevação.
   b. Ponto de pressão.
   c. Pressão direta.
   d. Torniquete.

2. Relacione os três métodos para controlar sangramentos em ordem de preferência: (1) elevação; (2) pressão direta no ferimento; (3) torniquete.
   a. 2, 1, 3.
   b. 2, 3, 1.
   c. 1, 2, 3.
   d. 3, 2, 1.

3. Quando um curativo fica encharcado de sangue, você deve:
   a. removê-lo e aplicar outro curativo.
   b. aplicar um torniquete.
   c. manter o curativo no lugar e aplicar outro sobre ele.
   d. apertar ainda mais o nó da atadura.

4. Que condição pode fazer que uma pessoa sangre até morrer em consequência de um ferimento insignificante?
   a. Anemia.
   b. Leucemia.
   c. Hipocondria.
   d. Hemofilia.

5. Não tente interromper uma hemorragia nasal se houver suspeita de
   a. fratura nasal.
   b. fratura do crânio.
   c. fratura no maxilar.
   d. pressão arterial alta.

6. Uma vítima com hemorragia nasal deve
   a. sentar-se imóvel e apertar as narinas para aplicar pressão.
   b. assoar o nariz até que o sangramento pare.
   c. inclinar a cabeça para trás ou deitar-se, aplicando pressão na parte superior do nariz.
   d. inclinar-se para a frente, envolver as narinas e aplicar calor.

113

7. Perfusão é
   a. o processo de coagulação do sangue.
   b. a fabricação de eritrócitos.
   c. outra palavra para transfusão.
   d. o fornecimento de sangue para um órgão.

8. Qual dos seguintes elementos caracteriza o sangramento arterial?
   a. Sangue vermelho escuro e fluxo em jorros.
   b. Sangue vermelho vivo e fluxo em jorros.
   c. Sangue vermelho escuro e fluxo estável.
   d. Sangue vermelho vivo e fluxo estável.

9. Use um torniquete somente se
   a. o sangramento for arterial ou venoso.
   b. o sangramento não puder ser controlado por pressão direta.
   c. o sangramento parar e a pressão direta não ser mais necessária.
   d. o ferimento parecer sério e profundo.

10. Choque anafilático deve ser considerado
    a. uma emergência médica verdadeira.
    b. uma emergência somente em pessoas sensibilizadas.
    c. uma emergência somente se a pessoa foi picada na face ou nas mãos.
    d. uma situação não emergencial.

11. Qual dos seguintes processos de choque ocorre primeiro?
    a. O cérebro perde a capacidade de funcionar.
    b. Os órgãos vitais e o cérebro não recebem sangue suficiente.
    c. O sangue vai para o cérebro e os órgãos vitais, privando, assim, as outras células do corpo de nutrientes.
    d. As células dos órgãos internos e do cérebro começam a morrer.

12. Qual dos seguintes é um meio de prevenir o choque?
    a. Manter normal a temperatura corporal da vítima.
    b. Tranquilizar a vítima.
    c. Afrouxar roupas apertadas.
    d. Fornecer líquidos pela boca.

13. Qual dos seguintes não é um tipo de choque?
    a. Hipotérmico.
    b. Hipovolêmico.
    c. Distributivo.
    d. Cardiogênico.

14. Uma pessoa pode estar em choque anafilático por
    a. ver um acidente com sangue.
    b. comer nozes.
    c. ferir a cabeça.
    d. uma lesão medular.

Parte 3 Relacione

1. Os torniquetes devem ser usados somente em caso de hemorragia intensa e potencialmente fatal que não possa ser controlada por pressão direta. Ordene os seguintes procedimentos para a aplicação correta de um torniquete:

   _____ Prenda o bastão no lugar.
   _____ Passe o torniquete ao redor do membro duas vezes e faça um meio-nó na superfície superior do membro.
   _____ Não cubra o torniquete.
   _____ Gire o bastão para apertar o torniquete somente até que o sangramento pare.
   _____ Coloque o torniquete entre o coração e o ferimento.
   _____ Acione o SRM.
   _____ Coloque o bastão pequeno no meio-nó e amarre com um nó completo.
   _____ Faça uma anotação por escrito da localização e da hora em que o torniquete foi aplicado.

2. Relacione cada tipo de choque à causa correta:

   Tipo

   1. _____ Séptico
   2. _____ Hemorrágico
   3. _____ Cardiogênico
   4. _____ Neurogênico
   5. _____ Anafilático
   6. _____ Psicogênico

   Definição

   A. Lesão medular ou traumatismo craniano resulta em perda do controle nervoso e da integridade dos vasos sanguíneos.
   B. As toxinas causam acúmulo de sangue nos membros.
   C. Reação alérgica do corpo.
   D. Caracterizado pela perda de sangue.
   E. Algo psicológico afeta a vítima; o sangue drena da cabeça e se acumula no abdome.
   F. O coração não bombeia de forma eficiente.

Parte 4 O que você faria...?

1. Você chega ao local de um acidente automobilístico/ciclístico e encontra um adolescente com uma grande laceração na parte inferior da perna, sangrando profusamente.

2. Seu vizinho é picado por uma abelha e fica com a pele ruborizada e coçando, os olhos lacrimejantes e com a sensação de aperto no peito. Ele sente a garganta se fechando.

Capítulo 7

Lesões de partes moles

▶ Objetivos de aprendizagem

Após estudar este capítulo, você será capaz de:

1. Relacionar os tipos de lesões fechadas nas partes moles.
2. Descrever o atendimento de emergência em caso de lesão fechada nas partes moles.
3. Relacionar os tipos de lesões abertas nas partes moles.
4. Discutir a ameaça de infecção para vítimas de mordida de seres humanos.
5. Descrever o atendimento de emergência em caso de lesão aberta nas partes moles.
6. Discutir as considerações no atendimento de emergência em caso de lesão penetrante no tórax.
7. Discutir as considerações no atendimento de emergência em caso de ferimento aberto no abdome.
8. Descrever preocupações e cuidados especiais necessários em caso de ferimentos com objetos cravados.
9. Descrever preocupações e cuidados especiais necessários em caso de lesões compressivas.

No local da ocorrência

Clay Millett, 22 anos, escorregou no barro em uma obra na qual trabalhava. Na queda, a chave de fenda Phillips que ele usava encravou em seu abdome, à direita de seu umbigo.

Kent Hansen, que estava próximo, correu para ajudar o colega, que estava curvado, gritando. Ele virou Clay de costas e ajudou-o a se deitar; havia uma quantidade surpreendentemente pequena de sangue nas roupas de Clay ao redor da chave de fenda encravada.

Kent pediu ao supervisor que ligasse para o serviço de emergência e tirou a jaqueta, colocando-a sobre o peito e os ombros de Clay para mantê-lo aquecido. Kent estabilizou a chave de fenda encravada estendendo os dedos e mantendo a mão imóvel sobre o abdome de Clay, impedindo, assim, que o instrumento se movesse. Quando a equipe de resgate chegou, os socorristas estabilizaram a chave de fenda com curativos e transportaram Clay para o hospital, onde o instrumento poderia ser removido cirurgicamente e as lesões internas reparadas.

As partes moles são as camadas de pele, gordura e músculos que protegem as estruturas e os órgãos subjacentes. Embora as lesões nas partes moles sejam geralmente dramáticas e óbvias, elas quase nunca são graves, a menos que comprometam as vias aéreas ou causem hemorragia intensa. Por essa razão, é importante que você realize uma investigação secundária minuciosa, descartando a possibilidade de outras lesões mais sérias ou condições potencialmente fatais, antes de poder tratar com calma as lesões das partes moles.

As lesões na pele e na musculatura subjacentes costumam ser denominadas **ferimentos**. Mais especificamente, o ferimento é uma lesão, causada por trauma, que interrompe a continuidade normal do tecido, órgão ou osso afetado. Os ferimentos podem ser classificados, de maneira geral, como fechados ou abertos, simples ou múltiplos.

Este capítulo ensina a tratar de ferimentos abertos e fechados, incluindo lesões penetrantes e compressivas, e também detalha o tratamento de vítimas feridas com objetos cravados.

Lesões fechadas

> ▶ **Objetivo de aprendizagem**
> 1 Relacionar os tipos de lesões fechadas nas partes moles.

Em lesões fechadas, como contusões, as partes moles abaixo da pele são danificadas, mas a pele não é rompida. Entre os tipos de lesões fechadas encontram-se contusões e lesões por esmagamento.

Contusão

Em uma **contusão** (ver Fig. 7.1), a **epiderme** (camada externa da pele) permanece intacta; na **derme** (camada subjacente da pele), no entanto, as células são danificadas e os vasos sanguíneos são dilacerados.

As contusões são caracterizadas por dor e inchaço locais. Se os pequenos vasos sanguíneos abaixo da pele forem rompidos, a área ficará preta e azul à medida que sangue e fluidos vazarem para o tecido danificado.

Hematoma

Se vasos grandes forem dilacerados embaixo de uma área contundida, ocorre um **hematoma**: um acúmulo de sangue embaixo da pele. Os hematomas são caracterizados por um nódulo azulado. O sangue de uma equimose profunda pode separar o tecido e se acumular

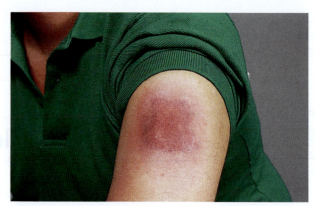

Figura 7.1 Contusões são lesões que causam sangramento sob a pele, mas não chegam a rompê-la.

em uma bolsa. A vítima pode perder 1 litro ou mais de sangue em decorrência de um hematoma grande.

Lesões por esmagamento

A força de um golpe súbito ou trauma fechado pode causar uma lesão por esmagamento. Nesse tipo de lesão, as camadas internas da pele sofrem danos severos; podendo chegar a se romper. As lesões por esmagamento são particularmente perigosas pois as lesões internas resultantes causam poucos ou nenhum sinal externo. Embora o local da lesão possa ficar dolorido, inchado ou deformado, costuma haver pouca ou nenhuma hemorragia externa.

A vítima de uma lesão por esmagamento pode a princípio parecer bem, mas sua condição pode piorar rapidamente, resultando em choque e/ou morte. Por esse motivo, sempre suspeite de danos internos ocultos em vítimas desse tipo de acidente.

> **ferimento** Lesão na pele e na musculatura subjacente que interrompe a continuidade normal do tecido, órgão ou osso afetado.
> **contusão** Equimose.
> **epiderme** Camada mais externa da pele.
> **derme** Segunda camada da pele, que contém os folículos pilosos, as glândulas sudoríferas, as glândulas sebáceas e os nervos.
> **hematoma** Acúmulo de sangue sob a pele.

Atendimento de emergência

> ▶ **Objetivo de aprendizagem**
> 2 Descrever o atendimento de emergência em caso de lesão fechada nas partes moles.

Equimoses pequenas geralmente não requerem tratamento. Contudo, equimoses maiores e lesões por esmagamento podem causar sérias lesões internas e perda significativa de sangue. Trate-as da seguinte maneira:

1. Se suspeitar de sangramento interno ou se a vítima exibir sinais e sintomas de choque, trate o choque conforme descrito no Capítulo 6.
2. Aplique gelo ou compressas frias para ajudar a aliviar a dor e reduzir o inchaço. Nunca aplique gelo diretamente sobre a pele ou por mais de 20 minutos ininterruptos.
3. Imobilize os membros doloridos, inchados ou deformados para ajudar a controlar a dor e o inchaço e prevenir lesões adicionais. Se houver grandes áreas contundidas, investigue cuidadosamente a presença de fraturas, em especial se houver inchaço ou deformidade (ver Cap. 11).

✓ Avaliação de progresso

1. Contusão é uma _____. (*fratura fechada/equimose/laceração*)
2. O hematoma ocorre quando há _____ embaixo da pele. (*sangue/inchaço/equimose*)
3. As lesões por esmagamento não rompem a pele, mas podem causar lesões internas suficientemente severas para causar _____. (*hemorragia/fratura/choque*)
4. Aplique _____ para reduzir a dor e o inchaço associados às lesões fechadas. (*compressas frias/pressão manual/talas*)

Lesões abertas

▶ Objetivo de aprendizagem

3 Relacionar os tipos de lesões abertas nas partes moles.

Nos ferimentos abertos, a pele é rompida e a vítima fica suscetível a hemorragia externa e contaminação do ferimento. Lembre-se: o ferimento em si pode ser apenas parte da lesão da vítima: um ferimento aberto pode ser apenas a evidência superficial de uma lesão mais séria, como uma fratura. A Figura 7.2 ilustra a classificação dos ferimentos abertos.

Abrasão

Abrasão é um ferimento superficial causado por raspagem, arranhão ou cisalhamento (ver Fig. 7.3). Parte da camada da pele, geralmente a epiderme e parte da derme, é perdida. Todas as abrasões, independentemente do tamanho, são bastante dolorosas, por causa das terminações nervosas envolvidas.

Pode vazar sangue da abrasão, mas o sangramento geralmente não é intenso. As abrasões podem constituir uma ameaça se grandes áreas de pele estiverem envolvidas (como pode acontecer em acidentes de motocicleta, quando o condutor é atirado contra a pista). As ameaças mais sérias das abrasões são a contaminação e a infecção.

Laceração

Laceração é um rompimento da pele de profundidade variada que pode ser linear (regular) ou irregular e pode ocorrer isoladamente ou em conjunto com outros tipos de lesões das partes moles (ver Figs. 7.4 a 7.6). As lacerações podem causar sangramento significativo se o objeto pontiagudo também cortar a parede de um vaso sanguíneo, principalmente uma artéria. Isso costuma ocorrer nas áreas onde as artérias principais ficam próximas à superfície da pele.

As lacerações lineares, também conhecidas como *incisões*, são caracterizadas por cortes penetrantes e uniformes com bordas lisas. Elas são causadas por objetos cortantes pontiagudos, como facas, lâminas de barbear ou vidros quebrados. As lacerações lineares tendem a sangrar livremente. Sangramento intenso (frequentemente profuso) e dano aos tendões e nervos são os riscos mais significativos. Essas lacerações geralmente cicatrizam melhor que as lacerações irregulares, já que as bordas do ferimento são lisas e retas.

A laceração estelar (irregular) é um corte causado por um instrumento irregular pontiagudo (como uma garrafa quebrada) que produz uma incisão áspera na superfície da pele e nos tecidos subjacentes.

abrasão Ferimento superficial provocado por raspagem, arranhão ou cisalhamento.
laceração Ruptura da pele; as lacerações podem apresentar bordas regulares ou irregulares e profundidade variável.

CLASSIFICAÇÃO DOS FERIMENTOS ABERTOS

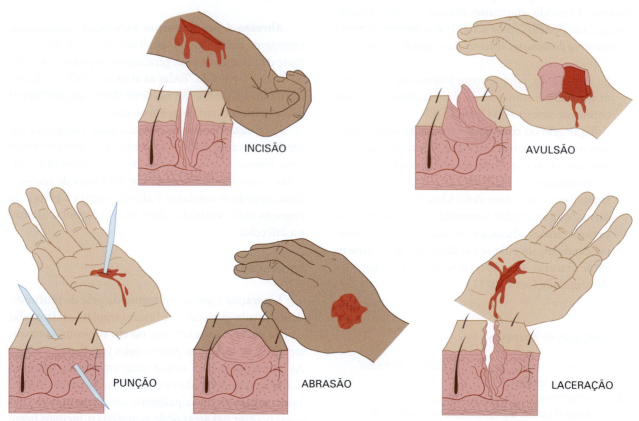

Figura 7.2 Classificação dos ferimentos abertos.

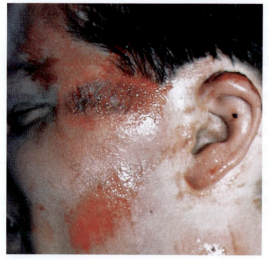

Figura 7.3 Abrasão é um ferimento aberto causado por raspagem e cisalhamento das camadas da pele.

Avulsão

Avulsão é a extração de um retalho cutâneo, que pode ficar pendurado ou ser cortado completamente; as cicatrizes costumam ser extensas. As avulsões tendem a sangrar profusamente; em alguns casos, entre-

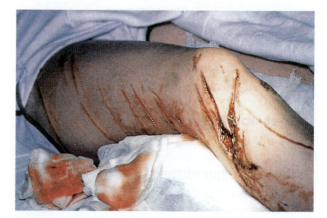

Figura 7.4 Incisões e lacerações.

tanto, os vasos sanguíneos podem se fechar e se retrair para o tecido circundante, limitando a perda de sangue.

Se o tecido avulsionado ainda estiver preso por um retalho de pele e for novamente encaixado no lugar, a circulação para o retalho pode ficar seriamente comprometida. A gravidade da avulsão depende do comprometimento da circulação para o retalho.

As partes do corpo que sofrem avulsão com maior frequência são os dedos das mãos e dos pés, as mãos,

Capítulo 7 Lesões de partes moles 121

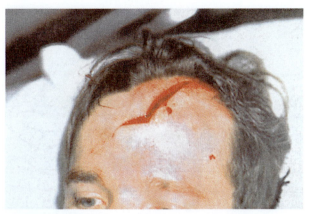

Figura 7.5 Laceração na testa e no couro cabeludo.

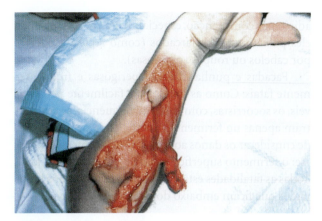

Figura 7.7 Avulsão do antebraço.

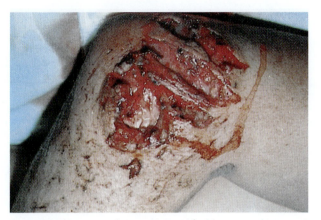

Figura 7.6 Abrasões e lacerações profundas.

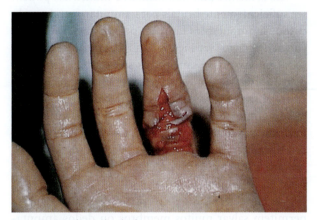

Figura 7.8 Avulsão do dedo.

os antebraços, as pernas, os pés, as orelhas, o nariz e o pênis (ver Figs. 7.7 e 7.8). As avulsões ocorrem comumente em acidentes automobilísticos ou industriais.

> **avulsão** Extração de um retalho cutâneo, que pode ficar pendurado ou ser completamente arrancado.

Ferimentos penetrantes e por punção

O ferimento por punção é causado pela penetração de um objeto pontiagudo (como um prego) na pele e nas estruturas subjacentes. O orifício pode parecer bastante pequeno e ocasionar pouco sangramento externo, mas o ferimento pode ser extremamente profundo, causando hemorragia interna severa e representando uma séria ameaça de infecção (ver Fig. 7.9).

Os órgãos internos podem também ser danificados por punções. Em alguns casos, o objeto que causa a lesão fica cravado no ferimento.

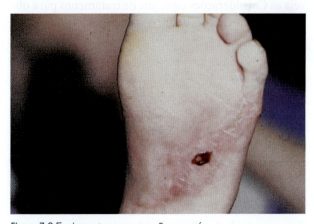

Figura 7.9 Ferimento por punção no pé.

O disparo de armas de fogo pode causar ferimentos tanto de entrada como de saída. O ferimento de entrada costuma ser muito menor que o de saída, que é geralmente duas a três vezes maior e tende a sangrar de forma profusa. Muitas vítimas apresentam ferimentos de múltiplos disparos; é necessário procurar ferimentos adicionais com atenção, especialmente em regiões onde eles possam estar disfarçados (como aquelas cobertas por cabelos ou roupas volumosas).

Facadas e punhaladas são perigosas e frequentemente fatais. Como as facadas são facilmente perceptíveis, os socorristas, com bastante frequência, se concentram apenas no ferimento superficial da pele e deixam de considerar os danos aos órgãos subjacentes. Lembre-se: o ferimento superficial da pele quase nunca é fatal. Todas as fatalidades estão relacionadas aos órgãos lesionados que ficam embaixo do ferimento cutâneo.

Amputações

Os acidentes automobilísticos e industriais podem ser suficientemente brutais para amputar membros do corpo; as amputações também podem envolver outras partes do corpo (ver Figs. 7.10 a 7.12).

Como os vasos sanguíneos são elásticos, eles tendem a sofrer espasmos e se retraírem para o tecido circunjacente nos casos de amputação completa; portanto, tais amputações podem causar perda relativamente limitada de sangue. Em caso de amputação parcial ou desenluvamento, no entanto, as artérias laceradas continuam a sangrar profusamente, e a perda de sangue pode ser maciça.

As novas técnicas em cirurgia microrreconstrutora permitem salvar muitos membros ou dedos amputados; por essa razão, os cuidados com a parte amputada são de importância vital. Mais adiante neste capítulo, veja as Considerações especiais de tratamento para obter mais informações sobre o cuidado com partes amputadas.

Mordidas

> ▶ **Objetivo de aprendizagem**
> 4 Discutir a ameaça de infecção para vítimas de mordida de seres humanos.

Mais de 2 milhões de mordidas de animais domésticos e mais de 2 mil picadas de cobra ocorrem anualmente nos Estados Unidos. O número de mordidas de seres humanos não está registrado, mas seria provavelmente significativo, se conhecido.

Nove em cada dez mordidas de animais são infligidas por cães; as complicações podem incluir infecção, celulite e tétano. As piores mordidas de cães são aquelas que causam perfuração e as que ocorrem em áreas com poucos vasos sanguíneos (ver Figs. 7.13 e 7.14).

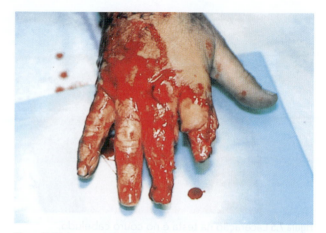
Figura 7.10 Amputação do dedo.

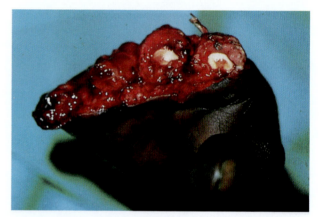
Figura 7.11 Amputação dos dedos.

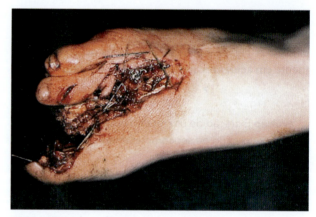
Figura 7.12 Amputação dos dedos do pé.

Uma mordida é, na realidade, uma combinação de lesão penetrante e lesão por esmagamento. As mordidas podem envolver partes moles, órgãos internos e ossos, podendo incluir a ruptura de tecidos ou órgãos. Veja um exemplo do dano de uma mordida de cavalo na Figura 7.15. A força da mordida de um cão pode causar uma lesão por esmagamento severa; uma raça

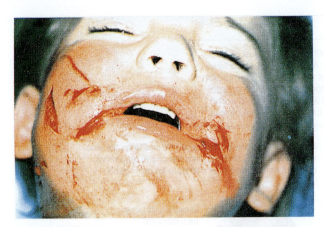

Figura 7.13 Mordidas de cão.

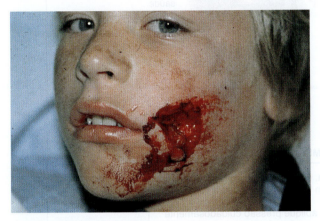

Figura 7.14 Mordida de cão.

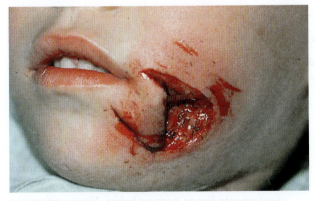

Figura 7.15 Mordida de cavalo.

mais, e as mordidas podem resultar em contaminação maciça.

Atendimento de emergência

> **Objetivo de aprendizagem**
> 5 Descrever o atendimento de emergência em caso de lesão aberta nas partes moles.

Sempre tome medidas para evitar o contato com substâncias corporais ao cuidar de vítimas com lesões nas partes moles, pois há grande probabilidade de contato com sangue, fluidos corporais, mucosas, ferimentos traumáticos ou úlceras. Use luvas de proteção. Se houver alguma chance de ocorrer esguicho ou respingo de sangue, proteja seu rosto e roupas. Depois do atendimento, descarte as luvas e lave cuidadosamente as mãos com água morna e sabão.

Antes de começar a tratar a lesão em si, desobstrua as vias aéreas e forneça respiração artificial, se necessário. As lesões em partes moles devem ser tratadas da seguinte forma (ver Fig. 7.17):

1. Exponha o ferimento para poder vê-lo claramente; se necessário, corte as roupas da vítima ao redor do local.
2. Controle o sangramento com pressão direta, usando a mão enluvada e uma bandagem compressiva estéril e seca, se possível (ver no Cap. 6 as orientações para controle do sangramento).
3. Previna contaminação adicional mantendo o ferimento o mais limpo possível. Tente não tocá-lo com qualquer objeto que não esteja limpo. Deixe a limpeza do ferimento para os profissionais.
4. Aplique um curativo estéril seco no ferimento e enfaixe-o firmemente no local (ver Cap. 10).

Em geral, você deve acionar o SRM se:

- O ferimento tiver esguichado sangue, mesmo que você tenha controlado o sangramento.
- O ferimento for mais profundo que a camada externa da pele.
- O sangramento estiver incontrolável.
- Houver fragmentos ou objetos cravados, ou contaminação extensa.
- O ferimento envolver nervos, músculos ou tendões.
- O ferimento envolver boca, língua, face, genitais ou qualquer área onde uma cicatriz causaria desfiguração.
- O ferimento for uma mordida de animal ou humana.

grande pode morder com uma força estimada de 30 kg/cm². A Figura 7.16 detalha os cuidados de emergência em caso de mordidas de cães.

A mordida mais difícil de controlar é a de seres humanos, em virtude da elevada taxa de infecção associada a ela. A boca humana abriga milhões de bactérias, em variedade maior que a encontrada na boca de ani-

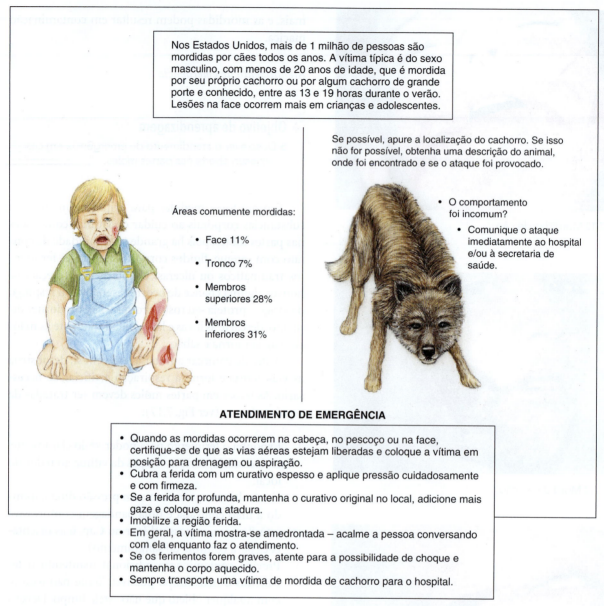

Figura 7.16 Mordidas de cão.

Limpando ferimentos e prevenindo infecções

Na *maioria* dos casos, você não deve tentar limpar o ferimento. Deixe os socorristas ou a equipe do pronto-socorro cuidar da limpeza dos ferimentos, principalmente os que forem grandes, tiverem fragmentos incrustados, estiverem muito sujos, possam requerer pontos ou sejam potencialmente fatais.

Se o ferimento for *superficial* (que não necessite do SRM ou de hospitalização):

1. Lave a área ao redor do ferimento com água e sabão (ver Fig. 7.18).
2. Irrigue o ferimento com água limpa de torneira; a água deve fluir com pressão moderada e ser suficientemente limpa para se beber. *Nunca esfregue o ferimento: isso pode danificar os tecidos feridos.*
3. Seque o ferimento dando tapinhas leves com gaze estéril e aplique pomada antibiótica (que contenha neomicina, por exemplo).
4. Cubra o ferimento com um curativo estéril não aderente e enfaixe.

Nunca aplique água oxigenada, álcool isopropílico ou iodo em um ferimento – essas substâncias podem lesionar os tecidos e retardar a recuperação.

Controle de sangramento

Evite contaminação adicional: todas as feridas abertas já estarão contaminadas, porém o curativo e a atadura evitarão mais contaminação.

Não remova um objeto que esteja cravado. Ele pode ser cortado se houver necessidade de mover a vítima, mas deve permanecer no lugar até que a vítima receba cuidado hospitalar. O objeto deve ser estabilizado com curativos grandes.

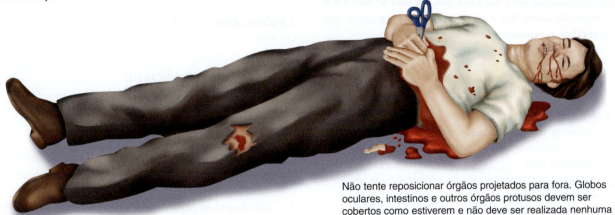

Imobilize a parte do corpo afetada e mantenha a vítima parada.

Preserve as partes que sofreram avulsão; partes amputadas do corpo devem ser guardadas, e abas de pele devem ser recolocadas em sua posição normal antes da aplicação da atadura.

Não tente reposicionar órgãos projetados para fora. Globos oculares, intestinos e outros órgãos protusos devem ser cobertos como estiverem e não deve ser realizada nenhuma tentativa de recolocá-los em sua posição normal dentro das cavidades do corpo. A bandagem colocada sobre os intestinos deve ser mantida úmida.

Figura 7.17 Atendimento de emergência para ferimentos abertos.

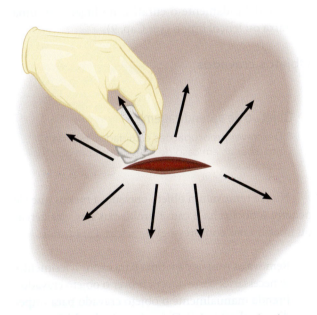

Figura 7.18 Limpe a área ao redor do ferimento dando batidinhas esparsas e limpando no sentido oposto ao das bordas.

Não feche um ferimento com esparadrapo, *band--aids* ou fita adesiva, isso poderia aumentar o risco de infecção.

Removendo lascas

Se incrustradas na pele, as lascas quase sempre causam infecção, portanto é importante removê-las. Se a lasca estiver profundamente incrustada e você não conseguir ver a ponta, leve a vítima a um médico para remoção.

Se você puder ver a ponta da lasca, use pinças para removê-la. Segure a lasca com firmeza e puxe no mesmo sentido em que ela penetrou a pele. Puxe de forma lenta e firme e certifique-se de que a lasca inteira foi removida. Se você puxar muito rápido ou no sentido errado, poderá quebrá-la e deixar parte para trás.

Se você puder ver a extremidade da lasca e não conseguir prendê-la com pinças, use uma agulha estéril para trazê-la delicadamente para a superfície; em seguida, remova-a com a pinça conforme descrito anteriormente.

Depois de remover a lasca, limpe a área com água e sabão, aplique pomada antibiótica e coloque um esparadrapo para prevenir infecções.

Removendo anzóis

É possível remover um anzol com segurança se a ponta, *mas não o gancho*, tiver penetrado a pele. Para fazer a remoção, anestesie a pele com gelo e então puxe o anzol para fora. Lave o ferimento com água e sabão, aplique pomada antibiótica e envolva com esparadrapo.

Se o anzol tiver penetrado na pele, prenda-o cuidadosamente com uma fita para que ele não se mova – o movimento causa dor e aumenta a lesão – e deixe que um médico o remova.

✓ Avaliação de progresso

1. A maior ameaça da abrasão é _____. (*infecção/dor/perda de sangue*)
2. As lacerações lineares cicatrizam melhor que as estelares, pois _____. (*a perda de sangue é menor/as bordas são lisas/a probabilidade de infecção é menor*)
3. As mordidas de cães mais perigosas são aquelas em áreas com _____. (*poucas terminações nervosas/poucos vasos sanguíneos/poucos tecidos subjacentes*)
4. O maior perigo de uma avulsão é o comprometimento da _____ no retalho. (*sensação/circulação/recepção da dor*)
5. As mordidas mais graves são as de _____. (*cobras/cães/seres humanos*)
6. A perda de sangue de uma amputação pode ser leve, pois os elásticos vasos sanguíneos podem _____. (*ser esmagados/se retrair para dentro do tecido circundante/se fechar*)

Considerações especiais de tratamento

As diretrizes de emergência anteriores se aplicam à maioria das lesões nas partes moles, mas deve-se estar ciente das considerações especiais em caso de lesões torácicas ou abdominais, objetos cravados, amputações e lesões compressivas.

Lesões torácicas

▶ **Objetivo de aprendizagem**

6 Discutir as considerações no atendimento de emergência em caso de lesão penetrante no tórax.

Em caso de lesões penetrantes no tórax, acione o SRM e, em seguida, coloque um curativo **oclusivo** (hermético e à prova de água) sobre o ferimento aberto e prenda-o em três lados. Você pode usar filme plástico ou outro objeto oclusivo (pelo qual o ar não passe), Uma das bordas deve ficar solta para flutuar à medida

que a vítima respira. (Para mais informações sobre o atendimento médico de emergência para lesões torácicas, consulte o Capítulo 9.)

Lesões abdominais

▶ **Objetivo de aprendizagem**

7 Discutir as considerações no atendimento de emergência em caso de ferimento aberto no abdome.

Se houver protrusão de órgãos através de um ferimento abdominal aberto, acione o SRM; em seguida:

1. Não toque os órgãos nem tente recolocá-los no abdome.
2. Cubra os órgãos protrusos com um curativo estéril, limpo e úmido. Use compressas de gaze estéreis, se possível, e umedeça-as com água limpa. *Nunca use algodão absorvente ou qualquer material que grude quando úmido, como toalhas de papel ou papel higiênico.*
3. Cubra o curativo umedecido com material oclusivo, como filme plástico, para reter a umidade e o calor.
4. Fixe delicadamente o curativo no lugar com uma faixa ou lençol limpo (ver Cap. 9).

Objetos cravados

▶ **Objetivo de aprendizagem**

8 Descrever preocupações e cuidados especiais necessários em caso de ferimentos com objetos cravados.

Nunca remova um objeto cravado, a menos que ele penetre a bochecha e cause problemas nas vias aéreas ou interfira nas compressões torácicas. Para tratar:

1. Remova as roupas da vítima para expor o ferimento, se necessário; corte-as sem mover o objeto cravado.
2. Prenda manualmente o objeto cravado para impedir que ele se mova. O movimento do objeto cravado, ainda que leve, pode aumentar o sangramento e causar danos aos tecidos subjacentes, como músculos, nervos, vasos sanguíneos, ossos e órgãos.

oclusivo Hermético e impermeável.

3. Controle o sangramento com pressão direta, mas não pressione o objeto cravado nem a pele ao redor da borda cortante do objeto.

4. Estabilize o objeto com curativos grossos e enfaixe. O próprio objeto deve ser completamente envolvido por curativos grossos, isso é feito com a finalidade de reduzir ao máximo o movimento do objeto.

5. Tranquilize a vítima enquanto investiga a presença de choque.

6. Mantenha a vítima em repouso.

7. Não tente cortar, quebrar ou encurtar o objeto cravado, a menos que ele impeça o transporte da vítima. Se o objeto tiver de ser cortado, estabilize-o antes de fazê-lo. Lembre-se: qualquer movimento do objeto cravado é transmitido à vítima e pode causar danos adicionais ao tecido e choque. Essa etapa deve ser feita pela equipe de resgate, se possível.

8. Acione o SRM imediatamente.

Um objeto cravado na bochecha deve ser removido no local se você estiver a mais de uma hora de distância de um posto médico (*siga o protocolo local*); o sangramento profuso na boca e na garganta pode comprometer a respiração. Para remover um objeto cravado na bochecha:

1. Palpe a boca da vítima para verificar se o objeto penetrou completamente.

2. Remova o objeto puxando-o no sentido em que ele entrou.

3. Controle o sangramento na bochecha e faça um curativo no ferimento.

4. Se o objeto penetrou completamente, encha o lado de dentro da bochecha (entre ela e os dentes) com gaze estéril para controlar o sangramento.

5. Acione o SRM.

Se encontrar muita resistência ao tentar remover o objeto, desobstrua as vias aéreas e acione imediatamente o SRM. Estabilize o objeto penetrante enquanto aguarda a chegada da equipe de resgate.

Amputações

Uma das preocupações no atendimento de emergência em caso de amputações é o tratamento apropriado da parte amputada: o modo como ela é tratada pode ajudar a determinar se ela poderá ser reimplantada posteriormente por um cirurgião.

Em geral, você não deve perder tempo procurando as partes amputadas nem negligenciar o atendimento à vítima enquanto as procura. Se você ou alguém designado por você conseguir encontrá-las rapidamente, proceda da seguinte maneira:

1. Se possível, enxágue a parte amputada com água limpa, mas *não esfregue*. Envolva-a com gaze estéril e fixe com bandagem em esparadrapo.

2. Acondicione a parte em um saco plástico, seguindo o protocolo local.

3. Coloque a parte acondicionada em um *cooler* ou qualquer outro recipiente disponível no qual ela fique sobre uma compressa fria ou bolsa de gelo (não use gelo seco). A parte deve ser mantida o mais fria possível, sem congelar. Na ausência de sua circulação normal, congelaria facilmente. Não cubra a parte com gelo nem a mergulhe em nenhum tipo de líquido.

4. Quando a equipe de resgate chegar, dê a ela a parte amputada para que possa ser transportada junto com a vítima.

Uma consideração importante em relação a esses casos é preservar o máximo possível a extensão original do membro. Mesmo se ele tiver sido seriamente mutilado e possa vir a precisar de amputação, o retalho cutâneo que o prende pode ser usado pelo cirurgião para cobrir a extremidade do coto, preservando bastante a extensão do membro. Além disso, os filamentos das partes moles que conectam o membro podem conter nervos ou vasos sanguíneos que, com manejo cirúrgico adequado, podem permitir que o membro sobreviva.

Lesões compressivas

> ▶ **Objetivo de aprendizagem**
> **9** Descrever preocupações e cuidados especiais necessários em caso de lesões compressivas.

A maioria das lesões compressivas envolve a mão — mais especificamente os dedos, que podem ser estrangulados quando ficam presos em um orifício e não podem ser retirados. Quanto mais tempo o tecido permanecer sendo comprimido pelo objeto, mais difícil será removê-lo pois o inchaço se torna mais acentuado a cada minuto.

Para tratar uma lesão compressiva:

1. Remova o objeto que está pressionando o tecido o mais rápido possível. Se não puder removê-lo, aplique um lubrificante, como sabão antisséptico, e

movimente a parte que estiver presa de forma lenta, porém firme, até que ela se solte.

2. Se possível, eleve o membro afetado enquanto remove o objeto.

3. Se não conseguir soltar a parte que estiver presa nem remover o objeto, acione o SRM.

✓ Avaliação de progresso

1. Para tratar uma lesão torácica, cubra o ferimento com um curativo oclusivo e prenda-o em_____lados. (*dois/três/todos os*)

2. Cubra o conteúdo abdominal em protrusão com um curativo e, em seguida, com material _____. (*oclusivo/poroso/aderente*)

3. O objetivo do tratamento de ferimentos com objetos cravados é impedir _____ o máximo possível. (*o sangramento/a dor/o movimento*)

4. Se você encontrar uma parte amputada, envolva-a com gaze e mantenha-a _____. (*úmida e fria/seca e fria/seca e à temperatura ambiente*)

5. Nos casos de lesão compressiva, acione o SRM se _____. (*o ferimento sangrar/não conseguir remover o objeto que está pressionando o tecido/a dor for intensa*)

Resumo

- Ferimentos fechados são aqueles em que o tecido abaixo da pele é danificado, mas a pele não é rompida; os exemplos são as equimoses e os hematomas.

- Ferimentos abertos são aqueles em que a pele é rompida; os exemplos incluem: abrasões, incisões, lacerações, punções, avulsões, mordidas e amputações.

- A ameaça mais séria de uma abrasão é a infecção; a perda de sangue costuma ser mínima.

- As lacerações com bordas lisas cicatrizam melhor que aquelas com bordas irregulares.

- A maior ameaça de uma avulsão é a falta de circulação no retalho; certifique-se de que o retalho não seja reencaixado no lugar.

- Se você encontrar uma parte amputada, o cuidado adequado pode aumentar drasticamente a probabilidade de que ela seja reimplantada com sucesso pelo cirurgião.

- Mesmo se um membro estiver seriamente mutilado, nunca termine de amputá-lo; os nervos e os vasos sanguíneos, mesmo em filamentos pequenos de tecido, podem permitir que o cirurgião reimplante completamente o membro.

Termos-chave

Certifique-se de que você compreende os termos-chave a seguir:

abrasão	ferimento
avulsão	hematoma
contusão	laceração
derme	oclusivo
epiderme	

Exercício de raciocínio crítico

Você é estagiário em uma indústria local. Ao passar pelo corredor, próximo a uma das oficinas, você ouve um tumulto. Um homem que trabalhava com uma serra de fita cortou fora um dos dedos e um segundo dedo estava pendendo por um fio.

1. Você esperaria sangramento intenso do coto de onde o dedo foi cortado? Sim ou não, e por quê?

2. O corte do segundo dedo atravessou o osso e está preso apenas por tecido. Você deveria completar a amputação? Sim ou não, e por quê?

3. O dedo foi encontrado por um colega. Como você o orientaria a lidar com o dedo amputado?

Capítulo 7 — Autoavaliação

Aluno: _____ Data: _____
Curso: _____ Módulo: _____

Parte 1 Verdadeiro/Falso

Se você acha que a afirmação é verdadeira, assinale V. Se você acha que é falsa, assinale F.

V F **1.** Sempre limpe cuidadosamente um ferimento antes de fazer um curativo e enfaixá-lo.

V F **2.** Partes avulsionadas ou retalhos cutâneos não devem ser colocados novamente no lugar; isso causará mais contaminação.

V F **3.** Nove em cada dez mordidas de animais são infligidas por cães.

V F **4.** Não tente remover objetos cravados em um ferimento.

V F **5.** O manejo adequado de uma parte decepada do corpo pode permitir que ela seja reimplantada com sucesso.

V F **6.** Sempre quebre ou corte um objeto cravado antes de a vítima ser transportada.

V F **7.** Os objetos cravados no pescoço devem ser removidos.

V F **8.** Os objetos cravados na bochecha raramente devem ser removidos.

V F **9.** Seja paciente com lesões compressivas no dedo; quanto mais tempo o dedo ficar preso, mais fácil será removê-lo.

Parte 2 Múltipla escolha

Assinale a resposta correta ou a frase que melhor completa a sentença.

1. Sangramento intenso e corte de tendões e nervos são extremamente perigosos em que tipo de lesão?
a. Incisão.
b. Laceração.
c. Contusão.
d. Punção.

2. Um ferimento aberto caracterizado por bordas irregulares e sangramento livre é uma
a. laceração.
b. incisão.
c. contusão.
d. punção.

3. Que tipo de ferimento representa maior risco de infecção?
a. Incisão.
b. Laceração.
c. Contusão.
d. Punção.

4. Se um ferimento por punção é causado por um objeto cravado,
a. remova o objeto e cubra o ferimento com um curativo estéril.
b. estabilize o objeto com um curativo grosso.
c. aplique pressão leve sobre o objeto para controlar o sangramento.
d. sempre encurte o objeto para facilitar o transporte da vítima.

5. Uma lesão séria na qual grandes retalhos cutâneos e de tecidos são parcial ou completamente extraídos é denominada
a. abrasão.
b. amputação.
c. avulsão.
d. incisão.

6. O manejo adequado de uma parte decepada inclui
a. limpeza com uma solução antisséptica.
b. envolvê-la com gaze ou toalha limpa.
c. congelar a parte o mais rápido possível.
d. aplicação de um torniquete na respectiva parte para preservar os fluidos.

7. A maioria das lesões compressivas envolve
   a. as mãos.
   b. os pés.
   c. os braços.
   d. as pernas.

8. Os ferimentos provocados por disparo de arma de fogo
   a. não têm ferimentos de saída.
   b. têm um ferimento de saída menor que o ferimento de entrada.
   c. têm ferimentos de saída e entrada de tamanho idêntico.
   d. têm um ferimento de saída maior que o ferimento de entrada.

Parte 3 O que você faria...?

1. Em um posto de gasolina, um cliente é apunhalado no peito com uma grande chave de fenda. Quando você chega, a vítima está inconsciente e a chave de fenda ainda está no lugar.

2. Você ouve um tiro em seu prédio. Durante a investigação, você encontra um homem de meia-idade com um ferimento de disparo de arma de fogo na coxa direita. A esposa dele conta que ele estava limpando a arma quando ela disparou acidentalmente.

Capítulo 8

Lesões na face, nos olhos e na garganta

▶ Objetivos de aprendizagem

Após estudar este capítulo, você será capaz de:

1. Descrever como avaliar lesões nos olhos.
2. Descrever procedimentos do atendimento básico de emergência para lesões nos olhos.
3. Demonstrar o atendimento de emergência em caso de corpos estranhos nos olhos.
4. Descrever o atendimento de emergência para lesões na órbita.
5. Descrever o atendimento de emergência para lesões na pálpebra.
6. Descrever o atendimento de emergência para lesões no globo ocular.
7. Descrever o atendimento de emergência para queimaduras químicas nos olhos.
8. Demonstrar o atendimento de emergência para vítimas com objetos cravados nos olhos.
9. Descrever o atendimento de emergência em caso de protrusão do globo ocular.
10. Descrever como remover lentes de contato.
11. Descrever o atendimento de emergência geral para lesões na face.
12. Descrever o atendimento de emergência para lesões na boca e no maxilar.
13. Descrever o atendimento de emergência para fraturas na face e no maxilar inferior.
14. Descrever o atendimento de emergência para lesões no nariz.
15. Descrever o atendimento de emergência para lesões na orelha.
16. Descrever o atendimento de emergência para lesões na garganta.
17. Descrever o atendimento de emergência para lesões dentárias comuns.

No local da ocorrência

Melissa Gentry, 13 anos, pulava de um trampolim com três amigas quando bateu no joelho de uma delas e teve um dos dentes da frente arrancado. Ouvindo um choro, Carrie Scofield olhou pela janela da cozinha e viu um dente rolar pelo trampolim enquanto Melissa colocava as mãos na boca. Carrie gritou pela janela, pedindo que as meninas não tocassem no dente. Em seguida, colocou leite frio numa xícara antes de correr para o quintal.

Carrie pegou o dente com cuidado pela coroa, evitando tocar na raiz, e o colocou dentro da xícara com leite frio. Ela deu a xícara para sua filha, Katy, e pediu que ela a segurasse. Carrie levou Melissa para dentro de casa, pediu para que ela lavasse a boca delicadamente com água fria, depois para que mordesse um pedaço de gaze enrolada para ajudar a controlar o sangramento. Carrie rapidamente ligou para a mãe de Melissa, que a levou junto com o dente – ainda imerso no leite frio – para o dentista. O dente foi implantado com sucesso em menos de 1 hora.

As estruturas especializadas da face, propensas à lesão em virtude de sua localização, podem ser permanente e irreversivelmente danificadas. Lesões na face são bastante comuns: cerca de 75% das vítimas de acidentes com veículos motorizados sofrem pelo menos traumatismo facial leve.

Embora algumas lesões faciais sejam leves, muitas lesões na face e na garganta são potencialmente fatais, já que comprometem as vias aéreas superiores, dificultando a respiração. Além do mais, muitas dessas lesões são causadas por impactos fortes o suficiente para lesionar a coluna cervical ou ocasionar fratura do crânio. Uma vez que o pescoço também contém vasos sanguíneos importantes, lesões no pescoço ou na garganta podem causar sangramento acentuado com ameaça de morte. Se observar atentamente, o pescoço abriga, dentro de um espaço bem restrito, um componente de praticamente cada sistema corporal (vascular, nervoso, vias aéreas, gastrintestinal, musculoesquelético etc.).

Além das lesões faciais, mais de 1,5 milhão de lesões oculares ocorrem anualmente nos Estados Unidos; a avaliação e o tratamento adequados podem ser decisivos para preservar a visão da vítima.

Este capítulo descreve a avaliação e o atendimento adequados a vítimas de lesões oculares, assim como lesões na face, no maxilar e na garganta.

Lesões nos olhos

> **Objetivo de aprendizagem**
> 1 Descrever como avaliar lesões nos olhos.

Emergências **oculares** verdadeiras são raras mas, quando ocorrem, tendem a ser urgentes. Os olhos são facilmente lesionados. As lesões oculares correspondem a cerca de 10% de todas as lesões. Uma lesão no olho pode acometer os ossos e as partes moles da órbita ocular, como também pode ferir o próprio globo ocular; em alguns casos, o bulbo do olho pode ser perfurado.

Acredita-se que as lesões oculares causem mais ansiedade nas vítimas que qualquer outro tipo de lesão. Como há possibilidade de dano permanente, não se deve nunca considerar que uma lesão ocular é de menor importância, todas as lesões desse tipo devem receber atenção médica imediata.

Quase a metade de todas as lesões oculares graves ocorre em casa ou nas proximidades (ver Fig. 8.1).

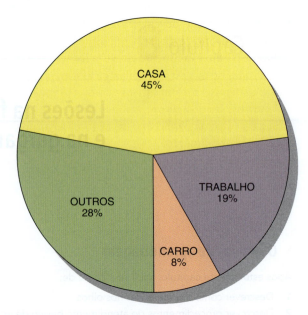

Praticamente metade de todas as lesões oculares graves ocorre dentro ou nos arredores da casa. A maioria poderia ser evitada com o uso de óculos protetores para realizar tarefas domésticas.

Figura 8.1 Lesões oculares.

Avaliação

Pergunte à vítima quando ocorreu o acidente ou quando teve a dor, o que ela observou primeiro e como os olhos foram afetados. Em seguida observe os olhos, isoladamente e em conjunto, com uma pequena lanterna, examinando:

- As **órbitas** (cavidades do olho), para detectar equimoses, inchaço, laceração e sensibilidade.
- As pálpebras, para detectar equimose, inchaço e laceração.
- As **conjuntivas** (membranas no interior da pálpebra), para detectar vermelhidão, pus e corpos estranhos.
- Os **globos oculares** (bulbos dos olhos), para detectar vermelhidão, coloração anormal e laceração.
- As pupilas, para verificar tamanho, formato, igualdade e reação à luz; elas devem estar pretas, redon-

> **ocular** Relativo ao olho.
> **órbita** Cavidade óssea que abriga o globo ocular.
> **conjuntiva** Membrana mucosa transparente que reveste as pálpebras e reveste a superfície externa dos globos oculares.
> **globo ocular** Bulbo do olho; o olho propriamente dito.

das e simétricas, e devem reagir à luz (diminuem quando a luz incide diretamente sobre elas). Nunca ilumine o olho exatamente em vista frontal; em vez disso, quando avaliar as pupilas, faça com que a luz incida lateralmente em um ângulo de 45 graus.
- O movimento dos olhos em todas as direções, para detectar olhar anormal, paralisia no olhar ou dor durante o movimento.

Suspeite que as lesões são sérias se a vítima apresentar perda de visão que não melhora quando ela pisca, se houver perda parcial do campo visual, se ela apresentar dor intensa no olho, visão dupla ou sensibilidade anormal à luz.

Se a vítima estiver inconsciente, feche delicadamente seus olhos e cubra-os com curativos umedecidos. Nesse estado, a pessoa perde os reflexos normais (como piscar) que ajudam a proteger os olhos.

Atendimento básico de emergência para lesões oculares

> **Objetivo de aprendizagem**
> 2 Descrever procedimentos do atendimento básico de emergência para lesões nos olhos.

Em geral, trate as lesões de partes moles em torno do olho da mesma forma como você trataria qualquer outra lesão de partes moles. Entretanto, nunca aplique pressão diretamente sobre o globo ocular, mesmo que você acredite que não haja lesão. Independentemente da lesão ocular, aplique as regras básicas descritas a seguir.

- Não irrigue o olho ferido, salvo em caso de queimadura química ou se houver um corpo estranho no olho.
- Não passe pomadas nem medicamentos no olho.
- Não remova sangue nem coágulos sanguíneos do olho.
- Não tente forçar a abertura da pálpebra, a não ser que seja necessário retirar substâncias químicas ou corpos estranhos.
- Faça a vítima se deitar e permanecer imóvel.
- Limite o uso do olho que não estiver ferido; geralmente, é melhor colocar um tampão nesse olho também.
- Não administre nada à vítima por via oral, pois ela pode vir a precisar de anestesia geral no hospital.
- Todas as vítimas com lesões oculares devem ser avaliadas por um médico.

Corpos estranhos nos olhos

Corpos estranhos, como partículas de poeira, areia, cinzas, pó de carvão ou pequenos pedaços de metal, podem entrar ou ser introduzidos no olho e permanecer alojados (ver Fig. 8.2). Se não forem removidos, podem causar danos importantes, incluindo infecção ou inflamação, ou ainda arranhões na córnea. Você deve sempre considerar objetos estranhos no olho perigosos, especialmente se eles contiverem ferro ou cobre.

É comum a dor causada por objetos estranhos nos olhos ser intensa, e os olhos de modo geral produzem lágrimas imediatamente em uma tentativa de eliminar as substâncias irritantes. A vítima pode não ser capaz de abrir o olho, especialmente porque a luz causa mais irritação.

Nunca deixe uma vítima com objetos estranhos nos olhos esfregar ou coçar a região, pois essa atitude poderá levar os objetos a se alojarem ainda mais para dentro do olho. Se as lágrimas não expulsarem os objetos estranhos, peça para a vítima piscar várias vezes, o que irá remover objetos soltos.

Tente remover apenas os corpos alojados na conjuntiva (mucosa transparente que reveste as pálpebras e recobre a superfície externa do globo ocular), nunca os que estiverem na córnea.

Atendimento de emergência

> **Objetivo de aprendizagem**
> 3 Demonstrar o atendimento de emergência em caso de corpos estranhos nos olhos.

Se piscar não ajudar a remover o objeto, realize os passos a seguir.

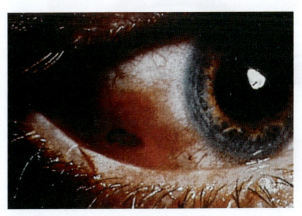

Figura 8.2 Corpo estranho alojado no olho.

1. Enxágue o olho delicadamente com água limpa, afastando as pálpebras (ver Fig. 8.3).
2. Remova objetos alojados sob a pálpebra superior forçando-a sobre a inferior; quando ela voltar para a posição normal, a superfície subjacente passará sobre os cílios da pálpebra inferior, removendo o corpo estranho.
3. Se o corpo estranho continuar no olho, segure os cílios da pálpebra superior e dobre-a sobre um cotonete ou objeto semelhante. Remova cuidadosamente o corpo estranho da pálpebra com o canto de um pedaço de gaze estéril (ver Fig. 8.4).
4. Se o objeto estiver alojado sob a pálpebra inferior, puxe-a para baixo, expondo a superfície interna da pálpebra, remova-o com o canto de um pedaço de gaze estéril ou cotonete.
5. Se o objeto se alojar no globo ocular, não mexa nele; cubra os dois olhos com uma compressa e acione o SRM (ver Fig. 8.5).

Lesões nas órbitas

O traumatismo facial pode resultar na fratura de um ou vários ossos do crânio que formam as órbitas (cavidades oculares) (ver Fig. 8.6). Sempre que uma órbita for fraturada, entende-se que também houve um traumatismo craniano. Os sinais e sintomas de fratura orbital incluem:

- visão dupla;
- visão notadamente reduzida;
- perda de sensibilidade na sobrancelha, na bochecha ou no lábio superior, em decorrência de dano nervoso;
- secreção nasal, que pode ser profusa;
- paralisia do olhar para cima (a vítima não consegue acompanhar com os olhos movimentos dos dedos para cima).

Lesões na face geralmente deixam o olho roxo, porque há rompimento de pequenos vasos sanguíneos em torno dele, resultando em equimose. Lesões provocadas por golpes no olho variam em gravidade, de acordo com a força e ângulo do golpe. O sangramento verdadeiro associado ao olho roxo é geralmente insignificante, mas lembre-se de que um olho roxo pode esconder uma lesão mais grave, como uma fratura na órbita ocular ou danos ao globo ocular. Geralmente, uma vítima com lesão no olho deve procurar atendimento médico para descartar alguma lesão associada.

Qualquer vítima de uma lesão ocular deve procurar atendimento médico se houver hematomas (olho roxo), dor e visão prejudicada ou reduzida.

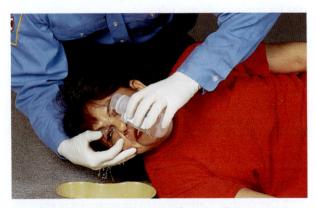

Figura 8.3 Retirando corpos estranhos do olho.

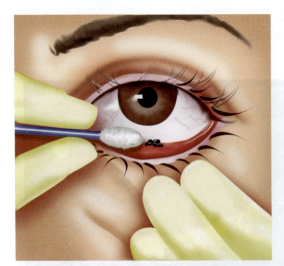
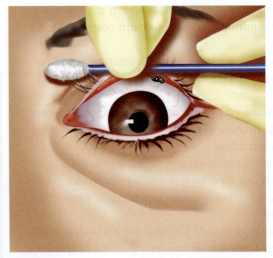

Figura 8.4 Para remover partículas da esclera, puxe a pálpebra inferior para baixo enquanto a vítima olha para cima, ou puxe a pálpebra superior para cima enquanto ela olha para baixo.

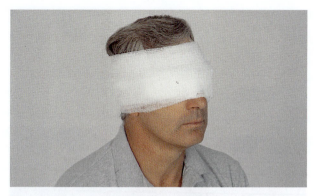

Figura 8.5 Se um corpo estranho se alojar no olho, enfaixe os dois olhos para reduzir o movimento.

nutos para reduzir o inchaço. Mantenha a vítima sentada até a chegada da equipe de resgate e *não exerça pressão sobre o globo*.
2. Caso haja suspeita de lesão no globo ocular, evite usar bolsas de gelo. Mantenha a vítima deitada de costas até a chegada da equipe de resgate.

Lesões nas pálpebras

As lesões nas pálpebras incluem equimose (olhos roxos), queimaduras e lacerações (ver Fig. 8.7). Uma vez que a pálpebra é fartamente irrigada por vasos sanguíneos, as lacerações nessa região podem causar sangramentos profusos.

Qualquer coisa que lacere a pálpebra também pode causar dano ao globo ocular; portanto, a lesão deve ser cuidadosamente avaliada.

Atendimento de emergência

> ▶ **Objetivo de aprendizagem**
> **5** Descrever o atendimento de emergência para lesões na pálpebra.

Em geral, o atendimento no local consiste em controlar o sangramento e proteger o tecido lesionado as estruturas subjacentes. *Nunca tente remover materiais incrustados no globo ocular*. Acione o SRM e, em seguida:

1. Controle o sangramento na pálpebra exercendo leve pressão com um curativo pequeno; não exerça nenhum tipo de pressão se o globo ocular estiver lesionado.

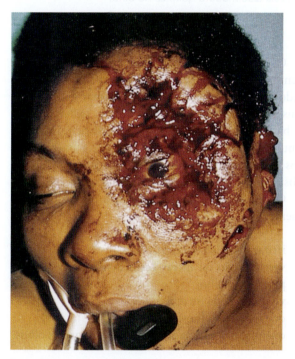

Figura 8.6 Lesão na órbita ocular.

Atendimento de emergência

> ▶ **Objetivo de aprendizagem**
> **4** Descrever o atendimento de emergência para lesões na órbita.

As fraturas orbitais exigem hospitalização e, possivelmente, cirurgia. Acione o SRM e, em seguida, siga os passos:

1. Se o globo ocular *não* tiver sido lesionado, coloque bolsas de gelo sobre o olho lesionado por 15 mi-

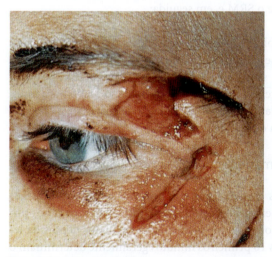

Figura 8.7 Lesão na pálpebra.

2. Cubra a pálpebra com gaze estéril umedecida para impedir que o ferimento resseque. Se a pele da pálpebra tiver sido avulsionada, conserve-a para que possa ser transportada junto com a vítima e depois enxertada.
3. Se o globo ocular não estiver lesionado, cubra a pálpebra lesionada com compressas frias para reduzir o inchaço.
4. Cubra o olho que não estiver lesionado com um curativo para diminuir os movimentos.

Lesões no globo ocular

As lesões no globo ocular incluem equimoses, lacerações, danos causados por corpos estranhos e abrasões. As lacerações profundas podem cortar a córnea, fazendo que o conteúdo do olho seja despejado; traumatismos graves sem cortes ou lesões por projéteis podem causar ruptura do globo ocular.

Algumas lesões no globo ocular, como lacerações ou objetos incrustados, são imediatamente aparentes. Outros sinais e sintomas de lesão no globo incluem:

- globo ocular em forma de pera ou com formato irregular;
- sangue na câmara anterior do olho.

Atendimento de emergência

> ▶ **Objetivo de aprendizagem**
> 6 Descrever o atendimento de emergência para lesões no globo ocular.

O ideal é que as lesões no globo sejam tratadas no pronto-socorro, onde há equipamentos especializados. Acione o SRM e, em seguida:

1. Aplique tampões delicados nos dois olhos. Não use tampões nem exerça nenhum tipo de pressão se suspeitar de ruptura no globo ocular, já que a pressão pode forçar o conteúdo do olho para fora.
2. Mantenha a vítima deitada de costas até a chegada da equipe de resgate.

Queimaduras químicas nos olhos

As queimaduras químicas nos olhos (ver Fig. 8.8) representam uma emergência prioritária: os olhos podem sofrer danos permanentes segundos depois da lesão, os 10 primeiros minutos geralmente determinam o resultado final.

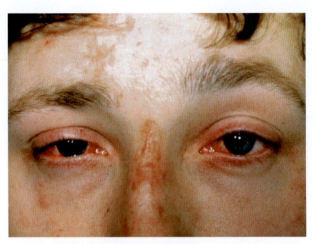

Figura 8.8 Queimadura química no olho.

Os álcalis, como amônia, limpadores de ralos, cimento e gesso, causam mais danos aos olhos do que os ácidos porque eles continuam a queimar e a penetrar mais profundamente. Ácidos comuns incluem ácido de bateria, ácido clorídrico e ácido nítrico. Independentemente da substância, no entanto, a queimadura e os danos ao tecido continuarão enquanto qualquer substância permanecer no olho, ainda que seja diluída.

Os sinais e sintomas de queimaduras químicas incluem:

- irritação inchaço das pálpebras;
- vermelhidão ou listras vermelhas ao longo da superfície do olho;
- visão reduzida ou embaçada;
- dor forte nos olhos;
- queimadura e irritação na pele ao redor dos olhos.

Atendimento de emergência

> ▶ **Objetivo de aprendizagem**
> 7 Descrever o atendimento de emergência para queimaduras químicas nos olhos.

Acione o SRM e, em seguida:

1. Segurando as pálpebras abertas, irrigue o olho suave e continuamente com água corrente por, no mínimo, 30 a 60 minutos, ou até o SRM chegar (ver Figs. 8.9 e 8.10). *Não tente neutralizar a substância química*; use apenas água. Sistemas de lavagem dos olhos (Fig. 8.10) estão às vezes disponíveis em locais de trabalho. Quando possível, use água mor-

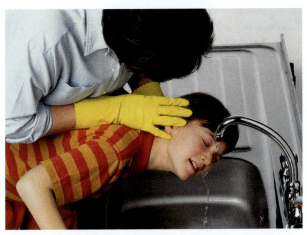

Figura 8.9 As queimaduras químicas nos olhos devem ser irrigadas ininterruptamente por 30 a 60 minutos.

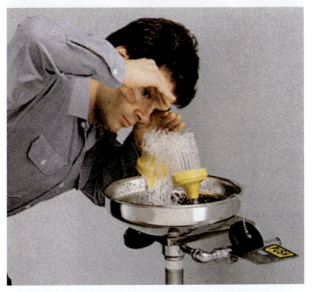

Figura 8.10 Se possível, em casos de queimaduras químicas, irrigue os olhos em um sistema de lavagem de olhos.

na. Irrigue o olho somente com soro fisiológico ou água. Nunca use antídotos químicos, incluindo vinagre diluído, bicarbonato de sódio ou álcool. Nunca use colírios.

2. A água deve ser despejada no canto interno, passando pelo globo ocular até chegar à borda externa; tome cuidado para não contaminar o outro olho. Peça à vítima para que mova o globo ocular, isso ajuda a lavar todo o olho.
3. Remova lentes de contato; se deixadas no olho, elas irão reter as substâncias químicas entre sua superfície a córnea (ver o tópico "Removendo lentes de contato" ainda neste capítulo).
4. Remova quaisquer partículas sólidas da superfície do olho com um cotonete úmido.

5. Continue a irrigação até a chegada da equipe de resgate.
6. Se a equipe de emergência está atrasada e você lavou os olhos com água corrente por pelo menos 60 minutos, enfaixe frouxamente ambos os olhos utilizando compressas úmidas e frias, até que a equipe de emergência chegue ao local.

Após a irrigação, evite contaminar os próprios olhos, lavando bem as mãos e usando uma escova para limpar embaixo da unha.

Queimaduras oculares pela luz

Olhar para uma fonte de luz ultravioleta pode queimar os olhos, resultando em dor forte por 1 a 6 horas após a exposição. Uma das causas mais comuns desse tipo de queimadura é a luz do sol refletida na neve, outras causas incluem lâmpadas de bronzeamento e soldas.

As vítimas devem ser vistas por um oftalmologista, que pode determinar a extensão das queimaduras e receitar o tratamento ou os medicamentos necessários. Enquanto isso:

1. Leve a vítima para longe da luz do sol. Se possível, a vítima deve ser colocada em um local escuro, onde não haja fontes de luz.
2. Cubra os dois olhos com gazes umedecidas em água fria.
3. Não deixe a vítima esfregar os olhos, pois isso irá inflamar ainda mais os tecidos lesionados.

Objetos cravados no olho e globo ocular protruso

Um objeto afiado que penetre no globo ocular pode ser retirado, ficar espetado ou encravado nele. Objetos cravados ou incrustados no olho só devem ser removidos por um médico. Os cuidados de emergência consistem em estabilizar o objeto para evitar movimentos ou remoção acidental antes que a vítima receba atendimento médico (ver Figs. 8.11 a 8.14).

Em caso de lesão grave, o globo ocular pode ser forçado para fora da cavidade, ou **protruso** (ver Fig. 8.15). Nunca tente recolocar o olho na cavidade.

> **protruso** Forçado para fora da posição normal; um globo ocular protruso é aquele forçado para fora da órbita.

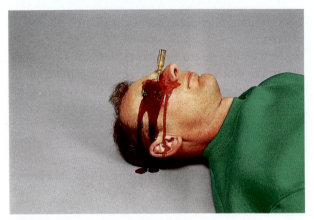

Figura 8.11 Objeto cravado no olho.

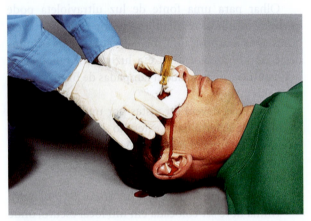

Figura 8.12 Coloque gaze em volta do objeto.

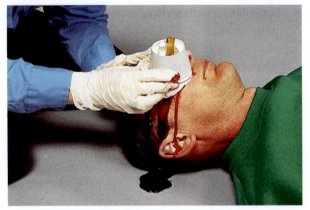

Figura 8.13 Estabilize o objeto cravado com um copo ou outro objeto.

Atendimento de emergência

▶ **Objetivo de aprendizagem**
8 Demonstrar o atendimento de emergência para vítimas com objetos cravados nos olhos.

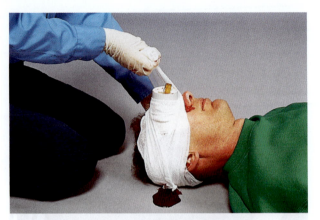

Figura 8.14 Enfaixe o copo para mantê-lo no lugar.

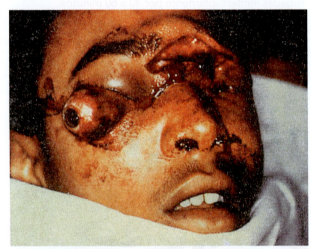

Figura 8.15 Globo ocular protruso.

▶ **Objetivo de aprendizagem**
9 Descrever o atendimento de emergência em caso de protrusão do globo ocular.

Acione o SRM; em seguida:

1. Com a vítima deitada de costas, estabilize a cabeça com sacos de areia ou almofadas grandes.
2. Cubra delicadamente o globo ocular protruso com um curativo limpo e umedecido, como gaze estéril umedecida com água limpa, a fim de manter o globo ocular úmido, ou envolva o olho e o objeto cravado com gaze ou outro material adequado, como um pano macio esterilizado. Jamais pressione. Faça um orifício no curativo para acomodar o objeto cravado.
3. Coloque uma proteção de metal, um copo de papel ou cone no objeto cravado ou no globo ocular protruso. Não use copos de isopor, pois eles podem

se esfacelar. O topo e as laterais do copo não devem tocar nem o objeto nem o olho.

4. Fixe o copo e o curativo no lugar com uma bandagem compressiva autoadesiva ou com bandagens em rolo que cubram os dois olhos; não passe o curativo em cima do copo, pois a pressão pode empurrá-lo para baixo sobre o objeto cravado ou o globo ocular protruso. Se a vítima estiver inconsciente, feche o olho que não estiver lesionado antes de fazer o curativo, a fim de evitar o ressecamento dos tecidos.
5. Cubra o olho não lesionado a fim de prevenir que o olho lesionado se mova.
6. Administre tratamento para choque; não dê nada à vítima por via oral.

Removendo lentes de contato

> ▶ **Objetivo de aprendizagem**
> 10 Descrever como remover lentes de contato.

Cerca de 18 milhões de norte-americanos usam lentes de contato de algum tipo, alguns em apenas um olho. Algumas pessoas, principalmente as idosas, usam tanto lentes de contato quanto óculos; portanto, não descarte a possibilidade de que a vítima esteja usando lentes só porque ela está de óculos.

Para detectar as lentes, acenda uma pequena lanterna no olho: as lentes gelatinosas aparecem como uma sombra na porção externa do olho; as lentes rígidas aparecem como uma sombra na íris.

Para determinar se as lentes devem ser removidas, siga o protocolo local. Geralmente, deve-se remover as lentes de contato se houver queimaduras químicas no olho ou se o transporte for demorar; no entanto, a remoção não é recomendada se o globo ocular apresentar qualquer lesão que não seja uma queimadura química.

Depois de remover as lentes de contato, guarde-as em recipientes limpos e com demarcações para a lente esquerda e a direita. Se possível, guarde as lentes em soro fisiológico ou água.

Removendo lentes de contato rígidas

As lentes rígidas, que têm pouco menos de 1 cm, se encaixam sobre a córnea. Para removê-las (ver Fig. 8.16):

1. Separe as pálpebras, manipulando-as de forma a posicionar a lente sobre a córnea.

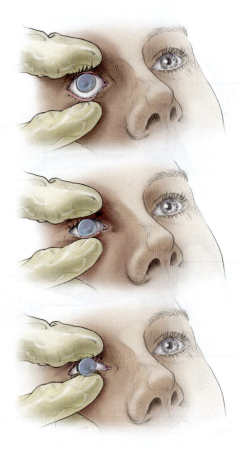

Figura 8.16 Remoção de lentes de contato rígidas.

2. Delicadamente, coloque os polegares nas pálpebras inferior e superior e pressione-as para baixo e para a frente, até alcançar as bordas da lente.
3. Pressione a pálpebra inferior um pouco mais e posicione-a sob a borda inferior da lente.
4. Movendo as pálpebras uma em direção à outra, deslize a lente para fora, entre as pálpebras.

Removendo lentes de contato gelatinosas

As lentes gelatinosas têm pouco mais de 1 cm, cobrindo toda a córnea e parte da **esclera** (o branco do olho). Para removê-las (ver Fig. 8.17):

1. Puxe a pálpebra inferior para baixo com a ponta do dedo médio. Com a outra mão, levante a pálpebra superior.
2. Coloque o dedo indicador na borda inferior da lente deslize-a para a esclera.

> **esclera** O branco do olho.

Lesões faciais

▶ **Objetivo de aprendizagem**
11 Descrever o atendimento de emergência geral para lesões na face.

Em vítimas com traumatismo na face, na boca e no maxilar, deve-se suspeitar de lesão na medula espinal, tanto na região cervical como na torácica. As vítimas de traumatismo facial significativo também podem apresentar fraturas no maxilar e danos ou perdas de dentes (ver Figs. 8.18 a 8.22).

Para tratar as vítimas:

1. Desobstrua as vias aéreas, se necessário. Inspecione a boca para detectar fragmentos de dentes ou dentaduras, pedaços de ossos, de carne ou corpos estranhos com os quais a vítima poderia se engasgar. Remova os fragmentos da maneira mais minuciosa possível. Puxe a língua para desobstruir as vias aéreas. Caso tenha dificuldade em segurar a língua, abra a garganta puxando o queixo para a frente ou segurando o canto do maxilar e puxando-o para a frente.
2. Imobilize completamente o pescoço para impedir que possíveis lesões na coluna cervical se agravem.

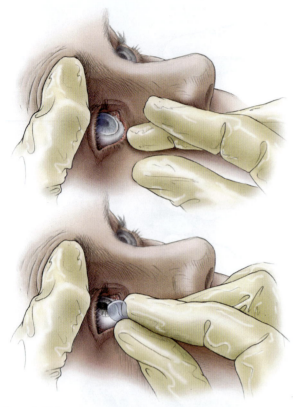

Figura 8.17 Remoção de lentes de contato gelatinosas (flexíveis).

3. Pressione a lente delicadamente entre o polegar e o indicador, permitindo a entrada de ar sob ela, e remova-a do olho.

Se as lentes estiverem desidratadas no olho, coloque soro fisiológico na superfície ocular, afaste-as da córnea e remova-as com um beliscão delicado.

✓ **Avaliação de progresso**

1. Todas as vítimas de lesões oculares precisam de _____. (*tratamento rápido/avaliação médica/cirurgia*)
2. Use bolsas de gelo ou compressas frias, a não ser quando houver lesão _____. (*na pálpebra/na cavidade ocular/no globo ocular*)
3. Em caso de queimadura química no olho, irrigue com água limpa por, pelo menos, _____ minutos. (*10/30/100*)
4. O objetivo dos primeiros socorros em caso de objeto cravado no olho é _____. (*estabilizá-lo/removê-lo/encurtá-lo*)
5. Na maioria das lesões oculares, deve-se tampar _____. (*apenas o olho lesionado/os dois olhos/nenhum dos olhos*)

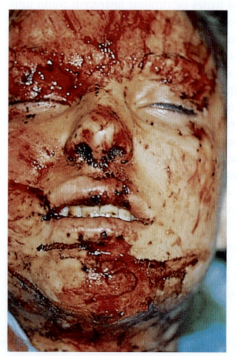

Figura 8.18 Lesão na face.

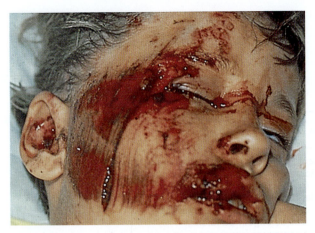

Figura 8.19 Lesão na face.

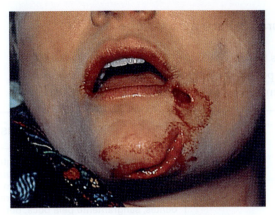

Figura 8.21 Lesão no queixo e no maxilar.

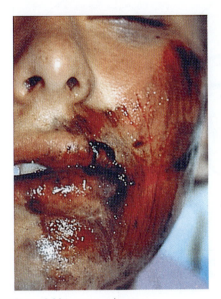

Figura 8.20 Lesão na boca.

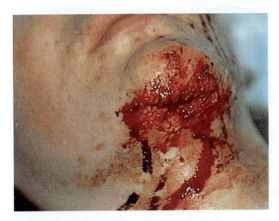

Figura 8.22 Lesão no queixo.

3. Controle hemorragias: várias artérias principais passam pela face e podem sangrar de forma profusa com rapidez suficiente para causar a morte. Aplique pressão extremamente delicada se suspeitar que os ossos sob o ferimento possam estar fraturados ou danificados, porém aplique pressão suficiente para estancar o sangramento.
4. Se houver exposição de nervos, tendões ou vasos sanguíneos, cubra-os com um curativo úmido estéril.
5. Certifique-se de inspecionar tanto a região exterior como a interior da bochecha; se há lesão na face, os dentes podem cortar o tecido da parte interna da bochecha. Para controlar o sangramento por dentro da boca, coloque uma atadura de gaze enrolada entre os dentes e a bochecha, prendendo-a para fora da boca da vítima com um pedaço de fita para que ela não engula o curativo. Para controlar o sangramento no rosto, cubra com uma atadura de gaze e aplique pressão direta; lembre-se de não usar força se os dentes e ossos por baixo da bochecha estiverem quebrados.

▶ **Objetivo de aprendizagem**
12 Descrever o atendimento de emergência para lesões na boca e no maxilar.

Examine a boca para detectar dentes quebrados ou perdidos. Se houver perda de dentes, tente encontrá-los; um cirurgião pode reimplantar dentes em um prazo de duas horas e usar fragmentos ósseos para reconstituir o maxilar. Para os procedimentos do tratamento, ver a seção "Emergências dentárias".

Se houver dentaduras na boca e elas não estiverem quebradas, deixe-as no lugar: elas podem ajudar a sustentar as estruturas da boca. Se as dentaduras estiverem quebradas, remova-as.

Fraturas da face e do maxilar

As fraturas da face e do maxilar (fraturas maxilofaciais) podem ser simples, como no caso de fraturas nasais sem deslocamento, ou extensivas, envolvendo lacerações graves, fraturas ósseas e danos nervosos (ver Fig. 8.23). Lesão medular, laceração ou ruptura de globo ocular e queimaduras faciais geralmente acompanham as fraturas faciais.

FRATURAS COMUNS NA FACE E NO MAXILAR

As fraturas faciais resultam frequentemente de lesões por impacto na face. O principal perigo das fraturas faciais são problemas nas vias aéreas, pois fragmentos ósseos e sangue podem obstruí-las. Sinais comuns de uma fratura do maxilar podem incluir: irregularidade na mastigação, perda de dentes, sangramento pela boca, deformidade e/ou perda de segmentos ósseos, salivação aumentada e incapacidade de engolir ou falar.

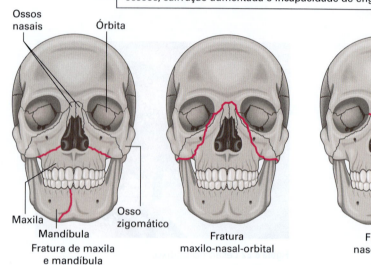
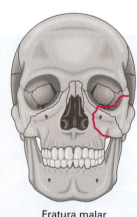

Ossos nasais — Órbita — Maxila — Mandíbula — Osso zigomático

Fratura de maxila e mandíbula | Fratura maxilo-nasal-orbital | Fratura naso-orbital | Fratura malar (bochecha)

ATENDIMENTO DE EMERGÊNCIA

O atendimento de emergência é o mesmo prestado às lesões de partes moles com atenção especial para liberar as vias aéreas de qualquer objeto que possa obstruí-las, dentes, sangue, etc.

- Mantenha as vias aéreas abertas para permitir aspiração, se necessário.

- Auxilie a respiração, se necessário. Controlar sangramento com o mínimo de pressão necessária para não deslocar fraturas.

- Sempre suspeite e avalie a possibilidade de lesão da coluna vertebral, e tome precauções adequadas de imobilização.

- Faça curativos e ataduras em feridas abertas.

- Monitore as vias aéreas continuamente.

- Se necessário, imobilize a mandíbula. Entretanto, se houver sangramento considerável dentro da boca, o melhor é não imobilizá-la porque pode comprometer as vias aéreas.

- Mantenha a vítima quieta e seja muito cuidadoso para que as áreas fraturadas não sejam deslocadas ou provoquem danos adicionais em outros tecidos.

- Uma vítima que não apresentar sangramento deve ser colocada em posição semirreclinada, a não ser que exista suspeita de lesão da coluna vertebral. Vítimas que apresentarem lesões faciais com sangramento devem ser posicionadas de lado, com a cabeça voltada para baixo, para que haja drenagem.

- Avalie a possibilidade de haver outras lesões.

Figura 8.23 Fraturas comuns na face e no maxilar.

Sinais e sintomas

Os sinais e sintomas de fratura facial incluem:

- distorção das feições faciais;
- dor ou formigamento;
- equimose inchaço intensos;
- sangramento do nariz da boca;
- movimentos limitados do maxilar;
- dentes fora do alinhamento normal;
- visão dupla, quando há fratura no osso que circunda os olhos;
- irregularidades nos ossos faciais que podem ser sentidas antes da ocorrência de inchaço;
- a distância entre os olhos parece muito grande.

Os sinais e sintomas de fratura na **maxila** (maxilar superior) incluem:

- movimento da maxila;
- sangramento nasal;
- olhos roxos;
- formigamento no lábio superior ou na bochecha;
- desnivelamento aparente dos olhos.

Os sinais sintomas de fratura na **mandíbula** (maxilar inferior) (ver Fig. 8.24) incluem:

- boca geralmente aberta (algumas vítimas podem não conseguir abrir a boca);
- saliva misturada com sangue escorrendo dos cantos da boca;
- baba (a dor impede a pessoa de engolir);
- dor e dificuldade para falar;
- dentes perdidos, soltos ou irregulares (mesmo que não haja perda de dentes, a vítima irá reclamar que os dentes não "*se encaixam direito*");
- dor ao redor da orelha.

Atendimento de emergência

> ▸ **Objetivo de aprendizagem**
> 13 Descrever o atendimento de emergência para fraturas na face e no maxilar inferior.

A prioridade no atendimento a uma vítima com fratura maxilofacial é estabelecer e manter as vias aéreas, que podem estar comprometidas por sangue, edemas ou defeitos estruturais. Acione o SRM e, em seguida:

1. Desobstrua as vias aéreas, removendo todos os fragmentos da boca.
2. Imobilize o pescoço se houver suspeita de lesão medular; em seguida, posicione a vítima de um modo a possibilitar a drenagem.
3. Controle o sangramento; coloque os curativos com cuidado para permitir vômitos e drenagem de sangue.
4. Se houver suspeita de fratura no maxilar inferior, imobilize-o com cuidado, usando um colar cervical ou cachecol. Monitore os vômitos.
5. Se houver suspeita de fratura no nariz, controle o sangramento conforme descrito no Capítulo 6. Aplique uma bolsa de gelo no nariz por até 20 minutos para reduzir o inchaço e aliviar a dor. *Nunca tente endireitar o nariz.*

Objetos cravados na face

A única ocasião em que é possível tentar remover um objeto cravado é quando ele tiver atravessado toda a bochecha e estiver solto, ameaçando obstruir as vias aéreas. Para removê-lo, acione o SRM e, em seguida:

1. Empurre ou puxe o objeto para fora da bochecha no mesmo sentido em que ele entrou. Nunca empurre o objeto para dentro da boca.
2. Forre o espaço entre os dentes da vítima e o ferimento com curativos; fixe um pedaço do curativo fora da boca, para evitar que a vítima o engula (ver Fig. 8.25).

maxila Maxilar superior.
mandíbula Maxilar inferior.

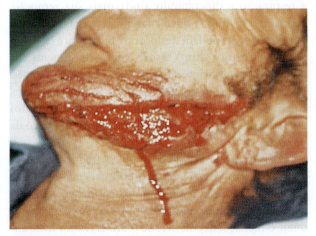

Figura 8.24 Lesões nas partes moles e fratura no maxilar inferior.

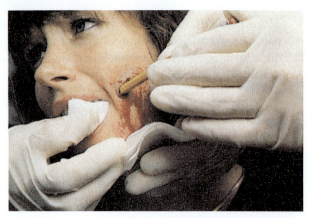

Figura 8.25 Objetos cravados na bochecha podem ser removidos. Coloque curativos no exterior do ferimento e no interior (entre a bochecha os dentes). Fixe o curativo no lugar, se necessário.

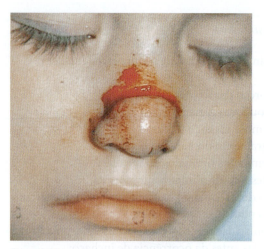

Figura 8.26 Lesão no nariz.

3. Faça um curativo na parte externa do ferimento para controlar o sangramento.

Lesões no nariz

> ▶ **Objetivo de aprendizagem**
> **14** Descrever o atendimento de emergência para lesões no nariz.

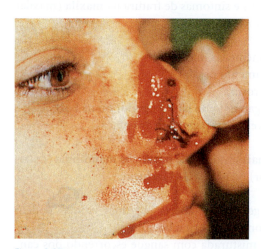

Figura 8.27 Lesão no nariz.

As lesões no nariz em geral ocorrem por trauma por contusão, como quando o nariz é golpeado pelo punho. Trate as lesões nas partes moles do nariz (ver Figs. 8.26 e 8.27) da mesma forma que outras lesões nas partes moles. Tome muito cuidado para manter as vias aéreas desobstruídas e posicione a vítima de forma que o sangue não escorra para a garganta. O sangue que escorre para a garganta pode interferir com a respiração e levar a vítima a vomitar. Em geral, a melhor posição para a vítima é a sentada, levemente inclinada para a frente.

Se o nariz estiver sangrando, aperte as narinas; se não conseguir controlar o sangramento, coloque um saco de gelo sobre o osso do nariz ou pressione o lábio superior bem abaixo do nariz. Para obter informações sobre sangramento nasal, veja o Capítulo 6.

Em geral, uma vítima de sangramento nasal não precisa de atendimento médico, se não houver nenhuma outra lesão e se o sangramento parar. A exceção ocorre quando o sangramento é posterior, o que significa que é proveniente da porção de trás da cavidade nasal e escorre para a garganta. Sangramentos nasais posteriores geralmente são profusos.

Corpos estranhos no nariz são bastante comuns em crianças pequenas. Se parte do objeto estiver saliente e você puder segurar com facilidade, puxe-o para fora. Não explore a narina para tentar remover um objeto, você poderá empurrá-lo para mais longe, bloqueando a respiração e dificultando ainda mais sua remoção. Tente fazer a vítima espirrar fazendo cócegas na narina oposta; espirros podem deslocar o objeto. Você também pode pedir para a vítima assoar o nariz suavemente enquanto você comprime a narina oposta. Se o objeto não for desalojado, tranquilize e acalme a criança e os pais, e depois acione o SRM. A iluminação os instrumentos especiais disponíveis no hospital minimizam o risco da remoção.

As fraturas nasais são o tipo mais frequente de fratura facial, em virtude da estrutura delicada do nariz; os sinais e sintomas mais comuns são inchaço e deformidade. Para tratar, aplique compressas de gelo para reduzir o inchaço, depois acione o SRM. *Nunca tente endireitar um nariz que esteja fora de sua posição normal.*

Lesões na orelha

> **Objetivo de aprendizagem**
> 15 Descrever o atendimento de emergência para lesões na orelha.

Cortes e lacerações na orelha são comuns (ver Figs. 8.28 e 8.29), porém raramente representam risco à vida. Brincos em orelhas furadas podem comumente prender e rasgar, causando danos no lóbulo da orelha. Ocasionalmente, uma porção da orelha pode ser decepada. O tratamento é o mesmo que para outras lesões de partes moles; aplicar pressão direta para conter o sangramento. Preserve todas as partes avulsionadas, envolvendo-as em gaze umedecida e guardando-as para que sejam transportadas junto com a vítima.

Ao fazer o curativo em uma orelha lesionada, coloque parte dele entre a orelha e a lateral da cabeça. Como regra geral, não coloque nada dentro do ouvido.

Nunca cubra a orelha por completo para estancar o sangramento do canal auditivo. Coloque um curativo limpo e frouxo no orifício do ouvido para absorver o sangue, mas não exerça pressão para estancar o sangramento.

Corpos estranhos no ouvido são um problema comum entre crianças pequenas; objetos duros e pequenos, como amendoins e feijões, são os mais comuns. Se o objeto puder ser visto e estiver na abertura do canal auditivo, remova-o delicadamente com uma pinça. Do contrário, não tente remover o objeto no local; em vez disso, a vítima deve ser levada para o hospital, onde existe iluminação e equipamentos adequados. *Nunca irrigue o ouvido na tentativa de deslocar um corpo estranho*, o líquido fará muitos objetos (como feijões) dilatarem, tornando a remoção mais difícil.

Se a vítima estiver com um inseto no ouvido, nunca insira nada no canal auditivo na tentativa de matá-lo. A maioria dos insetos é atraída pela luz: puxe delicadamente o lóbulo da orelha para endireitar o canal auditivo, então acenda uma lanterna no ouvido para atrair o inseto para fora.

Se o tímpano estiver intacto e o canal auditivo não estiver lesionado, você também poderá afogar o inseto colocando algumas gotas de óleo vegetal ou óleo mineral no canal auditivo, nunca use óleo de motor. Quando o inseto parar de se mover, irrigue cuidadosamente a abertura do canal auditivo com água morna para retirá-lo. Caso não consiga e esteja certo de que não há lesões no canal auditivo e no tímpano, você poderá usar uma seringa para sugar delicadamente o corpo do inseto.

O ouvido interno também pode ser lesionado por impactos bruscos, um golpe na cabeça, mudanças rápidas na pressão ou explosões. Um golpe direto na cabeça também pode romper o tímpano. A vítima pode perder audição no ouvido afetado ou pode ter problemas para manter o equilíbrio. Não tente tratar as lesões do ouvido interno; vítimas com lesões do ouvido interno precisam de cuidados profissionais.

Lesões na garganta

A garganta pode ser lesionada por golpes fortes; causas comuns incluem enforcamento (acidental ou intencional) ou impacto contra um volante ou um fio esticado ou varal (ver Figs. 8.30 e 8.31). Se a garganta for lacerada, pode haver sangramento de uma artéria ou veia principal, e bolhas de ar podem entrar nos vasos sanguíneos.

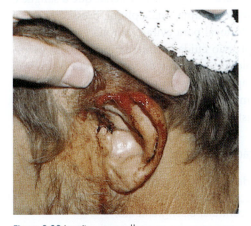

Figura 8.28 Lesão na orelha.

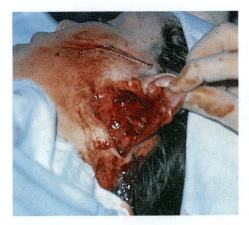

Figura 8.29 Lesão na orelha.

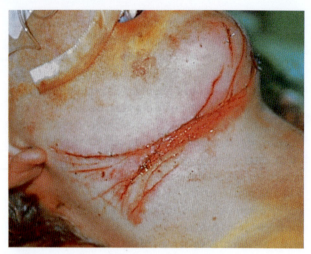

Figura 8.30 Lesão na garganta.

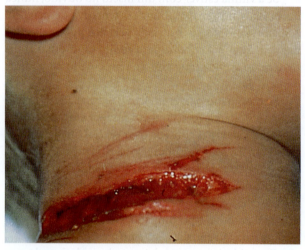

Figura 8.31 Lesão na garganta.

Sinais e sintomas

Além de lacerações, inchaço ou equimose evidentes, os sinais e sintomas de lesão na garganta incluem (ver Fig. 8.32):

- deslocamento da traqueia para um lado;
- dificuldade para falar;
- sons crepitantes durante a fala ou a respiração à medida que o ar escapa pela laringe lesionada;
- perda da voz;
- obstrução das vias aéreas que obviamente não foi provocada por outras fontes (a obstrução é causada pelo inchaço da garganta).

Atendimento de emergência

> ▶ **Objetivo de aprendizagem**
> 16 Descrever o atendimento de emergência para lesões na garganta.

Manter uma via aérea é extremamente importante em casos de lesões na garganta, uma vez que o sangue coagula quando exposto ao ar e os coágulos podem ameaçar as vias aéreas. Acione o SRM e, em seguida:

1. Desobstrua as vias aéreas; se necessário, administre respiração artificial.
2. Mantenha a vítima deitada para diminuir as chances de o ar entrar nos vasos sanguíneos. Posicione a vítima sobre o lado esquerdo, com o corpo inclinado para baixo em um ângulo de 15 graus.
3. Controle o sangramento com pressão de leve a moderada e curativos grossos. Se achar que o sangue é proveniente de uma veia, aplique pressão acima e abaixo do local para evitar embolia gasosa. Monitore a pressão cuidadosamente: pressão em excesso irá bloquear o fluxo de sangue para o cérebro. Nunca aplique pressão nos dois lados do pescoço ao mesmo tempo.
4. Administre tratamento para choque.

> ✓ **Avaliação de progresso**
>
> 1. A prioridade no tratamento de lesões faciais é _____. (manter as vias aéreas/evitar o choque/controlar o sangramento)
> 2. Os traumatismos na boca e no maxilar são geralmente acompanhados de _____. (*sangramento intenso/lesão medular/dor forte*)

Emergências dentárias

> ▶ **Objetivo de aprendizagem**
> 17 Descrever o atendimento de emergência para lesões dentárias comuns.

As emergências dentárias raramente põem a vida em risco, mas podem ser bastante dolorosas e causar considerável ansiedade na vítima. O rápido atendimento de emergência melhora drasticamente o prognóstico e possibilita ao dentista fazer correções permanentes. Vítimas

Capítulo 8   Lesões na face, nos olhos e na garganta   **147**

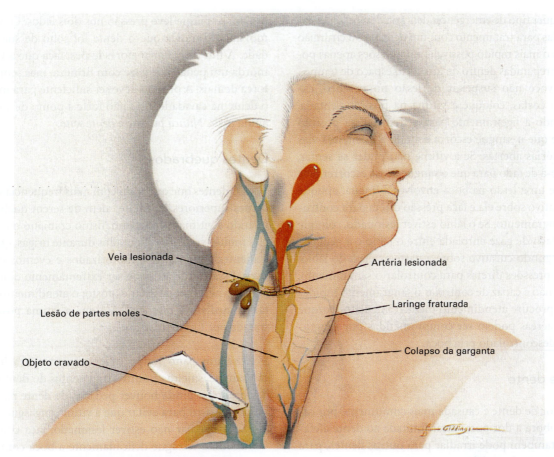

LESÕES POR TRAUMA FECHADO OU POR ESMAGAMENTO

- Perda da voz.
- Obstrução grave das vias aéreas, embora a boca e o nariz estejam livres, sem a presença de corpo estranho.
- Deformidades, equimoses ou depressões no pescoço.
- Edema no pescoço e, às vezes, na face e no tórax. Quando as áreas edemaciadas são tocadas, temos a sensação de crepitação abaixo da pele em razão da passagem de ar para as partes moles.
- Considera-se emergência extrema o caso em que algum dos sinais acima estiver presente, e a vítima deve ser transportada imediatamente para um hospital.
- Acalme a vítima encorajando-a a respirar devagar.
- Administre ventilação artificial, se necessário.
- Esteja alerta para possíveis lesões na coluna vertebral cervical e tome precauções adequadas de imobilização.
- Acione o SRM imediatamente.

LESÕES ABERTAS

- Lesões abertas graves no pescoço podem causar sangramento profuso.
- Se uma artéria for lesionada e houver extravasamento de sangue vermelho vivo em jatos, aplique pressão direta com uma compressa estéril grande (se possível). Se o sangue encharcar a compressa, não a remova, apenas adicione outra compressa sobre a primeira. Mantenha firme pressão com sua mão até chegar ao hospital. **Atenção**: pressionar o curativo no pescoço pode comprometer as vias aéreas.
- Não aplique pressão sobre as vias aéreas nem em ambos os lados do pescoço ao mesmo tempo.
- Se necessário, aplique pressão sobre o ponto de pressão da carótida. Não aplique pressão sobre ambas as carótidas ao mesmo tempo. Se houver algum objeto preso, estabilize o local com compressas grandes. Não o remova.
- Mantenha a vítima em decúbito dorsal, com as pernas elevadas, e acione o SRM imediatamente.
- Se uma veia grande (fluxo profuso e contínuo de sangue vermelho escuro a acastanhado) for lesionada, tente parar o sangramento aplicando pressão direta com uma compressa grande. Se o sangramento for controlado, faça um curativo oclusivo.
- Se a hemorragia não for controlada imediatamente, aplique pressão acima e abaixo do ponto do sangramento. É de suma importância que o ar não passe para dentro da veia (embolia gasosa) e seja levado para o sistema circulatório. Essa situação pode ser rapidamente fatal. A probabilidade de isso acontecer será maior se a vítima estiver sentada ou em pé.
- Cubra bem o ferimento com uma atadura ou película de plástico e prenda firmemente todas as bordas para formar uma vedação hermética sobre a veia lesionada.
- Posicione a vítima de lado.
- Acione o SRM. Administre ventilação artificial se necessário.
- Monitore as vias aéreas.

Figura 8.32 Lesões comuns no pescoço e na garganta.

de qualquer tipo de emergência dentária devem ser encaminhadas para tratamento com um dentista ou cirurgião dentista o mais rápido possível; muitas lesões apenas podem ser reparadas dentro de um curto espaço de tempo.

Se você não suspeitar de lesão no pescoço, cabeça ou costas, coloque a vítima na posição sentada, inclinando-a ligeiramente para a frente. Essa posição permite que o sangue escorra e ajuda a manter as vias respiratórias abertas. Se a vítima não puder se sentar, coloque-a de lado para que o sangue possa escorrer pela boca. Se uma lesão na boca envolver a língua, aplique um curativo sobre ela e faça pressão direta para controlar o sangramento. Se o lábio estiver lesionado, coloque um pedaço de gaze enrolada entre o lábio e a gengiva, e um segundo curativo sobre a parte externa do lábio; aplique pressões diretas para controlar o sangramento. Se você não é capaz de controlar o sangramento rapidamente, procure atendimento médico imediato, porque as vias aéreas podem ser comprometidas por sangramento descontrolado pela boca.

Dor de dente

A dor de dente é causada mais comumente por cáries. Embora a dor possa estar limitada ao dente afetado, ela também pode irradiar para outros dentes, para o lado oposto da maxila, ou até mesmo para o olho, ouvido ou pescoço. Na maioria dos casos, um dente deteriorado será sensível ao frio, calor e, às vezes, aos doces. Qualquer pessoa com dor de dente deve ser atendida por um dentista imediatamente.

Até que uma vítima possa ser vista por um dentista, identifique o dente afetado tocando-o suavemente, um de cada vez, com o cabo de uma colher. Para ajudar a aliviar a dor, siga estes passos:

1. Peça a vítima para lavar a boca com água morna; a água não deve estar muito quente nem muito fria.
2. Usando fio dental, remova quaisquer sementes ou partículas de alimentos que possam estar presas entre os dentes (pressão pode causar dor).
3. Use um cotonete embebido em óleo de cravo no dente para ajudar a aliviar a dor; evite tocar as gengivas, lábios ou outras superfícies da boca.
4. Dê à vítima um analgésico não controlado, como ácido acetilsalicílico, paracetamol ou ibuprofeno.

Dentes soltos

Qualquer traumatismo na face pode ter impacto suficiente para soltar um ou mais dentes. Para verificar se isso ocorreu, segure o dente delicadamente com os dedos aplique leve pressão nos dois lados. O menor movimento indica que o dente foi solto de sua cavidade. A fim de evitar maiores lesões, faça que a vítima morda um pedaço de gaze com firmeza, mas sem fazer força demais. A pressão deve ser suficiente para manter o dente na cavidade, mas não forte a ponto de soltá-lo ainda mais. *Nunca puxe um dente solto.*

Dentes quebrados

Os dentes que quebram com mais frequência são os dentes superiores da frente: além de serem quebrados quando a vítima sofre traumatismo craniano ou facial, eles muitas vezes são quebrados durante brigas, quedas, acidentes com veículos motorizados e eventos esportivos. Essa condição pode ser extremamente dolorosa, já que o nervo pode estar exposto; o atendimento dentário imediato é essencial. Até que a vítima possa ser tratada por um dentista:

1. Use um pano limpo e água morna para limpar sangue, sujeiras e outros fragmentos do dente quebrado; se ainda houver pedaços de dente na boca, remova-os para evitar que a vítima engasgue.
2. Se o maxilar não estiver lesionado, faça com que a vítima enxágue delicadamente a boca com água morna para limpá-la bem.
3. Aplique bolsa de gelo ou compressas frias na face da vítima sobre os dentes quebrados para aliviar a dor e reduzir o inchaço.

Dentes perdidos

Aproximadamente 2 milhões de pessoas perdem dentes todos os anos nos Estados Unidos; cerca de 90% desses dentes poderiam ser salvos com primeiros socorros adequados e com o tratamento *rápido* por parte de um dentista. As fibras de ligamento necessárias para um reimplante bem-sucedido começam a morrer logo após a lesão, portanto o tempo é de fundamental importância; em geral, um dente pode ser reimplantado com sucesso se ele for inserido novamente na cavidade dentro de trinta minutos. As chances de uma implantação bem-sucedida diminuem 1% a cada minuto que o dente permanece fora da cavidade. Manter o dente úmido até que ele seja colocado na cavidade aumenta drasticamente as chances de sucesso.

A principal prioridade em caso de dentes perdidos é encontrar o dente e manuseá-lo de forma adequada. *Nunca toque a raiz do dente*; manuseie-o pela coroa, para não danificar as fibras de ligamento necessárias para o reimplante. Não lave o dente a menos que você o reinsira na cavidade. Para tratar a vítima e o dente de forma adequada, execute os passos descritos a seguir.

1. Faça a vítima enxaguar a boca delicadamente com água morna, para remover sangue, sujeiras e fragmentos.
2. Coloque uma compressa estéril enrolada na cavidade e peça que a vítima morda com firmeza, a fim de ajudar a controlar o sangramento.
3. Manuseando o dente de forma delicada apenas pela coroa, mergulhe-o na solução encontrada no kit de primeiros socorros odontológico. Conhecida como solução salina balanceada de Hanks, é um meio de cultura celular com pH balanceado que ajuda a restaurar as fibras do ligamento do dente. Embora seja mais eficaz até 6 a 12 horas após a lesão, a solução foi aprovada pelo FDA para uso até 24 horas depois da lesão. (Nos Estados Unidos, esses kits estão disponíveis em drogarias.)
4. Caso não tenha acesso a um kit de primeiros socorros odontológico, mergulhe o dente em saliva ou em leite gelado (que contém uma concentração de cálcio e magnésio) em um recipiente fechado. Idealmente, o leite integral é o melhor. Nunca use leite em pó reconstituído ou derivados do leite, como iogurte ou queijo cottage; esses alimentos contêm substâncias que podem danificar os ligamentos. *Não coloque o dente em álcool ou antisséptico bucal*; em caso de emergência, você pode usar água. Certifique-se de que o recipiente não seque ou esmague a parte externa do dente.

A saliva é a solução perfeita para proteger os dentes, mas não é uma boa ideia pedir que a pessoa ferida segure o dente na boca, ela pode ficar ansiosa, confusa ou preocupada em engoli-lo. Se não houver mais nada disponível, peça que um familiar segure o dente delicadamente na boca enquanto a vítima estiver sendo levada para um dentista ou cirurgião dentista.

✓ Avaliação de progresso

1. Dentes perdidos quase sempre podem ser reimplantados se o procedimento for feito dentro de _____. (*30 minutos/1 hora/24 horas*)
2. Para proteger dentes perdidos, segure-os sempre pela _____. (*raiz/coroa*)
3. Para aumentar as chances de um reimplante bem--sucedido, mantenha o dente perdido _____. (*úmido/seco/resfriado/aquecido*)
4. Para transportar um dente perdido, mergulhe-o em _____. (*água/colutório/leite*)

Resumo

- Use uma lanterna pequena ou outro tipo de luz para examinar os olhos; examine-os separadamente e em conjunto.

- Nunca tente remover um corpo estranho que esteja alojado no olho.

- Todas as vítimas de lesão ocular devem ser avaliadas por um médico.

- O sangramento das pálpebras pode ser profuso; nunca exerça pressão sobre a pálpebra se acreditar que o globo ocular possa estar lesionado.

- Em queimaduras químicas oculares, irrigue o olho afetado por, no mínimo, 30 minutos ou até a chegada da equipe de resgate.

- Remova lentes de contato em caso de queimadura química ocular, se o transporte for longo ou se o resgate demorar a chegar.

- A força necessária para causar uma lesão na face geralmente também será suficiente para causar uma lesão medular.

- A principal prioridade no tratamento de vítimas com lesão ou fratura maxilofacial é a desobstrução das vias aéreas.

- O rápido atendimento de emergência em caso de lesão dentária melhora drasticamente o prognóstico a longo prazo.

Termos-chave

Certifique-se de que você compreende os termos--chave a seguir:

conjuntiva	maxila
esclera	ocular
globo ocular	órbita
mandíbula	protruso

150 Primeiros socorros para estudantes

Exercício de raciocínio crítico

Você está andando calmamente de bicicleta pela vizinhança quando, de repente, aquela tranquilidade é quebrada por choros de dor e pedidos de socorro. Você para imediatamente e procura pela casa de onde estão vindo os gritos. Pela porta aberta de uma garagem você vê um homem mais velho curvado para a frente, cobrindo os olhos com as mãos. Ele ainda está gritando por socorro.

1. Qual seria sua ação imediata?
2. Ao entrar na garagem, quais pistas você procuraria para explicar a situação?
3. Como você conduziria a avaliação?
4. Qual atendimento de emergência você conduziria?

Capítulo **8** Autoavaliação

Aluno: _____ Data: _____
Curso: _____ Módulo: _____

Parte 1 Verdadeiro/Falso

Se você acha que a afirmação é verdadeira, assinale V. Se você acha que é falsa, assinale F.

V F **1.** Deve-se fazer um curativo nos dois olhos se houver um corpo estranho alojado em apenas um olho.

V F **2.** É sempre melhor tentar remover delicadamente corpos estranhos do globo ocular.

V F **3.** As queimaduras químicas oculares devem ser irrigadas por aproximadamente 5 minutos.

V F **4.** Nunca force a abertura das pálpebras na tentativa de irrigar uma queimadura química.

V F **5.** Nunca use compressas frias em lesões no globo ocular.

V F **6.** Se as pálpebras estiverem lesionadas e não cobrirem o globo ocular, use um curativo leve úmido para evitar ressecamento.

V F **7.** Não tente remover lentes de contato, principalmente em casos de queimaduras químicas.

V F **8.** Não remova sangue nem coágulos sanguíneos do olho.

V F **9.** Uma vítima de traumatismo na face e na boca deve ter a cabeça e o pescoço imobilizados.

V F **10.** Se encontrar um dente perdido, limpe-o bem e guarde-o no gelo.

V F **11.** Nunca aplique gelo ou bolsas de água fria se houver suspeita de lesão nasal.

V F **12.** Dentes perdidos devem ser imersos em água gelada.

Parte 2 Múltipla escolha

Assinale a resposta correta ou a frase que melhor completa a sentença.

1. A prioridade no tratamento de queimaduras químicas é
- **a.** irrigar o olho com água limpa.
- **b.** irrigar o olho com um antídoto químico.
- **c.** instruir a vítima a fechar o olho.
- **d.** aplicar uma compressa fria no olho afetado.

2. Se uma vítima tiver um corpo estranho incrustado no globo ocular,
- **a.** remova o objeto e, em seguida, faça um curativo no olho.
- **b.** coloque um curativo frouxo sobre o objeto.
- **c.** prepare um curativo de pressão grosso e coloque um cone protetor sobre o objeto incrustado, deixando o olho que não estiver lesionado sem curativos.
- **d.** prepare um curativo grosso e coloque um cone protetor sobre o objeto incrustado, fazendo um curativo também no olho não lesionado.

3. Se o globo ocular for lançado para fora da cavidade, quais das seguintes atitudes não se deve tomar?
- **a.** Deixar o globo ocular fora da cavidade.
- **b.** Cobrir o globo protruso com um copo e um curativo grosso.
- **c.** Cobrir os dois olhos com um curativo grosso.
- **d.** Recolocar o globo ocular delicadamente de volta na cavidade e, em seguida, fazer um curativo.

4. As lesões na pálpebra devem ser
- **a.** irrigadas com água fria.
- **b.** cobertas com compressas e bandagem em rolo.
- **c.** tratadas com pomada antibiótica.
- **d.** cobertas com um curativo leve.

5. Para todas as queimaduras químicas do olho,
- **a.** irrigue com solução de água e vinagre.
- **b.** faça a vítima piscar repetidamente e lavar os olhos.
- **c.** irrigue continuamente por, no mínimo, 30 minutos.
- **d.** irrigue com bicarbonato de sódio.

151

6. Um dente inteiro pode, às vezes, ser reimplantado; o segredo para um reimplante bem-sucedido é manter o dente arrancado
   a. em um saco hermético.
   b. úmido.
   c. aquecido.
   d. coberto com bicarbonato de sódio.

7. Quando a vítima estiver com uma possível fratura facial,
   a. mantenha-a deitada de costas com a cabeça e o pescoço imobilizados.
   b. verifique todos os movimentos oculares possíveis.
   c. use bolsas de gelo sobre a área.
   d. enxágue a área com água limpa.

8. O objetivo mais importante do atendimento de emergência em caso de fraturas no maxilar é
   a. encontrar os dentes que possam ter sido perdidos.
   b. aplicar faixas para manter o maxilar inferior estável.
   c. desobstruir as vias aéreas.
   d. envolver a área com gelo a fim de controlar o inchaço.

Parte 3 Relacione

Relacione as lesões aos procedimentos de emergência.

Lesão		Procedimento de emergência
1. _____	Corpo estranho no olho	A. Posicione um copo ou cone sobre o olho lesionado e, em seguida, faça um curativo.
2. _____	Lesão nas órbitas	B. Verifique todos os movimentos oculares possíveis.
3. _____	Lesões na pálpebra	C. Cubra os olhos com um curativo estéril úmido.
4. _____	Lesões no globo ocular	D. Cubra os olhos com um curativo leve (úmido, se necessário).
5. _____	Queimaduras químicas	E. Enxágue os olhos com água limpa.
6. _____	Objeto incrustado no olho	F. Irrigue continuamente por, no mínimo, 30 minutos.

Parte 4 O que você faria...?

1. Você está em um canteiro de obras onde um carpinteiro está cortando tábuas com uma serra elétrica. Uma lasca de madeira entra em um dos olhos do carpinteiro.

2. Você está no local onde ocorreu um acidente com motocicleta. A vítima não estava usando capacete e apresenta abrasões e lacerações ao redor da boca e do maxilar inferior.

152

Capítulo 9

Lesões no tórax, no abdome e na genitália

▶ Objetivos de aprendizagem

Após estudar este capítulo, você será capaz de:

1. Identificar os três tipos principais de lesões torácicas.
2. Identificar os sinais e sintomas gerais de lesão torácica.
3. Descrever e demonstrar o atendimento básico de emergência para lesões torácicas.
4. Reconhecer tórax flácido e demonstrar o atendimento de emergência apropriado.
5. Reconhecer lesões torácicas por compressão e demonstrar o atendimento de emergência apropriado.
6. Reconhecer fratura de costelas e demonstrar o atendimento de emergência apropriado.
7. Reconhecer hemotórax, pneumotórax, pneumotórax hipertensivo e pneumotórax aberto e demonstrar o atendimento de emergência apropriado a cada caso.
8. Descrever as diferenças entre ferimentos abdominais abertos e fechados.
9. Descrever a avaliação de uma vítima com lesão abdominal.
10. Descrever os sinais e sintomas comuns de lesões abdominais.
11. Descrever o atendimento geral de emergência para lesões abdominais.
12. Demonstrar o atendimento de emergência apropriado para eviscerações abdominais.
13. Descrever o atendimento de emergência apropriado em caso de hérnia.
14. Descrever o atendimento de emergência apropriado para lesões na genitália masculina.
15. Descrever o atendimento de emergência apropriado para lesões na genitália feminina.

No local da ocorrência

Thomas Meservy, 51 anos, estava comemorando a chegada do verão participando de uma animada partida de futebol americano com seus três filhos e cinco netos. Enquanto o grupo lutava pelo controle da bola, Thomas sofreu uma forte cotovelada no tórax.

Thomas caiu de joelhos, com as mãos sobre a área dolorida, no lado direito do peito. Quando o grupo se reuniu ao seu redor, ele sussurrou que sentia dores para se movimentar, tossir e até respirar fundo. Ao examiná-lo com mais atenção, seu filho Keith notou uma pequena deformidade e, ao palpar levemente o tórax, sentiu algo que parecia estar raspando.

A dor, a deformidade e essa sensação de algo raspando levaram Keith a concluir que seu pai havia quebrado várias costelas. Keith pediu que seu irmão entrasse em casa, ligasse para o serviço de resgate e trouxesse um travesseiro. Keith instruiu Thomas a segurar o travesseiro sobre o lado dolorido para dar apoio e, em seguida, cobriu os ombros do pai para mantê-lo aquecido. Quando a equipe de resgate chegou, ela pode imobilizar as costelas de Thomas antes de levá-lo para o hospital.

Lesões torácicas são a segunda causa principal de morte por trauma, perdendo somente para as lesões cerebrais. *Todas* as lesões torácicas devem ser consideradas potencialmente fatais e deve-se sempre assumir que o coração e o pulmão foram afetados até que tais hipóteses sejam descartadas. As vítimas de lesões torácicas podem parecer relativamente bem, mas podem piorar de forma repentina e rápida.

As lesões no abdome podem resultar em severo sangramento em decorrência da ruptura ou laceração dos órgãos abdominais, e muitas dessas lesões necessitam de reparo cirúrgico. Você deve suspeitar de lesão abdominal em qualquer vítima com evidência de lesão fechada ou penetrante na cavidade abdominal.

Este capítulo descreve os procedimentos do atendimento de emergência para vítimas que sofreram lesões no tórax, no abdome e na genitália.

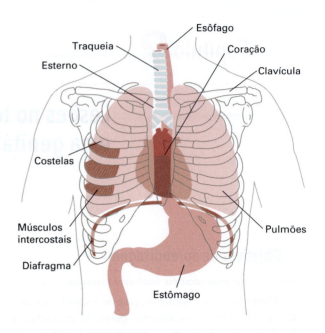

Figura 9.1 Cavidade torácica.

Lesões torácicas

> ▶ **Objetivo de aprendizagem**
> 1 Identificar os três tipos principais de lesões torácicas.

Há duas categorias gerais de lesões torácicas: abertas e fechadas. Em lesões torácicas fechadas (por contusão), a pele permanece intacta. Mas, apesar de a pele não ser lesionada, podem ocorrer sérios danos subjacentes, principalmente lacerações ou ruptura no coração, nos pulmões e nos grandes vasos.

Em lesões torácicas abertas (penetrantes), a pele é perfurada externamente pela penetração de algum objeto ou internamente pela ponta de uma costela quebrada. Podem ocorrer lesões internas graves, principalmente se a pessoa for atingida por um projétil que se fragmenta e se espalha, ou por uma facada que danifica os tecidos e os órgãos ao longo do trajeto da penetração. A Figura 9.1 ilustra a cavidade torácica.

Lembre-se: as lesões torácicas visualmente mais chocantes e que causam mais apreensão podem não ser as que representam maior risco à vida. Os principais tipos de lesões torácicas incluem:

- trauma fechado (causado por um golpe forte no tórax);
- lesão penetrante (um objeto pontiagudo penetra a parede torácica);
- lesão por compressão (a cavidade torácica é comprimida de forma súbita, geralmente em acidentes com veículos motorizados).

Sinais e sintomas

> ▶ **Objetivo de aprendizagem**
> 2 Identificar os sinais e sintomas gerais de lesão torácica.

Tanto em lesões abertas como fechadas, ocorrem certos sinais e sintomas de trauma torácico significativo, muitos deles simultaneamente (ver Fig. 9.2). Os sinais e sintomas de lesão torácica incluem:

- pele pálida, fria e úmida;
- cianose (coloração azulada das unhas, pontas dos dedos, lábios ou pele);
- **dispneia** (falta de ar ou dificuldade respiratória);
- respiração acelerada (mais de 20 a 24 respirações por minuto em adultos);
- **desvio traqueal**;
- dor ao respirar;
- distensão das veias do pescoço;
- dor na região lesionada ou próximo a ela que piora durante a respiração;

> **dispneia** Falta de ar ou dificuldade respiratória.
> **desvio traqueal** Deslocamento da traqueia para um lado ou outro, que pode ser notado pela palpação da traqueia na frente do pescoço.
> **hemoptise** Tosse com expectoração de sangue.

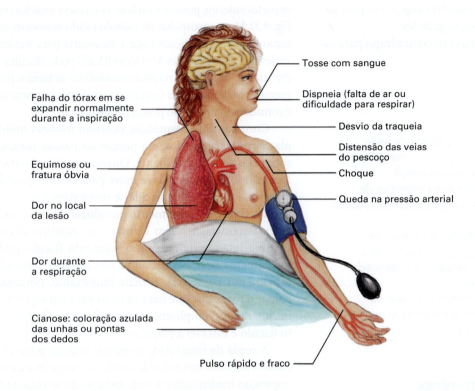

Figura 9.2 Sinais e sintomas de lesão torácica.

- tosse com sangue (**hemoptise**), geralmente vermelho vivo e espumoso;
- incapacidade do tórax de se expandir normalmente durante a inspiração;
- pulso fraco e acelerado (mais de 100 batimentos por minuto);
- ferimento aberto no tórax;
- equimose ou fratura na parede torácica;
- alteração do estado mental, incluindo confusão, agitação, impaciência e comportamento irracional.

Três sinais importantes são frequência respiratória, qualquer alteração no padrão respiratório normal e dificuldade respiratória ou falta de ar. Se a vítima respirar mais de 24 vezes por minuto, sentir dor ao respirar ou tiver dificuldade em respirar profundamente, o tórax provavelmente está lesionado. Dificuldade respiratória ou falta de ar pode ser um indício de que a lesão torácica pode dificultar uma troca adequada de oxigênio nos pulmões. Outro sinal importante de lesão torácica é a presença de equimoses ou feridas abertas na região.

Atendimento básico de emergência para lesões torácicas

> ### Objetivo de aprendizagem
> **3** Descrever e demonstrar o atendimento básico de emergência para lesões torácicas.

Acione o SRM imediatamente e realize os procedimentos a seguir.

1. A prioridade é desobstruir as vias aéreas, se necessário, para assegurar a respiração adequada. Se a respiração não for adequada, administre respiração artificial.
2. Coloque um curativo oclusivo sobre qualquer ferida aberta no tórax (descrito mais adiante neste capítulo); controle a respiração externa.
3. Nunca tente remover um objeto empalado; estabilize-o até que a vítima possa receber ajuda médica.
4. Se houver um objeto empalado no tórax:
   - corte as roupas para expor o ferimento;

- faça um curativo no ferimento ao redor do objeto para controlar o sangramento e prevenir uma ferida torácica aspirativa;
- estabilize o objeto com bandagens em rolo autoadesivas ou curativos grandes;
- prenda as bandagens com esparadrapo para estabilizar o objeto.

✓ Avaliação de progresso

1. Um dos três sinais mais importantes de lesão torácica é a alteração _____. (*na coloração da pele/no padrão respiratório normal*)
2. Falta de ar pode ser um sintoma indicativo de _____. (*perda de sangue, troca inadequada de oxigênio*)
3. A prioridade no atendimento de uma vítima de lesão torácica é _____. (*controlar o sangramento/assegurar a respiração adequada/prevenir lesões adicionais*)
4. Você deve _____ um objeto cravado no tórax. (*remover/estabilizar e em seguida remover/imobilizar e deixar no lugar*)

Lesões específicas no tórax

Tórax flácido

▶ **Objetivo de aprendizagem**
4 Reconhecer tórax flácido e demonstrar o atendimento de emergência apropriado.

O **tórax flácido** ocorre quando a parede torácica se torna instável por causa da fratura de duas ou mais costelas adjacentes em dois ou mais locais. Essa condição pode afetar as partes anterior, posterior ou laterais da caixa torácica (ver Fig. 9.3). Deve-se suspeitar de lesão do tecido pulmonar em razão da força significativa que é necessária para fraturar várias costelas adjacentes. Um tórax flácido pode dificultar a capacidade de a vítima respirar, traumatizar os tecidos pulmonares ou levar a uma oxigenação inadequada; portanto, é considerado uma lesão potencialmente fatal.

Com bastante frequência, ocorrem fraturas múltiplas em várias costelas, e a porção da parede torácica sobre elas se torna flutuante. Quando a vítima inala, a área não se expande, mas se move para dentro; quando a vítima exala, a seção flácida se move para fora – um padrão chamado **movimento paradoxal**. Os músculos entre as costelas tendem a entrar em espasmo diante de uma lesão costal; assim, o segmento flácido pode inicialmente ficar estabilizado e não exibir o profundo movimento paradoxal. É mais importante, portanto, palpar o tórax durante sua avaliação para um segmento flácido do que simplesmente inspecioná-lo. O segmento flácido é instável à palpação.

A perda da integridade da parede torácica pode dificultar o processo mecânico da ventilação, o que leva a uma respiração inadequada e a uma redução do ar oxigenado

> **tórax flácido** Fratura de duas ou mais costelas adjacentes em dois pontos ou mais.
> **movimento paradoxal** Condição na qual a área lesionada do tórax se movimenta no sentido oposto ao do resto do tórax durante a respiração.

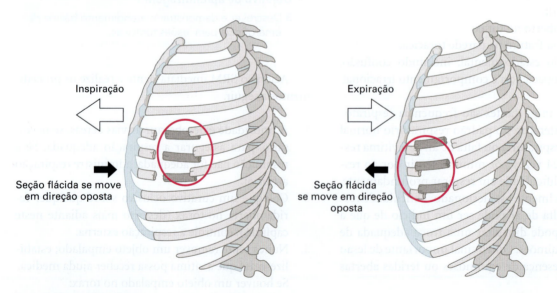

Figura 9.3 Tórax flácido.

que entra nos pulmões e alvéolos. Além disso, é extremamente importante lembrar que uma lesão grave aos tecidos pulmonares pode estar presente e pode acarretar hipóxia severa e piora contínua do estado clínico da vítima.

Os sinais e sintomas de tórax flácido incluem:

- dificuldade para respirar;
- aumento da frequência respiratória;
- respiração superficial;
- dor costal severa;
- movimento paradoxal da parede torácica;
- equimose sobre a área lesionada;
- frequência cardíaca acelerada;
- tentativa de a vítima apoiar a parede torácica com os braços e as mãos;
- pele pálida, fria e pegajosa;
- cianose;
- sinais de distúrbio respiratório.

Se o coração tiver sido gravemente afetado, a vítima poderá apresentar coloração azulada na cabeça, no pescoço, nos ombros, nos lábios e na língua, dilatação das veias do pescoço, olhos vermelhos e salientes e deformidade evidente do tórax.

Para checar a presença de um tórax flácido, inspecione o tórax à procura de movimento paradoxal e palpe a fim de identificar uma área instável no tórax.

Atendimento de emergência

Acione o SRM imediatamente e, em seguida:

1. Desobstrua as vias aéreas e administre respiração artificial se necessário.
2. Faça palpação *delicada* para localizar as bordas da porção flácida; estabilize com curativos ou com um travesseiro (ver Fig. 9.4). Prenda com gravatas largas, faixas ou esparadrapo.
3. Coloque a vítima, com a porção flácida sobre um apoio externo, em uma posição semissentada ou deitada sobre o lado lesionado; monitore os sinais vitais e cuide do choque.

Lesões por compressão e asfixia traumática

▶ **Objetivo de aprendizagem**
5 Reconhecer lesões torácicas por compressão e demonstrar o atendimento de emergência apropriado.

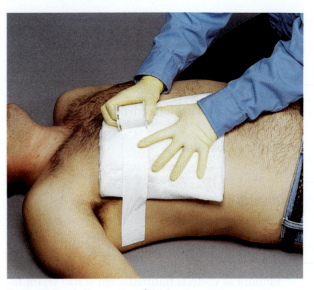

Figura 9.4 Estabilize o tórax flácido com um travesseiro ou curativo grosso.

Considerada uma emergência potencialmente fatal, a compressão súbita e intensa do tórax de uma vítima (como quando ela é atirada contra o volante ou quando um objeto pesado comprime o tórax) eleva rapidamente a pressão intratorácica. Ainda mais grave, o esterno exerce pressão repentina e intensa sobre o coração, lesionando-o.

A **asfixia traumática** ocorre quando a compressão súbita da parede torácica força o sangue a sair do coração entrando nos vasos em direção retrógrada.

Os sinais e sintomas incluem:

- evidência de trauma torácico;
- pele pálida, fria e pegajosa;
- pulsos rápidos e fracos;
- dificuldade para respirar;
- aumento da frequência respiratória;
- distensão das veias do pescoço;
- olhos vermelhos e salientes;
- língua e lábios cianóticos;
- tosse e vômito com sangue;
- cabeça, pescoço e ombros com aparência cianótica e inchada.

Atendimento de emergência

Acione o SRM imediatamente e, em seguida:

asfixia traumática Compressão súbita da parede torácica que força o sangue a sair do coração entrando nos vasos em direção retrógrada.

1. Mantenha as vias aéreas desobstruídas e administre respiração artificial, se necessário.
2. Controle qualquer sangramento resultante do trauma.
3. Monitore as vias aéreas, ventilação e os sinais vitais da vítima; posicione-a em decúbito dorsal com a cabeça, pescoço e coluna em uma posição alinhada.

Fratura de costelas

> **Objetivo de aprendizagem**
> 6 Reconhecer fratura de costelas e demonstrar o atendimento de emergência apropriado.

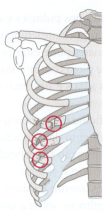

Dor no local da fratura.
Dor ao mobilizar, tossir ou inspirar profundamente.
Respiração superficial.
Deformidade torácica.
Equimoses ou lacerações.
Som de atrito à palpação.
Sensação de fragmentação próximo ao local.
Sangue vivo saindo pelo nariz ou boca (perfuração pulmonar).

Figura 9.6 O sintoma mais comum de fratura de costela é dor intensa. Pode não haver outros sinais ou sintomas.

Embora as costelas fraturadas em si não sejam fatais, elas podem causar lesões que o *sejam*, como punção ou laceração no coração, nos pulmões ou nos grandes vasos sanguíneos.

O sintoma mais comum de fratura de costela é a dor intensa; a vítima costuma sentir dor para se movimentar, tossir e respirar profundamente (ver Fig. 9.5). Outros sinais e sintomas (Fig. 9.6) podem incluir:

- dor intensa no local da fratura;
- som áspero à palpação (**crepitação**);
- respiração superficial e acelerada;
- equimoses e lacerações no local com suspeita de fratura;
- sangue espumoso no nariz ou na boca (indicando laceração no pulmão).

Atendimento de emergência

A prioridade do atendimento de emergência é garantir que a vítima esteja com as vias aéreas desobstruídas e possa respirar adequadamente. Acione o SRM, e depois ofereça um travesseiro ou cobertor à vítima para que ela possa apoiar o peito (ver Fig. 9.7). Se ela não conseguir segurar o travesseiro:

1. Use uma tipoia e uma faixa para usar o braço da vítima como se fosse uma tala para o apoio; o antebraço do lado lesionado deve ser posicionado transversalmente sobre o tórax (ver Figs. 9.8 e 9.9).
2. Posicione a vítima em decúbito dorsal.

> **crepitação** Som áspero ou sensação de que algo está raspando, resultante do atrito entre as extremidades de ossos quebrados.

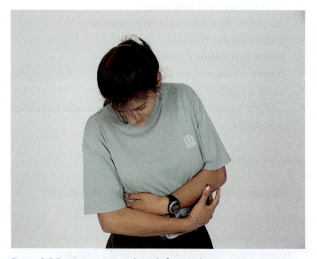

Figura 9.5 Posição típica de "defesa" de uma vítima com fratura de costela.

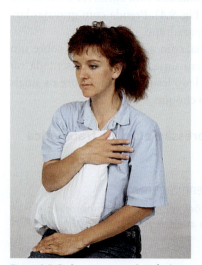

Figura 9.7 Coloque uma almofada entre o braço e o tórax.

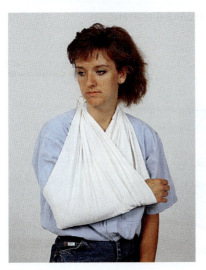

Figura 9.8 Apoio com tipoia.

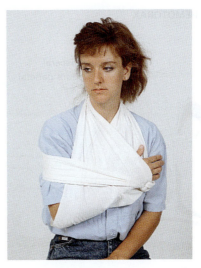

Figura 9.9 Imobilização do braço e da tipoia com uma faixa, para dar estabilidade.

3. Monitore as funções vitais (vias aéreas, respiração, circulação e incapacidade) da vítima, observando os sinais de sangramento interno que poderiam levar ao choque.

Não:

- Coloque nada que envolva completamente o tórax.
- Imobilize as costelas com fita.

Hemotórax, pneumotórax, pneumotórax hipertensivo e pneumotórax aberto

> **Objetivo de aprendizagem**
> 7 Reconhecer hemotórax, pneumotórax, pneumotórax hipertensivo e pneumotórax aberto e demonstrar o atendimento de emergência apropriado a cada caso.

Duas películas chamadas pleuras cobrem os pulmões. A película mais interna está em contato com o tecido pulmonar e é denominada pleura visceral. O revestimento externo que adere à parede torácica é denominado pleura parietal. Entre as películas pleurais, conhecido como espaço pleural, encontra-se uma pequena quantidade de líquido seroso que atua como um lubrificante para reduzir o atrito entre ambas as películas durante a inspiração e a expiração. Em condições normais, não existe ar no espaço pleural. Se houver acúmulo de ar no espaço pleural, o pulmão começará a entrar em colapso. Essa condição é chamada **pneumotórax**. O ar no espaço pleural não é envolvido na troca gasosa; consequentemente é desperdiçado e pode levar à hipóxia.

Em três condições – **pneumotórax hipertensivo**, pneumotórax aberto e pneumotórax (ver Figs. 9.10 e 9.11) – o ar entra no espaço pleural, permitindo que o pulmão comece a entrar em colapso. Quanto mais ar se acumular no espaço pleural, maior será o colapso do pulmão. Se o espaço pleural possui uma quantidade significativa de ar, ele permitirá que o pulmão lesionado entre em colapso quase que completamente. A pressão exercida pelo ar encarcerado pode começar a comprimir o coração, grandes vasos (veia cava e aorta) e o outro pulmão. Isso cria uma condição potencialmente fatal denominada pneumotórax hipertensivo que requer intervenção imediata de uma equipe médica avançada. Se sangue penetrar e preencher o espaço pleural em vez do ar, a condição é chamada de **hemotórax**. Se o pneumotórax é causado pela entrada de ar através de uma ferida aberta na parede torácica,

> **pneumotórax** Condição na qual o ar entra no espaço pleural, possibilitando o colapso do pulmão.
> **pneumotórax hipertensivo** Situação na qual o ar penetra o espaço pleural através de um defeito de sentido único no pulmão, resultando em aumento progressivo da pressão na cavidade pleural, o que faz que o pulmão lesionado entre em colapso quase total e comece a comprimir o pulmão não lesionado, os grandes vasos do tórax e o coração.
> **hemotórax** Acúmulo de sangue no espaço pleural, o qual possibilita o colapso do pulmão.

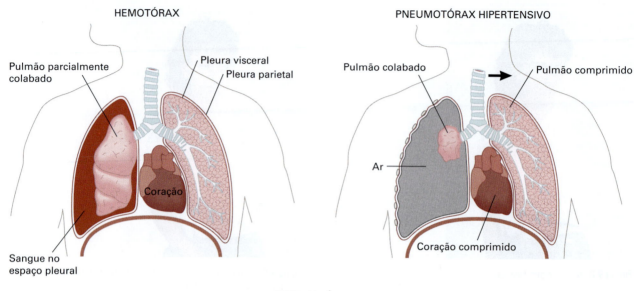
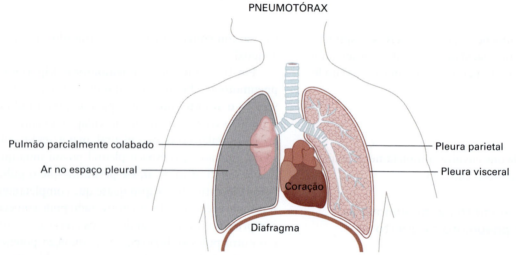

Figura 9.10 Complicações da lesão torácica.

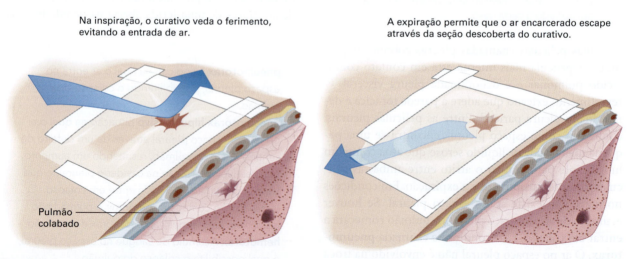

Figura 9.11 Criação de uma válvula de escape para aliviar o pneumotórax hipertensivo.

ele é chamado de pneumotórax aberto. Todas as quatro condições são potencialmente letais (ver Tab. 9.1). Para cada condição, acione o SRM imediatamente; o *pneumotórax hipertensivo é uma das emergências em que cada segundo faz diferença*. As Figuras 9.12 a 9.15 ilustram os primeiros socorros de uma vítima com possibilidade de pneumotórax.

✓ **Avaliação de progresso**

1. Com o tórax flácido, a parede torácica _____ quando a vítima expira. (*colapsa/se movimenta/se protrai*)
2. A ocorrência de tórax flácido é mais frequente quando há fraturas múltiplas de _____. (*ossos/costelas/articulações*)
3. Para verificar a ocorrência de tórax flácido, coloque a vítima deitada de costas e verifique se há_____

enquanto a vítima respira. (*crepitação/segmento instável/equimose anormal*)
4. A asfixia traumática resulta de _____ súbito(a) da parede torácica. (*compressão/colapso/penetração*)
5. O sintoma mais comum de fratura de costela é _____. (*deformidade/dor/equimose*)
6. A maior prioridade ao tratar de fratura de costela é imobilizar o tórax para que a vítima _____. (*possa respirar adequadamente/não sinta dor/não sofra outras lesões causadas pelas extremidades de ossos fraturados*)
7. Ao tratar de fratura de costela, pode-se usar bandagens em gravata ou _____. (*esparadrapo/faixas contínuas/tipoia e faixas*)
8. No hemotórax_____ entra na cavidade torácica. (*o ar/o sangue/a pressão*)
9. Para ajudar a prevenir o pneumotórax hipertensivo, deixe sempre um canto da bandagem torácica _____. (*sobre o ferimento/sem esparadrapo/pelo menos 5 cm além do ferimento*)

Tabela 9.1 Condições potencialmente fatais da cavidade torácica

Condição	Causa	Sinais e sintomas	Atendimento de emergência
Hemotórax	O sangue entra no espaço pleural, comprimindo o pulmão	• Choque • Respiração acelerada • Dificuldade respiratória • Pulso rápido e fraco • Escarro espumoso ou sanguinolento	Administrar respiração artificial se a vítima não estiver respirando adequadamente; controlar sangramento de ferimentos externos; administrar tratamento para choque
Pneumotórax hipertensivo	O ar se acumula no espaço pleural, provocando colapso quase total do pulmão lesionado e comprimindo o pulmão sadio, os grandes vasos torácicos e o coração	• Grave dificuldade respiratória • Nível de consciência diminuído • Distensão das veias do pescoço (tardio) • Desvio traqueal (tardio) • Movimentos torácicos irregulares • Pulsos rápidos e fracos • Queda da pressão arterial • Cianose, que piora • Pele pálida, fria e úmida	Administrar respiração artificial se a vítima não estiver respirando adequadamente; se um ferimento aberto no tórax estiver com bandagens não porosas, deixar um canto da bandagem descoberto, criando uma válvula de escape (ver Fig. 9.11); administrar tratamento para choque
Pneumotórax aberto (ferida torácica aspirativa)	Ferida torácica aberta permite a entrada de ar no espaço pleural	• Som de aspiração à medida que o ar entra no tórax • Dificuldade respiratória que piora progressivamente • Pulso rápido e fraco • Pele pálida e fria • Cianose	Aplicar curativo oclusivo (não poroso) sobre o ferimento para criar uma válvula de escape, deixando um canto descoberto; administrar respiração artificial se a vítima não estiver respirando adequadamente
Pneumotórax	O ar entra no espaço pleural, e provoca colapso pulmonar	• Dificuldade respiratória que piora progressivamente • Pulso rápido e fraco • Pele pálida e fria • Cianose	Manter as vias aéreas desobstruídas; administrar respiração artificial se a vítima não estiver respirando adequadamente

162 Primeiros socorros para estudantes

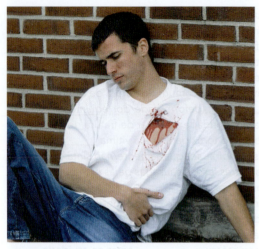

Figura 9.12 Ferida torácica aspirativa e possível pneumotórax.

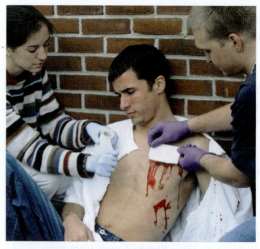

Figura 9.13 Fixe o curativo com esparadrapo.

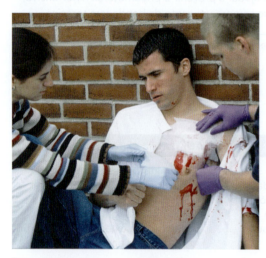

Figura 9.14 Posicione o curativo oclusivo, que deve estar em contato direto com a parede torácica.

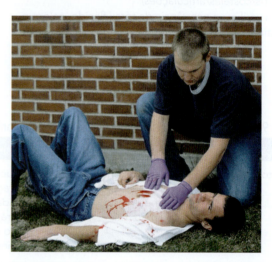

Figura 9.15 Posicione a vítima para que ela respire com facilidade.

Lesões abdominais

> **Objetivo de aprendizagem**
> 8 Descrever as diferenças entre ferimentos abdominais abertos e fechados.

Uma grande variedade de traumas, desde os causados por acidentes com veículos motorizados aos por disparos de armas de fogo, afetam os órgãos abdominais. Uma vez que a cavidade abdominal abriga não só órgãos vitais, mas também um grande suprimento de vasos sanguíneos, as lesões abdominais comumente constituem ameaça à vida e exigem tratamento imediato e apropriado. A Figura 9.16 ilustra as lesões nas cavidades pélvica, torácica e abdominal.

Se a vítima sofreu trauma abdominal, assuma que ela também sofreu trauma torácico até que se prove o contrário.

Ferimentos penetrantes da cavidade abdominal são extremamente perigosos, já que há possibilidade de danos aos órgãos internos. A cavidade abdominal possui órgãos sólidos, órgãos ocos e grandes vasos. Os órgãos sólidos possuem tipicamente uma rica irrigação sanguínea e a tendência de sagrar severamente quando lesionados. Os órgãos ocos em geral contêm algum tipo de substância que pode vazar para cavidade abdominal se forem lesionados. Ela pode conter produtos químicos fortes e muito irritativos, como o ácido encontra-

Capítulo 9 Lesões no tórax, no abdome e na genitália   163

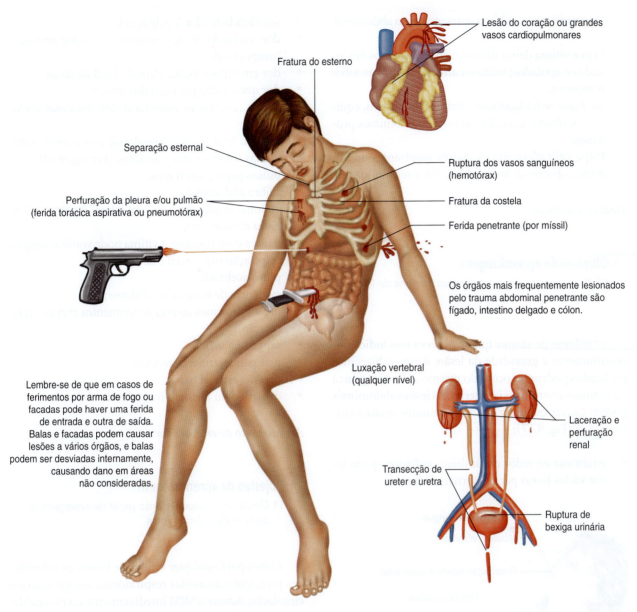

Figura 9.16 Lesões nas cavidades torácica, abdominal e pélvica.

do no conteúdo estomacal e no primeiro segmento do intestino delgado, ou ainda o conteúdo bacteriano encontrado no intestino grosso. As substâncias químicas podem começar a destruir o tecido quando liberadas na cavidade abdominal e tipicamente causar dor aguda de início imediato, enquanto as substâncias bacterianas podem causar infecção grave. O vazamento dessas substâncias pode causar ou não dor intensa várias horas após a lesão. A lesão de um grande vaso sanguíneo levará a hemorragia severa e perda sanguínea.

Em ferimentos abdominais fechados, o abdome sofre um golpe forte ou é esmagado, mas a pele permanece intacta (trauma por contusão). Tais ferimentos podem ser muito perigosos: eles podem causar lesões graves nos órgãos internos, hemorragia interna e choque.

Avaliação das lesões abdominais

▶ Objetivo de aprendizagem
9 Descrever a avaliação de uma vítima com lesão abdominal.

Para verificar se a vítima apresenta lesão abdominal:

1. Faça a vítima deitar de costas com os joelhos flexionados e apoiados; retire ou afrouxe as roupas sobre o abdome.
2. Verifique se há lacerações, ferimentos abertos, equimoses, objetos cravados ou órgãos abdominais protrusos.
3. Palpe delicadamente os quatro quadrantes do abdome; observe defesa, rigidez, dor e sensibilidade.

Sinais e sintomas

> ▶ **Objetivo de aprendizagem**
> 10 Descrever os sinais e sintomas comuns de lesões abdominais.

O volume de sangue que se observa não indica necessariamente a gravidade da lesão: danos subjacentes profundos podem ter ocorrido mesmo se houver pouca ou nenhuma hemorragia externa. As lesões abdominais podem causar qualquer um dos seguintes sinais e sintomas (ver Fig. 9.17):

- equimose ao redor do umbigo ou flanco (pode levar várias horas para se tornar evidente);
- sensibilidade (dor à palpação);
- dor, variando de desconforto leve a dor intensa e insuportável;
- dor em outros locais, além do local da lesão;
- dor que irradia para um dos ombros;
- defesa (contração voluntária dos músculos abdominais);
- posição fetal, ou decúbito dorsal com as pernas dobradas sobre o tórax e abdome (ver Fig. 9.18);
- pulsos periféricos fracos;
- cãibra abdominal;
- abdome rígido, duro ou "em tábua" à palpação (rigidez abdominal);
- náusea e/ou vômitos; a vítima pode vomitar sangue;
- respiração superficial e acelerada;
- pulso acelerado;
- evidência de trauma no abdome;
- órgãos protrusos através de ferimentos abertos (evisceração);
- sangue na urina;
- pele pálida, fria e pegajosa;
- pressão arterial baixa;
- distensão ou formato irregular do abdome.

Atendimento de emergência

> ▶ **Objetivo de aprendizagem**
> 11 Descrever o atendimento geral de emergência para lesões abdominais.

Como para qualquer vítima de lesões, as prioridades principais são as vias respiratórias, a respiração e a circulação. Acione o SRM imediatamente e, em seguida:

1. Tome as medidas necessárias para prevenir choque; mantenha a vítima aquecida, mas não em excesso.

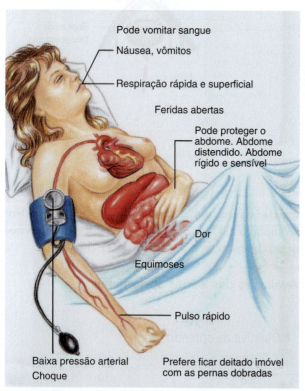

Figura 9.17 Sinais e sintomas comuns de lesão abdominal.

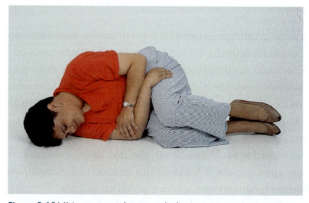

Figura 9.18 Vítimas com lesões abdominais costumam se deitar em posição fetal, com as pernas flexionadas.

2. Controle o sangramento e cubra todos os ferimentos abertos com curativo seco e estéril. Se houver órgãos protrusos, siga as orientações na seção Evisceração abdominal.
3. Se qualquer objeto tiver penetrado ou perfurado a vítima:
    - Corte as roupas ao redor do objeto.
    - Faça um curativo nos ferimentos ao redor do objeto para controlar o sangramento.
    - Estabilize o objeto com curativos grossos.
    - Enfaixe o objeto para impedir que ele se movimente.
4. Coloque a vítima na posição mais confortável; a maioria das vítimas prefere se deitar de costas com os joelhos flexionados. Se possível, eleve os pés.
5. Fique atento a vômitos; posicione a vítima para a drenagem adequada. Monitore constantemente os sinais vitais.
6. Não dê nada à vítima por via oral.

Evisceração abdominal

> **▶ Objetivo de aprendizagem**
> 12 Demonstrar o atendimento de emergência apropriado para eviscerações abdominais.

Se os conteúdos abdominais estiverem se projetando por um ferimento (**evisceração**), acione o SRM e, em seguida:

1. Cubra os órgãos abdominais protrusos com um curativo limpo umedecido com água estéril, se possível, ou água potável. Nunca use algodão absorvente ou qualquer material aderente ou que se desintegre em contato com a umidade, como toalhas ou lenços de papel.
2. Cubra o curativo úmido com material oclusivo, como papel alumínio ou filme plástico limpos, para reter calor e umidade. Fixe o curativo delicadamente no lugar com uma faixa ou lençol limpo. Mantenha a faixa e o curativo frouxos o suficiente para não exercer pressão sobre os órgãos abdominais ou causar lesão.
3. Previna o choque e monitore os sinais vitais da vítima com frequência.

> **evisceração** Protrusão dos conteúdos abdominais através de uma laceração ou qualquer outro ferimento.

Nunca toque os órgãos abdominais nem tente recolocá-los na cavidade abdominal. Ver Figuras 9.19 a 9.23.

Hérnia

> **▶ Objetivo de aprendizagem**
> 13 Descrever o atendimento de emergência apropriado em caso de hérnia.

O tipo mais comum de **hérnia**, ocorre quando parte de um órgão interno se projeta através da parede abdominal. A maioria das hérnias (mas não todas) ocorre na virilha ou logo acima, como resultado da combinação de fraqueza da parede abdominal e distensão muscular. Os sinais e sintomas incluem:

> **hérnia** Protrusão de um órgão interno através da parede abdominal ou para o interior de outra cavidade do corpo.

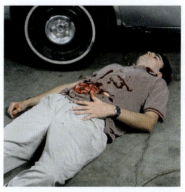

Figura 9.19 Evisceração abdominal: ferimento aberto resultando na protrusão de um órgão, normalmente dos intestinos.

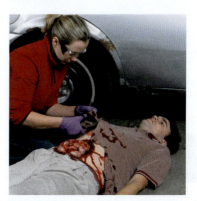

Figura 9.20 Corte as roupas ao redor do ferimento e apoie os joelhos flexionados.

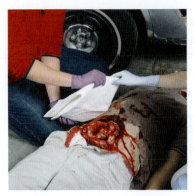
Figura 9.21 Coloque um curativo sobre o ferimento. Não tente recolocar os intestinos dentro do abdome.

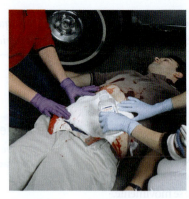
Figura 9.22 Umedeça o curativo com água limpa. (Note que, em condições ideais, deve-se pré--umedecer o curativo antes da aplicação.)

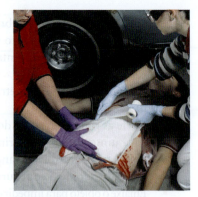
Figura 9.23 Prenda o curativo com esparadrapo delicadamente, sem apertar. Aplique então um material oclusivo, como filme plástico, sem apertar, para manter o curativo úmido.

- dor aguda e lancinante;
- sensação de algo se abrindo no local afetado;
- inchaço;
- possibilidade de náusea e vômitos.

Atendimento de emergência

Acione o SRM e, em seguida:

1. Posicione a vítima deitada de costas com os joelhos totalmente flexionados e coloque um cobertor ou outro apoio sob os joelhos (ver Fig. 9.24).
2. Cubra a vítima com um cobertor para manter o corpo aquecido.

Nunca tente recolocar uma protrusão na cavidade abdominal.

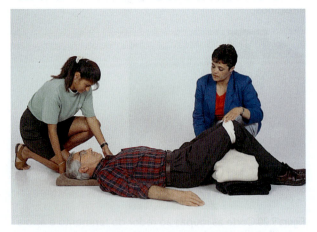
Figura 9.24 Atendimento de emergência para hérnia.

✓ **Avaliação de progresso**

1. O grau de _____ não indica necessariamente a gravidade da lesão abdominal. (*dor/hemorragia externa/deformidade*)
2. A maioria das vítimas de lesão abdominal se sente mais confortável deitada de costas com _____. (*os pés elevados/a cabeça elevada/os joelhos flexionados*)
3. Se os órgãos abdominais estão protrusos através de um ferimento, você deve _____ -los. (*cobri/recolocá-/removê-*)

Lesões na genitália

Ao tratar de lesões na genitália, aja de modo calmo e profissional; proteja a vítima de curiosos e garanta privacidade usando lençóis, toalhas ou outro material que sirva de cortina sobre a área genital.

Genitália masculina

▶ **Objetivo de aprendizagem**
14 Descrever o atendimento de emergência apropriado para lesões na genitália masculina.

Embora as lesões na genitália externa masculina – lacerações, avulsões, abrasões, penetrações e contusões – sejam muito dolorosas, elas são lesões de tecidos moles e geralmente não têm potencial letal a menos que associadas a um sangramento descontrolado. Contudo, a intensidade da dor e a natureza da lesão podem deixar a vítima bastante preocupada.

Para tratar, acione o SRM e, em seguida:

1. Envolva o pênis ou o escroto com curativo estéril, macio e umedecido com água esterilizada ou limpa. Se houver sangramento externo, controle-o com pressão direta.
2. Se houver um objeto penetrante ou cravado, não o remova; estabilize-o com um curativo grosso para impedir qualquer movimento.
3. Se parte do pênis ou do escroto estiver presa em um zíper, corte o fecho e separe os dentes; se uma porção grande de pele estiver presa, corte e separe o zíper das calças para deixar a vítima mais confortável.
4. Aplique uma bolsa de gelo ou compressas frias para aliviar a dor e reduzir o inchaço.
5. Se houver partes avulsionadas, envolva-as em gaze estéril umedecida com água limpa e envie-as ao hospital junto com a vítima.

Genitália feminina

> ▶ **Objetivo de aprendizagem**
> **15** Descrever o atendimento de emergência apropriado para lesões na genitália feminina.

Lesões na genitália externa feminina são raras, mas podem ocorrer ao se forçar o ângulo de abertura das pernas, como resultado de violência sexual, golpes no períneo ou tentativas de aborto, após o parto ou quando corpos estranhos são inseridos na vagina. Por se tratar de uma área rica em vascularização e nervos, a lesão pode causar dor intensa e sangramento considerável.

Para tratar, acione o SRM e, em seguida:

1. Controle o sangramento com pressão direta, usando compressas úmidas. Nunca insira nada na vagina.
2. Faça curativos nos ferimentos, mantendo-os no lugar com bandagens do tipo fralda. Estabilize qualquer objeto cravado ou corpo estranho.
3. Use bolsas de gelo ou compressas frias para aliviar a dor e reduzir o inchaço.

Se a mulher foi vítima de violência sexual, preserve todas as evidências:

- Não deixe a vítima tomar banho ou usar ducha vaginal.
- Não deixe a vítima lavar os cabelos nem limpar embaixo das unhas.

- Se possível, não limpe os ferimentos.
- Mexa o mínimo possível nas roupas da vítima.
- Coloque todas as peças de roupas e outros itens em sacos separados; se houver sangue em qualquer objeto, não use sacos plásticos.

✓ Avaliação de progresso

1. Tanto em homens como em mulheres vítimas de lesões na genitália, aplique _____ para aliviar a dor e reduzir o inchaço. (*pressão direta/ uma bolsa de gelo/gaze estéril*)
2. Sempre tente _____ a pele avulsionada. (*preservar/acabar de descolar/limpar*)
3. Se uma mulher foi vítima de violência sexual, tente _____. (*confortá-la/encontrar o agressor/ preservar todas as evidências*)

Resumo

- Todas as lesões torácicas põem a vida em risco.

- Três dos principais sinais de lesão torácica são a frequência respiratória, qualquer alteração no padrão respiratório normal e dificuldade respiratória.

- A maior prioridade ao tratar de lesões torácicas é assegurar que as vias aéreas estejam desobstruídas e a respiração adequada.

- O tórax flácido geralmente ocorre quando há duas ou mais costelas adjacentes fraturadas em dois pontos ou mais, resultando em instabilidade de uma porção do tórax.

- A fratura de costelas raramente é fatal, mas pode causar lesões que o sejam; estabilize com tipoia e faixa.

- No hemotórax, o sangue preenche a cavidade pleural, o que faz o pulmão colabar e interferir com a respiração.

- O pneumotórax hipertensivo é uma condição na qual o ar fica coletado sob pressão no espaço pleural, causando a compressão do pulmão lesionado, do pulmão não afetado, coração e grandes vasos no tórax. Essa condição é uma das poucas emergências nas quais os segundos são valiosos.

- Para evitar que o pneumotórax piore, cubra qualquer ferimento aberto no tórax com material oclusivo (não poroso); deixe um canto aberto para que o ar possa sair durante a expiração.

- Nunca tente remover um objeto cravado ou penetrante do tórax ou do abdome; estabilize o objeto para prevenir qualquer movimento.

- O volume de sangue não é necessariamente indicativo da gravidade da lesão abdominal; danos internos graves podem resultar de traumas fechados por contusão.

- Nunca toque os órgãos abdominais que se protraem através de um ferimento e nunca tente recolocá-los no abdome; cubra-os com curativo úmido e, em seguida, com um material oclusivo (como filme plástico limpo) para reter o calor e impedir que o curativo resseque.

- A maioria das vítimas de lesão abdominal se sente mais confortável deitada de costas com os joelhos flexionados.

- Poucas lesões na genitália externa são fatais, mas a intensidade da dor e a natureza da lesão podem deixar as vítimas bastante preocupadas.

- Em caso de lesões na genitália, controle o sangramento, cubra os ferimentos e aplique bolsas de gelo ou compressas frias para aliviar a dor e reduzir o inchaço.

- Se uma mulher for vítima de violência sexual, preserve as evidências durante o tratamento.

Termos-chave

Certifique-se de que você compreende os termos-chave a seguir:

asfixia traumática	hérnia
crepitação	movimento paradoxal
desvio traqueal	pneumotórax
dispneia	pneumotórax hipertensivo
evisceração	tórax flácido
hemoptise	
hemotórax	

Exercício de raciocínio crítico

Você está no parque assistindo a um concerto quando subitamente um tumulto ocorre e alguém começa a gritar por socorro. Ao se aproximar da multidão, observa um homem de aproximadamente 19 anos de idade que aparenta ter sido ferido por uma arma branca (faca) no lado direito de seu tórax logo acima do mamilo. Ele apresenta dificuldade para respirar.

1. Como você cuidaria imediatamente da ferida?
2. Quais os sinais e sintomas que indicariam uma lesão torácica severa?
3. Quais os primeiros socorros adicionais que você forneceria à vítima?

Capítulo 9   Autoavaliação

Aluno: _____ Data: _____

Curso: _____ Módulo: _____

Parte 1   Verdadeiro/Falso

Se você acha que a afirmação é verdadeira, assinale V. Se você acha que é falsa, assinale F.

V F **1.** A asfixia traumática ocorre pela compressão súbita da parede torácica.

V F **2.** O tórax flácido ocorre com mais frequência quando duas ou mais costelas adjacentes são fraturadas em dois ou mais pontos.

V F **3.** No movimento paradoxal, a parede torácica lesionada se movimenta para dentro e a parede torácica não lesionada se movimenta para fora.

V F **4.** Estabilize o tórax flácido com almofadas ou um travesseiro.

V F **5.** Posicione a vítima com tórax flácido de modo que a parte flácida não tenha nenhum suporte externo.

V F **6.** Não estabilize as costelas com esparadrapo nem use faixas contínuas em vítimas de tórax flácido.

V F **7.** Os sinais e sintomas comuns de lesão abdominal incluem respiração superficial lenta e pulso acelerado.

V F **8.** Não remova objetos penetrantes ou cravados do abdome.

V F **9.** A maioria das hérnias ocorre na virilha ou logo abaixo dela.

V F **10.** Dor latejante e obtusa é o sintoma mais comum de hérnia.

V F **11.** O sangramento resultante de uma lesão na genitália sempre deve ser controlado no ponto de pressão femoral.

Parte 2   Múltipla escolha

Assinale a resposta correta ou a frase que melhor completa a sentença.

1. Em que posição se deve colocar uma vítima com costelas fraturadas?
- **a.** Semissentada ou em decúbito dorsal.
- **b.** Ereta.
- **c.** Semi-inclinada, com o lado lesionado para baixo.
- **d.** Deitada de costas.

2. Qual das alternativas abaixo não é um sinal de lesão torácica?
- **a.** Tosse com sangue.
- **b.** Choque.
- **c.** Pulso colapsante e forte.
- **d.** Distensão das veias do pescoço.

3. O vazamento de sangue para a cavidade torácica proveniente de vasos lacerados ou do pulmão, causando compressão pulmonar, é denominado
- **a.** pneumotórax.
- **b.** tórax flácido.
- **c.** asfixia traumática.
- **d.** hemotórax.

4. O movimento paradoxal ocorre quando
- **a.** lesões por compressão causam respirações entrecortadas alternadas com respiração extremamente superficial.
- **b.** o pulmão comprimido não recebe oxigênio suficiente.
- **c.** o ar permanece na cavidade torácica fora dos pulmões.
- **d.** o movimento da área torácica lesionada é contrário ao movimento do restante do tórax.

5. Os ferimentos torácicos são geralmente classificados como
- **a.** abertos e fechados.
- **b.** simples e compostos.
- **c.** fraturas e punções.
- **d.** relacionados ao pulmão e relacionados ao coração.

6. O pneumotórax ocorre quando
- **a.** o ar entra no espaço pleural, mas não entra no pulmão.
- **b.** a aorta descendente é lacerada.
- **c.** o sangue preenche a cavidade torácica.
- **d.** três ou mais costelas sofrem fratura, e a parede torácica que envolve a área da fratura entra em colapso.

7. Qual das alternativas abaixo *não* é um cuidado apropriado para lesões abdominais?
   a. Remover com cuidado objetos cravados.
   b. Não oferecer nada à vítima por via oral.
   c. Prevenir o choque.
   d. Deitar a vítima de costas com os joelhos flexionados.

8. Órgãos eviscerados devem ser
   a. recolocados no abdome.
   b. cobertos com um curativo seco.
   c. cobertos com um curativo estéril úmido e um curativo oclusivo.
   d. completamente enxaguados com bastante água.

9. A forma mais comum de hérnia ocorre quando
   a. uma porção de um órgão interno se protrai através da parede abdominal.
   b. uma porção de um órgão torácico se protrai através da parede torácica.
   c. veias ou artérias enfraquecem e se rompem ou se projetam.
   d. Nenhuma das anteriores.

Parte 3 Relacione

1. Relacione as definições na coluna da esquerda com as condições na coluna da direita.

1. _____ O ar entra na cavidade torácica através de um ferimento aspirativo.

2. _____ Sangue escapa para o espaço pleural e permite o colapso pulmonar.

3. _____ A pressão do ar colaba o pulmão lesionado e comprime o coração, pulmão não lesionado e grandes vasos do tórax.

4. _____ Compressão súbita da parede torácica prejudica a respiração e o fluxo sanguíneo.

A. Asfixia traumática

B. Hemotórax

C. Pneumotórax hipertensivo

D. Pneumotórax aberto

Parte 4 O que você faria...?

1. Uma vítima foi apunhalada no tórax com uma grande faca de cozinha. Quando você chega, a faca já foi removida. Quando a vítima respira, há um som borbulhante no local do ferimento.

2. Você está em um canteiro de obras onde um funcionário caiu sobre vigas de ferro. Ele está deitado de costas e apresenta evisceração abdominal evidente.

3. Você está na casa de um homem que esteve movendo e levantando caixas pesadas. Ele reclama de náusea e dor aguda e lancinante logo acima da virilha. Há inchaço e protrusão na área dolorida.

170

Capítulo 10

Curativos e bandagens

▶ Objetivos de aprendizagem

Após estudar este capítulo, você será capaz de:

1. Identificar os vários tipos de curativos.
2. Identificar os vários tipos de bandagens.
3. Demonstrar como aplicar bandagens triangulares em diferentes partes do corpo.
4. Demonstrar como aplicar bandagens em gravata em diferentes partes do corpo.
5. Demonstrar como aplicar bandagens em rolo em diferentes partes do corpo.
6. Descrever os princípios básicos da aplicação de curativos e bandagens.
7. Demonstrar como aplicar um curativo de pressão.
8. Demonstrar como usar uma tipoia.

No local da ocorrência

Keaton Shaw estava brincando com alguns amigos em um riacho raso que passava por trás da vizinhança. Subitamente, uma dor aguda atingiu seu pé; ele pulou para fora da água e descobriu que a sola do seu pé estava cortada. Ele havia pisado em um pedaço de vidro quebrado no fundo arenoso do riacho.

O irmão de Keaton correu pouco mais de um quarteirão para chamar sua mãe enquanto Keaton sentou na margem do rio, apoiando seu pé em um tronco grande. Elizabeth Shaw, trazendo a maleta de primeiros socorros da família, rapidamente verificou que o corte não era suficientemente profundo para necessitar de pontos e ela sabia que Keaton estava com sua vacinação antitetânica em dia. A ferida já havia sangrado o suficiente para eliminar qualquer tipo de contaminação, e Elizabeth sabia que a prioridade era cobrir e aplicar uma bandagem para manter a ferida seca e evitar infecções.

Ela aplicou suavemente uma fina camada de pomada antibiótica sobre a laceração. Em seguida, abriu um pacote de gaze e, segurando uma cuidadosamente pelas pontas, colocou-a sobre o corte, cobrindo-o por completo. Por fim, ela colocou uma meia limpa sobre o pé ferido e o ajudou a calçar os chinelos e andar até em casa.

171

172 Primeiros socorros para estudantes

Assim que a hemorragia de um ferimento for controlada, deve-se fazer um curativo no local e depois enfaixá-lo. O cuidado adequado do ferimento acelera a cicatrização e proporciona mais conforto à vítima. O cuidado inadequado pode atrasar a recuperação, provocar infecções, causar muito desconforto à vítima e – em casos raros – resultar na perda do membro.

Os objetivos básicos dos curativos e das bandagens são:

- controlar o sangramento;
- evitar maiores lesões e contaminações;
- manter o ferimento seco;
- imobilizar o local do ferimento.

Este capítulo descreve os princípios dos curativos e das bandagens e inclui uma discussão dos tipos específicos que podem ser usados no cuidado de ferimentos.

Curativos

▸ **Objetivo de aprendizagem**

1 Identificar os vários tipos de curativos.

O **curativo** é a cobertura estéril para um ferimento que tanto cobre como fica em contato com a superfície da ferida. Todas as feridas abertas precisam ser ocluídas a fim de se evitar infecções; além disso, os curativos controlam sangramentos, absorvem o sangue e líquidos e previnem contra outras lesões no local. Ele deve ser:

- **Estéril**, o que significa que não há os micro-organismos ou esporos na superfície que possam contaminar o ferimento.
- **Asséptico**, o que significa que está livre de bactérias.
- Preso no lugar com uma bandagem firme o suficiente para controlar o sangramento, mas não apertada a ponto de interromper a circulação sanguínea.
- Maiores do que a ferida de modo a se estender além de todos os bordos da ferida.
- Acolchoados, espessos e compressíveis de modo que forneça uma pressão equilibrada sobre toda a superfície da ferida.

A maioria dos curativos também é porosa, o que permite a circulação do ar e promove uma cicatrização mais rápida.

Feridas grandes e profundas sempre devem ser limpas e tratadas em um ambiente hospitalar para reduzir o risco de infecção; não tente limpar os ferimentos por conta própria. Um profissional médico pode determinar se uma vacina antitetânica é necessária. Se a vítima apresenta uma ferida grande ou que está com sangramento profuso, inicie as medidas básicas para cuidado e controle do sangramento, depois assegure-se de que ela irá procurar por ajuda médica. Dependendo da natureza da lesão e da localização da vítima em relação a um posto de atendimento médico, será necessário acionar uma ambulância.

O curativo ideal é feito em camadas, livre de sujeiras; consiste em uma trama de gaze para permitir a circulação de ar, é volumoso o suficiente para imobilizar os tecidos danificados e proteger a ferida; também deve ser acolchoado, grosso e maleável. Um curativo sempre é colocado de encontro à ferida e é mantido no local com uma bandagem; a bandagem nunca é colocada diretamente sobre a ferida já que elas nem sempre são estéreis.

Existem vários tipos de curativos (ver Figs. 10.1 a 10.4):

- *Oclusivo*: filme plástico ou outro curativo que forme uma vedação hermética; geralmente utilizado para tipos específicos de feridas torácicas ou abdominais.
- *Compressivo*: curativo grosso e normalmente estéril usado para estancar ou controlar um sangramento.
- *Trauma*: um pedaço de 12×90 cm (ou maior) de curativo espesso, estéril e absorvente pode ser utilizado para cobrir uma área maior nos casos de lesões mais amplas ou disseminadas (também chamado curativo universal).
- *Tiras adesivas*: curativos estéreis com bandagem embalados individualmente e usados para pequenos ferimentos (mais conhecidos como Band-aid®). Esses curativos são comercializados em formatos especiais para ferimentos nos dedos ou nas articulações e ajudam a manter unidas as bordas dos ferimentos.
- *Fita adesiva*: comumente não é estéril e pode ser encontrada em rolos de vários tamanhos; a fita adesiva não costuma ser aplicada diretamente sobre a ferida, mas geralmente é usada para prender curativos estéreis ou ataduras; uma parte da fita deve ser aplicada diretamente sobre a pele para fixar o curativo – se for aplicada somente sobre gaze, ataduras ou outros tecidos, o curativo irá deslizar.

---

curativo Cobertura estéril para ferimentos.
estéril Livre de micro-organismos e esporos.
asséptico Livre de bactérias.
oclusivo Hermético e impermeável.

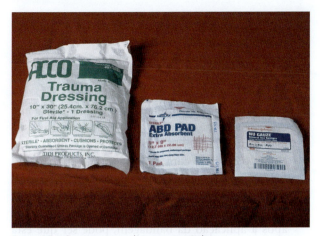

Figura 10.1 Compressas de gaze estéril.

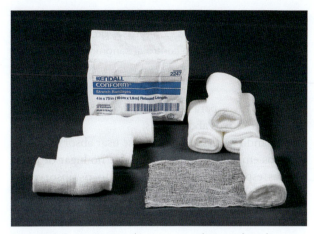

Figura 10.2 Curativo não elástico autoadesivo e bandagem em rolo.

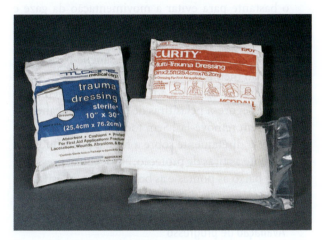

Figura 10.3 Curativo para traumas diversos.

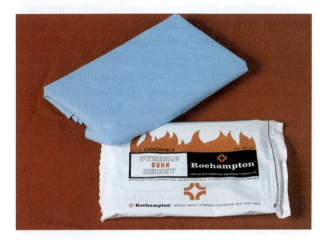

Figura 10.4 Curativos para queimadura.

Compressas de gaze

Nos curativos, a gaze é usada de várias maneiras; uma gaze simples pode ser usada no lugar de uma bandagem compressiva para cobrir ferimentos grandes. A gaze simples em compressas de vários tamanhos, designadas para ferimentos menores, é esterilizada e vendida em pacotes embalados individualmente. Tenha cuidado para não tocar a parte da gaze que ficará em contato com o ferimento.

Os tamanhos mais populares das **compressas de gaze** estéril são 5 × 5 cm, 10 × 10 cm e 10 × 20 cm. No caso de traumas múltiplos, costumam-se usar curativos grossos e não estéreis de 10 × 10 cm (embora isso normalmente ocorra apenas em hospitais, não em casa).

Algumas compressas de gaze são impregnadas com unguentos ou possuem revestimentos plastificados para evitar a adesão ao ferimento. Pode-se improvisar colocando uma pequena quantidade de unguento antibiótico (como Neosporin) na compressa antes de colocá-la no ferimento. Tenha o cuidado de segurar a compressa pela extremidade e tocá-la apenas com o unguento, para evitar contaminação.

Compressas especiais

Existem **compressas especiais** para aplicação rápida em membros ou áreas extensas do tronco. Elas têm tamanhos variados, são compostas de várias camadas e têm superfície externa à prova d'água. Tais compressas são usadas quando é necessário estancar um sangramento intenso ou estabilizar objetos cravados, e são também conhecidas como curativos para traumas múl-

---

compressas de gaze Compressas de gaze estéril, fabricadas comercialmente e embaladas uma a uma.

> **compressas especiais** Compressas grossas e em camadas usadas para controlar sangramentos e estabilizar objetos cravados.

tiplos, curativos para uso geral, curativos para queimadura ou curativos abdominais.

Quando necessário, podem-se usar absorventes higiênicos embalados individualmente no lugar de compressas especiais; no entanto, mesmo os absorventes embalados individualmente não são estéreis e podem introduzir uma infecção através do ferimento.

Bandagem compressiva

A bandagem compressiva (ver Fig. 10.5) é um curativo especial para cobrir ferimentos abertos. Ela é feita com uma compressa de várias camadas de gaze fixada no meio de uma bandagem que pode simplesmente ser mantida por meio de amarração e costuma ser comercializada em um pacote estéril. O tamanho varia de 2 a 10 cm. A menos que especificado em contrário, todas as bandagens compressivas e todos os curativos de gaze devem ser cobertos com bandagem em rolo, em gravata ou triangular aberta.

Aplicando um curativo estéril

Em geral gazes e outros curativos estéreis são embalados individualmente e permanecem estéreis até serem abertos. Faça os passos a seguir para ajudar na prevenção contra infecções na aplicação de curativos estéreis.

- Utilize luvas protetoras sempre que possível.
- Evite tocar na superfície da ferida.

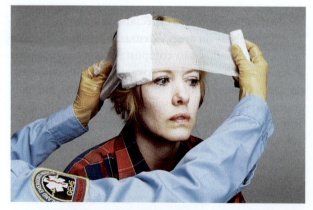

Figura 10.5 Bandagens compressivas prontas para uso são disponibilizadas em pacotes individuais.

- Utilize um curativo de tamanho suficiente para cobrir todos as bordas da ferida.
- Segure o curativo cuidadosamente por uma das pontas, evitando tocar na parte que irá entrar em contato com a ferida.
- Coloque o curativo diretamente sobre a ferida; não deslize ou mude o curativo de um ponto para outro depois que ele tiver tocado a pele.
- Cubra o curativo com uma atadura apertada o suficiente para manter o curativo firme sobre o local sem prejudicar a circulação. De fato, se você checar o pulso além do local da lesão e ele estiver ausente após a aplicação da bandagem, pode ser que esta esteja muito apertada – se necessário, reavalie sua técnica de colocação da atadura. Ela deve ser firme o bastante para evitar a movimentação da gaze e vazamentos, mantendo a ferida sem sangramentos, mas frouxa o suficiente para não atuar como um torniquete, inibindo o fluxo de sangue para o restante do membro.
- Para aplicar uma fita adesiva, retire-a da embalagem e segure-a pelas tiras de proteção, puxando as tiras sem removê-las. Sem tocar na compressa, coloque-a diretamente sobre a ferida; puxe cuidadosamente as tiras de proteção; em seguida, pressione para baixo as pontas e as bordas da fita adesiva.

✓ **Avaliação de progresso**

1. Um curativo estéril é aquele em que não há _____. (bactérias/micro-organismos/vírus)
2. O curativo asséptico é livre de _____. (bactérias/micro-organismos/vírus)
3. A gaze vaselinada é usada para se evitar que o curativo _____. (fique úmido/rasgue/grude no ferimento)
4. O curativo oclusivo é _____. (seco/úmido/hermético)
5. O curativo compressivo é usado para _____. (controlar o sangramento/evitar infecções/absorver fluidos provenientes do ferimento)
6. Um pedaço de material absorvente medindo de 22 x 90 cm é denominado curativo _____. (oclusivo/universal/compressivo)

Bandagens

▸ **Objetivo de aprendizagem**
2 Identificar os vários tipos de bandagens.

O tipo mais comum de bandagem é a faixa adesiva (como o Band-Aid®), embora existam muitos outros tipos de bandagens no mercado. A **bandagem**:

- prende o curativo no ferimento;
- cria pressão que controla o sangramento;
- ajuda a manter as extremidades do ferimento fechadas;
- segura uma tala em uma parte lesionada do corpo;
- fornece apoio a uma parte lesionada do corpo;
- ajuda a prevenir ou reduzir o inchaço.

Quando aplicadas de maneira adequada, as bandagens promovem a cicatrização, evitam complicações graves e ajudam a vítima a ficar confortável. Nunca coloque uma bandagem diretamente sobre a ferida já que elas de modo geral não são estéreis; utilize a bandagem apenas para cobrir o curativo. Ela deve ser limpa, mas não precisa necessariamente ser estéril.

As bandagens devem ser aplicadas de maneira adequada e ficar bem seguras, pois caso fiquem frouxas, o ferimento pode sangrar ou infeccionar, e ossos quebrados podem ser ainda mais deslocados. Assegure-se de que não deixou uma bandagem com extremidades soltas, porque elas podem se prender a objetos e causar novas lesões.

Os dois erros mais comuns na aplicação de bandagens são deixá-las muito frouxas ou muito apertadas. As bandagens devem ficar firmes o suficiente para segurar o curativo no lugar, mas não apertadas a ponto de restringir a circulação. A maioria das bandagens distende gradualmente, portanto verifique a bandagem de modo a assegurar que ela está mantendo o curativo no local. Você deve afrouxar imediatamente uma bandagem que esteja muito apertada (evidenciada pelo pulso distal fraco). Nunca cubra os dedos das mãos ou pés com uma bandagem a menos que estejam lesionados; dedos cobertos impedem que você verifique se a bandagem está muito apertada. As sinais destacados a seguir indicam que a bandagem está muito apertada.

- A pele ao redor da bandagem fica pálida ou azulada (cianótica).
- Observa-se uma coloração azulada próximo às unhas das mãos ou dos pés.
- A vítima reclama de dor, normalmente alguns minutos após a aplicação da bandagem.
- A pele abaixo da bandagem (distal) fica fria.

> **bandagem** Material usado para manter um curativo no lugar.

- A pele abaixo da bandagem (distal) fica dormente ou formigando.
- Você não consegue sentir o pulso além da bandagem (distal) ou ele está muito fraco.
- O enchimento capilar está ausente ou reduzido nas unhas das mãos e dos pés além da bandagem (quando você comprime e solta o leito ungueal, ele não fica rosado imediatamente).
- A vítima não consegue mover os dedos.

Quando se amarra uma bandagem, nós direitos são os melhores – eles não deslizam, seguram bem e são fáceis de desamarrar. Se achar que o nó pode causar desconforto para a vítima, coloque um acolchoamento entre ele e o corpo; de qualquer forma, é uma boa ideia tomar esses cuidados sempre.

Bandagens triangulares e em gravata

> ▶ **Objetivo de aprendizagem**
> 3 Demonstrar como aplicar bandagens triangulares em diferentes partes do corpo.

> ▶ **Objetivo de aprendizagem**
> 4 Demonstrar como aplicar bandagens em gravata em diferentes partes do corpo.

A **bandagem triangular** padrão (ver Fig. 10.6) é feita de um pedaço de pano de algodão não alvejado mais comumente um tecido de algodão pré-encolhido de aproximadamente 1 m². Ela é de fácil aplicação e pode ser manuseada para que a parte sobre o curativo não fique suja. Quando aplicada corretamente, uma bandagem triangular pode ser utilizada na maioria das partes do corpo. Dobrada, ela se torna em uma **bandagem em gravata**.

A bandagem triangular é comumente usada para:

- apoiar fraturas e luxações;
- aplicar talas;
- formar tipoias;
- fazer torniquetes improvisados.

Em uma emergência, é possível fazer uma bandagem triangular com um lenço limpo, uma toalha de algodão ou um pedaço limpo de camiseta. Se uma bandagem de tamanho regular ficar muito curta, amarre uma segunda bandagem a uma das extremidades.

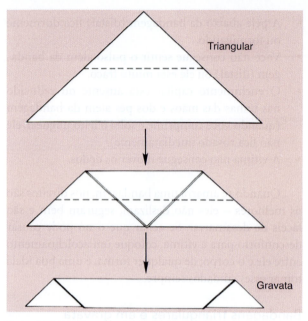

Figura 10.6 Bandagem triangular e em gravata.

Bandagens em rolo

> **▶ Objetivo de aprendizagem**
> 5 Demonstrar como aplicar bandagens em rolo em diferentes partes do corpo.

Bandagens em rolo são feitas de um material semelhante à gaze. Elas são comercializadas em uma variedade de larguras, e essas diferentes larguras podem ser utilizadas para diversas partes do corpo. (Por exemplo, uma bandagem de 2,5 cm deve ser boa para os dedos da mão; uma bandagem de 5 cm para lesões da mão, as de 7,5 cm para braços e cotovelos e as bandagens de 10 a 15 cm são boas para membros inferiores, joelhos e tornozelos).

Um dos tipos de bandagem em rolo mais populares e fáceis de usar é a bandagem em rolo autoadesiva (não elástica), que se ajusta ao formato do corpo. Para deixá-la firme, basta dar várias voltas e depois cortar e amarrar ou prender com esparadrapo (ver Figs. 10.7 a 10.15). As bandagens em rolo são comercializadas em várias larguras e comprimentos, variando de 5 a 30 cm de largura e até 10 metros de comprimento. Como elas aderem entre si, são fáceis de utilizar. Há diversos tipos de bandagens autoaderentes sendo comercializadas atualmente; elas também podem ser utilizadas como curativos.

Outro tipo de bandagem em rolo é a bandagem elástica; apesar de ser utilizada para comprimir distensões, entorses e contusões, geralmente não é recomendada para cobrir curativos porque é difícil determinar quando a bandagem está muito apertada.

Para aplicar uma bandagem em rolo sobre um curativo:

1. Coloque a ponta da bandagem em rolo no curativo sobre a pele não lesionada e enrole em sentido circular sobre a região afetada, começando distalmente e progredindo na direção do tronco em camadas superpostas.
2. Cruze a bandagem sobre si mesma conforme continua passando-a em volta do ferimento até que ele esteja completamente coberto. Não cubra os dedos da mão ou do pé.
3. Prenda a bandagem com uma fita, alfinetes de segurança ou clipes que vêm com a bandagem. Você também pode amarrar a bandagem. O modo mais fácil de amarração é dividir a extremidade da bandagem por aproximadamente 20 cm, dar um nó para impedir que a bandagem continue se abrindo e depois simplesmente envolver as extremidades divididas em direções opostas e amarrá-las.

Também é possível usar dois rolos de gaze, fazendo voltas alternadas ao redor e ao longo do ferimento até que ele esteja completamente enfaixado.

Bandagens elásticas em rolo são aplicadas da mesma forma e são utilizadas para controlar edemas, dar suporte a um membro lesionado ou fornecer pressão contínua. Assegure que a bandagem elástica em rolo não esteja muito apertada; cheque frequentemente a cor e a temperatura da pele abaixo da bandagem. Geralmente as bandagens elásticas em rolo não são utilizadas sobre feridas abertas.

> **bandagem triangular** Pedaço de tecido em forma de triângulo usado para aplicar talas e formar tipoias.
> **bandagem em gravata** Bandagem triangular dobrada.
> **bandagem em rolo** Bandagem em forma de faixa que se ajusta ao corpo, feita para ser enrolada ao redor de um local com ferimento.

✓ Avaliação de progresso

1. As bandagens são aplicadas em cima de _____. (um ferimento/um curativo/uma tala)
2. A bandagem normalmente não deve entrar em contato com _____. (*o ferimento/ o curativo/a tala*)

Capítulo 10 Curativos e bandagens 177

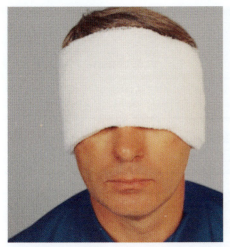

Figura 10.7 Bandagem na cabeça e/ou no olho; no caso de lesão ocular, cubra ambos os olhos.

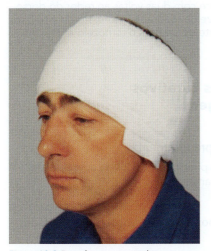

Figura 10.8 Bandagem na cabeça ou na orelha; mantenha a bandagem próxima à sobrancelha e até a base da cabeça.

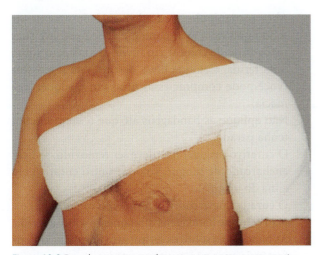

Figura 10.9 Bandagem no ombro; comece na parte mais baixa do braço, trabalhe na direção do ombro, passe a atadura em um movimento semelhante ao desenho de um oito através do tórax, por baixo do braço oposto e no dorso.

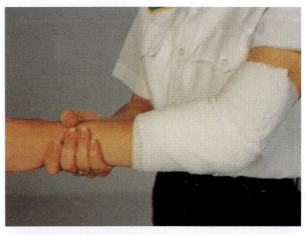

Figura 10.10 Bandagem no cotovelo; utilize um padrão em formato de oito; cubra metade ou três quartos da camada anterior.

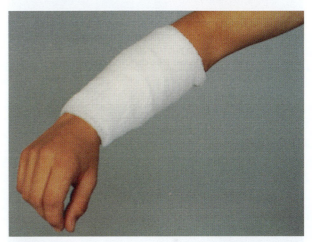

Figura 10.11 Bandagem no antebraço; deixe a bandagem mais firme começando no punho e avançando na direção do braço.

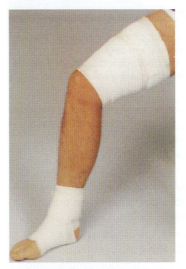

Figura 10.12 Bandagens na coxa e no tornozelo; faça com que a bandagem na coxa fique mais firme começando no joelho e avançando na direção da parte mais larga da coxa.

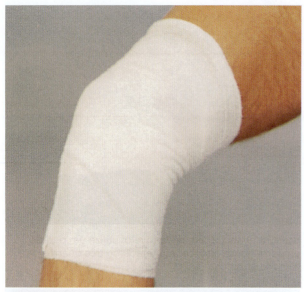

Figura 10.13 Bandagem no joelho; mantendo o joelho ligeiramente flexionado, comece com duas passagens ao redor da patela, e a seguir utilize o padrão em formato de oito; cubra metade ou três quartos da camada anterior.

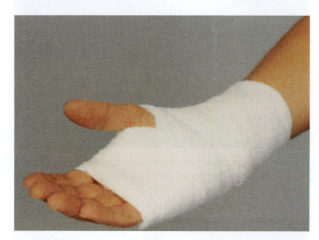

Figura 10.14 Bandagem na mão; comece passando a faixa duas vezes ao redor da palma; em seguida, utilize um padrão em formato de oito para subir diagonalmente da palma para o punho e de volta para a mão.

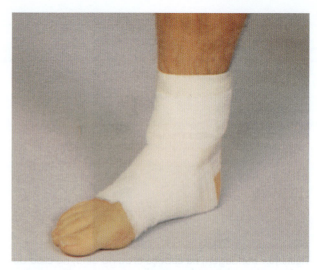

Figura 10.15 Bandagem no pé ou no tornozelo; use um padrão em formato de oito para gerar compressão sobre o tornozelo; comece com duas voltas ao redor do dorso do pé; depois utilize um padrão em formato de oito para subir diagonalmente do pé para o tornozelo e de volta ao pé.

Princípios dos curativos e das bandagens

> ▶ **Objetivo de aprendizagem**
> 6 Descrever os princípios básicos da aplicação de curativos e bandagens.

É muito importante que você cubra cuidadosamente a ferida.

Siga estas etapas para assegurar um cuidado adequado:

- Abra e manipule o curativo cuidadosamente de modo que ele não se contamine. Sempre lave suas mãos antes de colocar curativos e bandagens sobre uma ferida. Coloque luvas descartáveis se possuir (você pode comprar essas luvas em qualquer farmácia).
- Não aplique as bandagens até que o sangramento tenha parado.
- O curativo original não deve ser removido; se ficar encharcado de sangue, coloque outro curativo em cima do original.
- O curativo deve cobrir o ferimento inteiro.
- Não coloque bandagens diretamente sobre a ferida.
- As bandagens sobre os ferimentos devem ficar confortáveis, mas não muito apertadas.
- As bandagens não devem ficar muito frouxas; nem o curativo nem a bandagem devem se mexer ou escorregar.

3. A bandagem está _____ se a pele distal à bandagem estiver fria, dormente ou formigando. (*muito apertada/muito frouxa/colocada ao contrário*)
4. A bandagem triangular dobrada é uma bandagem _____. (*em rolo/ compressiva/em gravata*)
5. As bandagens em rolo mais fáceis de usar são _____. (*as gazes/as elásticas/as autoadesivas*)
6. Deve-se usar a bandagem elástica em rolo apenas em casos de _____. (*choque/sangramento intenso/fratura*)

- As extremidades soltas do pano, da gaze ou da fita adesiva não devem ficar soltas (para não prenderem em algum lugar); quando possível, amarre as extremidades da bandagem fazendo um nó direito e coloque-o dentro da bandagem. Se o nó causa desconforto, coloque uma gaze ou pano sob ele.
- A bandagem deve cobrir todas as bordas do curativo.
- As pontas dos dedos devem permanecer expostas quando os braços ou as pernas são enfaixados, para que você possa verificar se há problemas de circulação.
- Bandagens pequenas devem ser cobertas com uma bandagem maior, a fim de distribuir a pressão de maneira mais uniforme e evitar a criação de um ponto de pressão.
- Comece a enfaixar no braço ou perna na extremidade mais próxima da mão ou do pé; a seguir continue na direção do tronco para prevenir contra a colocação muito apertada da bandagem.
- A região afetada deve ser enfaixada na posição em que irá permanecer; você pode enfaixar uma articulação, mas não tente dobrá-la depois.
- Nunca use uma bandagem circular ao redor do pescoço, ela pode causar estrangulamento.

Improvisando curativos e bandagens

Em algumas situações, você pode não ter acesso a curativos e bandagens comerciais; nesses casos, você precisa improvisar – algumas vezes muito rapidamente – para fornecer um cuidado adequado para a vítima.

Não existem regras para os curativos e bandagens de feridas; em geral, a adaptabilidade e criatividade são muito mais importantes do que regras bem intencionadas. Quando estiver aplicando curativos e bandagens, use materiais que tenha acesso e métodos aos quais melhor se adapte, desde que cumpra as recomendações apresentadas a seguir.

- Utilize materiais limpos.
- Nunca toque a ferida propriamente dita ou a parte do curativo que toca a ferida.
- Controle o sangramento de maneira geral; você não deve aplicar bandagens sobre qualquer ferida além de bandagens compressivas até que o sangramento tenha parado.

Em uma emergência, você pode utilizar os seguintes materiais como curativos desde que estejam limpos:

- lenço;
- pano de prato ou toalha;
- lençol ou fronha;
- absorventes íntimos.

Um pedaço de saco plástico pode ser utilizado como curativo oclusivo.

Nunca use bandagens elásticas, bolas de algodão, toalhas de papel, papel higiênico ou outro material que possa rasgar, desintegrar ou grudar na ferida. Bolas de algodão são especialmente perigosas, porque as fibras de algodão podem contaminar a ferida.

Se você tiver tempo, pode esterilizar parcialmente um curativo improvisado passando a ferro por alguns minutos ou fervendo-o e deixando secar por completo antes de aplicar na ferida.

Para improvisar uma bandagem em rolo, utilize uma gravata ou tiras rasgadas de lençóis ou outros tecidos limpos.

Para improvisar uma tipoia para o braço, pode utilizar um cinto, cachecol, gravata ou outra faixa larga de tecido; ou você pode tentar:

- dobrar o cotovelo e colocar a mão da vítima dentro de sua camisa ou casaco abotoado no nível apropriado;
- dobrar o cotovelo; depois passar um cinto ou gravata através da parte posterior do pescoço e ao redor da cintura, ajustando o nível adequado;
- prender a manga da camisa da vítima em sua camisa ou casaco;
- girar para cima o bordo inferior da camisa ou casaco da vítima e prender a parte superior ao ombro de modo a criar uma tipoia no nível apropriado.

Aplicando curativos e bandagens especiais

Curativos de pressão

▶ **Objetivo de aprendizagem**
7 Demonstrar como aplicar um curativo de pressão.

Curativos compressivos são aqueles aplicados de modo a criar pressão sobre a ferida. Para controlar um sangramento profuso com um curativo compressivo, execute as etapas apresentadas a seguir.

1. Cubra o ferimento com um curativo grosso e estéril.
2. Aplique pressão direta com as mãos sobre o ferimento até que o sangramento pare.
3. Aplique bandagem em rolo (de preferência auto-adesiva), deixando-a firme, e verifique com fre-

quência se há sinais de que ela está muito apertada. Também é possível usar uma tala inflável ou o manguito de um esfigmomanômetro para manter o curativo de pressão no lugar (ver Cap. 6). Use bandagem elástica em rolo somente em casos de sangramento intenso e difícil de ser controlado.
4. Se o sangue ensopar o curativo e a bandagem originais, não os remova; deixe-os no lugar e aplique outro curativo e outra bandagem em rolo sobre o local.

Tipoias

> ▸ **Objetivo de aprendizagem**
> 8 Demonstrar como usar uma tipoia.

As tipoias são usadas para dar apoio em caso de lesões no ombro, nos membros superiores ou nas costelas. Se possível, use uma bandagem triangular comercial como tipoia; em uma emergência, use um dos materiais ou métodos descritos na seção anterior para improvisar curativos e bandagens.

Para amarrar uma tipoia triangular que irá servir de apoio a um braço lesionado (ver Fig. 10.16):

1. Coloque uma das pontas da base de uma bandagem triangular aberta sobre o ombro do lado não lesionado.
2. Passe a bandagem sobre o peito de forma que uma das pontas fique atrás do cotovelo do braço lesionado.
3. Dobre o braço na altura do cotovelo com a mão levemente elevada (10 a 12 cm). Quando possível, os dedos devem ficar expostos para monitorar a circulação.
4. Coloque o antebraço junto ao peito (sobre a bandagem).
5. Leve a extremidade inferior da bandagem até o ombro do lado lesionado e dê um nó direito no lado do pescoço que não apresenta lesões; o nó deve ficar na *lateral* do pescoço.
6. Torça a ponta da bandagem e coloque-a para dentro ou prenda com um alfinete. As Figuras 10.17 a 10.30 ilustram como aplicar bandagens triangulares e em gravata na testa ou no couro cabeludo, no maxilar ou na face, nos olhos, nas orelhas, no peito ou nas costas, no ombro, no cotovelo, na mão, nos quadris, nas pernas, nos joelhos, nos tornozelos e nos pés.

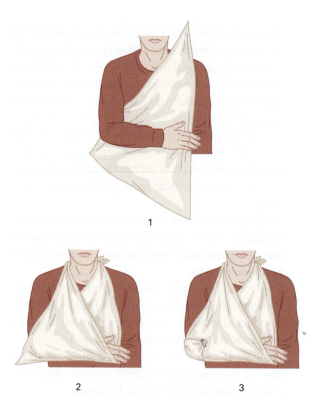

Figura 10.16 Bandagem triangular usada como tipoia; suporte o braço ligeiramente afastado do tórax com o punho em uma posição ligeiramente mais alta que o cotovelo; coloque as extremidades atrás do pescoço e amarre.

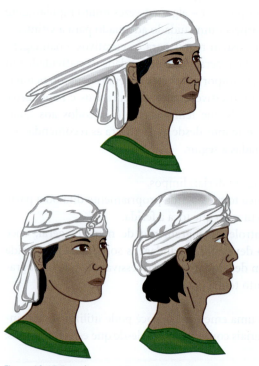

Figura 10.17 Bandagem triangular para a testa ou couro cabeludo.

Capítulo 10 Curativos e bandagens 181

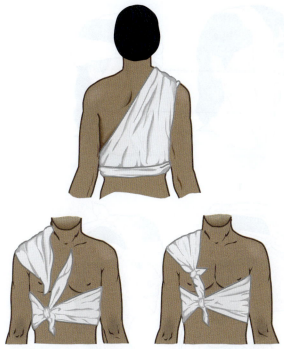

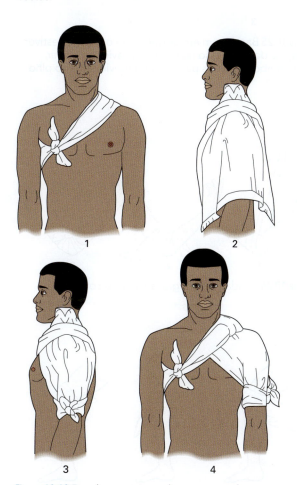

Figura 10.18 Bandagem triangular para o tórax ou as costas.

Figura 10.19 Bandagem triangular para o ombro.

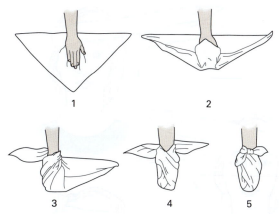

Figura 10.20 Bandagem triangular para a mão.

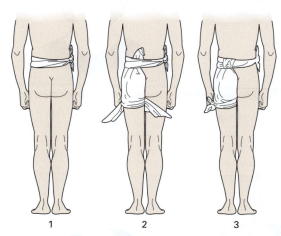

Figura 10.21 Bandagem triangular para o quadril.

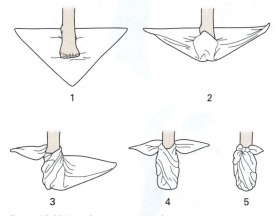

Figura 10.22 Bandagem triangular para o pé.

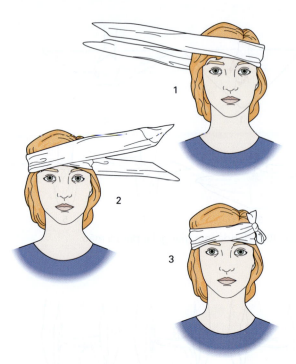

Figura 10.23 Bandagem em gravata para a cabeça ou a orelha.

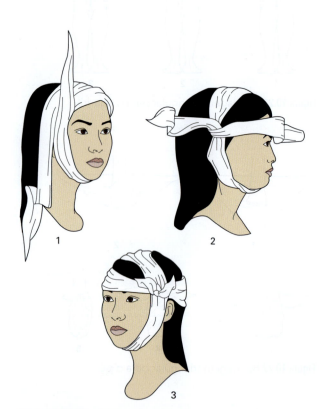

Figura 10.24 Bandagem em gravata para o maxilar ou a bochecha.

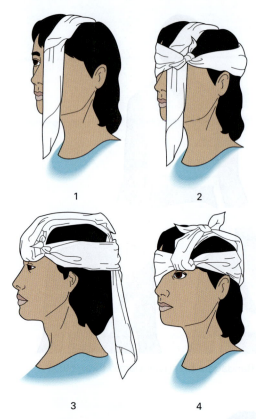

Figura 10.25 Bandagem em gravata para o olho; se estiver tratando de uma lesão no globo ou cavidade ocular, cubra ambos os olhos para evitar o movimento do olho lesionado.

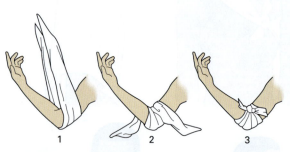

Figura 10.26 Bandagem em gravata para o cotovelo.

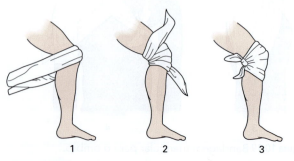

Figura 10.27 Bandagem em gravata para o joelho.

Capítulo 10 Curativos e bandagens 183

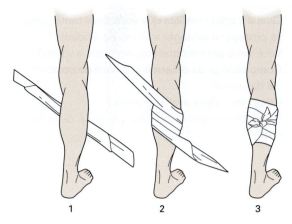

Figura 10.28 Bandagem em gravata para a perna.

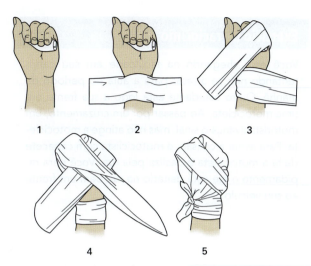

Figura 10.30 Bandagem de pressão em gravata para a palma da mão.

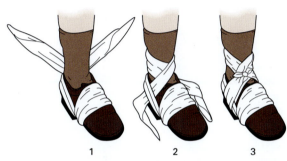

Figura 10.29 Tornozelo imobilizado com uma bandagem em gravata.

✓ Avaliação de progresso

1. O material usado para os curativos deve ser o mais _____ possível. (*resistente/grosso/limpo*)
2. Em geral, se o ferimento ainda estiver sangrando, a única bandagem que deve ser aplicada é a _____. (*compressiva/universal/de pressão*)
3. Se o sangue encharcar o curativo original, deve-se _____. (*removê-lo/substituí-lo por um novo curativo/deixá-lo no lugar e colocar outro curativo por cima*)
4. Certifique-se de que a bandagem cobre todo o _____. (*ferimento/curativo/membro*)
5. Todas as extremidades soltas da bandagem devem ser _____. (*colocadas para dentro/amarradas/cortadas*)
6. Se você fizer uma bandagem em uma articulação, ela deverá ser feita _____. (*na posição estendida/na posição dobrada/na posição em que ela deverá permanecer*)

Resumo

- O curativo é a cobertura estéril para um ferimento; o curativo ideal é composto de camadas grossas de gaze.

- Nunca use como curativo papel-toalha, papel higiênico ou qualquer outro material que possa rasgar, esfacelar ou aderir ao ferimento.

- A bandagem segura o curativo no lugar e não entra em contato com o ferimento.

- É possível improvisar um curativo oclusivo (hermético) com filme plástico ou gaze vaselinada.

- Alguns sinais de que a bandagem está muito apertada são pele pálida ou azulada (cianose) ao redor da bandagem e resfriamento, formigamento ou dormência da pele além da bandagem. O pulso distal à ferida pode estar ausente.

- As bandagens triangular, em gravata e em rolo são tipos especiais de bandagem.

Termos-chave

Certifique-se de que você compreende os termos-chave a seguir:

asséptico	compressas de gaze
bandagem	compressas especiais
bandagem em gravata	curativo
bandagem em rolo	estéril
bandagem triangular	oclusivo

Exercício de raciocínio crítico

Você está chegando na faculdade em seu carro, tentando não se atrasar para a aula do período da manhã. Outro estudante está logo a sua frente em uma motocicleta. Ao passar por um cruzamento, um motorista avança o sinal, mas não atinge a motocicleta. Para evitar a colisão, o motociclista com capacete deita a motocicleta e desliza pela rua. Você para rapidamente e ele está deitado na rua bem em frente ao seu veículo.

1. Qual é a ação imediata que você deve tomar para se proteger e proteger a vítima do acidente?
2. Você deve permitir que alguém mova a vítima?
3. Como você pode determinar o nível de consciência da vítima?
4. Como você deve avaliar a vítima?
5. Quais os primeiros socorros que você deve fornecer?

Capítulo 10 — Autoavaliação

Aluno: _____ Data: _____
Curso: _____ Módulo: _____

Parte 1 Verdadeiro/Falso

Se você acha que a afirmação é verdadeira, assinale V. Se você acha que é falsa, assinale F.

V F **1.** Normalmente, a bandagem deve entrar em contato com o ferimento.

V F **2.** As bandagens devem ser aplicadas e presas com firmeza.

V F **3.** A bandagem mais popular e adaptável é a em gravata.

V F **4.** A bandagem compressiva é uma bandagem especial que cria um efeito de torniquete.

V F **5.** As bandagens triangulares são feitas de panos de aproximadamente meio metro quadrado.

V F **6.** Deve-se sempre fazer uma bandagem sobre um curativo antes que o sangramento tenha sido controlado.

V F **7.** Não se deve fazer uma bandagem em uma área maior que o ferimento.

V F **8.** Bolas de algodão são curativos ideais por causa da capacidade de absorção.

V F **9.** Se o sangue encharcar o curativo original, remova-o e aplique um novo curativo.

V F **10.** Bandagens elásticas em rolo não devem ser usadas, exceto em casos de sangramento intenso.

Parte 2 Múltipla escolha

Assinale a resposta correta ou a frase que melhor completa a sentença.

1. Você aplicou um curativo e uma bandagem no ferimento de uma vítima. Minutos depois, você percebe que os dedos do membro lesionado ficaram frios, inchados, azulados ou dormentes. Você deve
   a. afrouxar a bandagem imediatamente.
   b. elevar o membro afetado.
   c. cobrir o membro com um cobertor.
   d. administrar o tratamento de choque na vítima.

2. Qual a principal razão por que as bandagens elásticas em rolo não são recomendadas para utilização no atendimento de emergência?
   a. Elas são difíceis de ser removidas.
   b. Elas tendem a alargar após certo tempo.
   c. Elas podem restringir seriamente o fluxo sanguíneo.
   d. Elas não absorvem umidade.

3. Qual tipo de nó é usado com mais frequência em bandagens?
   a. Nó direito.
   b. Nó corrediço.
   c. Nó meia-volta.
   d. Nó simples.

4. Qual dos seguintes exemplos é o de curativo oclusivo?
   a. Gaze aderente em rolo.
   b. Faixa elástica.
   c. Bandagem em borboleta.
   d. Gaze em rolo.

5. Qual das opções abaixo melhor descreve como aplicar um curativo sobre uma ferida?
   a. Na maioria dos casos, o melhor a se fazer é não colocar curativo.
   b. Aplicar o curativo da forma mais apertada possível para diminuir a circulação local.
   c. Aplicar o curativo frouxamente a menos que um sangramento esteja presente.
   d. Aplicar o curativo diretamente sobre a ferida.

6. Qual dos seguintes princípios *não* diz respeito às bandagens?
   a. Ao fazer uma bandagem no braço, deixe os dedos descobertos.
   b. Coloque a parte do corpo em que será feita a bandagem na posição em que ela deverá permanecer.
   c. Não deixe pontas soltas que possam ficar presas em algum lugar.
   d. Na dúvida, deixe a bandagem frouxa.

7. Qual das seguintes diretrizes *não* é relativa à tipoia?
   a. Ela deve dar suporte à mão inteira.
   b. O nó não deve ser amarrado no meio da parte posterior do pescoço.
   c. Deve-se dobrar o braço na altura do cotovelo e elevar a mão em 10 a 12 cm.
   d. A ponta da bandagem deve ficar atrás do cotovelo do braço lesionado.

8. Qual dos seguintes *não* é um tipo reconhecido de curativo de ferimentos?
   a. Curativo bacteriostático.
   b. Curativo asséptico.
   c. Curativo oclusivo.
   d. Curativo estéril seco.

Parte 3 Relacione

Relacione o tipo de curativo à sua descrição.

1. _____ Curativo que pode não ser estéril
2. _____ Curativo que forma uma vedação hermética
3. _____ Curativo estéril
4. _____ Gaze estéril saturada com uma substância para evitar que o curativo grude em um ferimento aberto
5. _____ Curativo livre de umidade
6. _____ Curativo grosso e normalmente estéril

A. Asséptico
B. Compressivo
C. Úmido
D. Estéril seco
E. Gaze vaselinada
F. Oclusivo

Parte 4 O que você faria...?

Um pedestre é atropelado e sofre uma avulsão grave na coxa esquerda, que sangra profusamente.

Capítulo 11

Lesões musculoesqueléticas

▶ Objetivos de aprendizagem

Após estudar este capítulo, você será capaz de:

1. Descrever os sinais e sintomas comuns de entorses, luxações, distensões, cãibras e contusões.
2. Descrever e demonstrar o atendimento de emergência em caso de entorse.
3. Descrever e demonstrar o atendimento de emergência em caso de luxação.
4. Descrever e demonstrar o atendimento de emergência em caso de distensão.
5. Descrever e demonstrar o atendimento de emergência em caso de cãibra.
6. Diferenciar lesões ósseas (fraturas) expostas de fechadas.
7. Descrever como avaliar um membro dolorido, inchado e deformado.
8. Descrever e demonstrar o atendimento de emergência para vítimas de fraturas.
9. Identificar situações que requerem imobilização.
10. Relacionar as regras gerais para imobilização.
11. Relacionar as complicações decorrentes da imobilização.

No local da ocorrência

Michael Draper, 17 anos, estava acampando em Lake Powell, Utah, com seu melhor amigo Calvin e a família dele. Ele e Calvin estavam competindo para ver quem saltaria primeiro do alto de um penhasco no lago abaixo. Do topo de um penhasco de 21 metros, Michael correu e saltou da beirada da rocha. Infelizmente, seu corpo não entrou na água em um ângulo de 90 graus, o que causou uma flexão violenta de seu pescoço para a frente. Michael sentiu dor em seu pescoço e seus braços ficaram dormentes, mas ele foi capaz de chegar até a superfície e de nadar até um barco. O tio de Calvin, Lester Johnson, 27 anos, ajudou Michael a entrar no barco, estabilizou sua cabeça e pescoço com uma toalha e manteve Michael imóvel enquanto outro membro da família dirigiu por 3 horas até que eles chegassem ao hospital mais próximo.

Ao chegar ao hospital, a dor no pescoço de Michael havia desaparecido e a dormência quase não era mais sentida; ele se queixava apenas de dor em seu punho. Michael pediu para Lester deixar o hospital para lá e simplesmente voltar para casa, mas Lester insistiu que Michael deveria ser avaliado imediatamente por um médico. O médico radiografou o pescoço de Lester e descobriu uma fratura por explosão da 7ª vértebra cervical. Fragmentos ósseos ficaram a 2 mm de sua medula espinal. Pelos 4 meses seguintes, Michael utilizou um aparelho imobilizador do tipo halo craniano durante 24 horas por dia.

Como socorrista, você poderia estar em uma situação semelhante a de Lester. Suas ações podem determinar o futuro daqueles que está atendendo. Se os cuidados fossem inapropriados e a lesão vertebral de Michael progredisse para uma lesão da medula espinal, os custos pessoais e financeiros seriam astronômicos. Na realidade, se Michael não tivesse sido socorrido adequadamente, seria provável que estivesse em uma cadeira de rodas. Entretanto, em virtude do pronto atendimento adequado do socorrista, Michael leva uma vida normal sem nenhuma evidência de lesão traumática.

188 Primeiros socorros para estudantes

As lesões musculares, articulares e ósseas são algumas das situações mais comuns encontradas pelos socorristas. Tais lesões podem ser simples e não colocar a vida em risco (como é o caso de fratura no dedo ou entorse no tornozelo) ou críticas e potencialmente fatais (como fraturas no fêmur ou na coluna). Independentemente da gravidade da fratura, o atendimento de emergência rápido e eficaz pode evitar que a dor ou os danos decorrentes da lesão se agravem e pode até impedir que a vítima sofra uma deficiência permanente ou morra.

Este capítulo descreve a avaliação de vítimas de entorses, distensões e fraturas, e oferece diretrizes para o atendimento, incluindo métodos de imobilização.

O sistema musculoesquelético

O sistema musculoesquelético humano é composto de 206 ossos, 6 tipos de articulação e mais de 600 músculos. O sistema esquelético tem quatro funções principais:

1. Dar forma ao corpo.
2. Dar apoio ao corpo, permitindo que ele fique ereto.
3. Fornecer a base para a locomoção ou movimento, proporcionando aos músculos um lugar para se fixarem, além de abrigar as articulações (que unem os ossos por meio de ligamentos), que permitem os movimentos.
4. Proteger os principais órgãos do corpo, como encéfalo (crânio), coração e pulmões (caixa torácica), órgãos pélvicos e medula espinal (vértebras).

Ossos

Os ossos na realidade são um tecido vivo e formados por um tecido denso ricamente suprido por nervos e vasos sanguíneos; alguns produzem até mesmo glóbulos vermelhos, ou hemácias. Quando os ossos se quebram, o sangramento pode ser sério.

Os ossos de crianças são mais moles e mais porosos do que os de adultos porque o cálcio ainda não penetrou no osso para aumentar sua resistência, de modo que os ossos de crianças tendem a quebrar com maior facilidade. Os ossos de idosos também quebram com maior facilidade – conforme as pessoas envelhecem, seus ossos naturalmente perdem massa e densidade, pois há uma perda progressiva de cálcio, o qual não é reposto.

Os ossos são classificados por seu tamanho e formato: ossos longos (como os ossos da coxa, perna, braço e antebraço); ossos curtos (como os das mãos e pés); ossos planos (como os das costelas e da escápula); ossos irregulares (como as vértebras e ossos do crânio). Existem muitos formatos diferentes de ossos em razão das diversas funções que eles realizam para movimentação, proteção, além da forma física.

Articulações

As articulações são formadas quando as extremidades de dois ou mais ossos se encontram em um único local. Se as articulações permitem movimento, as extremidades do osso são mantidas unidas por ligamentos, que são tecidos conjuntivos espessos e fibrosos. No local em que as extremidades entram em contato para movimento (articulação), há uma camada fina de tecido conjuntivo e um líquido lubrificante para permitir um movimento indolor e sem atrito. Algumas articulações, como a do ombro, permitem uma grande amplitude de movimento; outras como a do quadril, permitem uma amplitude mais limitada. Em alguns casos, as extremidades ósseas estão fundidas e as articulações não se movem; bons exemplos são as articulações do crânio.

Quando uma articulação é forçada além de sua amplitude de movimento normal, o ligamento pode se romper, causando dor, edema e deformidade. Esse tipo de lesão é especialmente sério quando envolve articulações de sustentação de peso, como os joelhos e tornozelos. Conforme esperado, essas lesões podem causar dor, restrição de movimento e deformidade por causa da angulação anormal e/ou do edema.

Músculos

Músculo é um tipo especial de tecido que se contrai, ou encurta, quando estimulado. Todos os movimentos do corpo são resultado da contração e do relaxamento dos músculos. Um músculo involuntário é aquele que não é controlado conscientemente. Exemplos de músculos involuntários são os do coração e do trato digestivo, como o esôfago, estômago e cólon. Os músculos voluntários (esqueléticos) agem sob controle consciente. Eles formam os braços, as pernas, a parte superior das costas e os quadris, além de cobrirem as costelas e o abdome. Os músculos esqueléticos se unem aos ossos de forma direta ou por meio de tendões (tecido conjuntivo rígido e fibroso). Quando um músculo voluntário é estimulado a contrair, ele se encurta e puxa uma parte do sistema esquelético, ocasionando o movimento. Em ambos os lados de uma articulação geralmente há um músculo ou músculos que geram movimento. Por exemplo, seu bíceps causa o movimento de flexão do cotovelo na direção do tronco; inversamente, um grupo muscular diferente, o tríceps, causa a extensão do cotovelo de volta à posição inicial quando se contrai. Por isso, os músculos podem somente tracionar (encurtar) durante a contração; eles não podem empurrar (alongar).

Tendões

Os tendões são tecidos conjuntivos altamente especializados que permitem força máxima, pois são orientados na direção do repuxo muscular. Os tendões formam uma faixa branca e brilhante que se fixa aos músculos e, por meio de uma rede de minúsculas fibras, se conecta a um osso. Quando se aplica força violenta e repentina sobre o tendão, ele pode se desprender do osso e até levar um pequeno pedaço consigo.

Ligamentos

Os ligamentos conectam um osso a outro através de uma articulação. Quando um ligamento é lesionado, algumas seções se partem em diferentes locais ao longo de toda sua extensão. Raramente ocorrem lacerações cutâneas. Os ligamentos comumente são lesionados sem que haja nenhum dano tecidual externo.

A maioria das articulações do corpo tem ligamentos na lateral mais distante do plano central de movimento. As articulações mais complexas (como o joelho) têm ligamentos que se fixam à cápsula articular. Em geral, o ligamento é lesionado simultaneamente à articulação; a hemorragia interna resultante causa inchaço articular prematuro.

Entorses, luxações, distensões e cãibras

▶ **Objetivo de aprendizagem**

1 Descrever os sinais e sintomas comuns de entorses, luxações, distensões, cãibras e contusões.

Entorse é uma lesão articular que ocorre quando os ligamentos são estirados e sofrem ruptura total ou parcial, em geral quando a articulação é subitamente torcida além de sua amplitude normal de movimento. Pode ser muito difícil diferenciar entre uma entorse e uma fratura porque os sinais e sintomas são similares. A **luxação** ocorre quando a extremidade de um osso se separa da articulação, ficando, consequentemente, desalinhada. Para os sinais e sintomas de lesões ortopédicas comuns, consulte a Figura 11.1. **Distensão** é uma lesão de partes moles do músculo. **Cãibra** é um espasmo mus-

cular incontrolável. Uma **contusão** é um trauma sobre um músculo e/ou tecidos ao redor do músculo.

Entorses

Os sinais de uma entorse grave são semelhantes aos de uma fratura. Os sinais e sintomas mais comuns são:

- dor;
- inchaço;
- deformidade;
- descoloração da pele;
- incapacidade de usar a parte afetada normalmente.

As articulações que sofrem entorses com mais frequência são o polegar e os dedos, o joelho e o tornozelo. Entorses graves podem romper ligamentos ou deslocar ou fraturar os ossos que formam a articulação. De acordo com as diretrizes para tratamento de lesões de 2010 da American Heart Association, é importante aplicar gelo rapidamente sobre uma entorse. Entorses leves, que apenas estiram as fibras dos ligamentos, em geral se curam rapidamente (dentro de alguns dias a poucas semanas).

▶ **Objetivo de aprendizagem**

2 Descrever e demonstrar o atendimento de emergência em caso de entorse.

Na maioria dos casos, se você tem dificuldade em diferenciar uma fratura de uma entorse sem uma radiografia, as entorses devem ser tratadas como se fossem fraturas e imobilizadas de acordo. O objetivo dos primeiros socorros é evitar maiores lesões ao ligamento. Para tratar, não permita que a vítima use a articulação afetada; faça o atendimento com base nos seguintes

entorse Lesão na qual os ligamentos são estirados e sofrem ruptura total ou parcial.

luxação Uma lesão na qual as articulações se separam e permanecem separadas; os ossos que articulam entre si não apresentam mais o contato adequado entre as suas superfícies.

distensão Uma lesão muscular que ocorre quando o músculo é alongado além de sua amplitude normal de movimento, causando sua ruptura.

cãibra Espasmo muscular incontrolável.

contusão Um trauma no tecido muscular.

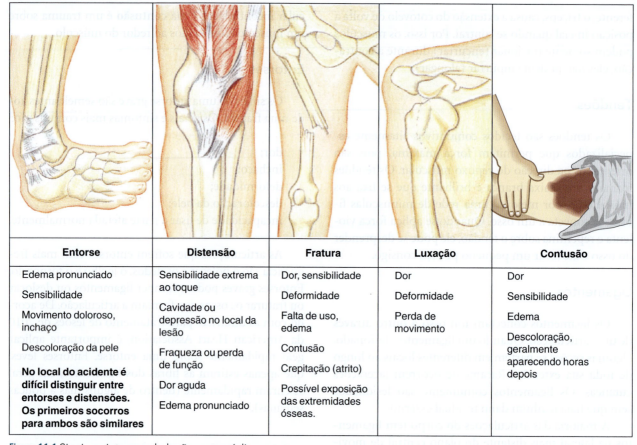

Figura 11.1 Sinais e sintomas de lesões ortopédicas comuns.

princípios (do acrônimo RICE[1], em inglês, *Rest, Ice, Compression, Elevation*):

1. *Repouso*: não deixe a vítima se apoiar sobre a parte afetada nem usar a articulação. Imobilize a articulação lesionada para proporcionar repouso total. Qualquer movimento aumenta a circulação de sangue para o local, o que aumenta o inchaço.
2. *Gelo*: o frio alivia a dor e previne ou reduz o inchaço e a inflamação. Cubra imediatamente a área lesionada com bolsas de gelo, gelo picado ou toalhas frias ou mergulhe-a em água gelada por 10 ou 20 minutos a cada 1 ou 2 horas. *Não pare de aplicar gelo muito rápido;* a aplicação deve ser mantida durante as primeiras 24 a 48 horas. (Não aplique gelo por mais de 20 minutos a cada sessão, pois pode causar uma geladura; sempre remova a compressa de gelo quando a pele ficar dormente.) Você pode fazer bolsas de gelo colocando gelo picado ou cubos de gelo em uma toalha ou saco plástico duplo ou uma garrafa de água quente ou um saco de gelo; você também pode utilizar um saco de milho ou ervilhas congeladas (recongele o saco e utilize-o mais tarde como uma compressa de gelo). Apesar de não atuar de modo tão eficaz, você pode utilizar uma compressa química fria de uso comercial. Certifique-se de seguir as instruções do fabricante; na maioria dos casos, é necessário pressionar ou espremer a bolsa para ativá-la. Cada compressa química é usada apenas uma vez e deve-se tomar muito cuidado para que a bolsa não seja rompida nem furada: os vazamentos podem causar queimaduras químicas. Se necessário, prenda a compressa fria ao corpo com uma bandagem elástica, tomando cuidado para não apertar muito. Não aplique gelo se a vítima tiver síndrome de Raynaud, doença circulatória, sensibilidade anormal ao frio ou se a área lesionada sofreu lesão de geladura. De todas as formas diferentes de aplicar gelo, o melhor método é a simples colocação de gelo e água em um saco plástico. Sempre coloque algo entre o gelo ou compressa de gelo e a pele (como uma gaze, pano fino ou outro material semelhante) para evitar o congelamento acidental dos tecidos.
3. *Compressão*: para limitar o sangramento interno e comprimir os fluidos provenientes do local da le-

---

1 Alton L. Thygerson, "Muscle Injuries", *Emergency* (July 1982): 50-51. Susanna Levin, "Sprains are a pain", *Walking* (June/July 1987): 75.

são, sobreponha uma bandagem compressiva (geralmente elástica) ao redor de toda a área lesionada. Utilize uma bandagem elástica de 5 cm de largura para as lesões do punho e da mão; uma bandagem de 8 cm para as lesões do braço, cotovelo ou tornozelo e uma bandagem de 10 a 12 cm para as lesões da perna, joelho ou tornozelo. A vítima deve usar a bandagem ininterruptamente por um período de 18 a 24 horas, exceto durante a aplicação de bolsa de gelo. A bandagem deve exercer pressão uniforme, mas não excessiva; preencha todas as áreas vazias com um acolchoamento (como uma meia dobrada ou pano de mesa) antes de aplicar a bandagem. Comece a vários centímetros abaixo da área lesionada e passe a faixa em direção superior em movimentos espirais superpostos, envolvendo gradualmente de modo mais frouxo acima da lesão. Reavalie constantemente a perfusão distal e a atividade motora/sensitiva durante a aplicação para identificar se a bandagem está muito apertada, comprometendo os tecidos vasculares/nervosos. Os dedos devem ficar expostos para se ter certeza de que a bandagem não está apertada demais. Palidez, dor, formigamento e entorpecimento são sinais desse tipo de problema.
4. *Elevação*: limita a circulação, reduz o inchaço e estimula a drenagem linfática. Eleve a área lesionada ao nível do coração ou um pouco acima *se* não houver suspeita de fratura.

Para eficácia máxima, inicie o tratamento RICE em até 10 minutos após a lesão; em seguida, acione o SRM ou transporte a vítima para um centro médico.

Luxações

A luxação é um desvio ou separação de um osso de sua posição normal na articulação, geralmente causado por força intensa. A articulação se separa e se mantém separada, e as extremidades dos ossos não ficam mais em contato. As articulações luxadas com mais frequência são as dos quadris, joelho, tornozelo, ombro, cotovelo e dedos das mãos.

Os sinais e sintomas de luxação são semelhantes aos de uma fratura. Os principais sintomas são dor ou sensação de pressão na articulação envolvida e perda de movimentos na articulação. O principal sinal é a deformidade. Se a extremidade óssea luxada estiver pressionando um nervo, pode ocorrer paralisia ou entorpecimento abaixo da luxação; se pressionar um vaso sanguíneo, poderá ocorrer perda de pulso abaixo da lesão.

▶ **Objetivo de aprendizagem**
3 Descrever e demonstrar o atendimento de emergência em caso de luxação.

Avalie imediatamente o fluxo sanguíneo (checando o enchimento capilar e os pulsos distais) e a função nervosa (checando se há perda de sensibilidade, entorpecimento ou paralisia). A ausência de pulso ou o enchimento capilar reduzido significa que o membro não está recebendo sangue suficiente; nesse caso, acione o SRM *imediatamente*. Como as luxações costumam ser acompanhadas de fraturas, é necessário:

1. Imobilizar todos os membros luxados *na posição em que foram encontrados*. Faça a imobilização acima e abaixo da articulação luxada, aplicando uma tala que mantenha a articulação imóvel, desde que você tenha sido adequadamente treinado para o uso de um imobilizador (ou tipoia). (Ver Fig. 11.2 para um exemplo de como imobilizar com uma tipoia um ombro luxado.) *Não tente corrigir (**reduzir**) a luxação*. Verifique o pulso distal e o enchimento capilar novamente após concluir a imobilização. Se você não recebeu treinamento sobre como utilizar um imobilizador, ou se não lembra como deve ser utilizado determinado tipo de imobilização, mantenha a vítima imobilizada e o local sem movimento, e acione o SRM.
2. Use o sistema RICE de tratamento.
3. Administrar tratamento para choque; manter a vítima aquecida, quieta e na posição mais confortável.

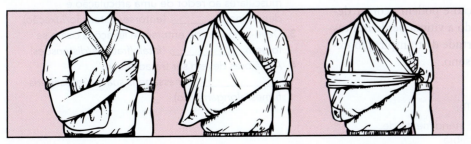

Figura 11.2 Uso de gravata com almofada e tala para imobilizar um ombro luxado.

Distensões

Geralmente resultado de esforço excessivo, as distensões envolvem o estiramento e a ruptura de fibras musculares. Elas ocorrem quando os músculos são forçados além de seu alcance normal ou quando músculos frios ou tensos são exercitados subitamente. Se a condição for negligenciada, ela tende a recorrer. A região lombar é uma área comum para distensões. As distensões geralmente são marcadas por um edema rápido e pronunciado. Algumas vítimas podem relatar uma sensação de queimação ou de ruptura no momento da lesão.

Os sinais e sintomas de uma distensão são:

- dor extrema;
- sensibilidade severa;
- dor ou rigidez se o músculo for movimentado;
- uma protuberância ou depressão que pode ser vista ou sentida;
- perda da função do músculo lesionado.

> ▶ **Objetivo de aprendizagem**
>
> **4** Descrever e demonstrar o atendimento de emergência em caso de distensão.

Parta do princípio de que a lesão pode ser uma fratura e imobilize de acordo; em seguida:

1. Coloque a vítima em uma posição confortável que retire a pressão sobre os músculos distendidos.
2. Aplique gelo diretamente sobre a área afetada, conforme descrito na etapa 2 do método de tratamento RICE.
3. Acione o SRM ou transporte a vítima para um centro médico.

Cãibras

Não se sabe exatamente o que causa as cãibras, apesar de existirem algumas teorias – em qualquer caso, as cãibras são espasmos incontroláveis de um músculo que causam dor severa e perda (ou restrição) do movimento. Sabe-se que estão associadas a certas enfermidades, são sinal de desidratação e podem ocorrer depois de atividade física, quando a vítima perde muitos eletrólitos (geralmente em virtude de transpiração excessiva) e, às vezes, durante o sono.

> ▶ **Objetivo de aprendizagem**
>
> **5** Descrever e demonstrar o atendimento de emergência em caso de cãibra.

Embora possa parecer natural massagear o local da cãibra, a massagem, na verdade, pode aumentar a dor e raramente traz alívio. Em vez disso, trate a cãibra da seguinte maneira:

1. Faça a vítima esticar delicadamente o músculo afetado; o alongamento gradual do músculo pode aliviar a intensidade da cãibra através do alongamento das fibras musculares. Como as cãibras são extremamente dolorosas, pode ser necessário puxar delicadamente a área afetada para estirar o músculo. Quando se tratar da panturrilha, ficar em pé sobre a perna afetada irá alongar o músculo e aliviar a cãibra.
2. Aplique pressão firme e estável no músculo que sofreu a cãibra usando a palma da mão.
3. Coloque uma bolsa de gelo sobre o músculo afetado.
4. Se a cãibra ocorrer durante ou após atividade física intensa, faça a vítima ingerir uma bebida eletrolítica ou um pouco de água levemente salgada (¼ de colher de chá de sal dissolvida em 1 litro de água).

Contusões musculares

Uma contusão muscular é um trauma sobre o tecido muscular que geralmente ocorre por impacto direto. Os sinais e sintomas de uma contusão muscular são:

- dor;
- sensibilidade;
- edema;
- descoloração que geralmente ocorre várias horas após a lesão.

Para abordar uma contusão muscular, utilize o procedimento RICE.

> ✓ **Avaliação de progresso**
>
> 1. Uma lesão em que os ligamentos são estirados e sofrem ruptura parcial ou total é denominada _____. (entorse/distensão/luxação)
> 2. Uma lesão nas partes moles ou espasmos musculares ao redor de uma articulação é denominada _____. (entorse/distensão/luxação)
> 3. Deve-se cuidar de entorses e luxações como se fossem _____. (fatais/fraturas/distensões)
> 4. As cãibras devem ser tratadas com _____. (massagens suaves/massagens firmes/alongamento)

Lesões ósseas

> **Objetivo de aprendizagem**
> 6 Diferenciar lesões ósseas (fraturas) expostas de fechadas.

A fratura é uma rachadura ou quebra na continuidade de um osso (ver Fig. 11.3). As lesões ósseas ou articulares podem ser de dois tipos (ver Fig. 11.4), dependendo do dano à pele sobrejacente:

- Fechadas (simples), nas quais a pele sobrejacente permanece intacta.
- Expostas (compostas), nas quais a pele sobre o local da fratura é danificada ou rompida, seja pelas extremidades do osso ou pelo impacto que o quebrou; o osso pode ou não ficar protruso através da ferida, e você pode ser capaz de vê-lo ou não saindo pela ferida (ver Fig. 11.5); o maior perigo na fratura composta ocorre sobre os tecidos moles e órgãos localizados ao redor das extremidades ósseas.

Na avaliação e no tratamento das lesões ósseas e articulares, é importante determinar o mecanismo da lesão, assim como seus sinais e sintomas (ver Figs. 11.6 a 11.8).

Mecanismos de lesão

O impacto que causa a lesão óssea ou articular também pode causar lesões nas partes moles subjacentes (como nervos e artérias) ou até mesmo em áreas do corpo distantes do local lesionado. É possível ter uma boa ideia da extensão de um dano determinando-se o mecanismo de lesão.

Ao se aproximar do local do acidente e conversar com a vítima ou com os observadores, tente imaginar o impacto a que o corpo da vítima foi submetido e a direção para a qual ele foi impulsionado. Os tipos de força que podem causar lesão óssea e articular incluem força direta, força indireta e força de torção (ver Fig. 11.9).

Força direta

A fratura decorrente de força direta, ou de um golpe direto, ocorre no ponto de impacto. Por exemplo, uma vítima de acidente automotivo que não estava usando o cinto de segurança pode ser arremessada para frente e bater os joelhos no painel; como resultado, a patela é fraturada.

Força indireta

A força indireta afeta a extremidade de um membro, lesionando-o em um ponto distante do local do

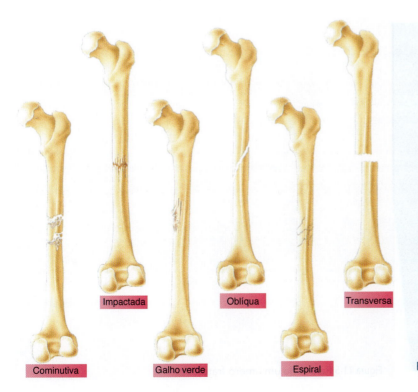

Figura 11.3 Tipos de fraturas.

194 Primeiros socorros para estudantes

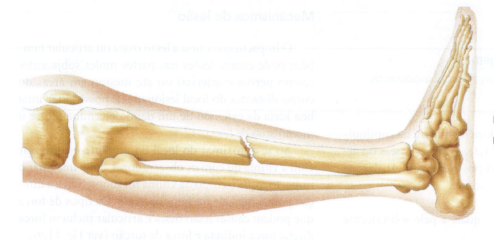

FECHADA
Pele intacta

EXPOSTA
Osso protruso ou que perfurou a pele

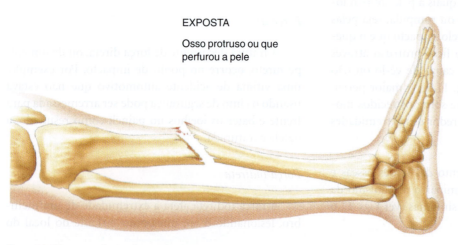

Figura 11.4 Fraturas fechadas e abertas.

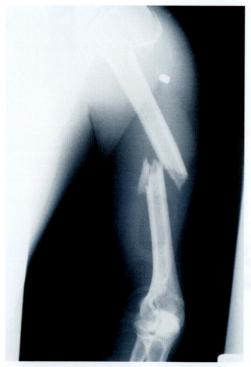

Figura 11.5 Raio X de um úmero fraturado.

Capítulo 11   Lesões musculoesqueléticas   195

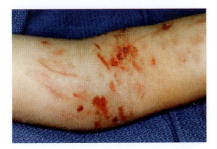

Figura 11.6 Fratura fechada do úmero.

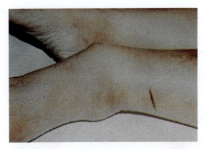

Figura 11.8 Fratura fechada; observe a deformidade.

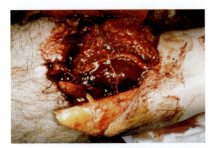

Figura 11.7 Fratura exposta da fíbula.

impacto. Nesse caso, o exemplo anterior poderia levar à fratura ou luxação do quadril. Em outro exemplo, uma mulher andando a cavalo pode ser arremessada pelo animal e cair sobre as duas mãos estendidas. Um dos braços sofre fratura no punho e a clavícula na extremidade do outro braço é fraturada.

Força de torção

Quando um osso é fraturado por força de torção, uma parte permanece imóvel, enquanto a outra é torcida. Por exemplo, uma criança correndo no campo pode pisar em um buraco, no qual o pé fica encaixado e permanece imóvel, enquanto a parte inferior da perna torce e é fraturada. Lesões ósseas e articulares decorrentes de força de torção muitas vezes são comuns no futebol e em acidentes de esqui.

Sinais e sintomas

▶ **Objetivo de aprendizagem**
7 Descrever como avaliar um membro dolorido, inchado e deformado.

Com raras exceções, as fraturas e outras lesões ósseas não são fatais. E, embora sejam geralmente as lesões mais óbvias e mais dramáticas, as fraturas podem não ser, necessariamente, as mais graves. Portanto, é importante completar a investigação primária e controlar quaisquer condições potencialmente fatais *antes* de procurar os sinais e sintomas de lesão óssea e articular (ver Fig. 11.10):

- Deformidade, encurtamento ou angulação; a deformidade nem sempre é óbvia, mas, quando se compara o membro normal com o membro lesionado, há diferença de tamanho, comprimento, forma ou posição do segundo em relação ao primeiro.
- Dor e sensibilidade, geralmente apenas no local da lesão.
- Temperatura da pele aumentada no local da lesão.
- **Crepitação**, um som de atrito que pode ser ouvido ou uma sensação do movimento ósseo (*nunca mova uma área lesionada com o objetivo de verificar uma crepitação*).
- Inchaço rápido e imediato, causado pelo sangramento.
- Descoloração ou vermelhidão, após uma contusão ocorrida há 2 ou 3 dias.
- Ferimento aberto (que pode ser uma lesão por punção) com ou sem extremidades ósseas expostas.
- Articulação *presa* em uma posição.
- Defesa (a vítima tenta segurar a área lesionada em uma posição confortável e evita mexê-la).
- Possível perda de função; em alguns casos, a vítima pode usar ou mover o osso, mesmo fraturado, com pouca ou nenhuma dor.

Os ossos das crianças são muito mais flexíveis que os dos adultos em decorrência da menor concentração de cálcio (quanto mais jovem o indivíduo, mais proeminente é essa característica), e as fraturas costumam ser incompletas (denominadas *fraturas em galho verde*).

crepitação Um som de atrito que ocorre quando as extremidades de um osso quebrado deslizam entre si.

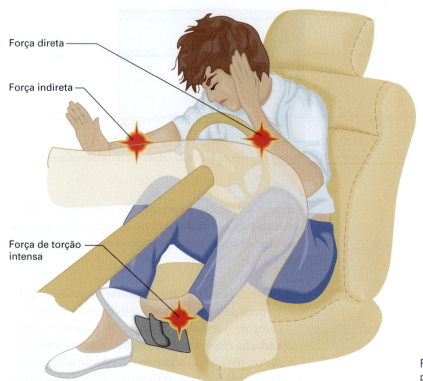

Figura 11.9 Diferentes tipos de força podem causar diferentes tipos de lesão.

Inchaço e dor localizados em uma criança costumam indicar fratura ou possível lesão à placa de crescimento, não entorse.

Atendimento de emergência

> ▸ **Objetivo de aprendizagem**
> 8 Descrever e demonstrar o atendimento de emergência para vítimas de fraturas.

É difícil identificar se um osso está quebrado; portanto, quando estiver em dúvida, trate a lesão como uma fratura. As fraturas devem ser tratadas na seguinte ordem de prioridade:

- Fraturas medulares.
- Traumatismo craniano e fraturas na caixa torácica.
- Fraturas pélvicas.
- Fraturas nos membros inferiores.
- Fraturas nos membros superiores.

Lembre-se: se o impacto foi suficiente para danificar a pelve ou causar lesões graves na face ou na cabeça, assuma que também houve lesão na coluna.

A imobilização é o procedimento emergencial mais importante em caso de suspeita de fratura ou de lesões

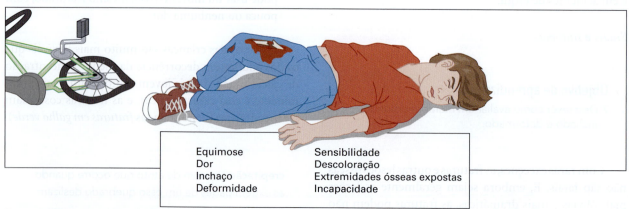

Figura 11.10 Sinais e sintomas de fraturas.

extensas nas partes moles. Imobilize a parte afetada antes de aplicar gelo ou de elevá-la. Esse procedimento:

- minimiza os danos a partes moles, músculos ou bainhas ósseas que podem ficar presos entre fragmentos da fratura;
- evita que uma fratura fechada se transforme em aberta;
- evita maiores danos aos nervos, vasos sanguíneos e outros tecidos circundantes das extremidades do osso quebrado;
- minimiza o sangramento e o inchaço;
- diminui a dor, o que ajuda a controlar o choque;
- evita a restrição de fluxo sanguíneo que ocorre quando as extremidades ósseas comprimem os vasos sanguíneos.

Qualquer fratura na coluna é sempre a principal prioridade de tratamento; para as diretrizes relativas ao tratamento de fraturas medulares, veja o Capítulo 13. Trate as fraturas da seguinte maneira (ver Figs. 11.11 e 11.12):

1. Remova suavemente as roupas que cobrem a área lesionada. Corte a roupa nas costuras para evitar um movimento desnecessário da área lesionada.
2. Apoie a parte lesionada e, sem movê-la, remova também os acessórios que estiverem próximos à lesão.
3. Cubra os ferimentos abertos com curativos estéreis para controlar o sangramento e prevenir infecção. Retire com delicadeza qualquer sujeira ou fragmento e irrigue a extremidade exposta do osso com quantidade abundante de água limpa (e aquecida, se possível).
4. Avalie o fluxo sanguíneo e a função nervosa; essa etapa é essencial, já que a complicação mais séria de uma fratura é a redução do fluxo sanguíneo e a subsequente morte do tecido. Verifique o pulso distal ao local suspeito de fratura – o pulso radial no punho (no lado do polegar do punho) para uma fratura do braço, o pulso tibial posterior (entre o osso interno do tornozelo e o tendão de calcâneo) para uma fratura da perna. *A ausência de pulso indica emergência médica prioritária* – os tecidos dos membros superiores e inferiores não sobrevivem por mais do que 2 a 3 horas sem fluxo sanguíneo. Procure por atendimento médico imediato. Manipule cuidadosamente o membro fraturado na tentativa de restaurar a circulação. Também verifique o enchimento capilar pressionando os leitos ungueais. Ao fazer isso, as unhas passarão da coloração branca para a rósea se o enchimento for normal. Para avaliar a função nervosa, torça com delicadeza os dedos da vítima; peça para a vítima mover os dedos dos pés se estes não tiverem sido lesionados. Se a vítima não sentir que você mobiliza os dedos da mão ou do pé, pode haver lesão nervosa ou espinal.
5. O socorrista deve considerar a imobilização das articulações acima e abaixo da fratura. Durante o processo de imobilização, *não tente colocar os ossos no lugar abaixo da pele e evite uma pressão excessiva sobre a ferida*. Utilize imobilizadores somente se for especificamente treinado para tal; caso contrário, mantenha manualmente a fratura imóvel ou utilize algo simples como uma toalha ou cobertor, para criar uma imobilização provisória. Pare se a dor, a resistência ou a crepitação aumentarem. Enfaixe a tala no sentido da extremidade distal até a proximal; use firmeza suficiente para imobilizar, mas não a ponto de interromper a circulação de sangue. Siga as diretrizes específicas para a imobilização relacionadas na próxima seção.
6. Verifique os pulsos distais, o enchimento capilar e a sensibilidade depois que a tala estiver no lugar, a

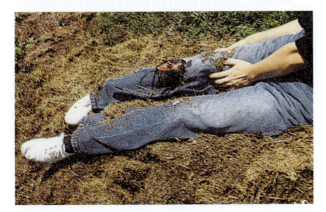

Figura 11.11 Fratura exposta da tíbia.

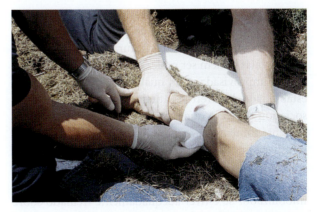

Figura 11.12 Apoie e estabilize o membro abaixo e acima da fratura, controle o sangramento, localize o pulso distal e faça a imobilização. Sustente a fratura com a mão, abaixo do local lesionado.

198 Primeiros socorros para estudantes

fim de garantir que a circulação ainda esteja adequada.

7. Utilize o método RICE.

✓ Avaliação de progresso

1. Na avaliação de fraturas, é importante considerar _____ , assim como os sinais e sintomas. (*a história clínica/o mecanismo da lesão/a dor*)

2. Embora as fraturas possam ser as lesões mais óbvias e mais dramáticas, elas não costumam ser as mais _____. (*fatais/fáceis de controlar/dolorosas*)

3. Antes de tentar identificar as fraturas, deve-se concluir _____. (*a respiração artificial/as compressões torácicas/a investigação primária*)

4. O procedimento emergencial mais importante em caso de suspeita de fratura é _____. (*o controle do sangramento/a imobilização/o reposicionamento de extremidades ósseas*)

5. A _____ ajuda a minimizar os danos às partes moles, nervos e vasos sanguíneos circundantes causados pelas extremidades do osso quebrado. (*imobilização sem o uso de talas/imobilização com o uso de talas/compressão*)

6. Se houver fratura no antebraço, deve-se imobilizar também _____. (*o braço/o ombro/o punho e o cotovelo*)

7. _____ tentar endireitar punho, cotovelo, joelho e ombro. (*Deve-se/Não se deve*)

Imobilização

▶ Objetivo de aprendizagem
9 Identificar situações que requerem imobilização.

Qualquer dispositivo usado para imobilizar (prevenir o movimento de) uma fratura ou luxação é uma *tala*. As talas podem ser moles ou rígidas, industrializadas ou improvisadas com qualquer objeto que ofereça estabilidade. As diretrizes atuais da American Heart Association sugerem que a primeira pessoa a atender ao acidente somente deve imobilizar uma possível fratura se estiver muito distante de uma instituição de saúde e a equipe do SRM não estiver prontamente disponível. Além disto, o socorrista *somente* deve utilizar um imobilizador se estiver adequadamente treinado sobre o uso do equipamento.

As talas são usadas para apoiar e imobilizar possíveis fraturas, luxações e entorses graves, ajudar a controlar o sangramento e a dor, reduzir o inchaço e evitar maiores danos aos tecidos pelo movimento das extremidades ósseas. Qualquer vítima com suspeita de fratura, luxação ou entorse grave deve ser imobilizada antes da remoção.

Regras para imobilização

▶ Objetivo de aprendizagem
10 Relacionar as regras gerais para imobilização.

Independentemente do local em que se aplica a tala (ver Fig. 11.13), siga estas diretrizes:

- Somente aplique um imobilizador se estiver treinado para tal e o tratamento em uma instituição médica está muito distante.
- Não imobilize a vítima caso provoque mais dor.
- Tanto antes quanto depois da imobilização, avalie o pulso e a sensibilidade abaixo da lesão. Esses sinais devem ser avaliados a cada quinze minutos para garantir que a tala não impeça a circulação.
- Imobilize as articulações imediatamente acima e abaixo da lesão.
- Imobilize a área lesionada na posição em que foi encontrada.
- Remova ou corte todas as roupas ao redor do local da lesão com tesoura de bandagem para que você não mova acidentalmente as extremidades ósseas fraturadas, complicando o quadro. Remova todos os acessórios do local da fratura.
- Cubra todos os ferimentos, incluindo as fraturas expostas, com curativos estéreis antes de aplicar a tala (ver Fig. 11.14) e, em seguida, enfaixe cuidadosamente. Evite pressão excessiva sobre o ferimento.
- Nunca reposicione intencionalmente extremidades ósseas protrusas.
- Forre a tala para prevenir pressão e desconforto à vítima.
- Aplique a tala antes de tentar mover a vítima.
- Se a vítima apresentar sinais de choque, mantenha a temperatura corporal conforme for necessário, alinhe a vítima na posição anatômica normal e providencie transporte imediato, sem perder tempo com a aplicação de talas.

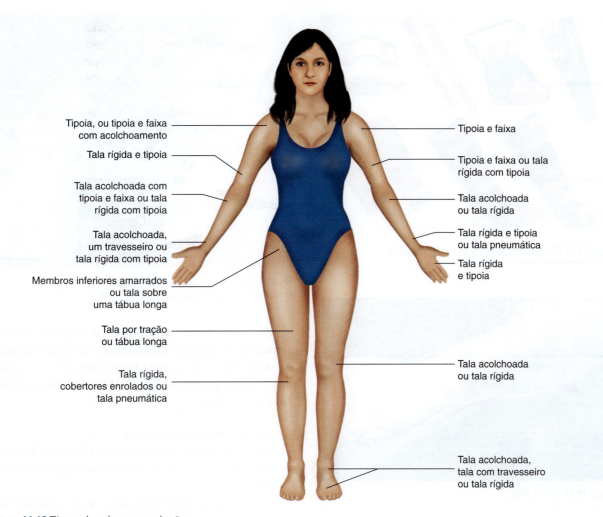

Figura 11.13 Tipos de tala para as lesões.

Tipos de talas

Existem três tipos gerais de talas: rígidas, de tração e improvisadas.

Talas rígidas

As talas rígidas são aparelhos não flexíveis encontrados à venda no mercado (ver Fig. 11.15) e feitas de madeira, alumínio, arame, plástico, papelão ou fibras prensadas de madeira. Algumas apresentam formatos específicos para os braços ou pernas e são equipadas com fechos de velcro; outras são flexíveis o suficiente para serem moldadas sobre qualquer acessório. Uma das talas industrializadas mais populares é a SAM (ver Fig. 11.16), uma tala leve, feita de alumínio flexível recoberto por camadas de espuma. Ela pode ser moldada para adaptar-se a qualquer parte do corpo. Algumas talas industrializadas vêm com forros laváveis, mas outras precisam ser forradas antes da aplicação. A tala deve ser longa o suficiente para se estender tanto acima quanto abaixo da fratura.

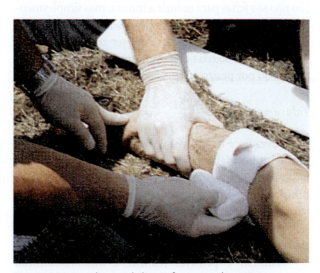

Figura 11.14 As talas imobilizam fraturas e luxações.

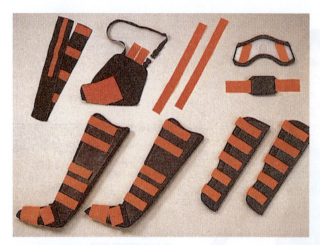

Figura 11.15 Conjunto de talas industrializadas.

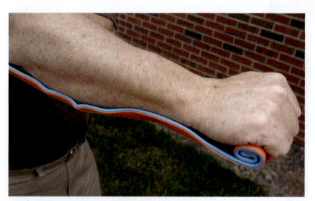

Figura 11.16 Tala SAM.

Talas de tração

Essas talas exercem uma leve tração na direção oposta à da lesão, aliviando a dor, reduzindo a perda de sangue e minimizando o agravamento do quadro. As talas de tração não são feitas para reduzir a fratura, mas simplesmente para imobilizar as extremidades ósseas e prevenir maiores lesões. Esse equipamento deve ser usado apenas em caso de fratura na coxa e aplicado somente pela equipe de resgate ou por pessoas treinadas especialmente para isso.

Talas improvisadas

Talvez você tenha acesso a uma tala industrializada, mas é muito mais provável que precise improvisar no local. Pode-se usar caixas de papelão, jornais dobrados, canos, tábuas de passar roupa, travesseiros, revistas enroladas, cobertor dobrado, bastão de beisebol, guarda-chuvas, cabos de vassoura, caneleiras ou qualquer outro objeto semelhante (ver Fig. 11.17).

Também é possível realizar a *autoimobilização* (também chamada *tala anatômica*), amarrando e fi-

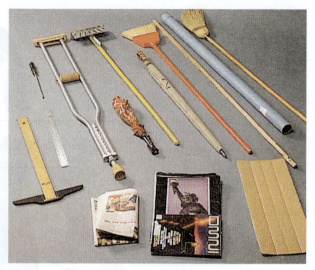

Figura 11.17 É necessário saber fazer uma tala de emergência com qualquer material disponível.

xando a parte lesionada a uma parte adjacente não lesionada; por exemplo, imobilizando um dedo (da mão ou do pé) com outro, uma perna com a outra ou um braço com o peito (ver Fig. 11.18). Uma tala improvisada eficaz deve:

- ser leve, mas firme e rígida;
- ser longa o suficiente para se estender além das articulações e prevenir movimentos em qualquer lado da fratura;
- ter a mesma largura da parte mais volumosa do membro fraturado;
- ser bem forrada, de forma que as superfícies internas não entrem em contato com a pele.

Um travesseiro comum usado para envolver a área afetada e preso com várias gravatas pode ser uma tala improvisada eficaz.

Riscos da imobilização imprópria

▶ **Objetivo de aprendizagem**
11 Relacionar as complicações decorrentes da imobilização.

A seguir são apresentados os danos que uma imobilização imprópria pode ocasionar:

- Comprimir os nervos, tecidos e vasos sanguíneos abaixo da tala, agravando a lesão existente e causando novas lesões.
- Atrasar o transporte de uma vítima com lesão potencialmente fatal.

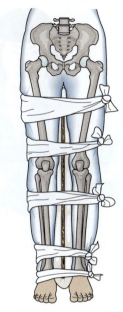

Figura 11.18 Autoimobilização improvisada.

- Reduzir a circulação distal, ameaçando o membro.
- Agravar a lesão óssea ou articular, permitindo o movimento dos fragmentos ou extremidades ósseas, ou forçando-as para o interior da superfície cutânea.
- Causar ou agravar danos aos tecidos, nervos, vasos sanguíneos ou músculos como resultado de movimento excessivo do osso ou da articulação.

Considerações especiais sobre a imobilização

Nunca tente alinhar ou reduzir uma fratura ou luxação da coluna, cotovelo, punho, quadril ou joelho – essas articulações estão muito próximas a vasos sanguíneos ou nervos que podem ser danificados de modo permanente. Existem certas técnicas especiais para lembrar ao imobilizar as articulações ou ossos longos e quando aplicar tala de tração.

Imobilização de um osso longo

Os ossos longos devem ser imobilizados da seguinte maneira:

1. Segure delicadamente o membro e estabilize o osso manualmente.
2. Avalie o pulso e a função sensorial abaixo do local da lesão. Verifique se há **parestesia** (sensação de picada ou formigamento que indica perda de circulação) ou paralisia. Se a lesão envolver um membro superior, a função nervosa estará intacta se a vítima conseguir abrir e fechar a mão, esticar os dedos e fazer um sinal de positivo com o polegar. Se a lesão envolver um membro inferior, a função nervosa estará intacta se a vítima conseguir esticar o joelho e mover o pé para cima e para baixo, como se estivesse pisando no acelerador de um carro.
3. Se o membro estiver seriamente deformado, cianótico ou se houver ausência de pulsos distais, estabilize-o manualmente para diminuir as complicações e, talvez, a dor (ver Fig. 11.19). Pare, se aumentar a dor ou a crepitação.
4. Meça a tala para certificar-se de que está do tamanho correto. Ela deve ser longa o suficiente para imobilizar o osso inteiro e as articulações acima e abaixo do local da fratura (ver Fig. 11.20). Se estiver

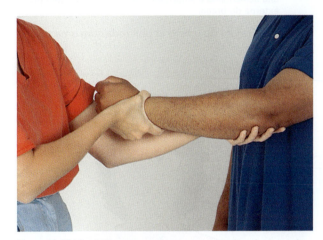

Figura 11.19 Estabilize manualmente o membro lesionado.

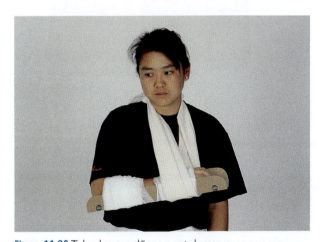

Figura 11.20 Tala de papelão no antebraço.

parestesia Sensação de picada ou formigamento que indica perda de circulação.

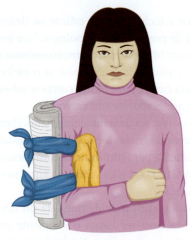
Um coxim é colocado entre o braço fraturado e o corpo. Uma tala acolchoada é amarrada à face externa do braço.

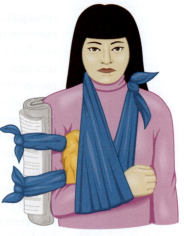
O braço é apoiado com uma bandagem em gravata. O nó é amarrado para o lado, sem pressionar o pescoço.

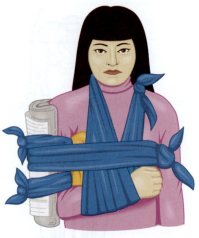
Uma faixa fixa o braço ao tórax.

Figura 11.21 Fratura do úmero imobilizada com uma tala.

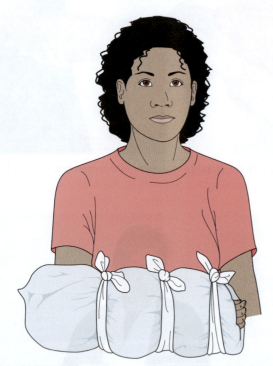

Figura 11.22 Tala de travesseiro para fraturas no antebraço, punho e mão.

imobilizando a perna, o ideal é que a tala externa seja longa o suficiente para se estender da axila até o calcanhar; a tala interna deve ser longa o suficiente para se estender da virilha até abaixo do calcanhar.

5. Aplique a tala, imobilizando o osso e a articulação imediatamente acima e abaixo da lesão (ver Figs. 11.21 a 11.23).

6. Fixe todo o membro lesionado; podem-se usar tiras ou fechos de velcro que vêm nas talas industrializadas ou passar bandagens em rolo ao redor de talas improvisadas e prendê-las com bandagens em gravata.
7. Imobilize a mão ou o pé na posição anatômica normal. Certifique-se de que é possível ver e tocar a mão ou o pé para que seja possível avaliar o pulso e a sensibilidade.

Imobilização de uma articulação

As articulações devem ser imobilizadas da seguinte maneira:

1. Estabilize a articulação manualmente; um socorrista deve aplicar uma estabilização firme e suave, enquanto um segundo prepara a tala.
2. Avalie o pulso e a função sensorial abaixo do local da lesão; verifique se há parestesia ou paralisia.
3. Imobilize o local da lesão, na posição em que a encontrou, com uma tala.
4. Imobilize os ossos acima e abaixo da articulação lesionada para ajudar a prevenir movimentos acidentais (ver Figs. 11.24 a 11.27).
5. Depois de aplicar a tala, avalie novamente o pulso e a sensibilidade e repita a avaliação periodicamente durante todo o atendimento.

Capítulo 11 Lesões musculoesqueléticas 203

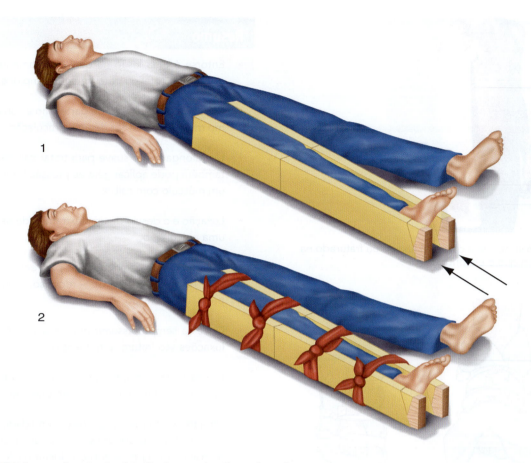

Figura 11.23 Tala para fixação da tíbia/fíbula usando tábuas forradas.

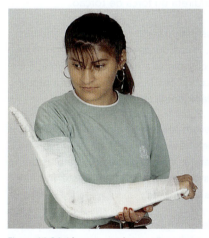

Figura 11.24 Algumas talas se ajustam ao formato do membro lesionado, mas devem ser bem acolchoadas e fixas com rolos de gaze.

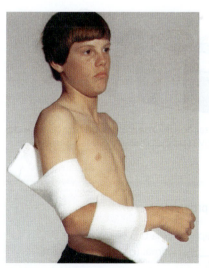

Figura 11.25 Cotovelo fraturado imobilizado com uma tala em forma de tábua.

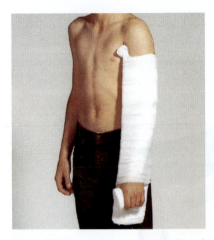

Figura 11.26 Imobilize o cotovelo luxado ou fraturado na posição em que o encontrou.

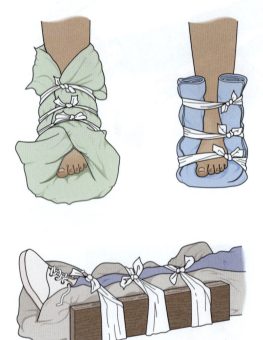

Figura 11.27 Imobilização de uma fratura do tornozelo e do pé. Se a vítima estiver usando sapatos, desamarre-os.

✓ Avaliação de progresso

1. Não se deve aplicar uma tala se ela causar mais _____ à vítima. (*dor/incapacidade/deformidade*)
2. Deve(m)-se avaliar _____ da vítima antes e depois de aplicar a tala. (*a respiração/os pulsos/o nível de consciência*)
3. Deve(m)-se imobilizar _____ acima e abaixo da lesão. (*ossos/articulações/tecidos*)

Resumo

- Entorse é uma lesão na qual os ligamentos são estirados e total ou parcialmente rompidos.

- Distensão é uma lesão de partes moles ou espasmo muscular ao redor de uma articulação.

- Use alongamento suave para tratar cãibras; você também pode aplicar gelo ou pressão firme sobre um músculo com cãibra.

- Luxação é o desvio de uma extremidade óssea de uma articulação.

- O atendimento de emergência para entorses consiste no tratamento RICE – repouso, gelo, compressão e elevação.

- Deve-se sempre assumir que as distensões e as luxações são fraturas e tratá-las de acordo.

- Nunca tente endireitar um membro luxado; imobilize-o com talas na posição em que o encontrar.

- Uma fratura é uma ruptura na continuidade de um osso. As fraturas podem ser expostas (quando há rompimento da pele sobre o local) ou fechadas (quando a pele sobre o local permanece intacta).

- As lesões ósseas podem ser causadas por força direta, força indireta ou força de torção.

- As fraturas costumam ser as lesões mais evidentes e dramáticas, mas poucas são fatais; portanto, é fundamental completar a investigação primária e controlar as condições que podem levar à morte antes de tentar identificar fraturas.

- As fraturas devem ser tratadas na seguinte ordem de prioridade: fraturas medulares, traumatismo craniano e fraturas da caixa torácica, fraturas pélvicas, fraturas dos membros inferiores e fraturas dos membros superiores.

- O cuidado de emergência mais importante para fraturas é a estabilização manual; deve-se sempre estabilizar o local manualmente antes de aplicar gelo.

- Como regra geral, nunca endireite nenhum membro lesionado (lesões ósseas e articulares).

- Sempre imobilize as articulações imediatamente acima e abaixo de um osso fraturado; sempre imobilize os ossos imediatamente acima e abaixo de uma articulação lesionada.

- Sempre verifique os pulsos antes e depois de fazer a imobilização.

- Qualquer dispositivo usado para imobilizar uma fratura ou luxação é uma tala. Elas são usadas para apoiar, imobilizar e proteger as partes lesionadas. É possível usar talas rígidas, de tração ou improvisadas.

- As talas improvisadas devem ser leves, firmes, rígidas e longas o suficiente para se estender sobre as articulações e prevenir movimentos em qualquer lado da fratura. Elas também devem ter a mesma largura da parte mais volumosa do membro fraturado e ser bem forradas, de forma que as superfícies internas não entrem em contato com a pele da vítima.

- A imobilização imprópria pode comprimir nervos, tecidos e vasos sanguíneos, podendo reduzir a circulação para o membro.

Termos-chave

Certifique-se de que você compreende os termos-chave a seguir:

cãibra	entorse
contusão	luxação
crepitação	parestesia
distensão	

Exercício de raciocínio crítico

O verão finalmente chegou. Você combina de nadar com um amigo em uma tarde no seu lugar favorito, um pequeno lago que recebe água do rio local. Seu amigo Jeff mergulha primeiro, sem ter conhecimento das pedras submersas às margens do lago. Logo após mergulhar na água, a cabeça de Jeff colide com uma rocha. Ele volta à superfície e tem dificuldade para dizer que suas pernas estão dormentes e não consegue mover direito seus braços. O sangue jorra pelo couro cabeludo.

1. Qual é a sua primeira ação imediata para proteger a vida de Jeff?
2. Como você pode determinar a extensão da lesão de Jeff?
3. Como você pode estabilizar a cabeça e o pescoço de Jeff para que não ocorra um dano maior na coluna vertebral?

Capítulo 11 — Autoavaliação

Aluno: _____ Data: _____
Curso: _____ Módulo: _____

Parte 1 Verdadeiro/Falso

Se você acha que a afirmação é verdadeira, assinale V. Se você acha que é falsa, assinale F.

V F **1.** Geralmente é impossível diferenciar uma entorse e uma fratura fechada sem o uso de imagens diagnósticas de um hospital.

V F **2.** Para detectar uma fratura, peça que a vítima tente andar ou mover a perna lesionada.

V F **3.** Em casos de suspeita de luxação, corrija a deformidade antes de imobilizá-la.

V F **4.** Uma tala muito apertada pode causar dano nervoso permanente.

V F **5.** Aplique calor durante as primeiras 24 horas em uma articulação que sofreu entorse.

V F **6.** Uma fratura é uma rachadura ou lascado em um osso que não está quebrado.

V F **7.** Uma fratura fechada pode se transformar em aberta mediante manuseio inadequado.

V F **8.** As talas devem ser colocadas diretamente sobre a pele, sem forros ou curativos, de forma a se obter o máximo de eficácia.

V F **9.** As talas não devem se estender além das articulações acima e abaixo do local com suspeita de fratura.

V F **10.** Um cotovelo fraturado sempre deve ser imobilizado na posição em que foi encontrado.

Parte 2 Múltipla escolha

Assinale a resposta correta ou a frase que melhor completa a sentença.

1. O objetivo principal dos primeiros socorros em caso de fratura é
   a. ajustar o osso.
   b. estabilizar o local da fratura.
   c. colocar a extremidade óssea protrusa na posição anatômica normal.
   d. minimizar a dor da vítima.

2. Em casos de fratura, o objetivo da imobilização é
   a. reduzir a probabilidade de choque.
   b. diminuir a dor.
   c. evitar movimentos com o membro lesionado.
   d. Todas as anteriores.

3. O que pode ser um sinal ou sintoma de distensão?
   a. Inchaço imediato.
   b. Incapacidade de movimentação.
   c. Dor aguda que persiste por longos períodos.
   d. Sensação de ardência súbita.

4. Uma lesão na qual ocorre ruptura parcial de ligamentos é
   a. uma entorse.
   b. uma distensão.
   c. tendinite.
   d. uma luxação.

5. Quando uma extremidade óssea se desloca de uma articulação e há dano de ligamentos, tem-se um(a)
   a. distensão.
   b. entorse.
   c. luxação.
   d. fratura.

6. Para tratar uma fratura exposta,
   a. lave bem o ferimento com um desinfetante ou água corrente limpa.
   b. controle o sangramento com pressão, usando um curativo.
   c. se o osso estiver protruso, não cubra o ferimento.
   d. reposicione os fragmentos ósseos antes de cobrir o ferimento com um curativo.

7. Caso haja suspeita de fratura no braço, deve-se imobilizar
   a. o cotovelo.
   b. o braço.
   c. o ombro.
   d. Todas as anteriores.

8. O "I" no protocolo RICE corresponde a:
   a. Imobilização.
   b. Gelo *(ice)*.
   c. Lesão *(injury)*.
   d. Dor instantânea.

Parte 3 Relacione

Relacione cada uma das quatro condições com sua definição e com o tratamento adequado.

1. _____ Distensão
2. _____ Luxação
3. _____ Entorse
4. _____ Fratura

A. Estiramento excessivo de músculos e/ou tendões, fazendo que eles se alonguem e/ou sofram ruptura.

B. Deslocamento das extremidades ósseas que formam a articulação.

C. Ruptura ou quebra na continuidade do osso.

D. Lesão nos ligamentos em volta da articulação, produzindo alongamento indevido ou rompimento de tecidos.

E. Torne confortável e aplique gelo.

F. Controle qualquer sangramento e imobilize.

G. Repouso, gelo, compressão e elevação.

H. Mobilize na posição em que foi encontrado.

Parte 4 O que você faria...?

No local de um acidente automobilístico, você avalia um jovem e suspeita de fratura fechada do antebraço. Você também acredita que ele possa apresentar lesão medular.

Quais primeiros socorros você administraria se a ambulância não fosse chegar nos próximos 10 a 15 minutos? Como imobilizaria as fraturas se não houvesse uma ambulância disponível e você mesmo tivesse de transportar a vítima para um centro médico?

Capítulo 12

Lesões esportivas e recreacionais comuns

▶ Objetivos de aprendizagem

Após estudar este capítulo, você será capaz de:

1. Descrever e demonstrar o atendimento de emergência para fratura da clavícula.
2. Descrever e demonstrar o atendimento de emergência para subluxação do ombro.
3. Descrever o mecanismo usual de lesão que causa luxação do ombro.
4. Descrever o mecanismo usual de lesão que causa luxação do cotovelo.
5. Descrever os sinais e sintomas de fratura da cabeça do rádio.
6. Definir as fraturas de Colles e Smith e descrever o mecanismo usual de lesão de cada uma.
7. Descrever os mecanismos de lesão que causam fraturas nos ossos do carpo e do metacarpo, luxações nos ossos do carpo e fraturas ou luxações dos dedos.
8. Descrever o atendimento de emergência para lesões no quadril.
9. Descrever o atendimento de emergência para lesões nos isquiotibiais e nos ligamentos do joelho.
10. Descrever os sinais e sintomas de luxação da patela.
11. Descrever o atendimento de emergência para ruptura do tendão do calcâneo.
12. Descrever o atendimento de emergência para entorses ou fraturas do tornozelo e do pé.

No local da ocorrência

Shauna Randall, 16 anos, estava jogando vôlei em um campo atrás do colégio, onde duas treinadoras haviam armado uma série de redes. Quando uma jogadora do time adversário cortou a bola por cima da rede, Shauna mergulhou com os braços estendidos para alcançá-la, porém, em vez da bola, sua mão esticada se chocou contra o chão duro.

A treinadora Linda Ames correu em direção a Shauna, que estava reclamando de dor no ombro e elevando o cotovelo na lateral do corpo. A treinadora pediu que outra jogadora fosse até o vestiário ligar para o serviço de emergência e, em seguida, avaliou Shauna. Havia um nódulo evidente na ponta do ombro de Shauna, extremamente doloroso ao toque; a treinadora suspeitou de uma subluxação de segundo ou terceiro grau da articulação acromioclavicular – ou, dito de forma mais simples, subluxação do ombro.

A treinadora ajudou Shauna a caminhar até sua sala; lá, usou uma tipoia e enfaixou o braço da menina, tanto no sentido vertical quanto no horizontal, para dar apoio. Quando a equipe de resgate chegou, a treinadora estava segurando uma compressa fria sobre a articulação do ombro lesionado, a fim de ajudar a controlar a dor e o edema.

Em virtude da natureza das atividades esportivas e recreacionais, as lesões são comuns; os primeiros socorros no local podem evitar que a dor e as lesões se agravem e melhorar drasticamente o resultado final.

As seções deste capítulo discutem os mecanismos prováveis de lesão, os sinais e sintomas mais comuns que você encontrará durante a avaliação, e os primeiros socorros imediatos que se deve administrar no local. De modo geral, não imobilize a menos que esteja adequadamente treinado e preparado com o equipamento necessário para executar a imobilização apropriadamente. A falha em executar essa tarefa pode causar um dano ainda maior. Se você estiver inseguro, for incapacitado ou não possuir o equipamento necessário, o melhor a se fazer é interromper a atividade da vítima e fornecer imobilização manual até a chegada do SRM. Todas as vítimas de lesões descritas neste capítulo precisam de atendimento médico e/ou cirúrgico; acione o SRM ou transporte a vítima para um centro médico depois de administrar o atendimento de emergência apropriado, se você for habilitado e a estabilidade da vítima o permitir.

Lesões em ombro, cotovelo, punho e mão

Fratura da clavícula

O osso mais frequentemente lesionado do ombro é a clavícula; essa lesão é mais comum em crianças do que em adultos. A fratura da clavícula é decorrente de trauma fechado, como quando dois jogadores de rúgbi colidem. O mecanismo mais comum de lesão é a queda, como quando um ginasta cai da trave de cabeça para baixo ou quando se cai de um cavalo. À medida que o atleta tenta amortecer a queda com a mão, a força sobe para o braço, e a clavícula fica presa entre o úmero e o esterno. A clavícula geralmente quebra no meio, que é seu ponto mais fraco.

Como a clavícula se localiza diretamente sobre vasos sanguíneos e nervos que suprem o braço, é importante imobilizá-la imediatamente de modo que possa impedir ou minimizar outras lesões sobre os tecidos moles.

Sinais e sintomas

Os sinais e sintomas são semelhantes àqueles de outras fraturas, conforme descrito no Capítulo 11. Como a clavícula fica logo abaixo da pele, pode ser possível ver e sentir um nódulo no local da fratura; o nódulo estará sensível, inchado e deformado. O atleta normalmente sente dor no ombro, que pode irradiar para o braço. Ele em geral apoia o braço e o segura próximo ao tórax.

Atendimento de emergência

> ▶ **Objetivo de aprendizagem**
> **1** Descrever e demonstrar o atendimento de emergência para fratura da clavícula.

Para o tratamento de uma fratura na clavícula, siga estas etapas:

1. Não mova a vítima antes de imobilizar a fratura com um dos seguintes métodos:
   - *Tipoia e enfaixamento.*
   - *Bandagem em oito* (ver Fig. 12.1) ou *tipoia em borboleta*, que proporciona leve tração no local da fratura, estabilizando a área e aliviando um pouco a dor.
   - *Imobilização* improvisada usando gravatas unidas, bandagem em rolo ou faixa elástica.

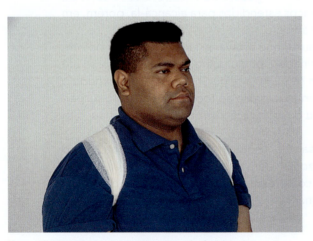
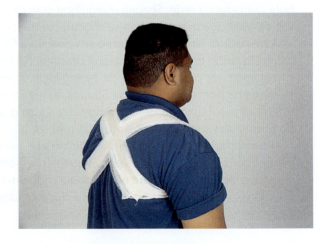

Figura 12.1 Bandagem em oito vista de frente e por trás.

2. Aplique delicadamente uma bolsa de gelo ou compressas frias na fratura para aliviar a dor.
3. Permita que a vítima fique na posição mais confortável, geralmente sentada.

Subluxação do ombro

A subluxação do ombro envolve a **articulação acromioclavicular**, a articulação do corpo que se move mais livremente, e que também abriga a clavícula, a escápula e o úmero. Três ligamentos principais suportam essa articulação, e a gravidade da lesão é medida pelo número de ligamentos danificados e pela extensão do dano (ver Fig. 12.2). Por causa de sua grande amplitude de movimento, o ombro é uma das articulações que sofrem luxações com mais frequência, perdendo apenas para as articulações dos dedos.

O mecanismo de lesão mais comum em caso de subluxação de ombro (ver Fig. 12.3) é cair diretamente sobre a ponta do ombro, como quando um lutador é lançado ao chão ou um corredor de obstáculos tropeça e cai de ombros na pista. Um segundo mecanismo de lesão é cair sobre a mão estendida. Em ambas as situações, os ligamentos que suportam a articulação são estirados ou rompidos.

Sinais e sintomas

Em caso de subluxação leve (de primeiro grau), ocorre pouco edema ou deformidade na articulação. Uma subluxação de segundo ou terceiro grau causa:

> **articulação acromioclavicular** Articulação no ombro na qual ocorre a junção entre clavícula, escápula e úmero.

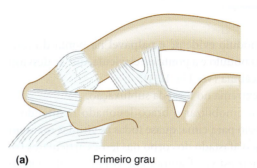
(a) Primeiro grau

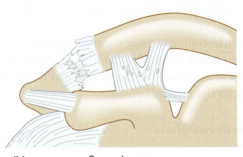
(b) Segundo grau

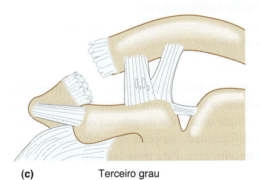
(c) Terceiro grau

Figura 12.2 A extensão do dano nas três categorias de entorses, que envolvem o dano aos ligamentos que sustentam as articulações: (a) entorse de primeiro grau com mínima ruptura dos tendões no ombro; (b) entorse de segundo grau com ruptura significativa; (c) entorse de terceiro grau com ruptura completa e perda da estabilidade articular.

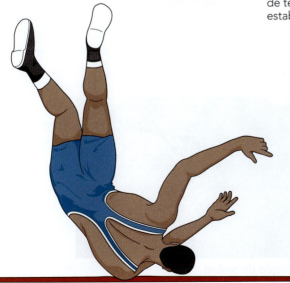

Figura 12.3 Subluxação da articulação acromioclavicular: o mecanismo de lesão é a queda sobre a ponta do ombro.

- Um nódulo evidente e **palpável** na ponta do ombro; o nódulo é a ponta da clavícula, que se desviou da escápula (ver Fig. 12.4).
- Dor extrema no local da subluxação.
- *Defesa*: imobilizar o braço lesionado mantendo o cotovelo para cima; quase todas as vítimas mantêm o braço afastado do corpo nas lesões articulares (se o braço estiver fraturado, a vítima geralmente o mantém comprimido contra o corpo).
- O ombro apresenta-se *retilíneo*, em vez de arredondado.
- O atleta não consegue tocar o ombro oposto com a mão do braço lesionado (SOMENTE faça essa manobra se você tiver certeza de que não há uma subluxação significativa).

Atendimento de emergência

> ▶ **Objetivo de aprendizagem**
>
> **2** Descrever e demonstrar o atendimento de emergência para subluxação do ombro.

Para tratar de uma subluxação leve (de primeiro grau), imobilize o ombro com bandagem em rolo ou elástica e aplique uma bolsa de gelo ou compressa fria. Se houver deformidade, suspeite de subluxação de segundo ou terceiro grau. Para tratá-las:

1. Imobilize o ombro com uma tipoia e enfaixe tanto no sentido vertical quanto no horizontal, caso você tenha sido adequadamente treinado e possua o equipamento apropriado.

> **palpável** Que pode ser sentido pelo socorrista.

2. Aplique uma bolsa de gelo ou compressa fria na articulação do ombro.

Luxação do ombro

> ▶ **Objetivo de aprendizagem**
>
> **3** Descrever o mecanismo usual de lesão que causa luxação do ombro.

Mais séria que a subluxação, a luxação do ombro envolve sua superfície articuladora (a articulação glenoumeral). Vários nervos e artérias passam pela área da articulação e podem estar envolvidos na lesão.

O mecanismo mais comum de lesão que causa a luxação do ombro é quando o braço do atleta é estendido na lateral com a palma na altura dos ombros, e depois forçado para trás; um exemplo clássico é o do jogador de futebol americano que estende o braço para derrubar um adversário que vem em sua direção. O impacto contra o jogador adversário faz que a cabeça do úmero se desloque de seu ponto de junção com a escápula. A Figura 12.5 ilustra uma luxação de ombro.

Sinais e sintomas

Os sinais e sintomas de luxação de ombro incluem:

- A parte do ombro que costuma ser arredondada se torna plana.
- O braço lesionado parece mais comprido que o outro.
- A vítima protege o ombro e não consegue levantar o braço.
- Pode ser possível sentir a cabeça do úmero na axila da vítima.

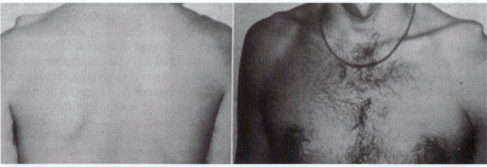

Figura 12.4 Desvio de clavícula resultante de uma subluxação do ombro.

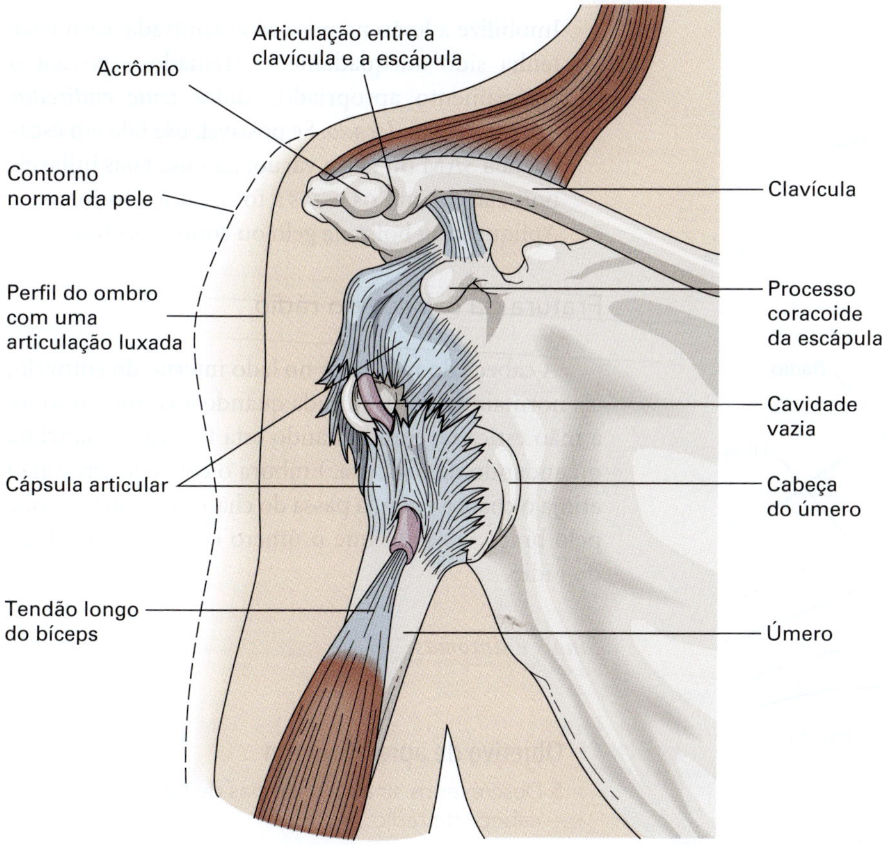

Figura 12.5 Luxação de ombro.

Acrômio

Articulação entre a clavícula e a escápula

Contorno normal da pele

Perfil do ombro com uma articulação luxada

Cápsula articular

Tendão longo do bíceps

Clavícula

Processo coracoide da escápula

Cavidade vazia

Cabeça do úmero

Úmero

Atendimento de emergência

Para o tratamento de luxação do ombro, siga estas etapas:

1. Verifique o pulso no punho e a sensibilidade da mão; se houver ausência de um dos dois, acione o SRM imediatamente.
2. Imobilize o ombro na posição em que o encontrou caso você tenha sido adequadamente treinado e possua o equipamento apropriado; *nunca tente endireitar um ombro que sofreu luxação.*

Luxação do cotovelo

▶ Objetivo de aprendizagem

4 Descrever o mecanismo usual de lesão que causa luxação do cotovelo.

O cotovelo é uma articulação formada pelo osso do braço (úmero) e pelos dois ossos do antebraço (rádio e ulna). Como todos os vasos sanguíneos e nervos para o antebraço e mão passam pelo cotovelo, as lesões sobre

essa articulação são potencialmente sérias. Lembre que o cotovelo pode ser lesionado em uma posição estendida ou flexionada.

Embora não seja uma lesão comum nos esportes e nas atividades recreacionais, os ginastas e lutadores às vezes sofrem uma luxação do cotovelo (ver Fig. 12.6), já que tais esportes envolvem o apoio do peso do corpo sobre as mãos. Um mecanismo típico de lesão ocorre quando o lutador adversário cai sobre a parte posterior do braço que está suportando o peso do outro jogador. Eventualmente, um observador ou treinador de ginástica sofre luxação do cotovelo ao tentar segurar um atleta que perdeu o equilíbrio.

Luxação do cotovelo não é o mesmo que **cotovelo de tenista**, lesão que causa inflamação da protuberância óssea externa do cotovelo. O cotovelo de tenista, na verdade, envolve os tendões do punho e é resultado de torções rápidas do punho em qualquer atividade, não apenas no tênis. O tendão do cotovelo se une ao músculo que controla o movimento do punho e dos dedos, portanto os jogadores de tênis sentem dor profunda quando usam o punho ou o cotovelo.

cotovelo de tenista Inflamação da protuberância óssea do cotovelo.

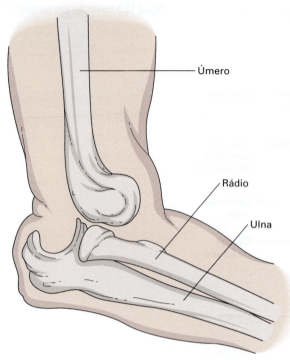

Figura 12.6 Luxação da articulação do cotovelo.

O **cotovelo de golfista** é bastante similar ao cotovelo de tenista, exceto pelo fato de que a lesão e a dor se localizam na face interna do cotovelo. A inflamação ocorre no tendão fixado no lado interno do cotovelo.

Assim como ocorre com uma luxação de ombro, a luxação do cotovelo traz o risco de lesionar vários nervos e vasos sanguíneos que passam pelo cotovelo. Fraturas concomitantes são comuns.

Sinais e sintomas

Os sinais e sintomas de luxação do cotovelo incluem:

- deformidade evidente do cotovelo;
- um nódulo do tamanho de uma bola de golfe na parte posterior do cotovelo;
- antebraço mais curto no lado lesionado;
- incapacidade de dobrar o cotovelo.

Atendimento de emergência

Para o tratamento de um cotovelo deslocado, siga estas etapas:

> **cotovelo de golfista** Inflamação no tendão que se fixa à face interna do cotovelo.

1. Imobilize a lesão na posição encontrada, caso você tenha sido adequadamente treinado e possua o equipamento apropriado; *nunca tente endireitar um cotovelo deslocado*. Se possível, use tala em escada, tala SAM ou tala a vácuo; não use talas infláveis pois elas forçam os ossos a tomar o seu formato.
2. Aplique uma bolsa de gelo ou compressa fria.

Fratura da cabeça do rádio

A cabeça do rádio fica no lado interno do cotovelo; ela normalmente é fraturada quando a vítima cai sobre a mão esticada, como quando está fazendo uma trilha ou andando de bicicleta. Embora o cotovelo em si não atinja o chão, a energia passa do chão para a mão e sobe pelo braço, fazendo que o úmero comprima a cabeça do rádio.

Sinais e sintomas

> ▶ **Objetivo de aprendizagem**
> 5 Descrever os sinais e sintomas de fratura da cabeça do rádio.

O sintoma mais comum de fratura na cabeça do rádio é a dor durante a rotação do antebraço. Para avaliar, faça que a vítima estique o braço, com o cotovelo levemente flexionado e a mão em forma de concha. Em seguida, peça à vítima para virar a palma para baixo, como se estivesse despejando água da mão. Se esse tipo de rotação causar dor significativa, deve-se suspeitar de fratura da cabeça do rádio.

Outros sinais e sintomas incluem:

- deformidade leve, se houver;
- edema discreto na lateral do cotovelo;
- cabeça do rádio sensível ao toque;
- defesa (a vítima tenta segurar o cotovelo levemente flexionado).

Atendimento de emergência

Para o tratamento de uma fratura da cabeça do rádio, siga estas etapas:

1. Imobilize o braço lesionado em posição de flexão, caso você tenha sido adequadamente treinado e possua o equipamento apropriado; se possível, use tala a vácuo, em escada ou rígida.

2. Use uma tipoia e enfaixe para suportar o braço lesionado.
3. Aplique uma bolsa de gelo ou compressa fria no local da lesão.

Fraturas de Colles e de Smith

> ▶ **Objetivo de aprendizagem**
> 6 Definir as fraturas de Colles e Smith e descrever o mecanismo usual de lesão de cada uma.

Tanto a fratura de Colles quanto a de Smith (ver Fig. 12.7) envolvem deslocamento do antebraço logo acima do punho. Embora causem os mesmos sinais e sintomas, elas diferem no mecanismo de lesão.

- A **fratura de Colles** ocorre quando a vítima cai sobre a palma da mão com o punho estendido.
- A **fratura de Smith** ocorre quando a vítima cai sobre o dorso da mão com o punho flexionado.

Ambas são comuns em crianças e adolescentes geralmente como resultado de quedas em parques ou acidentes com patins ou skates – já que a placa de crescimento logo acima do punho só amadurece por volta dos 18 anos, estando mais propensa a fraturas antes dessa idade.

Sinais e sintomas

Tanto a fratura de Colles como a de Smith causam dor extrema e uma deformidade clássica em *dorso de garfo* – uma depressão no terço médio do antebraço e uma proeminência e edema no punho.

Atendimento de emergência

Para tratar de fraturas de Colles e de Smith:

1. Imobilize o antebraço, caso você tenha sido adequadamente treinado e possua o equipamento apropriado; se possível, use tala SAM, em escada ou a vácuo. Imobilize tanto o punho quanto o cotovelo, mas deixe os dedos expostos.
2. Já que inúmeros vasos sanguíneos passam pela área, verifique a circulação monitorando o enchimento capilar nas unhas da mão.
3. Aplique uma bolsa de gelo ou compressa fria no local de lesão para reduzir o edema e a dor.

Fratura e luxação dos ossos do carpo

> ▶ **Objetivo de aprendizagem**
> 7 Descrever os mecanismos de lesão que causam fraturas nos ossos do carpo e do metacarpo, luxações nos ossos do carpo e fraturas ou luxações dos dedos.

Nos esportes e nas atividades recreacionais, as luxações e as fraturas dos ossos do carpo comumente resultam de quedas sobre a mão estendida. O osso do carpo fraturado com mais frequência, o navicular, tem suprimento limitado de sangue e não apresenta boa recuperação, a não ser que seja tratado imediatamente e de forma adequada. Assim, nunca trate uma lesão no punho como se fosse uma simples entorse.

Sinais e sintomas

Tanto a fratura quanto a luxação podem causar edema, deformidade e sensibilidade no dorso do punho. Além disso, a fratura navicular causa dor e uma sensação latejante na **tabaqueira anatômica** (área do punho por onde passa a artéria radial) (ver Fig. 12.8).

> **fratura de Colles** Deslocamento do antebraço, causado quando a vítima cai sobre a palma da mão com o punho estendido.
> **fratura de Smith** Deslocamento do antebraço, causado quando a vítima cai sobre o dorso da mão com o punho flexionado.

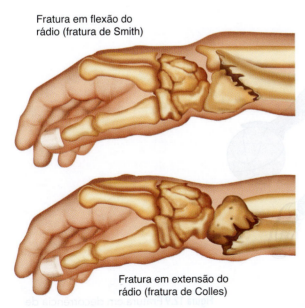

Fratura em flexão do rádio (fratura de Smith)

Fratura em extensão do rádio (fratura de Colles)

Figura 12.7 Fraturas de Colles e de Smith.

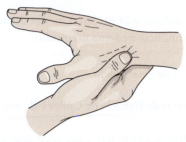

Figura 12.8 A *tabaqueira anatômica*. A sensibilidade à palpação é altamente sugestiva de fratura navicular.

tabaqueira anatômica Área do punho por onde passa a artéria radial.

Atendimento de emergência

Para o tratamento de fraturas e luxações dos ossos carpais, siga estas etapas:

1. Se não houver deformidade, imobilize o punho e a mão com uma tala inflável ou outra tala adequada, caso você tenha sido adequadamente treinado e estiver preparado.
2. Se houver deformidade, imobilize o punho e a mão com tala SAM, em escada, a vácuo ou outra tala que se ajuste à deformidade; nessas condições, não use talas infláveis.
3. Use uma bolsa de gelo ou compressa fria para reduzir a dor e o edema.

Fraturas do metacarpo

As fraturas dos ossos do metacarpo podem ocorrer na base, no colo ou na diáfise. A *fratura de boxeador*, ou fratura compactada, geralmente resulta de um soco inoportuno com o punho fechado. Outras fraturas ocorrem em virtude de torção ou hiperextensão intensas, como quando um jogador de basquete prende o dedo na camisa de um jogador adversário (ver Fig. 12.9).

Sinais e sintomas

Os sinais e sintomas incluem:

- dor na mão (geralmente tão leve que a vítima insiste que a lesão é apenas uma entorse);
- edema da mão;
- possível torção do dedo, de forma que a base da unha seja virada para o lado.

Atendimento de emergência

Para o tratamento de fraturas do metacarpo, siga estas etapas:

1. Se não houver deformidade acentuada, imobilize a mão com tala SAM, em escada ou a vácuo (*somente* se você tiver sido adequadamente treinado e possua

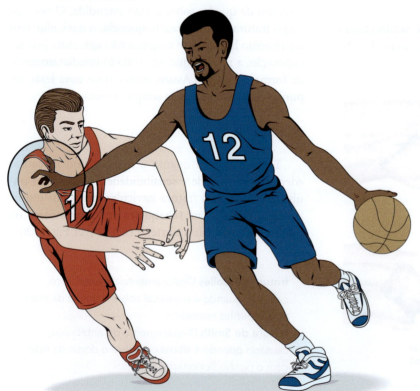

Figura 12.9 Fratura em decorrência de hiperextensão de um dedo.

o equipamento apropriado). Mantenha as pontas dos dedos expostas.
2. Avalie a circulação checando o enchimento capilar periodicamente enquanto leva a vítima até o atendimento médico.

Fratura e luxação dos dedos

Tanto fraturas quanto luxações dos dedos são comuns; os dedos são os ossos do corpo que se quebram com maior frequência. Esse tipo de lesão é comum no futebol americano e na ginástica olímpica, quando o atleta cai sobre a mão em uma posição desajeitada, ou quando a bola atinge a ponta dos dedos.

Sinais e sintomas

Os sinais e sintomas de um dedo de mão fraturado ou luxado são:

- dor;
- edema;
- incapacidade de mover a articulação;
- protuberância no nível da articulação;
- possível diminuição da sensibilidade e/ou circulação;
- encurtamento do dedo.

Embora luxações e fraturas sérias sejam geralmente óbvias, fraturas sem deslocamento podem causar deformidade bastante discreta, com ou sem edema. Mesmo que a vítima não apresente deformidade e edema, a dor costuma ser intensa. O dedo pode doer mesmo que não esteja sendo movimentado. Nem sempre há perda de função: a vítima pode ser capaz de movimentar os dedos quebrados.

Atendimento de emergência

Para o tratamento de dedos fraturados ou deslocados, siga estas etapas:

1. Imobilize os dedos, se você tiver treinamento adequado e estiver preparado; se houver pouca deformidade, imobilize o dedo lesionado com um dedo adjacente que não esteja lesionado (ver Fig. 12.10).
2. *Nunca* tente reduzir (endireitar) um dedo deslocado.
3. Aplique uma bolsa de gelo ou compressa fria para reduzir a dor e o edema.

Entorse de polegar (polegar do caçador)

Uma lesão potencialmente incapacitante é o *polegar do caçador* (*gamekeeper's thumb*), que consiste em

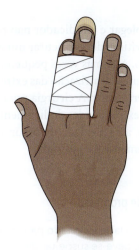

Figura 12.10 Dedo imobilizado com um dedo adjacente não lesionado.

uma lesão do ligamento colateral ulnar. O nome incomum para essa lesão é oriundo das lesões do polegar ocorridas durante caçadas de aves. Ao abater uma ave, o caçador deve pegá-la pela cabeça e quebrar seu pescoço. Algumas vezes essa ação pode causar um movimento desajeitado, e o pássaro pode se debater, ocasionando uma hiperextensão do polegar do caçador e lesionando seus ligamentos. Atualmente, essa lesão ocorre principalmente em eventos desportivos como no futebol americano e basquetebol, quando o atleta hiperestende o polegar ao tentar agarrar um objeto. Essa lesão também é bastante comum em esquiadores.

Sinais e sintomas

O polegar pode estar edemaciado ou descolorado, dependendo do tempo entre a lesão e o exame. O polegar estará sensível sobre a inserção do ligamento colateral ulnar na face interna do polegar. O sinal fundamental é que a vítima não consegue segurar um objeto com força entre o polegar afetado e o dedo indicador.

Atendimento de emergência

Para o tratamento de uma entorse de polegar, siga estas etapas:

1. Coloque uma compressa de gelo sobre a área para controlar o edema e a dor.
2. Imobilize ou fixe com uma fita adesiva o polegar e o dedo indicador.
3. Encaminhe a vítima a um médico.

Na maioria dos casos, o médico imobilizará o polegar por 2 a 3 semanas. Se a capacidade de pinçar ob-

218 Primeiros socorros para estudantes

jetos entre o polegar e o indicador não retornar após 2 a 3 semanas, a vítima deve procurar um especialista em cirurgia de mão. Algumas vezes pequenos músculos do polegar impedem a cicatrização das extremidades do ligamento colateral ulnar. A cirurgia pode ser necessária para liberar as extremidades do ligamento e suturá-las. Caso contrário, a capacidade de segurar objetos pode ficar indefinidamente prejudicada.

✓ Avaliação de progresso

1. Se o braço do lado lesionado parecer mais longo que o outro, deve-se suspeitar de _____ do ombro. (*fratura/luxação/subluxação*)
2. Em caso de fratura ou luxação do ombro, geralmente há um nódulo na ponta do ombro; em caso de luxação, a ponta do ombro costuma ficar _____. (*inchada/proeminente/achatada*)
3. Imobilize todas as lesões no ombro com tração leve, exceto em caso de _____. (*subluxação/luxação/fratura*)
4. Deve-se imobilizar o ombro deslocado _____. (*com o braço endireitado/na posição encontrada/com o cotovelo flexionado*)
5. Não use talas _____ em caso de luxação de cotovelo. (*infláveis/SAM/em escada*)
6. Para avaliar fratura da cabeça do rádio, peça à vítima que _____. (*flexione o cotovelo/endireite o cotovelo/faça rotações com o antebraço*)
7. Em caso de imobilização do antebraço, do punho e/ou da mão, deixe _____ exposto(as). (*o cotovelo/o punho/as pontas dos dedos*)
8. O procedimento geral de emergência para todas as lesões no ombro, no cotovelo, no punho e na mão é _____. (*aplicar tração/usar uma tipoia/imobilizar, geralmente com talas*)

Lesões no quadril, perna, joelho, tornozelo e pé

Sinais e sintomas

Os sinais e sintomas de lesões no quadril incluem:

- incapacidade de apoiar todo o peso do corpo sobre o lado lesionado, fazendo que a pessoa manque;
- sensibilidade ao toque;
- coloração avermelhada, que depois se torna roxa.

Atendimento de emergência

> ▶ **Objetivo de aprendizagem**
>
> **8** Descrever o atendimento de emergência para lesões no quadril.

Dada a necessidade de se descartar a possibilidade de fratura, a vítima deve ser transportada para um centro médico. Para aliviar a dor e reduzir o edema até que um médico possa avaliar a lesão, aplique uma bolsa de gelo ou compressa fria, fixando-a com bandagem em rolo.

Contusão do quadril

A *contusão do quadril*, ou equimose da área sobre a crista ilíaca da pelve, resulta de trauma fechado normalmente decorrente da colisão de dois atletas ou de quando um atleta cai sobre o quadril ao mergulhar para alcançar a bola.

Luxação do quadril

A articulação esferóidea do quadril é extremamente estável e requer uma força de grande intensidade para que ocorra uma luxação. Uma luxação de quadril pode ocorrer após uma poderosa força direta sobre o pé, joelho ou coxa ou após uma queda que acomete qualquer uma dessas áreas. A luxação de quadril também pode ocorrer quando um atleta cai violentamente sobre o joelho.

Sinais e sintomas

Os sinais e sintomas da luxação de quadril são:

- dor severa;
- deformidade óbvia;
- incapacidade de flexionar o pé ou dedos do pé;
- perda de movimento;
- o quadril pode estar rodado na direção da linha mediana ou lateralmente.

Fratura do quadril

A fratura do quadril geralmente é causada por uma queda. Ela ocorre na extremidade superior do fêmur (osso do quadril), e não nos ossos da pelve.

Sinais e sintomas

Os sinais e sintomas da fratura do quadril são:

- dor severa na virilha;
- membro inferior encurtado;
- membro inferior rodado, com os dedos do pé voltados para fora;
- incapacidade de levantar o membro inferior.

Fratura do túber isquiático

Durante corridas, ou qualquer outra atividade na qual o quadril é flexionado e a perna é estendida, como em saltos e em provas com obstáculos, o atleta pode sofrer fratura do **túber isquiático** (fratura por avulsão na junção do tendão isquiotibial). Esse tipo de lesão é mais comum em crianças e adolescentes, por causa da placa de crescimento mole no quadril.

Sinais e sintomas

Os sinais e sintomas da fratura do túber isquiático incluem:

- dor nas nádegas, na região em que o túber isquiático é anexado;
- edema nas nádegas no lado afetado;
- nódulo nas nádegas no lado afetado.

Atendimento de emergência

Para o tratamento da fratura do túber isquiático, siga estas etapas:

1. Caso você tenha sido treinado adequadamente e possua o equipamento apropriado, use bandagem em rolo para apoiar a nádega afetada.
2. Aplique uma bolsa de gelo ou compressa fria para aliviar a dor e reduzir o edema.
3. Uma vez que a lesão dificulta muito a marcha, providencie muletas ou maca, acione o SRM ou encontre outro modo de transportar a vítima.

Distensão dos isquiotibiais

> ▶ Objetivo de aprendizagem
> 9 Descrever o atendimento de emergência para lesões nos isquiotibiais e nos ligamentos do joelho.

Um atleta que flexiona o quadril e estende o joelho também pode distender a musculatura isquiotibial (ver Fig. 12.11); ao contrário da fratura do túber isquiático, a distensão dos isquiotibiais ocorre em pessoas de todas as idades, e não apenas em jovens.

Sinais e sintomas

Existem graus variados de lesão; contudo, um sintoma comum é a sensibilidade na região lesionada do músculo. Quanto mais grave for a ruptura muscular, maiores serão a deformidade e a dificuldade para flexionar a perna. Depois de um período de alguns dias a uma semana, a área fica descolorida.

O tratamento é o mesmo que para fratura do túber isquiático.

Entorse de ligamentos do joelho

Qualquer força externa ou interna que cause extensão da perna além de sua amplitude normal de movimento pode romper um ligamento do joelho. Isso

> **túber isquiático** Local de anexação do topo dos isquiotibiais.

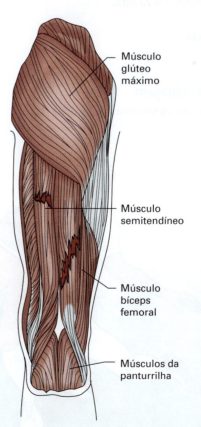

Figura 12.11 Distensão dos isquiotibiais.

inclui hiperextensão, torção e impactos que façam a perna se curvar ou golpeiem o joelho. Dependendo do ligamento envolvido, pode ser necessária a reconstrução cirúrgica. Um tipo de lesão é o trauma em *valgo* sobre o joelho, que ocorre quando uma força aplicada sobre o joelho cria uma angulação para fora e causa ruptura do ligamento (ver Fig. 12.12).

Sinais e sintomas

Os sinais e sintomas incluem dor e, possivelmente, edema. Em alguns casos, há um *estalo* audível quando a lesão ocorre.

Atendimento de emergência

Para o tratamento de entorse de ligamentos de joelho, siga estas etapas:

1. Caso você tenha sido adequadamente treinado e possua o equipamento apropriado, envolva o joelho, na posição mais confortável, com uma tala feita com um travesseiro, ou imobilize o joelho e os ossos acima e abaixo dele com uma tala a vácuo ou acolchoada.
2. Aplique uma bolsa de gelo ou compressa fria para aliviar a dor e reduzir o edema.

Luxação da patela

> ▶ **Objetivo de aprendizagem**
> 10 Descrever os sinais e sintomas de luxação da patela.

patela Rótula.

Uma força de torção, hiperextensão ou de genovalgo ("pernas tortas") pode deslocar a **patela**, geralmente para a lateral da perna. Por exemplo, um tenista que finca o pé e depois torce o corpo para alcançar a bola pode sofrer esse tipo de lesão. Uma patela que sofreu luxação pode ser claramente sentida na lateral.

Sinais e sintomas

Os sinais e sintomas incluem:

- um *estalo* audível quando a lesão ocorre;
- dor intensa;
- incapacidade de endireitar ou estender a perna lesionada;
- edema significativo;
- luxação lateral da patela, perceptível à palpação.

Atendimento de emergência

A luxação do joelho ou da patela exige assistência médica imediata; se a lesão não for tratada em até 8 horas, o atleta pode perder a perna. A principal preocupação durante os primeiros socorros é a artéria principal que percorre a parte posterior da articulação do joelho: ela pode ser comprimida pela patela, interrompendo o fluxo de sangue para a parte inferior da perna. Caso você tenha sido adequadamente treinado e possua o equipamento apropriado, considere as seguintes diretrizes para o tratamento:

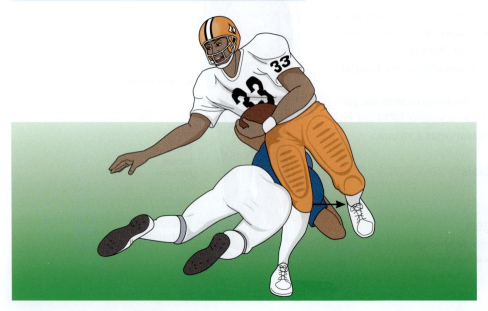

Figura 12.12 Lesão no joelho em valgo. Se uma força valga for aplicada ao joelho enquanto o pé está fixo, ocorrerá ruptura das estruturas ligamentares mediais. Se a força for muito grande, o ligamento cruzado anterior também pode sofrer ruptura, assim como o menisco medial.

1. Verifique o pulso no tornozelo. Observe se ele está ausente ou presente antes da imobilização. *Nunca tente endireitar ou estender o joelho por nenhuma razão.*
2. Imobilize a perna lesionada na posição em que a encontrou; use uma tala feita com um travesseiro, uma tala SAM ou uma tala a vácuo para imobilizar o joelho e os ossos acima e abaixo dele, tomando cuidado para não pressionar a patela.
3. Aplique uma bolsa de gelo ou compressa fria para aliviar a dor e reduzir o edema.

Ruptura do tendão do calcâneo

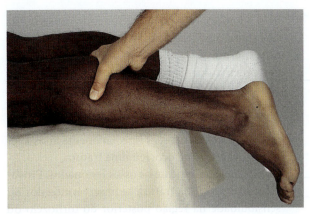

Figura 12.13 Teste de Thompsen.

> ▶ **Objetivo de aprendizagem**
> 11 Descrever o atendimento de emergência para ruptura do tendão do calcâneo.

Observada com mais frequência em atletas recreacionais na faixa dos 30 anos de idade, a ruptura do tendão do calcâneo resulta de manobra de salto ou de corte, como aquelas que costumam ocorrer no basquete e no tênis.

Sinais e sintomas

A vítima pode ouvir um *estalo* durante a lesão e ter a sensação de que levou um tiro na perna. Um rompimento parcial causa apenas dor e limitação da amplitude de movimentos. Se o rompimento for completo, a vítima também apresentará deformidade significativa; o tendão pode tomar o formato de uma bola, ou pode haver um torrão no músculo. Entretanto, não se deixe enganar por essa lesão, pois a ruptura completa do tendão do calcâneo pode exibir pouca deformidade ou dor. Se você apertar o músculo da panturrilha da vítima e o pé não flexionar (teste de Thompsen), o rompimento é total (ver Fig. 12.13). A cirurgia geralmente é necessária para reparar o tendão rompido.

Atendimento de emergência

Para o tratamento da ruptura do tendão do calcâneo, siga estas etapas:

1. Caso você tenha sido adequadamente treinado e possua o equipamento apropriado, imobilize a perna afetada com uma tala para a parte inferior da perna e mantenha o pé em leve flexão plantar.
2. Aplique uma bolsa de gelo ou compressa fria na área, fixando-a com bandagem em rolo.

Entorse do tornozelo

> ▶ **Objetivo de aprendizagem**
> 12 Descrever o atendimento de emergência para entorses ou fraturas do tornozelo e do pé.

Provavelmente a lesão mais comum que ocorre em esportes e recreações em geral é a entorse de tornozelo. A maioria das entorses no tornozelo ocorre quando o pé torce para dentro, como quando um jogador de basquete cai sobre o pé de outro jogador. Conforme o tornozelo se movimenta além de sua amplitude normal de movimento, os ligamentos podem ser distendidos ou rompidos. Apesar de raras, as entorses também podem ocorrer quando o pé torce para fora (ver Fig. 12.14).

É difícil distinguir entre uma fratura e uma entorse de tornozelo. Algumas diretrizes para determinar se os atletas necessitam de raios X são:

- Peça para a vítima colocar o peso sobre o pé. Uma entorse causará dor, mas se a pessoa consegue dar quatro ou mais passos, a lesão provavelmente é uma entorse.

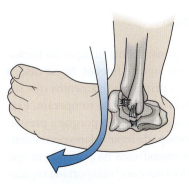

Figura 12.14 Entorse no tornozelo.

- Se o apoio sobre o pé não acometido causa muita dor sobre o pé lesionado, a lesão provavelmente é uma fratura.
- Se o edema ocorre em somente um dos lados do tornozelo ou do pé, provavelmente é uma entorse. Se o edema é observado em ambos os lados, provavelmente é uma fratura.
- Se o atleta relata náuseas imediatamente após a lesão, provavelmente ocorreu uma fratura.
- Comprima suavemente os ossos lesionados. Provavelmente será uma fratura se observarmos dor ou sensibilidade na região posterior do tornozelo ou sobre as extremidades dos ossos do tornozelo ou na face interna ou externa do pé.

Sinais e sintomas

Os sinais e sintomas das entorses de tornozelo incluem:

- dor ou sensibilidade sobre os ligamentos que foram submetidos a estresse;
- edema sobre a área dos ligamentos;
- dificuldade de deambulação ou para ficar em pé, dependendo da severidade da entorse.

Atendimento de emergência

Para o tratamento das entorses de tornozelo, siga estas etapas:

1. Aplique imediatamente uma compressa de gelo sobre a área para ajudar a controlar o edema.
2. Se for adequadamente treinado e possuir o equipamento apropriado, aplique compressão com uma faixa elástica ou um imobilizador pneumático se não houver uma deformidade aparente.
3. Eleve o membro.
4. Transporte a vítima para um serviço de atendimento médico para afastar a possibilidade de fratura.

Luxação do tornozelo

A Figura 12.15 demonstra uma luxação do tornozelo que ocorreu em um jogo de futebol. Nesse caso, a maioria, se não todos os principais ligamentos que suportam a face medial do tornozelo, se romperam. Essa lesão precisa ser tratada com cuidado porque a pressão sobre as artérias e nervos pode levar a dano permanente. A lesão precisa ser imobilizada na posição em que for encontrada, e a vítima deve ser transportada rapidamente para um serviço de atendimento médico. A aplicação de gelo ajudará a controlar o edema, o espasmo muscular e a dor.

Fratura da tíbia ou da fíbula

Os ossos da parte inferior da perna – a tíbia e a fíbula – podem ser fraturados por um golpe direto na perna e por impactos que causem entorse no tornozelo. Se o pé torce para fora (ver Fig. 12.16), a tíbia pode ser fraturada; se torce para dentro, a fíbula pode ser fraturada.

Sinais e sintomas

Os sinais e sintomas de fratura da tíbia ou da fíbula incluem:

- edema, quase sempre nos dois lados do tornozelo (geralmente, o edema ocorre só de um lado se houver entorse do tornozelo, e não fratura);
- possível deformidade da área lesionada;
- dor quando se bate na sola do pé.

Atendimento de emergência

1. Caso você tenha sido adequadamente treinado e possua o equipamento apropriado e não houver deslocamento ou deformidade, imobilize a perna com uma tala inflável; caso haja deslocamento ou

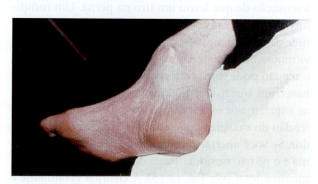

Figura 12.15 Luxação do tornozelo.

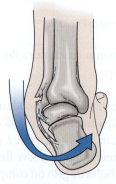

Figura 12.16 Fratura da fíbula.

deformidade, use uma tala SAM, em escada, a vácuo ou outra tala semelhante para a imobilização.

2. Aplique uma bolsa de gelo ou compressa fria para aliviar a dor e reduzir o edema.

✓ Avaliação de progresso

1. Uma fratura do túber isquiático causa dor _____. (*no quadril/na perna/nas nádegas*)
2. Trate o ligamento do joelho rompido imobilizando a perna em uma posição _____. (*ereta/flexionada/confortável*)
3. Imobilize uma patela deslocada _____. (*na posição em que foi encontrada/em uma posição ereta/em uma posição flexionada*)
4. A ruptura do tendão do calcâneo normalmente causa _____ se o rompimento for parcial. (*deformidade significativa/amplitude limitada de movimentos/paralisia*)
5. A mesma força que causa entorse no tornozelo também pode causar fratura _____. (*no pé/na parte inferior da perna/no joelho*)

Resumo

- Dado que pode ser difícil distinguir fraturas de outras lesões, as vítimas das lesões esportivas discutidas neste capítulo sempre devem ser avaliadas por um médico.

- Como o uso de imobilizadores pode ser útil quando aplicados corretamente, mas perigoso quando utilizados incorretamente, o socorrista só deve imobilizar uma lesão com aparelhos se tiver recebido treinamento adequado e se possuir o equipamento apropriado.

- Na ausência de material de imobilização ou se o socorrista não for completamente treinado, o melhor a se fazer em uma lesão é a estabilização manual e a restrição de qualquer movimento até a chegada do SRM.

- Sempre imobilize a articulação deslocada na posição encontrada.

- Nunca use talas infláveis para lesões que apresentem deformidade, já que elas fazem que o membro se ajuste a seu formato. Em vez disso, use uma tala que irá se ajustar à deformidade.

- Aplique bolsas de gelo ou compressas frias em lesões que envolvem fraturas, distensões, entorses, luxações e subluxações, a fim de aliviar a dor e reduzir o edema. Use bandagem em rolo para manter a bolsa de gelo no lugar, a não ser que haja luxação.

- Sempre que imobilizar um braço ou uma perna, deixe as pontas dos dedos expostas para poder avaliar a circulação, verificando o enchimento capilar.

Termos-chave

Certifique-se de que você compreende os termos-chave a seguir:

articulação acromioclavicular	palpável
	patela
cotovelo de golfista	tabaqueira anatômica
cotovelo de tenista	túber isquiático
fratura de Colles	
fratura de Smith	

Exercício de raciocínio crítico

É época de testes para a equipe de voleibol para o campeonato da escola. Você está treinando duro para impressionar o técnico. Um jogador da equipe oposta dá uma cortada forte na direção da sua quadra. Sua companheira de equipe mergulha em uma tentativa de defender a bola. Em vez disso, ela bate a mão hiperestendida no piso duro da quadra.

Você corre na direção dela, que se queixa de dores no ombro e está mantendo seu cotovelo para cima e para o lado. Seu ombro tem uma aparência anormal.

1. Como você avaliaria as lesões potenciais?
2. Qual a primeira ação de socorro que você deve tomar?
3. Como você deve imobilizar a área lesionada para prevenir novas lesões?

Capítulo 12 — Autoavaliação

Aluno: _____ Data: _____
Curso: _____ Módulo: _____

Parte 1 Verdadeiro/Falso

Se você acha que a afirmação é verdadeira, assinale V. Se você acha que é falsa, assinale F.

V F **1.** Deve-se exercer forte tração em ombros deslocados.

V F **2.** As vítimas mais comuns de luxação de cotovelo são aquelas que apoiam o peso do corpo sobre a mão, como lutadores e ginastas.

V F **3.** A melhor forma de avaliar uma fratura na cabeça do rádio é pedir à vítima que faça rotações com o antebraço.

V F **4.** A fratura do túber isquiático tem como característica a clássica deformidade em dorso de garfo.

V F **5.** A luxação dos ossos do carpo causa deformidade e edema na parte posterior do punho; para tratar, deve-se imobilizar com uma tala inflável.

V F **6.** Um dedo torcido com a base da unha virada para um lado é geralmente o resultado de fratura do metacarpo.

V F **7.** Deve-se avaliar se há luxação de cotovelo fazendo que a vítima estenda o braço.

V F **8.** A vítima pode ouvir um estalo em várias lesões, incluindo luxação de patela e ruptura do tendão do calcâneo.

V F **9.** A força que causa entorse no tornozelo também pode causar fraturas nos ossos da parte inferior da perna.

Parte 2 Múltipla escolha

Assinale a resposta correta ou a frase que melhor completa a sentença.

1. Um ombro que parece quase achatado é uma indicação de
   a. distensão.
   b. fratura.
   c. luxação.
   d. subluxação.

2. Um sinal clássico de luxação de cotovelo é
   a. um antebraço mais curto.
   b. dor ao fazer rotações com o antebraço.

3. O sinal clássico de fratura de Colles é
   a. a *deformidade em dorso de garfo*.
   b. incapacidade de endireitar a perna.
   c. pulso comprometido no punho.
   d. um nódulo do tamanho de uma bola de golfe na parte posterior do cotovelo.

4. Trate de uma luxação dos ossos do carpo
   a. imobilizando com tala em escada ou a vácuo.
   b. imobilizando com uma tala inflável.
   c. reduzindo a luxação.
   d. Nenhuma das anteriores.

5. Edema, dor e um nódulo nas nádegas de um corredor provavelmente indicam
   a. distensão dos isquiotibiais.
   b. distensão do glúteo máximo.
   c. fratura do túber isquiático.
   d. contusão da crista ilíaca.

6. Para tratar a luxação da patela
   a. imobilize na posição em que a perna foi encontrada.
   b. use uma tala feita com um travesseiro ou uma tala a vácuo.
   c. aplique bolsas de gelo ou compressas frias.
   d. Todas as anteriores.

7. Imobilize a vítima de entorse no ligamento do joelho
   a. com o joelho flexionado.
   b. com a perna esticada.
   c. na posição mais confortável.
   d. na posição em que a perna foi encontrada.

8. Para avaliar se a ruptura no tendão do calcâneo é completa, aperte o músculo da panturrilha da vítima; se a ruptura for completa,
   a. você ouvirá um *estalo*.
   b. o pé não se flexionará.
   c. haverá amplitude limitada de movimento.
   d. apertar o músculo causará dor intensa.

Parte 3 Relacione

Relacione a lesão com o tratamento adequado.

1. _____ Fratura de clavícula
2. _____ Fratura de dedo com pouca deformidade
3. _____ Fratura da cabeça do rádio
4. _____ Luxação do ombro

A. Imobilize na posição encontrada.
B. Use imobilização que proporcione estabilidade no local lesionado.
C. Imobilize com o adjacente.
D. Use uma combinação de tala e tipoia.

Parte 4 O que você faria...?

1. Durante uma tentativa de derrubar o adversário, o atacante de futebol americano bate o capacete no quadril do zagueiro, que sai de campo mancando, mas insiste que não está com a perna quebrada.

2. Uma mulher de 20 anos que está competindo em um triatlo derrapa nos pedregulhos de uma curva e é lançada sobre o guidão da bicicleta, caindo sobre a mão estendida. Há apenas deformidade leve e edema moderado na lateral do cotovelo. De que tipo de lesão você suspeitaria? Como iria avaliar? Caso seu palpite fosse confirmado, como trataria a mulher?

Capítulo 13

Traumatismo craniano e lesões medulares

▸ Objetivos de aprendizagem

Após estudar este capítulo, você será capaz de:

1. Descrever o atendimento de emergência apropriado em caso de lesão no couro cabeludo.
2. Descrever a fisiologia da lesão cerebral.
3. Relacionar os quatro tipos de fratura do crânio.
4. Descrever a avaliação apropriada para vítimas de traumatismo craniano.
5. Relacionar os sinais e sintomas de fratura do crânio.
6. Diferenciar traumatismo craniano aberto de fechado.
7. Discutir os sinais e sintomas de traumatismo craniano aberto e fechado.
8. Descrever e demonstrar o atendimento de emergência apropriado em caso de traumatismo craniano.
9. Descrever os mecanismos comuns de lesão medular.
10. Descrever a avaliação de vítimas de lesão medular.
11. Relacionar os sinais e sintomas de lesão medular.
12. Descrever e demonstrar o atendimento de emergência apropriado em caso de lesão medular.
13. Descrever a técnica para a remoção de capacetes em vítimas de traumatismo craniano ou lesão medular.

No local da ocorrência

Fred Hansen e dois colegas, que trabalhavam em uma empresa de *software*, pararam próximo a uma piscina comunitária para discutir os requerimentos de um *software* com o diretor de recreação da cidade. Quando saíram do carro, eles viram um grupo de pessoas reunidas ao redor de um adolescente deitado na borda da piscina.

Os três correram em direção ao grupo e perguntaram o que havia acontecido. "Meu amigo estava saltando do trampolim", disse Mark Welling, de 13 anos de idade. "Acho que ele bateu a cabeça no fundo da piscina. Jake e eu o retiramos da água".

Lance Colledge, 14 anos, estava inconsciente, mas respirava e tinha pulso. Com base no mecanismo da lesão, Fred suspeitou imediatamente de lesão medular. O salva-vidas de plantão já havia chamado uma ambulância.

Fred pediu para seu colega colocar ambas as mãos nas laterais da cabeça de Lance para mantê-la em posição neutra. Ele tomou muito cuidado para não estender ou flexionar a cabeça e o pescoço de Lance enquanto mantinha o nariz da vítima alinhado com seu umbigo.

Quando a equipe de resgate chegou, Fred já havia se certificado de que a cabeça e o pescoço de Lance estavam estabilizados manualmente e também o havia coberto com roupão de banho grosso, para preservar o calor do corpo e prevenir o choque.

Anualmente, 1,5 milhão de norte-americanos sofrem traumatismo craniano. Aproximadamente 500 mil dessas vítimas são crianças com menos de 14 anos de idade. Em geral, 80 % das lesões cranianas são consideradas leves. A maior incidência de lesão craniana é causada por quedas e acidentes automobilísticos (ver Fig. 13.1).

Qualquer impacto suficientemente grave para causar traumatismo craniano – incluindo uma simples queda – também pode causar lesão na coluna vertebral. As lesões medulares também podem ser causadas por qualquer força que impulsione a coluna além de sua capacidade de suporte de carga normal ou de seus limites normais de movimento. As lesões da coluna também podem resultar de trauma penetrante. As lesões da cabeça e da medula espinal estão entre as lesões mais traumáticas e preocupantes que você pode presenciar: ambas podem afetar sistemas orgânicos, e a manipulação inadequada de uma lesão na coluna vertebral pode paralisar a vítima ou mesmo levá-la à morte.

Este capítulo resume as habilidades específicas necessárias para avaliar vítimas com suspeita de traumatismo craniano e lesão medular, além de detalhar os procedimentos de emergência que impedem a ocorrência de lesões adicionais.

Tipos de traumatismo craniano

O cérebro fica dentro do crânio, que é rígido e inflexível. O crânio é considerado um recipiente fechado. Se ocorrer uma lesão cerebral que resulte em edema do tecido cerebral e sangramento intracraniano, o compartimento fechado do crânio não permitirá que o cérebro se expanda com o edema ou sangramento. A pressão aumentará dentro do crânio e poderá comprimir o tecido cerebral. Isso leva à disfunção do tecido cerebral, e, se não for aliviada, a pressão pode causar morte.

Os traumatismos cranianos envolvem lesões no couro cabeludo ou no próprio cérebro.

Lesão no couro cabeludo

> **Objetivo de aprendizagem**
> 1 Descrever o atendimento de emergência apropriado em caso de lesão no couro cabeludo.

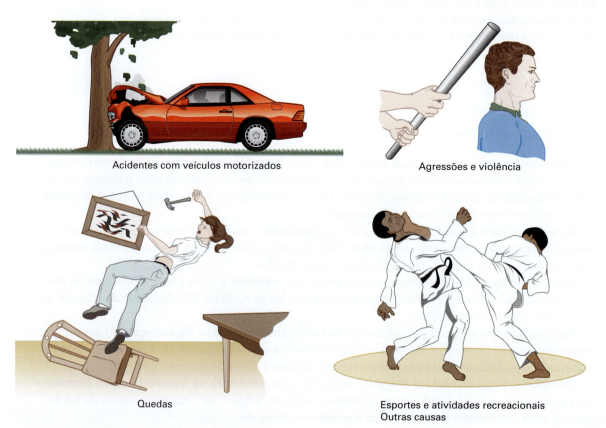

Figura 13.1 Causas comuns de traumatismo craniano.

Assim como qualquer outra parte mole, o couro cabeludo também pode ser lesionado: pode sofrer contusões, lacerações, abrasões ou avulsões.

Em virtude do rico suprimento de vasos sanguíneos no couro cabeludo e da matriz inelástica do tecido em que se encontram os vasos, as lesões nessa região tendem a sangrar profusamente. Além disso, as fáscias subjacentes podem ser laceradas, mesmo quando a pele permanece intacta; ocorre, então, sangramento sob a pele, o que pode dar margem a certa confusão à primeira vista, quando se tenta avaliar a vítima. (A presença de sangue sob a pele intacta pode simular uma fratura com afundamento; ou o sangue pode preencher a fratura com afundamento, tornando sua aparência normal.)

Para controlar o sangramento de uma lesão do couro cabeludo, aplique pressão direta suave com um curativo estéril seco, da mesma forma que em outras lesões de partes moles. Não aplique pressão direta sobre a área se suspeitar de fratura do crânio, especialmente se ela apresentar afundamento, pois isso pode introduzir fragmentos ósseos no tecido cerebral. Em vez disso, aplique a pressão sobre uma área ampla ou ao redor das bordas do ferimento. Não remova objetos cravados no couro cabeludo; estabilize-os com curativos grossos, conforme descrito no Capítulo 8.

Lesão cerebral

▸ **Objetivo de aprendizagem**
2 Descrever a fisiologia da lesão cerebral.

A maioria das lesões cerebrais (ver Fig. 13.2) é causada por traumas, frequentemente em acidentes com veículos motorizados ou quedas. Podem ocorrer lesões cerebrais primárias e secundárias. Uma lesão cerebral

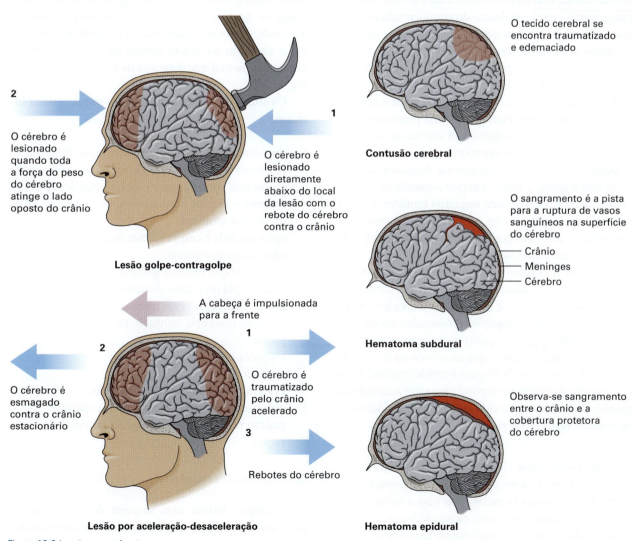

Figura 13.2 Lesões cerebrais.

primária está associada com lesão de tecido cerebral ou ruptura de vasos cerebrais pelo trauma inicial, como quando um projétil de arma de fogo penetra o cérebro ou quando a cabeça bate no para-brisa em um acidente automobilístico e o cérebro é severamente distendido e lesionado pela aceleração e desaceleração súbitas. Uma lesão cerebral secundária ocorre após a lesão inicial, como resultado do edema do tecido cerebral e aumento da pressão dentro do crânio e um fluxo inadequado de sangue com liberação inadequada de oxigênio para as células cerebrais (baixa perfusão). O estabelecimento e a manutenção de uma boa via aérea e ventilação adequada são extremamente importantes para reduzir a lesão cerebral secundária.

Em virtude do tamanho relativamente grande da cabeça e da fragilidade do pescoço, as crianças são especialmente vulneráveis a lesões cerebrais. Uma lesão comum é a causada por **golpe-contragolpe,** um tipo de lesão por aceleração-desaceleração: a cabeça sofre uma parada súbita, mas o cérebro continua a se movimentar para a frente e para trás dentro do crânio, resultando em lesão extensa. O cérebro geralmente sofre uma ação de cisalhamento pelas forças envolvidas e também é rompido a partir de várias projeções encontradas dentro do crânio. Na realidade, existem dois locais de lesão: o ponto de impacto e o ponto no lado oposto, onde o cérebro bate no crânio. Como exemplo, se uma pessoa for atingida no lado direito da cabeça com um bastão de beisebol, a lesão do golpe deve ser no ponto de impacto. Após o impacto, o cérebro é subitamente deslocado através do crânio e atinge a região interior esquerda do crânio, causando uma lesão no lado esquerdo também. Esta é a lesão do contragolpe. Assim, a vítima pode se apresentar com sinais e sintomas que envolvem ambos os lados do cérebro em uma lesão de golpe-contragolpe.

Quando o cérebro é lesionado, os vasos sanguíneos no crânio se dilatam (aumentam seu tamanho) para aumentar o fluxo de sangue para a área lesionada. Entretanto, os vasos sanguíneos lesionados no cérebro podem permitir que o líquido do sangue escape pelo vaso para a área afetada, o que causa edema dentro do crânio e diminui a perfusão para o tecido cerebral. Uma diminuição da perfusão cerebral causa um acúmulo de dióxido de carbono no tecido cerebral, o que dilata ainda mais os vasos cerebrais.

> **golpe-contragolpe** Mecanismo de lesão cerebral no qual a cabeça sofre uma parada súbita, mas o cérebro continua a se movimentar para a frente e para trás dentro do crânio, causando lesão no ponto do impacto e no lado oposto do cérebro.

O edema e o volume sanguíneo extra aumentam a pressão dentro do crânio, o que pode causar uma compressão do tecido cerebral com a interrupção de seu funcionamento. O fluxo sanguíneo para o cérebro diminuirá conforme o aumento da pressão dentro do cérebro. Se o tronco cerebral for comprimido, a função cardíaca, a frequência respiratória e sua profundidade e a pressão arterial podem ser afetadas de modo adverso, levando a uma condição potencialmente fatal e também piorando a perfusão e a lesão cerebral.

Algumas lesões cerebrais podem ocorrer mesmo na ausência de trauma. Coágulos ou hemorragia causada pela ruptura de um vaso no cérebro (como ocorre no AVE) podem causar lesão cerebral pelo mesmo processo básico descrito anteriormente.

Sinais e sintomas

Os sinais e sintomas podem não aparecer imediatamente após a lesão cerebral; eles geralmente se tornam evidentes quando o cérebro incha dentro do crânio, o que pode demorar várias horas. O sinal mais marcante é a alteração do estado mental que não melhora ou um estado mental que deteriora de modo contínuo (ver Fig. 13.3).

Os sinais de aumento na pressão intracraniana incluem:

- diminuição do nível de consciência ou alteração na responsividade; a vítima não está mais alerta, pode apresentar confusão que piora, responder apenas a estímulos verbais ou dolorosos ou estar completamente irresponsiva;
- agressividade e comportamento errático;
- náuseas e/ou vômitos;
- as pupilas que não são iguais ou reativas à luz;
- visão dupla ou outros distúrbios visuais;
- dor de cabeça, às vezes intensa;
- perda de memória, confusão ou desorientação com piora;
- fraqueza ou perda do equilíbrio;
- crises convulsivas;
- evidência de traumatismo craniano;
- diminuição da frequência cardíaca (tardia);
- padrão respiratório irregular ou ausência de respiração.

Atendimento de emergência

Qualquer vítima com suspeita de lesão cerebral precisa de assistência médica *imediata*; como mencionado anteriormente, o inchaço prolongado do cérebro

Capítulo 13 Traumatismo craniano e lesões medulares 231

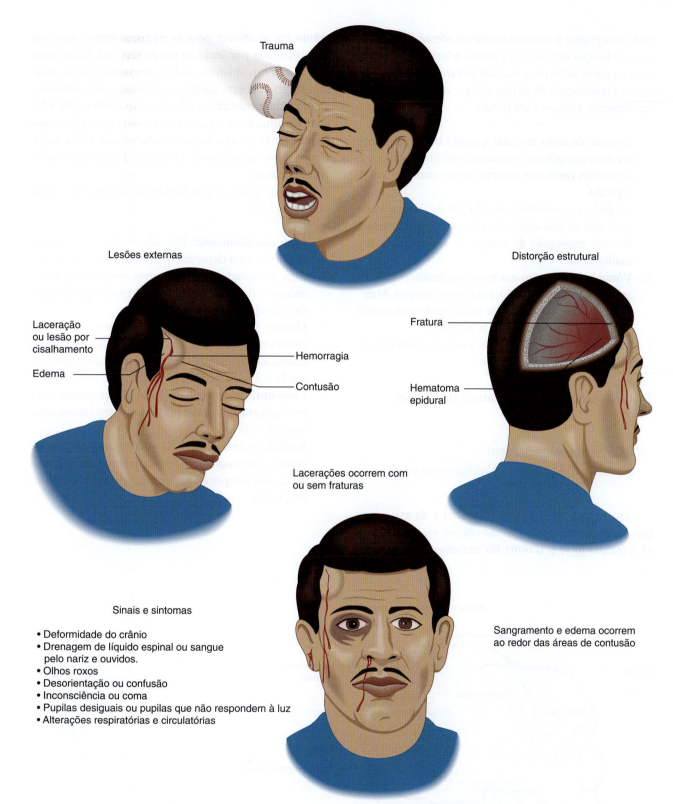

Figura 13.3 Lesão encefálica e traumatismo craniano.

pode comprimir o tronco encefálico, afetando a respiração, a função cardíaca e a pressão arterial. O objetivo dos primeiros socorros é auxiliar as funções vitais (vias aéreas e respiração) da vítima até que ela possa receber atendimento médico. Para tratar:

1. Suspeite de lesão medular quando houver evidência de traumatismo craniano; estabilize a cabeça e o pescoço, conforme descrito posteriormente neste capítulo.
2. Estabeleça e mantenha os ABCDs da vítima; assegure que as vias aéreas da vítima estejam abertas; forneça respiração de resgate se a respiração for inadequada.
3. Vômitos são comuns nas lesões cerebrais; portanto, sempre esteja preparado para essa situação. Mantenha a cabeça e o pescoço estabilizados enquanto rola a vítima para prevenir aspirações.
4. Mantenha a vítima aquecida e em decúbito dorsal. *Não eleve os membros inferiores.*

Traumatismo craniano (fratura do crânio)

> **Objetivo de aprendizagem**
> **3** Relacionar os quatro tipos de fratura do crânio.

Em virtude do formato (esférico) e da espessura (aproximadamente 0,6 cm) do crânio, ele geralmente só é fraturado se o trauma for extremo. A fratura do crânio em si oferece poucos riscos, a menos que seja acompanhada por lesão ao tecido cerebral. Bactérias e outros microrganismos podem ser introduzidos através da ferida aberta na pele e da fratura no crânio, levando a uma infecção cerebral muito tempo após a lesão. Portanto, tome cuidado para não permitir que uma ferida aberta no crânio seja contaminada ainda mais. Um curativo estéril sobre a ferida pode prevenir maior contaminação.

Existem quatro tipos básicos de fratura do crânio (ver Fig. 13.4):

1. **Com afundamento:** Um objeto bate no crânio, deixando uma depressão ou deformidade evidente; com o impacto, os fragmentos ósseos frequentemente se desviam e penetram o tecido que circunda o cérebro ou o próprio cérebro.
2. **Linear:** Tipo mais comum de fratura do crânio, causa uma rachadura fina no crânio. As fraturas lineares são as menos sérias, se não houver lesão ao cérebro, e as mais difíceis de detectar.
3. **Cominutiva:** Ocorre no local do impacto, com múltiplas rachaduras a partir do centro (como uma casca de ovo rachada).
4. **Basilar:** Ocorre quando há uma ruptura na base do crânio; com frequência, resulta de uma fratura linear na região temporal que se estende até o assoalho do crânio.

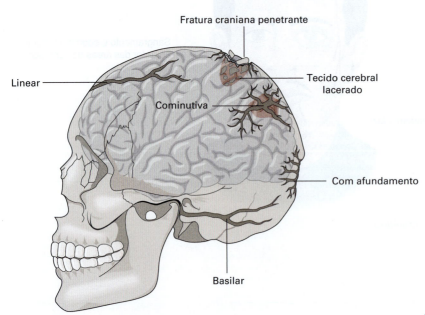

Figura 13.4 Tipos de fraturas do crânio.

✓ Avaliação de progresso

1. O sangramento decorrente de uma laceração do couro cabeludo, assim como os sangramentos decorrentes de qualquer lesão nas partes moles, deve ser controlado, de preferência, por _____. (*pressão direta/pressão indireta/bandagens compressivas*)
2. A lesão por golpe-contragolpe ocorre quando a cabeça sofre uma parada súbita, mas o cérebro _____. (*começa a sangrar/continua a se movimentar/perde líquido*)
3. Ocorre uma fratura _____ do crânio quando um objeto bate no crânio e deixa uma deformidade evidente. (*com afundamento/linear/cominutiva*)
4. A fratura _____ do crânio assemelha-se a uma casca de ovo rachada. (*linear/cominutiva/com afundamento*)
5. As fraturas _____ do crânio são as mais comuns. (*cominutivas/lineares/basais*)

Avaliação, sinais e sintomas de traumatismo craniano

Avaliação da vítima

> ▶ **Objetivo de aprendizagem**
> 4 Descrever a avaliação apropriada para vítimas de traumatismo craniano.

Para avaliar uma vítima de traumatismo craniano:

1. Obtenha uma história que inclua o mecanismo da lesão, se houve ou não alterações no nível de consciência e se a vítima foi movida.
2. Se possível, peça para alguém estabilizar manualmente a cabeça, o pescoço e a coluna em uma posição neutra alinhada. Alinhe o nariz da vítima com seu umbigo e não estenda ou flexione a cabeça ou o pescoço. Se uma resistência for encontrada ou a vítima relatar dor quando sua cabeça for alinhada, pare e estabilize-o nessa posição. Complete a investigação primária para detectar e tratar quaisquer problemas das vias aéreas, da respiração ou da circulação. Use a manobra modificada de tração da mandíbula para desobstruir as vias aéreas e forneça respiração artificial, se necessário; a complicação mais séria do traumatismo craniano é a falta de oxigênio para o cérebro. *Não deve haver nenhum movimento da vítima até que ela esteja imobilizada a menos que ela esteja em risco imediato de morte por outro acidente.*
3. Examine a cabeça (ver Fig. 13.5) para ver se há depressões, fraturas, lacerações, deformidades, equimoses ou outros sinais evidentes de trauma. Determine se as pupilas estão iguais e reagem à luz, se a face está simétrica em ambos os lados e se há perda de sangue ou líquido pelo nariz, ouvidos ou boca. *Nunca palpe um ferimento, introduza sondas para determinar sua profundidade, afaste as bordas para explorá-lo ou retire objetos nele cravados.*
4. Mantendo o pescoço e a coluna alinhados, procure detectar lacerações, equimoses, inchaço, protrusões ou outras deformidades evidentes; pergunte à vítima se há dor ou espasmo muscular. Instrua a vítima a NÃO mover a cabeça e o pescoço sob nenhuma circunstância.
5. Examine os braços e as pernas para determinar se há paralisia ou perda de sensibilidade.

Sinais e sintomas

> ▶ **Objetivo de aprendizagem**
> 5 Relacionar os sinais e sintomas de fratura do crânio.

Deve-se suspeitar de fratura do crânio quando qualquer força significativa for aplicada à cabeça; o mecanismo da lesão dará informações sobre a magnitude do impacto. A fratura do crânio pode causar os seguintes sinais e sintomas (ver Fig. 13.6):

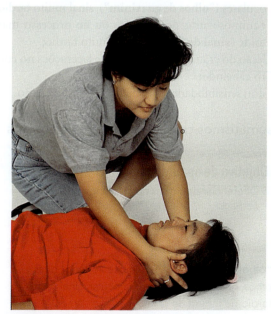

Figura 13.5 Examine cuidadosamente a cabeça para detectar lesões. Oriente a vítima a não mover a cabeça e o pescoço.

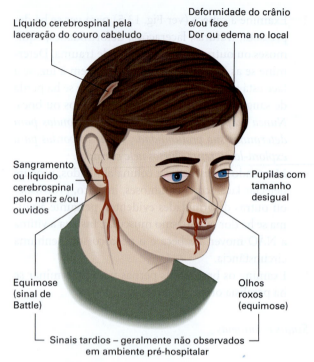

Figura 13.6 Sinais e sintomas de fratura do crânio.

Os traumatismos cranianos podem ser abertos ou fechados. Nas lesões cranianas abertas, observa-se uma ferida aberta associada com a fratura de crânio que expõe o tecido cerebral. Nas lesões cranianas fechadas, não existe ferida aberta associada com a lesão, e o crânio está fraturado, mas permanece intacto. Entretanto, o dano cerebral pode ser extenso. Em geral, o tecido cerebral é suscetível aos mesmos tipos de lesões que qualquer parte mole: contusão, laceração, ferimento por cisalhamento ou perfurante.

O traumatismo craniano aberto é acompanhado por uma ruptura na continuidade no crânio e ferimento aberto no couro cabeludo, como os causados por fraturas ou objetos cravados. Ele envolve danos locais diretos no tecido envolvido, mas também pode causar dano cerebral em consequência de infecção, laceração do tecido cerebral ou ferimento perfurante do cérebro por objetos que penetram o crânio.

Sinais e sintomas

- contusões, lacerações, hematomas ou qualquer outra evidência de trauma no couro cabeludo;
- deformidade do crânio;
- extravasamento de sangue ou líquido cerebrospinal (um líquido transparente) pelo ouvido, nariz ou boca;
- equimose ao redor dos olhos na ausência de traumas oculares ("**olhos de guaxinim**"), sinal muito tardio;
- equimose atrás dos ouvidos ou no processo mastoide (**sinal de Battle**), sinal muito tardio;
- lesão do crânio visível através de lacerações no couro cabeludo;
- dor, sensibilidade ou inchaço no local da lesão.

Traumatismos cranianos fechados e abertos

> **Objetivo de aprendizagem**
> 6 Diferenciar traumatismo craniano aberto de fechado.

> **"olhos de guaxinim"** Equimose ao redor dos olhos, na ausência de trauma ocular; sinal muito tardio de fratura do crânio.
> **sinal de Battle** Equimose atrás das orelhas (sobre o processo mastoide); sinal muito tardio de fratura do crânio.

> **Objetivo de aprendizagem**
> 7 Discutir os sinais e sintomas de traumatismo craniano aberto e fechado.

Os sinais e sintomas gerais de traumatismo craniano fechado são:

- alteração ou diminuição do nível de consciência – o melhor sinal de traumatismo craniano; uma vítima consciente pode estar confusa, desorientada ou apresentar deterioração do nível de consciência;
- falta de responsividade;
- padrão respiratório irregular ou ausência de respiração;
- sinais de traumatismo craniano, como contusões, lacerações, hematomas ou deformidades do crânio;
- extravasamento de sangue ou LCR pelos ouvidos ou pelo nariz;
- equimose ao redor dos olhos na ausência de traumas oculares (olhos roxos);
- equimose atrás dos ouvidos ou no processo mastoide (sinal de Battle);
- perda de movimento ou sensação nas extremidades, especialmente em um lado;
- náuseas e/ou vômitos; os vômitos podem ocorrer sem aviso e ser vigorosos ou repetidos;
- uma pupila mais aberta do que o normal (dilatada), gerando uma aparência desigual entre as pupilas, que pode não reagir à luz (fixa), com alteração do estado mental;
- possíveis crises convulsivas.

Os sinais e sintomas gerais de traumatismo craniano aberto são (ver Fig. 13.7):

- evidência de traumatismo craniano: contusões, lacerações, hematomas, deformidades do crânio, ou ferimento penetrante evidente;
- uma área mole ou com afundamento detectada pela palpação;
- tecido cerebral exposto através de um ferimento aberto;
- hemorragia decorrente de uma lesão óssea aberta.

✓ Avaliação de progresso

1. A complicação mais séria do traumatismo craniano é _____ no cérebro. (*contusão/laceração/falta de oxigênio*)
2. Durante a avaliação, examine os ferimentos no couro cabeludo e no crânio por meio de _____. (*exame visual/sondagem/separação das bordas do ferimento*)
3. Durante a avaliação, examine os braços e as pernas para detectar se há paralisia e _____. (*pulso/fraturas/perda de sensibilidade*)
4. Em caso de traumatismo craniano fechado, não há ruptura _____. (*do couro cabeludo/do crânio/da fáscia*)
5. Os olhos roxos ("olhos de guaxinim"), um sinal clássico de fratura do crânio, envolvem equimoses ao redor _____. (*dos ouvidos/dos olhos/do processo mastoide*)
6. O traumatismo craniano é indicado pelo extravasamento de sangue ou _____ pelos ouvidos, nariz ou boca. (*linfa/LCR/muco*)

Atendimento de emergência em caso de traumatismo craniano

▶ **Objetivo de aprendizagem**
8 Descrever e demonstrar o atendimento de emergência apropriado em caso de traumatismo craniano.

Antes de iniciar o atendimento de emergência a uma vítima com traumatismo craniano, avalie o nível de consciência. Se houver perda de consciência, mesmo breve, a vítima deve ser avaliada em um pronto-socorro. Uma vítima cujo estado mental se agrava ou não melhora precisa de avaliação imediata e tratamento pelo SRM.

Sempre que tratar uma vítima com traumatismo craniano (ver Figs. 13.8 e 13.9), presuma que também ocorreu lesão medular. Acione o SRM e, em seguida:

1. Estabeleça e mantenha as vias aéreas desobstruídas. Use a técnica modificada de tração da mandíbula para desobstruir as vias aéreas, mantenha um posicionamento neutro da cabeça e pescoço, retire quaisquer corpos estranhos da boca e administre respiração artificial, se necessário. Monitore cuidadosa-

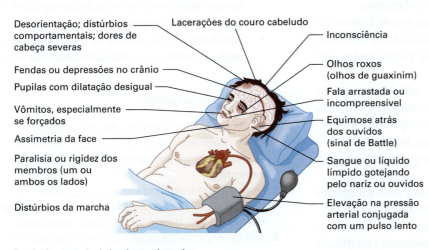

Figura 13.7 Sinais e sintomas de traumatismo craniano.

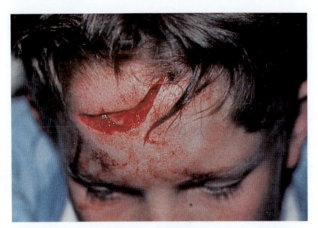

Figura 13.8 Suspeite sempre de lesão na coluna em um indivíduo com traumatismo craniano e avalie.

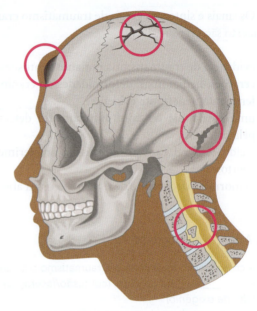

LEMBRE-SE: Tome precauções para lesões da coluna vertebral em todos os casos de traumatismo craniano, bem como nos casos de trauma múltiplo envolvendo inconsciência, particularmente se medidas de ressuscitação forem necessárias no local do acidente.

Figura 13.9 Sempre adote as precauções indicadas para lesão medular nos casos de traumatismo craniano.

mente as vias aéreas, a respiração, o pulso e o nível de consciência para detectar qualquer deterioração; *você deve providenciar cuidados médicos adicionais e preparar transporte imediato para qualquer vítima que demonstre evidência de traumatismo craniano ou deterioração do estado mental.* Uma vítima com traumatismo craniano pode vomitar profusamente e sem aviso. Por essa razão, esteja preparado para posicioná-la de forma a manter as vias aéreas desobstruídas.

2. Controle o sangramento; os ferimentos da face e do couro cabeludo podem sangrar bastante, mas, em geral, o sangramento pode ser facilmente controlado com pressão. Para controlar o sangramento, siga estas etapas:
   - Não aplique pressão sobre um traumatismo craniano aberto ou com afundamento.
   - Aplique curativos e bandagens nos ferimentos abertos da cabeça, como indicado na discussão do tratamento de lesões de partes moles (ver Cap. 7).
   - Não tente interromper a saída de sangue ou LCR pelos ouvidos ou nariz (ver Fig. 13.10). Em vez disso, cubra com gaze completamente estéril para absorver o fluxo, sem interrompê-lo.
3. Nunca tente remover um objeto penetrante; em vez disso:
   - Imobilize-o com curativos macios e volumosos e cubra o ferimento com curativo estéril.
   - Se o objeto for muito comprido e impedir o transporte da vítima, será necessário estabilizá-lo e cortá-lo; aguarde a chegada da equipe de resgate.
4. Se a vítima tiver sofrido uma lesão não traumática, deite-a sobre o lado esquerdo, com a cabeça ligeiramente elevada, e mantenha-a aquecida, mas evite o superaquecimento.
5. Enquanto aguarda a chegada da equipe de resgate:
   - Aplique curativo em todos os ferimentos da face e do couro cabeludo que ainda não foram tratados.
   - Continue a monitorar os sinais vitais.
   - Continue atento para a possibilidade de vômitos ou crises convulsivas; trabalhe rapidamente para impedir a aspiração.
   - Monitore continuamente as vias aéreas, a respiração, o pulso e o nível de consciência da vítima.

✓ **Avaliação de progresso**

1. A prioridade no tratamento de vítimas com traumatismo craniano é _____. (*desobstruir as vias aéreas/garantir a circulação/controlar a hemorragia*)
2. Use a técnica modificada _____ para desobstruir as vias aéreas. (*de inclinação da cabeça/de elevação do queixo/de tração da mandíbula*)
3. Se houver perda de sangue ou líquido pelo ouvido, _____. (*controle com pressão/tampone o ouvido com gaze/cubra o ouvido com gaze para absorver o líquido*)
4. Se houver suspeita de fratura sob um ferimento de couro cabeludo que apresenta sangramento, _____. (*não aplique pressão/aplique pressão/use bandagem compressiva*)

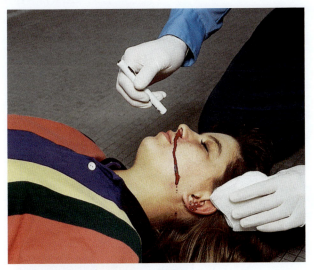

Figura 13.10 Sangue ou líquido cerebrospinal pode sair pelos ouvidos e/ou nariz de uma vítima com traumatismo craniano. Cubra levemente com um curativo. Não bloqueie a drenagem.

5. _____ qualquer objeto cravado na cabeça.
(*Remova/Corte/Estabilize e deixe no local*)

Lesões da coluna

A coluna vertebral é composta de uma sequência de vértebras ocas; a medula espinal, que controla muitas das funções nervosas do corpo, passa através de um canal formado por esses espaços ocos. Uma lesão na coluna pode pinçar ou lesionar a medula espinal, resultando em danos permanentes e invalidez.

A menos que a medula espinal seja lesionada, a vítima pode não demonstrar sinais de disfunção neurológica, como fraqueza, torpor, perda da sensibilidade ou paralisia. Uma vítima pode sofrer uma lesão da coluna vertebral (vértebras ósseas) sem uma lesão da medula espinal que pode ser facilmente convertida para uma lesão medular sem a proteção adequada da vítima no local do acidente. Por exemplo, uma vítima pode ter sofrido uma fratura de vértebra do pescoço após uma queda de um andaime no seu local de trabalho. Quando você chega ao lado da vítima para fornecer os primeiros socorros, você eleva a cabeça dela para colocar um acolchoamento sob ela. Ao levantar a cabeça, você pode ter desalinhado as vértebras e feito com que as vértebras fraturadas comprimissem ou lacerassem a medula espinal. A vítima agora pode sofrer uma lesão permanente causada pelo movimento inadequado da cabeça. Vítimas com suspeita de lesão da coluna devem ser mantidas imóveis, com sua cabeça, pescoço e tronco alinhados, e devem ser manipuladas com extremo cuidado para proteger a coluna.

Acidentes automobilísticos, acidentes em águas rasas e durante mergulhos, acidentes motociclísticos e outros acidentes e quedas são causas comuns de lesão da medula espinal. Muitos esportes – incluindo mergulho e natação, prática de esqui, trenó e futebol – causam acidentes que resultam em danos medulares.

Algumas partes da coluna são muito mais suscetíveis a lesões que outras (ver regiões da coluna na Fig. 13.11). As vértebras cervicais são as mais propensas à lesão; as lombares são as mais resistentes. Um grande número de lesões na coluna envolve as vértebras na região do pescoço. As vértebras torácicas, sacras ou coccígeas são lesionadas com menor frequência, já que têm pouco movimento, embora sejam projetadas para suportar carga (ver Cap. 2).

Mecanismos de lesão

> ▶ **Objetivo de aprendizagem**
> 9 Descrever os mecanismos comuns de lesão medular.

Os mecanismos básicos de lesão medular (ver Fig. 13.12) incluem:

- compressão (o peso do corpo é impulsionado contra a cabeça, por exemplo, em quedas);
- flexão, extensão ou rotação excessivas;
- inclinação lateral;

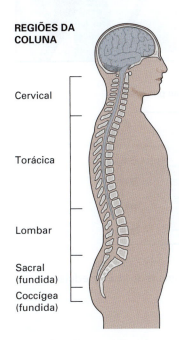

Figura 13.11 Regiões da coluna vertebral.

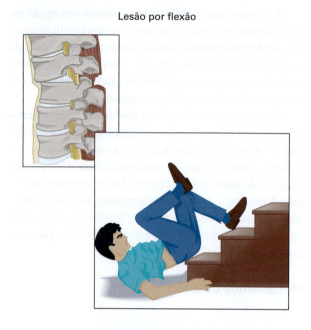
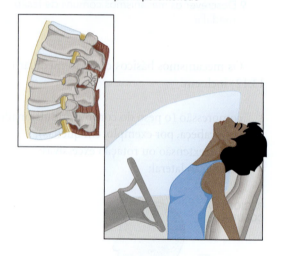
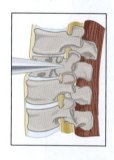
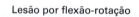
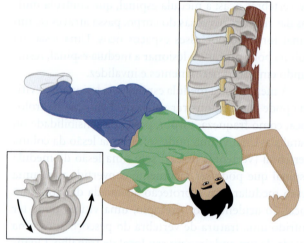

Figura 13.12 Mecanismos comuns de lesão medular.

- **distração** (*separação* súbita da coluna vertebral que estira e lacera a medula espinal, como em enforcamentos).

Além disso, as lesões medulares podem ser causadas por fragmentos de osso ou de disco. Mesmo na ausência de fraturas, deve-se sempre considerar a possibilidade de lesões medulares em casos que envolvam objetos penetrantes e perda de movimentos ou sensibilidade súbita e inexplicada.

Deve-se suspeitar de lesão medular nas seguintes situações:

- acidentes com veículos motorizados;
- acidentes com veículos e pedestres;
- quedas (mesmo que pareçam insignificantes);
- traumatismo por contusão.

> **distração** Movimento súbito de separação da coluna vertebral que causa estiramento e laceração da medula espinal.

- traumatismo penetrante na cabeça, no pescoço ou no tronco;
- acidentes com motocicletas;
- enforcamentos;
- acidentes de mergulho (especialmente em água rasa);
- "quase-afogamento" sem testemunhas;
- acidentes em esportes que danifiquem o capacete;
- lesões violentas, agressões e ferimentos por arma de fogo;
- vítimas de acidentes com alteração do nível de consciência.

Complicações da lesão medular

Existem duas complicações principais em caso de lesão medular (ver Fig. 13.13): esforço respiratório inadequado e paralisia.

Esforço respiratório inadequado

Pode ocorrer paralisia respiratória após uma lesão na coluna, levando rapidamente à morte se uma as-

NOTA:
Pessoas com lesões cervicais podem apresentar paralisia dos músculos torácicos e dano aos nervos afetando o tamanho dos vasos sanguíneos. A respiração pode estar ocorrendo somente pelo movimento do diafragma, o que pode levar a uma respiração inadequada e ao choque.

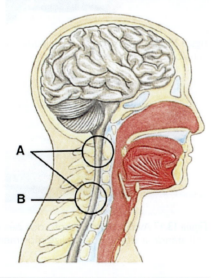
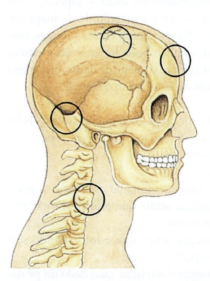

As lesões da coluna são mais comuns no nível cervical (A). O maior risco é a lesão da medula espinal (B), que pode resultar do trauma propriamente dito ou de uma manobra bem intencionada, mas inadequada após o acidente. REGRA: Em todos os casos de suspeita de lesão na coluna, trate a vítima como se houvesse uma fratura cervical, a menos que se prove o contrário.

LEMBRE-SE: Tome precauções para lesão na coluna em todos os casos de traumatismo craniano, bem como em todos os casos de trauma múltiplo que envolvem inconsciência, particularmente se medidas de ressuscitação forem necessárias no local do acidente.

Figura 13.13 Considerações relativas a lesões na coluna cervical.

sistência respiratória não for prontamente instituída. Uma lesão na coluna cervical pode danificar o nervo que controla o diafragma. Uma vítima que perde a contração do diafragma apresentará uma respiração superficial, com pouco movimento do tórax e do abdome.

Paralisia

Normalmente a vítima apresenta fraqueza, perda de sensibilidade ou paralisia abaixo do local lesionado. Se ela estiver consciente, a paralisia dos braços ou das pernas é considerada o sinal mais confiável de lesão medular.

Avaliação da vítima

> ▸ **Objetivo de aprendizagem**
> 10 Descrever a avaliação de vítimas de lesão medular.

Cuidado: A magnitude da avaliação deve estar de acordo com o nível de treinamento que o socorrista tiver recebido de um instrutor devidamente qualificado.

Para avaliar uma vítima responsiva, siga estas etapas:

1. Observe o mecanismo da lesão – especialmente o tipo de movimento e a magnitude da força que causou a lesão. Mesmo que a vítima possa se movimentar ou caminhar, pode haver lesão medular, por essa razão, sempre suspeite de danos medulares se o mecanismo de lesão assim o sugerir.
2. Pergunte:
   - Você sente dor no pescoço ou nas costas? (NÃO permita que a vítima mova a cabeça e o pescoço.)
   - O que aconteceu?
   - Onde dói?
   - Você consegue movimentar as mãos e os pés?
   - Você consegue sentir que estou tocando seus dedos das mãos?
   - Você consegue sentir que estou tocando seus dedos dos pés?
   - Você consegue diferenciar qual dedo do pé que estou apertando?
   - Você consegue diferenciar qual dedo da mão estou apertando?
3. Não role a vítima a menos que haja uma necessidade imperiosa para tal. Se tiver de rolar a vítima, examine as costas para detectar contusões, deformidades, lacerações, punções, ferimentos penetrantes e inchaço (ver Figs. 13.14 a 13.22).

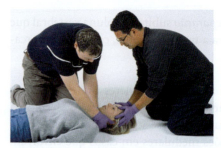

Figura 13.14 Verifique se há sensibilidade ou deformidade cervical.

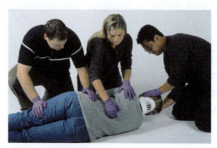

Figura 13.15 Verifique se há sensibilidade ou deformidade na coluna vertebral.

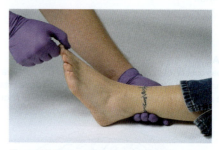

Figura 13.16 Toque o dedo e belisque o pé para avaliar a sensibilidade e a resposta à dor.

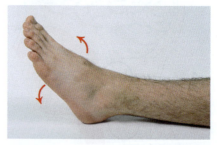

Figura 13.17 Avalie o movimento dos pés e dos dedos, solicitando à vítima que realize movimentos de rotação.

4. Palpe muito suavemente áreas doloridas ou deformadas.
5. Veja se a vítima demonstra a mesma força com todos os membros:
   - Peça a ela que segure e aperte suas mãos; observe se há diferença na força.
   - Peça a ela que empurre suavemente os pés contra suas mãos; observe se a força é a mesma.

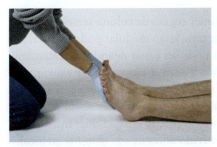

Figura 13.18 Peça à vítima para empurrar suas mãos com os pés para avaliar se a força é a mesma em ambos os membros.

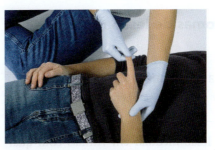

Figura 13.19 Toque o dedo e belisque a mão para avaliar a sensibilidade e a resposta à dor.

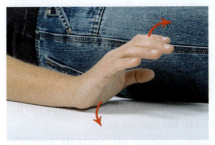

Figura 13.20 Avalie o movimento das mãos e dos dedos, solicitando que a vítima realize movimentos de rotação.

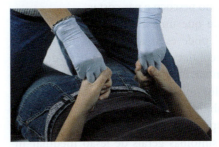

Figura 13.21 Use o aperto de mão para avaliar se a força é a mesma em ambos os membros.

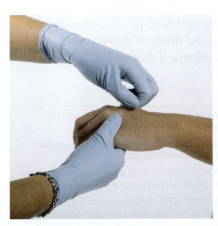 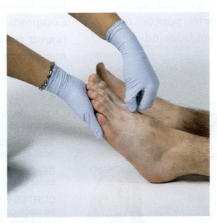

Figura 13.22 Uma vítima com nível de consciência alterado pode responder somente a estímulos dolorosos. Observe como a vítima responde.

Para avaliar uma vítima não responsiva, siga estas etapas:

1. Observe o mecanismo de lesão. Se ele sugerir danos medulares e a vítima estiver inconsciente, assuma que ocorreu lesão medular.
2. Mantenha a cabeça e o pescoço alinhados em posição neutra. Procure contusões, deformidades, lacerações, punções, ferimentos penetrantes ou inchaço. Palpe as áreas deformadas.
3. Faça perguntas às pessoas que estavam no local sobre o mecanismo de lesão e sobre o nível de consciência da vítima antes de sua chegada.

✓ Avaliação de progresso

1. As vértebras _____ são as que têm maior probabilidade de sofrer uma lesão. (*torácicas/lombares/cervicais*)
2. Um dos mecanismos de lesão medular é a distração, ou _____ das vértebras. (*compressão/separação/rotação*)
3. A primeira etapa na avaliação de vítimas com lesão medular é observar _____. (*o nível de consciência/a perda da função motora/o mecanismo de lesão*)
4. Se a vítima estiver _____ e o mecanismo de lesão sugerir, suspeite de lesão medular. (*paralisada/inconsciente/com dor*)

Sinais e sintomas de lesão medular

> **Objetivo de aprendizagem**
> 11 Relacionar os sinais e sintomas de lesão medular.

Suspeite de lesão medular em vítimas com qualquer lesão séria, incluindo lesões nos braços e nas pernas; as lesões medulares acompanham com frequência lesões na cabeça, no pescoço e nas costas.

Lembre-se de que uma fratura em um local da coluna vertebral pode estar associada a fraturas em outras áreas da coluna. Lembre-se também de que a capacidade de andar, movimentar os braços e pernas e perceber estímulos ou a ausência de dor na região não excluem a possibilidade de lesão na coluna vertebral ou na medula espinal.

Os sinais e sintomas gerais de lesão medular incluem (ver Fig. 13.23):

- Sensibilidade na área da lesão ou qualquer região da coluna vertebral; lacerações, cortes, punções ou equimoses na coluna ou nas proximidades indicam lesão agressiva.
- Dor em qualquer região da coluna vertebral. A dor decorrente de uma lesão medular pode ser localizada, e a vítima pode ser capaz de indicar exatamente onde dói. *Nunca peça à vítima que se movimente, nunca permita que a vítima se movimente e nunca movimente a vítima para verificar se ela sente dor*; fundamente sua avaliação em qualquer movimento que tenha ocorrido antes de sua chegada ao local.
- Deformidade evidente da coluna vertebral à palpação (não é um sinal comum). Nunca faça a vítima tirar a roupa para você examinar suas costas, já que o movimento pode agravar qualquer lesão existente. Se necessário, corte as roupas.
- Lesões de partes moles associadas a traumas na cabeça e no pescoço (que causam lesão da coluna vertebral); nos ombros, nas costas ou no abdome (que causam lesão torácica ou lombar); ou nas pernas (que causam lesão lombar ou sacra).
- Dormência, formigamento ou perda da sensibilidade nos braços ou nas pernas.
- Fraqueza ou paralisia nos braços ou nas pernas.
- Incontinência urinária ou fecal.
- Comprometimento da respiração, especialmente se houver pouco ou nenhum movimento torácico e movimento abdominal discreto.

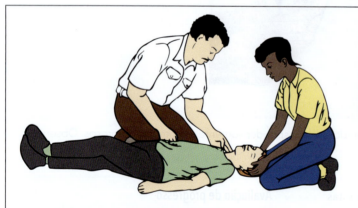

Figura 13.23 Sinais de possível lesão da medula espinal.

✓ Avaliação de progresso

1. A capacidade de andar ou movimentar os braços e as pernas não exclui a possibilidade de _____. (*choque/deformidade/lesão medular*)
2. O sinal mais confiável de lesão medular em vítimas conscientes é _____. (*demência/incontinência/paralisia dos membros*)
3. A respiração que envolve pouco ou nenhum movimento do tórax indica que a vítima está respirando apenas com _____. (*o abdome/o diafragma/a boca*)

Atendimento de emergência em caso de lesão medular

▶ **Objetivo de aprendizagem**
12 Descrever e demonstrar o atendimento de emergência apropriado em caso de lesão medular.

Cuidado: Não tente utilizar os procedimentos emergenciais discutidos neste capítulo se não tiver recebido treinamento prático e teórico adequado sob a orientação de um instrutor autorizado.

A regra geral para o tratamento de lesões medulares é apoiar e imobilizar a coluna, a cabeça, o tronco e a pelve. O objetivo é imobilizar a vítima adequadamente sobre uma prancha. É melhor suspeitar de lesão medular e tratar em excesso que correr o risco de lesões adicionais (ver Fig. 13.24).

Acione o SRM e, em seguida:

1. Estabilize manualmente a coluna em uma posição alinhada neutra.
    - Alinhe a cabeça em uma posição neutra, a menos que a vítima se queixe de dor ou não se possa mudar facilmente a cabeça de posição.
    - Se encontrar resistência, estabilize o pescoço na posição em que o encontrou.
    - Alinhe a cabeça com a coluna vertebral (alinhe o nariz com o umbigo) e mantenha a cabeça

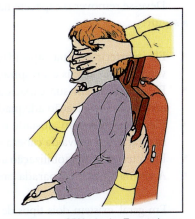

Sempre acione o SRM primeiro. Tome todas as precauções contra a conversão de uma lesão cervical em uma lesão medular. Nos acidentes automobilísticos, imobilize a coluna cervical (utilizando uma prancha cervical, colar cervical, cobertor enrolado etc.) antes de remover a vítima. Oriente a vítima consciente para não mover a cabeça. Os capacetes devem ser removidos a menos que haja dificuldade para a sua remoção. Siga o protocolo local. Nesses casos imobilize a vítima com uma prancha para coluna sem remover o capacete.

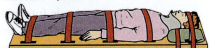

Imobilize a vítima antes de movê-la. Assim que for possível, transfira a vítima para uma maca firme ou uma prancha para coluna e restrinja o movimento da cabeça com uma fita, sacos de areia, colar cervical, toalhas enroladas e/ou cobertores.

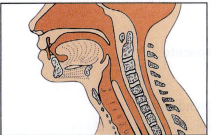

A vítima apresenta dificuldade para respirar? Lembre que as vias aéreas são a primeira prioridade. Se medidas de ressuscitação forem necessárias, apoie a cabeça, imobilize o pescoço e peça ajuda para mover a vítima para uma superfície plana. Verifique a boca para ver se há obstrução (dentaduras, língua etc.) e ventile, tomando cuidado para minimizar o movimento do pescoço. Controle os sangramentos severos com pressão direta. Se necessário, inicie a RCP.

Tenha em mente que a paralisia respiratória pode ocorrer nas lesões da coluna cervical e que a morte pode ocorrer rapidamente se uma assistência respiratória demorar. A menos que seja necessário mudar a posição da vítima para manter as vias aéreas abertas ou por outro motivo importante, o pescoço ou o tronco deve ser imobilizado na posição original da deformidade.
Atente para choque e vômito. Se necessário, administre respiração artificial.

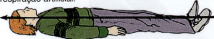

Sempre apoie a cabeça em alinhamento neutro com o corpo. Evite a flexão, extensão, movimento lateral, rotação e tração.

Figura 13.24 Atendimento de emergência em caso de suspeita de lesão medular.

em posição neutra (não flexionada para a frente ou estendida para trás).
- Use as mãos para manter o alinhamento do pescoço e da cabeça (ver Fig. 13.25) até que a vítima esteja imobilizada adequadamente sobre uma prancha.

Impeça que a vítima movimente a cabeça com um dos seguintes métodos:
- Peça para uma pessoa segurar a cabeça e o pescoço da vítima em uma posição neutra alinhada.
- Ajoelhe-se com a cabeça da vítima presa entre seus joelhos.

2. Estabeleça e mantenha uma via aérea aberta e ventilação adequada. Utilize uma técnica modificada de tração pela mandíbula para abrir as vias aéreas e para fornecer respirações de resgate se a respiração da vítima for inadequada.
3. Realize a avaliação inicial, verificando o pulso e a circulação. Se necessário, realize a RCP, mas não movimente a vítima. Controle a hemorragia, mas nunca tente interromper o fluxo de sangue ou líquido que sai pelos ouvidos, nariz ou boca. Nunca aplique pressão sobre um ferimento na cabeça que apresente sangramento se houver suspeita de fratura do crânio.

Remoção do capacete

> **Objetivo de aprendizagem**
> 13 Descrever a técnica para a remoção de capacetes em vítimas de traumatismo craniano ou lesão medular.

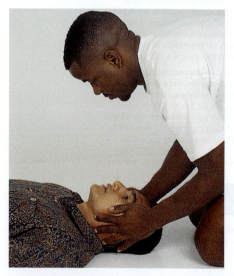

Figura 13.25 Estabilize a cabeça e o pescoço em uma posição neutra.

Cuidado: Nunca tente retirar um capacete, a menos que tenha sido treinado em técnicas avançadas por um instrutor devidamente qualificado.

A avaliação minuciosa de qualquer vítima é difícil, principalmente se ela estiver usando capacete. É necessário avaliar o ajuste do capacete e o movimento da cabeça da vítima dentro dele a fim de determinar se é possível ter acesso às vias aéreas e à respiração.

Deve-se deixar o capacete no local nos casos descritos a seguir:

- Quando o capacete estiver bem ajustado e houver pouco ou nenhum movimento da cabeça em seu interior.
- Não houver problemas respiratórios ou das vias aéreas iminentes.
- A retirada do capacete puder causar lesão adicional à vítima.
- For possível imobilizar apropriadamente a coluna vertebral com o capacete no local.
- Quando o capacete não interferir em sua capacidade de avaliar e reavaliar as vias aéreas e a respiração.

Deve-se remover o capacete nas situações descritas a seguir:

- Ele interferir em sua capacidade de avaliar ou reavaliar as vias aéreas e a respiração.
- Ele interferir em sua capacidade de tratar as vias aéreas ou a respiração adequadamente.
- Ele não estiver bem ajustado e permitir uma movimentação excessiva da cabeça em seu interior.
- Ele interferir na imobilização apropriada da coluna.
- A vítima apresentar parada cardíaca.

Em geral, existem dois tipos de capacetes: esportivos (como os usados no futebol americano) e de motociclistas. Os primeiros costumam ser abertos na frente, permitindo acesso muito mais fácil às vias aéreas. Os capacetes de motociclistas, por outro lado, geralmente recobrem toda a face e têm um visor que impede o acesso às vias aéreas.

Capacetes de futebol americano devem ser deixados no lugar, no entanto, a viseira deve ser removida se a vítima precisar de acesso imediato às vias aéreas ou à respiração. Ombreiras de futebol também devem ser mantidas no lugar. A vítima será imobilizada em uma prancha sem a remoção e ombreiras. A viseira deve ser removida se a vítima for transportada.

A técnica de remoção depende do tipo de capacete que a vítima está usando. A seguir, são apresentadas as diretrizes gerais para a retirada de capacetes (ver Figs. 13.26 a 13.29).

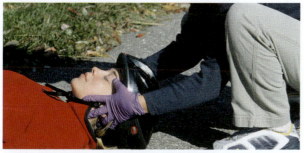

Figura 13.26 O primeiro socorrista se posiciona acima ou atrás da vítima, coloca uma mão em cada lado do pescoço na base do crânio e mantém estabilização constante, com o pescoço em posição neutra. Enquanto faz isso, o socorrista pode usar os indicadores e os polegares para realizar a técnica de tração da mandíbula.

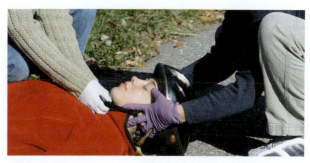

Figura 13.27 O segundo socorrista se posiciona sobre a vítima ou ao lado dela e remove ou corta a cinta do queixo.

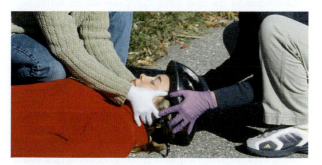

Figura 13.28 O primeiro socorrista retira o capacete, afastando as bordas laterais para liberar as orelhas e, em seguida, puxando-o para cima. Os capacetes que recobrem toda a face devem ser inclinados para trás para liberar o nariz (incline o capacete e não a cabeça). Se a vítima estiver usando óculos, o primeiro socorrista deve removê-los através do visor antes de remover o capacete. O segundo socorrista mantém a estabilização constante durante esse procedimento.

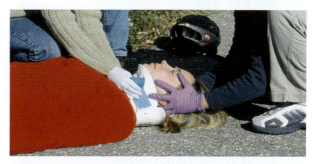

Figura 13.29 O segundo socorrista aplica um dispositivo de imobilização cervical adequado, e a vítima é posteriormente colocada em uma prancha longa.

1. Remova os óculos da vítima antes de tentar retirar o capacete.
2. O socorrista deve estabilizar o capacete, colocando as mãos em cada lado do capacete e os dedos na mandíbula (maxilar inferior), para impedir qualquer movimento.
3. Um segundo socorrista deve afrouxar a tira do queixo.
4. O segundo socorrista deve colocar uma das mãos sobre a mandíbula, no ângulo do maxilar, e a outra mão na face posterior do crânio.
5. O socorrista que estiver segurando o capacete deve afastar suas bordas (para liberar os ouvidos), deslizar suavemente o capacete até a metade da cabeça da vítima e, em seguida, parar.
6. O socorrista que está mantendo a estabilização do pescoço deve se reposicionar, deslizando as mãos sob a cabeça da vítima para apoiá-la após a retirada completa do capacete.
7. O primeiro socorrista deve retirar o capacete completamente.
8. A vítima deve ser imobilizada, como descrito anteriormente neste capítulo (ver "Atendimento de emergência em caso de lesão medular").

✓ Avaliação de progresso

1. A regra geral para o tratamento de lesões medulares é _____ a coluna vertebral, a cabeça, o tronco e a pelve. (*reduzir/endireitar/imobilizar*)
2. A prioridade de atendimento em caso de lesão medular é garantir _____ adequado(a). (*o suprimento de ar/a circulação/a imobilização*)

Resumo

- No traumatismo craniano aberto, o crânio é fraturado, causando exposição do cérebro; no traumatismo craniano fechado, o couro cabeludo pode ser lacerado, mas o crânio permanece intacto.

- A fratura do crânio em si não causa invalidez e morte; são os danos subjacentes que levam a consequências sérias.

- Existem quatro tipos de fratura de crânio: com afundamento, linear, cominutiva e basilar.

- Deve-se suspeitar de fratura do crânio em qualquer trauma significativo da cabeça.

- Nunca tente interromper o fluxo de sangue ou líquido que sai pelo nariz, ouvidos ou boca; cubra com gaze para absorver o fluxo, mas não o bloqueie.

- A prioridade no tratamento de traumatismos cranianos é desobstruir as vias aéreas e garantir a oxigenação adequada; a causa mais comum de morte após um traumatismo craniano é a deficiência de oxigênio no cérebro.

- Os ferimentos no crânio e no couro cabeludo podem sangrar de forma profusa; não aplique pressão direta sobre um ferimento se suspeitar de danos subjacentes ao crânio.

- As vértebras cervicais são as mais predispostas a lesões, enquanto as vértebras lombares são as menos predispostas.

- Os mecanismos básicos de lesão na coluna são compressão, distração, rotação, flexão e extensão.

- A paralisia em vítimas conscientes é o sinal mais confiável de lesão medular.

- A regra geral para o tratamento da lesão medular é apoiar e imobilizar a coluna, a cabeça, o tronco e a pelve.

- A prioridade no tratamento da lesão medular é estabilizar a coluna vertebral e garantir que as vias aéreas estejam desobstruídas e a respiração esteja adequada.

Termos-chave

Certifique-se de que você compreende os termos-chave a seguir:

distração
golpe-contragolpe
"olhos de guaxinim"
sinal de Battle

Exercício de raciocínio crítico

Você está cortando a grama quando observa que seu vizinho caiu do alto da escada em sua casa de dois andares. Você corre para ajudá-lo. Ele está deitado de costas e seus olhos não estão abertos. Ele não responde quando você o chama pelo nome. Você observa sangue saindo pelo ouvido direito. Sua respiração é irregular e superficial.

1. Quais lesões você suspeita que ele pode ter sofrido?
2. Qual é o primeiro socorro imediato que você deve fornecer à vítima?
3. Como você pode proteger a coluna contra outras lesões?

Capítulo 13 — Autoavaliação

Aluno: _____ Data: _____
Curso: _____ Módulo: _____

Parte 1 Verdadeiro/Falso

Se você acha que a afirmação é verdadeira, assinale V. Se você acha que é falsa, assinale F.

V F **1.** Em caso de traumatismo craniano, use a manobra de inclinação da cabeça/elevação do queixo para desobstruir as vias aéreas.

V F **2.** Vômitos vigorosos podem ser sinal de traumatismo craniano.

V F **3.** As fraturas da base do crânio são as mais comuns e menos sérias.

V F **4.** Os ferimentos da face e do couro cabeludo podem sangrar de forma profusa, mas normalmente são fáceis de controlar.

V F **5.** Uma vítima com lesão medular não consegue caminhar em hipótese alguma.

V F **6.** As precauções relativas a lesões medulares devem ser tomadas em todos os casos de traumatismo craniano.

V F **7.** As vias aéreas são a maior prioridade em vítimas de lesão na coluna.

V F **8.** Sempre apoie o pescoço da vítima com um suporte rígido.

V F **9.** Qualquer trauma suficientemente grave para causar lesão cerebral também pode causar lesão na coluna.

V F **10.** Tomando as precauções apropriadas, um socorrista pode remover com segurança o capacete da vítima.

Parte 2 Múltipla escolha

Assinale a resposta correta ou a frase que melhor completa a sentença.

1. Se a vítima apresentar perda de sangue ou líquido cerebrospinal pelos ouvidos, mas não apresentar nenhum sinal de lesão medular, a primeira etapa do atendimento de emergência é:
   a. estabilizar o pescoço.
   b. interromper o fluxo de sangue e líquido cerebrospinal.
   c. completar a investigação primária.
   d. desobstruir as vias aéreas.

2. Qual dos seguintes métodos de desobstrução das vias aéreas deve ser usado em vítimas inconscientes com traumatismo craniano?
   a. Elevação do queixo apenas.
   b. Inclinação da cabeça/elevação do queixo.
   c. Manobra modificada de tração da mandíbula.
   d. Inclinação da cabeça/elevação do pescoço.

3. Quando um corpo estranho está cravado no crânio,
   a. não retire o objeto, mas estabilize-o cuidadosamente.
   b. retire o objeto e aplique um curativo estéril frouxo.
   c. não retire o objeto, a menos que ele impeça o transporte.
   d. retire o objeto e cubra o ferimento com compressas estéreis.

4. Na fratura cominutiva do crânio,
   a. a fratura não fica na área de impacto ou lesão.
   b. o crânio sofre afundamento.
   c. também há lacerações do couro cabeludo e do cérebro.
   d. múltiplas rachaduras se irradiam a partir do centro de impacto.

5. Qual é a característica mais comum do sinal de Battle?
   a. Dilatação desigual das pupilas.
   b. Descoloração nas partes moles ao redor dos olhos.
   c. Marcas semelhantes a equimoses atrás dos dois ouvidos.
   d. Um dos olhos parece estar afundado.

6. Qual das seguintes situações ocorre na lesão por golpe-contragolpe do cérebro?
   a. O cérebro choca-se contra o crânio, enquanto a cabeça é arremessada para a frente.
   b. O cérebro sofre um rebote contra o lado oposto do crânio.
   c. O crânio sofre uma parada súbita e o cérebro choca-se contra ele.
   d. Todas as anteriores.

7. Qual das alternativas a seguir NÃO é um sinal de lesão medular?
   a. Dormência e formigamento dos braços e/ou das pernas.
   b. Ausência de resposta à dor.
   c. Perda do controle urinário e intestinal.
   d. Posição das pernas.

8. Investigue se há lesão da medula espinal em uma vítima consciente
   a. pedindo a ela que mexa os dedos das mãos e dos pés.
   b. pedindo a ela que fale.
   c. pedindo a ela que leia.
   d. examinando os reflexos nos joelhos ou nos cotovelos.

Parte 3   O que você faria...?

1. Uma criança de 5 anos de idade cai de uma cerca alta e bate a cabeça em uma mureta de concreto. Ela apresenta ferimento aberto na testa, está inconsciente e há perda de líquido sanguinolento pelo ouvido esquerdo.

2. Você está em um parque quando um adolescente é atingido por um taco de beisebol na cabeça. Ele está de bruços e apresenta inchaço significativo em um dos lados da cabeça. As pessoas dizem que ele ficou inconsciente, mas ele está consciente agora. Ele parece confuso, agitado, irritado e está vomitando.

3. Você está presente no local de um acidente automobilístico e encontra uma mulher que foi arremessada para fora do veículo. Ela está sentada, apresenta uma grande laceração na testa e está se queixando de dor no pescoço.

Parte 4   Revisão de habilidades

As fotografias a seguir demonstram as etapas da remoção de um capacete. Numere as fotografias de 1 a 4 para demonstrar a ordem correta da sequência.

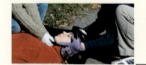 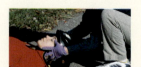 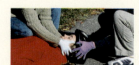 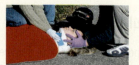

Capítulo 14

Emergências relacionadas a envenenamento

▶ Objetivos de aprendizagem

Após estudar este capítulo, você será capaz de:

1. Identificar as vias de penetração de substâncias tóxicas no organismo.
2. Relacionar os sinais e sintomas de ingestão de substâncias tóxicas.
3. Descrever e demonstrar o atendimento de emergência a vítimas de envenenamento por ingestão de substâncias tóxicas.
4. Discutir as diretrizes para o uso de carvão ativado.
5. Relacionar os sinais e sintomas de inalação de substâncias tóxicas.
6. Relacionar os sinais e sintomas de envenenamento por monóxido de carbono.
7. Descrever e demonstrar o atendimento de emergência a vítimas de envenenamento por inalação de substâncias tóxicas.
8. Relacionar os sinais e sintomas de inoculação de substâncias tóxicas.
9. Descrever e demonstrar o atendimento de emergência a vítimas de envenenamento por inoculação de substâncias tóxicas.
10. Relacionar os sinais e sintomas de absorção de substâncias tóxicas.
11. Descrever e demonstrar o atendimento de emergência a vítimas de envenenamento por absorção de substâncias tóxicas.

No local da ocorrência

Cliff Harding estava juntando folhas no jardim quando ouviu os gritos de Joshua Bandley, 2 anos, na garagem ao lado. Correndo para a garagem, Cliff encontrou o menino esfregando a boca desesperadamente. Perto dele, no chão da garagem, havia uma garrafa de refrigerante. Examinando o cheiro da garrafa, Cliff concluiu que algum tipo de inseticida tinha sido guardado ali.

Enquanto Cliff avaliava a situação, Joshua começou a vomitar. Cliff percebeu que a frequência respiratória do menino estava diminuindo e que ele exibia sinais de choque. Quando a mãe de Joshua correu para a garagem, respondendo aos gritos do filho, Cliff pediu a ela que ligasse para uma equipe de resgate.

Cliff colocou Joshua de lado, cobriu-o com uma jaqueta e – ainda usando as luvas de jardinagem – limpou o resto de vômito da boca do menino, a fim de manter as vias respiratórias desobstruídas. Cliff monitorou a respiração de Joshua e o manteve de lado, com a face para baixo, até a chegada da equipe de resgate, poucos minutos depois.

A cada ano, ocorrem entre 1 e 2 milhões de envenenamentos nos Estados Unidos, 90% deles em ambientes domiciliares. Somente um pequeno percentual é fatal; ainda assim, milhares de pessoas morrem por envenenamentos suicidas ou acidentais. O envenenamento é a terceira causa mais comum de morte acidental nos Estados Unidos e é a causa principal de mortes entre as crianças.

De fato, a maioria dos envenenamentos não intencionais ocorre em crianças com menos de 5 anos de idade. Apesar de o índice de mortalidade entre crianças ter diminuído ligeiramente ao longo dos últimos 30 anos, ele aumentou entre adultos, sobretudo em virtude de uso de drogas e suicídios. Além das fatalidades, cerca de um milhão de casos de envenenamentos não fatais ocorrem em consequência da exposição a substâncias tais como produtos químicos industriais, produtos de limpeza, aerossóis para plantas e insetos e medicamentos – de fato, dois terços dos envenenamentos, em todas as faixas etárias, estão relacionados a drogas.

Um tóxico é qualquer substância – líquida, sólida ou gasosa – que prejudique a saúde ou que leve à morte em decorrência da ação química ao penetrar o organismo em pequenas quantidades, relativamente, ou do contato com a superfície da pele tanto em uma conjuntura proposital como em uma acidental. Algumas substâncias inofensivas, por outro lado, tornam-se fatais se usadas de modo incorreto. Por exemplo, metade de todas as overdoses fatais ocorre quando pessoas abusam ou utilizam drogas prescritas de modo inadequado.

▶ **Objetivo de aprendizagem**

1 Identificar as vias de penetração de substâncias tóxicas no organismo.

As substâncias tóxicas podem entrar no organismo por quatro vias (ver Fig. 14.1):

1. Deglutição (**ingestão**) substâncias como medicamentos, produtos de limpeza domésticos ou produtos químicos.
2. Inalação de poeiras, gases, vapores e fumaças nocivas à saúde.
3. Perfuração na pele (penetração) por injeção com agulhas hipodérmicas ou por mordidas de animais, de cobras ou de insetos.
4. Absorção pela pele (p. ex., substâncias tóxicas líquidas) ou por contato com a pele (p. ex., plantas venenosas).

ingestão Absorção de uma substância para dentro do corpo pela boca.

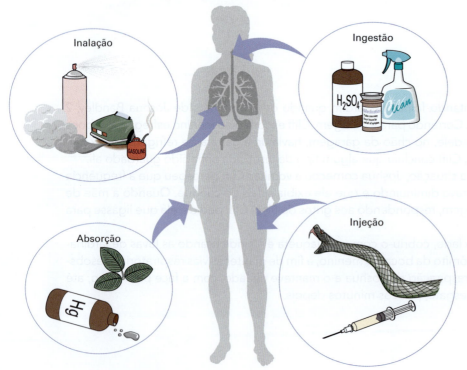

Figura 14.1 As substâncias tóxicas podem penetrar no organismo por ingestão, inalação, absorção ou injeção.

Este capítulo aborda os desafios do tratamento de vítimas de envenenamento por ingestão, inalação, inoculação ou absorção de substâncias tóxicas, resume o atendimento de emergência e fornece as diretrizes atualizadas para o uso de carvão ativado. Os primeiros socorros para envenenamentos são extremamente importantes, já que existem muito poucos antídotos, e estes não estão disponíveis para a maioria dos venenos.

Ingestão de substâncias tóxicas

Os agentes que mais comumente podem causar envenenamento quando ingeridos são ácido acetilsalicílico, paracetamol, álcool, detergentes ou sabões, produtos domésticos de limpeza e destilados de petróleo. As crianças frequentemente são vítimas de envenenamento (ver Fig. 14.2) por engolirem produtos de uso doméstico ou por comerem plantas, dentro ou fora de casa; metade de todos os casos de envenenamento por plantas é causada por cogumelos. Na maioria dos casos, a quantidade de toxina é muito baixa ou a quantidade de veneno deglutido é muito pequena para resultar em envenenamento severo. Mesmo com essa ideia em mente, contudo, sempre existe o potencial para envenenamento fatal ou severo, de forma que os primeiros socorros são sempre apropriados.

As plantas venenosas não são necessariamente exóticas – entre elas, incluem-se plantas de cultivo doméstico, como ipomeia, folhas de ruibarbo, ranúnculo, margarida, narciso lírio-do-vale, narciso, tulipa, azaleia, lírios, jacinto, louro, filodendro, comigo-ninguém-pode, cereja de Jerusalém, galanto, cevadilha, rododendro,

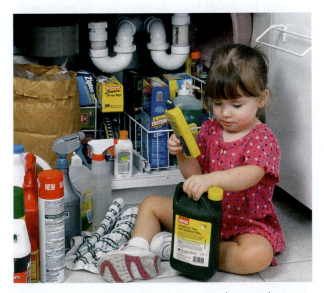

Figura 14.2 O envenenamento é a principal causa de morte acidental entre as crianças.

glicínia e determinadas partes dos pés de tomate, de batata, de aspargos e de petúnia. Os frutos do azevinho, visco branco e trepadeira são venenosos assim como a seiva da flor do bico de papagaio. A planta selvagem mais venenosa é a cicuta; outras incluem a mandrágora e louro da montanha. Partes de alguns alimentos comuns são venenosas. Os caroços de cerejas, pêssegos, abricós e outras frutas possuem cianeto suficiente para causar a morte. Isso também se aplica a sementes de maçãs e outras frutas.

Muitas coisas que são seguras em pequenas quantidades podem ser venenosas se deglutidas em grandes quantidades. Medicamentos, tanto os de venda livre como os prescritos, podem ser venenosos se não forem utilizados de acordo com as instruções do fabricante.

As substâncias tóxicas ingeridas normalmente permanecem no estômago apenas por um curto período; a maior parte da absorção ocorre após a substância tóxica ter passado para o intestino delgado. O objetivo do atendimento de emergência a vítimas de ingestão de substâncias tóxicas é levá-las ao hospital o mais rápido possível a fim de eliminar o veneno antes que ele passe para o trato intestinal.

Centros de controle de envenenamentos

Os centros de controle de envenenamentos são centros de saúde especializados que fornecem informações e orientações sobre os cuidados necessários para pessoas que foram envenenadas. Os centros de controle de envenenamentos respondem a mais de 2 milhões de chamadas a cada ano; eles foram estabelecidos em todos os Estados Unidos e Canadá e algumas vezes se localizam dentro de pronto-socorros. Os funcionários desses centros podem ajudar a estabelecer prioridades e a formular um plano de atendimento eficaz, além de fornecerem informações sobre qualquer antídoto disponível, de acordo com cada caso.

Você pode obter o telefone do serviço correspondente na sua região em listas telefônicas, consultórios médicos, hospitais ou com uma equipe de SRM*. As ligações para os centros de controle de envenenamentos são gratuitas e o atendimento, na maioria deles, funciona 24 horas por dia, com profissionais experientes. Cada centro também está conectado a uma rede nacional de consultores que podem tirar dúvidas a respeito de praticamente qualquer toxina. Além disso, as informações armazenadas nos computadores desses centros

---

* N.T.: No Brasil, os contatos dos sistemas nacionais de toxicovigilância ou de centros de vigilância para intoxicações podem ser obtidos no site da Sociedade Brasileira de Toxicologia: www.sbtox.org.br.

são atualizadas a cada 90 dias, fornecendo dados recentes sobre opções de tratamento e antídotos. Por fim, os centros mantêm um serviço de acompanhamento por telefone, que monitora o progresso da vítima e faz sugestões de tratamento até que ela seja hospitalizada ou esteja assintomática.

Se a vítima do envenenamento está consciente, entre em contato com o centro de vigilância de intoxicações antes de fazer qualquer outra coisa. Esteja preparado para informar aos atendentes dos centros de controle a idade e o peso aproximados da vítima. Faça um histórico resumido das condições da pessoa intoxicada, incluindo o nível de consciência e o de atividade, alterações na cor da pele, ocorrência de vômitos etc. Procure passar o maior número possível de informações sobre a substância tóxica que causou o envenenamento, tais como tipo (nome), quantidade ingerida e tempo transcorrido desde a ingestão.

Se a vítima estiver inconsciente, acione o SRM antes de fazer contato com o centro de vigilância de intoxicações.

A importância do levantamento da história

Fazer a vítima de envenenamento relatar o que aconteceu pode ser difícil, e o relato pode não ter exatidão – a vítima pode estar mal informada, em estado de confusão mental induzido pela droga ou tentando, deliberadamente, iludi-lo. Além disso, alguns venenos atuam de modo tão lento que os sinais e sintomas podem não ser evidentes desde o início. Contudo, para administrar o atendimento de emergência adequado à vítima de envenenamento, é necessário levantar um histórico correto. Determinar se houve de fato um envenenamento é a parte mais importante dos primeiros socorros para esse tipo de emergência.

Se a vítima for uma criança, as outras crianças da casa também podem ter ingerido a mesma substância; assim, examine cuidadosamente todas elas. Entreviste membros da família e testemunhas da ocorrência. Procure, rapidamente, pistas no local – frascos de medicamentos caídos ou vazios, pílulas ou cápsulas espalhadas, recipientes esvaziados recentemente, substâncias químicas ou solventes de limpeza entornados, plantas ou pedaços delas caídos, restos de comida ou de bebida, ou vômitos.

Faça à vítima ou aos observadores da ocorrência as seguintes perguntas:

- O que foi ingerido?
- Quando a substância foi ingerida?

- Qual a quantidade ingerida?
- Alguém tentou induzir o vômito? Foi administrado algum antídoto?
- A vítima tem histórico que possa sugerir uma tentativa de suicídio?
- A vítima sofre de alguma doença subjacente, de alergia, faz uso permanente de medicamentos ou é usuária de drogas?

Sinais e sintomas

> ▶ **Objetivo de aprendizagem**
>
> **2** Relacionar os sinais e sintomas de ingestão de substâncias tóxicas.

Pessoas que ingeriram venenos geralmente parecem doentes; além disso, você pode encontrar um frasco de uma substância potencialmente venenosa próximo à vítima. Os sinais e sintomas de envenenamento por ingestão são variados, dependendo da substância ingerida (ver Fig. 14.3); os sinais e sintomas a seguir são os mais comuns:

- Náusea, vômitos e diarreia.
- Salivação excessiva.
- Alteração de nível de consciência, do torpor à inconsciência.
- Dor, sensibilidade, distensão abdominal e/ou cãibras.
- Queimaduras ou manchas ao redor da boca, dor na boca ou na garganta, e/ou dor ao deglutir (substâncias corrosivas podem consumir, queimar ou destruir tecidos da boca, da garganta e do estômago).
- Hálito ou odores corporais incomuns; odores químicos característicos (como o da terebintina) no hálito.

Mesmo nos casos de leve suspeita de envenenamento, inicie os primeiros socorros.

Atendimento de emergência

> ▶ **Objetivo de aprendizagem**
>
> **3** Descrever e demonstrar o atendimento de emergência a vítimas de envenenamento por ingestão de substâncias tóxicas.

Entre imediatamente em contato com o centro de controle de envenenamento, acione o SRM e, em seguida, siga estes passos:

Capítulo 14 Emergências relacionadas a envenenamento

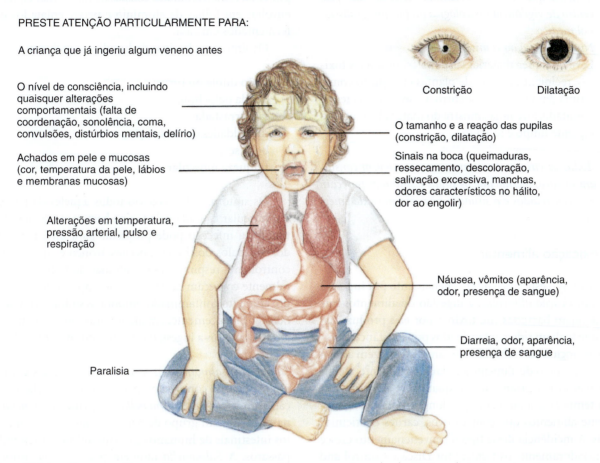

Figura 14.3 Anualmente, milhares de crianças norte-americanas necessitam de algum tipo de tratamento para envenenamento.

1. Mantenha abertas as vias respiratórias da vítima e monitore as vias respiratórias, a respiração e a circulação. Proteja-se de lesões usando luvas para remover quaisquer pílulas, comprimidos, cápsulas ou outros fragmentos que ainda estejam na boca da vítima. As secreções podem ser profusas após a ingestão de certas substâncias tóxicas, portanto mantenha o rosto da vítima abaixado a fim de facilitar a drenagem.
2. Entre em contato com o centro de vigilância toxicológica para verificar se alguma diluição é apropriada. Se não for possível entrar em contato com o centro, NÃO forneça nada por via oral para diluição. Se a substância for corrosiva (ácida) ou cáustica (álcali), dê imediatamente à vítima um ou dois copos de 250 ml de água *gelada* ou de leite frio para diluir a substância tóxica. Água ou leite gelados absorvem melhor o calor do que líquidos em temperatura ambiente ou quentes. *Não ofereça água ou leite à vítima a menos que você tenha sido orientado nesse sentido pelo centro de vigilância toxicológica.* Água ou leite podem fazer com que um veneno seco (como um comprimido) se dissolva e preencha o estômago, forçando o conteúdo estomacal a se mover mais rapidamente para o intestino delgado, onde ocorre a maior parte da absorção do veneno pela corrente sanguínea.
3. Coloque a vítima deitada sobre o lado esquerdo do corpo, a fim de retardar a entrada da substância tóxica no intestino delgado, no qual ocorre a passagem da maioria das substâncias para a corrente sanguínea. O posicionamento da vítima em decúbito lateral esquerdo pode retardar o movimento do veneno pelo intestino delgado em até 2 horas.
4. Mantenha contato com o centro de controle de envenenamentos; estima-se que três quartos de todas as emergências por ingestão de venenos podem ser tratados de modo bem-sucedido com instruções passadas por telefone. Não siga simplesmente as instruções do rótulo do recipiente, cujas informações podem estar incorretas ou desatualizadas.
5. *Com a exceção dos envenenamentos por ácidos ou álcalis, nunca ofereça líquidos ou alimentos à vítima,*

a menos que você seja orientado nesse sentido pelo centro de vigilância toxicológica ou por um profissional médico.

6. *Nunca induza ao vômito.*
7. Leve qualquer material suspeito (substâncias tóxicas, recipientes, partes de plantas etc.) junto com a vítima para o pronto-socorro. Caso a vítima tenha vomitado, leve uma amostra do material em um recipiente limpo e fechado.

Todas as vítimas de envenenamentos devem consultar um médico, mesmo que os sinais e sintomas pareçam ter sido controlados e a situação não seja mais de emergência.

Intoxicação alimentar

Um tipo específico de envenenamento por ingestão é a *intoxicação alimentar*, a ingestão de alimentos que contenham bactérias (ou toxinas por elas produzidas) ou que tenham sido contaminados por substâncias químicas (incluindo o chumbo de canos que trazem a água para o preparo de alimentos). Mais comumente, a contaminação bacteriana ocorre quando o alimento fica em temperatura ambiente por longos períodos; geralmente alimentos que contém ovos, carnes e laticínios crus. A incidência desse tipo de envenenamento cresce assustadoramente; os Centers for Disease Control and Prevention (CDC) estimam que essas intoxicações chegam aos 76 milhões de casos a cada ano, com mais de 325 mil hospitalizações e até 5 mil mortes.

Existem vários tipos de intoxicação alimentar, que serão descritos nesta seção.

Botulismo. Tipo mais fatal de intoxicação alimentar, o botulismo é uma doença rara, mas muito séria, causada por uma toxina nervosa produzida pela bactéria *Clostridium botulinum*. (Como a bactéria é encontrada no solo, um tipo separado de botulismo também ocorre em caso de feridas contaminadas por contato com terra que contenha a bactéria.) Uma média de 110 casos de botulismo é registrada nos Estados Unidos a cada ano; destes, aproximadamente um quarto são causados pela ingestão de alimentos contaminados.

Mais comumente, o botulismo resulta de alimentos enlatados que foram processados de modo inadequado (geralmente armazenados de maneira incorreta em casa). Os alimentos armazenados em conserva mais afetados são aqueles com baixo conteúdo ácido, como aspargo, feijão-verde, beterraba e milho. Entretanto, houve também surtos de botulismo em alimentos mais incomuns como alho picado em óleo, molho de pimenta, tomates, batatas cozidas de modo inadequado envoltas em folhas de alumínio e peixes enlatados ou fermentados em casa.

Os sintomas clássicos do botulismo incluem:

- visão dupla ou turva;
- queda palpebral;
- fala arrastada;
- dificuldades de deglutição;
- boca seca;
- fraqueza muscular.

Os sintomas clássicos são todos aqueles da paralisia muscular causada pela toxina bacteriana. Se não for tratada, a infecção pode progredir para uma paralisia dos músculos dos braços, pernas, tronco e aqueles que controlam a respiração. Os sintomas do botulismo geralmente começam de 18 a 36 horas após a ingestão de um alimento contaminado, embora os sintomas possam ocorrer precocemente, em até 6 horas, ou tardiamente, até 10 dias após a ingestão do alimento contaminado.

Salmonela (salmonelose). A salmonelose – mais comumente referida como salmonela – é causada pela infecção com a bactéria *Salmonella*. O germe *Salmonella* é na realidade um grupo de bactérias que vivem em tratos intestinais de humanos e outros animais, incluindo pássaros. A *Salmonella* também pode ser encontrada nas fezes de alguns animais domésticos, especialmente aqueles com diarreia, e pessoas podem se infeccionar ao não lavarem suas mãos após o contato com esses resíduos. (Répteis apresentam particular probabilidade de abrigar a *Salmonella*, de modo que as pessoas sempre devem lavar as mãos imediatamente após manipular um réptil, mesmo que este esteja saudável.) Em geral os alimentos são contaminados por meio de mãos não lavadas de um manipulador infectado que se esqueceu de lavá-las com sabão após utilizar o banheiro.

Alimentos contaminados com *Salmonella* geralmente apresentam aparência e odor normais. Os alimentos contaminados com maior frequência são de origem animal, como carnes vermelhas e de aves, leite ou ovos – embora todos os alimentos, incluindo os vegetais, possam ser contaminados. O cozimento dos alimentos mata a *Salmonella*.

Os sintomas mais comuns da salmonelose incluem:

- diarreia, geralmente com cólicas abdominais;
- febre.

Os sintomas geralmente se desenvolvem entre 12 e 72 horas após a ingestão do alimento contaminado.

A doença geralmente dura entre 4 a 7 dias, e a maioria das pessoas se recupera sem tratamento. Entretanto, se a diarreia se tornar severa, a vítima pode necessitar de hospitalização. Em alguns casos, a infecção por *Salmonella* pode se disseminar a partir dos intestinos para a corrente sanguínea e depois para outros sítios do corpo; nestes casos, é necessário o pronto tratamento com antibióticos.

Intoxicação alimentar por estafilococos. A intoxicação alimentar por estafilococos resulta da ingestão de alimentos contaminados pela bactéria *Staphylococcus aureus.* Mais comumente, os estafilococos contaminam os alimentos quando pessoas que os manipulam tocam espinhas, abscessos cutâneos, coceiras, olhos ou dedos infectados, ou secreções nasais sem lavar as mãos antes de tocar os alimentos. Se a bactéria entra em contato com o alimento e este não é cozido ou refrigerado imediatamente, a bactéria pode se multiplicar e produzir uma toxina que não será destruída pelo cozimento. (A temperatura corporal é a ideal para o desenvolvimento dessa bactéria.)

Os alimentos mais comumente afetados incluem sanduíches; presunto fatiado, carnes de aves e outras carnes; saladas de batata e saladas de ovos; molhos para saladas, doces recheados com creme, e mingau.

A intoxicação por estafilococos causa sintomas rápidos e dramáticos, incluindo:

- náusea severa;
- vômitos;
- cólicas abdominais;
- diarreia;
- ausência de febre (a temperatura, na realidade, pode estar até um pouco abaixo da normal).

Os sintomas de intoxicação alimentar por estafilococos geralmente se iniciam entre 4 a 8 horas após a ingestão do alimento contaminado – algumas vezes em menos de 30 minutos. O início rápido da intoxicação alimentar por estafilococos facilita sua distinção dentre outros tipos de intoxicação alimentar, que em geral levam mais tempo para se desenvolver.

Atendimento de emergência

Para cuidar de uma vítima de intoxicação alimentar em potencial, não dê nada à ela por via oral. Obtenha assistência médica o mais rápido possível, uma vez que somente um médico pode diagnosticar adequadamente uma intoxicação alimentar e que algumas vítimas podem necessitar de tratamento mais avançado.

✓ **Avaliação de progresso**

1. Um dos agentes mais comuns envolvidos em envenenamentos por ingestão é _____. (*multivitaminas/óleo de motor/ácido acetilsalicílico*)
2. Embora os sinais e sintomas de envenenamento por ingestão sejam variados, este geralmente produz _____. (*náusea/cianose/paralisia*)
3. O controle do envenenamento por ingestão tem como maior prioridade a preservação _____. (*das vias respiratórias/da circulação/do nível de consciência*)
4. A administração de água ou leite em ocasiões de envenenamento por ingestão deve ser aplicada apenas sob a orientação _____. (*dos pais/do centro de controle de envenenamento/do rótulo da embalagem*)

Carvão ativado

Um medicamento que pode ser administrado sob a supervisão de um centro de controle de envenenamento ou de outro centro clínico é o **carvão ativado**. Centros de vigilância toxicológica, hospitais ou médicos podem recomendar o uso de carvão ativado em alguns casos. Simplificando, o carvão ativado atua como uma esponja que ajuda a manter o veneno no sistema digestório até que seja eliminado do corpo, impedindo sua absorção pela corrente sanguínea. Apesar de o carvão ativado ter se mostrado seguro para administração por parte do socorrista, essa substância não se mostrou benéfica.

O carvão ativado é um carvão especial, composto por matéria vegetal orgânica (frequentemente pasta de madeira), que é queimado em altas temperaturas e é exposto a ácidos fortes e vapores intensos. O carvão ativado, com sua superfície porosa, é capaz de absorver várias vezes seu peso em contaminantes. O carvão ativado é um pó ou um líquido inodoro e insípido; sua ação é mais eficaz quando usado de imediato, mas ele ainda traz resultados várias horas após a administração – sempre siga as orientações do centro de vigilância toxicológica ou dos profissionais da área médica antes de administrar esse medicamento.

O carvão ativado liga-se às substâncias tóxicas no estômago, prevenindo sua absorção pelo organismo e promovendo sua eliminação do corpo. Existe no mercado carvão ativado combinado a um agente laxante, que ajuda a acelerar a passagem do carvão pelo trato intestinal, restringindo ainda mais qualquer tipo de absorção de tóxicos pelo organismo. O carvão ativado não se liga a álcool, ácidos, álcalis, potássio, DDT, sulfato ferroso, querosene, gasolina, substâncias cáusticas ou metais, como o ferro.

Um dos nomes comerciais conhecidos do carvão ativado é o Carverol, mas ele é mais facilmente encontrado pelo próprio nome. Ele é vendido tanto em farmácias comuns como em farmácias de manipulação. Você *não pode* utilizar o carvão comum no lugar do carvão ativado para o tratamento de envenenamentos.

O carvão ativado deve ser usado em caso de ingestão de substâncias tóxicas por via oral e quando o centro de vigilância toxicológica recomendar seu uso. O centro de vigilância toxicológica pode orientar a administração de várias doses repetidas durante um período de quatro a seis horas, o que pode acelerar a eliminação de certos venenos de maneira mais eficaz que uma dose única. Foi demonstrado que doses repetidas a cada duas ou seis horas são mais eficazes do que uma dose única.

Não dê carvão ativado a uma vítima que:

- não esteja totalmente consciente (apresenta alterações no nível de consciência);
- tenha ingerido ácidos ou álcalis;
- não esteja em condições de engolir.

Dosagem

> ▶ **Objetivo de aprendizagem**
> **4** Discutir as diretrizes para o uso de carvão ativado.

Para o atendimento de emergência, use carvão ativado pré-dissolvido em água, em vez da sua forma granulada; as marcas mais comuns apresentam frascos plásticos contendo 12,5 gramas de carvão ativado dissolvido em água em uma garrafa de plástico. (O carvão ativado em pó deve ser misturado em água e é mais difícil de utilizar.)

A menos que haja uma orientação diferente do centro de controle de envenenamentos, dê, tanto para adultos como para crianças, um grama de carvão ativado por quilo de peso corporal. A dose comum para crianças é de 12,5 a 25 gramas.

Administração

As instruções a seguir são genéricas. Antes de administrar carvão ativado a qualquer vítima intoxicada, consulte o centro de controle de envenenamentos ou solicite auxílio médico. Nunca administre qualquer produto por via oral para diluição e nunca administre carvão ativado sem orientações apropriadas do centro de vigilância toxicológica e/ou profissional da área de saúde. Para administrar carvão ativado (ver Fig. 14.4), proceda da seguinte forma:

1. Agite bem o recipiente do carvão ativado; se o líquido estiver muito denso, retire a tampa e mexa-o até que esteja bem misturado. O carvão ativado deposita-se no fundo do recipiente e necessita ser distribuído de modo uniforme.
2. O carvão ativado parece lama; é mais fácil persuadir a vítima a bebê-lo usando um canudinho e colocando a substância em um copo opaco e encoberto, de modo que ela não possa ver o conteúdo. Não misture o carvão ativado com qualquer outra substância na tentativa de torná-lo mais agradável para a vítima; isso poderia deixá-lo menos absorvente.
3. Se a vítima demorar muito para beber o carvão ativado, ele vai depositar-se no fundo do copo. Misture-o ou agite-o novamente antes de deixar a vítima terminar a dose.
4. Anote a hora em que a vítima tomou o carvão ativado e os detalhes exatos referentes à dose.
5. Se a vítima vomitar, repita a dose uma vez.

Depois que a vítima tiver tomado o carvão ativado, não a deixe beber leite, nem tomar sorvete ou picolé; esses alimentos diminuem a eficácia do produto.

> **carvão ativado** Carvão especial, destilado por vapor, capaz de absorver várias vezes o próprio peso em substâncias contaminantes, em virtude de sua superfície porosa.

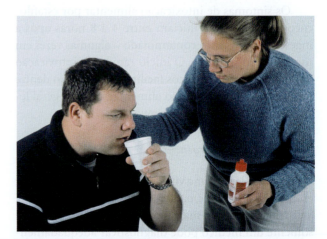

Figura 14.4 Administração de carvão ativado para uma vítima de envenenamento por ingestão.

✓ Avaliação de progresso

1. O carvão ativado absorve a substância tóxica em virtude de _____. (*sua composição química/ seus aditivos/sua superfície porosa*)
2. O carvão ativado é eficaz por _____ substâncias tóxicas. (*absorver/se ligar às/ neutralizar*)
3. Não se deve administrar carvão ativado a uma vítima que tenha ingerido _____. (*ipomeia/ detergente/gasolina*)
4. Não dê carvão ativado a uma pessoa que não esteja totalmente _____. (*alerta/de acordo/ em condições de consentir*)
5. Use a forma _____ de carvão ativado sempre que possível. (*granulada/pré-diluída/pré--dosada*)

Inalação de substâncias tóxicas

Nos Estados Unidos, quase 8 mil pessoas morrem anualmente pela inalação de vapores ou fumaças tóxicas, sendo que a presença de alguns deles não é perceptível. A maior parte das intoxicações por **inalação** (penetração de toxinas no organismo através dos pulmões) ocorre como resultado de incêndios; outras substâncias tóxicas inaladas incluem substâncias químicas industriais, vapores de drogas (tais como *crack*), vapores de produtos químicos líquidos, cloro, amônia, gases utilizados para tratamentos médicos, solventes usados para limpeza a seco, gás de esgoto, dióxido de carbono gerado pela decomposição, e monóxido de carbono gerado pela combustão incompleta de gás natural.

O socorro imediato é decisivo, já que o organismo absorve rapidamente as substâncias tóxicas inaladas. Quanto mais prolongada for a exposição antes do tratamento, pior é o prognóstico. Durante a prestação dos primeiros socorros, também é especialmente importante que o próprio socorrista se proteja contra a inalação do mesmo veneno que atingiu a vítima.

Envenenamento por monóxido de carbono

O envenenamento por **monóxido de carbono** é um assunto especial. Essa substância é responsável por metade das mortes por envenenamento que ocorrem anualmente nos Estados Unidos, sendo a principal causa de morte entre as pessoas intoxicadas pela fumaça de incêndios. Aproximadamente 1,5 mil norte-americanos morrem a cada ano em decorrência de envenenamento por monóxido de carbono, e outros 10 mil necessitam de hospitalização.

O monóxido de carbono – formado pela combustão incompleta de gasolina, carvão, querosene, plástico, madeira e gás natural – é comum no meio ambiente e é completamente não irritante, insípido, incolor e inodoro. O monóxido de carbono leva à falta de oxigênio, condição potencialmente fatal, em duas etapas. Primeiro, ele reduz a quantidade de oxigênio transportada à corrente sanguínea pelos glóbulos vermelhos; há uma probabilidade duzentas vezes maior de estes se ligarem ao monóxido de carbono na corrente sanguínea, e não ao oxigênio. Segundo, ele inibe a capacidade das células do corpo de utilizar o pouco oxigênio transportado. O cérebro e o coração são os mais prejudicados.

As fontes primárias de monóxido de carbono são aquecedores domésticos (incluindo fornos e lareiras à lenha) e gases advindos do escapamento de veículos motorizados (que, com frequência, penetram os carros através de buracos causados por ferrugem no sistema de escapamento). Por causa desses gases, é extremamente perigoso viajar na parte traseira de uma caminhonete fechada. Outras fontes comuns de monóxido de carbono são fumaça de cigarro, grelhas de churrasqueiras e briquetes de carvão, fogões de cozinha, lâmpadas a gás, fogueiras recreativas (inclusive sterno e *hibachi*), equipamentos industriais movidos a gás propano e aquecedores (de água, de ambiente ou movidos a querosene) com defeito.

O envenenamento por monóxido de carbono mata em poucos minutos. A morte é tão certa que, de todos os suicídios que ocorrem anualmente nos Estados Unidos, mais da metade é causada por gases de escapamento de veículos motorizados, compostos por 7% de monóxido de carbono.

Sinais e sintomas

> ▶ **Objetivo de aprendizagem**
> **5** Relacionar os sinais e sintomas de inalação de substâncias tóxicas.

Os sinais e sintomas da intoxicação por monóxido de carbono geralmente pioram ou melhoram durante

inalação Ato de inspirar ou atrair ar ou outros gases para o interior dos pulmões.
monóxido de carbono Gás tóxico inodoro, insípido e incolor, resultante de combustão incompleta.

períodos do dia ou de acordo com o local. Além disso, as pessoas ao redor da vítima geralmente também estão doentes com os mesmos sinais e sintomas nas mesmas circunstâncias. Animais de estimação também podem parecer doentes. Os sinais e sintomas gerais da inalação de substâncias tóxicas caracteristicamente vão e voltam e incluem:

- dificuldade respiratória ou falta de ar;
- dor ou aperto no peito; sensação de queimação no peito ou garganta;
- náusea e vômito;
- alterações visuais (visão dupla ou embaçada);
- fraqueza muscular;
- tosse, respiração ruidosa, sibilante ou outros sons anormais ao respirar;
- rouquidão;
- vertigem;
- dor de cabeça, geralmente intensa;
- zumbido nos ouvidos (tinido);
- crises epilépticas;
- nível de consciência alterado ou confusão;
- sinais de queimaduras no trato respiratório, tais como pelos nasais chamuscados, fuligem na saliva ou na garganta.

> **Objetivo de aprendizagem**
> 6 Relacionar os sinais e sintomas de envenenamento por monóxido de carbono.

Os sinais e sintomas de envenenamento por monóxido de carbono (ver Fig. 14.5) variam de acordo com o tempo de exposição e a intensidade do envenenamento. Modificam-se também em determinadas situações (por exemplo, diminuem quando a pessoa sai do ambiente infestado), durante certas horas do dia (pioram quando o forno está ligado ou durante o preparo de refeições em fogão a gás) etc. Um sinal característico é que os animais de estimação da casa também adoecem. O envenenamento por monóxido de carbono pode, inicialmente, produzir sintomas semelhantes aos da gripe, mas existem muitas diferenças importantes: o envenenamento por monóxido de carbono não causa febre, dores generalizadas no corpo ou inchaço dos linfonodos. O que torna esse tipo de envenenamento tão perigoso – principalmente após exposição crônica – é que ele pode ser facilmente confundido com alguma outra condição.

Níveis baixos de monóxido de carbono causam dor de cabeça latejante, zumbido nos ouvidos, fraqueza muscular, falta de ar, náusea, irritação, confusão mental, perda do discernimento e dificuldade de concentração.

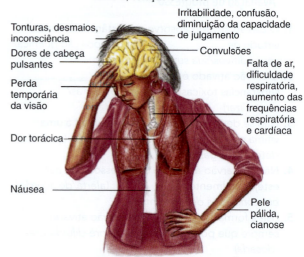

Figura 14.5 Sinais e sintomas de envenenamento por monóxido de carbono.

Níveis moderados de monóxido de carbono causam dor de cabeça intensa, fortes náuseas e vômitos, tontura, bocejos, distúrbios visuais e dificuldade de raciocínio.

Níveis altos de monóxido de carbono causam letargia e estupor, desmaio ao fazer esforço, dor no peito, arritmias cardíacas, perda temporária da visão, convulsões e coma.

No início, a cor da pele permanece normal, mas esta se torna pálida e depois cianótica à medida que o envenenamento se agrava. As mucosas e a pele, geralmente, não se tornam ruborizadas até a vítima falecer.

Deve-se cogitar a hipótese de envenenamento por monóxido de carbono sempre que os sintomas de gripe forem injustificados (como dor de cabeça, náusea, vômitos e confusão mental), principalmente se os sintomas forem compartilhados por outras pessoas e por animais de estimação próximos.

Atendimento de emergência

> **Objetivo de aprendizagem**
> 7 Descrever e demonstrar o atendimento de emergência a vítimas de envenenamento por inalação de substâncias tóxicas.

Todas as vítimas de envenenamento por inalação devem receber oxigênio o mais rápido possível, então acione *imediatamente* o SRM e, em seguida, siga esses passos:

1. Leve *imediatamente* a vítima para um local ao ar livre. Proteja-se – a vítima deve ser removida do local em que ocorreu o envenenamento por um socorrista treinado. Nunca entre em uma área que possa estar contaminada. Se há suspeita de ocorrência de envenenamento por monóxido de carbono, retire todas as pessoas do local – mesmo aquelas que aparentemente não apresentam sintomas. O ideal é levar as vítimas para um local ao ar livre a pelo menos 50 m da fonte suspeita de monóxido de carbono.
2. Monitore as vias aéreas, a respiração e a circulação da vítima, como descrito no Capítulo 3. Se não houver lesões contraindicativas e se a vítima estiver consciente, mantenha-a deitada; afrouxe roupas apertadas, principalmente aquelas em torno do pescoço e do tórax. Se a vítima não manifestar reação, coloque-a deitada sobre o lado esquerdo.
3. Se a vítima não estiver respirando, inicie imediatamente a respiração artificial; não interrompa o procedimento por nenhuma razão. Continue até que a vítima esteja respirando espontaneamente ou até ser substituído pela equipe de resgate.

Todas as vítimas de envenenamento por monóxido de carbono devem receber atendimento médico; 45% desenvolvem complicações neurológicas posteriores ao restabelecimento inicial. A vítima desse tipo de intoxicação necessita de tratamento médico imediato, mesmo que pareça recuperada (lembre-se de que estar acordada ou parecer alerta podem ser sinais falsos de recuperação). Além disso, a equipe de atendimento médico de emergência pode administrar oxigênio a uma concentração de 100%, o que acelera a recuperação. Em uma vítima de intoxicação por monóxido de carbono consciente, leva-se entre 4 a 5 horas em ar ambiente para se reverter os efeitos da intoxicação – mas leva-se somente 30 minutos em oxigênio a 100% para que se obtenham os mesmos resultados.

✓ Avaliação de progresso

1. A maior parte dos envenenamentos por inalação é causada por _____. (*escapamento de veículos motorizados/monóxido de carbono/incêndios*)

2. O gás que causa envenenamentos com mais frequência é _____. (*dióxido de enxofre/óxido nitroso/monóxido de carbono*)
3. O monóxido de carbono é difícil de ser detectado porque é completamente incolor e _____. (*penetrante/inodoro/combustível*)
4. O envenenamento por monóxido de carbono causa sintomas semelhantes aos de _____. (*gripe/enfisema/parada respiratória*)
5. _____ vítima(s) de envenenamento por monóxido de carbono necessita(m) de atendimento médico, mesmo que pareça(m) recuperada(s). (*Nenhuma/Cerca de metade das/Todas as*)

Inoculação de substâncias tóxicas

Substâncias tóxicas *inoculáveis* são aquelas que entram no organismo através de um orifício na pele – seja por meio de injeção intencional, seja por mordidas de animais ou picadas de insetos.

As substâncias, tais como as drogas ilícitas, podem ser injetadas sob a pele, sob o músculo ou diretamente na corrente sanguínea. Veja informações mais detalhadas sobre emergências relacionadas a drogas no Capítulo 15.

As fontes mais comuns de envenenamento por inoculação de venenos são as mordidas de animais e as picadas de insetos. As mais comuns são as picadas de abelhas, vespas, vespões, vespas americanas e formigas, assim como picadas de aranhas, carrapatos, cobras e animais marinhos (como medusas, corais, anêmonas e arraias; ver Cap. 23).

As substâncias tóxicas inoculáveis produzem, em geral, uma resposta imediata no local da inoculação, seguida de uma reação sistêmica retardada por todo o corpo. Deve-se dar atenção especial à possibilidade de choque anafilático após reação alérgica à picada de um inseto (ver Cap. 6).

Sinais e sintomas

> ▸ **Objetivo de aprendizagem**
> **8** Relacionar os sinais e sintomas de inoculação de substâncias tóxicas.

Os sinais e sintomas gerais da injeção de substância tóxica incluem:

- fraqueza;
- tontura;

Primeiros socorros para estudantes

- calafrios e febre;
- náusea e/ou vômitos.

Os sinais e sintomas específicos e o atendimento de emergência para choque anafilático estão relacionados no Capítulo 6.

Atendimento de emergência

> ▶ **Objetivo de aprendizagem**
>
> **9** Descrever e demonstrar o atendimento de emergência a vítimas de envenenamento por inoculação de substâncias tóxicas.

Acione o SRM e, em seguida, siga esses passos:

1. Desobstrua as vias aéreas da vítima.
2. Fique alerta aos vômitos; se possível, mantenha a vítima sentada, para prevenir a aspiração de vômito.
3. No caso de mordida de animal ou picada de inseto, proteja-se da lesão e proteja a vítima de uma nova inoculação. As abelhas só podem picar uma vez, perdendo o ferrão em seguida; contudo, as vespas, os vespões e a vespa americana podem picar várias vezes (ver Cap. 23).
4. Se a vítima foi mordida ou picada, identifique o inseto, o réptil ou o animal causador da lesão, se possível; se conseguir matá-lo, envie-o ao pronto-socorro junto com a vítima.

> ✓ **Avaliação de progresso**
>
> 1. As fontes mais comuns de injeção de substâncias tóxicas são _____. (*drogas ilícitas/animais marinhos/picadas de insetos*)
> 2. As substâncias tóxicas inoculadas causam uma reação no local lesionado, seguida posteriormente por uma reação _____ retardada. (*sistêmica/respiratória/circulatória*)
> 3. A maior ameaça em caso de picadas de insetos é _____. (*envenenamento sistêmico/falta de antitoxinas/choque anafilático*)
> 4. A maior prioridade no atendimento de vítimas de injeção de substância tóxica é _____. (*remover o ferrão/proteger as vias respiratórias/colocar uma faixa constritora*)

Absorção de substâncias tóxicas

A **absorção** de substâncias tóxicas – costumeiramente produtos químicos secos ou molhados ou substâncias tóxicas de plantas que penetram a pele – geralmente causa ardências, lesões e inflamações. Substâncias químicas espirradas nos olhos produzem ardor intenso, lacrimejamento excessivo e incapacidade de abrir o olho.

A pele apresenta reações que variam de uma irritação moderada a queimaduras químicas graves. A absorção de substâncias tóxicas causa, frequentemente, tanto reações locais como sistêmicas, que podem ser graves – por exemplo, uma exposição de apenas 2,5% da superfície corporal ao ácido fluorídrico a 100% pode levar à morte.

Um tipo bastante comum de envenenamento por absorção resulta do contato da pele com uma planta venenosa (ver Figs. 14.6 a 14.9) – normalmente, hera, sumagre ou carvalho (mais de 60 espécies de plantas podem causar reações alérgicas que imitam o envenenamento). Não é necessário um contato direto com a hera venenosa para que ocorra a reação a ela: o elemento tóxico, **urushiol**, pode ser transmitido por pelo de animais, ferramentas e roupas. Se a planta for queimada, as moléculas de urushiol emanam-se pela fumaça e podem ser aspiradas ou absorvidas pela pele. O urushiol, que na realidade é uma resina encontrada na planta, é um óleo incolor ou algumas vezes amarelo claro que corre sob a planta; ele é facilmente liberado e escoa imediatamente para a superfície da planta se uma pessoa ou animal entra em atrito com ela. O urushiol geralmente não pode ser visto na pele e pode permanecer ativo por meses – algumas vezes por anos. Estima-se que aproximadamente metade da população dos Estados Unidos é sensível à hera venenosa, e cerca de um quarto desse contingente apresentará reações severas que necessitarão de tratamento médico. A hera venenosa é comum em grande parte dos Estados Unidos. O sumagre venenoso cresce principalmente em áreas pantanosas do leste norte-americano, enquanto o carvalho venenoso cresce principalmente ao longo das áreas costeiras e na região centro-sul do país.

> **absorção** Penetração de uma substância no corpo por meio da pele.
>
> **urushiol** Elemento tóxico da hera venenosa, que pode ser carregado por meio do pelo de animais, das ferramentas, das roupas e do ar, quando a planta é queimada.

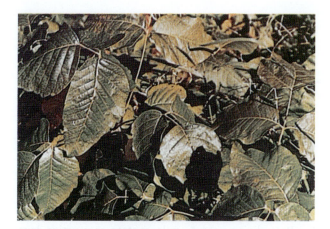

Figura 14.6 Hera venenosa.

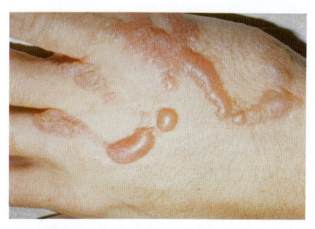

Figura 14.9 Bolhas produzidas pelo contato com uma planta venenosa.

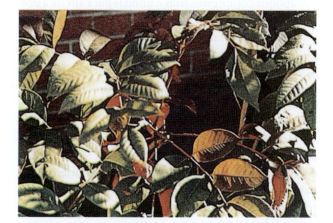

Figura 14.7 Sumagre venenoso.

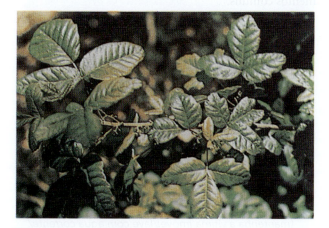

Figura 14.8 Carvalho venenoso.

Os caules e as folhas da urtiga são cobertos de *pelos* finos, côncavos, ardentes. Diferentemente da hera venenosa, que costuma produzir resposta alérgica, o efeito da urtiga deve-se à seiva irritante, inoculada na pele por meio dos pelos. A urtiga raramente produz resposta alérgica. O sintoma primário decorrente do contato com a urtiga é uma dor de queimadura intensa e imediata; dependendo da sensibilidade da vítima, a urtiga pode também causar vermelhidão e prurido, que podem durar várias horas.

Entre outras plantas que podem causar irritação moderada a intensa na pele (dermatite), encontram-se coroa de Cristo, ranúnculo, mandrágora americana, áloe, cacto-candelabro, Rudbeckia fúlgida, margarida e crisântemo. Aproximadamente um quarto daqueles que têm contato com plantas venenosas requerem atendimento médico.

Sinais e sintomas

▶ **Objetivo de aprendizagem**
10 Relacionar os sinais e sintomas de absorção de substâncias tóxicas.

Os sinais e sintomas de envenenamento por absorção incluem:

- exposição à substância tóxica;
- vestígios de líquido ou pó na pele;
- queimaduras;
- prurido e/ou irritação;
- vermelhidão.

Os sinais e sintomas de contato com uma planta venenosa incluem:

- bolhas cheias de líquido, com vazamento;
- prurido e ardor;
- edema;
- possível dor;
- erupção cutânea por 1 a 3 semanas;

- infecções secundárias decorrentes de irritação da erupção cutânea.

Atendimento de emergência

▶ Objetivo de aprendizagem

11 Descrever e demonstrar o atendimento de emergência a vítimas de envenenamento por absorção de substâncias tóxicas.

Quanto maior for a área cutânea afetada pelo agente tóxico, maior é a necessidade de atendimento médico. Assegure-se de que a vítima procure um médico se a face ou grandes áreas da pele foram afetadas. Se o envenenamento tiver ocorrido por absorção cutânea, siga esses passos:

1. Com as mãos protegidas por luvas, retire a vítima do local onde ocorreu o envenenamento e remova as roupas e as bijuterias contaminadas. Se ocorrer edema, remova todas as roupas não contaminadas ou joias que possam estar causando constrição.
2. Remova quaisquer substâncias químicas secas ou toxinas sólidas da pele, tomando extremo cuidado para não arranhar a pele.
3. Lave a área afetada com água limpa por, no mínimo, 20 minutos (o ideal é usar chuveiro ou mangueira de jardim), ou até chegar ajuda médica. Examine cuidadosamente áreas *escondidas*, como unhas, dobras na pele, regiões entre os dedos das mãos e dos pés, axilas e quaisquer pelos. Se a vítima foi intoxicada por produtos químicos secos, somente lave esses produtos da pele da vítima se você tiver acesso a uma corrente de água contínua.
4. Se a vítima tiver tocado uma planta venenosa, descontamine-a imediatamente lavando a pele com bastante água e sabão ou enxaguando-a com quantidades abundantes de álcool. (Se você utilizar pouco álcool, na realidade poderá causar a disseminação do óleo, aumentando a área de lesão.) Se a reação for branda, coloque a vítima em uma banheira com água morna, espalhando duas xícaras de farinha de aveia coloidal (produto para aliviar o prurido, disponível no mercado), aplique loção de calamina, utilize um antialérgico (Benadryl), ou uma pasta de água e bicarbonato de sódio (três partes de bicarbonato de sódio para uma parte de água). Se a reação for moderada, faça a vítima tomar um banho quente, com água quente o suficiente para tornar a pele vermelha, sem queimá-la; o calor produzirá prurido intenso durante alguns minutos, seguido de alívio por, no mínimo, 8 horas. Para as reações mais severas, procure ajuda médica; a vítima pode necessitar de uma pomada ou medicamento oral sob prescrição médica.
5. Para aliviar a reação pelo contato com urtiga, lave a área com bastante água e sabão, enxágue-a bem e aplique compressas frias e úmidas para aliviar a dor e o prurido. Você também pode utilizar uma pasta coloidal de aveia, creme de cortisona a 1%, loção de calamina ou medicamentos anti-histamínicos de venda livre em farmácias.
6. Se qualquer reação for intensa, acione o SRM ou leve a vítima a um hospital.

Acione imediatamente o SRM se houver quaisquer produtos químicos na pele ou nos olhos. Se a substância tóxica tiver espirrado no olho, siga as orientações para o tratamento de queimaduras químicas no olho relacionadas no Capítulo 8.

A Tabela 14.1 resume os sinais, os sintomas e o atendimento de emergência relativos aos envenenamentos comuns.

✓ Avaliação de progresso

1. As substâncias tóxicas são absorvidas pelo organismo por meio _____. (*dos alvéolos/ da pele/do intestino delgado*)
2. O elemento tóxico _____ venenoso(a) pode ser aspirado pela fumaça ou carregado por pelo de animais. (*do carvalho/da hera/do sumagre*)
3. Se houver substância tóxica líquida na pele da vítima, _____ por, no mínimo, 20 minutos. (*mantenha a vítima imóvel/lave com água corrente/ monitore o estado da vítima*)

Tabela 14.1 Venenos: sinais, sintomas e primeiros socorros

Veneno	Sinais e sintomas	Primeiros socorros
Venenos ingeridos (medicamentos, álcool, detergentes, produtos de limpeza, destilados do petróleo, plantas venenosas)	• Náuseas e vômitos • Diarreia • Salivação excessiva • Alteração do nível de consciência • Dor e cólicas abdominais • Queimaduras ou manchas ao redor da boca • Dor na boca e garganta • Hálito e odores corporais incomuns	• Ligar para o centro de vigilância toxicológica e seguir as instruções • Manter as vias aéreas abertas • Colocar a vítima em decúbito lateral esquerdo • *Nunca* induzir vômito • Administrar carvão ativado
Intoxicação alimentar por botulismo	Dentro de 18 a 36 horas: • Visão dupla ou turva • Pálpebras caídas • Fala arrastada • Dificuldade de deglutição • Boca seca • Fraqueza muscular	• Procurar ajuda médica
Intoxicação alimentar por salmonela	Dentro de 12 a 72 horas: • Diarreia • Cólicas abdominais • Febre	• Procurar ajuda médica
Intoxicação alimentar por estafilococos	Início rápido: • Náusea severa • Vômitos • Cólicas abdominais • Diarreia • Ausência de febre	• Procurar ajuda médica
Envenenamento por monóxido de carbono	• Dificuldade para respirar, falta de ar • Dor torácica • Náusea e vômitos • Visão turva ou dupla • Fraqueza muscular • Tosse ou rouquidão • Tonturas • Dores de cabeça, geralmente severas • Tinido nos ouvidos • Convulsões • Alteração do estado mental	• Mover a vítima *imediatamente* para um ambiente arejado • Monitorar as vias aéreas, respiração e circulação • Procurar ajuda médica imediatamente
Picadas ou mordidas de insetos	• Fraqueza • Tontura • Febre, calafrios • Náusea e vômitos	• Manter as vias aéreas e a circulação • Proteger contra novas lesões • Procurar ajuda médica
Hera venenosa, carvalho ou sumagre venenosos	• Formação de bolhas • Vermelhidão ao atrito com álcool • Coceiras ou queimação	• Lavar com sabão e água ou irrigar • Lavar em uma bacia em água morna e aveia coloidal • Utilizar uma pasta formada por bicarbonato de sódio e água (3:1) • Lavar em água quente (sem queimar a pele) a cada 8 horas
Urtiga	• Queimação imediata e intensa ou dor em agulhada • Vermelhidão e/ou coceiras	• Lavar com água e sabão • Aplicar compressas úmidas e frias • Utilizar pasta de aveia coloidal, calamina ou anti-histamínicos de venda livre

Resumo

- As substâncias tóxicas podem penetrar o organismo por ingestão, inalação, inoculação ou absorção.

- As substâncias tóxicas normalmente permanecem no estômago somente por um curto período; a maior parte da absorção ocorre depois que a substância passa para o intestino delgado. Por isso, o objetivo do atendimento de emergência é fazer que o agente tóxico seja eliminado do organismo o mais rápido possível.

- O carvão ativado pode ser administrado apenas sob a supervisão de um centro de controle de envenenamento ou de um hospital. O carvão ativado funciona absorvendo várias vezes seu peso em contaminantes.

- Não se deve administrar carvão ativado à vítima que tenha ingerido álcool, querosene, gasolina, ácidos ou álcalis, ou à vítima que não esteja completamente alerta.

- Se possível, use carvão ativado pré-dissolvido em água.

- Os centros de controle de envenenamentos são centros de consulta que atendem 24 horas por dia, com funcionários qualificados que podem fornecer informações sobre atendimentos e antídotos.

- A maioria dos envenenamentos por inalação é causada por incêndios; o gás que mais produz envenenamento é o monóxido de carbono.

- O monóxido de carbono é difícil de ser detectado sem equipamento especializado por ser completamente incolor, inodoro e insípido.

- Os sintomas de envenenamento por monóxido de carbono são semelhantes aos da gripe, mas não incluem febre, dores no corpo e inchaço de linfonodos; suspeite de envenenamento por monóxido de carbono em casos de sintomas de gripe injustificados.

- O maior perigo de envenenamento por inoculação é o choque anafilático.

- Não é necessário ter contato com a hera venenosa para manifestar uma reação; o urushiol (o elemento tóxico) pode ser transmitido por meio do pelo de animais, das ferramentas, das roupas e, quando a hera venenosa é queimada, pela fumaça.

Termos-chave

Certifique-se de que você compreende os termos-chave a seguir:

absorção	ingestão
carvão ativado	monóxido de carbono
inalação	urushiol

Exercício de raciocínio crítico

Você está limpando seu quintal e removendo as folhas secas em uma manhã de outono. Subitamente o grito de uma criança ecoa pelo ar. Você rapidamente localiza a fonte do grito na garagem do vizinho. Você corre imediatamente para a garagem e, ao entrar, vê uma criança sentada no chão, chorando e gritando. Próximo ao menino no chão da garagem, você vê uma garrafa de refrigerante. Com uma das mãos sobre o menino, você pega a garrafa e cheira seu conteúdo. O aroma é de algum tipo de inseticida.

1. Qual é sua ação imediata para ajudar o menino?
2. Qual é o procedimento de primeiros socorros que você deve administrar?
3. Existe algum procedimento de acompanhamento que você recomendaria?

Capítulo 14 — Autoavaliação

Aluno: _____ Data: _____

Curso: _____ Módulo: _____

Parte 1 Verdadeiro/Falso

Se você acha que a afirmação é verdadeira, assinale V. Se você acha que é falsa, assinale F.

V F **1.** O envenenamento por ingestão de plantas venenosas é uma emergência comum entre crianças.

V F **2.** Deve-se administrar carvão ativado a vítimas de envenenamento por inalação.

V F **3.** Lábios avermelhados são um sinal inicial comum de envenenamento por monóxido de carbono.

V F **4.** Um dos sintomas de envenenamento por um nível baixo de monóxido de carbono é dor de cabeça latejante.

V F **5.** O carvão ativado deve ser administrado somente se a vítima vomitar.

V F **6.** Uma vítima intoxicada deve permanecer sentada.

V F **7.** Os sintomas iniciais de envenenamento por monóxido de carbono incluem dor de cabeça, fraqueza, agitação, confusão mental e tontura.

V F **8.** Deve-se contatar o centro de controle de envenenamento apenas se a vítima, quando for encontrada, estiver inconsciente.

V F **9.** O carvão ativado não se liga a álcool, querosene ou gasolina.

10. O carvão ativado deve ser usado em casos de envenenamento por ingestão, já que tem a propriedade de neutralizar substâncias tóxicas.

Parte 2 Múltipla escolha

Assinale a resposta correta ou a frase que melhor completa a sentença.

1. O envenenamento é a _____ mais comum de morte acidental nos Estados Unidos.
   a. causa
   b. terceira causa
   c. quinta causa
   d. segunda causa

2. Qual dos seguintes itens NÃO é via de penetração de substância tóxica no organismo?
   a. Absorção.
   b. Êmese.
   c. Inalação.
   d. Injeção.

3. Os sinais e sintomas comuns de envenenamento por ingestão são
   a. náusea, vômitos e diarreia.
   b. dores abdominais intensas ou cãibras.
   c. salivação excessiva.
   d. Todas as anteriores.

4. É crucial que a vítima de envenenamento por inalação receba atendimento de emergência de imediato porque
   a. as substâncias inaladas são mais tóxicas do que as ingeridas.
   b. o organismo absorve rapidamente as substâncias tóxicas inaladas.
   c. as substâncias tóxicas inaladas permanecem no organismo por mais tempo que as substâncias ingeridas.
   d. a vítima pode sofrer convulsões, o que dificulta o tratamento.

5. Qual das alternativas seguintes é o sintoma característico de envenenamento por monóxido de carbono?
   a. Dor de cabeça.
   b. Pele fria e pálida.
   c. Queixas de gosto estranho na boca.
   d. Manchas ao redor da boca.

265

6. Qual é o procedimento de atendimento de emergência inicial em caso de envenenamento por inalação?
   a. Remover a vítima para um local ao ar livre.
   b. Iniciar ressuscitação boca a boca.
   c. Tratar o choque.
   d. Procurar atendimento médico imediatamente.

7. A principal responsabilidade do socorrista ao realizar um atendimento de emergência a vítimas de envenenamento é:
   a. desobstruir as vias respiratórias e impedir aspiração de vômito.
   b. determinar as substâncias causadoras do envenenamento.
   c. avaliar o nível de consciência.
   d. avaliar a respiração.

8. Depois que a vítima intoxicada vomitar, administre
   a. carvão ativado.
   b. água gelada.
   c. leite gelado.
   d. nada, a menos que algo seja recomendado pelo centro de controle de envenenamento.

Parte 3 Relacione

Relacione o veneno à via comum de exposição.

1. Monóxido de carbono
2. Toxina botulínica
3. Hera venenosa
4. Veneno de cobra

A. Absorção
B. Inalação
C. Injeção
D. Ingestão

Parte 4 O que você faria...?

Um jovem é encontrado na garagem, com o carro funcionando e as portas fechadas. Quando você chega, ele já foi retirado da garagem. Ele está inconsciente, apresenta frequências cardíaca e respiratória elevadas e está cianótico.

Capítulo 15

Emergências relacionadas a drogas e álcool

▶ Objetivos de aprendizagem

Após estudar este capítulo, você será capaz de:

1. Determinar se uma emergência é relacionada a drogas ou álcool.
2. Determinar se uma emergência relacionada a drogas ou álcool é potencialmente fatal.
3. Relacionar os sinais e sintomas de intoxicação aguda por álcool.
4. Relacionar os sinais e sintomas da síndrome de abstinência.
5. Identificar as técnicas de avaliação a serem usadas em emergências relacionadas a álcool ou drogas.
6. Descrever e demonstrar as diretrizes gerais para tratar uma emergência relacionada a álcool ou drogas.
7. Descrever e demonstrar as diretrizes para controlar uma vítima de overdose com comportamento violento.
8. Descrever e demonstrar as diretrizes para o tratamento de uma overdose.
9. Descrever e demonstrar a técnica da conversa para acalmar a vítima.
10. Descrever as quatro classificações de drogas ilícitas.
11. Descrever o cuidado com vítimas que fizeram uso de droga.

No local da ocorrência

Na manhã de 27 de janeiro de 2010, Connor Wilson atendeu a porta de seu apartamento e encontrou sua vizinha perturbada. Ela gritava "Minha colega de quarto desmaiou! Eu acho que ela tomou alguma coisa!".

Quando chegou ao apartamento, Connor encontrou Anne Rhodes, 23 anos, inconsciente no corredor próximo ao banheiro. Ao tocar seu punho para determinar o pulso, ele percebeu que ela estava febril, que o pulso estava irregular e a respiração superficial, mas adequada.

Depois de pedir para vizinha ligar para o serviço de emergência, Connor usou a manobra de inclinação da cabeça/elevação do queixo para desobstruir as vias áreas de Anne e verificar se havia algum corpo estranho; não encontrou nada. Então, ele a deitou de lado, com o rosto abaixado para caso ela vomitasse. Monitorando a respiração de Anne constantemente para ver se havia necessidade de respiração artificial, Connor instruiu a vizinha a molhar várias toalhas de rosto em água fria e passá-las sobre Anne, na tentativa de abaixar a temperatura dela.

Quando a ambulância chegou, a condição de Anne havia piorado e Connor já havia iniciado a respiração artificial; a equipe de resgate assumiu o controle, estabilizando Anne e levando-a a um hospital próximo para tratamento de overdose acidental.

Várias pessoas abusam de drogas e álcool ou usam essas substâncias de forma indevida. O alcoolismo – que não tem cura, mas que deve ser tratado para não se tornar fatal – atinge pessoas de todas as classes sociais e de quase todas as faixas etárias. O álcool é a droga mais consumida nos Estados Unidos.

Todos os anos, o álcool é a causa direta de milhares de acidentes com veículos motorizados que resultam em mortes e lesões. Nos Estados Unidos, a substância também é um fator em metade das prisões por atividade criminal. Em consequência dos efeitos nocivos o fígado, pâncreas, sistema nervoso central e outros órgãos do corpo, o álcool reduz drasticamente a expectativa média de vida de um alcoólatra.

Os usuários de drogas são mais propensos a certas lesões, enfermidades e doenças infecciosas. Entre elas, as mais conhecidas são infecção por HIV, hepatite, endocardite, flebite, paranoia, depressão e lesões causadas por quedas. Além disso, os usuários de drogas são, com frequência, vítimas de homicídios, assim como de overdose acidental ou suicídio intencional.

Este capítulo ajuda a determinar quando uma emergência está relacionada a drogas ou álcool e descreve as providências a serem tomadas em tais situações.

Natureza das emergências relacionadas a drogas e álcool

Muitas emergências envolvem overdose, a intoxicação por uma droga. A maioria das overdoses envolve usuários habituais de drogas, mas a overdose pode ser acidental (resultado do erro de cálculo, confusão ou uso de mais de uma droga – fatos comuns em idosos) ou intencional (geralmente tentativa de suicídio). O abuso de drogas e de álcool pode causar efeitos imediatos ou a longo prazo (ver Figs. 15.1 a 15.9).

Geralmente não é possível determinar de imediato qual droga a vítima tomou. Muitos usuários tomam uma mistura de drogas (às vezes sem saber), e muitas drogas compradas na rua são adulteradas com substâncias brancas em pó, como amido, talco, açúcar ou serragem (estima-se que a cocaína vendida nas ruas é comumente diluída com 75% de sacarose, talco ou amido).

Mesmo que a vítima seja capaz de dizer o que foi ingerido, essa autoavaliação pode não ser precisa: a vítima pode ter sido enganada pela pessoa que lhe vendeu a droga. Por exemplo, apenas uma pequena porcentagem das drogas que contêm fenciclidina (PCP) é vendida nas ruas como PCP.

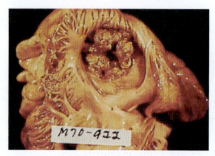

Figura 15.1 Danos cardíacos causados por fungo introduzido durante a injeção da droga.

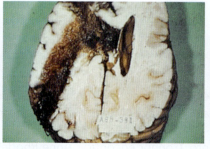

Figura 15.2 Ferimento à bala no cérebro, relacionado ao abuso de álcool.

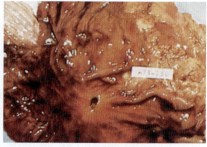

Figura 15.3 Úlcera gástrica crônica causada pelo abuso de álcool.

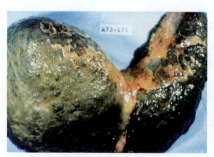

Figura 15.4 Cirrose hepática alcoólica.

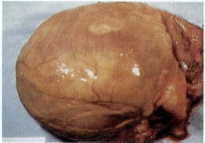

Figura 15.5 Coração fraco e dilatado, associado ao abuso de álcool.

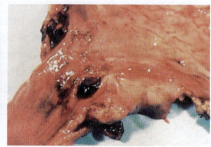

Figura 15.6 Ruptura de veia no esôfago, causando hemorragia interna grave, associada ao abuso de álcool.

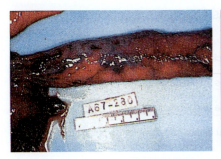
Figura 15.7 Veias esofágicas dilatadas em decorrência do abuso crônico de álcool.

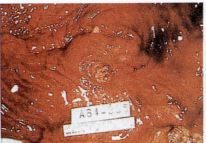
Figura 15.8 Hemorragia interna de uma úlcera causada pelo abuso crônico de álcool.

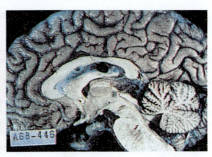
Figura 15.9 Dano cerebral (cerebelo) causado pelo abuso crônico de álcool.

Determinando se uma emergência está relacionada a drogas ou álcool

> ▶ **Objetivo de aprendizagem**
>
> **1** Determinar se uma emergência é relacionada a drogas ou álcool.

Dado que o álcool e as drogas produzem sinais que se assemelham a vários distúrbios ou doenças sistêmicas, pode ser difícil avaliar adequadamente se uma emergência é causada por drogas ou álcool, em especial se a vítima estiver inconsciente.

Para ajudar a determinar se a vítima pode estar experimentando uma emergência relacionada ao uso de drogas ou álcool, siga as etapas:

- Examine se a área ao redor da vítima apresenta evidências de uso de drogas ou álcool: frascos de medicamentos total ou parcialmente vazios, seringas, garrafas de bebidas vazias etc. A vítima pode estar portando drogas. Procure pelas drogas somente se as condições da vítima permitirem e se você for autorizado a fazê-lo.
- Procure sinais de pílulas ou comprimidos parcialmente dissolvidos na boca da vítima; se encontrar alguma coisa, remova.
- Sinta o hálito da vítima para ver se há odor de álcool (não confunda odor almiscarado, adocicado ou cetônico com álcool – tais sintomas podem indicar coma diabético).
- Pergunte aos amigos ou familiares da vítima, ou a qualquer testemunha, o que eles sabem sobre o acidente.

Se a vítima estiver consciente, observe se o seu modo de andar é instável ou se ela apresenta falta de coordenação acentuada. Lembre-se de que muitas doenças graves (como diabetes e epilepsia) se assemelham a abuso ou overdose de drogas. Não assuma que a pessoa aparenta estar entorpecida e apresenta fala arrastada necessariamente por haver ingerido drogas. *Nunca tire conclusões precipitadas.*

Determinando se uma emergência relacionada a álcool ou drogas é potencialmente fatal

> ▶ **Objetivo de aprendizagem**
>
> **2** Determinar se uma emergência relacionada a drogas ou álcool é potencialmente fatal.

Os seis sinais e sintomas a seguir indicam uma emergência potencialmente fatal (ver Fig. 15.10):

1. Inconsciência – a vítima não pode ser acordada ou, se for acordada, volta ao estado de inconsciência quase imediatamente.
2. Dificuldade respiratória – a respiração pode ter sido interrompida, ser fraca e superficial ou pode variar entre ciclos fracos e fortes. As expirações podem ser ásperas, crepitantes ou ruidosas. A pele da vítima pode estar cianótica, o que indica falta de oxigênio.
3. Febre – qualquer temperatura acima de 38°C pode indicar uma situação perigosa se álcool e/ou drogas estiverem envolvidos.
4. Pulso anormal ou irregular – qualquer pulso abaixo de 60 ou acima de 100 batimentos por minuto, assim como pulso irregular (arrítmico), pode indicar perigo.
5. Vômito em estado parcial de consciência.
6. Convulsões – uma convulsão iminente pode ser indicada pela contorção do rosto, do tronco, dos braços ou das pernas, e também por rigidez ou espasmo muscular.

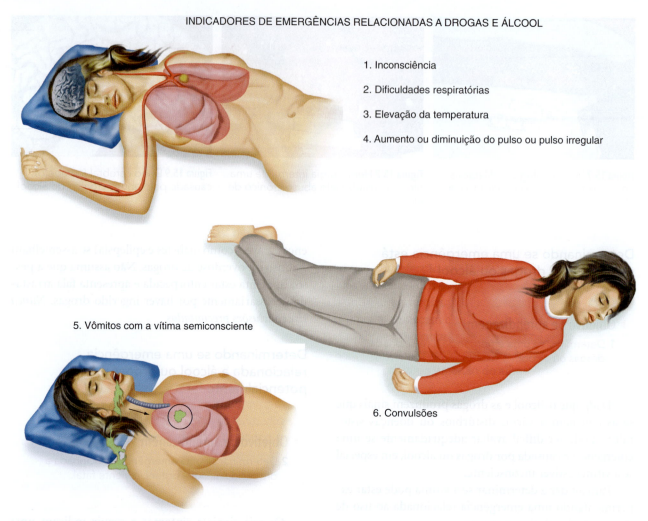

Figura 15.10 O atendimento de emergência e a assistência médica são necessários imediatamente se a vítima exibir qualquer um desses seis sinais de emergência potencialmente fatal, não importando a causa.

✓ **Avaliação de progresso**

1. O álcool não causa hálito almiscarado, adocicado ou acetônico; esses odores podem ser causados por _____. (*choque insulínico/hipoglicemia/coma diabético*)
2. Uma emergência potencialmente fatal é indicada por uma frequência cardíaca inferior a _____ batimentos por minuto. (*50/60/70*)
3. Febre acima de _____ °C indica uma emergência potencialmente fatal se houver envolvimento de drogas. (*37/38/39*)

Emergências relacionadas a álcool

O álcool é um depressor do sistema nervoso central que, em doses moderadas, causa estupor e, em doses elevadas, pode causar coma ou morte.

O álcool é totalmente absorvido pelo estômago e pelo trato intestinal dentro de 2 horas após a ingestão – e, algumas vezes, em apenas 30 minutos. Uma vez absorvido pelo estômago, o álcool é distribuído pelos tecidos corporais de forma relativamente rápida. Entretanto, fica concentrado no cérebro e no sangue, com as concentrações cerebrais se aproximando rapidamente das encontradas no sangue.

As pessoas abusam do álcool por vários motivos. Algumas exageram durante uma fase de experimentação inicial, enquanto outras apresentam padrões mais crônicos de abuso.

O alcoolismo consiste em uma doença crônica caracterizada pelo consumo compulsivo de ácool, quando é utilizado com frequência para aliviar tensões ou outras dificuldades emocionais (beber para "esquecer os problemas"); e, no vício verdadeiro, a abstinência de álcool causa sintomas mais significativos. Com frequência, os alcoólatras também são dependentes de outras drogas, especialmente aquelas nas categorias de sedativos, narcóticos e tranquilizantes.

De forma geral, o alcoólatra começa a beber logo pela manhã, tende a beber sozinho ou escondido e, periodicamente, pode passar por consumo excessivos prolongados, caracterizados por perda de memória (períodos de *blackout* – ou uma *crise de ausência temporária*). A abstinência de álcool pode produzir sintomas como tremedeira, ansiedade ou *delirium tremens* (DT).

Conforme o alcoólatra vai se tornando mais dependente, o desempenho no trabalho e o relacionamento com amigos e familiares podem começar a apresentar problemas. Faltas ao trabalho, perturbações emocionais e acidentes com veículos motorizados tornam-se mais frequentes.

Intoxicação aguda

> ▶ **Objetivo de aprendizagem**
> 3 Relacionar os sinais e sintomas de intoxicação aguda por álcool.

O grau de intoxicação aguda depende da quantidade de álcool consumida. Os sinais e sintomas (ver Fig. 15.11) incluem:

- sonolência;
- falta de coordenação motora e fala desconexa;
- violência;
- comportamento instável ou destrutível.

Nota: A intoxicação aguda muitas vezes é semelhante à hipoglicemia (choque insulínico ou baixo açúcar no sangue). Suspeite sempre de diabetes; na dúvida, dê açúcar.

EMERGÊNCIAS RELACIONADAS AO ÁLCOOL

CUIDADO: Não determine de imediato que um indivíduo com hálito aparentemente de álcool está alcoolizado. Os sinais podem indicar uma doença como a epilepsia ou o diabetes, ou ainda um traumatismo craniano.

SINAIS DE INTOXICAÇÃO

- Odor de álcool no hálito
- Desequilíbrio corporal
- Fala arrastada
- Náuseas e vômitos
- Face avermelhada
- Sonolência
- Comportamento violento, destrutivo ou errático
- Autoflagelação, geralmente inconsciente

EFEITOS

- O álcool é um depressor. Ele afeta a capacidade de julgamento, visão, tempo de reação e coordenação.
- Quando ingerido em conjunto com outros depressores, o resultado pode ser amplificado para além dos efeitos de uma droga ou substância isolada.
- Em quantidades muito elevadas, o álcool pode paralisar o centro respiratório do cérebro e causar morte.

TRATAMENTO

- Ofereça o mesmo nível de atenção que você ofereceria a qualquer pessoa com doenças ou lesões.
- Monitore constantemente os sinais vitais da vítima. Forneça suporte à vida quando necessário.
- Posicione a vítima de modo a evitar a aspiração de vômito.
- Proteja a vítima contra autoflagelação.

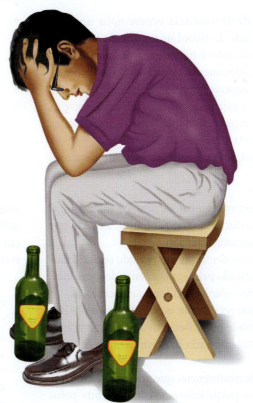

Figura 15.11 Sinais, efeitos e tratamento de emergências relacionadas a álcool.

Consumo excessivo de álcool

Outro problema com o álcool é seu consumo excessivo, ou libação alcoólica. Essa prática costuma ser comum entre adultos jovens que buscam diversão por meio do consumo exagerado de bebidas alcoólicas. A ingestão de grandes quantidades de uma bebida (ou a mistura de bebidas alcoólicas) com resultante estupor, irresponsividade e vômitos frequentemente causa mortes em locais como faculdades e universidades e em suas imediações.

Síndrome de abstinência

> ▶ **Objetivo de aprendizagem**
> **4** Relacionar os sinais e sintomas da síndrome de abstinência.

A **síndrome de abstinência** ocorre após uma redução na quantidade de álcool que a pessoa está acostumada a consumir; não é necessário que o alcoólatra pare de beber completamente. A síndrome de abstinência também pode ocorrer quando os níveis de álcool no sangue começam a cair após uma intoxicação grave. A síndrome é dose-dependente: quanto mais o alcoólatra beber, mais grave ela será.

Há quatro estágios gerais de abstinência de álcool (ver Fig. 15.12):

1. O estágio 1 ocorre dentro de aproximadamente 8 horas após a redução de álcool e é caracterizado por náusea, insônia, suor e tremores.
2. O estágio 2 ocorre dentro de um período de 8 a 72 horas e é caracterizado pelo agravamento dos sintomas do estágio 1 mais vômito e ilusões ou alucinações.
3. O estágio 3, que geralmente ocorre dentro de 48 horas, é caracterizado por crises convulsivas mais graves.
4. O estágio 4 é caracterizado por *delirium tremens*.

A síndrome de abstinência, que pode se assemelhar a vários distúrbios psiquiátricos, é caracterizada pelos seguintes sinais e sintomas:

- insônia;
- fraqueza muscular;
- febre;
- crises convulsivas;
- desorientação, confusão e distúrbios no processo de raciocínio;
- alucinações;
- anorexia;
- náusea e vômitos;
- suor;
- batimentos cardíacos acelerados.

Delirium tremens

Delirium tremens (DT) – condição grave e potencialmente fatal, com uma taxa de mortalidade de cerca de 15% – pode ocorrer em 1 a 14 dias após a última dose de bebida ingerida, sendo mais comum dentro de 2 a 5 dias. Um único episódio de DT dura entre 1 e 3 dias, e episódios múltiplos podem durar até um mês. Deve-se suspeitar de DT em qualquer vítima que apresente delírio de causa desconhecida.

Os sinais e sintomas de DT incluem:

- confusão profunda;
- perda de memória;
- tremores;
- inquietação;
- febre extremamente alta;
- pupilas dilatadas;
- transpiração abundante;
- insônia;
- náusea;
- diarreia;
- alucinações, principalmente de natureza assustadora (como ilusões com cobras, aranhas ou ratos).

As crises convulsivas são muito comuns em abstinência alcoólica, mas não em DT. Contudo, cerca de um terço das pessoas que têm crises convulsivas no início da abstinência progredirão para DT se não forem tratadas ou se forem tratadas de forma inadequada.

> **síndrome de abstinência** Síndrome de quatro estágios que ocorre após uma redução na quantidade de álcool que uma pessoa está acostumada a ingerir, ou quando os níveis de álcool no sangue começam a cair após intoxicação grave.
> ***delirium tremens*** Condição potencialmente fatal que provoca delírio; normalmente ocorre nos primeiros 5 dias posteriores à última dose de álcool ingerida pelo alcoólatra; também conhecida como DT.

O *delirium tremens* constitui a forma mais extrema de síndrome de abstinência alcoólica. Formas menos severas incluem tremor alcoólico, alucinações alcoólicas e convulsões por abstinência, que geralmente (mas nem sempre) precedem o *delirium tremens*.

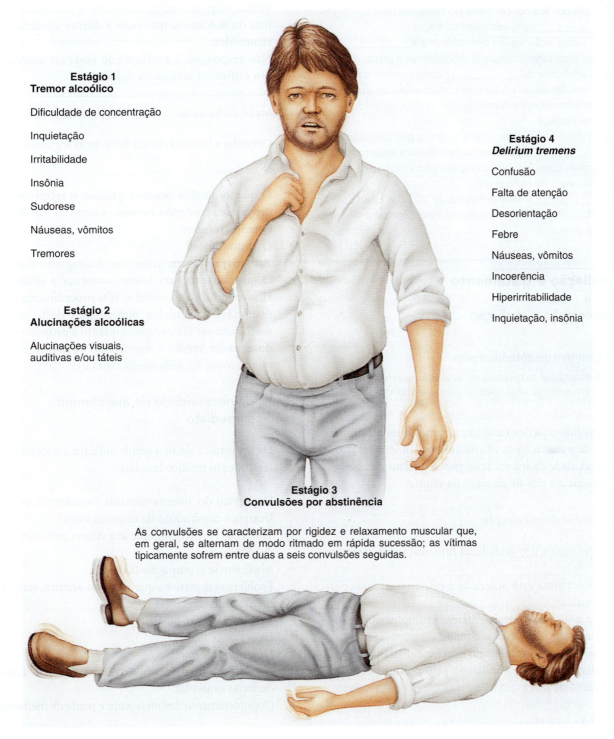

Estágio 1
Tremor alcoólico

Dificuldade de concentração

Inquietação

Irritabilidade

Insônia

Sudorese

Náuseas, vômitos

Tremores

Estágio 2
Alucinações alcoólicas

Alucinações visuais, auditivas e/ou táteis

Estágio 3
Convulsões por abstinência

As convulsões se caracterizam por rigidez e relaxamento muscular que, em geral, se alternam de modo ritmado em rápida sucessão; as vítimas tipicamente sofrem entre duas a seis convulsões seguidas.

Estágio 4
Delirium tremens

Confusão

Falta de atenção

Desorientação

Febre

Náuseas, vômitos

Incoerência

Hiperirritabilidade

Inquietação, insônia

Figura 15.12 Estágios da abstinência.

✓ Avaliação de progresso

1. O álcool é totalmente absorvido pelo estômago e pelos intestinos em _____ horas. (*2/3/4*)
2. O álcool fica concentrado no sangue e no _____. (*fígado/cérebro/baço*)
3. A intoxicação aguda é semelhante a _____. (*epilepsia/hemorragia cerebral/choque insulínico*)
4. A síndrome de _____ ocorre quando os níveis de álcool no sangue começam a cair após uma intoxicação. (*abstinência/habituação/acidose metabólica*)
5. O *delirium tremens* é caracterizado por confusão e _____, geralmente de natureza assustadora. (*crises convulsivas/alucinações/distúrbios no processo de raciocínio*)
6. _____ é fatal em cerca de 15% dos casos. (*Alcoolismo/Delirium tremens/Síndrome de abstinência*)

Avaliação e tratamento

Observação e avaliação

▶ Objetivo de aprendizagem

5 Identificar as técnicas de avaliação a serem usadas em emergências relacionadas a álcool ou drogas.

As informações mais importantes a serem obtidas durante a avaliação da vítima de abuso de drogas/álcool é a gravidade da intoxicação, por seu efeito no nível de consciência e nos sinais vitais da vítima.

Gravidade da intoxicação

Determine a gravidade da intoxicação observando:

- Se a vítima está acordada e responde às suas perguntas.
- Se a vítima se retrai mediante estímulos dolorosos.
- Se a respiração está adequada.
- Se o sistema circulatório está funcionando adequadamente (o que é indicado pelo pulso e pela coloração da pele).

Nível de consciência

De modo geral, as vítimas se encaixam em uma das três categorias a seguir:

- Acordada, alegando ter ingerido um medicamento – a vítima responde a perguntas e está alerta e consciente.
- Responsiva a estímulos verbais ou dolorosos – a vítima responde adequadamente a estímulos verbais ou dolorosos, mas volta a dormir quando são removidos.
- Não responsiva – a vítima não pode ser acordada por estímulos verbais ou dolorosos.

Obtenção da história

Obtenha a história clínica fazendo as seguintes perguntas:

- O que tomou? Se possível, procure o recipiente da droga e seu conteúdo, e envie-os junto com a vítima.
- Quando tomou?
- Quanto tomou?
- Tomou mais alguma coisa (outras drogas ou álcool)?
- O que foi feito para tentar contornar a situação? Houve indução ao vômito? (Os procedimentos de reanimação realizados por pessoas destreinadas costumam ser tão perigosos quanto a própria overdose; assim sendo, é importante descobrir exatamente o que foi feito com a vítima.)

Sinais da necessidade de atendimento médico imediato

Os sintomas e sinais a seguir indicam a necessidade de atendimento médico imediato:

- Depressão do sistema nervoso (sonolência, coma, letargia e diminuição da resposta à dor).
- Tremores (principalmente se a vítima está sofrendo de abstinência).
- Abstinência acompanhada de dor.
- Problemas digestivos que incluem vômito, sangramento e desidratação.
- Respiração lenta ou ausente.
- Crises convulsivas.
- *Delirium tremens*.
- Distúrbios visuais, confusão mental e falta de coordenação muscular.
- Comportamento desinteressado e perda de memória.

Diretrizes gerais para tratamento de crises causadas por drogas/álcool

> ▶ **Objetivo de aprendizagem**
> 6 Descrever e demonstrar as diretrizes gerais para tratar uma emergência relacionada a álcool ou drogas.

Por definição, a intervenção em uma crise é de curto prazo e envolve aliviar a dor e a confusão de vítimas em um determinado evento ou circunstância. O objetivo da intervenção é estabelecer e manter a comunicação, criar confiança e construir um relacionamento de trabalho em curto prazo que irá reduzir a ansiedade, produzir um entendimento mais claro do problema em questão e identificar os recursos necessários para lidar com ele (ver Fig. 15.13).

Siga estas diretrizes:

1. Garanta sua própria segurança.
2. Forneça uma base da realidade.
    - Identifique quem você é e o que você faz.
    - Use o primeiro nome da vítima.
    - Antecipe as preocupações da vítima, da família e dos amigos.
    - Com base na reação da vítima, introduza o máximo de familiaridade possível – pessoas, objetos, jornais ou programas de TV.
    - Seja calmo e autoconfiante.
3. Forneça apoio não verbal apropriado.
    - Mantenha contato visual.
    - Mantenha uma postura corporal relaxada.
    - Seja calmo e gentil.
    - Toque a vítima, se parecer apropriado.
4. Encoraje a comunicação.
    - Comunique-se diretamente com a vítima, não por meio de terceiros.
    - Faça perguntas simples e claras.
    - Faça as perguntas devagar, uma de cada vez.
    - Tente não fazer perguntas cujas respostas aceitem um simples *sim* ou *não*.
    - Seja tolerante à repetição; não fique impaciente.
5. Encoraje a confiança.
    - Não julgue e não acuse a vítima.
    - Ajude a vítima a confiar em você.
    - Ouça com atenção.
    - Reaja aos sentimentos da vítima, mostrando a ela que você a compreende.
    - Identifique e reforce progressos.

Tratando uma vítima de drogas/álcool com comportamento violento

> ▶ **Objetivo de aprendizagem**
> 7 Descrever e demonstrar as diretrizes para controlar uma vítima de overdose com comportamento violento.

Os sinais a seguir indicam que a vítima está prestes a perder o controle e se tornar violenta (ver Fig. 15.14):

- Agitação excessiva, a vítima pode falar em voz alta ou gritar, apresentar energia excessiva (atitude irrequieta, excitada), ameaçar, ou executar movimentos violentos (socando paredes ou se balançando).
- Sudorese.
- Fala excessiva (fala rápida, alta ou descontrolada).

Fique atento a tais sinais de perigo e violência e adote uma postura evasiva. Deixe o local e chame a po-

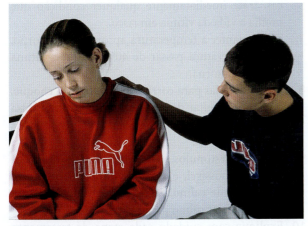

Figura 15.13 Transmita segurança à vítima. Diga quem você é e que está tentando ajudar.

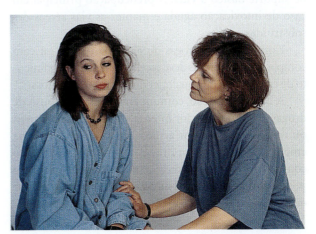

Figura 15.14 Agitação, sudorese e fala excessiva podem indicar que a vítima está prestes a perder o controle.

lícia e o SRM. Não se envolva em uma situação com uma vítima que pareça potencialmente violenta. Somente tente restringir uma vítima violenta se você for treinado e autorizado para tal.

Para impedir que uma vítima se torne violenta, siga estes passos:

1. Não invada o espaço pessoal do indivíduo (ficando a menos de um metro da vítima). Chegar muito perto pode parecer ameaçador para a vítima.
2. Use uma voz e um tom conciliadores.
3. Não coloque objetos entre a vítima e a porta ou poderá parecer que você está bloqueando sua passagem.
4. Remova objetos perigosos do campo de visão e do alcance da vítima.

Se a vítima se tornar violenta, siga estes passos:

1. Deixe o local e notifique as autoridades policiais.
2. Não tente restringir a vítima a menos que você seja treinado e autorizado para tal e que haja pessoas suficientes para essa tarefa.
3. Deixe o local sempre que armas de qualquer tipo forem utilizadas ou se forem feitas ameaças com elas.

Para informações sobre como dominar uma vítima violenta, consulte o Capítulo 28.

Atendimento de emergência

O objetivo imediato no atendimento de emergência de uma vítima de abuso de drogas ou álcool é avaliar a função cardiopulmonar e estabilizar as funções de suporte básico à vida. A preocupação principal em caso de intoxicação aguda é manter as vias aéreas desobstruídas.

Uma vítima de drogas ou álcool em coma ou com complicações cardíacas deve receber o mesmo atendimento de emergência que qualquer outra vítima comatosa.

A hiperventilação, comum em vítimas de abuso de drogas, pode indicar dor intensa, abstinência de drogas ou envenenamento por ácido acetilsalicílico. Em uma emergência causada por drogas, trate a hiperventilação como um distúrbio médico, não como hiperventilação por ansiedade (ver Cap. 17). Não deixe a vítima respirar dentro de um saco de papel.

Tratando uma overdose

> ▶ **Objetivo de aprendizagem**
> **8** Descrever e demonstrar as diretrizes para o tratamento de uma overdose.

Os objetivos gerais do atendimento a uma vítima de overdose são proteger tanto a vítima como os socorristas, acalmar a vítima e prevenir lesão física, aspiração e hipotermia. Acione o SRM e, em seguida:

1. Esteja preparado para uma parada cardíaca. Monitore os sinais vitais constantemente; sua maior prioridade é manter as vias aéreas desobstruídas.
2. Não entre em pânico; trate a vítima com calma. Se ela estiver inalando uma substância tóxica ou estiver em perigo iminente, retire-a do local. Não se coloque em perigo.
3. Se a pessoa estiver consciente, tente sentá-la ou deitá-la. Não tente contê-la, a não ser que ela represente uma ameaça.
4. Estabilize e mantenha as vias aéreas desobstruídas. Remova qualquer corpo estranho da boca ou da garganta que possa ameaçar a respiração, incluindo próteses dentárias, sangue, muco ou vômito. Administre respiração artificial, se necessário.
5. Vire a cabeça da vítima para o lado ou para baixo em caso de vômito. Informe qualquer sinal de sangue no vômito; sangue vermelho-vivo no vômito pode ser sinal de ruptura de vasos sanguíneos no estômago ou no esôfago.
6. Monitore os sinais vitais da vítima frequentemente; vítimas de overdose podem estar conscientes em um dado momento e entrar em coma em seguida. Em caso de complicações respiratórias ou cardíacas, trate imediatamente qualquer condição que ponha a vida da vítima em risco.
7. Tente manter a temperatura apropriada do corpo. Se a temperatura passar de 40°C, banhe a vítima com água morna.
8. Tome medidas para corrigir ou prevenir o choque, que pode resultar de vômito, transpiração profusa ou ingestão inadequada de líquidos. Fique alerta às reações alérgicas.
9. Reduza os estímulos ao máximo; diminua a iluminação, se possível, e deixe a vítima descansar em um ambiente calmo. Se ela estiver agitada, leve-a para um lugar calmo para observação.
10. Explique com cuidado cada etapa de tratamento para ajudar a reduzir a paranoia.

Se tiver tempo, antes de a vítima ser transportada, examine a área ao redor dela e procure comprimidos, cápsulas, frascos ou caixas de pílulas (especialmente os vazios), seringas ou outros objetos relacionados a drogas, como ampolas, receitas médicas, cartões de hospitais ou anotações médicas que possam ajudar a identificar qual droga foi ingerida. Qualquer evidência deve ser transportada com a vítima.

Técnica da conversa para acalmar a vítima

> ▶ **Objetivo de aprendizagem**
> 9 Descrever e demonstrar a técnica da conversa para acalmar a vítima.

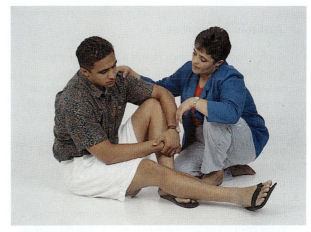

Figura 15.15 Utilize a técnica da conversa para acalmar uma vítima ansiosa.

Vítimas que ingeriram alucinógenos devem ser atendidas por um profissional médico. Substâncias como o ecstasy e GHB (ácido gamahidroxibutírico) podem causar sérios problemas médicos.

Você pode ser chamado para cuidar de alguém que já foi avaliado por um médico, mas que necessita de apoio e supervisão. Estas vítimas, apesar de não apresentarem problemas médicos, podem apresentar problemas comportamentais.

Esses comportamentos podem ser evidentes, como ansiedade extrema ou estados de pânico (as chamadas *bad trips*), reações paranoicas ou depressivas, alterações de humor, desorientação e incapacidade de distinguir realidade de fantasia. Já foram relatadas reações psicóticas prolongadas a drogas psicodélicas, principalmente em pessoas que já apresentam distúrbios psicológicos.

A técnica da conversa para acalmar a vítima é o método preferido para o tratamento dessas vítimas. Essa técnica envolve não condenar a vítima e oferecer apoio e conforto de uma pessoa experiente. Reduzir estímulos externos, como iluminação intensa ou sons altos, e fazer a vítima se deitar e relaxar é de grande ajuda. O objetivo dessas atitudes é reduzir condições como ansiedade, pânico, depressão ou confusão.

Nunca use a técnica da conversa para acalmar em vítimas que tenham usado PCP, pois isso poderia agravar o quadro. Para outras situações, siga as etapas (ver Fig. 15.15):

1. Faça a vítima se sentir acolhida. Permaneça relaxado e seja solidário. Como a vítima pode se tornar hostil repentinamente, tenha um acompanhante com você. Fique calmo, mas seja autoritário.

2. Explique à vítima que sua condição mental estranha é causada pela droga e que não vai durar para sempre. Ajude a vítima a perceber que ela não está mentalmente doente.

3. Identifique-se de forma clara. Diga à vítima quem você é e o que está fazendo para ajudar. Tome cuidado para não invadir o *espaço pessoal* da vítima antes de ter estabelecido um relacionamento; tente ficar a cerca de 2 ou 3 metros de distância até sentir que ela tem alguma confiança em você. Só toque a vítima se ela permitir ou se houver ameaça à segurança (dela mesma, do socorrista ou de outra pessoa).

4. Ajude a vítima a verbalizar o que está acontecendo. Recorde para ela o que está acontecendo; faça perguntas. Esquematize a sequência provável dos eventos, se for apropriado.

5. Formule frases simples e concretas; repita e confirme o que a vítima diz. Oriente-a quanto a tempo e lugar: seja absolutamente claro ao dizer onde ela está, o que está acontecendo e quem está presente. Ajude a vítima a identificar objetos que possam ser familiares – processo que ajuda na autoidentificação. Preste atenção às pistas que permitirão saber se ela está ansiosa; se estiver, discuta essas ansiedades. Ajude a vítima a resolvê-las e a superar sentimentos de culpa.

6. Antecipe à vítima o que irá acontecer quando o efeito da droga começar a passar. Pode haver confusão em um momento, clareza mental em outro. Mais uma vez, ajude a vítima a entender que essas alterações são causadas pelas drogas, e não por doença.

Quando a vítima se acalmar, leve-a para um centro médico.

✓ Avaliação de progresso

1. A informação mais importante a reunir durante a avaliação de uma vítima de emergências relacionadas a álcool ou drogas é a severidade da intoxicação e _____. (*história/ queixa principal/ nível de consciência*)

2. _____ é um sinal de que é necessário atendimento médico imediato. (*Crise convulsiva do tipo grande mal/Vômito/Aceleração dos batimentos cardíacos*)

3. Uma atitude que ajuda a fornecer um dado de realidade é _____. (*manter contato visual/ ouvir com atenção/usar o primeiro nome da vítima*)

4. É possível fornecer apoio não verbal _____. (*tocando a vítima/deixando a vítima assistir à TV/ ouvindo com atenção*)

5. Você pode incentivar a comunicação _____. (*reagindo aos sentimentos/mantendo uma postura corporal relaxada/fazendo perguntas lentamente*)

6. Os objetivos principais do atendimento de emergência são monitorar os sinais vitais e _____. (*evitar o choque/fornecer suporte básico à vida/evitar a aspiração*)

7. A maior prioridade no atendimento de vítimas de emergências causadas por drogas ou álcool é manter a(s)_____. (*vias aéreas desobstruídas/circulação/consciência*)

8. A técnica da conversa para acalmar não deve ser usada se a vítima tiver consumido _____. (*cocaína/PCP/álcool*)

Drogas ilícitas

> ▶ **Objetivo de aprendizagem**
>
> **10** Descrever as quatro classificações de drogas ilícitas.

Existem várias drogas ilícitas disponíveis. Além disso, várias drogas legalmente prescritas (p. ex., analgésicos) podem ser utilizadas de modo inadequado e se tornar um vício. Esta seção fornece uma visão geral sobre algumas drogas encontradas nas ruas atualmente.

Alucinógenos

O ácido lisérgico dietilamida (lysergic acid diethylamide – LSD) é um líquido colocado em um papel. Essas pequenas tiras de papel (conhecidas como *selos de ácido*) são colocadas na boca, onde a saliva libera o ácido do papel e leva-o para absorção pela corrente san-

guínea. O LSD causa efeitos que variam desde alucinações visuais e auditivas leves a alucinações dramáticas acompanhadas por medo ou paranoia. Essas reações alucinógenas desagradáveis são denominadas *bad trips*, conforme mencionado anteriormente.

A fenciclidina (**PCP**) é um alucinógeno conhecido por provocar alucinações mais severas, surtos de violência, ausência de resposta à dor e agitação extrema.

A quetamina é outra substância que pode causar alucinações. Chamada de *Special K* nas ruas, a droga é legalmente utilizada como um tranquilizante para animais de grande porte. Também pode ser utilizada em humanos como anestésico e analgésico, mas essas funções são limitadas pelas alucinações que a droga provoca.

Estimulantes

A cocaína é um dos estimulantes ilegais mais comuns encontrados nas ruas atualmente. Ela pode ser fumada (crack), inalada ou injetada (pó de cocaína). A cocaína causa euforia imediata e é altamente viciante (aditiva). A droga pode causar uma elevação rápida e perigosa no pulso e na pressão arterial e pode levar a convulsões, acidentes vasculares encefálicos e morte.

A metanfetamina também é um estimulante da classe de drogas das anfetaminas. Ao contrário da cocaína, que é derivada da planta coca, a metanfetamina é uma mistura química criada ilegalmente em laboratórios clandestinos. A metanfetamina pode ser fumada ou injetada e causa reações semelhantes às da cocaína.

A ritalina, uma droga utilizada para o transtorno do déficit de atenção com hiperatividade (TDAH), é um estimulante que pode ser ingerido oralmente na forma de pílula, ou macerado e inalado.

Depressores/narcóticos

A heroína é um narcótico e um depressor do sistema nervoso central. Na maioria dos casos é injetada em uma veia. Formas muito puras podem ser inaladas. Ao entrar no corpo, a heroína causa uma excitação, seguida por um período de torpor e algumas vezes de sono. Como depressor, a heroína pode causar depressão respiratória severa e parada respiratória completa. Pode levar ao coma e à morte.

O oxicontin é um analgésico narcótico legal utilizado para dor crônica. Ele se destina a fornecer um alívio

> **PCP** Fenciclidina, droga alucinógena que causa reações graves.

duradouro para a dor. A droga é utilizada ilicitamente por meio de maceração e inalação, o que permite ao usuário obter uma dose completa e direta da droga, de modo a não experimentar as atenuações que ocorrem quando a droga é ingerida por via oral.

Existem outras drogas depressoras que não são narcóticas. Drogas como os ansiolíticos (Xanax), Valium (Diazepam) e hipnóticos podem causar depressão respiratória, coma e morte.

Outras drogas aditivas

Substâncias como o Rohypnol, ecstasy e GHB são comumente utilizadas e podem causar sérios problemas médicos.

O Rohypnol ganhou grande notoriedade pelo golpe "boa-noite-cinderela" porque causa ao mesmo tempo sedação e amnésia. Pessoas que utilizam essa droga não se lembram da maioria dos eventos que ocorrem sob seu efeito. Ele é encontrado em comprimidos que se dissolvem com facilidade em bebidas carbonatadas (refrigerantes). É uma droga de um grupo similar ao Valium. O Rohypnol não é mais produzido nos Estados Unidos.

Ecstasy (XTC, X, MDMA) é quimicamente chamado metilenedioximetanfetamina, que é um estimulante com algumas propriedades alucinógenas. Geralmente encontrado na forma de comprimidos, o efeito da droga dura aproximadamente de 3 a 6 horas e geralmente é ingerida em combinação com outras substâncias.

O GHB recebe este nome por sua composição química: gamahidroxibutirato. É um depressor com algumas propriedades alucinógenas. O GHB é frequentemente encontrado na forma líquida e pode ser misturado em bebidas. A ação da droga começa de 10 a 20 minutos após sua ingestão e pode durar por até 4 horas, dependendo da dose.

Cuidados com usuários de drogas e overdose

> ▶ **Objetivo de aprendizagem**
> **11** Descrever o cuidado com vítimas que fizeram uso de droga.

A despeito da substância ingerida, existem certos princípios de tratamento que se aplicam a todos os casos de abuso de drogas e overdose:

1. Assegure sua segurança pessoal. O uso de drogas pode causar um comportamento errático e perigoso. Chame as autoridades policiais.

2. Acione o SRM.
3. Monitore as vias aéreas, respiração e circulação da vítima. Drogas podem causar irresponsividade (coma), depressão respiratória e parada respiratória. Podem ocorrer vômitos e convulsões. Proteja as vias aéreas e forneça ventilação e RCP conforme a necessidade.
4. Forneça suporte à vítima com as técnicas de relaxamento discutidas anteriormente neste capítulo, previna a vítima contra novas lesões.
5. Monitore os sinais vitais até a chegada do socorro.

✓ Avaliação de progresso

1. LSD é um/uma _____. (*alucinógeno/ anfetamina/narcótico*)
2. Uma das drogas utilizadas no golpe "boa-noite--cinderela" é _____. (*PCP/cocaína/Rohypnol*)
3. Ecstasy é uma droga com propriedades _____. (*depressoras/estimulantes/narcóticas*)

Resumo

- Muitas doenças graves se assemelham à overdose de álcool ou de droga; assim, é importante avaliar a situação com cuidado para determinar se a emergência é relacionada a essas substâncias.

- Odor almiscarado, adocicado ou cetônico no hálito é sinal de coma diabético, não de intoxicação alcoólica.

- Os seis sinais e sintomas que indicam que uma emergência relacionada a álcool ou a drogas é potencialmente fatal são: inconsciência, dificuldade respiratória, febre, batimentos cardíacos anormais ou irregulares, vômito em estado de semiconsciência e crises convulsivas.

- A intoxicação alcoólica aguda apresenta vários sinais e sintomas semelhantes aos de choque insulínico; em caso de dúvida, dê açúcar.

- A síndrome de abstinência ocorre após uma diminuição na quantidade de álcool à qual uma pessoa está acostumada, ou quando os níveis de álcool começam a cair após uma intoxicação grave; a condição pode progredir para *delirium tremens*.

- O *delirium tremens*, caracterizado por confusão intensa e alucinações geralmente assustadoras, é uma condição potencialmente fatal.

- As diretrizes gerais para tratar uma crise relacionada a álcool/drogas são fornecer uma base de realidade e apoio não verbal apropriado, incentivar a comunicação e estimular a confiança.

- Para tratar uma vítima violenta de overdose, observe os sinais que indicam que ela está prestes a perder o controle: graus elevados de agitação, suor e fala excessivos e tentativa de combater com im pulsos violentos.

- Trate a vítima de overdose ou abuso de álcool como se ela apresentasse qualquer outro problema médico; as maiores prioridades são a respiração e a circulação.

- A técnica da conversa para acalmar envolve não condenar a vítima, confortá-la e oferecer apoio pessoal de uma pessoa experiente, sendo recomendada para tratar *bad trips* causadas por outras drogas que não PCP.

Termos-chave

Certifique-se de que você compreende os termos-chave a seguir:

delirium tremens	síndrome de
PCP	abstinência

Exercício de raciocínio crítico

Você está em uma festa e ouve um barulho alto. Duas pessoas ajudam um amigo que caiu sobre uma mesa. Ele não parece ter se machucado, mas você nota que ele está cambaleando e balbuciando de forma incoerente. Você ouve alguém comentar "Ele não fica tão mal quando bebe, mas devia evitar tomar ecstasy. Ele fica inconveniente. Vamos ver se conseguimos colocá-lo na cama para ele dormir."

1. Essa pessoa deve ser colocada na cama para dormir? Quais os riscos que esse procedimento poderia trazer à vítima?
2. Liste algumas das condições médicas que a vítima pode experimentar em decorrência de sua condição.
3. Se você se oferecer para ajudar a vítima e ela se tornar um pouco agressiva, explique como você pode acalmá-la.

Capítulo 15 Autoavaliação

Aluno: _____ Data: _____
Curso: _____ Módulo: _____

Parte 1 Verdadeiro/Falso

Se você acha que a afirmação é verdadeira, assinale V. Se você acha que é falsa, assinale F.

V F **1.** Os primeiros socorros para uma overdose por drogas dependem totalmente do tipo de droga utilizado.

V F **2.** Crises convulsivas são raras na abstinência de álcool.

V F **3.** As reações mais graves causadas pelo uso de PCP incluem paranoia e perda de memória.

V F **4.** Vítimas de emergências causadas por drogas que apresentam hiperventilação devem ser incentivadas a respirar dentro de um saco de papel.

V F **5.** Se o DT ocorrer mais de 24 horas depois da última dose de bebida, ele raramente é fatal.

Parte 2 Múltipla escolha

Assinale a resposta correta ou a frase que melhor completa a sentença.

1. Uma emergência comum entre vítimas de abuso de drogas é (são)
   a. a hiperventilação.
   b. as arritmias cardíacas.
   c. as crises convulsivas.
   d. os tremores.

2. A hiperventilação em uma emergência causada por drogas deve ser tratada
   a. tirando a vítima da situação de crise o mais rápido possível.
   b. tranquilizando a vítima e deixando-a sozinha para se acalmar.
   c. incentivando a vítima a colocar a cabeça abaixo dos joelhos.
   d. fazendo a vítima respirar em um saco de papel.

3. Uma frequência cardíaca _____ pode indicar perigo em uma emergência causada por drogas ou álcool em adultos.
   a. abaixo de 60 ou acima de 100
   b. abaixo de 60 ou acima de 130
   c. abaixo de 60 ou acima de 120
   d. abaixo de 80 ou acima de 100

4. Qual das alternativas a seguir pode indicar que uma emergência causada por drogas ou álcool é potencialmente fatal?
   a. Pancreatite.
   b. Comprometimento da coordenação.
   c. Vomitar em estado de semiconsciência.
   d. Distúrbios visuais.

5. Qual das alternativas a seguir não é uma diretriz para o tratamento de vítimas de overdose?
   a. Manter as vias aéreas desobstruídas.
   b. Jogar água fria em uma vítima semiconsciente.
   c. Tentar fazer que a vítima sente ou deite-se.
   d. Ser firme, mas amigável.

6. Qual é o método preferido para tratar uma vítima durante uma *bad trip*?
   a. Jogar água fria na vítima.
   b. Usar a técnica da conversa para acalmar a vítima.
   c. Fazer a vítima caminhar.
   d. Colocar a vítima em um recinto isolado.

7. Os sinais de intoxicação aguda podem ser semelhantes aos de
   a. coma diabético (hiperglicemia).
   b. choque insulínico (hipoglicemia).
   c. epilepsia.
   d. violência.

8. Qual das alternativas a seguir indica a necessidade de atendimento médico imediato para uma vítima de abuso de álcool?
   a. Crise convulsiva do tipo grande mal.
   b. Pressão arterial elevada.
   c. Hipoglicemia.
   d. Frequência respiratória acelerada.

281

9. *Delirium tremens* ocorre como resultado de
   a. overdose de álcool.
   b. álcool ingerido com tranquilizantes.
   c. ingestão muita rápida de altas concentrações de álcool.
   d. abstinência de álcool.

10. Qual das alternativas a seguir não é um sintoma de *delirium tremens*?
    a. Confusão.
    b. Alucinações.
    c. Mãos trêmulas.
    d. Sono comatoso profundo.

Parte 3 O que você faria...?

Você encontra um idoso caído em um beco; ele está inconsciente, exalando cheiro de álcool e exibindo sinais de choque e depressão respiratória.

Capítulo 16

Emergências relacionadas a doenças cardiovasculares e acidente vascular encefálico

▶ Objetivos de aprendizagem

Após estudar este capítulo, você será capaz de:

1. Identificar os dois tipos de doença coronariana.
2. Descrever o processo fisiológico relacionado à *angina pectoris*.
3. Relacionar os sinais e sintomas de *angina pectoris*.
4. Descrever o processo fisiológico relacionado à insuficiência cardíaca congestiva.
5. Relacionar os sinais e sintomas de insuficiência cardíaca congestiva.
6. Descrever o processo fisiológico relacionado a infarto do miocárdio.
7. Relacionar os sinais e sintomas de infarto do miocárdio.
8. Descrever e demonstrar o atendimento de emergência a vítimas com ausência de pulso.
9. Descrever e demonstrar o atendimento de emergência a vítimas responsivas.
10. Descrever os processos fisiológicos cerebrais que causam acidente vascular encefálico.
11. Relacionar os sinais e sintomas de acidente vascular encefálico.
12. Descrever e demonstrar o atendimento de emergência a vítimas de acidente vascular encefálico.

No local da ocorrência

Harold Hawker, 70 anos, estava varrendo folhas de uma árvore quando subitamente sentiu náuseas e tontura. Enquanto caminhava em direção a um banco, no canto do jardim, ele teve uma forte sensação de aperto, queimação e peso na região central de seu peito. Assim que tombou no banco, ele chamou a vizinha, Phyllis Gibbs, que também estava recolhendo folhas.

Quando Phyllis chegou até Harold, a dor no peito havia se tornado intensa. Ele ainda estava se queixando de náusea, e sua pele estava fria e úmida; ele também lutava contra a falta de ar e dizia se sentir extremamente fraco. Phyllis notou que sua testa estava coberta de suor, apesar do tempo frio.

Ela disse a Harold para não se mover, e então correu para o quintal de casa e pediu que o filho adolescente ligasse para o serviço de emergência. Quando voltou, ela verificou que Harold ainda estava respirando e tinha pulso. Ela o ajudou a se sentar, o que permitiu que ele respirasse com mais facilidade. Phyllis abriu os dois botões superiores da camisa de Harold e, em seguida, colocou o próprio suéter sobre os ombros dele, para ajudá-lo a se manter aquecido. Ela tentou tranquilizar e acalmar o vizinho enquanto aguardavam a chegada da equipe de resgate. Os técnicos de emergência então cuidaram de Harold e o transportaram até um hospital próximo, onde foi confirmado que ele sofrera um leve ataque cardíaco.

A **síndrome coronariana aguda (SCA)** descreve uma ampla gama de condições que levam a baixos níveis de oxigênio no músculo cardíaco, também conhecidas como isquemia miocárdica. O sintoma mais proeminente é a dor torácica, resultante de um suprimento inadequado de sangue para o coração. As condições da SCA podem variar desde uma angina instável até um ataque cardíaco verdadeiro, também conhecido como infarto do miocárdio, no qual uma porção do tecido muscular cardíaco infarta (se torna tecido morto). A SCA é causada por doenças da artéria coronária, também conhecida como doença coronariana.

Ataques cardíacos e doenças cardíacas associadas são a principal causa de morte nos Estados Unidos. Todos os anos, aproximadamente 350 mil norte-americanos morrem de doenças cardiovasculares, e cerca de 29 milhões sofrem alguma forma da doença. O problema mais comum é a doença coronariana, que normalmente causa *angina pectoris* e, se não for tratada, pode levar a infarto agudo do miocárdio (ataque cardíaco).

Considerando-se a natureza das emergências cardíacas, qualquer dor no peito (em adultos) deve ser tratada como ataque cardíaco até que essa hipótese seja descartada.

Este capítulo relaciona os sinais e sintomas das emergências cardiovasculares e descreve o que é possível fazer para preservar os sinais vitais até a chegada do serviço de resgate.

Doença coronariana

> ▶ **Objetivo de aprendizagem**
> 1 Identificar os dois tipos de doença coronariana.

Como o nome sugere, as **doenças coronarianas** afetam as artérias que fornecem sangue ao coração, danificando o revestimento interno de suas paredes. Os dois tipos de doença coronariana são: **aterosclerose** e **arteriosclerose**. A doença coronariana causa estreitamento da abertura da artéria coronária, restringindo o volume de sangue que chega ao coração e nutre o músculo cardíaco (ver Figs. 16.1, 16.3, 16.4 e 16.5). O endurecimento da superfície interna das artérias cria condições para a deposição de fragmentos adicionais, estreitando ainda mais a artéria. Depois de algum tempo, o indivíduo pode sofrer *angina pectoris* ou ataque cardíaco em consequência do bloqueio da artéria coronária (Fig. 16.6). A Figura 16.2 descreve os fatores de risco cardíaco.

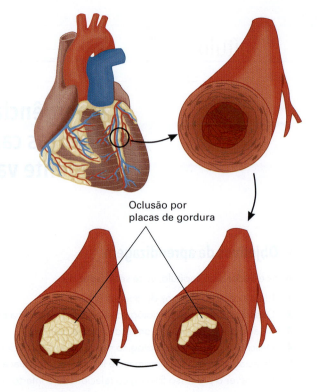

Figura 16.1 Depósitos de gordura acumulam-se nas artérias, privando o músculo cardíaco de sangue e oxigênio.

Aterosclerose

A aterosclerose ocorre quando substâncias gordurosas – denominadas **placas** – e outros fragmentos se depositam no revestimento interno da parede arterial. Como resultado, a abertura da artéria afetada sofre um estreitamento, e o fluxo de sangue para a região fica reduzido.

> **síndrome coronariana aguda (SCA)** Uma ampla gama de condições que leva a baixos níveis de oxigênio no músculo cardíaco, também conhecida como isquemia miocárdica.
> **doença coronariana** Condição na qual uma artéria coronária é danificada.
> **aterosclerose** Condição na qual substâncias gordurosas e outros resíduos são depositados nas paredes das artérias.
> **arteriosclerose** Condição na qual as artérias perdem a elasticidade.
> **placas** Depósitos de gordura nas paredes das artérias.

Capítulo 16 Emergências relacionadas a doenças cardiovasculares e acidente vascular encefálico   285

FATORES DE RISCO CARDÍACO

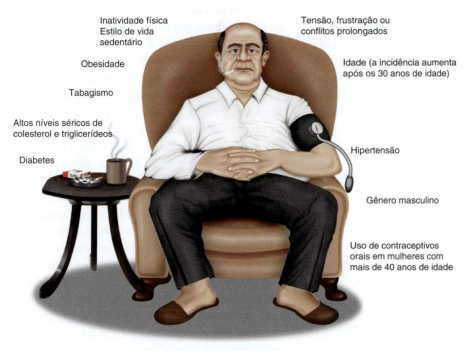

Figura 16.2 Cada fator de risco adicional aumenta a probabilidade de infarto prematuro do miocárdio. O risco de uma vítima fumante com altos níveis de colesterol e hipertensão arterial é 10 vezes maior que o de uma pessoa que não apresenta esses fatores de risco.

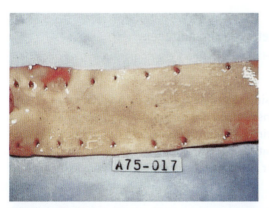

Figura 16.3 Superfície interna de uma artéria normal.

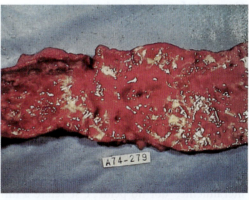

Figura 16.4 Artéria danificada por doença coronariana.

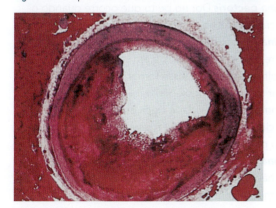

Figura 16.5 Aterosclerose grave (superfície interna da artéria).

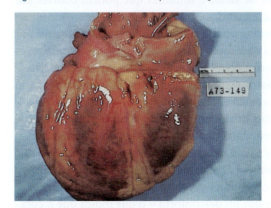

Figura 16.6 Infarto do miocárdio.

Arteriosclerose

A arteriosclerose ocorre quando há depósito de cálcio nas paredes das artérias, resultando em perda de elasticidade e aumento da pressão arterial. A placa aterosclerótica também pode causar arteriosclerose, ou *endurecimento das artérias*. A arteriosclerose geralmente afeta outras artérias, além das coronárias, podendo causar hipertensão, doença renal ou AVE.

✓ Avaliação de progresso

1. A _____ ocorre quando substâncias gordurosas se depositam no revestimento interno das paredes arteriais. (*arteriosclerose/ aterosclerose/angina pectoris*)
2. A _____ ocorre quando as artérias perdem a elasticidade. (*arteriosclerose/aterosclerose/ angina pectoris*)
3. A doença coronariana afeta as artérias que suprem _____. (*o coração/os pulmões/o cérebro*)
4. O ataque cardíaco ocorre quando a artéria coronária se torna _____. (*contraída/ dilatada/bloqueada*)

Angina pectoris, insuficiência cardíaca congestiva e infarto do miocárdio

Angina pectoris

▶ **Objetivo de aprendizagem**
2 Descrever o processo fisiológico relacionado à *angina pectoris*.

A expressão **angina pectoris** (angina de peito) significa, literalmente, "dor no peito", e se refere a um conjunto de sinais e sintomas que podem ocorrer em vítimas com síndrome coronariana grave.

A angina ocorre quando a demanda do coração por oxigênio é temporariamente maior que o volume recebido. Com a doença, as artérias coronárias ficam estreitadas; assim, o coração recebe um suprimento limitado de sangue rico em oxigênio.

Como qualquer músculo, o coração depende de um suprimento constante de oxigênio para funcionar. Quando a demanda por sangue oxigenado é maior que o volume que as artérias doentes ou contraídas podem fornecer, a vítima sofre *angina pectoris* – uma breve sensação de dor ou desconforto – o que indica que o coração precisa de oxigênio.

A **angina pectoris** estável ocorre quando a vítima sobrecarrega o coração, aumentando assim sua demanda por oxigênio, normalmente durante atividade física ou agitação emocional. A condição também é mais frequente em climas frios. Quando há uma sobrecarga, o coração necessita de um volume de sangue maior do que as artérias podem fornecer. A **angina pectoris** instável tipicamente resulta do espasmo de uma artéria coronária doente, limitando o suprimento de sangue para o tecido cardíaco distal. A angina instável é uma condição mais séria de SCA com maiores complicações e riscos para condições mais letais e distúrbios do ritmo cardíaco. Como não está relacionada com o trabalho cardíaco, a angina instável pode ocorrer a qualquer momento, incluindo durante o repouso e o sono.

A *angina pectoris* estável é reversível e não causa danos permanentes ao coração. Em geral, a dor é aliviada com repouso, normalmente alguns minutos depois que a vítima interrompe a atividade, se acalma, procura um lugar fechado ou toma nitroglicerina (se prescrita por um médico). A *angina pectoris* instável não é aliviada pelo repouso e requer uso de nitroglicerina ou de outros medicamentos cardiológicos.

Sinais e sintomas

▶ **Objetivo de aprendizagem**
3 Relacionar os sinais e sintomas de *angina pectoris*.

O sintoma mais comum de angina, tanto estável como instável, é a dor no peito, que pode variar de uma dor ligeira a uma intensa sensação de aperto. A dor normalmente aparece subitamente. A angina estável costuma estar associada a esforço físico. A porção inferior do

angina pectoris Dor no peito que ocorre quando o coração não recebe oxigênio suficiente.
angina pectoris estável A forma de angina que ocorre quando a vítima está em sobrecarga de trabalho cardíaco e, dessa forma, necessita de maior demanda por oxigênio, geralmente em decorrência de atividade física ou excitação emocional; essa condição é reversível e não produz dano permanente ao coração.
angina pectoris instável A forma de angina que não é aliviada pelo repouso e que requer tratamento com nitroglicerina ou outros medicamentos cardiológicos.

esterno é a área mais afetada, mas a dor também pode irradiar para o maxilar, pescoço e mão, braço e ombro esquerdos.

Outros sinais e sintomas comuns incluem:

- dispneia (falta de ar);
- transpiração excessiva;
- tontura;
- palpitações;
- náusea e/ou vômitos;
- pele fria, pálida e úmida.

Lembre-se: O socorrista não é capaz de identificar se a dor é causada por *angina pectoris* ou por ataque cardíaco. *Todas as vítimas que apresentam dor no peito devem receber tratamento para ataque cardíaco* e ser levadas para o pronto-socorro, para que possam ser avaliadas.

Insuficiência cardíaca congestiva

> ▶ **Objetivo de aprendizagem**
> **4** Descrever o processo fisiológico relacionado à insuficiência cardíaca congestiva.

A insuficiência cardíaca congestiva ocorre quando o coração não consegue fornecer o volume de sangue oxigenado necessário aos tecidos corporais. Embora haja inúmeras causas, as mais comuns são: ataque cardíaco, hipertensão arterial, doença pulmonar obstrutiva crônica, doença coronariana e danos à válvula cardíaca.

À medida que a insuficiência cardíaca congestiva progride, começa a ocorrer acúmulo de fluidos atrás do lado esquerdo deficiente do coração. Isso aumenta a pressão nos capilares pulmonares, ocasionando vazamento de plasma dos capilares para o tecido pulmonar circundante, condição denominada **edema pulmonar**. Se o problema não for corrigido, segue-se angústia respiratória grave. A insuficiência cardíaca congestiva reduz gradualmente o volume de oxigênio nos pulmões, causando a morte.

> **edema pulmonar** Condição na qual ocorre vazamento de plasma (líquido) para fora dos capilares e para dentro dos pulmões, como resultado da pressão exercida pelo coração debilitado.

A insuficiência cardíaca congestiva é uma emergência médica real: uma vítima com quadro estável pode piorar de forma rápida e inesperada.

Sinais e sintomas

> ▶ **Objetivo de aprendizagem**
> **5** Relacionar os sinais e sintomas de insuficiência cardíaca congestiva.

A insuficiência cardíaca congestiva pode ou não produzir dor, o que costuma ser determinado pela ocorrência de ataque cardíaco. O sinal mais dramático é o edema pulmonar, que produz falta de ar intensa. Outros sinais e sintomas incluem (ver Fig. 16.7):

- roncos e sibilos;
- transpiração excessiva;
- frequência cardíaca acelerada;
- aumento da frequência respiratória e respiração rápida e trabalhosa;
- palidez ou cianose;
- dificuldade respiratória ao deitar-se;
- inchaço nos pés e na parte inferior das pernas;
- ansiedade;
- confusão mental leve ou profunda;
- necessidade de sentar-se em posição ereta;
- distensão abdominal;
- veias do pescoço dilatadas;
- apreensão ou agitação acompanhadas por sensação de asfixia.

Lembre-se: embora esses sinais e sintomas sejam os mais comuns, a vítima pode apresentá-los em qualquer combinação, ou apresentar apenas um ou dois sintomas.

Infarto do miocárdio

> ▶ **Objetivo de aprendizagem**
> **6** Descrever o processo fisiológico relacionado a infarto do miocárdio.

Frequentemente denominado *ataque cardíaco*, o **infarto do miocárdio** envolve a necrose do **miocárdio** (músculo cardíaco). É uma das condições mais graves das síndromes coronarianas. Quando o suprimento de sangue para uma parte do coração sofre redução significativa ou é completamente interrompido, a parte afetada sofre necrose.

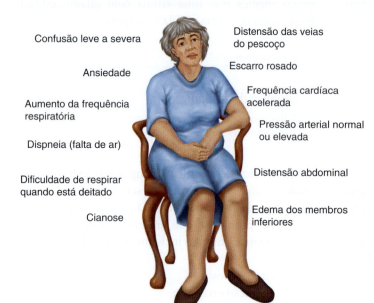

Figura 16.7 Embora esses sinais e sintomas sejam mais comuns, a vítima de insuficiência cardíaca congestiva pode apresentá-los em qualquer combinação, ou apresentar apenas um ou dois.

O infarto do miocárdio com frequência está associado à doença coronariana – geralmente, um trombo ou coágulo na artéria coronária já afetada por aterosclerose. Pode resultar também de um espasmo na artéria coronária ou de um período prolongado durante o qual a demanda do coração por oxigênio é maior que o suprimento.

Sinais e sintomas

▸ **Objetivo de aprendizagem**
   7 Relacionar os sinais e sintomas de infarto do miocárdio.

Os sinais e sintomas de infarto do miocárdio são variados, dependendo da extensão do dano e da forma como o sistema nervoso autônomo reage a ele.

Pode ser muito difícil confirmar a ocorrência de infarto sem um equipamento sofisticado de diagnóstico. O principal sintoma de infarto do miocárdio é dor no peito (ver Fig. 16.8), que pode variar de um ligeiro desconforto até uma forte sensação de esmagamento, podendo, ainda, apresentar-se como aperto, pressão ou sensação de repleção. *Lembre-se de que 25% das vítimas de infarto do miocárdio não sentem dor no peito.*

O ataque cardíaco que não causa dor é denominado **infarto silencioso do miocárdio**. Esses infartos silenciosos do miocárdio são mais frequentemente observados em mulheres, indivíduos diabéticos e idosos.

Os sintomas mais comuns de infarto do miocárdio nessas vítimas são fadiga e dificuldade de respiração.

infarto do miocárdio Ataque cardíaco, causado pela redução ou interrupção do suprimento de sangue para o coração.
miocárdio Músculo cardíaco.
infarto silencioso do miocárdio Ataque cardíaco que não provoca dor no peito.

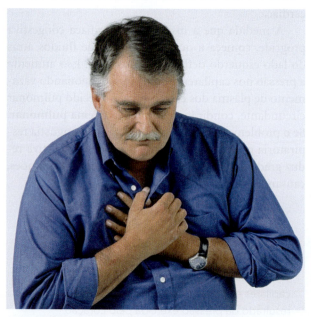

Figura 16.8 O principal sintoma de infarto do miocárdio é dor no peito.

Quando presente, a dor dura mais de alguns minutos. O local clássico da dor é o centro do peito; com frequência, a dor irradia para pescoço, maxilar, ombro esquerdo e braço esquerdo (ver Fig. 16.9). *Qualquer dor no peito em adultos deve ser considerada infarto, até que a hipótese tenha sido descartada.*

Nem todos os sinais e sintomas abaixo estão presentes em caso de ataque cardíaco; contudo, os mais comuns são:

- falta de ar;
- transpiração excessiva;
- pele fria, pálida e úmida;
- cianose;
- náusea e/ou vômitos;
- fraqueza;
- tontura;
- ansiedade;
- sensação de morte iminente;
- frequência cardíaca aumentada ou diminuída;
- desmaio.

Muitos casos de dor torácica na realidade não estão relacionados ao coração. A dor torácica pode ser causada por infecções respiratórias (como a bronquite ou pneumonia), pleurite (inflamação da membrana que reveste o pulmão) esforço excessivo, trauma torácico, distensão da musculatura torácica ou da coluna, indigestão, ou várias outras condições abdominais.

✓ **Avaliação de progresso**

1. A *angina pectoris* ocorre quando a demanda do coração por _____ é maior que o suprimento. (*sangue/oxigênio/repouso*)
2. O sintoma mais comum de *angina pectoris* é _____. (*tontura/transpiração excessiva/dor no peito*)

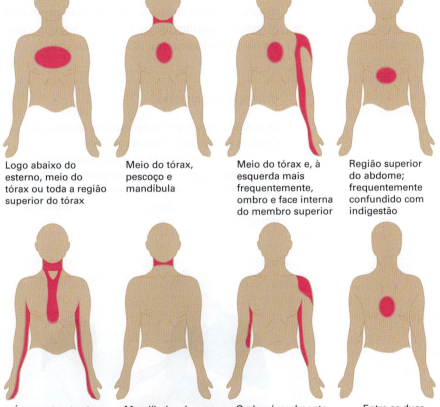

Figura 16.9 A dor ou desconforto pode ocorrer em qualquer um dos locais ou em qualquer combinação de locais.

3. A insuficiência cardíaca congestiva ocorre quando a capacidade do coração de _____ não satisfaz a demanda do corpo. (*bombear o sangue/oxigenar o sangue/fazer o sangue circular até os pulmões*)
4. A causa mais comum de insuficiência cardíaca congestiva é _____. (*diabetes/acidente vascular encefálico/ataque cardíaco*)
5. O sinal mais crítico de insuficiência cardíaca congestiva é _____. (*edema pulmonar/inchaço dos tornozelos/dilatação das veias do pescoço*)
6. Infarto do miocárdio significa literalmente morte do _____. (*pericárdio/miocárdio/epicárdio*)
7. O principal sintoma de infarto do miocárdio é _____. (*dispneia/náusea/dor no peito*)
8. Aproximadamente _____% das vítimas de infarto do miocárdio não sentem dor no peito. (*10/25/50*)

Primeiros socorros para emergências cardíacas

O tempo é um fator crucial no tratamento das emergências cardíacas. Acione o SRM o mais rapidamente possível. A SCA pode ser tratada com excelentes resultados se a vítima chegar rapidamente ao hospital.

O tratamento depende de vários fatores, como presença de circulação, responsividade ou história de problemas cardiológicos. Nem todas as vítimas com síndrome coronariana chegam a sofrer parada cardíaca e a necessitar de RCP ou desfibrilação.

Atendimento de emergência – Ausência de pulso

▶ **Objetivo de aprendizagem**
   8 Descrever e demonstrar o atendimento de emergência a vítimas com ausência de pulso.

Para detalhes sobre RCP, veja Capítulo 5.

Atendimento de emergência – Vítima responsiva

▶ **Objetivo de aprendizagem**
   9 Descrever e demonstrar o atendimento de emergência a vítimas responsivas.

Para tratar uma vítima responsiva, acione o SRM e, em seguida:

1. Faça uma avaliação inicial. Observe o tipo, o local e a intensidade de todas as dores e a presença de outros sinais e sintomas característicos de comprometimento cardíaco.
2. Se a vítima se queixar de dor ou desconforto no peito, monitore continuamente os sinais vitais; forneça respiração artificial se a frequência ou o volume respiratórios tornarem-se insuficientes (ver Fig. 16.10).
3. Encoraje a vítima a mastigar um comprimido de ácido acetilsalicílico adulto (sem revestimento entérico) ou duas doses do *infantil* caso ela não apresente alergia ao medicamento ou qualquer outra contraindicação ao seu uso, como um acidente vascular encefálico ou sangramento recente.
4. Não permita que a vítima se movimente sozinha; conforte-a e transmita-lhe confiança. Coloque-a na posição mais confortável (em geral, semissentada, com as pernas para cima e os joelhos flexionados).
5. Afrouxe as roupas apertadas no pescoço e no diafragma; mantenha a vítima aquecida, mas não em excesso.
6. Monitore continuamente os sinais vitais e esteja preparado para iniciar a RCP, se necessário.

✓ **Avaliação de progresso**

1. Se a vítima estiver sem pulso ou não apresentar sinais vitais, comece imediatamente a _____. (*monitorar os sinais vitais/aplicar compressões torácicas/aplicar respiração artificial*)
2. Se a vítima estiver responsiva, mantenha-a em _____. (*uma posição confortável/decúbito dorsal/decúbito ventral*)

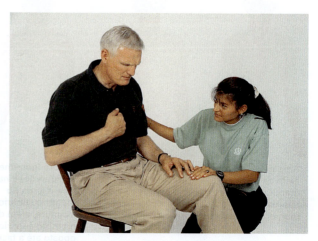

Figura 16.10 Avaliação de vítima com dor no peito.

3. Não permita que a vítima _____. (*se sente/ se deite em decúbito dorsal/se movimente*)
4. Encoraje a vítima a mastigar _____ (*um comprimido de ácido acetilsalicílico com revestimento entérico/dois comprimidos infantil/ dois comprimidos adulto*)

Acidente vascular encefálico

O termo **acidente vascular encefálico (AVE)** se refere a qualquer processo patológico que comprometa a circulação cerebral. Sem a circulação de sangue adequada, as células cerebrais são privadas de oxigênio e morrem em poucos minutos; células cerebrais mortas não são repostas e não se regeneram. O AVE é a terceira causa mais frequente de morte nos Estados Unidos,

> **acidente vascular encefálico (AVE)** Qualquer processo patológico que comprometa a circulação cerebral.

afetando mais de meio milhão de americanos por ano. Mais da metade das vítimas morre e inúmeras outras sofrem lesões fisiológicas permanentes.

As características do AVE dependem da extensão, da área e dos danos cerebrais resultantes. O prognóstico depende da idade da vítima, da área e da função das células cerebrais afetadas, da extensão da lesão e da rapidez com que outras áreas de tecido cerebral são capazes de assumir o trabalho das células danificadas.

Causas e tipos de acidente vascular encefálico

> ▶ **Objetivo de aprendizagem**
> **10** Descrever os processos fisiológicos cerebrais que causam acidente vascular encefálico.

O acidente vascular encefálico ocorre quando o fluxo sanguíneo para o cérebro é interrompido por tempo suficiente para causar dano, resultando em disfunção cerebral de início súbito. Existem dois tipos gerais de acidente vascular encefálico: isquêmico e hemorrágico. Um coágulo bloqueando o fluxo de sangue em um vaso cerebral é a causa do acidente isquêmico. Os acidentes isquêmicos são subdivididos em trombóticos e embólicos. A ruptura de um vaso cerebral é a causa do **acidente vascular encefálico hemorrágico**. O sangramen-

to no cérebro causa compressão do tecido cerebral que leva à morte das células cerebrais (Fig. 16.11).

Trombótico

Cerca de 80% dos AVEs ocorre quando uma artéria cerebral é bloqueada por um coágulo (**trombo**) que se desenvolve no cérebro. Um **acidente vascular encefálico trombótico** é um tipo de **acidente vascular encefálico isquêmico**. Acidentes vasculares encefálicos isquêmicos resultam de um bloqueio arterial no cérebro causado por um coágulo. A incidência é maior em pessoas com mais de 50 anos e aumenta com a idade. Os coágulos geralmente não se desenvolvem em artérias sadias, mas em paredes arteriais endurecidas e espessadas pela aterosclerose.

Muitos acidentes vasculares encefálicos trombóticos são precedidos por um ou mais **ataques isquêmicos transitórios** (AITs), que são ataques de curta duração, semelhantes aos AVEs, que ocorrem quando o bloqueio é parcial ou dura poucos minutos. Em geral, os AITs ocorrem em série, em um espaço de dias, e normalmente pioram com o tempo; as células cerebrais são danificadas, mas não morrem.

Os sintomas do AIT duram apenas alguns minutos e, normalmente, menos de 1 hora; os AITs não provocam náusea ou vômitos, nem costumam vir acompanhados de dor de cabeça. Os sinais e sintomas mais comuns de ataque isquêmico transitório são os mesmos do AVE, incluindo:

- Problema súbito da visão em um ou ambos os olhos.
- Dor de cabeça grave e súbita sem causa conhecida.
- Dificuldade de deambulação ou perda do equilíbrio ou coordenação de início súbito.
- Fraqueza ou dormência súbita na face, membros superiores ou inferiores, em um lado específico do corpo.
- Dificuldade súbita com a fala ou compreensão.
- Confusão mental de início súbito.
- Fala arrastada.

Embólico

O acidente vascular encefálico também pode ocorrer quando um coágulo se desenvolve em alguma parte do organismo e se desloca pela corrente sanguínea, alojando-se em uma das artérias cerebrais – condição denominada **embolia cerebral**. Como no acidente vas-

ACIDENTE VASCULAR ENCEFÁLICO

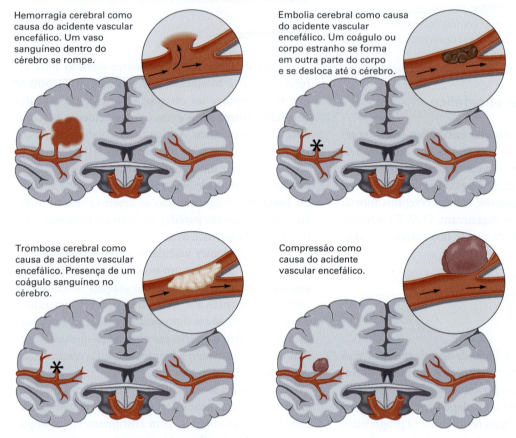

Figura 16.11 Causas de acidente vascular encefálico.

cular encefálico trombótico, o **acidente vascular encefálico embólico** constitui outro tipo de acidente vascular encefálico porque é causado por um bloqueio por coágulo de uma artéria cerebral. De todos os AVEs, esse é o de início mais rápido, e geralmente ocorre em adultos jovens ou de meia-idade, sendo mais frequente em pessoas com doença cardíaca preexistente.

Hemorrágico

Em cerca de 20% dos AVEs há rompimento de um vaso sanguíneo cerebral doente, inundando de sangue o tecido cerebral circundante (Fig. 16.12). Isso resulta na perda do fluxo sanguíneo para o tecido cerebral distal ao vaso rompido, além de compressão do tecido cerebral vizinho conforme o sangue se acumula. A hemorragia pode ocorrer no próprio tecido cerebral ou no líquido espinal que envolve o cérebro. A hemorragia é a forma mais grave de AVE, causando a morte de 80% das vítimas. O início é repentino.

acidente vascular encefálico hemorrágico Um dos dois tipos gerais de acidentes vasculares encefálicos; causado pela ruptura de um vaso cerebral.
trombo Coágulo que se desenvolve em uma artéria cerebral.
acidente vascular encefálico trombótico Um tipo de acidente vascular encefálico isquêmico causado pelo bloqueio de uma artéria cerebral por um coágulo (trombo) alojado dentro do cérebro.
acidente vascular encefálico isquêmico Um dos dois tipos gerais de AVE, provocado pela presença de coágulo dentro do cérebro.
ataques isquêmicos transitórios Ataques de curta duração, semelhantes a acidentes vasculares encefálicos, que ocorrem quando o bloqueio arterial é parcial ou passageiro.
embolia cerebral Coágulo que se desenvolve em qualquer parte do corpo, se desloca pela corrente sanguínea e se aloja em uma artéria do cérebro.
acidente vascular encefálico embólico Um tipo de acidente vascular isquêmico causado por um coágulo que bloqueia uma artéria cerebral.

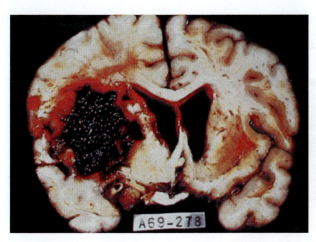

Figura 16.12 Cérebro de uma vítima de AVE causado por hemorragia cerebral.

Sinais e sintomas

> **Objetivo de aprendizagem**
> 11 Relacionar os sinais e sintomas de acidente vascular encefálico.

Os sinais e sintomas de acidente vascular encefálico dependem da causa, do local e da gravidade do distúrbio. O AVE causado por hemorragia cerebral produz dor de cabeça súbita, seguida de rápida alteração no estado de consciência e coma. As vítimas dos acidentes vasculares isquêmicos tipicamente permanecem acordadas e exibem algum tipo de disfunção cognitiva, sensorial ou motora.

Os sinais e sintomas gerais de acidente vascular encefálico ocorrem subitamente e podem incluir (Fig. 16.13):

- Alteração no nível de consciência – tontura, confusão, instabilidade, alteração da personalidade, mudança no nível de habilidade mental, crises convulsivas, redução no nível de consciência ou coma.
- Disfunções motoras – fraqueza nos braços, nas pernas ou na face; entorpecimento ou paralisia na face, nos braços ou nas pernas, em geral de um só lado; fraqueza ou entorpecimento de um dos lados que se propaga gradualmente; repuxo ou flacidez de um dos lados da boca; paralisia dos músculos faciais.
- Déficits sensoriais – perda da visão, vista temporariamente embaçada ou dupla.
- Alteração na habilidade de comunicação – incapacidade de falar, dificuldade de expressão e compreensão ou gagueira.
- Dor de cabeça súbita, intensa ou acompanhada por rigidez do pescoço.
- Rubor ou palidez facial.
- Angústia respiratória.
- Pupilas contraídas ou exibindo tamanhos e reações desiguais.
- Perda do controle urinário e intestinal.
- Náusea e/ou vômitos.

É importante observar o nível de consciência da vítima. Apenas os acidentes vasculares grandes ou envolvendo o tronco encefálico causam inconsciência total. A vítima de AVE em estado mais crítico é aquela que perde completamente a consciência e apresenta um dos lados flácido; esses sinais indicam lesão cerebral significativa.

Atendimento de emergência

> **Objetivo de aprendizagem**
> 12 Descrever e demonstrar o atendimento de emergência a vítimas de acidente vascular encefálico.

Lembre-se: Não é importante, no momento da ocorrência, determinar o tipo de AVE. O atendimento de emergência é o mesmo, independentemente da causa, e limita-se à assistência à vítima.

Para tratar de uma vítima de AVE, acione o SRM e, em seguida:

1. Tenha calma e cuidado ao movimentar a vítima; redobre os cuidados com as partes paralisadas. Não diga nada que possa aumentar a ansiedade da vítima (lembre-se de que, embora não possa se comunicar, ela ainda pode ouvir).
2. Se a vítima estiver consciente, deite-a de costas, com a cabeça e os ombros ligeiramente elevados; mantenha a cabeça em posição neutra, com o rosto voltado para a frente. Se estiver inconsciente, posicione-a sobre o lado esquerdo.
3. Avalie as vias aéreas e a respiração.
4. Se a vítima apresentar dificuldade respiratória ou perder a consciência, posicione-a sobre o lado paralisado, que deve ser apoiado com almofadas. Se a

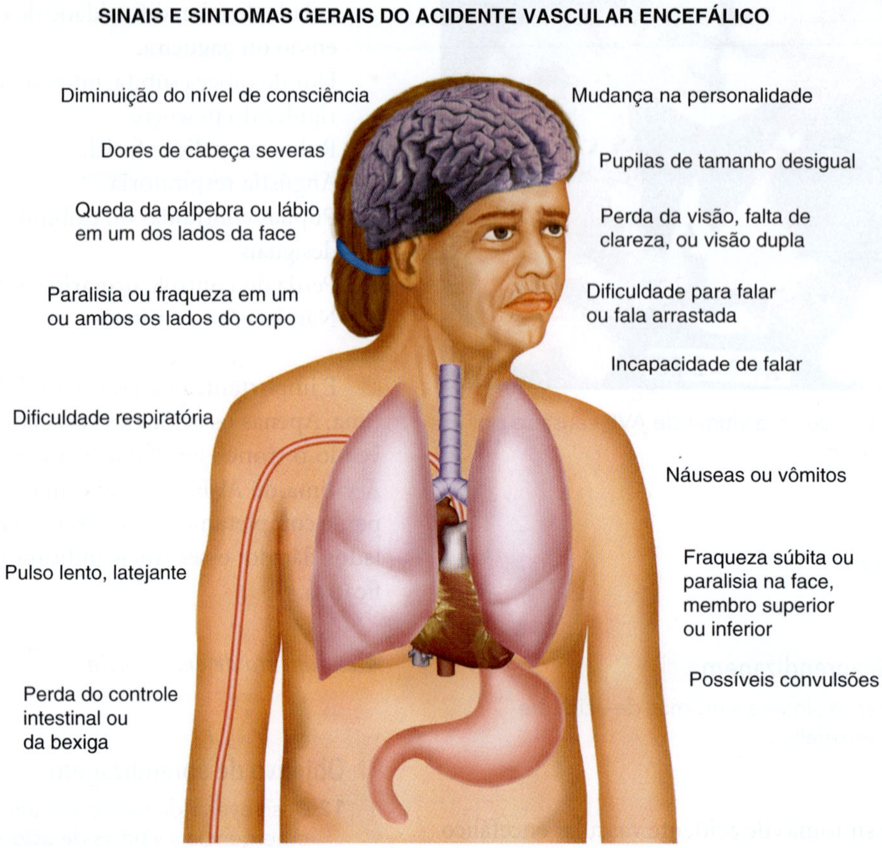

SINAIS E SINTOMAS GERAIS DO ACIDENTE VASCULAR ENCEFÁLICO

Diminuição do nível de consciência

Dores de cabeça severas

Queda da pálpebra ou lábio em um dos lados da face

Paralisia ou fraqueza em um ou ambos os lados do corpo

Dificuldade respiratória

Pulso lento, latejante

Perda do controle intestinal ou da bexiga

Mudança na personalidade

Pupilas de tamanho desigual

Perda da visão, falta de clareza, ou visão dupla

Dificuldade para falar ou fala arrastada

Incapacidade de falar

Náuseas ou vômitos

Fraqueza súbita ou paralisia na face, membro superior ou inferior

Possíveis convulsões

Figura 16.13 Um ou mais sinais ou sintomas podem ser suficientes para que se inicie o atendimento de emergência.

vítima vomitar, desobstrua as vias aéreas e permita a drenagem.
5. Mantenha a vítima aquecida, mas não em excesso.
6. Mantenha a vítima completamente imóvel e afaste os curiosos.
7. Nunca dê nada para vítima comer ou beber.

✓ **Avaliação de progresso**

1. O acidente vascular encefálico ocorre quando há comprometimento _____ para o cérebro. (*da pressão arterial/da circulação sanguínea/do impulso nervoso*)
2. A maioria dos AVEs é causada por _____. (*êmbolo/trombo/hemorragia*)
3. Os AVEs mais sérios caracterizam-se por _____. (*paralisia/perda da visão/perda total da consciência*)
4. Posicione a vítima de AVE _____. (*de lado/deitada de costas/deitada de costas, com a cabeça e os ombros elevados*)

Resumo

- A doença coronariana afeta a artéria que fornece sangue ao coração; quando o suprimento de sangue fica comprometido, pode ocorrer síndrome coronariana aguda.

- A *angina pectoris* estável ocorre quando a demanda do coração por oxigênio é maior que o suprimento; a condição é reversível e costuma ser aliviada com repouso.

- A insuficiência cardíaca congestiva é uma emergência médica real. O ventrículo esquerdo começa a falhar. O corpo recebe menos oxigênio e o sangue reflui para os pulmões, causando edema pulmonar.

- O infarto do miocárdio, ou ataque cardíaco, causa a necrose do miocárdio (músculo cardíaco) e ocorre quando o fornecimento de sangue para o coração é severamente restringido ou totalmente interrompido.

- Qualquer dor no peito deve levantar suspeita de ser infarto agudo do miocárdio.

- O sintoma mais clássico de *angina pectoris* e infarto do miocárdio é a dor no peito; o sintoma mais crítico de insuficiência cardíaca congestiva é o edema pulmonar.

- Nem todas as vítimas experimentam dor torácica. Em alguns casos, dificuldade respiratória e fadiga são sinais de um ataque cardíaco.

- Para cuidar de uma vítima cardíaca sem pulso, inicie compressões torácicas seguidas pela obtenção de acesso às vias aéreas, ventilação e desfibrilação, conforme descrito no Capítulo 5.

- Para tratar uma vítima cardíaca responsiva, mantenha-a imóvel, monitore os sinais vitais continuamente, coloque-a em uma posição confortável e mantenha-a aquecida.

- O acidente vascular encefálico ocorre quando a circulação de sangue para o cérebro fica comprometida. O AVE pode ser causado por um coágulo que se desenvolve em uma artéria cerebral ou que se desenvolve fora do cérebro, mas que se aloja em uma artéria cerebral, ou por um vaso cerebral que se rompe e extravasa no tecido cerebral.

- Os sinais e sintomas de AVE dependem da causa, do local e da gravidade. Os ataques vasculares encefálicos isquêmicos geralmente não causam dores de cabeça severas. Alterações sutis como a flacidez da musculatura facial ou confusão são mais comuns.

Termos-chave

Certifique-se de que você compreende os termos-chave a seguir:

acidente vascular encefálico (AVE)
acidente vascular encefálico embólico
acidente vascular encefálico hemorrágico
acidente vascular encefálico isquêmico
acidente vascular encefálico trombótico
angina pectoris
angina pectoris estável
angina pectoris instável
arteriosclerose

ataques isquêmicos transitórios
aterosclerose
doença coronariana
edema pulmonar
embolia cerebral
infarto do miocárdio
infarto silencioso do miocárdio
miocárdio
placas
síndrome coronariana aguda (SCA)
trombo

Exercício de raciocínio crítico

Você está visitando sua avó na casa de repouso quando a vizinha dela, a sra. Murdock, vem até a porta e diz: "Ingrid, não me sinto muito bem".

Sua avó pede que ela entre e descobre que a sra. Murdock tem 83 anos de idade, diz estar um pouco enjoada, se sente fraca e, apesar de ela não se dar conta, parece estar com um pouco de falta de ar. Você observa que a pele dela está um pouco pálida e úmida.

1. Poderia ser um problema cardíaco? Por quê?
2. Sua avó pede para a sra. Murdock se deitar. Quando ela o faz, ela fica ansiosa e diz que piorou. O que você deve fazer?
3. Quais cuidados você deve oferecer à sra. Murdock enquanto espera pelo SRM?

Capítulo 16 Autoavaliação

Aluno: _____ Data: _____
Curso: _____ Módulo: _____

Parte 1 Verdadeiro/Falso

Se você acha que a afirmação é verdadeira, assinale V. Se você acha que é falsa, assinale F.

V F 1. A aterosclerose resulta do depósito de gorduras e outros fragmentos no revestimento interno da parede arterial.

V F 2. A angina nem sempre causa dor.

V F 3. A dor da angina estável é, em geral, aliviada por repouso.

V F 4. A dor da angina geralmente ocorre do lado esquerdo.

V F 5. É muito fácil distinguir a dor provocada por *angina pectoris* da provocada por infarto do miocárdio.

V F 6. Aproximadamente 25% das vítimas de infarto do miocárdio não sentem dor no peito.

V F 7. A dor do infarto do miocárdio dura mais de 30 minutos e normalmente ocorre abaixo do esterno, irradiando-se para pescoço, maxilar, ombro e braço esquerdos.

V F 8. A insuficiência cardíaca congestiva associada à dificuldade respiratória é potencialmente fatal e requer atendimento imediato.

V F 9. O principal sintoma de infarto do miocárdio é a cianose.

V F 10. As vítimas de emergências cardíacas devem ser colocadas em decúbito ventral.

Parte 2 Múltipla escolha

Assinale a resposta correta ou a frase que melhor completa a sentença.

1. Os sinais e sintomas do infarto do miocárdio incluem todas as alternativas abaixo, exceto:
   a. Palidez.
   b. Falta de ar.
   c. Pulso de 70-80 batimentos por minuto.
   d. Sensação de morte iminente.

2. A maioria dos ataques cardíacos agudos é causada por bloqueio da artéria _____.
   a. cefálica
   b. coronária
   c. coronal
   d. carótida

3. O depósito de gordura nas artérias é denominado
   a. aterosclerose.
   b. *angina pectoris*.
   c. trombose coronariana.
   d. colesterol.

4. A *angina pectoris*
   a. é frequentemente acompanhada por fraqueza e náusea.
   b. é um termo que se refere a qualquer tipo de dor no peito.
   c. normalmente dura mais de 30 minutos.
   d. é uma dor no coração causada por insuficiência de oxigênio.

5. Qual das seguintes condições cardíacas provavelmente se desenvolveria ao longo de vários meses?
   a. infarto agudo do miocárdio.
   b. ataque cardíaco.
   c. choque cardiogênico.
   d. insuficiência cardíaca congestiva.

6. Qual das seguintes alternativas *não* é uma medida de emergência para vítimas cardíacas?
   a. Afrouxar roupas apertadas.
   b. Colocar a vítima sentada.
   c. Fazer que a vítima fique completamente imóvel.
   d. Auxiliar a vítima com a nitroglicerina prescrita.

7. Dispneia significa
   a. falta de ar, quando a pessoa está deitada.
   b. transpiração excessiva.
   c. falta de oxigênio.
   d. falta de ar.

8. Uma vítima cardíaca com inchaço na parte inferior das pernas estaria apresentando sintomas de
   a. *angina pectoris*.
   b. parada cardíaca.
   c. insuficiência cardíaca congestiva.
   d. acidente vascular encefálico isquêmico.

9. Qual das seguintes alternativas *não* é causa de acidente vascular encefálico?
   a. Trombo.
   b. Embolia.
   c. Doença coronariana.
   d. Hemorragia.

10. A vítima de acidente vascular encefálico deve ser posicionada
    a. deitada de costas.
    b. deitada de costas com os pés elevados.
    c. deitada de costas com a cabeça e os ombros elevados.
    d. deitada de lado.

Parte 3 O que você faria...?

Você é chamado à casa de uma senhora de meia-idade que apresenta dispneia grave e frequência cardíaca acelerada. Ela também exibe edema nos membros inferiores, dilatação das veias do pescoço e parece confusa.

Capítulo 17

Emergências respiratórias

▶ Objetivos de aprendizagem

Após estudar este capítulo, você será capaz de:

1. Compreender a fisiopatologia da dispneia.
2. Descrever o atendimento de emergência em caso de dispneia.
3. Compreender a fisiopatologia do enfisema.
4. Compreender a fisiopatologia da bronquite crônica.
5. Descrever e demonstrar o atendimento de emergência a vítimas de doença pulmonar obstrutiva crônica.
6. Relacionar os sinais e sintomas de asma.
7. Descrever e demonstrar o atendimento de emergência a vítimas de asma.
8. Relacionar os sinais e sintomas de pneumonia.
9. Descrever e demonstrar o atendimento de emergência a vítimas de pneumonia.
10. Relacionar os sinais e sintomas de hiperventilação.
11. Descrever e demonstrar o atendimento de emergência a vítimas de hiperventilação.

No local da ocorrência

Bess Adams estava dando uma festa de aniversário para o filho de 9 anos. Um amigo da família estava vestido de caubói e havia trazido um cavalo para levar as crianças para dar voltas no quarteirão.

Cerca de 15 minutos depois de Cody Reese ter parado de andar a cavalo, Bess observou que ele estava com falta de ar. Ele apresentava sibilos agudos quando tentava expirar e usava os músculos do pescoço e dos ombros para respirar melhor. Apesar do esforço para respirar, apenas uma pequena quantidade de ar entrava e saía de seus pulmões.

Reconhecendo os sinais de asma, Bess telefonou para a mãe de Cody, que confirmou que o menino tinha asma e alergia a pelos de cavalo. A mãe de Cody, com base na descrição dos sintomas, reconheceu que a crise de asma era grave e pediu a Bess que telefonasse para o serviço de emergência enquanto ela levava o inalador de Cody. Bess acionou o SRM e levou Cody para o sofá, tentando acalmá-lo em um local tranquilo. Como as vias aéreas estavam desobstruídas, embora contraídas, e ele ainda podia movimentar o ar, Bess ajudou-o a ficar em uma posição mais confortável – sentado com o tronco ereto e inclinado para a frente – e monitorou sua respiração cuidadosamente, até a chegada da equipe de resgate.

A sobrevivência depende da capacidade do corpo de distribuir quantidades suficientes de sangue recém-oxigenado para todas as células. Sem oxigênio suficiente, algumas células – como as do coração e do cérebro – podem morrer em poucos minutos.

Várias doenças e lesões podem interferir na capacidade do organismo de obter uma quantidade suficiente de oxigênio. O atendimento médico imediato é essencial, nesses casos, para salvar a vida da vítima e impedir a morte de células por privação de oxigênio.

Este capítulo apresenta algumas das principais doenças que causam emergências respiratórias e descreve o atendimento de emergência apropriado para cada caso.

Dispneia

> ▶ **Objetivo de aprendizagem**
> 1 Compreender a fisiopatologia da dispneia.

A **dispneia**, uma das queixas clínicas mais comuns, é definida como uma sensação de falta de ar acompanhada de respiração trabalhosa. Logicamente, as vítimas não utilizarão a palavra *dispneia*. Nessa eventualidade elas poderão relatar "falta de ar", "impossibilidade de respirar" ou "falta de fôlego". O problema comum de todas essas vítimas é que o corpo percebe a necessidade por mais oxigênio do que está recebendo.

A dispneia não é uma doença em si, mas sim um sintoma de várias doenças. A respiração, em geral, se torna rápida e superficial, mas as vítimas podem sentir falta de ar seja respirando rápida ou lentamente. Lembre-se: é normal sentir falta de ar após se exercitar, tossir, produzir escarro em excesso ou quando se está muito cansado. Nesses casos, a condição não é considerada uma dispneia verdadeira.

Atendimento de emergência

> ▶ **Objetivo de aprendizagem**
> 2 Descrever o atendimento de emergência em caso de dispneia.

Acione o serviço de resgate médico (SRM) imediatamente e, em seguida:

1. Mantenha as vias aéreas desobstruídas. A dispneia pode ser causada pela aspiração de um corpo estranho; por essa razão, verifique as vias aéreas imediatamente e faça a desobstrução, se necessário.

2. Ventile ou forneça ventilações assistidas se a frequência ou volume respiratório forem inadequados.

3. Se a vítima está respirando adequadamente, coloque-a em uma posição confortável.

> ✓ **Avaliação de progresso**
>
> 1. A dispneia é definida como _____. (*respiração trabalhosa/falta de ar/respiração curta*)
> 2. As vítimas com dispneia podem estar respirando de forma rápida ou lenta, mas sempre sentem _____. (*tontura/falta de ar/que estão prestes a desmaiar*)
> 3. A dispneia não é uma _____, mas sim um sintoma de várias doenças. (*doença em si/ emergência médica/síndrome respiratória*)
> 4. Como a dispneia pode ser causada por _____, examine sempre as vias aéreas. (*aspiração/hemorragia interna/bronquite*)

Doença pulmonar obstrutiva crônica

As vítimas com **doença pulmonar obstrutiva crônica (DPOC)** em geral têm enfisema, bronquite crônica ou ambos. A doença também pode ser causada por asma. O fator conhecido mais importante na DPOC é o tabagismo; a maioria das vítimas de DPOC também é predisposta a alergias e a várias infecções.

O enfisema e a bronquite crônica (ver Fig. 17.1) representam os dois extremos de um espectro de problemas. A maioria das vítimas se enquadra em um ponto entre os dois extremos, exibindo sinais e sintomas dos dois distúrbios.

Enfisema

> ▶ **Objetivo de aprendizagem**
> 3 Compreender a fisiopatologia do enfisema.

O **enfisema** caracteriza-se pela distensão dos sacos aéreos (grupos de alvéolos) além dos bronquíolos, com alterações destrutivas em suas paredes. Basicamente, os alvéolos perdem a elasticidade, se distendem por causa

> **dispneia** Falta de ar ou dificuldade respiratória.
> **doença pulmonar obstrutiva crônica (DPOC)** Espectro de doenças, incluindo enfisema e bronquite crônica.
> **enfisema** Doença respiratória caracterizada por alvéolos excessivamente inchados.

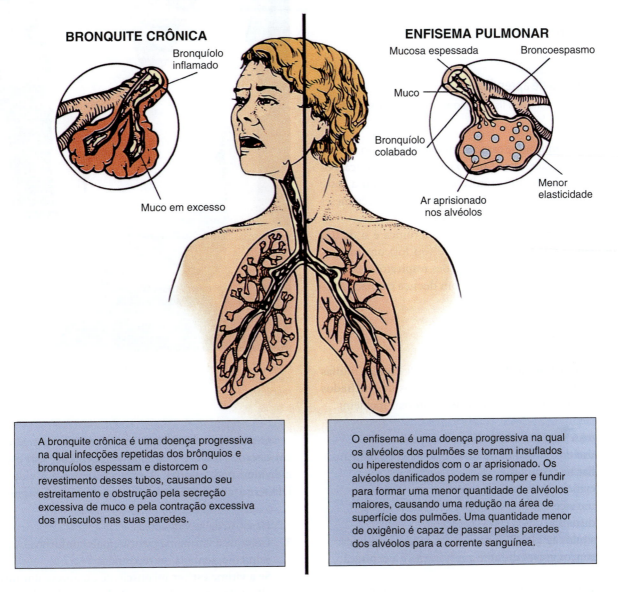

Figura 17.1 Formas da doença pulmonar obstrutiva crônica (DPOC).

do ar retido e param de funcionar. Quando o ar fica preso nos alvéolos, as paredes acabam se rompendo e o número total de alvéolos diminui, dificultando a respiração.

Sinais e sintomas

Como as vítimas de enfisema normalmente não apresentam cianose, elas são chamadas de "**sopradores rosados**". Os sinais e sintomas podem incluir:

- evidências de perda de peso;
- história de dispneia que aumenta durante esforço físico;
- limitação progressiva da atividade;

"**sopradores rosados**" Vítimas de enfisema; a coloração rosada é resultado da produção excessiva de hemácias.

- produção de pequenas quantidades de muco com a tosse;
- expiração difícil e prolongada;
- pulmão hiperinsuflado (permanece expandido mesmo após a expiração);
- tórax em barril (ver Fig. 17.2).

Bronquite crônica

> ▸ **Objetivo de aprendizagem**
> 4 Compreender a fisiopatologia da bronquite crônica.

Essa condição se caracteriza por inflamação, edema e produção excessiva de muco na árvore brônquica. Por definição, bronquite crônica é aquela que causa tosse produtiva que persiste durante pelo menos três meses do ano em dois anos consecutivos.

O quadro típico da bronquite crônica é o de um indivíduo que invariavelmente é (ou foi) um fumante crônico e teve muitas infecções respiratórias. Existe uma tendência à associação com doença cardíaca e insuficiência cardíaca direita.

Sinais e sintomas

Como os indivíduos com bronquite crônica muitas vezes são cianóticos, eles são chamados de "**inchados azuis**" (*blue bloaters*). Os sinais e sintomas incluem:

- tosse com produção de muco espesso;
- uso dos músculos do tórax e do pescoço para auxiliar na respiração;
- cianose (pele azulada) crônica;
- inchaço nas mãos, nos pés e nos tornozelos;
- distensão das veias do pescoço;
- sibilos agudos durante a inspiração e a expiração;
- roncos graves durante a inspiração e a expiração.

Atendimento de emergência para a DPOC

> ▸ **Objetivo de aprendizagem**
> 5 Descrever e demonstrar o atendimento de emergência a vítimas de doença pulmonar obstrutiva crônica.

"inchados azuis" Vítimas de bronquite crônica.

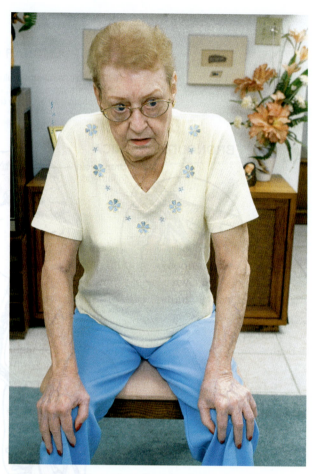

Figura 17.2 As vítimas de enfisema e bronquite crônica frequentemente se inclinam para a frente para conseguir respirar.

O principal objetivo do tratamento de emergência em caso de DPOC é aumentar a oxigenação; sem ela, o indivíduo pode morrer. A principal ameaça à vida na DPOC é a falta de oxigênio. Acione o SRM e, em seguida:

1. Desobstrua as vias aéreas.
2. Coloque a vítima na posição mais confortável – geralmente, sentada ou recostada.
3. Se a vítima estiver inconsciente ou apresentar uma alteração severa de seu estado mental, coloque-a em decúbito lateral ou na posição de recuperação modificada.
4. Monitore a frequência e a profundidade respiratória da vítima e ajude na ventilação se a respiração se tornar inadequada. Observe a vítima cuidadosamente para detectar alterações na frequência e na profundidade da respiração.
5. Mantenha a temperatura corporal da vítima.
6. Afrouxe roupas apertadas, tranquilize a vítima e estimule-a a tossir para expelir as secreções.

✓ Avaliação de progresso

1. As vítimas de enfisema são, às vezes, chamadas de _____. (*inchados azuis/sopradores rosados*)
2. A condição na qual infecções repetidas produzem espessamento e distorção do revestimento da árvore brônquica é _____. (*o enfisema/a bronquite crônica/o estado de mal asmático*)
3. Como resultado do rompimento das paredes alveolares em indivíduos com enfisema, o ar dos pulmões é _____. (*aprisionado/ concentrado/expulso*)
4. O principal objetivo do tratamento da DPOC é _____. (*impedir a aspiração/aumentar a oxigenação/auxiliar na respiração*)

Asma

A asma, que afeta mais de 10 milhões de pessoas nos Estados Unidos, caracteriza-se por uma sensibilidade aumentada da traqueia, dos brônquios e dos bronquíolos a vários estímulos, com estreitamento reversível disseminado das vias aéreas.

É uma doença inflamatória crônica e se apresenta em dois quadros gerais:

1. Asma aguda, que consiste em crises periódicas e períodos assintomáticos entre as crises.
2. Estado de mal asmático, que consiste em crise prolongada e potencialmente fatal.

Em geral, também existem dois tipos de asma. A asma extrínseca, ou asma alérgica, normalmente é uma reação a pó, pólen ou outros irritantes. Essa condição muitas vezes é sazonal, ocorre com maior frequência em crianças e, geralmente, desaparece após a adolescência. A asma intrínseca, ou não alergênica, é mais comum em adultos e ocorre com maior frequência em resposta a emoções, vapores industriais ou de outras fontes, odores e perfumes fortes, infecções virais, ácido acetilsalicílico e outros medicamentos, ar frio, poluição do ar ou algum outro irritante.

A duração, intensidade e frequência da crise de asma aguda variam e refletem a obstrução das vias aéreas em consequência de um dos seguintes fatores:

- **Broncoespasmo** (espasmo generalizado dos brônquios).
- Inchaço da mucosa nas paredes brônquicas.
- Obstrução dos brônquios por secreções mucosas espessas.

Sinais e sintomas

▶ Objetivo de aprendizagem
6 Relacionar os sinais e sintomas de asma.

Os sinais e sintomas da asma podem variar de leves a graves e podem ser potencialmente fatais. Uma crise aguda típica pode apresentar os seguintes sinais e sintomas:

- A vítima se senta com o tronco ereto, geralmente inclinada para a frente, com as narinas dilatadas e esforçando-se para respirar.
- Tosse não produtiva espasmódica.
- Sibilos agudos, semelhantes a assobios, normalmente durante a expiração.
- Movimento muito pequeno de ar durante a respiração, mesmo quando o indivíduo está em repouso.
- Pulmão hiperinsuflado com o ar retido por causa do aumento da obstrução durante a expiração.
- Respirações rápidas e superficiais.
- Pulso rápido (normalmente mais de 120 batimentos por minuto).
- Fadiga.
- Uso de músculos acessórios do pescoço e dos ombros para auxiliar a respiração.

Atendimento de emergência

▶ Objetivo de aprendizagem
7 Descrever e demonstrar o atendimento de emergência a vítimas de asma.

Os três objetivos do tratamento de emergência da crise aguda de asma são melhorar a oxigenação, aliviar o broncoespasmo e melhorar a respiração da vítima. Acione o SRM e, em seguida:

1. Desobstrua as vias aéreas e auxilie as respirações, se necessário.
2. Fique calmo e mantenha a vítima o mais calma possível; o estresse e a intensidade emocional agravam a crise de asma. Mantenha a vítima em uma posição confortável, normalmente sentada.

broncoespasmo Espasmo generalizado dos brônquios.

3. Ajude a vítima com a administração dos medicamentos prescritos para asma que ela pode estar portando (geralmente um inalador, ou "bombinha"), caso haja alguma das condições abaixo:
   - A vítima reconhece que está tendo um ataque de asma.
   - A vítima está de posse de seu próprio inalador.
   - A vítima é capaz de identificar o medicamento e incapaz de utilizá-lo sem auxílio.

Estado de mal asmático

O **estado de mal asmático** é uma crise asmática prolongada e grave que não responde a tratamento agressivo e representa uma emergência médica prioritária.

> **estado de mal asmático** Crise de asma intensa, prolongada e que representa uma emergência médica prioritária.

Sinais e sintomas

Os sibilos não são um sinal confiável do estado de mal asmático: pode não haver sibilos. Na realidade, os ruídos respiratórios podem estar quase ausentes. Os outros sinais e sintomas podem incluir (ver Fig. 17.3):

- Insuflação grave do tórax em consequência da retenção contínua de ar nos pulmões.
- Coloração azulada da pele (cianose).
- Esforço excessivo para falar e andar.
- Respiração extremamente trabalhosa: a vítima se esforça para movimentar o ar e usa os músculos acessórios para respirar.
- Ruídos respiratórios inaudíveis.
- Exaustão.

Não se deixe enganar por uma vítima que apresente estado de mal asmático, mas pareça estar começando a

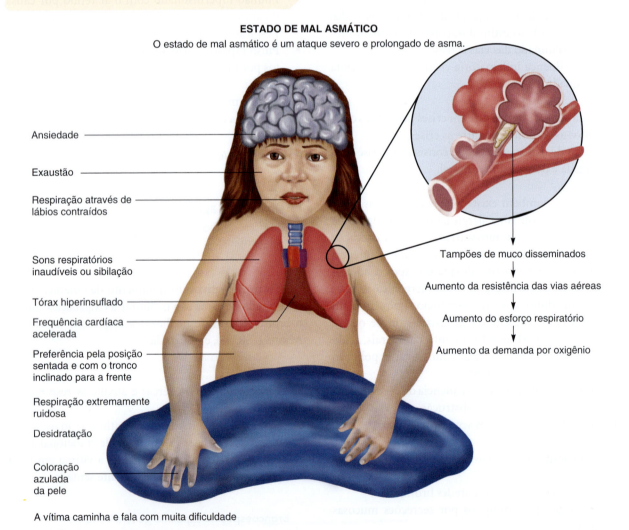

Figura 17.3 O estado de mal asmático é uma emergência médica prioritária.

se recuperar: ela ainda pode estar exposta a risco elevado.

Atendimento de emergência

No tratamento do estado de mal asmático, siga as mesmas diretrizes gerais que para asma aguda, mas aja com mais urgência durante o atendimento e no pedido de socorro.

Cuidado: Nem todo sibilo significa asma. Várias outras doenças e lesões – como insuficiência cardíaca, pneumonia, inalação de fumaça, obstrução parcial das vias aéreas, fibrose cística, inflamação das vias aéreas superiores e choque anafilático – causam sibilos.

✓ Avaliação de progresso

1. O principal evento fisiológico na asma é _____ das vias aéreas. (*a obstrução/o estreitamento/o bloqueio completo*)
2. Uma crise de asma prolongada e potencialmente fatal é denominada _____. (*asma aguda/asma brônquica/estado de mal asmático*)
3. Existem dois tipos diferentes de asma: um comumente causado por infecção ou emoção e outro causado com mais frequência por _____. (*alergia/ácido acetilsalicílico/ar frio*)
4. Durante uma crise típica, a tosse da vítima é _____. (*produtiva/improdutiva/intermitente*)
5. Os três objetivos do tratamento de emergência em caso de asma são melhorar a oxigenação, aliviar o broncoespasmo e melhorar _____. (*a circulação/o metabolismo/a respiração*)
6. O estado de mal asmático normalmente é caracterizado por _____. (*sibilos graves/roncos graves/ausência de ruídos respiratórios*)

Pneumonia

Pneumonia é um termo médico usado para descrever um grupo de doenças caracterizadas por inflamação pulmonar e alvéolos cheios de líquido ou pus, levando à oxigenação inadequada do sangue. A pneumonia frequentemente é causada por infecção bacteriana ou viral, mas também pode ser causada por irritantes inalados ou materiais aspirados.

Sinais e sintomas

> ▶ **Objetivo de aprendizagem**
> 8 Relacionar os sinais e sintomas de pneumonia.

Vítimas com pneumonia geralmente parecem estar muito enfermas; a maioria se queixa de febre (que costuma ser superior a 38°C) e calafrios que causam tremor intenso. Os sinais e sintomas dependem do lobo pulmonar afetado e podem incluir:

- dor no peito, que costuma piorar quando o indivíduo respira;
- dispneia;
- respiração rápida;
- angústia respiratória;
- respiração ruidosa;
- tosse produtiva, normalmente com secreção amarela ou muco que, às vezes, apresenta estrias de sangue;
- pele quente e seca.

Atendimento de emergência

> ▶ **Objetivo de aprendizagem**
> 9 Descrever e demonstrar o atendimento de emergência a vítimas de pneumonia.

Para cuidar de uma vítima de pneumonia, siga estes passos:

1. Coloque a vítima em uma posição confortável que permita que ela respire com menos sofrimento; a maioria prefere ficar recostada ou com o tronco ereto.
2. Mantenha as vias aéreas desobstruídas.
3. Leve a vítima ao médico.

✓ Avaliação de progresso

1. A pneumonia descreve um grupo de doenças caracterizadas por _____. (*febre e calafrios/tosse produtiva/inflamação pulmonar*)
2. A pneumonia frequentemente é causada por _____. (*infecção/supressão imunológica/lesão*)
3. Um sinal característico de pneumonia _____. (*são os sibilos/é a fadiga/são a febre e os calafrios*)

Hiperventilação

A **hiperventilação** é uma condição caracterizada por *respiração exagerada*, ou respiração muito rápida e profunda. É normal em várias condições (como após os exercícios), desde que a respiração retorne rapidamente a uma frequência normal.

Por outro lado, a **síndrome da hiperventilação** é um estado anormal em que persiste a respiração rápida. As causas são variadas, mas normalmente envolvem ansiedade ou estresse emocional.

Se for causada por ansiedade ou estresse, a síndrome da hiperventilação é relativamente benigna. Se for causada por uma condição médica subjacente – por exemplo, coma diabético, asma, overdose por ácido acetilsalicílico ou aumento da pressão intracraniana – o prognóstico pode ser catastrófico.

Sinais e sintomas

> ▶ **Objetivo de aprendizagem**
> **10** Relacionar os sinais e sintomas de hiperventilação.

A hiperventilação envolve uma frequência respiratória superior a quarenta respirações por minuto em adultos. A hiperventilação reduz a concentração de dióxido de carbono no sangue para um nível anormal, causando os seguintes sinais e sintomas:

- ansiedade acentuada, levando ao pânico;
- falta de ar;
- tontura ou comportamento incomum;
- fadiga;
- desconforto ou distensão abdominal;
- flexão dos punhos e das articulações dos dedos (**espasmo carpopedal**);
- dispneia;
- vertigem;
- visão embaçada;
- sabor amargo ou secura na boca;

> **hiperventilação** Condição caracterizada por respiração excessiva ou rápida demais.
> **síndrome de hiperventilação** Estado anormal caracterizado por respiração rápida persistente.
> **espasmo carpopedal** Flexão das mãos nos punhos e dos dedos nas articulações dos dedos.

- dormência e/ou formigamento das mãos e dos pés ou da área ao redor da boca;
- aperto ou um "caroço" na garganta;
- sensação de batimento no coração com dor em punhalada no peito, ou de aperto ou peso no tórax;
- fraqueza extrema;
- sensação de morte iminente;
- desmaio;
- respirações rápidas, profundas e suspirosas, com pulso rápido.

Atendimento de emergência

> ▶ **Objetivo de aprendizagem**
> **11** Descrever e demonstrar o atendimento de emergência a vítimas de hiperventilação.

Antes de iniciar qualquer tratamento de emergência, é preciso descartar a possibilidade de que a respiração rápida seja causada por uma condição médica subjacente, como coma diabético (concentração elevada de açúcar no sangue), traumatismos ou asma. Se alguma dessas enfermidades for detectada, trate-a de modo apropriado. Se tiver certeza de que a hiperventilação não tem nenhuma causa médica:

1. Mantenha-se calmo; seja atencioso, compreensivo, demonstre consideração e tente tranquilizar a vítima.
2. Converse com a vítima e tente fazê-la diminuir a frequência respiratória. Peça a ela para fazer o possível para respirar com os músculos abdominais; oriente-a a inspirar pelo nariz, prender a respiração durante alguns segundos e, em seguida, expirar o mais lentamente possível, com os lábios contraídos.
3. Explique à vítima o que aconteceu e tranquilize-a, dizendo que a condição não é grave.
4. Leve a vítima ao pronto-socorro ou acione o SRM.

Lembre-se: Não deixe a vítima respirar dentro de um saco de papel; isso não equilibra os gases sanguíneos e pode sobrecarregar seriamente o coração e os pulmões.

✓ **Avaliação de progresso**

1. A síndrome de hiperventilação é um estado anormal em que a respiração rápida _____. (*ocorre periodicamente/ocorre em ciclos/persiste*)

2. A hiperventilação é razoavelmente benigna, a menos que seja causada por _____. (*ansiedade/medo intenso/uma condição médica subjacente*)

3. A hiperventilação é caracterizada por _____ durante a respiração. (*suspiros profundos/sibilos/ estertores*)

4. Para tratar a hiperventilação não causada por uma condição médica, _____. (*faça a vítima respirar em um saco de papel/tranquilize a vítima/ administre respiração artificial*)

Resumo

- A dispneia, uma das queixas clínicas mais comuns, é caracterizada por falta de ar; verifique se não há obstrução das vias aéreas.

- A doença pulmonar obstrutiva crônica abrange o enfisema e a bronquite crônica.

- No enfisema, os alvéolos lesados se rompem e ficam cheios de ar aprisionado; na bronquite crônica, infecções repetidas produzem espessamento e distorção no revestimento dos bronquíolos.

- Na asma, ocorre espasmo generalizado dos brônquios, inchaço da mucosa nas paredes brônquicas e obstrução dos brônquios por secreções mucosas espessas.

- Os três objetivos do atendimento de emergência em caso de asma são melhorar a oxigenação, aliviar o broncoespasmo e melhorar a respiração da vítima.

- O estado de mal asmático, uma crise de asma grave e prolongada, representa uma emergência médica prioritária.

- A pneumonia é um grupo de doenças que causa inflamação pulmonar; os sinais mais característicos são febre alta e calafrios.

- A hiperventilação é razoavelmente benigna, a menos que seja causada por uma condição médica subjacente.

- Nunca trate a hiperventilação fazendo a vítima respirar em um saco de papel.

Termos-chave

Certifique-se de que você compreende os termos-chave a seguir:

broncoespasmo	estado de mal asmático
dispneia	hiperventilação
doença pulmonar	"inchados azuis"
obstrutiva crônica	síndrome de
(DPOC)	hiperventilação
enfisema	"sopradores rosados"
espasmo carpopedal	

Exercício de raciocínio crítico

Você está em uma quadra de basquete com alguns amigos quando observa um homem na quadra ao lado com dificuldade para respirar. Ele tem aproximadamente 24 anos de idade, e está se inclinando para a frente com as mãos apoiadas nos joelhos. Enquanto você se aproxima, ouve que ele está ofegando. Ele apresenta sudoração, e está pálido e muito ansioso. Ele diz então que tem um problema de saúde, mas que não se lembra do nome correto. Ele acha que tem um inalador em seu carro.

1. Qual o problema de saúde você acha que a pessoa tem? Por quê?

2. Qual seria sua atuação para essa condição?

3. Se alguém buscar o inalador no carro, você o entregaria para o homem utilizar?

Capítulo 17 — Autoavaliação

Aluno: _____ Data: _____
Curso: _____ Módulo: _____

Parte 1 Verdadeiro/Falso

Se você acha que a afirmação é verdadeira, assinale V. Se você acha que é falsa, assinale F.

V F **1.** A dispneia não é uma doença, mas um sintoma de várias outras doenças.

V F **2.** A dispneia é uma sensação de falta de ar acompanhada por respiração trabalhosa.

V F **3.** As vítimas de enfisema normalmente são cianóticas.

V F **4.** A vítima de enfisema normalmente fica magra e debilitada, com tórax em barril.

V F **5.** A vítima de bronquite crônica usa os músculos do pescoço e do tórax para ajudar na respiração.

V F **6.** O principal objetivo do atendimento de emergência na DPOC é intensificar a oxigenação.

V F **7.** Um dos três objetivos principais do atendimento de emergência na asma é tratar o choque.

V F **8.** Deve-se pedir à vítima com hiperventilação para respirar dentro de um saco de papel.

V F **9.** A principal ameaça para a vida do indivíduo com DPOC é a falta de oxigênio.

Parte 2 Múltipla escolha

Assinale a resposta correta ou a frase que melhor completa a sentença.

1. Dispneia significa
   a. respiração rápida e dolorosa.
   b. produção excessiva de escarro.
   c. falta de ar.
   d. fadiga.

2. Qual das seguintes doenças não é uma condição da DPOC?
   a. Asma.
   b. Bronquite crônica.
   c. Bronquite aguda infecciosa.
   d. Aterosclerose.

3. O atendimento inicial para uma pessoa que está hiperventilando inclui
   a. estabelecer uma via aérea.
   b. incentivá-la a fazer respirações rápidas e superficiais.
   c. afrouxar roupas apertadas.
   d. acalmar e tranquilizar a vítima.

4. No estado de mal asmático,
   a. a vítima não está exposta a um risco muito grande.
   b. o tórax fica afundado.
   c. os sibilos são bastante audíveis.
   d. a vítima usa os músculos respiratórios acessórios.

5. Qual das seguintes alternativas não é um sintoma de hiperventilação?
   a. Frequência cardíaca baixa.
   b. Desmaios.
   c. Formigamento nas mãos e nos pés.
   d. Sensação de fraqueza.

6. O atendimento de emergência para vítimas de DPOC tem como objetivo principal
   a. expectorar o escarro.
   b. intensificar a oxigenação.
   c. umedecer o ar.
   d. transportar a vítima o mais rápido possível.

7. Os "sopradores rosados" e os "inchados azuis" são expressões usadas para se referir a
   a. recém-nascidos com dificuldades respiratórias.
   b. vítimas de doenças cardíacas.
   c. vítimas de DPOC.
   d. Todas as anteriores.

Parte 3 Relacione

Relacione a condição à sua descrição.

1. _____ "Sopradores rosados"
2. _____ Representa uma emergência médica prioritária
3. _____ Sensação de falta de ar
4. _____ Frequentemente causado(a) por uma infecção bacteriana ou viral
5. _____ Respiração rápida, profunda e anormal
6. _____ Caracterizado(a) por tosse crônica, obstrução do fluxo de ar ou ambas
7. _____ Desencadeado(a) normalmente por reação alérgica, infecção respiratória ou estresse emocional
8. _____ "Inchados azuis"

A. Dispneia
B. DPOC
C. Enfisema
D. Bronquite crônica
E. Asma
F. Estado de mal asmático
G. Pneumonia
H. Hiperventilação

Parte 4 O que você faria...?

1. Você está na casa de um senhor de meia-idade e o encontra sentado na beira da cama, se esforçando para respirar. Suas veias do pescoço estão distendidas e ele apresenta sibilos audíveis e cianose.

2. Você está no dormitório da faculdade e uma mulher sofre uma crise de asma. Ela está se esforçando para respirar e apresenta sibilos audíveis. A crise é grave e prolongada, e a mulher está exausta.

Capítulo 18

Emergências diabéticas

▶ Objetivos de aprendizagem

Após estudar este capítulo, você será capaz de:

1. Compreender a fisiopatologia básica do diabetes melito (DM).
2. Diferenciar hiperglicemia (concentração elevada de açúcar no sangue) de hipoglicemia (baixa concentração de açúcar no sangue).
3. Relacionar os sinais e sintomas de hiperglicemia.
4. Relacionar os sinais e sintomas de hipoglicemia.
5. Descrever e demonstrar o atendimento de emergência a uma vítima de hiperglicemia grave.
6. Descrever e demonstrar o atendimento de emergência a uma vítima de hipoglicemia.

No local da ocorrência

Steve Cox, 29 anos, retornou para sua mesa no centro de orientação da universidade após ter participado de um jogo de handebol particularmente movimentado durante seu horário de almoço. Cerca de 30 minutos depois, quando sua colega Julia Gallagher entrou na sala para discutir sobre uma reunião agendada para aquela tarde, Steve respondeu irritado e mandou-a sair da sala.

Sabendo que ele era diabético insulino-dependente, Julia observou Steve da melhor maneira possível de onde ela estava. Embora a sala estivesse quase fria, ele suava muito, sua respiração era superficial, as mãos tremiam e as pupilas estavam dilatadas.

"Steve, você comeu alguma coisa hoje?", perguntou ela. "Café da manhã", respondeu ele friamente. "E o almoço?", insistiu ela. "Não. Joguei handebol." As respostas bruscas não eram um hábito do rapaz, que normalmente era caloroso e comunicativo. "Você tomou sua insulina hoje?", indagou ela. "Sim".

Suspeitando de que o nível de açúcar no sangue de Steve estava se tornando muito baixo, Julia caminhou até a porta e pediu a um colega que comprasse uma bebida com açúcar e a outro que chamasse a equipe de emergência da universidade.

Ela persuadiu o rapaz a beber o suco de frutas enquanto monitorava seus sinais vitais. Quando a equipe de emergência chegou, alguns minutos depois, seus sintomas estavam desaparecendo e seu estado mental estava se normalizando.

De acordo com estimativas conservadoras, há mais de 14 milhões de indivíduos diabéticos nos Estados Unidos. Em aproximadamente metade desses casos, o diabetes melito não foi diagnosticado ou identificado, de modo que as vítimas não têm conhecimento de sua doença. Infelizmente, sua primeira indicação pode ser uma emergência médica que põe a vida em risco, como a concentração muito alta de açúcar no sangue (hiperglicemia) ou muito baixa (hipoglicemia).

Este capítulo apresenta informações básicas sobre o diabetes, diferencia a hiperglicemia da hipoclicemia e descreve em detalhes como tratá-las.

Diabetes

> ▶ **Objetivo de aprendizagem**
>
> **1** Compreender a fisiopatologia básica do diabetes melito (DM).

A **insulina** é um hormônio necessário para facilitar a saída da **glicose** (açúcar) da corrente sanguínea através das membranas celulares e para o interior das células. Sem a glicose, as células não recebem a energia de que necessitam.

Em pessoas com diabetes melito (DM), o açúcar se acumula na corrente sanguínea, porque a insulina não o desloca para as células do corpo (ver Fig. 18.1). É uma situação paradoxal: o indivíduo diabético apresenta níveis extremamente elevados de açúcar no sangue, mas ocorre uma depleção acentuada do seu suprimento nas células, nas quais é essencialmente necessário. Todos os sistemas orgânicos são afetados, exceto o cérebro, a princípio, uma vez que ele não necessita de insulina para mover a glicose para as células cerebrais.

Quando as células não são abastecidas por glicose, elas passam a utilizar gorduras e proteínas como combustível, o que resulta na subtração de massa dos músculos e dos órgãos vitais. O açúcar continua a se acumular no sangue. Os rins começam a excretá-lo para a urina e, em seguida, a eliminar grandes quantidades de água para remover o açúcar do corpo.

O diabetes melito pode causar complicações a longo prazo em vários sistemas do corpo. As complicações comuns incluem problemas circulatórios, cegueira (em consequência da degeneração dos pequenos vasos sanguíneos da retina) e problemas do sistema nervoso central, incluindo a ausência de sensibilidade nas mãos e pés, esvaziamento retardado do estômago, disfunção sexual e impotência. Duas grandes complicações incluem acidente vascular encefálico e ataque cardíaco que resultam das patologias vasculares.

Existem dois tipos básicos de diabetes:

- **Diabetes do tipo I** (anteriormente conhecido como diabetes melito insulino-dependente – DMID), em que a vítima tem pequena ou nenhuma capacidade de produzir insulina. Essa condição normalmente aparece na infância (também referida como *diabetes juvenil*), e as vítimas necessitam de injeções diárias de insulina.
- **Diabetes do tipo II** (anteriormente conhecido como diabetes melito não insulino-dependente – DMNID ou *diabetes do adulto*), em que a vítima produz insulina, mas ou o faz em quantidade insuficiente ou suas células não respondem a ela. Essa condição geralmente é controlada com dieta e/ou por meio de medicamentos orais.

Outro tipo de diabetes, que de modo geral não é permanente, é o **diabetes gestacional**, que se desenvolve durante a gravidez e ocorre quando os hormônios na placenta fazem o corpo resistir à ação da insulina. O quadro é quase sempre tratado com dieta, embora algumas mulheres necessitem de medicamentos para controlar o problema. As mulheres com diabetes gestacional tendem a dar à luz bebês muito grandes. O problema normalmente cessa após o nascimento e pode ou não ocorrer nas gestações subsequentes.

Os indivíduos diabéticos enfrentam uma grave condição física quando a concentração sanguínea de glicose é muito elevada ou muito baixa: ambas as condições podem alterar o nível de consciência e pôr a vida da pessoa em risco se não forem tratadas imediatamente.

> **insulina** Hormônio necessário para facilitar o movimento da glicose para fora da corrente sanguínea, através das membranas celulares e para o interior das células.
>
> **glicose** Açúcar.
>
> **diabetes do tipo I** Diabetes que ocorre quando o corpo produz pouca ou nenhuma insulina.
>
> **diabetes do tipo II** Diabetes que ocorre quando o corpo não produz quantidade suficiente de insulina ou quando as células não respondem bem a essa substância.
>
> **diabetes gestacional** Diabetes temporário que se desenvolve em gestantes.

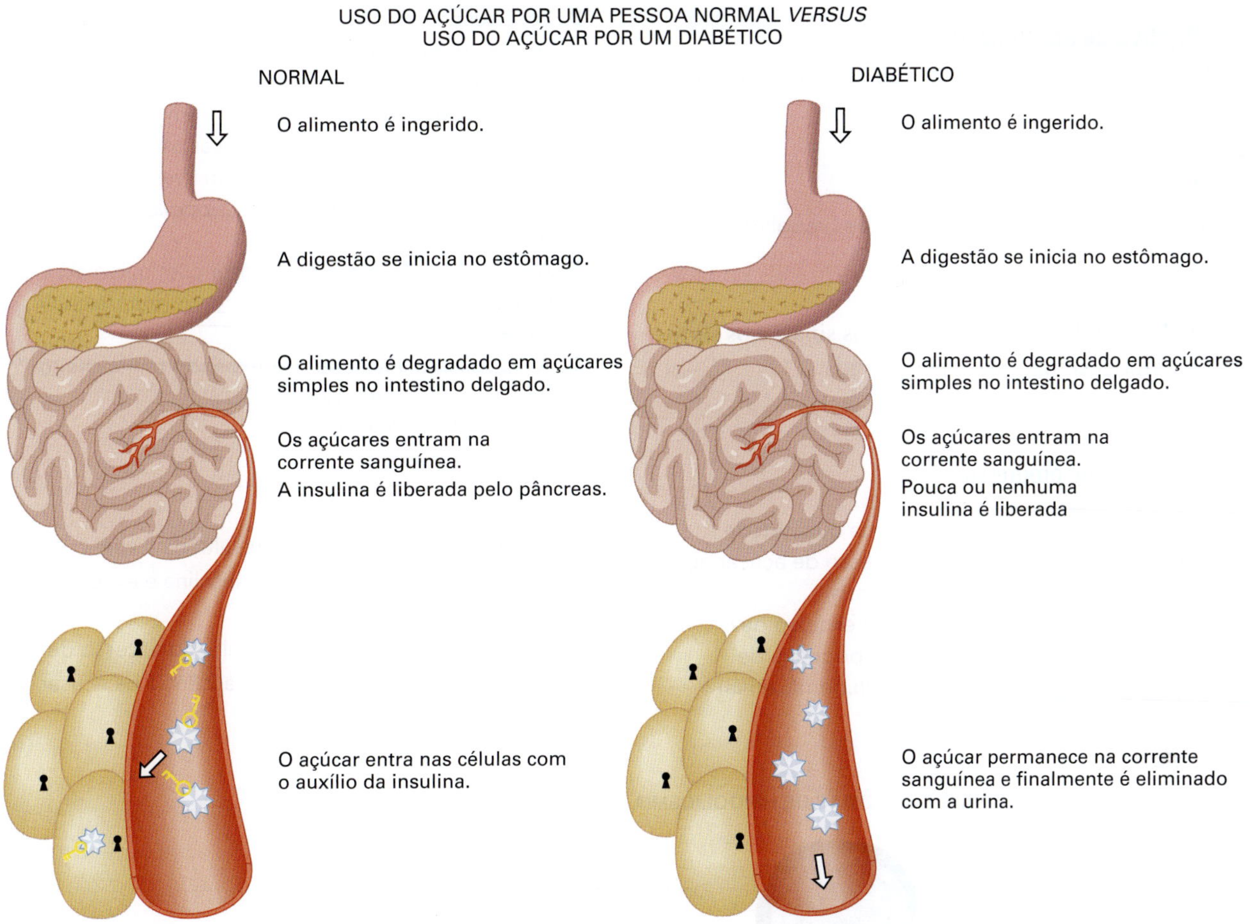

Capítulo 18 Emergências diabéticas **313**

USO DO AÇÚCAR POR UMA PESSOA NORMAL *VERSUS*
USO DO AÇÚCAR POR UM DIABÉTICO

NORMAL

O alimento é ingerido.

A digestão se inicia no estômago.

O alimento é degradado em açúcares simples no intestino delgado.

Os açúcares entram na corrente sanguínea.
A insulina é liberada pelo pâncreas.

O açúcar entra nas células com o auxílio da insulina.

DIABÉTICO

O alimento é ingerido.

A digestão se inicia no estômago.

O alimento é degradado em açúcares simples no intestino delgado.

Os açúcares entram na corrente sanguínea.
Pouca ou nenhuma insulina é liberada

O açúcar permanece na corrente sanguínea e finalmente é eliminado com a urina.

Figura 18.1 O diabetes é reconhecido há muito tempo como um grave distúrbio metabólico.

✓ Avaliação de progresso

1. A insulina é necessária para a saída _____ da corrente sanguínea. (*do oxigênio/da glicose/do dióxido de carbono*)
2. As células necessitam de glicose para satisfazer suas necessidades _____. (*de energia/ metabólicas/de eliminação*)
3. No diabetes melito, os açúcares se acumulam _____. (*nos rins/no fígado/na corrente sanguínea*)
4. O diabetes melito do _____ normalmente começa em uma fase mais tardia da vida e ocorre porque as células não respondem bem à insulina. (*tipo I/tipo II*)
5. O diabetes melito do _____ ocorre quando o corpo produz pouca ou nenhuma insulina. (*tipo I/ tipo II*)

Compreendendo as diferenças entre emergências hiperglicêmicas e hipoglicêmicas

▶ **Objetivo de aprendizagem**

2 Diferenciar hiperglicemia (concentração elevada de açúcar no sangue) de hipoglicemia (baixa concentração de açúcar no sangue).

Tanto a **hiperglicemia** como a **hipoglicemia** são emergências médicas graves que podem pôr a vida em risco se não forem tratadas imediatamente. Entretanto, existem diferenças significativas nas causas, no início, nos sinais e nos sintomas de cada condição.

▶ **Objetivo de aprendizagem**
3 Relacionar os sinais e sintomas de hiperglicemia.

▶ **Objetivo de aprendizagem**
4 Relacionar os sinais e sintomas de hipoglicemia.

As Figuras 18.2 a 18.4 ilustram os sinais e os sintomas da hipoglicemia e da hiperglicemia.

✓ **Avaliação de progresso**

1. A_____ é causada por uma quantidade muito pequena de insulina e excesso de açúcar no sangue. (*hipoglicemia/hiperglicemia*)
2. A_____ é causada por um excesso de insulina e uma quantidade muito pequena de açúcar no sangue. (*hipoglicemia/hiperglicemia*)
3. Você suspeitaria de _____em um indivíduo diabético que manifestasse infecção respiratória viral e febre. (*hipoglicemia/hiperglicemia*)
4. Você suspeitaria de _____ em um indivíduo diabético que deixasse de almoçar para praticar exercícios, mas que mesmo assim tivesse tomado sua dose prescrita de insulina. (*hipoglicemia/hiperglicemia*)
5. A hiperglicemia grave pode fazer com que o ar expirado tenha cheiro de _____. (*fruta/álcool/nada*)
6. A hipoglicemia faz que o ar expirado tenha cheiro de_____. (*acetona/fruta/nada*)
7. O início da hipoglicemia é _____. (*gradual/rápido*)

hiperglicemia Condição que resulta de níveis insuficientes ou da ausência de insulina e excesso de açúcar no sangue.
hipoglicemia Condição que resulta do excesso de insulina e níveis insuficientes ou ausência de açúcar no sangue.

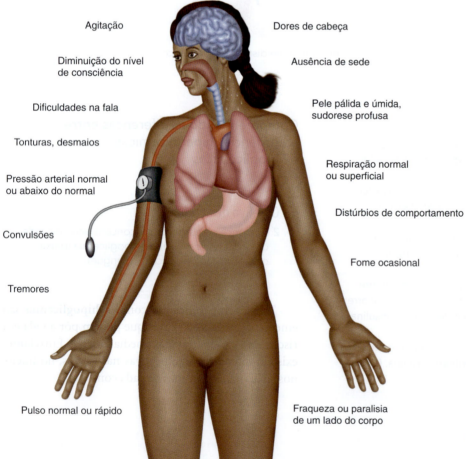

Figura 18.2 A hipoglicemia produz sinais e sintomas semelhantes aos do choque.

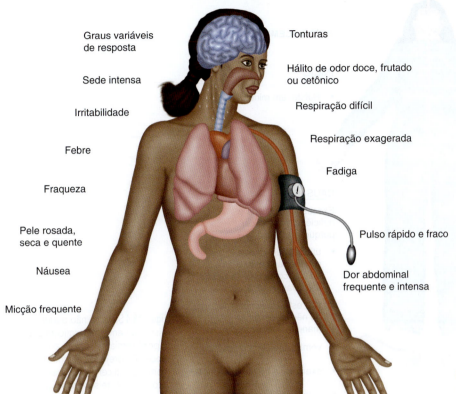

Figura 18.3 A hiperglicemia grave também é conhecida como coma diabético ou cetoacidose diabética.

Atendimento de emergência

Se você encontrar uma pessoa inconsciente, com nível de consciência alterado ou comportamento estranho, procure sempre por sinais de diabetes – uma pulseira ou cartão de identificação médica, sinais de injeção de insulina (marcas de agulha na coxa ou no abdome), uma bomba de insulina nos bolsos, sinais de medicamentos orais para diabetes (frascos na casa), sinais de má circulação ou amputação dos dedos dos pés, ou do próprio pé ou da perna; ou outras características sugestivas de diabetes melito.

A regra a ser lembrada para o atendimento de emergência de diabéticos é simples: *na dúvida, dê açúcar*. Você não causará nenhum dano a um indivíduo com hiperglicemia se lhe der açúcar; a quantidade administrada é trivial em comparação àquela que o diabético já apresenta na corrente sanguínea. No entanto, *você pode salvar a vida de uma vítima com hipoglicemia se lhe der açúcar*. A Tabela 18.1 compara as causas, o atendimento de emergência e os sinais e sintomas de emergências hipoglicêmicas e hiperglicêmicas. Quando estiver diante de uma vítima que demonstrar os sintomas apresentados na Tabela 18.1, tente verificar se tem diabetes perguntando a ela ou aos familiares, ou procurando por cartões, pulseiras, tornozeleiras ou colares de identificação médica que a pessoa estiver usando. Se você sabe ou suspeita que a vítima é diabética e não pode afastar a possibilidade de uma hipoglicemia, considere que ela esteja em emergência hipoglicêmica e proceda com os primeiros socorros apropriados.

Geralmente, uma vítima hipoglicêmica ou hiperglicêmica pode parecer embriagada. Sempre verifique se há outras condições subjacentes – como complicações do diabetes – durante a prestação dos primeiros socorros para pessoas que pareçam estar intoxicadas.

Atendimento de emergência na hiperglicemia grave

> ▶ **Objetivo de aprendizagem**
> 5 Descrever e demonstrar o atendimento de emergência a uma vítima de hiperglicemia grave.

Acione o SRM e, em seguida:

1. Obtenha e mantenha uma via aérea desobstruída em qualquer vítima não responsiva ou que apre-

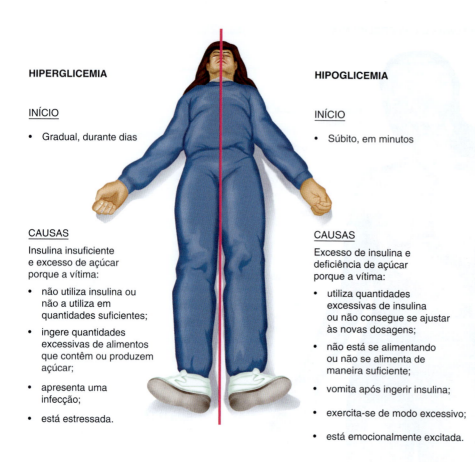

HIPERGLICEMIA

INÍCIO

- Gradual, durante dias

CAUSAS

Insulina insuficiente e excesso de açúcar porque a vítima:

- não utiliza insulina ou não a utiliza em quantidades suficientes;
- ingere quantidades excessivas de alimentos que contêm ou produzem açúcar;
- apresenta uma infecção;
- está estressada.

HIPOGLICEMIA

INÍCIO

- Súbito, em minutos

CAUSAS

Excesso de insulina e deficiência de açúcar porque a vítima:

- utiliza quantidades excessivas de insulina ou não consegue se ajustar às novas dosagens;
- não está se alimentando ou não se alimenta de maneira suficiente;
- vomita após ingerir insulina;
- exercita-se de modo excessivo;
- está emocionalmente excitada.

Figura 18.4 Se você não puder distinguir entre hiperglicemia grave e hipoglicemia, dê açúcar ao indivíduo. Você não prejudicará uma vítima com hiperglicemia ao fazê-lo e provavelmente salvará a vida de uma pessoa com hipoglicemia.

sente alterações do estado mental. Forneça ventilação artificial se a frequência ou o volume respiratório estiver inadequado.

2. Verifique se há sinais de traumatismo craniano ou lesão no pescoço que possam ter ocorrido se a vítima sofreu uma queda ao perder a consciência; se suspeitar de quaisquer lesões, estabilize manualmente a coluna em posição alinhada.
3. Esteja alerta para vômitos; se não houver suspeita de lesão medular, coloque a vítima deitada de lado, com a face voltada para baixo, para prevenir a aspiração e permitir a drenagem.
4. Administre tratamento para choque; mantenha a vítima aquecida.
5. Monitore os sinais vitais de vias aéreas, respiração e circulação a intervalos de poucos minutos até a chegada da equipe de resgate.

Atendimento de emergência na hipoglicemia

> ▶ **Objetivo de aprendizagem**
> 6 Descrever e demonstrar o atendimento de emergência a uma vítima de hipoglicemia.

A hipoglicemia é uma emergência médica grave que pode causar a morte em poucos minutos. Acione imediatamente o SRM e, em seguida:

1. Se a vítima estiver em condições de seguir instruções e engolir, administre suco de laranja com várias colheres de chá de açúcar ou outras bebidas que contenham grande quantidade de açúcar a fim de auxiliar no aumento do nível de açúcar no sangue (ver Fig. 18.5). Não ofereça balas ou doces de consistência dura ou substâncias viscosas que sejam difíceis de deglutir, pois a vítima pode ficar inconsciente subitamente e se engasgar ou aspirar o alimento.
2. Caso ela não esteja em condições de seguir instruções e engolir, mantenha as vias aéreas desobstruídas e ministre a respiração artificial, se o volume ou a frequência da respiração não estiverem adequados.
3. Posicione a vítima em decúbito lateral se não houver suspeita de lesão da coluna vertebral.
4. Continue a monitorar os sinais vitais até a chegada da equipe de resgate.

Capítulo 18 Emergências diabéticas 317

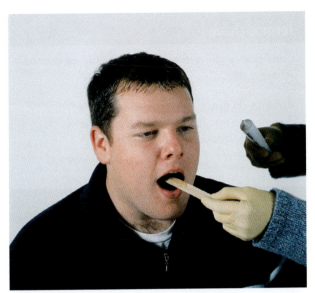

Figura 18.5 Administração por via oral de glicose concentrada a uma vítima diabética consciente.

✓ Avaliação de progresso

1. Para uma vítima diabética responsiva, em caso de dúvida, administre _____. (*respiração artificial/RCP/açúcar*)
2. Se uma pessoa com _____ estiver consciente, ofereça-lhe imediatamente suco de laranja ou outras bebidas com açúcar. (*hipoglicemia/hiperglicemia*)

Resumo

- O diabetes melito é uma doença em que o corpo produz muito pouca insulina ou não pode utilizar a insulina que é produzida.

- O diabetes do tipo I geralmente começa durante a infância e ocorre porque o corpo produz pouca ou nenhuma insulina. As vítimas precisam de injeções diárias dessa substância.

Tabela 18.1 Hiperglicemia/cetoacidose diabética (CAD) e hipoglicemia

	Hiperglicemia/cetoacidose diabética (CAD)	Hipoglicemia
Causas	• A vítima não foi diagnosticada como diabética e/ou não está sendo tratada para diabetes. • A vítima não tomou sua dose de insulina ou se alimentou de modo excessivo. • Uma infecção interferiu no equilíbrio entre a glicose/insulina da vítima.	• A vítima tomou uma dose excessiva de insulina ou não se alimentou bem. • A vítima exercitou-se excessivamente ou fez um esforço intenso. • A vítima vomitou após se alimentar e utilizar insulina.
Atendimento de emergência	Acione imediatamente o SRM, mantenha as vias aéreas da vítima abertas e afaste a possibilidade de um ataque cardíaco, acidente vascular encefálico ou outras emergências.	• Vítimas conscientes – acione o SRM e administre açúcar (açúcar granulado misturado em água; suco de laranja ou outra bebida com alta concentração de açúcar) ou glicose oral. • Vítimas com estado mental alterado – acione o SRM, evite a ingestão de líquidos, vire a cabeça da vítima para o lado ou coloque-a em decúbito lateral.
Sinais e sintomas	Os sinais e sintomas aparecem gradualmente, durante dias, e incluem: • boca seca e sede intensa; • dor abdominal e vômitos; • inquietação gradualmente progressiva e confusão, seguidas por estupor; • alteração do estado mental, com respirações profundas; pulso fraco e rápido; pele rosada, seca e quente; olhos afundados, pressão arterial normal ou levemente baixa; • hálito cetônico (odor frutado).	Os sinais e sintomas surgem rapidamente, em questão de minutos, e incluem: • tonturas e dores de cabeça; • comportamento anormal, hostil ou agressivo; • desmaios, convulsões e ocasionalmente coma; • pressão arterial normal; • pulso rápido e cheio; • fome intensa; • pele fria, pegajosa e pálida; • sudorese intensa; • salivação excessiva.

- O diabetes do tipo II em geral se manifesta mais tardiamente. O corpo não produz insulina em quantidade suficiente ou as células não respondem bem à insulina produzida. Essa condição costuma ser controlada pela dieta, exercícios físicos e/ou por medicamentos.

- A hiperglicemia grave ocorre gradualmente e resulta da combinação de quantidade muito pequena de insulina e excesso de açúcar no sangue; muitas vezes pode ser decorrente de infecção, da falha da vítima em tomar a insulina prescrita, da ingestão excessiva de alimentos que contêm muito açúcar ou de estresse.

- A hipoglicemia ocorre rapidamente e resulta do excesso de insulina e quantidade muito pequena de açúcar; a condição muitas vezes ocorre quando a vítima toma uma dose excessiva de insulina, não come alimentos suficientes ou se exercita de forma muito intensa.

- A vítima hipoglicêmica pode parecer intoxicada; nunca presuma automaticamente que alguém está alcoolizado sem excluir a presença de hipoglicemia ou hiperglicemia.

- A vítima hipoglicêmica pode se mostrar hostil ou agressiva; nunca presuma as causas do comportamento da pessoa sem excluir a presença de hipoglicemia.

- A hiperglicemia extrema causa pele seca, quente e vermelha, olhos fundos, hálito com odor de fruta ou cetônico, sede intensa e falta de apetite. A hipoglicemia, por outro lado, provoca pele pálida e úmida, pupilas dilatadas, hálito sem odor, falta de sede e fome intensa.

- Tanto hiperglicemia como hipoglicemia representam emergências graves que põem a vida em risco; na dúvida, dê açúcar para a vítima.

Termos-chave

Certifique-se de que você compreende os termos-chave a seguir:

diabetes do tipo I
diabetes do tipo II
diabetes gestacional
glicose

hiperglicemia
hipoglicemia
insulina

Exercício de raciocínio crítico

Você está fazendo uma trilha com sua bicicleta e passa por um grupo de ciclistas que auxilia um homem de aproximadamente 25 anos de idade sentado à beira da trilha. A vítima está alerta, mas confusa. Ele respira a uma frequência de 18 respirações por minuto, com bom movimento torácico. Sua pele está extremamente pálida, fria e pegajosa. Seu pulso radial é de 124 por minuto. Ele não é capaz de responder apropriadamente a nenhuma de suas questões quando você tenta reunir uma queixa principal e obter a história. Durante sua avaliação, você não observa nenhuma lesão; entretanto, descobre uma faixa de alerta que apresenta a inscrição *diabético*.

1. Qual condição você suspeita que a vítima está apresentando?
2. Quais são os sinais e sintomas específicos que levaram a essa suspeita?
3. Quais primeiros socorros devem ser fornecidos à vítima?

Capítulo 18   Autoavaliação

Aluno: _____ Data: _____

Curso: _____ Módulo: _____

Parte 1   Verdadeiro/Falso

Se você acha que a afirmação é verdadeira, assinale V. Se você acha que é falsa, assinale F.

V   F   **1.**   Existem dois tipos básicos de diabetes.

V   F   **2.**   A hiperglicemia é uma condição caracterizada por quantidade muito pequena de insulina e excesso de açúcar no sangue.

V   F   **3.**   A vítima hipoglicêmica apresenta dor abdominal intensa e um pulso rápido e fraco.

V   F   **4.**   A vítima hipoglicêmica parece extremamente fraca e apresenta sudorese profusa.

V   F   **5.**   Se um indivíduo diabético tomou insulina mas não se alimentou, ele pode desenvolver hipoglicemia.

V   F   **6.**   Na dúvida sobre se uma vítima apresenta hipo ou hiperglicemia, dê açúcar.

Parte 2   Múltipla escolha

Assinale a resposta correta ou a frase que melhor completa a sentença.

1. Hálito com odor de fruta muitas vezes é característico de
- **a.** acidente vascular encefálico.
- **b.** hipoglicemia.
- **c.** hiperglicemia grave.
- **d.** úlcera.

2. Que sintoma é um indício característico da hiperglicemia grave?
- **a.** Lábios azulados.
- **b.** Pele úmida e pegajosa.
- **c.** Contração muscular involuntária.
- **d.** Hálito com odor de fruta e adocicado.

3. O início de hiperglicemia grave geralmente ocorre
- **a.** subitamente, entre 5 e 20 minutos.
- **b.** entre 1 e 2 horas.
- **c.** entre 12 e 48 horas.
- **d.** gradualmente, durante dias.

4. O principal procedimento de atendimento de emergência na hiperglicemia grave é
- **a.** monitorar os sinais vitais e excluir outras possíveis emergências.
- **b.** administrar insulina.
- **c.** dar um copo de suco de laranja.
- **d.** tentar manter a vítima acordada.

5. Um indivíduo diabético que apresenta pulso rápido e cheio, pele fria e pegajosa e tremores, provavelmente apresenta:
- **a.** hipoglicemia.
- **b.** hiperglicemia.
- **c.** ataque cardíaco.
- **d.** hiperventilação.

6. Se não puder distinguir entre hiperglicemia e hipoglicemia, você deverá:
- **a.** não fazer nada – o tratamento errado pode ser fatal.
- **b.** tratar o choque e acionar o SRM.
- **c.** aplicar uma injeção de insulina ou colocar um comprimido de insulina na boca da vítima.
- **d.** auxiliar a vítima a ingerir algum tipo de açúcar.

7. Qual das seguintes afirmações não é verdadeira para a hiperglicemia grave?
- **a.** Resulta de quantidade muito pequena de insulina ou de excesso de açúcar.
- **b.** Ocorre gradualmente, em geral durante vários dias.
- **c.** É uma condição menos séria que a hipoglicemia.
- **d.** Pode ser causada pelo excesso de exercícios.

8. Qual das seguintes afirmações não é verdadeira para a hipoglicemia?
- **a.** Pode ser causada pela ingestão de alimentos em excesso.
- **b.** Deve ser tratada sempre pela administração de açúcar.
- **c.** Pode ser causada pelo excesso de exercícios.
- **d.** Requer sempre o transporte imediato.

9. A insulina
   a. absorve o excesso de açúcar ingerido.
   b. converte o açúcar em glicose no trato digestivo.
   c. permite que o açúcar passe do sangue para as células do corpo.
   d. Todas as anteriores.

10. Um excesso de insulina causa
    a. hiperglicemia.
    b. choque diabético.
    c. coma insulínico.
    d. hipoglicemia.

Parte 3 Relacione

Relacione a condição à sua descrição apropriada.

1. _____ Quantidade muito pequena de insulina e excesso de açúcar no sangue.
2. _____ Emergência médica alarmante.
3. _____ Fome, dor de cabeça e fraqueza muscular.
4. _____ Início gradual.
5. _____ Resultado do excesso de exercícios físicos.
6. _____ Concentração sanguínea elevada de açúcar.
7. _____ Início rápido.
8. _____ Resultado da ingestão de excesso de alimentos que contenham açúcar.
9. _____ Pele pálida e úmida.
10. _____ Respirações laboriosas e hálito cetônico.
11. _____ Necessidade de açúcar.
12. _____ Pele seca, vermelha e quente.
13. _____ Baixa concentração de açúcar no sangue.

A. Hiperglicemia.

B. Hipoglicemia.

Parte 4 O que você faria...?

1. Atendendo a um pedido de socorro aflito do marido da vítima, você encontra uma mulher de meia-idade inconsciente no chão de um quarto. O marido conta que a mulher não estava muito responsiva desde o dia anterior e que se queixara de dor abdominal. Você observa que ela apresenta pele seca, quente e vermelha, hálito cetônico e um pulso rápido e fraco.

2. Você atende a um pedido de socorro de um vizinho e encontra uma menina de 12 anos, que parece extremamente fraca. Sua pele é pálida e úmida, ela parece que vai desmaiar, tem dor de cabeça e dificuldade de focalizar a visão. A única outra pessoa na casa é o irmão da vítima, que informa que algumas horas antes ela estava bem, participou de algumas corridas e não havia comido nada naquele dia.

Capítulo 19

Desconforto abdominal agudo e emergências relacionadas

▶ Objetivos de aprendizagem

Após estudar este capítulo, você será capaz de:

1. Descrever os procedimentos especiais de avaliação usados nos indivíduos com desconforto abdominal.
2. Relacionar os sinais e sintomas de desconforto abdominal.
3. Descrever e demonstrar o atendimento geral de emergência em caso de desconforto abdominal agudo.
4. Relacionar os sinais e sintomas de ruptura de varizes esofágicas.
5. Descrever e demonstrar o atendimento de emergência da vítima que sofreu ruptura de varizes esofágicas.
6. Relacionar os sinais e sintomas de ruptura de aneurisma da aorta abdominal.
7. Descrever e demonstrar o atendimento de emergência da vítima que sofreu ruptura de aneurisma da aorta abdominal.

No local da ocorrência

John Simons estava chegando em casa depois de uma festa de Natal da empresa, quando sua vizinha correu para a rua. "Rápido!", ela gritou. "Burt está lá dentro vomitando. Há sangue por todos os lados!"

John acompanhou sua vizinha até a casa e encontrou Burt, um homem de meia-idade conhecido por beber muito, inclinado sobre a pia da cozinha. Ele havia vomitado grandes quantidades de sangue. Burt estava começando a ter problemas para respirar; ele estava pálido, mas não tinha dor de estômago. Os sinais e sintomas associados à história de alcoolismo de Burt levaram John a suspeitar de ruptura das varizes esofágicas – e ele sabia que cada segundo era importante.

John telefonou para o serviço de emergência e conversou com o atendente ao mesmo tempo que colocava Burt deitado no chão sobre seu lado esquerdo, com o rosto voltado para baixo (a fim de permitir a saída do sangue). Burt continuava a vomitar sangue, e John continuava a desobstruir as vias aéreas, deixando o sangue e a saliva escorrerem, até que os paramédicos chegassem.

Desconforto abdominal agudo caracteriza-se por dor originária dos sistemas cardíaco, gastrintestinal, geniturinário ou reprodutor, entre outros – ou mesmo por dores relacionadas a outros locais. De acordo com os guias médicos de referência, existem aproximadamente cem causas diferentes para a dor abdominal. Nos primeiros socorros, seu trabalho geralmente não é identificar a causa da dor, mas fornecer o atendimento apropriado e providenciar para que a vítima seja levada a um serviço de pronto atendimento para melhor avaliação e tratamento.

Até que se prove o contrário, o desconforto abdominal deve sempre ser considerado uma situação potencialmente fatal. A dor abdominal deve ser considerada especialmente séria se estiver associada a desmaio ou aparência de estar extremamente doente.

Este capítulo apresenta as técnicas de avaliação adequadas e fornece as diretrizes gerais para o tratamento, não importando a causa da dor abdominal. Também serão discutidas várias doenças específicas consideradas emergências médicas prioritárias que necessitam de atenção médica imediata.

Avaliação

> ▶ **Objetivo de aprendizagem**
>
> **1** Descrever os procedimentos especiais de avaliação usados nos indivíduos com desconforto abdominal.

O desconforto abdominal pode ser causado por várias condições, que variam de moderadas até potencialmente fatais; o diagnóstico deve ser confirmado por um médico, com a utilização de equipamentos adequados. O objetivo dos primeiros socorros é estabilizar a vítima e obter o auxílio médico. O atendimento de emergência para o desconforto abdominal em geral é o mesmo, independentemente da causa.

Na avaliação de um indivíduo com desconforto abdominal agudo, a prioridade máxima deve ser a verificação dos sinais de choque – pulso rápido e fraco, agitação, pele fria e pegajosa e, em fases mais avançadas, redução da pressão arterial. A irritação da membrana delgada que reveste o abdome é chamada de **peritonite**; além de causar choque, trata-se de uma doença grave que põe a vida em risco. O choque também é comum com hemorragia interna ou diarreia, que causam perda substancial de líquidos.

O **abdome** é toda a área compreendida entre os mamilos e a virilha. Para facilitar a avaliação, o abdome é dividido em quatro **quadrantes**, ou seções, sendo a cicatriz umbilical o ponto em que as linhas se cruzam

(ver Fig. 19.1). Assim, as dores acima da cicatriz umbilical correspondem aos quadrantes superiores direito ou esquerdo, e as dores abaixo desse local correspondem aos quadrantes inferiores direito ou esquerdo. O local, a direção e as características da dor abdominal são indicadores importantes que devem ser observados ao acionar o SRM; utilize o nome do quadrante correspondente para descrever o local da dor.

É possível que o abdome esteja muito sensível; assim, a vítima pode estar defensiva (ver Fig. 19.2). Como até a palpação leve pode agravar a dor existente, siga as seguintes diretrizes gerais de avaliação:

- Verifique se a vítima está agitada ou calma e se o movimento causa dor.
- Verifique se o abdome está anormalmente distendido.
- Veja se há distorções no formato corporal da vítima.
- Palpe o abdome com muita suavidade para determinar se ele está tenso ou relaxado (ver Fig. 19.3) e se há quaisquer massas; nunca pressione uma massa abdominal que esteja pulsando. Se você perceber que um quadrante específico é a causa da dor ou da maior parte da dor, examine-o por último.
- Veja se o abdome está sensível à palpação e se a vítima pode relaxar a parede abdominal quando solicitado (também oriente a vítima a inspirar profundamente enquanto você comprime o abdome; em condições normais, você deve sentir a musculatura relaxar). Observe qualquer defesa abdominal.
- Determine o local e o quadrante da dor.

Não desperdice tempo com uma palpação extensiva do abdome: isso pode agravar a dor e a condição médica que a origina.

Nota: Se a vítima for uma criança, suspeite da necessidade de cirurgia se houver dor ou defesa quando tentar examinar o abdome.

✓ **Avaliação de progresso**

1. Para fins de avaliação, o abdome é dividido em quatro _____. (*seções/quadrantes/áreas*)

2. Na avaliação de um indivíduo com desconforto abdominal, sua prioridade é examinar os sinais

---

> **peritonite** Inflamação do revestimento do abdome.
> **abdome** Área do corpo entre os mamilos e a virilha.
> **quadrantes** Seções; o abdome é dividido em quatro quadrantes.

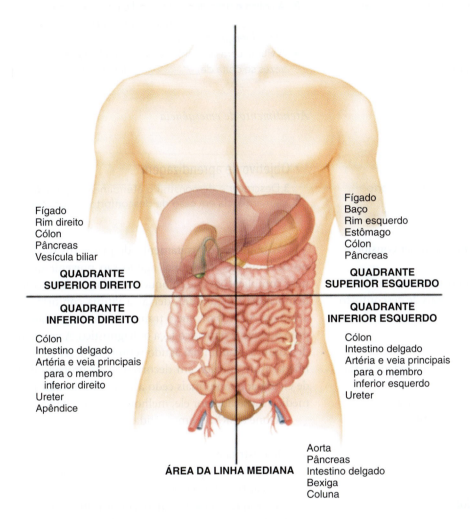

Figura 19.1 A área abdominal em quadrantes.

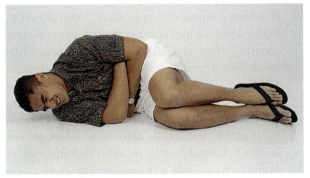

Figura 19.2 Posição de defesa típica de vítimas com desconforto abdominal agudo.

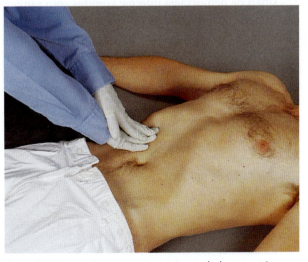

Figura 19.3 Determine suavemente se o abdome está tenso ou relaxado.

de _____. (*apendicite/hemorragia interna/choque*)

3. Se você souber qual seção do abdome está causando dor, palpe essa seção _____. (*em primeiro lugar/por último/suavemente*)

Sinais e sintomas

> ▶ **Objetivo de aprendizagem**
> **2** Relacionar os sinais e sintomas de desconforto abdominal.

Qualquer dor abdominal grave deve ser considerada uma emergência.

A vítima com abdome agudo parece estar muito doente. Entre os sinais e sintomas gerais de desconforto abdominal estão:

- dor abdominal (local ou difusa);
- dor espasmódica que ocorre em intensidade variável (**cólica**);
- sensibilização abdominal local ou difusa;
- ansiedade e relutância em movimentar-se;
- respiração rápida e superficial;
- pulso rápido;
- náuseas e/ou vômitos;
- pressão arterial baixa;
- abdome tenso ou distendido;
- sinais de choque;
- sinais de hemorragia interna: vômitos com sangue (sangue vermelho-vivo ou em borra de café) ou eliminação de sangue nas fezes (sangue vermelho-vivo ou escuro).

A vítima com desconforto abdominal agudo muitas vezes se deita de lado com os joelhos flexionados em direção ao abdome.

✓ **Avaliação de progresso**

1. Qualquer dor abdominal grave deve ser considerada _____. (*após a investigação primária/uma emergência/uma prioridade de tratamento*)
2. A vítima de desconforto abdominal em geral parece estar muito _____. (*ansiosa/cansada/doente*)

cólica Dor espasmódica que ocorre em intensidade variável.

---

3. A cólica é uma dor espasmódica que ocorre em _____. (*intensidade variável/bebês/pessoas com doença hepática*)

4. A vítima com desconforto abdominal agudo muitas vezes se deita de _____. (*costas/ bruços/lado*)

Atendimento de emergência

> ▶ **Objetivo de aprendizagem**
> **3** Descrever e demonstrar o atendimento geral de emergência em caso de desconforto abdominal agudo.

Os objetivos do tratamento de primeiros socorros no desconforto abdominal agudo são prevenir quaisquer complicações que coloquem a vida em risco (como hemorragia ou choque), deixar a vítima confortável e acionar o SRM, para que o transporte ocorra o mais rápido possível e o médico faça o diagnóstico. A vítima de desconforto abdominal agudo sempre deve ser encaminhada a um médico em decorrência da probabilidade de cirurgia; quanto mais cedo a vítima for levada a um médico e avaliada por ele, melhor será o resultado.

Acione o SRM e, em seguida:

1. Desobstrua as vias aéreas; esteja alerta para vômitos e possível aspiração do líquido expelido. Se a vítima apresentar náuseas, coloque-a deitada sobre o lado esquerdo (se isso não causar muita dor); caso a vítima vomite, reserve parte do vômito para ser submetido a testes no hospital.
2. Posicione a vítima do modo mais confortável possível e tome as medidas necessárias para evitar o choque. Se houver sinais de choque, coloque a vítima deitada de costas, com as pernas elevadas em 15 a 30 cm. Caso não haja, deixe-a determinar qual é a posição mais confortável, a menos que isso interfira nos tratamentos de emergência. A maioria das vítimas prefere se deitar de lado ou de costas, com os joelhos flexionados em direção ao abdome.
3. Acalme e tranquilize a vítima (ver Fig. 19.4).
4. *Nunca dê nada por via oral nem permita que a vítima coma ou beba algo.* Nunca administre medicamentos de qualquer tipo e não permita que a vítima os tome por contra própria. Nunca administre um enema à vítima.
5. Registre os sinais e sintomas, incluindo a descrição da condição da vítima, e continue a monitorar os dados até que chegue o auxílio da emergência.

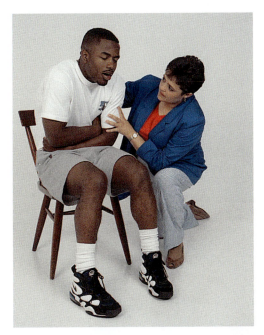

Figura 19.4 Tranquilize e monitore a vítima com desconforto abdominal enquanto espera a equipe de resgate.

A Figura 19.5 ilustra várias causas de desconforto abdominal agudo.

✓ **Avaliação de progresso**

1. Um dos objetivos do atendimento de emergência no desconforto abdominal agudo é _____. (*impedir o choque/prever a necessidade de cirurgia/prevenir vômitos*)
2. Deixe a vítima escolher a posição mais confortável, a menos que existam sinais de _____. (*hemorragia interna/apendicite/choque*)
3. Se a vítima apresentar náuseas, coloque-a deitada _____. (*de costas/sobre o lado esquerdo/de bruços*)

Náusea, vômito e diarreia podem ocorrer em conjunto com um desconforto abdominal agudo, mas esses sintomas também podem ocorrer isoladamente, em geral como resultado de uma infecção viral estomacal ou intestinal. Nesses casos, a náusea, o vômito e a diarreia devem desaparecer em alguns dias.

Náusea e vômito *persistentes* geralmente indicam um problema mais sério (como uma apendicite ou cálculos biliares que obstruem um duto biliar); você deve procurar ajuda médica imediata. Mesmo que a náusea, os vômitos e a diarreia não sejam persistentes e possam não ser sinais ou sintomas de um problema mais sério, é importante oferecer tratamento: uma vítima pode se tornar seriamente desidratada se os vômitos ou a diarreia continuarem por muitos dias. Alguns sinais e sintomas de desidratação incluem lábios secos e quebradiços; olhos *afundados*; pele ressecada e pálida; sede extrema; tonturas e desmaios quando em posição ereta. Crianças e idosos podem ficar desidratados mais rapidamente.

Náusea e vômito

Além de serem causados por um vírus, náuseas e vômitos também podem ocorrer se a vítima tiver ingerido quantidades excessivas de álcool, apresentar enjoos em viagens ou em grandes altitudes, ou estiver emocionalmente abalada.

Para cuidar de uma vítima com náuseas ou vômitos, siga estas etapas:

1. Encoraje a vítima a deitar de lado para facilitar a drenagem e prevenir a aspiração do vômito para os pulmões no caso de a vítima não conseguir chegar até o banheiro.
2. Se você tem certeza de que a vítima não sofre de uma doença aguda que necessite de atenção médica, ofereça a ela pequenas quantidades de líquidos – que não contenham álcool ou cafeína. Água, caldos, suco de maçã, repositores eletrolíticos utilizados em esportes ou água tônica podem ser utilizados – o importante a ser lembrado é a administração somente de pequenas quantidades, durante certo período de tempo.
3. Se a vítima é capaz de manter o líquido oferecido por algumas horas sem vomitar novamente, ofereça pequenas quantidades de carboidratos como cereais, pão, arroz e macarrão.
4. Não ofereça à vítima laticínios ou carnes por pelo menos 48 horas após a cessação dos sintomas.
5. Não permita que a vítima ingira alimentos sólidos regulares até que seja capaz de manter líquidos e carboidratos sem vomitar por pelo menos 48 horas e até que uma sensação normal de fome retorne.

Uma vítima que sofre de enjoos de viagem deve ser colocada no centro do carro, ônibus, trem, barco ou avião e fechar os olhos ou focalizar em um ponto distante do horizonte. A vítima com enjoos de viagens não deve ler, deve ingerir somente pequenas quantidades de alimentos e deve evitar olhar para os lados.

A despeito da causa dos vômitos, procure por atendimento médico imediato na presença das seguintes condições:

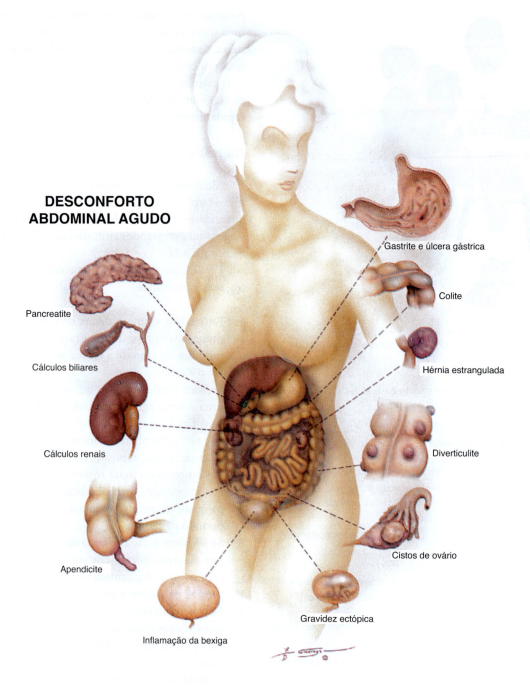

Figura 19.5 Possíveis fontes de desconforto abdominal agudo.

- A vítima sofreu traumatismo craniano recente.
- A vítima apresenta vômitos em jatos (o vômito sai com força e em grande quantidade).
- Observa-se sangue, material marrom granulado ou negro no vômito.
- A vítima não consegue ficar em pé sem desmaiar ou demonstra outros sinais e sintomas de desidratação.
- A dor abdominal é constante em vez de ocorrer somente um pouco antes e durante os vômitos.
- A vítima continua a vomitar e não consegue manter líquidos por mais de 24 horas.

Diarreia

Diarreia é a eliminação de fezes amolecidas, aquosas ou não formadas mais de quatro vezes por dia. As causas mais comuns de diarreia são infecção – bacteriana, viral ou parasítica – ou contaminação alimen-

Capítulo 19 Desconforto abdominal agudo e emergências relacionadas **327**

tar. Geralmente o melhor é deixar a diarreia seguir seu curso normal, porque este constitui justamente o mecanismo do corpo para eliminação de bactérias, vírus, parasitas ou alimentos contaminados do organismo. Entretanto, pode ocorrer desidratação se a vítima não for capaz de ingerir líquidos suficientes para substituir o que foi perdido. Os sinais e sintomas de desidratação foram explicados anteriormente neste capítulo.

Para cuidar de uma vítima com diarreia que não mais exiba sinais e sintomas de uma condição abdominal mais séria, siga estes passos:

1. O cuidado mais importante para uma vítima de diarreia é fazer com que ela ingira pelo menos oito a dez copos de líquidos por dia. O melhor é utilizar água, mas pode também ser um caldo, suco de maçã, repositores eletrolíticos utilizados em esportes ou água tônica. Não ofereça líquidos que contenham álcool ou cafeína, substâncias que podem aumentar a desidratação.
2. Assim que a vítima for capaz de tolerar a ingestão de líquidos, comece a oferecer alimentos leves, como uma gelatina ou sopa.
3. Conforme a vítima passa a tolerar alimentos leves, passe a oferecer bananas, arroz, purê de maçã e torradas. Não ofereça carnes ou laticínios por pelo menos 48 horas após o último episódio de fezes amolecidas ou aquosas.

Conforme mencionado, o melhor é deixar a diarreia seguir seu curso natural a menos que a vítima fique desidratada. Entretanto, se a vítima está em uma situação em que deve controlar suas fezes, você pode oferecer medicamentos de venda livre que controlem a diarreia por contração das alças intestinais. Produtos que contêm bismuto não devem ser oferecidos a pessoas com alergia ao ácido acetilsalicílico; também esteja ciente de que as medicações podem deixar a língua e/ou as fezes escurecidas.

A despeito da causa da diarreia, procure atendimento médico imediato na presença destas condições:

- As fezes contêm sangue, que pode parecer pegajoso e escuro (lembre-se de que produtos com bismuto podem escurecer temporariamente as fezes).
- As fezes contêm muco (material fecal com cobertura *viscosa*).
- A vítima não consegue ficar em pé sem desmaiar ou apresenta outros sinais e sintomas de desidratação.
- A vítima apresenta dor abdominal constante e severa.

- A vítima apresenta febre.
- A diarreia não melhora após 24 horas.

Considerações especiais

Ruptura de varizes esofágicas

As **varizes esofágicas** são vasos sanguíneos salientes, ingurgitados e enfraquecidos que revestem a parede do terço inferior do esôfago. Qualquer pessoa pode desenvolver varizes, mas elas são mais comuns em certos tipos de vítima:

- alcoólatras;
- vítimas de doença hepática (como cirrose ou hepatite);
- vítimas de disfunção hepática crônica;
- indivíduos com fígado aumentado;
- indivíduos com icterícia.

As varizes, em geral, causam sangramento gastrintestinal indolor. Quando uma ou mais varizes se rompem, o sangramento é abundante, podendo matar em poucos minutos se a vítima não receber tratamento imediato.

Sinais e sintomas

> ▶ **Objetivo de aprendizagem**
>
> **4** Relacionar os sinais e sintomas de ruptura de varizes esofágicas.

A ruptura das varizes esofágicas causa os seguintes sinais e sintomas:

- vômitos abundantes de sangue vermelho vivo;
- sangue que vem da parte posterior da garganta, com ou sem vômitos;
- ausência de dor e sensibilidade no estômago;
- pulso rápido (normalmente mais de 120 batimentos por minuto);
- angústia respiratória;
- palidez.

> **varizes esofágicas** Vasos sanguíneos salientes, ingurgitados e enfraquecidos que revestem a parede do terço inferior do esôfago.

Como as varizes esofágicas são muito comuns em indivíduos com doença hepática, os sinais e sintomas dessa doença podem estar inclusos nos da ruptura das varizes: icterícia, fígado aumentado ou veias dilatadas sob a superfície da pele.

Atendimento de emergência

> ▶ **Objetivo de aprendizagem**
>
> **5** Descrever e demonstrar o atendimento de emergência da vítima que sofreu ruptura de varizes esofágicas.

A vítima com ruptura das varizes esofágicas pode necessitar de reposição rápida de sangue e procedimentos cirúrgicos que visam interromper o sangramento. As prioridades dos primeiros socorros são acionar o SRM *imediatamente*, desobstruir as vias aéreas, prevenir a aspiração de sangue e tratar ou prevenir o choque.

Acione o SRM, explicando a necessidade de urgência e, em seguida:

1. Desobstrua imediatamente as vias aéreas.
2. Coloque a vítima deitada sobre o lado esquerdo com a face voltada para baixo a fim de permitir a drenagem de sangue e saliva. A desobstrução das vias aéreas é essencial para a sobrevivência do indivíduo.
3. Trate o choque.

Aneurisma da aorta abdominal

> ▶ **Objetivo de aprendizagem**
>
> **6** Relacionar os sinais e sintomas de ruptura de aneurisma da aorta abdominal.

O **aneurisma da aorta abdominal** ocorre quando a parede da aorta abdominal enfraquece, se dilata e, por fim, se rompe. Comum nas vítimas de aterosclerose, é uma das condições mais letais que causam a dor abdominal. Estima-se que aproximadamente 20% dos homens com mais de cinquenta anos sofrem da condição.

> **aneurisma da aorta abdominal** Porção da parede da aorta abdominal que enfraquece, se dilata e, por fim, se rompe.

Sinais e sintomas

O início da dor da ruptura de um aneurisma da aorta abdominal é súbito. Os sinais e sintomas incluem:

- dor constante, súbita e grave no abdome ou nas costas; a dor tende a se irradiar para a região lombar, para o flanco ou para a pelve;
- possíveis náuseas e vômitos;
- pele abdominal mosqueada;
- palidez das pernas;
- pulsos ausentes ou reduzidos na virilha (femoral) e nos pés (pedal).

Se o abdome estiver relaxado, será possível detectar uma massa abdominal pulsátil, mas esse é um achado muito raro; se o aneurisma tiver se rompido, é provável que o abdome esteja rígido por causa do sangue que se acumula na cavidade abdominal.

Atendimento de emergência

> ▶ **Objetivo de aprendizagem**
>
> **7** Descrever e demonstrar o atendimento de emergência da vítima que sofreu ruptura de aneurisma da aorta abdominal.

Acione imediatamente o SRM, explicando a necessidade de urgência e, em seguida:

1. Palpe o abdome com muito cuidado, se tocá-lo; pressão ou palpação firmes podem agravar a emergência e causar a dissecação adicional da artéria.
2. Administre tratamento para choque à vítima e monitore os sinais vitais até a chegada da equipe de emergência.

✓ Avaliação de progresso

1. As varizes esofágicas são _____ salientes e ingurgitados(as) no terço inferior do esôfago. (*cistos/vasos sanguíneos/úlceras*)
2. As varizes esofágicas são muito comuns em alcoólatras ou pessoas com _____. (*doença hepática/doença cardíaca/diverticulite*)
3. O principal sinal de ruptura das varizes esofágicas é o vômito com sangue _____. (*preto/em borra de café/em grandes quantidades*)
4. A prioridade máxima no tratamento de um indivíduo com ruptura das varizes esofágicas é

_____. (*desobstruir as vias aéreas/prevenir o choque/aliviar a dor*)

5. Um aneurisma da aorta abdominal que _____ representa uma emergência médica prioritária. (*aumenta de tamanho/se rompe/ bloqueia o intestino*)

6. O objetivo no tratamento da ruptura de aneurisma abdominal é _____. (*desobstruir as vias aéreas/prevenir o choque/aliviar a dor*)

Resumo

- É extremamente difícil determinar qual das mais de cem causas possíveis de dor abdominal pode estar presente em determinada situação; portanto, o objetivo principal deve ser o atendimento de emergência, não a avaliação.

- O procedimento especial de avaliação do desconforto abdominal agudo é proceder com cuidado, analisando visualmente o máximo possível. Se você souber de qual quadrante provém a dor, palpe-o por último.

- Toda dor abdominal grave ou que durar por mais de seis horas (a despeito da intensidade) deve ser considerada uma emergência.

- Os objetivos do atendimento de emergência para o desconforto abdominal agudo são prevenir quaisquer complicações que possam colocar a vida em risco (como choque), deixar a vítima confortável e providenciar encaminhamento ao médico o mais cedo possível.

- A menos que existam sinais de choque, deixe a vítima determinar a posição que lhe é mais confortável – normalmente deitada de lado ou de costas com os joelhos flexionados em direção ao abdome. Se houver sinais de choque, coloque a vítima deitada de costas com as pernas elevadas.

- Quando os vasos sanguíneos salientes, ingurgitados e enfraquecidos do esôfago se romperem, a vítima irá vomitar quantidades profusas de sangue; seus objetivos principais são desobstruir as vias aéreas e providenciar o transporte de emergência.

- Quando um aneurisma da aorta abdominal se rompe, o objetivo principal é prevenir o choque e providenciar rapidamente auxílio médico.

- Em caso de náusea, vômitos ou diarreia que sejam provocados por infecções virais simples ou intoxicação alimentar, você deve oferecer tratamento de suporte para a vítima; geralmente não é preciso procurar atendimento médico a menos que a vítima fique desidratada, haja presença de sangue nas fezes ou vômitos, ou a vítima relate dor abdominal constante.

Termos-chave

Certifique-se de que você compreende os termos-chave a seguir:

abdome	peritonite
aneurisma da aorta	quadrantes
abdominal	varizes esofágicas
cólica	

Exercício de raciocínio crítico

Um grupo de estudantes universitários está jogando basquete em uma quadra descoberta próxima aos seus alojamentos. Subitamente o barulho do jogo para e o silêncio impera no local. Curioso acerca do silêncio repentino, você olha pela janela e vê os jogadores reunidos ao redor de um jovem que está deitado de lado segurando o abdome. Seus joelhos estão flexionados e sua face demonstra uma expressão de dor intensa. Você rapidamente sai do seu quarto e vai até a quadra.

1. Qual é a primeira pergunta que deve fazer à vítima e aos outros jogadores?
2. Quais os sinais e sintomas que você deve procurar para identificar um desconforto abdominal?
3. Você deve pedir para alguém chamar uma ambulância?
4. Quais são os primeiros socorros que você deve prestar à vítima? Por quê?

Capítulo 19 · Autoavaliação

Aluno: _____ Data: _____

Curso: _____ Módulo: _____

Parte 1 Verdadeiro/Falso

Se você acha que a afirmação é verdadeira, assinale V. Se você acha que é falsa, assinale F.

V F **1.** Na avaliação de um indivíduo com desconforto abdominal agudo, sua prioridade deve ser avaliar a dor.

V F **2.** O sangue vomitado com a ruptura das varizes esofágicas tem consistência de borra de café.

V F **3.** Um indivíduo com abdome agudo raramente parece doente.

V F **4.** Normalmente não há dor ou sensibilidade no estômago com a ruptura de varizes esofágicas.

V F **5.** Se você souber em que quadrante a dor se origina, palpe-o em primeiro lugar.

V F **6.** A avaliação adequada de um abdome agudo requer a palpação firme e uniforme.

V F **7.** Nunca se deve administrar nada por via oral a um indivíduo com desconforto abdominal agudo.

V F **8.** A dor abdominal grave deve ser considerada uma emergência.

V F **9.** O objetivo principal dos primeiros socorros no desconforto abdominal agudo é fazer um diagnóstico.

V F **10.** O objetivo principal na ruptura do aneurisma da aorta abdominal é prevenir o choque.

Parte 2 Múltipla escolha

Assinale a resposta correta ou a frase que melhor completa a sentença.

1. A pessoa está deitada de lado com os joelhos flexionados, tem a respiração rápida e superficial e o pulso rápido, está quieta, ansiosa e relutante em movimentar-se. É provável que ela esteja sofrendo de
a. acidente vascular encefálico.
b. choque insulínico.
c. desconforto abdominal agudo.
d. infarto do miocárdio.

2. Os indivíduos com desconforto abdominal agudo devem
a. determinar a posição mais confortável.
b. beber líquidos.
c. tomar sua medicação pessoal.
d. Todas as anteriores.

3. A dor decorrente do desconforto abdominal agudo muitas vezes
a. é cólica.
b. muda.
c. se irradia para os ombros ou as costas.
d. Todas as anteriores.

4. Qual das seguintes alternativas **não** é um tratamento de emergência adequado na ruptura de varizes esofágicas?
a. Colocar a vítima em posição que permita a drenagem pela boca e garganta.
b. Tratar a vítima contra choque.
c. Colocar a vítima em decúbito dorsal.
d. Acionar o SRM sem demora.

5. Qualquer dor abdominal que dure mais de _____ deve ser considerada uma emergência.
a. 30 minutos
b. 6 horas
c. 2 horas
d. 24 horas

Parte 3   O que você faria...?

1. A vítima que você está auxiliando se queixa de dor abdominal no lado direito inferior, que vem aumentando de intensidade nas últimas 6 horas. Essa pessoa apresenta náuseas e está nervosa.

2. Você está em um evento social quando um homem de meia-idade começa a vomitar grandes quantidades de sangue vermelho vivo. A esposa dele lhe conta que ele tem história de alcoolismo. Sua pele está pálida, seu pulso está acelerado e fraco e ele apresenta angústia respiratória.

Capítulo 20

Crises convulsivas, tontura e desmaio

▶ Objetivos de aprendizagem

Após estudar este capítulo, você será capaz de:

1. Explicar a fisiopatologia das crises convulsivas.
2. Relacionar as várias causas das crises convulsivas.
3. Relacionar os tipos de crises convulsivas.
4. Relacionar os sinais e os sintomas das crises convulsivas tônico-clônicas generalizadas (grande mal).
5. Definir o estado epiléptico.
6. Descrever as prioridades de avaliação para vítimas de crise convulsiva.
7. Descrever e demonstrar o atendimento de emergência para vítimas de crise convulsiva.
8. Explicar os tipos de tontura.
9. Descrever e demonstrar o atendimento de emergência para vítimas de desmaio.

No local da ocorrência

Ao se aproximar de um trecho de trânsito parado em um dia de março com muito vento, Steve Broadbent viu um grupo de pessoas aglomeradas em volta de um homem caído no chão. Ao chegar mais perto, Steve viu que o homem aparentava ter um pouco menos de 30 anos e que estava tendo uma crise convulsiva.

Steve pediu que um espectador fosse até o telefone público e ligasse para o serviço de emergência, e então pediu que as outras pessoas voltassem para o ponto de ônibus, na tentativa proteger a privacidade do homem. Steve verificou rapidamente a presença de respiração e, em seguida, retirou os óculos da vítima e afrouxou os primeiros botões de sua camisa. Steve cobriu o homem com o próprio casaco para mantê-lo aquecido. Uma rápida análise da área revelou que não havia objetos perigosos ao alcance.

Steve continuou a monitorar a vítima; a crise convulsiva cessou um pouco antes da chegada da equipe de resgate. Por ser a primeira vez que o homem apresentava um episódio convulsivo, ele foi transportado para o hospital, a fim de ser avaliado.

As emergências neurológicas que envolvem distúrbios na atividade química ou elétrica do cérebro geralmente causam mais temor do que real ameaça à vida. Com o rápido reconhecimento da condição e o manejo vigoroso das vias áreas (para evitar a falta de oxigênio), em geral é possível evitar uma emergência médica maior.

Algumas pessoas sofrem convulsões em uma base regular e necessitam de pouco ou mesmo de nenhum cuidado. No entanto, a vítima que passar de uma crise convulsiva para outra sem primeiro recobrar a consciência está realmente em uma situação de emergência médica que pode vir a ser fatal.

Este capítulo explica a fisiologia, as causas e os tipos de crises convulsivas e descreve o atendimento de emergência para esses casos, além de fornecer diretrizes para o manejo de tonturas e desmaios.

Crises convulsivas

> ▶ **Objetivo de aprendizagem**
> 1 Explicar a fisiopatologia das crises convulsivas.

A **crise convulsiva** é uma alteração involuntária e repentina nos sentidos, no comportamento, na atividade muscular ou no nível de consciência que resulta da irritação ou da superatividade das células cerebrais (ver Fig. 20.1). Em geral, as crises convulsivas são causadas por uma descarga anormal de energia elétrica no cérebro; o início é repentino, e a crise costuma ser precedida apenas por uma breve aura – e, às vezes, por nada. A convulsão é uma atividade muscular reflexa frequentemente observada em crises convulsivas. Uma crise convulsiva pode ocorrer sem convulsões.

Qualquer condição que afete as células estruturais do cérebro ou altere seu equilíbrio metabólico químico pode desencadear crises convulsivas.

Causas das crises convulsivas

> ▶ **Objetivo de aprendizagem**
> 2 Relacionar as várias causas das crises convulsivas.

Uma das principais causas das crises convulsivas é a **epilepsia**, um distúrbio cerebral crônico caracterizado por crises convulsivas recorrentes que não são causadas por problemas agudos (como traumatismo craniano, febre ou hipoglicemia). Epilepsia é o termo geral para muitos distúrbios convulsivos diferentes.

As crises convulsivas também podem ocorrer em qualquer pessoa como resultado de lesão cerebral aguda ou de uma condição cerebral crônica. Outras causas incluem (ver Tab. 20.1):

- traumatismo craniano ou acidente vascular encefálico grave;
- baixos níveis de oxigênio no cérebro;
- drogas e álcool;
- desequilíbrios na química corporal;
- traumatismo ou outras lesões cerebrais que causem formação de cicatrizes;
- redução do fluxo sanguíneo para o cérebro;
- inflamação do cérebro, normalmente causada por infecções bacterianas, virais ou parasitárias;
- febre, normalmente em crianças de 6 meses a 3 anos de idade;
- degeneração do sistema nervoso central, como em caso de esclerose múltipla;
- defeitos cerebrais congênitos;
- tumor cerebral;
- hipoglicemia ou hiperglicemia;
- queimaduras graves;
- alterações endócrinas durante a gestação ou o período menstrual.

Algumas crises convulsivas podem ocorrer espontaneamente sem causa conhecida.

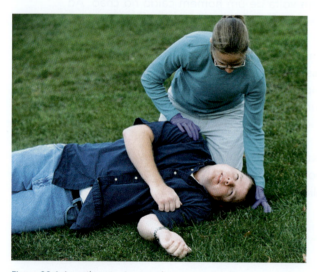

Figura 20.1 A epilepsia é uma das causas mais comuns de convulsões.

Tabela 20.1 Causas das convulsões

As convulsões podem acometer qualquer pessoa como resultado de lesão cerebral aguda ou de uma condição cerebral crônica.

- **Tóxica** – As convulsões podem ocorrer como consequência direta de reações alérgicas a drogas, uso de drogas ou outras substâncias químicas ou abstinência de substâncias que causam vício, especialmente o álcool.
- **Metabólica** – Desarranjos na química do corpo podem ser acompanhados por uma convulsão.
- **Trauma** – Uma lesão cerebral prévia pode resultar na formação de uma cicatriz, que pode servir como um foco para convulsão.
- **Vascular** – Qualquer condição que reduza o fluxo de sangue para o cérebro pode causar convulsões.
- **Infecção** – Inflamação cerebral causada por infecções bacterianas, virais ou parasíticas pode causar convulsões.
- **Febril** – Mais comumente observadas em crianças entre 6 meses e 3 anos; essas convulsões ocorrem em conjunção com febre. A febre é a causa mais comum de convulsões em crianças abaixo dos 5 anos de idade; geralmente, a elevação rápida da temperatura e não o grau da febre propriamente dito causa a convulsão.

- **Idiopática** – Por definição, esse tipo de convulsão surge espontaneamente sem causa conhecida.
- **Degenerativa** – Distúrbios que causam degeneração do sistema nervoso central, incluindo esclerose múltipla e certas demências, podem causar convulsões.
- **Defeitos congênitos do cérebro** – Defeitos congênitos são causa de convulsões, particularmente em lactentes e crianças menores.
- **Tumores cerebrais** – Os tumores cerebrais são causas incomuns de convulsões em crianças. Convulsões – especialmente convulsões locais – podem ser o primeiro sinal de tumor cerebral em adultos.
- **Outros** – Outras causas de convulsões incluem hipertensão, eclâmpsia, queimaduras severas, alterações endócrinas durante a gestação e menstruação, estirões do crescimento, doenças da infância, variações extremas nos hábitos do sono (incluindo a privação do sono) e edema do tecido cerebral (a despeito da causa).

(Adaptado de Mayo Clinic Health Letter, novembro de 1988.)

---

crise convulsiva Alteração súbita e involuntária nos sentidos, no comportamento, na atividade muscular ou no nível de consciência, resultante de irritação ou superatividade das células cerebrais.
epilepsia Distúrbio cerebral crônico caracterizado por crises convulsivas recorrentes não provocadas por problemas agudos, com ou sem perda de consciência.

Tipos de crises convulsivas

▶ **Objetivo de aprendizagem**
3 Relacionar os tipos de crises convulsivas.

▶ **Objetivo de aprendizagem**
4 Relacionar os sinais e os sintomas de crises convulsivas tônico-clônicas generalizadas (grande mal).

A Tabela 20.2 relaciona os sete tipos gerais de crises convulsivas e seus sinais e sintomas.

Estado epiléptico

▶ **Objetivo de aprendizagem**
5 Definir o estado epiléptico.

A maioria das crises convulsivas cessa após 5 minutos (embora a vítima possa permanecer inconsciente por mais alguns minutos). Em contraste, o **estado epiléptico** é uma única crise convulsiva que dura mais que 5 minutos *ou* uma série de crises convulsivas que ocorrem sem que a vítima recobre a consciência entre elas. *O estado epiléptico é uma emergência médica prioritária.* Em virtude da extensão das crises convulsivas prolongadas ou recorrentes, o cérebro é privado de oxigênio. Isso pode ocasionar danos cerebrais irreversíveis, bem como complicações dos sistemas cardíaco, respiratório e renal.

O estado epiléptico pode ser resultado de um agravamento da causa original da crise convulsiva ou, ain-

estado epiléptico Convulsão ou série de convulsões intensas e prolongadas, com duração superior a 5 minutos, que ocorrem sem que a vítima recupere a consciência entre uma convulsão e outra.

Tabela 20.2 Tipos e sintomas de convulsões

Tipo de crise	O que acontece	Com o que é frequentemente confundida
Tônico-clônica generalizada (grande mal)	• choro ou lamentos repentinos • desmaio • rigidez • espasmos musculares • saliva espumosa • respiração superficial • pele azulada • habitualmente, dura entre 2 e 5 minutos, seguida de respiração normal	• ataque cardíaco • acidente vascular encefálico
De ausência (pequeno mal)	• olhar vago • rápido piscar de olhos • movimentos de mastigação • dura apenas alguns segundos	• devaneio • desatenção • em crianças, quando ignoram deliberadamente instruções de adultos
Simples parcial (jacksoniana)	• espasmos nos dedos das mãos e dos pés • a vítima permanece acordada e alerta • os espasmos podem progredir para a mão e o braço e então para o corpo inteiro, tornando-se uma crise convulsiva	• gesticulações • comportamento bizarro
Complexa parcial (psicomotora)	• começa com olhar vago, seguido por movimentos de mastigação e atividade motora aleatória e repetitiva • a vítima parece desnorteada • resmungos/murmúrios • a vítima começa a pegar objetos ou tenta tirar as roupas • se for reprimida, a vítima começa a brigar e a se debater • confusão pós-convulsão	• embriaguez • intoxicação por drogas • doença mental • atitude indecorosa • conduta rebelde • roubo em lojas
Mioclônica	• espasmos musculares repentinos, breves e pesados que podem envolver todo o corpo ou parte dele	• modo desajeitado • falta de coordenação
Atônica	• as pernas da criança de repente enfraquecem, fazendo que ela caia • dura menos de 1 minuto	• modo desajeitado • falta de habilidades para andar • "estágio" normal da infância • movimentos infantis normais

crise tônico-clônica generalizada (grande mal) Condição caracterizada por rigidez e contração musculares alternadas, suspensão temporária da respiração e estado mental alterado.

crise de ausência (pequeno mal) Condição caracterizada por olhar fixo e ausente, que dura apenas alguns segundos, mais comum em crianças; esse tipo de crise não envolve convulsões.

crise parcial simples (jacksoniana) Crise simples e parcial caracterizada por contração dos dedos das mãos e dos pés; a contração pode espalhar-se e envolver todo o braço ou perna, ou até mesmo todo o corpo, mas a vítima permanece acordada e alerta.

crise parcial complexa (psicomotora) Crise que se inicia com olhar fixo e ausente, progredindo para mastigação e atividade motora aleatória; a vítima parece desnorteada.

crise mioclônica Crise caracterizada por contrações musculares súbitas, breves e significativas que envolvem todo o corpo ou parte dele.

crise atônica Também chamada de *ataque de queda*, convulsão na qual as pernas de uma criança entram súbita e temporariamente em colapso.

Capítulo 20 Crises convulsivas, tontura e desmaio 337

da, resultado de uma nova condição. Geralmente é o resultado quando uma vítima de epilepsia não utiliza seus medicamentos de modo adequado.

✓ Avaliação de progresso

1. Uma das causas mais comuns de crises convulsivas é _____. (*epilepsia/lesões na cabeça/acidente vascular encefálico*)
2. Trata-se de uma crise convulsiva _____ aquela que causa choro ou lamento repentinos seguidos por espasmos musculares e saliva espumosa. (*de ausência/tônico-clônica/parcial simples*)
3. A crise do tipo pequeno mal muitas vezes é confundida com _____. (*devaneios/acidente vascular encefálico/doença mental*)
4. Estado epiléptico significa que a crise convulsiva teve duração de _____ minutos. (*mais de 5/10/mais de 10*)
5. O estado epiléptico representa uma emergência médica prioritária porque o cérebro é privado de _____. (*sódio/sangue/oxigênio*)

Avaliação e atendimento de emergência

A maioria das crises convulsivas – exceto o estado epiléptico – é autolimitante e normalmente dura 1 ou 2 minutos, embora a vítima possa apresentar sonolência por várias horas. As crises convulsivas têm início e fim espontâneos, e não é possível reduzir sua duração.

Convulsões tônico-clônicas generalizadas

A crise convulsiva tônico-clônica generalizada, antigamente conhecida como grande mal (ver Fig. 20.2), ocorre em estágios, variando da fase de alerta até o período de recuperação, e inclui o seguinte:

1. A **aura**, uma sensação peculiar de *aviso* que dura apenas alguns segundos (como alucinações visuais ou auditivas, gosto estranho na boca ou sensações dolorosas, por exemplo).
2. A **fase tônica** dura de 15 a 20 segundos; a vítima perde a consciência, os olhos viram para cima, há contrações musculares contínuas e a vítima para de respirar.
3. A **fase hipertônica** dura de 5 a 15 segundos; ocorre rigidez muscular extrema.
4. A **fase tônico-clônica** dura de 30 a 60 segundos; rigidez e relaxamento musculares se alternam de modo rítmico e em sucessões rápidas, a saliva se

torna espumosa e a vítima pode perder o controle urinário e intestinal.

5. A **descarga autonômica** dura alguns segundos; ocorre hiperventilação, salivação e batimentos cardíacos acelerados.
6. Durante a **fase pós-crise convulsiva**, a vítima entra em coma.
7. A **fase de estupor pós-ictal**, geralmente chamada de fase de recuperação, normalmente dura de 5 a 30 minutos, às vezes até algumas horas; todos os músculos relaxam e a vítima lentamente recobra a consciência, mas permanece exausta.

Considerações sobre a avaliação

> ▶ **Objetivo de aprendizagem**
> **6** Descrever as prioridades de avaliação para vítimas de crise convulsiva.

Uma vez que a vítima raramente se lembra da crise convulsiva, será necessário obter um relato dos aconte-

aura Primeira fase de uma crise convulsiva, com duração de poucos segundos e que envolve uma sensação peculiar, que pode ser de natureza psíquica ou sensorial.

fase tônica Estágio inicial da crise convulsiva, durante o qual a vítima perde a consciência, os olhos viram para cima e o corpo fica completamente rígido, com contrações musculares contínuas.

fase hipertônica Em uma crise convulsiva, a fase que indica o fim das contrações musculares contínuas, caracterizada por rigidez muscular extrema e hipertensão.

fase tônico-clônica Em uma crise convulsiva, a fase caracterizada por rigidez muscular e relaxamento que se alternam ritmicamente, em sucessões rápidas.

descarga autonômica Na crise tônico-clônica generalizada, é o estágio que dura poucos segundos e envolve hiperventilação, salivação e batimentos cardíacos acelerados.

fase pós-crise convulsiva Uma das fases finais de uma crise convulsiva, durante a qual a vítima progride para o coma.

fase de estupor pós-ictal Fase seguinte a uma crise convulsiva, durante a qual todos os músculos relaxam e a vítima lentamente recobra a consciência, mas permanece exausta.

ESTÁGIOS DAS CRISES CONVULSIVAS TÔNICO-CLÔNICAS GENERALIZADAS

Uma crise convulsiva tônico-clônica generalizada, ou *grande mal*, é um sinal de liberações anormais de impulsos cerebrais. É um distúrbio físico, e não psicológico.

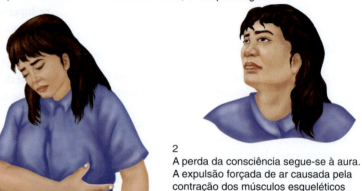

1
A vítima pode ter uma "aura" ou premonição, que faz parte da crise convulsiva. A aura geralmente é descrita como uma sensação estranha ou desagradável que se origina no estômago e se direciona para o tórax e a garganta.

Para algumas vítimas, a aura apresenta sempre o mesmo padrão, como dormência ou atividade motora (p. ex., giro da cabeça e olhos, espasmo de um membro) ou pode consistir em um som ou gosto peculiar.

2
A perda da consciência segue-se à aura. A expulsão forçada de ar causada pela contração dos músculos esqueléticos pode causar um som de alta frequência. A vítima pode ficar pálida nesse momento e apresentar espasmos de vários grupos musculares, que podem levá-la a morder a própria língua.

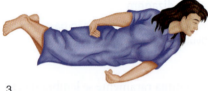

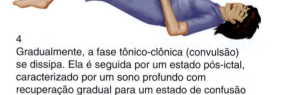

3
A cianose pode acompanhar a crise convulsiva porque a respiração se interrompe durante a fase de contração muscular prolongada. Em segundos a vítima manifestará um arqueamento do dorso, além de contrações e relaxamentos alternados dos membros (movimentos convulsivos clônicos). O ataque geralmente dura entre 30 segundos e 5 minutos. A vítima pode perder o controle urinário e intestinal.

4
Gradualmente, a fase tônico-clônica (convulsão) se dissipa. Ela é seguida por um estado pós-ictal, caracterizado por um sono profundo com recuperação gradual para um estado de confusão transitória, fadiga, dores musculares e dores de cabeça.

PRIMEIROS SOCORROS

- Se a vítima parece não estar respirando, monitore as vias aéreas e auxilie na respiração se necessário. A situação se torna potencialmente fatal se a crise convulsiva durar mais de 5 minutos ou se a vítima passa de uma crise convulsiva para outra sem recuperar a consciência (estado epiléptico). Essa situação requer transporte e atenção médica.
- As principais funções do socorrista são aplicar as ABCD's e proteger a vítima de cometer autoflagelação involuntária durante a crise convulsiva.
- A vítima não deve ser restringida fisicamente a menos que esteja se colocando em situação de risco.
- Mova os objetos, não a vítima.
- Posicione a vítima para permitir a drenagem e a aspiração dos líquidos corporais.
- Afrouxe roupas apertadas da vítima.
- Se o estado epiléptico ocorrer ou a respiração for interrompida, auxilie na respiração conforme a necessidade e transporte a vítima imediatamente.
- Proteja a vítima de curiosos.
- Ajude e oriente a vítima após a crise convulsiva.
- Permita que a vítima descanse após a crise convulsiva.
- Uma ambulância é frequentemente chamada para os casos de crise convulsiva tônico-clônica generalizada, mas se a vítima responde normalmente, ela pode prescindir de transporte. Na dúvida, sempre transporte-a para um hospital.

Figura 20.2 Os estágios das crises convulsivas tônico-clônicas generalizadas.

cimentos com aqueles que presenciaram o episódio, a menos que você mesmo tenha testemunhado o ocorrido. Tente descobrir o seguinte:

- Como foi a crise convulsiva.
- Se a vítima já tem uma história de crises convulsivas.
- Se a vítima toma medicamentos para crises convulsivas.
- Como a crise convulsiva progrediu.
- Se a vítima sofreu traumatismo craniano.
- Se a vítima é usuária de drogas ou álcool.
- Se a vítima tem diabetes.

Ao realizar uma avaliação física, preste atenção especial no seguinte:

- Sinais de lesão na cabeça, na língua ou em qualquer outro lugar do corpo.
- Sinais de abuso de drogas ou de álcool (como odor de álcool ou marcas de injeção).
- O nível de consciência da vítima.
- Febre.
- Presença de cartões ou acessórios de identificação médica.

Atendimento de emergência para crises convulsivas

> ▸ Objetivo de aprendizagem
> 7 Descrever e demonstrar o atendimento de emergência para vítimas de crise convulsiva.

Embora normalmente as crises convulsivas não ofereçam risco à vida, qualquer pessoa que passe pela primeira vez por esse tipo de problema deve ser examinada por um médico. A vítima também deve receber assistência médica se:

- a crise convulsiva durar mais de 5 minutos;
- a causa for incerta;
- não tem histórico de crises convulsivas;
- tiver mais de uma crise convulsiva;
- parecer estar machucada;
- exibir dificuldade respiratória após o episódio;
- for diabética;
- for lactente, criança ou gestante.

O objetivo geral dos primeiros socorros é dar apoio à vítima, evitar lesões e, quando necessário, encaminhá-la para um médico.

Se necessário, acione o SRM e, em seguida:

1. Só mova a vítima se ela estiver perto de um objeto perigoso que não possa ser afastado. Caso contrário, afaste os objetos da vítima (ver Fig. 20.3). Coloque um apoio macio sob a cabeça da vítima a fim de evitar lesões.
2. Mantenha as vias aéreas desobstruídas.
3. Mantenha-se calmo; se a vítima estiver consciente, tranquilize-a; acalme também as outras pessoas que estiverem com ela. Confusão é uma das principais manifestações do período pós-ictal para a vítima.
4. Permaneça com a vítima até que a crise convulsiva tenha terminado; se precisar buscar ajuda, mande outra pessoa.
5. Nunca tente colocar nada à força entre os dentes da vítima, e nunca administre nada por via oral.
6. Remova ou afrouxe roupas apertadas, principalmente em volta do pescoço; remova os óculos.
7. Posicione a vítima do lado esquerdo com o rosto virado para baixo (ver Fig. 20.4) para que as secreções e o vômito possam drenar rapidamente e para que a língua não caia para trás, bloqueando a garganta.
8. Se a vítima parar de respirar, desobstrua as vias aéreas, remova qualquer coisa que possa dificultar a respiração e aplique respiração artificial.
9. Não tente restringir os movimentos da vítima, a menos que ela esteja próxima a objetos perigosos que não possam ser movidos.
10. Evite que a vítima se transforme em um espetáculo; peça aos observadores para que se retirem.
11. Após a crise convulsiva, acalme e reoriente a vítima; fale devagar, com calma e em um tom de voz normal. Permita que a vítima repouse; ajude a mantê-la o mais confortável possível.

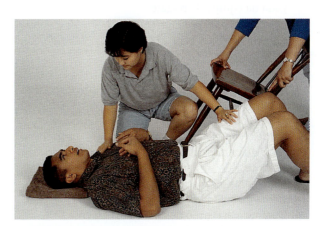

Figura 20.3 Durante a convulsão, em vez de tentar mover a vítima, afaste os objetos ao seu redor.

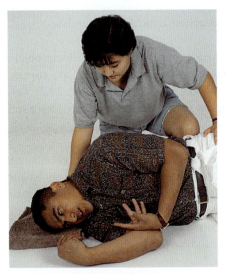

Figura 20.4 Posicione a vítima de modo a permitir a drenagem de saliva e vômito.

Atendimento de emergência para estado epiléptico

Se a vítima apresentar estado epiléptico, *a situação constitui emergência médica prioritária*. O principal objetivo é a oxigenação. Acione imediatamente o SRM e, em seguida:

1. Coloque a vítima no chão ou em uma cama, longe de outros móveis. Não tente restringir seus movimentos.
2. Desobstrua as vias aéreas; vire a cabeça da vítima para o lado a fim de evitar aspiração.
3. Se necessário, administre respiração artificial; embora possa ser extremamente difícil executar o procedimento em uma pessoa com convulsão, deve-se fazê-lo – a falta de oxigênio durante a crise convulsiva é a ameaça mais séria à vida.
4. Monitore cuidadosamente os sinais vitais até a chegada da equipe de resgate.

✓ **Avaliação de progresso**

1. A aura pode envolver _____. (*alucinações/ contrações musculares/coma*)
2. O período no qual a vítima de crise convulsiva perde a consciência é a fase _____. (*clônica/ tônica/hipertônica*)
3. Durante _____, a vítima recobra lentamente a consciência. (*a fase clônica/a descarga autonômica/o estupor pós-ictal*)
4. Durante a avaliação de uma vítima de crise convulsiva, esteja atento a sinais de lesão _____. (*na garganta/na cabeça/nas costas*)
5. Acione o SRM se a vítima tiver mais de _____ crise(s) convulsiva(s). (*uma/duas/três*)
6. O principal objetivo do tratamento de vítimas em estado epiléptico é _____. (*evitar lesões/ desobstruir as vias aéreas/garantir a oxigenação*)

Tontura e desmaio

Duas das queixas clínicas mais comuns são tontura e síncope (desmaio). Na verdade, estas não são condições médicas em si, mas sintomas que podem resultar de várias doenças e lesões.

Tontura

▶ **Objetivo de aprendizagem**
8 Explicar os tipos de tontura.

A maioria das vítimas não apresenta tontura, ou **vertigem**, propriamente dita. Em vez disso, elas apenas se sentem confusas, como se estivessem em um sonho.

A vertigem propriamente dita envolve alucinação de movimento – a vítima tem a sensação de que está girando ou, o que é ainda mais comum, que o ambiente está dando voltas. Algumas pessoas têm a sensação de que estão sendo puxadas para o chão; outras sentem que o chão se inclinou tanto que não conseguem mais se manter em pé.

Sinais e sintomas

Existem dois tipos diferentes de vertigem, que causam sinais e sintomas diferentes.

A **vertigem central**, a menos comum e mais séria, representa uma condição médica crítica, que envolve o sistema nervoso central e causa os seguintes sinais e sintomas:

- disfunção dos músculos oculares;
- tamanho desigual das pupilas;
- flacidez facial.

---

vertigem Tontura.
vertigem central Tipo mais raro de vertigem (tontura), que se assemelha a ataque isquêmico transitório ou acidente vascular encefálico; as vítimas não manifestam náuseas, vômitos, perda auditiva nem sensação de rotação.

As vítimas de vertigem central não apresentam náuseas, vômitos, perda auditiva nem sensação de rotação.

A **vertigem labiríntica**, muito mais frequente, é um distúrbio do ouvido interno e causa os seguintes sinais e sintomas:

- náuseas;
- vômitos;
- movimentos rápidos e involuntários do globo ocular;
- sensação de rotação;
- palidez e umidade da pele;
- batimentos cardíacos acelerados.

Todos os sintomas da vertigem labiríntica se agravam quando a vítima se movimenta; os episódios podem durar horas e recorrer por um período de vários anos.

Atendimento de emergência

1. Acalme a vítima; ajude-a a encontrar uma posição confortável e a se mover o mínimo possível.
2. Faça uma avaliação minuciosa para descartar qualquer condição que ofereça risco imediato à vida.
3. Incentive a vítima a consultar um médico.

Desmaio

O desmaio, ou **síncope**, é a perda repentina e breve da consciência que ocorre quando o cérebro é temporariamente privado de oxigênio. Algumas vítimas têm a sensação de que tudo está ficando escuro e, de repente, perdem a consciência. A seguir ocorre um colapso, semelhante à morte, que coloca o corpo na posição horizontal – o que melhora a circulação sanguínea para o cérebro. Como resultado, a vítima recobra a consciência rapidamente.

O desmaio em si não é uma doença, mas pode ser um sintoma de várias condições e doenças. Algumas causas comuns são: emoções fortes, medo, calor, uso de certas drogas, dor profunda, ficar em pé ou sentado por muito tempo sem se mover, nível baixo de açúcar no sangue ou arritmia cardíaca.

> **vertigem labiríntica** Tipo mais comum de tontura, causado por distúrbio no ouvido interno e caracterizado por náuseas, vômitos e sensação de rotação.
> **síncope** Desmaio.

Sinais e sintomas

Algumas vítimas manifestam os seguintes sinais de advertência quando estão prestes a desmaiar:

- náusea;
- tontura;
- fraqueza;
- tremores;
- dor abdominal profunda;
- dor de cabeça latejante;
- bocejos.

Atendimento de emergência

> ▶ **Objetivo de aprendizagem**
> **9** Descrever e demonstrar o atendimento de emergência para vítimas de desmaio.

Se for adequado, acione o SRM; em seguida:

1. Se a vítima ainda não estiver desmaiada, evite que ela caia, colocando-a sentada (ver Fig. 20.5) com a cabeça entre os joelhos, ou colocando-a deitada no chão com as pernas elevadas em 20 ou 30 cm.
2. Se a vítima já estiver desmaiada, mantenha-a deitada de costas, com as pernas elevadas em 20 ou 30 cm (ver Fig. 20.6).
3. Monitore possíveis vômitos; afrouxe as roupas que possam restringir a respiração.
4. Faça uma rápida avaliação para detectar qualquer condição potencialmente fatal que possa ter causado o desmaio; inicie o tratamento adequado.

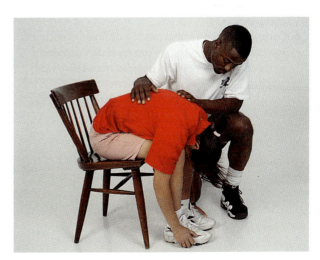

Figura 20.5 Sente a vítima que está prestes a desmaiar. Posicione a cabeça dela entre as pernas.

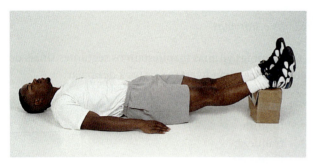

Figura 20.6 Eleve as pernas da vítima desmaiada.

5. Verifique se ocorreu alguma lesão durante a queda (se for o caso) e trate de maneira adequada.
6. Não deixe a pessoa que acabou de desmaiar sentar-se imediatamente, pois isso pode provocar um AVE. Em vez disso, ajude a vítima a se sentar de forma lenta e gradual.
7. Ajude a vítima a se sentir melhor levando-a para um local onde tenha ar fresco ou colocando um pano frio e úmido sobre seu rosto.

✓ Avaliação de progresso

1. O termo médico para tontura é _____. (síncope/acidose/vertigem)
2. O termo médico para desmaio é _____. (síncope/acidose/vertigem)
3. A vertigem _____, o tipo mais grave de vertigem, causa sintomas semelhantes aos de AVE. (central/posicional/labiríntica)
4. A vertigem _____ é causada por um distúrbio no ouvido interno. (central/posicional/labiríntica)
5. O desmaio ocorre quando o _____ é temporariamente privado de oxigênio. (coração/cérebro/fígado)
6. Pode-se evitar que uma pessoa desmaie colocando sua cabeça _____. (no nível do coração/entre os joelhos/em uma posição mais baixa que os pés)

Resumo

- A crise convulsiva é uma alteração involuntária e repentina nos sentidos causada por irritação ou superatividade das células cerebrais; a causa mais comum é a epilepsia.

- Além da epilepsia, outras causas de crises convulsivas são: febre, infecção, traumatismo craniano, tumor cerebral, ausência de fluxo sanguíneo para o cérebro e desequilíbrios na química corporal.

- Existem vários tipos de crises convulsivas, e apenas um deles envolve contrações musculares e salivação espumosa; outros causam devaneios ou comportamento estranho (semelhante ao observado em doenças mentais).

- Não é possível diminuir a duração de uma crise convulsiva.

- Qualquer pessoa que sofra uma crise convulsiva pela primeira vez deve ser examinada por um médico. Também é necessário procurar um médico se: a crise durar mais do que alguns minutos; a causa for incerta; a vítima tiver mais de uma crise convulsiva ou parecer estar ferida, ou for lactente, criança, diabética ou gestante.

- Para tratar uma vítima com crise convulsiva, faça o que for possível para evitar que ela se machuque.

- O estado epiléptico é uma crise convulsiva prolongada ou uma série de crises convulsivas que ocorrem sem que a vítima recobre a consciência.

- O principal objetivo do tratamento do estado epiléptico é garantir a oxigenação.

- A maioria das vítimas de tontura não apresenta vertigem propriamente dita (que é a alucinação de movimento).

- O desmaio é a perda da consciência que ocorre quando o cérebro é temporariamente privado de oxigênio; as vítimas quase sempre recobram a consciência quando são deitadas de costas.

Termos-chave

Certifique-se de que você compreende os termos-chave a seguir:

aura
crise atônica
crise convulsiva
crise de ausência
    (pequeno mal)
crise mioclônica
crise parcial complexa
    (psicomotora)
crise parcial simples
    (jacksoniana)
crise tônico-clônica
    generalizada
    (grande mal)
descarga autonômica

epilepsia
estado epiléptico
fase de estupor pós--ictal
fase hipertônica
fase pós-crise
    convulsiva
fase tônica
fase tônico-clônica
síncope
vertigem
vertigem central
vertigem labiríntica

Exercício de raciocínio crítico

Você está jantando em um restaurante quando subitamente percebe uma confusão em uma mesa próxima. Você caminha até o local e encontra uma vítima do sexo feminino que tem entre 30 e 40 anos deitada no chão, sofrendo uma crise convulsiva.

1. Qual é a sua ação imediata?
2. Quais são os primeiros socorros que você deve fornecer para a mulher em convulsão?
3. Quais informações importantes sobre o histórico médico devem ser coletadas com os membros familiares no local?
4. Quais características da crise convulsiva podem indicar um quadro sério e a necessidade de chamar o serviço de atendimento de emergência?

Capítulo 20 Autoavaliação

Aluno: _____ Data: _____
Curso: _____ Módulo: _____

Parte 1 Verdadeiro/Falso

Se você acha que a afirmação é verdadeira, assinale V. Se você acha que é falsa, assinale F.

V F **1.** A crise convulsiva é uma alteração voluntária e repentina no comportamento, nos sentidos, na atividade muscular e no nível de consciência.

V F **2.** A epilepsia é um distúrbio cerebral crônico.

V F **3.** As crises convulsivas sempre são potencialmente fatais.

V F **4.** As crises convulsivas do tipo grande mal sempre causam perda de consciência.

V F **5.** As crises convulsivas jacksonianas sempre causam perda de consciência.

V F **6.** O estado epiléptico pode causar danos cerebrais irreversíveis.

V F **7.** A maioria das crises convulsivas é autolimitante e dura menos de 5 minutos.

V F **8.** No estupor pós-ictal, a vítima entra em sono profundo.

V F **9.** Não tente restringir os movimentos de uma vítima de crise convulsiva a não ser que ela esteja correndo perigo imediato.

V F **10.** A tontura e o desmaio não são condições médicas em si, mas sintomas.

V F **11.** A vertigem propriamente dita envolve alucinação de movimento.

V F **12.** O desmaio é a perda temporária de consciência decorrente de fornecimento inadequado de oxigênio ao cérebro.

V F **13.** A vertigem propriamente dita é um distúrbio real no senso de equilíbrio da vítima.

V F **14.** O principal objetivo do tratamento de emergência em caso de estado epiléptico é garantir a oxigenação.

Parte 2 Múltipla escolha

Assinale a resposta correta ou a frase que melhor completa a sentença.

1. Uma das características da crise do tipo pequeno mal é
- **a.** movimentos convulsivos de uma parte do corpo.
- **b.** breves períodos em que a vítima apresenta devaneios.
- **c.** perda da consciência.
- **d.** repetição de ações impróprias.

2. Qual dos seguintes estágios não se refere à epilepsia?
- **a.** Fase clônica.
- **b.** Fase tônica.
- **c.** Aura.
- **d.** Fase catatônica.

3. A ameaça mais séria do estado epiléptico é
- **a.** a falta de oxigênio decorrente de comprometimento respiratório.
- **b.** a ocorrência de fraturas.
- **c.** engolir a língua.
- **d.** a desidratação.

4. O estado epiléptico em adultos é
- **a.** uma emergência médica prioritária.
- **b.** uma crise convulsiva única que dura mais de 5 minutos.
- **c.** uma série de crises convulsivas em uma vítima inconsciente.
- **d.** Todas as anteriores.

5. Qual dos seguintes procedimentos médicos de emergência *não* se refere à crise convulsiva?
- **a.** Manter a calma e tranquilizar a vítima.
- **b.** Colocar um objeto macio entre os dentes da vítima.
- **c.** Não tentar restringir a vítima a menos que ela esteja em perigo.
- **d.** Permanecer com a vítima até que a crise convulsiva tenha passado.

345

Parte 3 O que você faria...?

1. Você está no meio de uma multidão e de repente, uma das pessoas grita, cai no chão, fica rígida e começa a sofrer contrações musculares. Ela ainda apresenta saliva espumosa e respiração bastante superficial. Após cerca de 5 minutos os sintomas diminuem, e dentro dos próximos 30 minutos os sintomas aparecem e desaparecem diversas vezes.

2. Na mesma ocasião, outra pessoa se queixa de tontura e náuseas. Ela está trêmula, com a pele fria e diz que tem a sensação de que vai desmaiar.

Capítulo 21

Partos e emergências relacionadas

▸ Objetivos de aprendizagem

Após estudar este capítulo, você será capaz de:

1. Compreender a anatomia reprodutiva básica.
2. Descrever os equipamentos do kit de primeiros socorros recomendados para emergências obstétricas.
3. Relacionar os sinais e sintomas de aborto.
4. Descrever e demonstrar como tratar uma crise convulsiva durante a gestação.
5. Descrever e demonstrar como tratar um sangramento vaginal durante a gestação.
6. Descrever e demonstrar como tratar uma gravidez ectópica.
7. Relacionar os sinais e sintomas de pré-eclâmpsia e eclâmpsia.
8. Descrever e demonstrar como tratar uma ruptura de útero.
9. Explicar as situações nas quais *não* se deve tentar levar uma gestante a um hospital para o parto.
10. Relacionar os sinais e sintomas indicativos da iminência de um parto.
11. Descrever como transportar uma gestante em trabalho de parto para um hospital.
12. Descrever e demonstrar os procedimentos do parto normal.
13. Descrever e demonstrar como tratar o sangramento vaginal após o parto.
14. Descrever e demonstrar os cuidados com um recém-nascido.
15. Descrever e demonstrar a ressuscitação do recém-nascido.
16. Descrever e demonstrar o atendimento em casos de partos em condições especiais.

No local da ocorrência

Cynthia Hobbs havia acabado de estacionar o carro na garagem após pegar seus filhos na escola quando a filha de sua vizinha correu em sua direção. Ela havia chegado da escola e encontrado sua mãe se contorcendo no sofá da sala de estar, tendo dores muito fortes. Cynthia, uma socorrista treinada, foi examinar Susan Brienholt, de 36 anos.

Susan estava sentada com as mãos abraçando os joelhos e fazendo movimentos para a frente e para trás, enquanto gemia de dor. A dor começara cerca de uma hora antes, era aguda e em punhalada e estava localizada no lado esquerdo. Cynthia convenceu Susan a se deitar no sofá. Durante uma avaliação rápida, ela notou que o pulso de Susan estava rápido e que ela apresentava outros sinais de choque.

Após obter uma breve história, Cynthia ficou sabendo que os dois últimos períodos menstruais de Susan estavam atrasados e que havia a suspeita de uma gestação; o sangramento começou um dia antes.

Cynthia estava convencida de que Susan tinha uma gravidez ectópica – uma emergência médica séria. Ela rapidamente chamou o resgate e ajudou Susan a deitar de costas no sofá com os joelhos elevados. Em seguida, cobriu Susan com uma manta para mantê-la aquecida e colocou um travesseiro sob seus joelhos a fim de deixá-la confortável.

Muitas vezes, os socorristas são chamados para ajudar gestantes, e frequentemente mulheres são levadas às pressas para um hospital porque um socorrista está com medo de que elas deem à luz antes de chegar à maternidade.

Embora alguns bebês *realmente* nasçam em casa ou em veículos, na maioria dos casos não há necessidade de pressa porque o parto geralmente não ocorrerá antes de algumas horas. O parto é um processo normal e natural – apenas em algumas situações que envolvem complicações as vítimas precisam ser transportadas com urgência.

A fim de determinar se o transporte rápido é necessário, é preciso se familiarizar com a anatomia, o processo do parto, os sinais e sintomas e o atendimento de emergência tanto de partos normais quanto de complicações obstétricas. Este capítulo fornece informações e esboça o atendimento necessário tanto para partos normais quanto para emergências relacionadas.

Anatomia reprodutiva

> ▶ **Objetivo de aprendizagem**
> 1 Compreender a anatomia reprodutiva básica.

O termo **feto** se refere ao bebê em desenvolvimento antes do nascimento. Outros termos relacionados à anatomia e à fisiologia da reprodução incluem (ver Fig. 21.1):

- *Útero*. O **útero**, órgão no qual o feto se desenvolve, é responsável pelo trabalho de parto e pela expulsão do bebê. Durante a gestação, as paredes do útero ficam finas e suas fibras musculares esticam e ficam espessadas. A disposição especial do músculo liso e dos vasos sanguíneos no útero permite a grande expansão durante a gestação, as fortes contrações durante o trabalho de parto e as rápidas contrações após o nascimento, que causam a constrição dos vasos sanguíneos e evitam uma hemorragia.
- *Canal do parto*. A vagina e a parte inferior do útero são conhecidas como **canal do parto**.
- *Placenta*. A **placenta**, revestimento interno arredondado, possui uma parte ligada ao útero e a outra ligada ao cordão umbilical. Rica em vasos sanguíneos, a placenta fornece ao feto nutrição e oxigênio provenientes do sangue da mãe e absorve as excreções do feto para a corrente sanguínea materna. A troca de nutrientes e excreções ocorre por meio de um mecanismo semelhante a uma peneira

localizado na placenta; o sangue do bebê e o da mãe não se misturam. A placenta também produz hormônios, como o estrogênio e a progesterona, que sustentam a gestação.

No feto a termo, a placenta tem cerca de 20 cm de largura e pesa cerca de 1/6 do peso total do bebê. Após o parto, a placenta se descola da parede uterina e é expelida com as outras secundinas.

- *Cordão umbilical*. O **cordão umbilical** é uma extensão da placenta e o meio pelo qual o feto recebe nutrição enquanto está no útero. O cordão contém uma veia e duas artérias em espiral revestidas por uma substância protetora semelhante à gelatina. Quando o bebê nasce, o cordão sem nervos parece uma corda grossa, com 55 cm de comprimento e cerca de 2,5 cm de diâmetro.
- *Saco amniótico*. Às vezes chamado de *bolsa d'água*, o **saco amniótico** é cheio de líquido amniótico, no qual o bebê flutua. O saco com esse fluido protege e isola o bebê durante a gestação.
- *Vagina*. Estende-se do colo uterino até a parte externa do corpo, a **vagina** é a parte mais inferior do canal do parto, a qual dá passagem tanto para o fluxo menstrual quanto para um bebê. A camada de músculo liso da vagina permite que ela se alargue suavemente para acomodar o bebê durante o parto.
- *Períneo*. O **períneo** é a área da pele situada entre a vagina e o ânus. À medida que a cabeça do bebê vai descendo pelo canal do parto, o períneo se projeta de modo significativo – um sinal do parto iminente. Às vezes, nos partos em hospitais, é feita uma incisão no períneo para evitar a sua ruptura, comum em partos emergenciais.
- *Coroamento*. À medida que a cabeça ou a parte de apresentação do bebê é pressionada contra a vagina, ela se abaula – sinal de que o parto é iminente.

---

feto Bebê em desenvolvimento, antes do nascimento.

útero Órgão no qual o bebê se desenvolve.

canal do parto O canal vaginal.

placenta Estrutura no revestimento interno do útero que fornece nutrição ao feto.

cordão umbilical Extensão da placenta por meio da qual o feto é alimentado.

saco amniótico Saco cheio de fluido no qual o bebê flutua.

vagina Passagem para o parto.

períneo Área de pele e músculo entre a vagina e o ânus.

Capítulo 21 Partos e emergências relacionadas 349

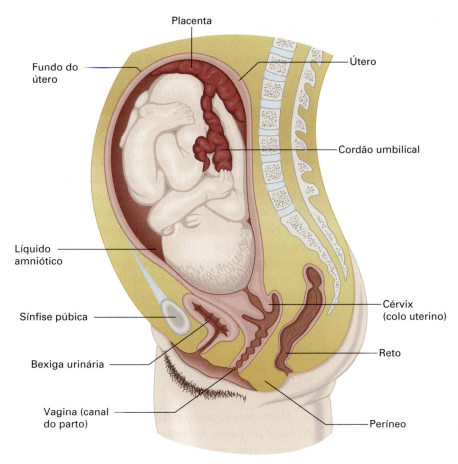

Figura 21.1 Anatomia da gestação.

O **coroamento** ocorre quando a cabeça do bebê (ou outra parte do corpo) aparece na abertura vaginal.
- *Sinal de mancha de sangue*. Durante a gestação, a **cérvix** (colo uterino) contém um tampão de muco que é expelido durante o trabalho de parto. A expulsão desse tampão de muco é sinal do primeiro estágio do trabalho de parto, conhecido como **sinal de mancha de sangue**. Esse sinal aparece como um muco tingido de cor de rosa na secreção vaginal durante o início do trabalho de parto.
- *Apresentação*. A **apresentação** é a parte do bebê que aparece primeiro no canal do parto. No parto normal é a cabeça. Em alguns casos (conhecido como partos podálicos), podem ser as nádegas ou as duas pernas.
- *Aborto*. A expulsão do feto ou do tecido fetal antes da vigésima semana de gestação é chamada de **aborto**. Geralmente, o aborto se refere à expulsão espontânea do feto e da placenta antes da 20ª semana de gestação.

Trabalho de parto

O **trabalho de parto** – processo que se inicia com a primeira contração uterina e termina com o nascimento do bebê – consiste em três estágios diferentes (ver Fig. 21.2).

coroamento Aparecimento da cabeça do bebê no orifício vaginal.
cérvix Colo uterino.
sinal de mancha de sangue Muco tingido de cor de rosa na secreção vaginal, que evidencia o início do trabalho de parto.
apresentação A parte do corpo do bebê que aparece primeiro através do canal do parto; em um parto normal, a cabeça aparece primeiro.
aborto Interrupção da gestação antes da 20ª semana.

Dilatação

Durante o primeiro e mais longo estágio, a **dilatação**, o colo uterino fica completamente dilatado para permitir que a cabeça do bebê passe do corpo do útero para o canal do parto. As contrações uterinas fazem que o colo uterino se dilate gradativamente até que a abertura seja grande o suficiente para permitir a passagem do bebê. Essas contrações normalmente começam com uma sensação de dor na região inferior das costas. Após algum tempo, essa dor se assemelha a cólicas na parte inferior do abdome, o que ocorre em intervalos regulares. No início, são contrações não muito dolorosas e têm intervalos entre 10 e 20 minutos. Elas podem até parar completamente e começar de novo mais tarde.

O primeiro estágio do trabalho de parto pode durar até 18 horas ou mais em mulheres que estão concebendo seu primeiro filho. Nas mulheres que já tiveram filhos, o trabalho de parto pode durar apenas 2 ou 3 horas.

Coroamento e parto

Durante o segundo estágio, o bebê se move através do canal do parto. As contrações ficam mais próximas e duram mais, normalmente de 45 a 90 segundos. À medida que o bebê desce pelo canal do parto, a mãe experimenta uma pressão considerável no reto, que se assemelha à evacuação. Essa sensação é um sinal de que o bebê está descendo.

À medida que as sensações de pressão vão ficando mais fortes e mais frequentes, a mãe sentirá uma vontade incontrolável de empurrar. Logo após, a cabeça do bebê aparece na abertura do canal do parto, e os ombros e o resto do corpo vêm em seguida.

Dequitação

Durante o terceiro estágio do trabalho de parto, a placenta se separa da parede uterina, sendo expelida do útero.

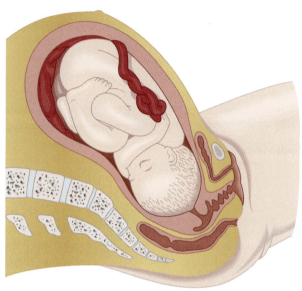

PRIMEIRO ESTÁGIO:
Da primeira contração até a dilatação do colo uterino

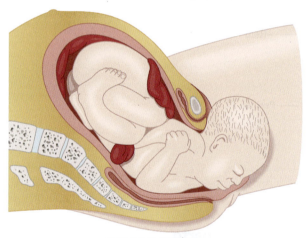

SEGUNDO ESTÁGIO:
Nascimento do bebê ou expulsão

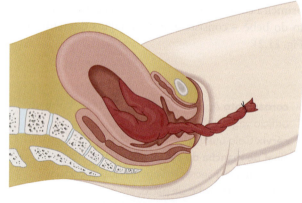

TERCEIRO ESTÁGIO:
Expulsão da placenta

Figura 21.2 Os três estágios do trabalho de parto.

> **trabalho de parto** Processo que se inicia com a primeira contração uterina e se encerra com o nascimento do bebê e a expulsão da placenta.
> **dilatação** Fase do trabalho de parto na qual o colo uterino se dilata e ocorrem as contrações.

Equipamentos de primeiros socorros para partos

> ▶ **Objetivo de aprendizagem**
> 2 Descrever os equipamentos do kit de primeiros socorros recomendados para emergências obstétricas.

Em um kit de primeiros socorros abrangente, pode haver um conjunto estéril básico de aparelhos obstétricos, mas a maioria dos kits de primeiros socorros simples não inclui esses materiais. Os equipamentos recomendados para um conjunto obstétrico são:

- tesoura cirúrgica (para cortar o cordão);
- pinça para o cordão umbilical;
- fita umbilical ou cordão esterilizado;
- aspirador nasal;
- cinco toalhas;
- compressas de gaze de 2 × 10 cm;
- luvas estéreis;
- um cobertor para receber o bebê;
- dois ou três absorventes íntimos embalados individualmente;
- dois sacos plásticos grandes;
- lenços germicidas embalados em papel alumínio.

✓ **Avaliação de progresso**

1. O órgão que abriga o feto durante seu desenvolvimento é _____. (*a vagina/o períneo/o útero*)
2. _____ leva nutrientes e oxigênio ao feto e retira as excreções. (*A placenta/A cérvix/O saco amniótico*)
3. _____ muitas vezes se rompe durante partos emergenciais. (*A placenta/O períneo/A vagina*)
4. Um dos primeiros indicativos do parto iminente é _____. (*a apresentação/o coroamento/o sinal de mancha de sangue*)
5. A expulsão involuntária de um feto do útero antes que ele tenha condições de sobreviver é chamada de _____. (*coroamento/aborto espontâneo/parto podálico*)
6. O primeiro estágio do trabalho de parto é chamado de _____. (*coroamento/dilatação/apresentação*)

Emergências no pré-parto

As emergências que ocorrem antes do parto incluem aborto espontâneo, crises convulsivas, sangramento vaginal não associado ao parto, gravidez ectópica, pré-eclâmpsia, eclâmpsia e ruptura do útero.

Aborto

> ▶ **Objetivo de aprendizagem**
> 3 Relacionar os sinais e sintomas de aborto.

O aborto espontâneo ocorre por várias razões e envolve a expulsão da placenta e do feto antes da 20ª semana de gestação. Entre os sinais e sintomas do aborto (ver Fig. 21.3) estão:

- dores abdominais semelhantes à cólica, lembrando o trabalho de parto;
- sangramento vaginal de moderado a intenso;
- perda de tecidos;
- incapacidade de sentir o útero;
- útero localizado abaixo da cicatriz umbilical.

SINAIS E SINTOMAS DO ABORTO ESPONTÂNEO

- Perda de tecidos
- Sangramento vaginal intenso
- Incapacidade de sentir o útero
- Dores semelhantes a cólicas na parte inferior do abdome
- Útero localizado abaixo da cicatriz umbilical

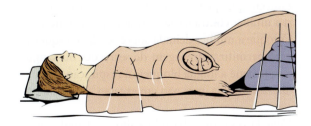

Figura 21.3 Sinais e sintomas presentes na vítima que está sofrendo uma ameaça de aborto.

Acione o SRM e, em seguida:

1. Pergunte à mulher quando foi o último período menstrual. Se tiver ocorrido há mais de 22 semanas, prepare-se para um possível parto de bebê prematuro.
2. Faça uma avaliação inicial; monitore as funções vitais.
3. Administre o atendimento de emergência adequado com base nos sintomas da mulher. Ajude a controlar o sangramento vaginal colocando um absorvente higiênico sobre a abertura do canal. Nunca obstrua a vagina na tentativa de controlar o sangramento. Se o sangue encharcar o absorvente, substitua-o.
4. Guarde todos os tecidos eliminados ou as evidências de perda de sangue, como lençóis, toalhas ou roupas íntimas ensanguentados.
5. Dê apoio emocional para a mãe e seus familiares. O sofrimento intenso é normal por parte dos pais.

Crise convulsiva durante a gestação

> ▶ **Objetivo de aprendizagem**
>
> **4** Descrever e demonstrar como tratar uma crise convulsiva durante a gestação.

As crises convulsivas durante a gestação muitas vezes são sinal de eclâmpsia, que será discutida em maiores detalhes ainda neste capítulo. Mulheres com certas condições médicas como o diabetes ou doenças cardíacas também estão mais predispostas a crises convulsivas durante a gestação.

Acione o SRM, faça uma avaliação semelhante àquela de qualquer vítima de crise convulsiva e:

1. Trate a mulher com base nos sinais e sintomas, administrando o mesmo tratamento que seria realizado em qualquer vítima de crise convulsiva. Proteja a mulher contra lesões causadas por ela mesma.
2. Coloque a mulher deitada sobre seu lado esquerdo para permitir a drenagem de secreções ou sangue e evitar que a língua bloqueie a respiração. Mantenha-a aquecida, mas não em excesso.

Nota: Luzes fortes e barulhos altos podem desencadear crises convulsivas na vítima de pré-eclâmpsia. Se possível, as luzes devem ser fracas e os barulhos altos devem ser evitados.

Sangramento vaginal no final da gestação

> ▶ **Objetivo de aprendizagem**
>
> **5** Descrever e demonstrar como tratar um sangramento vaginal durante a gestação.

O sangramento vaginal pode, às vezes, ocorrer no final da gestação. Se for excessivo, pode constituir uma emergência potencialmente fatal tanto para a mãe quanto para o feto.

As possíveis causas do sangramento excessivo no final da gestação incluem:

- **Placenta prévia**, condição na qual a placenta está em posição anormal, cobrindo parcial ou completamente a abertura do útero, o que leva a separação prematura e sangramento.
- **Descolamento prematuro da placenta**, condição na qual a placenta está na posição normal, mas se separa da parede uterina, normalmente durante o último trimestre da gestação.

Acione o SRM, avalie a vítima e, em seguida:

1. Trate a vítima de acordo com seus sinais e sintomas, que normalmente incluirão choque. Coloque a vítima deitada sobre seu lado esquerdo (para evitar que o bebê pressione a veia cava da mulher) com as pernas e os pés elevados. Mantenha-a aquecida, mas não em excesso.
2. Coloque um absorvente higiênico sobre a abertura vaginal, mas não a obstrua. Guarde, para avaliação médica, todos os absorventes encharcados e outras evidências de perda de sangue, assim como qualquer tecido eliminado.
3. Se o sangramento for causado por trauma de tecidos moles, controle toda a perda de sangue externa com pressão direta. Controle a hemorragia interna como descrito anteriormente na etapa 2.

> **placenta prévia** Condição na qual a placenta está em posição anormal.
>
> **descolamento prematuro da placenta** Condição na qual a placenta está em posição normal, mas se separa da parede uterina, normalmente durante o último trimestre da gestação.

Gravidez ectópica

> ### ▶ Objetivo de aprendizagem
> **6** Descrever e demonstrar como tratar uma gravidez ectópica.

Em uma gestação normal, o óvulo é implantado no útero. Em uma **gravidez ectópica**, o óvulo é implantado fora do útero: na cavidade abdominal, nas tubas uterinas, na parede externa do útero, no ovário ou na parte externa do colo uterino. Aproximadamente 90% dos casos de gravidez ectópica se localizam nas trompas de falópio.

A placenta eventualmente invade o tecido adjacente, causando a ruptura de vasos sanguíneos e desencadeando uma hemorragia potencialmente fatal. A gravidez ectópica é a principal causa da morte de mulheres no primeiro trimestre de gestação e ocorre em uma a cada 200 gestações.

Sinais e sintomas

Entre os sinais e sintomas da gravidez ectópica estão:

- dor abdominal repentina e aguda, localizada em um dos lados;
- sangramento vaginal;
- período menstrual atrasado;
- dor abaixo do diafragma;
- dor irradiada para um ou ambos os ombros;
- abdome sensível;
- massa palpável no abdome (em geral, coágulo sanguíneo);
- vertigens e tonturas;
- batimentos cardíacos acelerados;
- choque.

Lembre-se: O sangramento através da vagina pode ser leve ou grave em uma gravidez ectópica. Deve-se considerar uma possível gestação ectópica em qualquer mulher em idade fértil, especialmente se algum dos sinais ou sintomas relacionados anteriormente estiverem presentes.

Acione o SRM, coloque a vítima deitada de costas com os joelhos elevados. Mantenha-a aquecida e trate o choque.

Pré-eclâmpsia e eclâmpsia

> ### ▶ Objetivo de aprendizagem
> **7** Relacionar os sinais e sintomas de pré-eclâmpsia e eclâmpsia.

Uma condição comum que afeta cerca de uma em cada vinte gestantes é a **pré-eclâmpsia**, também conhecida como toxemia, ou *envenenamento* do sangue durante a gestação. A pré-eclâmpsia ocorre com mais frequência nos últimos três meses de gestação e tem mais probabilidade de afetar mulheres entre 20 e 30 anos que estejam grávidas pela primeira vez.

A pré-eclâmpsia é caracterizada por pressão arterial elevada e inchaço dos membros. Qualquer um dos sintomas abaixo pode estar presente:

- aumento repentino de peso (dois quilos ou mais por semana);
- visão embaçada ou pontos na frente dos olhos;
- inchaço pronunciado da face, dedos, pernas ou pés (inchaço leve dos pés e das pernas é normal);
- diminuição da micção;
- dor de cabeça forte e persistente;
- vômitos persistentes;
- confusão mental ou desorientação;
- dor abdominal.

Durante o estágio da pré-eclâmpsia, uma gestante anteriormente normal pode desenvolver pressão arterial elevada, inchaço, dores de cabeça e distúrbios visuais. Durante o segundo estágio, a **eclâmpsia**, ocorrem convulsões que podem ser fatais.

Acione imediatamente o SRM e, em seguida:

1. Posicione a vítima sobre seu lado esquerdo para evitar a compressão da veia cava, a fim de permitir maior fluxo sanguíneo para o coração.

> **gravidez ectópica** Gestação na qual o óvulo fertilizado é implantado fora do útero.
> **pré-eclâmpsia** Uma condição na gestação associada com hipertensão arterial e edema das extremidades; o primeiro estágio da toxemia.
> **eclâmpsia** O estágio avançado da toxemia da gestação quando ocorrem convulsões ou coma potencialmente fatais.

2. Mantenha a vítima calma e quieta. Enquanto espera pelo resgate, mantenha as luzes fracas e evite fazer barulhos altos.

3. Cuide da mulher gestante com convulsões ou em coma da mesma forma que você cuidaria de qualquer outra vítima com convulsões ou em coma.

Ruptura do útero

> ▶ **Objetivo de aprendizagem**
>
> 8 Descrever e demonstrar como tratar uma ruptura de útero.

A parede uterina, especialmente o fundo, fica mais delgada com a evolução da gestação. O útero poderá romper se:

- a vítima possuir uma cicatriz uterina fraca proveniente de uma cesariana ou de um procedimento cirúrgico anterior;
- a vítima já tiver passado por muitas gestações;
- o bebê for muito grande para a pelve;
- o trabalho de parto for longo e doloroso (isso pode forçar um bebê grande através da parede uterina).

Aproximadamente 20% das mulheres com ruptura de útero e 50% dos bebês envolvidos morrem em decorrência desse problema.

Sinais e sintomas

Os sinais e sintomas de ruptura do útero incluem:

- sensação de ruptura do abdome;
- dor forte e constante;
- náusea;
- choque;
- pequeno sangramento vaginal (na maioria dos casos);
- interrupção das contrações uterinas perceptíveis (o útero relaxa durante a contração);
- capacidade de sentir o bebê na cavidade abdominal.

Acione imediatamente o SRM; trate o choque e não permita que a vítima ingira nada por via oral, pois será necessária uma cirurgia.

> ✓ **Avaliação de progresso**
>
> 1. Para tratar um sangramento vaginal, deve-se _____. (*bloquear a vagina/aplicar pressão no abdome/colocar um absorvente higiênico sobre a abertura vaginal*)
> 2. As crises convulsivas causadas por eclâmpsia podem ser agravadas por _____. (*luzes fortes/movimento/dor*)
> 3. A principal causa de mortes de gestantes no primeiro trimestre é _____. (*a ruptura do útero/o aborto/a gravidez ectópica*)
> 4. A gestação ectópica é aquela na qual o óvulo fertilizado é implantado _____. (*próximo à cérvix/fora do útero/em um ângulo*)
> 5. Um sinal característico da pré-eclâmpsia é _____. (*o inchaço dos membros/a cianose/as erupções*)
> 6. Cerca de _____ % dos bebês de mulheres com ruptura de útero morrem. (*25/50/75*)

Parto normal

> ▶ **Objetivo de aprendizagem**
>
> 9 Explicar as situações nas quais *não* se deve tentar levar uma gestante a um hospital para o parto.

O cenário mais apropriado para que o parto ocorra é o de uma clínica capaz de fornecer os devidos cuidados obstétricos para a realização do procedimento. O transporte nunca deve ser retardado. Contate imediatamente o serviço de resgate médico (SRM) para qualquer gestante com suspeita de trabalho de parto. Pode haver uma situação na qual o parto é iminente e na qual você mesmo deve fazer o procedimento enquanto espera pela chegada do SRM.

Parto iminente

> ▶ **Objetivo de aprendizagem**
>
> 10 Relacionar os sinais e sintomas indicativos da iminência de um parto.

Os seguintes sinais e sintomas indicam que o parto é iminente, especialmente se a mulher já tiver passado por outras gestações:

- ruptura do saco amniótico;
- coroamento durante as contrações;
- intervalo de menos de 2 minutos entre as contrações;
- contrações intensas e que duram de 45 a 90 segundos;
- vontade de evacuar (sensação causada pela cabeça do bebê pressionando o reto no canal do parto);
- abdome rígido.

Transportando uma mulher em trabalho de parto

> ### ▶ Objetivo de aprendizagem
> **11** Descrever como transportar uma gestante em trabalho de parto para um hospital.

Acione o SRM imediatamente para transportar a gestante. Nos casos em que esse transporte não for possível, siga as diretrizes abaixo:

1. Mantenha a mulher deitada durante o trajeto e remova as roupas íntimas que possam interferir no parto.
2. Coloque um cobertor ou lençol dobrado ou outro objeto limpo sob as nádegas e a parte inferior das costas da mulher.
3. Peça para que a mulher dobre os joelhos e abra as pernas para que a cabeça do bebê possa ser observada no canal do parto.
4. Jamais peça para a mulher cruzar as pernas ou os tornozelos, nunca junte as pernas e não tente atrasar ou reprimir o parto de maneira alguma – a pressão pode resultar em lesão permanente ou na morte do bebê.
5. Se a mulher vomitar, vire a cabeça dela para um dos lados e limpe a boca.

Assistência no parto

> ### ▶ Objetivo de aprendizagem
> **12** Descrever e demonstrar os procedimentos do parto normal.

Se perceber que o parto é iminente e o SRM ainda não chegou, você precisará ajudar no parto. Tome as seguintes precauções:

- Se possível, utilize proteção adequada (luvas de látex, máscara, avental e proteção ocular) contra as substâncias corporais.

- Não deixe a mulher utilizar o banheiro, mesmo se ela sentir que precisa defecar.
- Não segure as pernas juntas nem tome nenhuma atitude para atrasar o parto.
- Reconheça suas próprias limitações; contate o SRM imediatamente ao reconhecer uma gestante cujo trabalho de parto parece ser iminente.

Procedimentos para o parto

Permaneça calmo enquanto ajuda no parto; tranquilize a mãe, dizendo que você está lá para ajudar. Evite o máximo possível de distração.

Se possível, utilize um kit obstétrico estéril. Caso seu kit de primeiros socorros não possua um, utilize materiais os mais estéreis e limpos possível sob tais circunstâncias.

Acione o SRM e, em seguida:

1. Se possível, tome as precauções-padrão; a exposição a sangue e outros fluidos corporais durante o parto geralmente é significativa. Manuseie com cuidado curativos, compressas e panos encharcados de sangue e fluidos corporais, colocando-os em sacos à prova de umidade para evitar o vazamento. Lave abundantemente as mãos e use luvas de látex. Se possível, utilize também uma máscara e um avental.
2. Deite a mulher em uma superfície firme com os joelhos levantados e separados. Seus pés devem estar completamente apoiados na superfície abaixo dela e ela deve estar posicionada a vários centímetros da extremidade da cama ou da superfície de apoio. Deixe seu equipamento ao alcance, mas longe o suficiente do canal do parto para que não seja contaminado por um jato de sangue.
3. Apoie a cabeça, o pescoço e os ombros da mãe com travesseiros ou com cobertores dobrados para que ela não sinta como se estivesse escorregando.
4. Retire as roupas ou dobre-as acima da cintura da mãe. Coloque um lençol estéril sob os quadris dela, desdobrando-o em direção aos pés, e outro lençol sobre o abdome e as pernas. Peça para que a mulher respire de forma curta e rápida durante cada contração e de forma longa e profunda entre as contrações.
5. Quando a cabeça do bebê aparecer no canal do parto (ver Figs. 21.4 a 21.12), coloque seus dedos cuidadosamente na parte óssea do crânio do bebê para evitar um parto violento. Tome muito cuidado para não tocar na fontanela (a parte mole no topo da cabeça do bebê). Aplique uma pressão leve no períneo para reduzir o risco de laceração. Permitir

a saída da cabeça durante as contrações também pode ajudar a reduzir o risco de laceração perineal.
6. Caso o saco amniótico não tenha sido rompido, rasgue-o com seus dedos e desvie-o da cabeça e da boca do bebê quando aparecerem.
7. Quando a cabeça do bebê já tiver saído, verifique se o cordão umbilical está ao redor do pescoço. Se estiver, utilize dois dedos para passar o cordão sobre o ombro do bebê. Caso não consiga movê-lo, segure-o com uma pinça e corte-o como ilustrado na Figura 21.10, para então desenrolá-lo do pescoço.
8. Quando a cabeça já tiver saído, apoie-a com uma mão e faça a sucção da boca e das narinas com um aspirador nasal até que estejam desobstruídas. Não se esqueça de comprimir o bulbo do aspirador nasal antes de levá-lo à face do bebê. Insira a ponta do aspirador 2,5 a 3 cm dentro da boca do bebê; solte vagarosamente o bulbo do aspirador para permi-

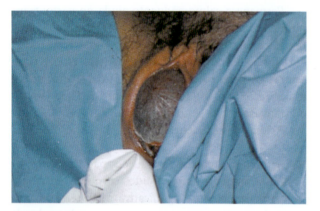

Figura 21.4 Coroamento.

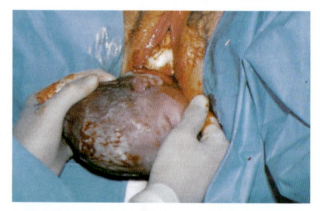

Figura 21.5 Saída da cabeça e giro.

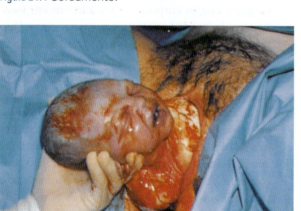

Figura 21.6 Saída dos ombros.

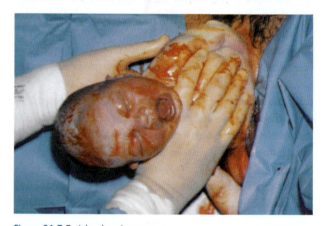

Figura 21.7 Saída do tórax.

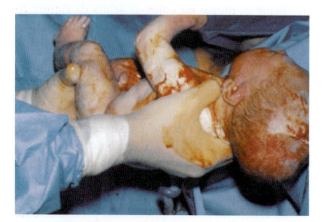

Figura 21.8 Término do nascimento.

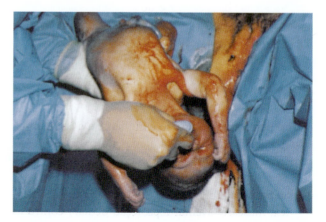

Figura 21.9 Sucção da boca e das narinas.

Capítulo 21 Partos e emergências relacionadas 357

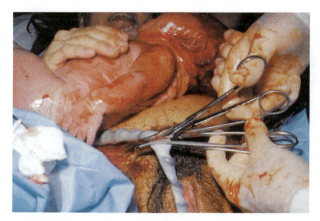

Figura 21.10 Corte do cordão entre as duas pinças

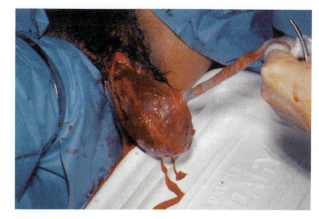

Figura 21.12 Expulsão completa da placenta.

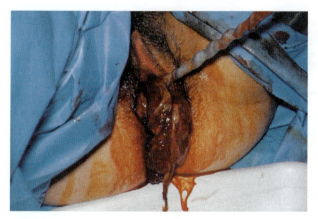

Figura 21.11 Início da expulsão da placenta.

tir a drenagem do muco e os outros fluidos para dentro do dispositivo. Evite tocar a parte posterior da boca. Remova o aspirador e despeje o conteúdo em uma toalha. Repita o procedimento. Utilize o mesmo método para fazer a sucção em cada narina (os recém-nascidos respiram pelo nariz, portanto as narinas devem estar desobstruídas).

9. Após a saída do tórax e do resto do corpo, apoie o bebê com as duas mãos (ver Fig. 21.13). Nunca puxe o bebê da vagina. Não coloque o dedo na axila do bebê, pois a pressão nos centros nervosos pode causar paralisia. O bebê estará escorregadio, coberto com uma substância esbranquiçada e gordurosa conhecida como **verniz caseoso**. Receba o bebê em uma toalha limpa ou estéril, que irá ajudar a segurá-lo.

10. Quando os pés tiverem saído, pegue-os. Tome cuidado para não puxar o cordão quando for levantar ou retirar o bebê.

11. Continue a aspirar a boca e o nariz do bebê com uma seringa tipo pera. O bebê provavelmente irá chorar quase de imediato. Logo após esse choro, o cordão ficará frouxo e sem pulso, pois o fluxo sanguíneo no cordão para após o nascimento.

12. Seque o bebê, enrole-o em um cobertor aquecido e coloque-o deitado de costas. Mantenha o bebê no nível do corpo da mãe até que o cordão seja cortado. Coloque o bebê sobre o abdome da mãe e no nível apropriado para mantê-lo aquecido. Se possível, peça para outro socorrista monitorar e cuidar do recém-nascido enquanto você finaliza os cuidados maternos.

13. Pince, amarre e corte o cordão umbilical após a parada das pulsações. Coloque duas pinças ou fitas no cordão umbilical, separadas por aproximadamente 8 cm. A primeira pinça deve estar a mais ou menos quatro dedos de distância do bebê. Utilize tesouras cirúrgicas estéreis para cortar o cordão entre as duas pinças. Se você não tiver acesso a tesouras e pinças cirúrgicas, tente utilizar laços de calçados e uma faca ou tesoura. Verifique periodicamente a extremidade do cordão para ver se há sangramento e controle qualquer ocorrência com a aplicação de outra pinça.

14. Verifique a expulsão da placenta. A placenta é expulsa normalmente dentro de 10 minutos – quase sempre dentro de 20 minutos – após o bebê. Nunca puxe o cordão para verificar se a placenta se separou do útero. Quando a placenta aparecer na vagina, pegue-a com cuidado e gire-a. Não puxe, oriente devagar e com cuidado a saída da placenta e das membranas anexadas.

15. Após a expulsão da placenta, enrole-a em uma toalha e coloque-a em um saco plástico para levá-la

verniz caseoso Substância esbranquiçada e gordurosa que recobre a pele do recém-nascido.

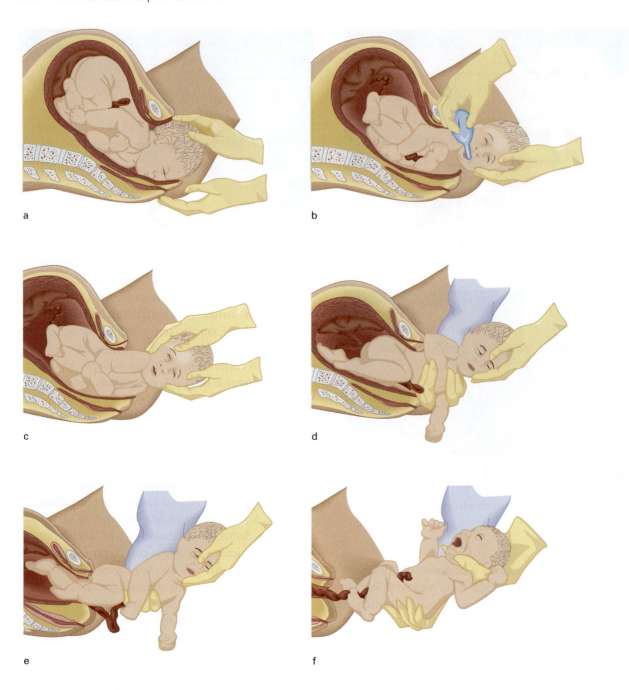

Figura 21.13 Parto normal.

ao hospital. É necessário que um médico examine a placenta e confirme o parto completo.
16. Coloque um ou dois absorventes higiênicos sobre a abertura vaginal e ajude a mãe a manter as pernas unidas. Se necessário, eleve seus pés.
17. Registre a hora do parto. Se a equipe de emergência não estiver a caminho ou estiver significativamente atrasada, transporte a mãe, o bebê e a placenta, mantendo tanto a mãe como o bebê aquecidos.

Sangramento vaginal após o parto

> ▶ **Objetivo de aprendizagem**
>
> **13** Descrever e demonstrar como tratar o sangramento vaginal após o parto.

A perda vaginal de cerca de duas xícaras de sangue é considerada normal após o parto. No caso de sangramento excessivo, massageie o útero da seguinte maneira:

1. Coloque a mão sobre a parte inferior do abdome, acima do púbis.
2. Utilizando a palma da mão, com os dedos completamente estendidos e a polpa de seus dedos envolvendo o útero, massageie em movimentos circulares até que sinta o útero firme. Ele deve parecer uma laranja grande e dura.
3. Coloque o bebê no peito da mãe e deixe-o mamar. A sucção do bebê libera um hormônio que contrai o útero materno.
4. Se o sangramento continuar, verifique a técnica utilizada e continue a massagear.

Se a mãe estiver em choque, trate o problema.

> ✓ **Avaliação de progresso**
>
> 1. Não se deve tentar transportar uma mulher em trabalho de parto para o hospital se _____. (*o marido não estiver presente/não houver transporte adequado/a mãe quiser o parto em casa*)
> 2. _____ indica(m) que o parto é iminente. (*Intervalos entre contrações menores que 2 minutos/Dores fortes semelhantes a cólicas/Falta de ar*)
> 3. Para evitar o parto violento, coloque seus dedos sobre o(a) _____. (*púbis/abertura vaginal/parte óssea do crânio do bebê*)
> 4. O cordão deve ser cortado _____. (*antes de o bebê começar a respirar/quando o bebê começar a respirar/após o cordão ficar frouxo*)
> 5. Antes de cortar o cordão, ele deve ser pinçado ou amarrado em _____ lugares. (*dois/três/quatro*)
> 6. A perda de _____ xícaras de sangue é normal após um parto. (*1/2/3*)

Cuidados e ressuscitação do recém-nascido

> ▶ **Objetivo de aprendizagem**
>
> **14** Descrever e demonstrar os cuidados com um recém-nascido.

A área da superfície corporal do bebê é proporcionalmente maior que a de crianças mais velhas e de adultos, portanto é provável que os bebês percam o calor com mais rapidez. Proteger os recém-nascidos contra perda de calor preserva sua energia e evita um problema complexo enfrentado pelos hospitais ao tentar aquecer um bebê com hipotermia.

O bebê normal deve estar chorando. A frequência cardíaca do bebê deve ser de, no mínimo, 100 batimentos por minuto, e a frequência respiratória deve ser de, no mínimo, 40 respirações por minuto.

Cuidados com o recém-nascido

Para cuidar de um recém-nascido:

1. Seque imediatamente o bebê, prestando atenção especial à cabeça, que tem uma grande área de superfície. Enrole o bebê em um cobertor ou em plástico-bolha e cubra a cabeça. Mantenha a face limpa e desobstruída.
2. Faça novamente a sucção com o aspirador nasal para assegurar a desobstrução da boca e das narinas.
3. Faça uma avaliação do bebê, observando cor, pulso, reflexo (o bebê chora ou faz caretas quando você coloca o aspirador nasal?), atividade e facilidade da respiração (esses são os sinais-padrão utilizados no sistema de classificação Apgar, que os médicos usam para avaliar as condições de um recém-nascido). A angústia é indicada pela coloração azulada da pele, pulso irregular ou fraco, ausência de reflexos, fraqueza e respirações irregulares, superficiais, profundas ou ausentes.
4. Estimule o bebê caso ele não esteja respirando ou apresente frequência cardíaca menor que 100 batimentos por minuto. Pode ser necessário apenas encorajá-lo a respirar batendo levemente nas solas dos pés ou esfregando suas costas em movimentos circulares, usando três dedos (ver Fig. 21.14).

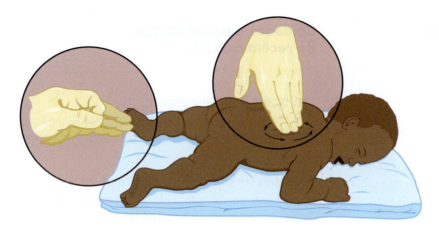

Figura 21.14 Estimule o recém-nascido massageando o dorso ou passando os dedos nas solas dos pés.

Ressuscitação do recém-nascido

▶ **Objetivo de aprendizagem**
15 Descrever e demonstrar a ressuscitação do recém-nascido.

Se o bebê necessitar de respiração artificial ou RCP:

1. Se a respiração do bebê estiver superficial, lenta, ofegante ou ausente, administre respiração artificial na frequência de 40 a 60 por minuto (uma respiração a cada 1 a 1,5 segundo). Faça nova avaliação após 1 minuto.
2. Se a frequência cardíaca do bebê for menor que 100 batimentos por minuto, administre respirações artificiais na frequência de 40 a 60 por minuto (uma respiração a cada 1 a 1,5 segundo). Faça nova avaliação a cada 30 a 60 segundos.
3. Se a frequência cardíaca do bebê for menor que 60 batimentos por minuto e ele não estiver respondendo à respiração artificial, inicie a compressão torácica e a respiração artificial.

✓ **Avaliação de progresso**

1. O primeiro passo nos cuidados de um recém-nascido é _____.(medi-lo/secá-lo/avaliá-lo)
2. Para avaliar um bebê, utilize os mesmos fatores adotados pelo sistema de classificação _____. (de Apgar/de Andrews/de Smithson)
3. Para incentivar o bebê a respirar, _____ nas solas de seus pés. (belisque/bata com força/bata levemente)
4. Para ressuscitar um bebê com a frequência cardíaca diminuída, administre respiração artificial na frequência de _____ respirações por minuto. (30/60/100)
5. Se a frequência cardíaca do bebê for menor que _____ batimentos por minuto, inicie compressões torácicas imediatamente. (60/80/100)

Partos em condições especiais

▶ **Objetivo de aprendizagem**
16 Descrever e demonstrar o atendimento em casos de partos em condições especiais.

As condições especiais de parto incluem aqui prolapso do cordão umbilical, apresentação pélvica, apresentação podálica, nascimentos múltiplos, presença de mecônio e parto prematuro.

Prolapso do cordão umbilical

O **prolapso do cordão umbilical** é a apresentação do cordão no canal do parto antes da saída da cabeça do bebê (ver Fig. 21.15). Como o cordão está comprimido contra o canal do parto pela cabeça da criança, o fornecimento de sangue oxigenado ao bebê será cortado, oferecendo grande risco de sufocação.

Acione o SRM e, em seguida:

1. Posicione a mãe com a cabeça para baixo ou as nádegas elevadas, permitindo que a gravidade reduza a pressão sobre o cordão no canal do parto.

prolapso do cordão umbilical Apresentação do cordão umbilical no orifício vaginal antes do bebê.

- Acione o SRM.
- Eleve os quadris e mantenha a temperatura.
- Mantenha a cabeça do bebê longe do cordão.
- Não tente empurrar o cordão de volta.
- Enrole o cordão em uma toalha estéril úmida.

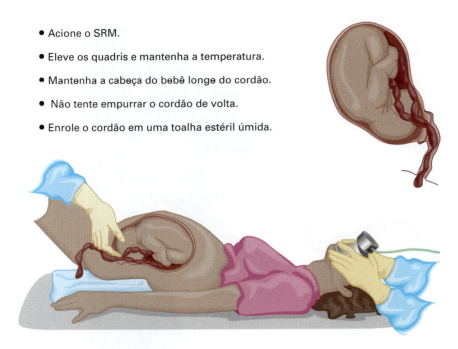

Figura 21.15 Atendimento de emergência em caso de prolapso do cordão umbilical.

2. Insira a mão já protegida com um luva estéril na vagina e desvie a parte do feto (cabeça, pés, glúteos) que já está se apresentando do cordão pulsante. *Siga o protocolo local.*
3. Não tente empurrar de volta o cordão para dentro da vagina. Cubra o cordão com uma toalha úmida e esterilizada.
4. Mantenha a pressão sobre a parte de apresentação do feto e monitore as pulsações no cordão até a chegada da equipe de emergência.

Apresentação pélvica

Na **apresentação pélvica**, as nádegas ou os membros inferiores do bebê são a primeira parte apresentada no canal do parto. O recém-nascido corre um grande risco de trauma durante o parto (ver Fig. 21.16), além de ser comum o prolapso do cordão umbilical no parto com apresentação pélvica.

Se as nádegas saírem primeiro, apoie o restante do bebê. *Não* puxe. Coloque uma mão na vagina, com a palma virada na direção da face da criança. Forme um V com dois dedos em cada um dos lados do nariz do bebê e então afaste a parede vaginal. Mantenha essa posição até que a cabeça saia ou o SRM chegue.

> **apresentação pélvica** Situação na qual as nádegas ou ambos os pés do bebê se apresentam primeiro através do canal do parto.

Apresentação de membro superior ou inferior

Este tipo de apresentação ocorre quando um dos braços ou uma das pernas sai primeiro pelo canal do parto. O membro de apresentação mais comum é o pé. Oriente a mãe para não empurrar durante as contrações. Deixe a gestante arquear o corpo durante as contrações para prevenir que ela empurre. Acione o sistema SRM. Não tente continuar o parto.

Parto de gêmeos

Nos casos de gêmeos não idênticos (também chamados fraternos), cada um deles possui sua própria placenta. Já os gêmeos idênticos compartilham a mesma placenta. Mesmo se a mãe não souber que carrega mais de um bebê, deve-se suspeitar de parto de gêmeos na presença de qualquer um dos seguintes sinais:

- O abdome ainda está muito grande após o parto.
- As contrações uterinas continuam a ser extremamente fortes.
- As contrações uterinas recomeçam após cerca de 10 minutos do nascimento de um bebê.
- O tamanho do bebê não é proporcional ao tamanho do abdome da mãe.

No caso de nascimento de gêmeos, acione o SRM e, em seguida:

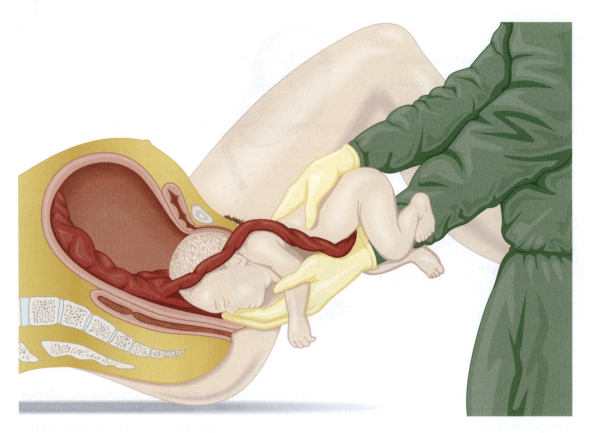

Figura 21.16 Durante uma apresentação pélvica, desobstrua e mantenha uma via aérea se o parto não ocorrer dentro de 10 minutos após a saída das nádegas do bebê.

1. Prepare-se para complicações; cerca de 1/3 dos bebês que nascem em segundo lugar têm apresentação pélvica. Esteja preparado para tratar uma possível hemorragia após o segundo nascimento. Filhos de uma gestação múltipla tendem a apresentar baixo peso ao nascer e precisam de maiores manobras de ressuscitação.
2. Na ausência de complicações, faça o parto do segundo bebê da mesma maneira que do primeiro.

Eliminação do mecônio

O **mecônio** (primeiras fezes do recém-nascido), quando presente no líquido amniótico, torna-o esverdeado ou marrom-amarelado em vez de límpido. A presença de mecônio evidencia sofrimento fetal, indicando que o feto defecou dentro do saco amniótico. Se o bebê aspirar o fluido com o mecônio, poderá haver o desenvolvimento de infecções e pneumonia por aspiração. A eliminação de mecônio é comum nos partos pélvicos.

Acione *imediatamente* o SRM e, em seguida:

1. Faça a sucção no nariz e na boca do bebê *antes* de estimulá-lo. O aspecto mais importante do tratamento da eliminação do mecônio é limpar o nariz e a boca antes que o bebê respire pela primeira vez.
2. Mantenha as vias aéreas do bebê desobstruídas e faça a sucção frequentemente.

Parto prematuro

O **bebê prematuro** pode pesar menos de 2,5 quilos e/ou nascer antes da 36ª semana de gestação. Os bebês prematuros são mais suscetíveis a doenças e infecções respiratórias, portanto, devem ter tratamento especial.

Geralmente pode-se dizer pela aparência se o bebê é prematuro: eles são mais magros, menores, possuem cabelos finos e sedosos, não apresentam pregas nas solas dos pés nem cartilagem no ouvido externo, além de possuírem cabeças maiores em relação ao corpo.

mecônio Fezes do recém-nascido; a presença de líquido amniótico de coloração marrom-amarelada ou esverdeada indica defecação do bebê ainda no útero, antes do nascimento.
bebê prematuro Bebê com peso abaixo de 2,5 kg e/ou que nasce antes da 36ª semana de gestação.

Os bebês prematuros geralmente precisam de ressuscitação. Siga esses passos adicionais ao cuidar de um bebê prematuro:

1. Mantenha o bebê aquecido; utilize cobertores aquecidos ou plástico-bolha. Se levar o bebê ao hospital, aqueça o veículo.
2. Utilize uma sucção suave com um aspirador nasal para manter a boca e o nariz do bebê limpos, sem fluidos. Se for necessário, realize a ressuscitação.
3. Evite o sangramento do cordão umbilical; o bebê prematuro não tolera nem a mínima quantidade de perda de sangue.
4. Os bebês prematuros são altamente suscetíveis a infecções. Evite a contaminação e não deixe que ninguém respire perto da face do bebê.

✓ Avaliação de progresso

1. _____ do cordão umbilical é a apresentação do cordão no canal do parto antes do bebê. (*Pulsação/Prolapso/Inversão*)
2. O parto _____ ocorre quando as nádegas ou os membros inferiores do bebê se apresentam primeiro. (*com apresentação pélvica/prematuro/de gêmeos*)
3. Na apresentação de membro superior ou inferior, aproveite a _____. (*sucção/gravidade/força*)
4. O mecônio indica que o bebê _____ no saco amniótico. (*teve uma crise convulsiva/teve uma hemorragia/defecou*)
5. Quando se encontra mecônio, o principal objetivo é _____ bebê antes que ele respire pela primeira vez. (*estimular o /fazer a sucção do/ ressuscitar o*)
6. Suspeite de parto de gêmeos se _____ após o parto de um bebê. (*começarem contrações fortes/começar a sair fluidos/houver cianose*)
7. O bebê prematuro não possui _____. (*cabelo/cartilagem no ouvido externo/ sobrancelhas*)

Resumo

- As emergências no pré-parto podem incluir aborto espontâneo, crises convulsivas, sangramento vaginal, gestação ectópica, pré-eclâmpsia e ruptura de útero. Como a cirurgia pode ser necessária em algumas dessas condições, nunca permita que a vítima coma ou beba.

- Sempre acione o SRM para uma mulher em trabalho de parto. Nunca adie o acionamento do SRM. O melhor local para o bebê nascer é em uma clínica capaz de fornecer os devidos cuidados obstétricos para a realização do parto.

- Ao transportar uma mulher em trabalho de parto para o hospital, faça com que ela deite de costas; remova as roupas íntimas dela e peça para ela separar as pernas para que você possa ver o coroamento.

- Ao ajudar em um parto, tome precauções contra a exposição a fluidos corporais. A exposição a esses fluidos e ao sangue durante um parto é significativa.

- É normal que a mulher perca até duas xícaras de sangue após o parto; se o sangramento for intenso, massageie o útero para ajudar na contração.

- Bata de leve na sola dos pés do recém-nascido ou massageie delicadamente suas costas para ajudá-lo a respirar pela primeira vez.

- Esteja sempre preparado para complicações em parto de gêmeos.

- Se houver a presença de mecônio no líquido amniótico, faça a sucção no nariz e na boca do bebê antes que ele respire pela primeira vez.

- O bebê prematuro é menor que o bebê a termo; não possui cartilagem no ouvido externo; não apresenta pregas nas solas dos pés; apresenta um cabelo fino e sedoso; e tem uma cabeça maior em proporção ao corpo.

- A prioridade ao cuidar de um bebê prematuro é mantê-lo aquecido.

Termos-chave

Certifique-se de que você compreende os termos-chave a seguir:

aborto	mecônio
apresentação	períneo
apresentação pélvica	placenta
bebê prematuro	placenta prévia
canal do parto	pré-eclâmpsia
cérvix	prolapso do cordão
cordão umbilical	umbilical
coroamento	saco amniótico
descolamento	sinal de mancha de
prematuro da	sangue
placenta	trabalho de parto
dilatação	útero
eclâmpsia	vagina
feto	verniz caseoso
gravidez ectópica	

Exercício de raciocínio crítico

Você está trabalhando em uma tenda de primeiros socorros em um evento local quando uma gestante é trazida pelo marido. Ela relata um desconforto abdominal com duração de um dia; entretanto, ela começou a sentir uma forte dor com contrações há aproximadamente 1 hora. As contrações são muito mais intensas, duram mais tempo e ocorrem com maior frequência. A data provável para o parto seria dali a 5 dias.

1. O que as características dessas contrações indicam?
2. Quais os sinais e sintomas que indicariam um parto iminente?
3. Se o parto é iminente, como você deve proceder?

Capítulo 21 — Autoavaliação

Aluno: _____ Data: _____
Curso: _____ Módulo: _____

Parte 1 Verdadeiro/Falso

Se você acha que a afirmação é verdadeira, assinale V. Se você acha que é falsa, assinale F.

V F 1. O parto de emergência consiste simplesmente nas medidas que precisam ser tomadas quando for impossível para a mãe chegar ao hospital ou ao médico.

V F 2. Se você estiver perto de centros médicos e o parto começar, peça à mãe para fechar as pernas com força e tente manter a cabeça do bebê dentro do canal do parto.

V F 3. É importante levar a placenta ao hospital, com a mãe e com o bebê.

V F 4. Um puxão suave no bebê que está nascendo irá proporcionar um parto mais eficiente.

V F 5. Se o cordão umbilical estiver enrolado no pescoço do bebê, ele deve ser removido rápida mas delicadamente.

V F 6. Após o parto, massageie suavemente o útero para ajudar a controlar o sangramento da mãe.

V F 7. Sempre se deve tentar chegar a um hospital, não importa se o parto estiver prestes a acontecer.

V F 8. Ao levar uma mulher em trabalho de parto ao hospital, mantenha-na sentada e coloque o cinto de segurança. A posição sentada desencoraja o nascimento.

V F 9. É normal que uma mulher perca pelo menos 2 xícaras de sangue após o parto.

V F 10. No caso de prolapso de cordão umbilical, segure o cordão e introduza-o novamente na vagina.

Parte 2 Múltipla escolha

Assinale a resposta correta ou a frase que melhor completa a sentença.

1. Se a cabeça do bebê emergir do canal do parto e o saco amniótico ainda não tiver rompido, deve-se
   a. esperar que o bebê saia completamente.
   b. rasgar o saco com os dedos para que possa haver a drenagem do fluido.
   c. puncionar cuidadosamente a bolsa.
   d. esperar a chegada da equipe de resgate.

2. Esteja de prontidão para auxiliar no parto quando houver um intervalo de _____ entre as contrações.
   a. 5 minutos
   b. 3 minutos
   c. 2 minutos ou menos
   d. 10 minutos

3. Para decidir se é recomendável transportar a mulher antes do parto, deve-se
   a. perguntar à mãe se esse é seu primeiro filho.
   b. examinar a mulher, procurando sinais de coroamento.
   c. perguntar à mulher se ela precisa defecar.
   d. Todas as anteriores.

4. Quando a cabeça do bebê emerge, deve-se
   a. empurrar suavemente na parte óssea da cabeça.
   b. puxar suavemente pelo topo da cabeça.
   c. aplicar pressão para baixo.
   d. segurar pelas axilas.

5. Se o bebê não começar a respirar por si próprio, deve-se
   a. estimular imediatamente e reavaliar.
   b. hiperestender seu pescoço.
   c. utilizar o método de ressuscitação de Holgar-Nielson.
   d. virar o bebê de cabeça para baixo e chacoalhá-lo suavemente.

6. O estágio mais longo do trabalho de parto provavelmente será
   a. o estágio da dilatação.
   b. o estágio da expulsão.
   c. o estágio placentário.
   d. Nenhuma das anteriores; todos os estágios têm a mesma duração.

7. O bebê em desenvolvimento está ligado pelo cordão umbilical
   a. à cérvix.
   b. à placenta.
   c. ao saco amniótico.
   d. ao períneo.

8. Se você acreditar que há tempo necessário para transportar a mãe para o hospital, *não*
   a. mantenha-a deitada.
   b. permita que ela vá ao banheiro pouco antes de vocês saírem.
   c. mantenha a mulher relaxada.
   d. faça com que a mãe dobre seus joelhos e abra suas pernas para que você possa ver o coroamento.

9. O coroamento acontece quando
   a. a posição do bebê é incorreta para o parto.
   b. a cabeça do bebê pode ser vista na abertura do canal do parto.
   c. a bolsa de água ainda não rompeu.
   d. o bebê estiver sofrendo com falta de oxigênio.

10. A gestação ectópica ocorre quando
    a. é fertilizado mais de um óvulo.
    b. o óvulo fertilizado é implantado fora do útero.
    c. a placenta se separa do útero.
    d. o útero se rompe.

11. As vítimas de gestação ectópica e de ruptura do útero precisam imediatamente
    a. de RCP.
    b. de transporte para o hospital.
    c. serem colocadas de bruços.
    d. de uma avaliação neurológica.

12. Para ajudar a controlar o sangramento após o parto,
    a. massageie o útero.
    b. coloque gaze estéril na vagina.
    c. coloque compressas estéreis sobre a abertura vaginal.
    d. aplique pressão direta sobre o abdome.

13. Para encorajar o bebê a respirar após o parto,
    a. dê um tapa nas solas dos pés.
    b. bata levemente nas solas dos pés.
    c. belisque as solas dos pés.
    d. dê-lhe umas palmadas.

14. Deve-se suspeitar de parto de gêmeos se
    a. o tamanho do bebê não for proporcional ao tamanho do abdome da mãe.
    b. começarem fortes contrações após o nascimento do bebê.
    c. as contrações uterinas continuarem após o nascimento do bebê.
    d. Todas as anteriores.

15. O mecônio no saco amniótico significa sofrimento fetal, que é indicado por
    a. sangue no líquido amniótico.
    b. material negro no líquido amniótico.
    c. líquido esverdeado ou marrom-amarelado.
    d. líquido límpido.

Parte 3 Relacione

Relacione cada condição à sua descrição apropriada.

Descrição

1. _____ A placenta é expelida.
2. _____ Ocorrem as contrações e a "bolsa" se rompe.
3. _____ O bebê nasce.

Estágio do trabalho de parto

A. Dilatação
B. Expulsão
C. Placentário

Parte 4 O que você faria...?

Uma mulher em um apartamento vizinho ao seu está dando à luz. O hospital fica a 30 minutos de distância. De repente, ela diz: "O bebê está vindo – agora!". Esse é o sexto filho dela. Que perguntas você faria à mãe? Quais preparações você faria para o parto? Como você ajudaria no parto?

Capítulo 22

Emergências pediátricas e geriátricas

▶ Objetivos de aprendizagem

Após estudar este capítulo, você será capaz de:

1. Explicar as técnicas específicas de avaliação pediátrica.
2. Explicar as diferenças entre os sinais vitais em crianças e adultos.
3. Relacionar situações de emergência pediátrica específicas.
4. Descrever os sinais e sintomas das seguintes condições respiratórias: crupe, epiglotite e asma.
5. Discutir outras emergências pediátricas comuns.
6. Descrever o manejo da síndrome da morte súbita do lactente.
7. Explicar como identificar abuso e negligência envolvendo crianças.
8. Explicar as mudanças orgânicas que ocorrem com a idade.
9. Explicar questões específicas a serem consideradas na avaliação de idosos.
10. Discutir questões específicas a considerar no tratamento de traumas em idosos.

No local da ocorrência

Logo após ter preparado as crianças sob seus cuidados para a hora da historinha, a babá Becky Christensen notou que Chelsea Weist, 6 anos, continuava sentada em uma cadeira, na sala de estar, em vez de juntar-se às outras crianças. Aproximando-se da menina, Becky percebeu que ela estava visivelmente mal.

Chelsea estava sentada de modo desajeitado em uma cadeira estofada, inclinada para a frente e respirando pela boca. Embora ela não estivesse respirando com dificuldade e conseguisse se comunicar com frases relativamente normais, Becky notou um ruído curto quando a menina inspirava. Finalmente, olhando para sua face e leitos ungueais, pareceu que a pele da pequena Chelsea estava ficando azulada.

Quando Becky começou a fazer perguntas, Chelsea mostrou grande dificuldade para responder. Alarmada, a babá suspeitou imediatamente de asma, uma condição sobre a qual a mãe de Chelsea a havia alertado.

Becky saiu discretamente, chamou uma ambulância e voltou então para Chelsea com a bombinha que a mãe da menina havia deixado. Mantendo a menina sentada na cadeira, ajoelhou-se ao seu lado, acalmando-a e confortando-a delicadamente. Becky ajudou Chelsea a utilizar sua bombinha até que os paramédicos chegassem alguns minutos depois.

Enquanto preparavam o transporte de Chelsea, Becky ligou para a mãe da criança, para que se encontrassem no pronto-socorro. A calma da babá e o modo como reconfortou a criança, associados com o uso da bombinha, ajudaram a impedir que o ataque de asma de Chelsea piorasse em decorrência do estresse.

Como socorrista, você terá, com frequência, de atender pessoas nos dois extremos das faixas etárias: crianças (bebês, crianças entre 1 e 12 anos e adolescentes) e idosos (acima de 65 anos). Cada grupo apresenta desafios físicos e emocionais peculiares, que precisam ser considerados a cada atendimento.

Este capítulo explica as considerações sobre avaliações específicas que você precisa elaborar, apresenta um resumo de situações de emergência específicas para cada faixa etária e delineia o atendimento de emergência para essas situações.

Avaliando a criança

Crianças não são simplesmente adultos pequenos; há, na verdade, diferenças psicológicas e físicas muito importantes entre ambos (ver Fig. 22.1). Embora um distúrbio respiratório seja sempre um distúrbio respiratório, e um ferimento seja sempre um ferimento, o modo como você aborda esses problemas em uma criança de 5 anos de idade pode diferir daquele que você aplicaria em um adulto.

Ao lidar com uma criança em sofrimento, deve-se cuidar também do estresse emocional dos pais ou responsáveis. É natural que os pais fiquem preocupados, chorem, culpem-se pelo acontecido ou culpem outras pessoas. Permita que os pais se sintam participantes do atendimento à criança; pais calmos e cooperativos ajudam a acalmá-la.

Técnicas especiais de avaliação

▶ **Objetivo de aprendizagem**
1 Explicar as técnicas específicas de avaliação pediátrica.

É difícil avaliar a dor em crianças, especialmente nas mais novas, pois elas não têm ainda consciência do próprio corpo para indicar o local exato da dor, nem vocabulário para descrever essa dor.

Ao observar a criança pela primeira vez, faça a si próprio as seguintes perguntas:

- A criança notou minha presença?
- A criança sabe ou reconhece seus pais ou cuidadores?
- A criança parece estar doente?
- A criança manifesta dor muito intensa?
- Como a criança está respirando?

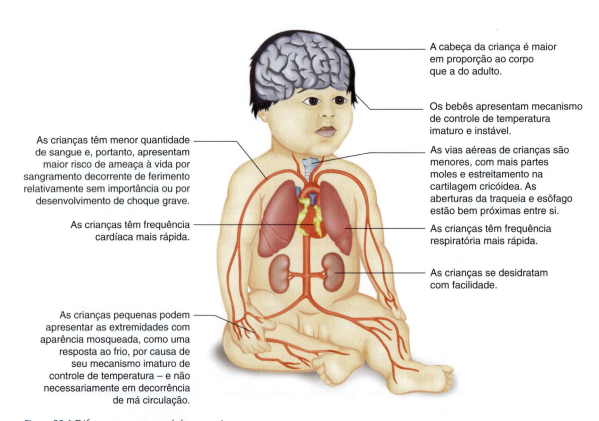

Figura 22.1 Diferenças entre adultos e crianças.

Independentemente da idade, siga os procedimentos gerais abaixo ao avaliar uma criança (ver Fig. 22.2):

- Prepare-se psicologicamente para transmitir confiança, competência e cordialidade.
- Se você for uma pessoa estranha para a criança, lembre-se de que, entre 1 e 6 anos, as crianças geralmente não gostam de estranhos, principalmente quando os pais não estão presentes.
- Fique o mais próximo possível do nível dos olhos da criança.
- Explique o que você estiver fazendo, de modo simples, para que a criança possa compreender; fale baixo, com calma, e evite falar "como bebê". Entretanto, não utilize palavras que a criança provavelmente não conhecerá pela falta de maturidade ou desenvolvimento da linguagem.
- Deixe as partes mais dolorosas da avaliação para o final do exame.
- Envolva os pais o máximo possível.
- Fale a verdade. "Vai doer um pouco quando eu tocar sua perna, mas é só por um minuto. Se você sentir vontade de chorar, pode chorar."
- Seja amável; faça tudo o que puder para diminuir o sofrimento da criança; repreenda somente quando absolutamente necessário – nesse caso, que seja uma repreensão leve.

Obtendo a história

Em situações potencialmente fatais, evidenciadas por distúrbios de vias aéreas, respiração ou componentes circulatórios, faça uma rápida investigação inicial e controle imediatamente as condições críticas. Caso tenha mais tempo, aplique as seguintes diretrizes para a obtenção da história:

- Não permita que pais preocupados e os gritos de uma criança o deixem nervoso; despenda o tempo necessário para obter as informações de que precisa.
- Se as condições e o nível de maturidade da criança permitirem a coleta de informações confiáveis, obtenha as informações diretamente dela. Se a condição ou o nível de maturidade da vítima o impedirem, considere a possibilidade de falar com os pais ou com outras pessoas presentes no local.
- Pergunte quando os sintomas apareceram, como se desenvolveram e quais as medidas já tomadas.
- Caso se trate de um acidente, informe-se sobre os detalhes, como a lesão aconteceu e que atendimento de emergência já foi prestado.

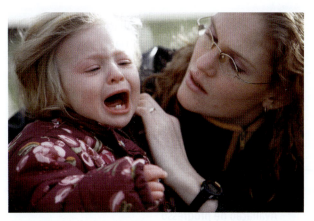

Figura 22.2 Estabeleça contato cordial e examine a criança visualmente.

Monitorando sinais vitais

> ▶ **Objetivo de aprendizagem**
> 2 Explicar as diferenças entre os sinais vitais em crianças e adultos.

É necessário avaliar os sinais vitais de uma criança com mais frequência que os de um adulto. Contudo, sua impressão geral da aparência e do comportamento da criança é mais importante e pode revelar mais sobre o estado dela que qualquer sinal vital.

Tenha em mente as seguintes considerações:

- *Respiração*. As crianças respiram mais rápido que os adultos – a média para um bebê é de 40 respirações por minuto; para uma criança de 8 anos, 25. Verifique diversas vezes a frequência respiratória, colocando a mão sobre o abdome da criança; frequências respiratórias elevadas, bem como a qualidade da respiração (não natural, ruidosa, etc.), podem apontar para um distúrbio subjacente.
- *Pulso*. Para medir o pulso rapidamente, use o pulso radial em uma criança e o pulso braquial em um bebê. Um pulso rápido pode ser normal em uma criança assustada ou excessivamente agitada, mas um pulso lento é um sinal preocupante, uma vez que pode estar sendo causado por uma grave falta de oxigênio, pressão no crânio, drogas depressoras ou várias condições médicas relativamente raras.
- *Temperatura*. A temperatura é um sinal de alerta muito mais importante em crianças que em adultos, pela rapidez com que pode se alterar; crianças pequenas podem desenvolver febre alta rapidamente, por isso monitore a temperatura com frequência.

- *Avaliação neurológica.* A avaliação de possíveis lesões neurológicas em uma criança é similar àquela realizada em um adulto, mas os estímulos precisam ser mais simples. Por exemplo, para testar a resposta a estímulos dolorosos, belisque a pele entre o polegar e o dedo indicador da criança. Observe outras manifestações comuns, como as habilidades de reconhecer pessoas e objetos familiares e de mover os braços e pernas com um propósito determinado.

✓ Avaliação de progresso

1. Ao avaliar uma criança, você deve se posicionar _____. (*acima da criança/abaixo da criança/ao nível dos olhos da criança*)
2. Durante a avaliação, verifique as partes mais doloridas _____. (*rapidamente/no final/primeiro*)
3. Deve-se monitorar os sinais vitais de uma criança mais _____ que os de um adulto. (*frequentemente/extensivamente/rapidamente*)
4. A criança respira mais _____ que um adulto. (*lentamente/ rapidamente/ profundamente*)
5. Monitore a frequência respiratória colocando a mão sobre _____ da criança. (*o peito/o abdome/as costas*)
6. Verifique o pulso de um bebê usando a pulsação _____. (*carotídea/radial/braquial*)

Emergências pediátricas

O manejo da maior parte das emergências pediátricas é efetuado como o de adultos. Entretanto, na criança, o tamanho e o desenvolvimento psicológico diferentes são indicadores da necessidade de se tratar algumas emergências de modo diferenciado. Tenha em mente as seguintes considerações:

- A cabeça de um bebê ou de uma criança pequena é grande em proporção ao corpo e, por isso, quando uma criança cai ou é arremessada durante um acidente, ela tende a aterrissar sobre a cabeça, o que aumenta as chances de lesão. Além disso, sempre suspeite de lesão da coluna cervical se a criança apresentar qualquer lesão acima da clavícula ou estiver inconsciente.
- Os ossos infantis são mais moles em virtude do estágio incompleto de desenvolvimento, de modo que ossos das crianças tendem a se curvar com maior facilidade que os de adultos (quanto mais nova a criança, mais proeminentes são esses achados). Isso é especialmente verdadeiro em relação à caixa torácica, o que significa também que os ossos da criança não protegem os órgãos torácicos e abdominais superiores. Dessa forma, fígado, baço e rins de crianças não estão tão bem protegidos quanto os de adultos e, uma vez que esses órgãos constituem uma grande parte da cavidade abdominal, elas estão mais suscetíveis ao trauma fechado.
- Por ter a superfície cutânea extensa em relação à massa corpórea, a criança é mais suscetível a hipotermia, hipertermia e desidratação.
- As lesões das extremidades também podem causar danos às placas de crescimento, em última instância resultando em um crescimento ósseo assimétrico (i. e., um braço ou uma perna pode acabar tendo menor comprimento que o membro do lado oposto).
- Os bebês possuem línguas proporcionalmente maiores, e uma língua relaxada pode muito facilmente obstruir as vias aéreas.
- A maioria das crianças envolvidas em traumas ou com angústia respiratória significativa pode *deglutir* ar, resultando em estômagos dilatados (distensão gástrica), o que pode comprimir o diafragma e dificultar ainda mais a respiração.
- É particularmente importante estancar de imediato o sangramento em crianças; uma perda comparativamente insignificante para um adulto pode representar uma hemorragia significativa para uma criança.

Emergências pediátricas comuns

▶ Objetivo de aprendizagem
3 Relacionar situações de emergência pediátrica específicas.

Algumas das emergências pediátricas mais comuns envolvem angústia respiratória ou obstrução das vias aéreas (ver Fig. 22.3). As crianças são mais suscetíveis que os adultos à angústia respiratória, pois suas vias aéreas são mais estreitas e sua capacidade de armazenamento de ar é menor.

▶ Objetivo de aprendizagem
4 Descrever os sinais e sintomas das seguintes condições respiratórias: crupe, epiglotite e asma.

Capítulo 22 Emergências pediátricas e geriátricas 371

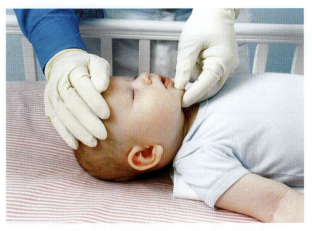

Figura 22.3 A obstrução das vias aéreas de um bebê ou de uma criança pode ser aliviada mantendo-se a cabeça em posição neutra ou ligeiramente estendida.

> **crupe** Infecção viral que provoca inchaço sob as pregas vocais (glote) e estreitamento progressivo das vias aéreas abaixo da glote.
> **epiglotite** Infecção bacteriana que provoca inchaço da epiglote, obstruindo as vias aéreas.

A asma é muito comum em crianças, especialmente entre aquelas com alergias. Quando a criança é exposta a certos alérgenos, podem ocorrer constrição ou edema das vias aéreas e produção de muco, o que pode causar severa dificuldade respiratória para a criança. Além desse tipo de dificuldade, a asma pode causar sibilação, hiperinsuflação do tórax, dificuldade progressiva da respiração, exaustão, insônia, pulso rápido e cianose. A asma deve ser considerada uma emergência médica séria.

Duas outras emergências que podem ser difíceis de distinguir são o **crupe** infeccioso e a **epiglotite** (ver Fig. 22.4). Utilize as diretrizes da Tabela 22.1 para fazer a distinção entre os dois distúrbios. A maioria das crianças é vacinada contra epiglotite. Felizmente, nos dias atuais é relativamente raro observar epiglotite em crianças.

A seguir, são apresentadas as diretrizes para o tratamento da asma.

1. Permita que a criança fique na posição mais confortável – quase sempre sentada ou semissentada. Além disso, se a vítima com asma conseguir engolir, dê líquidos em abundância, que ajudam a soltar e afinar o muco existente nas passagens de ar.
2. Mantenha a calma e procure reconfortar a vítima.
3. Acione o SRM ou leve a criança a um centro médico.
4. Se o seu treinamento permitir, auxilie a vítima a utilizar o inalador ou bombinha. Mesmo procurar e entregar a bombinha para a vítima constitui uma ajuda válida. Se você possui o equipamento e o treinamento para utilizar oxigênio, a vítima deve receber oxigênio em fluxo alto via máscara de não reinalação.

▶ **Objetivo de aprendizagem**
5 Discutir outras emergências pediátricas comuns.

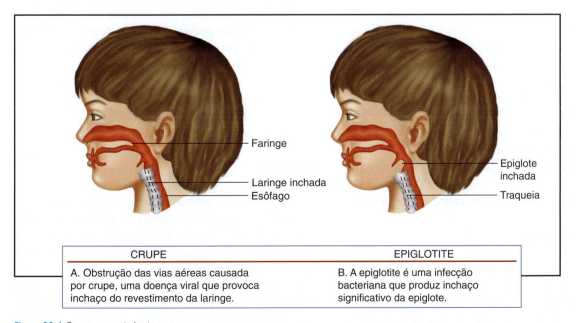

Figura 22.4 Crupe e epiglotite.

Tabela 22.1 Crupe e epiglotite

	Crupe	Epiglotite
Causa	Infecção viral.	Infecção bacteriana.
Fisiologia	Inchaço abaixo da glote que estreita progressivamente as vias aéreas.	Inflamação e inchaço da epiglote.
Sinais e sintomas	*Ataques intensos são perigosos* Estridor peculiar, guinchos altos, rouquidão, tosse em "latidos".	Dor ao deglutir, febre alta, presença de baba, dificuldade para falar, respiração pela boca, necessidade de sentar-se de modo ereto e inclinar-se para a frente com o queixo estendido.
Atendimento de emergência	Mantenha a criança em posição confortável, usualmente sustentada; acione o SRM ou leve a criança ao hospital.	*A epiglotite é potencialmente fatal.* Mantenha a criança calma e relaxada; *não deixe a criança se deitar*; não examine a garganta da criança; acione o SRM. Se você possui o equipamento e o treinamento para utilizar oxigênio, as vítimas devem receber oxigênio em alto fluxo através de uma máscara de não reinalação.

Parada cardíaca

Em adultos, o motivo mais comum para uma parada cardíaca possui natureza cardíaca (i. e., ataque cardíaco, disritmia súbita, etc.). Entretanto, um ponto importante a ser lembrado é que, em crianças, a causa mais comum de paradas cardíacas se deve a obstruções das vias aéreas e/ou parada respiratória; os casos restantes se devem a choque. Assim como no tratamento de adultos, o objetivo é manter o cérebro oxigenado e iniciar o tratamento imediatamente.

Os sinais e sintomas de parada cardíaca em crianças (ver Fig. 22.5) incluem:

- ausência de reação;
- crise convulsiva breve (no início da parada cardíaca decorrente de hipóxia, dura aproximadamente 10 segundos, apenas);
- dificuldade respiratória ou ausência de ruídos respiratórios;
- ausência de movimento torácico;
- pele pálida ou azulada;
- ausência de pulso braquial.

Para diretrizes sobre RCP em crianças, ver Capítulo 6.

Crises convulsivas

Em crianças, as crises convulsivas podem ser causadas pelas mesmas condições apresentadas por adultos – traumatismo craniano, meningite, deficiência de oxigênio, overdose por medicamentos e hipoglicemia, entre outras. Embora adultos raramente apresentem crises convulsivas causadas por febre, essa é uma das causas entre crianças com menos de 6 anos de idade.

Para tratar de uma crise convulsiva em crianças, acione o SRM e em seguida:

1. Coloque a criança de lado para evitar que a língua relaxe e se mova para trás, obstruindo a passagem de ar.
2. Não restrinja os movimentos da criança; coloque-a onde não haja risco de queda ou colisão com algum obstáculo. Colocar suavemente as mãos atrás da cabeça da criança para impedir que ela bata com força no chão pode ser útil durante a fase convulsiva. Um tapete no chão é excelente, assim como um berço com laterais acolchoadas.
3. Afrouxe as roupas que apertam ou restringem os movimentos da criança.
4. Se a criança estiver febril, dê um banho com esponja umedecida com água morna.

Choque

As principais causas de choque em crianças são: perda de sangue, infecção aguda e insuficiência cardíaca. A perda de calor corporal leva recém-nascidos ao choque, porque eles ainda não conseguem tremer ou se aquecer por meio de movimentos corporais e porque sua superfície corporal é extensa em relação ao peso do corpo. O choque também pode ocorrer após hipóxia de longa duração por dificuldade de respiração, de forma

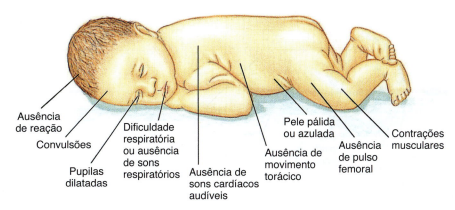

Figura 22.5 Sinais de parada cardíaca em crianças.

que você deve ter sempre em mente que uma criança em choque pode apresentar também um problema de vias aéreas ou respiratório.

Os sinais e sintomas de choque em uma criança (ver Fig. 22.6) incluem:

- palidez;
- pele fria e úmida;
- hipotensão;
- pulso rápido e fraco;
- falta de movimento espontâneo ou vitalidade;
- ansiedade extrema;
- inconsciência.

Para atender uma criança acometida por choque, acione o SRM, mantenha a criança deitada, aquecida e o mais calma possível, monitorando com frequência os sinais vitais. Frequentemente, a criança em choque pode ficar nauseada e vomitar; caso isso ocorra, coloque-a de lado para deixar as vias aéreas livres de vômito.

✓ **Avaliação de progresso**

1. As lesões nas extremidades de uma criança também podem causar danos _____. (à medula óssea/às placas de crescimento/às articulações esferoidais)
2. Um bebê possui uma _____ proporcionalmente grande, que pode obstruir as vias aéreas. (língua/epiglote/laringe)
3. Lactentes com distensão gástrica também podem ter problemas com _____. (raciocínio/respiração/manutenção de pulso normal)
4. A tosse em "latidos" característica é sinal de _____. (asma/crupe/epiglotite)
5. Uma criança babando, com dificuldade para falar e para deglutir provavelmente está sofrendo de _____. (asma/crupe/epiglotite)
6. As crises convulsivas em uma criança podem ser causadas por _____, o que dificilmente acontece com adultos. (lesão cerebral/deficiência de oxigênio/febre)
7. _____, que normalmente não causa choque em vítimas de mais idade, pode causar choque em crianças. (Dispneia/Trauma/Ataque cardíaco)

Síndrome da morte súbita do lactente e abuso de crianças

Síndrome da morte súbita do lactente

▶ **Objetivo de aprendizagem**
6 Descrever o manejo da síndrome da morte súbita do lactente.

A **síndrome da morte súbita do lactente (SMSL)**, mais conhecida como "morte no berço", é a principal causa de morte de crianças entre 1 mês e 1 ano de idade. Não há como prever ou prevenir essa condição, que ocorre quase sempre enquanto o bebê está dormindo.

A condição típica envolve um bebê aparentemente sadio que morre subitamente no berço. Os lactentes vítimas de SMSL podem ou não ter sofrido infecções

síndrome da morte súbita do lactente (SMSL)
Morte súbita de um bebê aparentemente sadio, geralmente durante o sono.

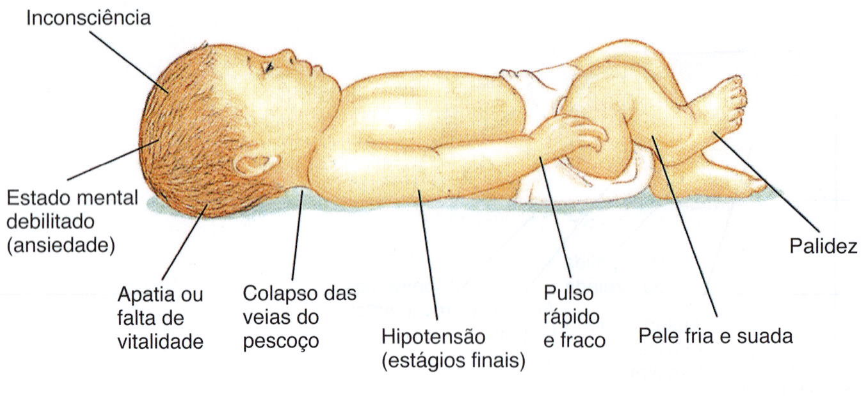

374 Primeiros socorros para estudantes

Figura 22.6 Sinais de choque em crianças.

respiratórias superiores durante as semanas anteriores, frequentemente são prematuros, e geralmente têm entre 4 semanas e 7 meses de vida. Normalmente, não há evidências de a criança ter se debatido, embora alguns bebês apresentem obviamente mudança de posição no momento da morte. Usualmente, o bebê apresenta erupção cutânea avermelhada.

Embora os pesquisadores não estejam certos da causa, estudos recentes indicam que quantidades insuficientes de oxigênio no sangue podem ocorrer várias semanas antes da morte súbita. Entre outras causas, podem ser incluídas alterações da atividade cerebral, do controle respiratório e do ritmo cardíaco, e apneia seguida de hiperventilação.

As diretrizes para o manejo da síndrome da morte súbita do lactente podem variar de acordo com a localidade; siga o *protocolo local*, observando as seguintes orientações:

1. *Mesmo que a morte da criança seja evidente, acione o SRM e inicie imediatamente a RCP pediátrica.*
2. Esteja atento para o extremo sofrimento dos pais; o melhor atendimento é fazê-los sentir que foram empregados todos os recursos possíveis no tratamento da criança. Não dê oportunidade para quaisquer "se" e "talvez". Os pais frequentemente se sentem culpados. Cuidado para não fazer declarações que possam aumentar esse sentimento de culpa.
3. Quando a ambulância chegar, incentive os pais a acompanhar a criança no veículo e providencie alguém para ficar com as outras crianças na residência.

Abuso e negligência infantil

▶ **Objetivo de aprendizagem**
7 Explicar como identificar abuso e negligência envolvendo crianças.

Milhares de casos de abuso e negligência envolvendo crianças são relatados anualmente nos Estados Unidos – e como ocorrem principalmente na privacidade do lar, não se sabe quantos casos mais ficam sem notificação.

Identificando abuso

O adulto que inflige maus-tratos – normalmente, um dos pais ou padrastos da criança – comporta-se frequentemente de modo evasivo ao ser confrontado, fornecendo poucas informações voluntariamente ou apresentando versões contraditórias do que ocorreu com a criança. O adulto que cometeu a agressão pode mostrar franca hostilidade em relação à criança, raramente assumindo a culpa.

O abuso pode ser físico, emocional ou sexual, ou ser classificado como negligência. Cada tipo de abuso apresenta características distintas, que podem permitir a identificação da criança como vítima (ver Tab. 22.2); como regra, observe os seguintes sinais (ver Figs. 22.7 a 22.12):

- A criança se mostra irritável, assustada com os pais e com medo de voltar para casa, cautelosa com os adultos ou apática (a criança não chora, apesar das lesões).
- Escoriações, lacerações, cortes, equimoses, fraturas ósseas ou lesões múltiplas, em vários estágios de cicatrização.
- Lesões na parte da frente ou de trás ou em ambos os lados.
- Lesões incomuns, como queimaduras circulares.
- Lesões na cabeça, costas, abdome ou genitais.
- Dor, prurido, equimoses ou sangramento nas áreas genital, vaginal ou anal.

Capítulo 22 Emergências pediátricas e geriátricas **375**

Tabela 22.2 Indicadores físicos e comportamentais de abuso e negligência infantil*

Tipo de abuso/ negligência	Indicadores físicos	Indicadores comportamentais
Abuso físico	Equimoses e vergões inexplicados • na face, lábios, boca • no tronco, costas, nádegas, coxas • em vários estágios de cicatrização • agrupadas, formando padrões regulares • revelando a forma do objeto usado para maltratar (fio elétrico, fivela de cinto) • em várias e diferentes partes do corpo • ocorrem regularmente após faltas, fim de semana ou férias • principalmente no tronco e nádegas Suspeite principalmente se houver equimoses mais antigas, além das observadas no dia Queimaduras inexplicadas • por charuto, cigarro, principalmente nas solas, palmas, costas e nádegas • por escaldadura (quando a criança é imersa em água fervente; quando as mãos são imersas, as queimaduras assemelham-se a luvas avermelhadas; quando os pés são imersos, as queimaduras assemelham-se a meias. Queimaduras em forma de rosquinha podem aparecer nas nádegas e genitália) • revelando o formato de queimador de fogão elétrico, ferro de passar, etc. • queimaduras com corda nos braços, pernas, pescoço ou tronco Fraturas inexplicadas (particularmente, se múltiplas) • no crânio, nariz, estruturas faciais • em vários estágios de cicatrização • múltiplas ou espiraladas Lacerações ou escoriações inexplicadas • na boca, lábios, gengiva, olhos • na genitália externa	Cautela nos contatos com adultos Apreensão quando outras crianças choram Comportamentos extremos: • agressividade • retraimento Medo dos pais Medo de ir para casa Relata a lesão praticada pelos pais A criança mostra-se apática e pode não chorar, a despeito das lesões sofridas A criança foi atendida recentemente pela equipe de emergência médica, por causa das queixas relatadas As lesões na criança ocorreram vários dias antes do chamado do atendimento médico
Abuso sexual	Dificuldade para caminhar ou sentar Roupas íntimas rasgadas ou com manchas de sangue Dor ou prurido na área genital Equimoses ou sangramento na genitália externa, área vaginal ou anal Doença venérea, principalmente entre pré-adolescentes Gestação	Reluta em trocar de roupa para praticar esportes ou participar de aulas de educação física Retraimento, comportamento fantasioso ou incomum Conhecimento ou comportamento sexual incomum, sofisticado ou bizarro Pouco relacionamento com colegas Delinquente ou fugitivo A vítima relata violação sexual praticada pela pessoa que cuidava dela

* Nota: Muitos dos itens acima não serão óbvios no local da ocorrência, mas as informações podem ajudá-lo a compreender as possíveis causas que conduziram à emergência.

(continua)

376 Primeiros socorros para estudantes

Tabela 22.2 Indicadores físicos e comportamentais de abuso e negligência infantil* (*continuação*)

Tipo de abuso/negligência	Indicadores físicos	Indicadores comportamentais
Abuso emocional	Distúrbios de fala Atraso no desenvolvimento físico Déficit de crescimento	Distúrbios de hábitos (chupar o polegar, balançar-se, morder, etc.) Distúrbios de conduta (antissocial, destrutiva, etc.) Traços neuróticos (distúrbios do sono, inibição para brincar) Reações psiconeuróticas (histeria, obsessão, compulsão, fobias, hipocondria) Comportamentos extremos: • complacente, passivo • agressivo, exigente Comportamento excessivamente adaptável: • excessivamente adulto • excessivamente infantil Atraso no desenvolvimento (mental, emocional) Tentativa de suicídio
Negligência	Fome constante, higiene deficiente, roupas inadequadas Falta constante de supervisão, principalmente em atividades perigosas ou por períodos longos Problemas físicos ou de saúde indicando falta de uma pessoa que cuide da criança Abandono	Mendicância, roubo de comida Permanência prolongada na escola (chegada antecipada e volta tardia) Fadiga constante, desatenção ou adormecer na sala de aula Uso de álcool ou drogas Delinquência (p. ex., roubos) Relata que não tem pessoa que cuide dela

* Nota: Muitos dos itens acima não serão óbvios no local da ocorrência, mas as informações podem ajudá-lo a compreender as possíveis causas que conduziram à emergência.

■ Lesões que não estão de acordo com os mecanismos de lesão descritos pelos pais ou pessoas que cuidam da criança.

Atendimento de emergência

1. Tranquilize os pais; deixe-os saber, por seus atos, que você está prestando todos os serviços de atendimento de emergência à criança. Fale em voz baixa e firme.
2. Concentre a atenção na criança; fale delicadamente, tratando-a pelo primeiro nome. Nunca peça à criança para recriar a situação enquanto estiver no local do ocorrido ou se a pessoa suspeita de ter infligido maus-tratos estiver presente.
3. Faça um exame minucioso; trate as lesões de modo apropriado.
4. Não é sua responsabilidade questionar qualquer adulto pelo abuso da criança; restrinja-se a dar suporte, isentando-se de qualquer julgamento, enquanto estiver no local da ocorrência.

5. Informe *sempre* suas suspeitas de abuso infantil às autoridades competentes e mantenha confidencialidade total a respeito do incidente.

Cuidando de si próprio

Nos Estados Unidos, quase metade das crianças vítimas de acidentes morre no local da ocorrência ou assim que chega ao hospital. A morte súbita e/ou violenta de uma criança, seja antes de sua chegada ao local ou enquanto você está prestando o atendimento de emergência, causa estresse emocional considerável. Lidar com a possibilidade de abuso infantil ou de negligência pode ser emocionalmente muito difícil.

Ao enfrentar uma situação como essa, controle suas emoções durante o atendimento, de modo a poder prestar o melhor serviço possível e dar suporte às outras vítimas. Entretanto, encerrado o caso, é importante que você fale sobre seus sentimentos, para aliviar a carga emocional. Se não o fizer, poderá desenvolver um aumento de preocupação com relação a seus próprios

Capítulo 22 Emergências pediátricas e geriátricas 377

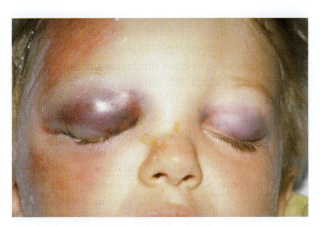

Figura 22.7 Sinais de abuso físico infantil.

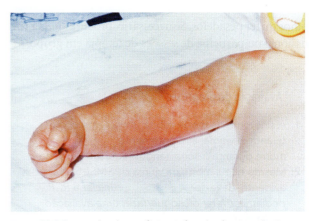

Figura 22.8 Sinais de abuso físico infantil – fratura de úmero resultante de uma sacudida pelo braço.

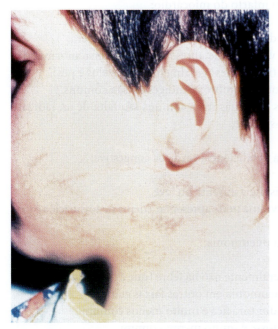

Figura 22.9 Sinais de abuso físico – equimose em forma de mão no rosto.

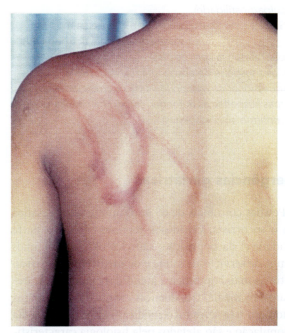

Figura 22.10 Sinais de abuso físico – equimose causada por fio elétrico.

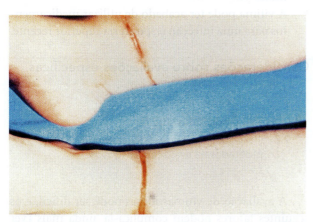

Figura 22.11 Sinais de abuso físico – marcas de amarração nos tornozelos.

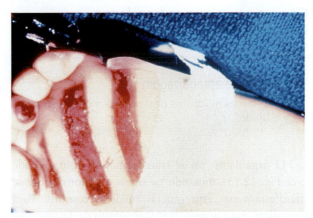

Figura 22.12 Sinais de abuso físico – queimaduras em pé exposto a fogão elétrico.

378 Primeiros socorros para estudantes

filhos ou ter pesadelos. Se necessário, procure ajuda profissional ou participe de sessões de terapia em grupo.

✓ Avaliação de progresso

1. A síndrome da morte súbita do lactente ocorre quando a vítima, aparentemente _____ morre durante o sono. (*angustiada/sadia/doente*)
2. Mesmo que a morte da vítima da SMSL seja evidente, deve-se _____. (*iniciar a RCP pediátrica/tratar o choque/fazer uma avaliação preliminar*)
3. Um adulto que inflige maus-tratos mostra _____ em relação à criança. (*compaixão/culpa/hostilidade*)
4. Suspeite de abuso infantil se a criança se mostrar _____. (*assustada com os pais/agarrada aos pais/afetuosa com os pais*)
5. Caso suspeite de abuso infantil, você deve _____. (*questionar os pais no local da ocorrência/relatar suas suspeitas às autoridades/pedir à criança que confirme suas suspeitas*)

Emergências geriátricas

Pessoas com mais de 65 anos apresentam desafios para o socorrista. Os idosos representam uma parte considerável da população; são eles os usuários mais comuns de serviços de saúde e de medicamentos, e são as vítimas mais comumente atendidas pelo SRM. Apresentam, em média, três doenças crônicas concomitantes, tomam três vezes mais medicamentos que a média da população e são afetados pela fisiologia característica do processo de envelhecimento.

Como o organismo se transforma com a idade

▶ **Objetivo de aprendizagem**

8 Explicar as mudanças orgânicas que ocorrem com a idade.

O organismo vai se transformando com a idade (ver Fig. 22.13), afetando os sinais e sintomas que se manifestam nas emergências médicas comuns. Para complicar, muitas pessoas idosas sofrem de desnutrição e apresentam uma combinação de diferentes afecções,

em estágios de desenvolvimento variados. Para prestar um atendimento de emergência eficaz, é necessário que você saiba reconhecer essas mudanças ou como efeitos de doença ou trauma ou como resultado do processo de envelhecimento (ver Tab. 22.3).

Sinais e sintomas diferenciados

Embora muitos problemas médicos se enquadrem em um conjunto padrão de sinais e sintomas aplicável à população em geral, as mudanças inerentes ao processo de envelhecimento podem causar alterações nos seguintes sinais e sintomas em idosos.

No infarto do miocárdio:

- A dor é menos comum ou menos severa.
- A vítima pode apresentar um edema anormal das extremidades (geralmente tornozelos e pés).
- Dor nos ombros e indigestão são comuns.
- Os sintomas mais comuns são falta de ar, fadiga e ansiedade.

Na insuficiência cardíaca congestiva:

- Dispneia ausente ou leve.
- A vítima pode apresentar edema de tornozelos e pés.

Na pneumonia:

- Geralmente não há febre (que é um sinal clássico de pneumonia em outras faixas etárias).
- A dor torácica é muito menos comum.
- A tosse é muito menos comum.
- A angústia respiratória frequentemente piora de modo progressivo.
- A vítima pode ter acabado de utilizar medicamentos para uma infecção respiratória superior recente.

Considerações sobre avaliações específicas

▶ **Objetivo de aprendizagem**

9 Explicar questões específicas a serem consideradas na avaliação de idosos.

A avaliação de vítimas idosas pode ser difícil, e os seguintes fatores podem complicá-la ainda mais (ver Fig. 22.14):

Capítulo 22 Emergências pediátricas e geriátricas 379

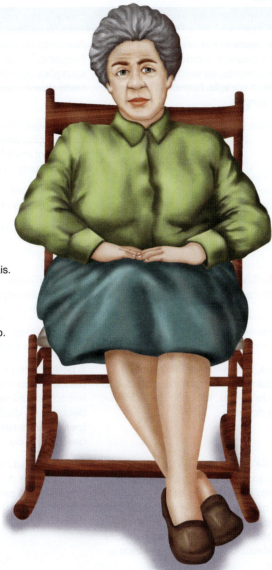

Sistema neurológico
- Alterações cerebrais.
- Depressão clínica.
- Alterações no nível de consciência.

Sistema circulatório
- Hipertensão.
- Mudanças no ritmo e frequência cardíacos.

Sistema gastrintestinal
- Constipação.
- Deterioração das estruturas bucais.
- Declínio geral da eficiência hepática.
- Deglutição prejudicada.
- Desnutrição resultante de deterioração do intestino delgado.

Sistema musculoesquelético
- Osteoporose.
- Osteoartrite.

Sistema respiratório
- Capacidade de tossir diminuída.
- Maior tendência a infecções.
- Entrada de ar e trocas gasosas diminuídas por causa da debilidade progressiva.

Sistema renal
- Problemas decorrentes da toxicidade dos medicamentos.
- Debilitação geral de funcionamento do sistema.

Pele
- Sudorese diminuída.
- Maior propensão a lacerações.
- Cicatrização mais lenta.

Sistema imunológico
- Em geral, febre ausente.
- Redução da capacidade de combater doenças.

Figura 22.13 Alterações físicas comuns em idosos.

- Os idosos debilitam-se muito mais rapidamente, e seus sistemas corporais não apresentam os mesmos mecanismos compensatórios; um problema secundário pode se tornar importante em poucas horas.
- A vítima pode estar tomando vários medicamentos que, em última instância, irão dificultar ainda mais a capacidade de adaptação do corpo a traumas ou doenças.
- Cerca de um entre cada quatro idosos apresenta distúrbios psiquiátricos, os quais podem ser a causa de alguns sintomas (como nível de consciência diminuído).

- Pode ser difícil separar efeitos do processo de envelhecimento de consequências de uma doença.
- A principal queixa pode parecer sem importância para a vítima.
- A vítima pode deixar de relatar sintomas importantes.
- É provável que o idoso sofra de distúrbios múltiplos e concomitantes.
- O processo de envelhecimento pode alterar a resposta à doença e à lesão, levando o socorrista a subestimar a gravidade da condição da vítima.
- O mecanismo regulador da temperatura da vítima idosa pode estar debilitado, levando à ausência de

Tabela 22.3 Alterações físicas nos idosos

Sistema	Como se efetuam as mudanças	Qual o significado das mudanças
Circulatório	O cálcio se deposita nas áreas de desgaste e ruptura; o tecido fibroso sofre espessamento; os vasos perdem a elasticidade; o coração bombeia menor volume de sangue.	Aumento da pressão arterial; apesar de a frequência cardíaca geralmente aumentar, em situações de estresse ela pode não aumentar tanto quanto para uma pessoa mais jovem.
Musculoesquelético	A osteoporose torna os ossos menos densos.	Suscetibilidade a fraturas; processo lento de cicatrização; articulações enrijecem e músculos se tornam mais fracos, levando a um maior número de quedas.
Imunológico	Mudanças nos componentes do sistema imunológico; debilitação.	Pouca ou nenhuma febre, em resposta a infecção; recorrência de doença.
Neurológico	Condições que acompanham o envelhecimento podem agravar a demência.	Confusão; ausência de história precisa da vítima.
Gastrintestinal	Redução do fluxo salivar; deterioração das estruturas bucais.	Suscetibilidade a várias condições médicas: constipação, aspiração de corpo estranho e desnutrição.
Renal	Os rins tornam-se menores; as artérias que os suprem tornam-se duras e frágeis.	Suscetibilidade a infecções, doença renal e insuficiência renal.
Pele	Torna-se fina, lacerando-se facilmente; menor adesão entre as camadas; produção mais lenta de células; redução da sudorese; diminuição do tato.	A pele se rompe muito facilmente com pequenos traumas; suscetível a queimaduras; infecções cutâneas mais comuns em decorrência da dificuldade de cicatrização (perda da barreira protetora); incapacidade de descrever a dor de modo preciso.
Respiratório	Depósitos de cálcio na caixa torácica dificultam a expansão dos pulmões com o movimento insatisfatório da parede torácica; a quantidade de ar que entra nos pulmões é menor, a troca gasosa é menor; os tecidos degeneram; os pulmões perdem a elasticidade; os cílios perdem a mobilidade.	Suscetibilidade a infecção; aumento gradual nos níveis de dióxido de carbono e diminuição dos níveis de oxigênio; recuperação lenta.

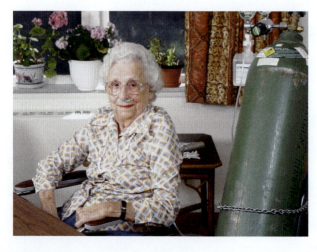

Figura 22.14 Em geral, é necessário abordar questões específicas na avaliação geriátrica.

febre, mesmo na presença de infecção grave. De fato, uma vítima idosa deitada no chão em um ambiente com ar-condicionado após uma queda pode estar em hipotermia, mesmo durante o verão.

- Os problemas de comunicação são comuns, porque há diminuição dos sentidos, principalmente da visão e da audição.
- Queixas comuns de vítimas idosas e que podem não ser específicas de uma determinada doença incluem: fadiga e fraqueza; tontura, vertigem ou síncope; quedas; dor de cabeça; insônia; perda do apetite; incapacidade para evacuar; constipação ou diarreia.

Considerações sobre exames específicos

Ao examinar uma vítima idosa, atente para o seguinte:

- A vítima pode se cansar com facilidade.
- Ela pode estar usando várias peças de roupa.
- Você precisa explicar claramente todos os procedimentos antes da avaliação.
- A vítima pode minimizar ou negar sintomas, por receio de ter de ficar acamada ou internada em instituição, ou de perder a autonomia.

Considerações especiais sobre traumas

> ### ▶ Objetivo de aprendizagem
> **10** Discutir questões específicas a considerar no tratamento de traumas em idosos.

Situações que poderiam requerer atendimento de emergência básico para vítimas de outras faixas etárias exigem um tratamento intensivo em idosos; além disso, os idosos estão em maior risco de sofrer lesões traumáticas, por causa dos seguintes fatores:

- Eles podem ter reflexos mais lentos, deficiência visual e auditiva, artrite, vasos sanguíneos menos elásticos e tecidos e ossos frágeis. Para o idoso, as quedas frequentemente contribuem como causa de morte.
- Correm mais risco de traumatismos resultantes de assaltos criminosos.
- Estão propensos a traumatismo craniano, decorrente de lesões relativamente menos importantes; os sinais e sintomas de compressão cerebral se desenvolvem mais lentamente, levando às vezes dias ou semanas para se desenvolver.

- Com frequência, apresentam doenças degenerativas da coluna cervical, em estágio avançado, que podem levar à compressão gradual das raízes dos nervos dos braços ou possivelmente da própria medula espinal. Um movimento súbito do pescoço, com ou sem fratura, pode causar lesão na medula espinal.

✓ Avaliação de progresso

1. _____ é menos comum em idosos vítimas de infarto do miocárdio. (*Dor/Indigestão/Falta de ar*)
2. Normalmente observam-se poucos indícios ou ausência de _____ em idosos vítimas de insuficiência cardíaca congestiva. (*edema/cianose/dispneia*)
3. _____ , sinal clássico de pneumonia, normalmente não está presente nos idosos. (*Fraqueza/Dor/Febre*)
4. Os sinais e sintomas podem estar mascarados nos idosos, porque estes normalmente _____. (*tomam diversos medicamentos/não se movem/têm deficiência visual*)

Resumo

- Ao avaliar uma criança, tente posicionar-se ao nível dos olhos dela, fale em voz baixa e calma, evitando "falar como bebê", envolva os pais, reserve as partes mais difíceis da avaliação para o final.

- Verifique os sinais vitais de uma criança com maior frequência que nos adultos; lembre-se também de que sua avaliação geral da aparência e comportamento da criança pode ser mais importante que qualquer um dos sinais vitais.

- As crianças são mais suscetíveis ao traumatismo craniano; trauma fechado do fígado, baço e rins; hipotermia, hipertermia e desidratação; além de obstrução das vias aéreas por causa do relaxamento da língua.

- Uma perda de sangue relativamente pequena para um adulto pode representar um sangramento importante para uma criança.

- Problemas respiratórios como o crupe, epiglotite e asma são emergências pediátricas graves. A epiglotite pode causar a morte se não for tratada.

- Aplique sempre a RCP em casos de síndrome da morte súbita do lactente, mesmo quando a morte do bebê for evidente.

- Nunca acuse os pais de ter abusado da criança quando ainda estiver no local do ocorrido; sempre relate suas suspeitas às autoridades competentes posteriormente.

- As alterações fisiológicas inerentes ao envelhecimento podem fazer que os idosos fiquem mais suscetíveis a doenças, além de modificar os sinais e sintomas usuais.

- Ao avaliar idosos, lembre-se de que eles frequentemente deixam de relatar sintomas importantes, costumam tomar diversos medicamentos e, em geral, sofrem de diversas doenças crônicas concomitantes.

Termos-chave

Certifique-se de que você compreende os termos-chave a seguir:

crupe
epiglotite

síndrome da morte súbita do lactente (SMSL)

Exercício de raciocínio crítico

Em um acidente automobilístico, uma das vítimas é um menino de 3 anos de idade em uma cadeira própria para crianças. Ele grita a plenos pulmões e apresenta um corte com sangramento na coxa. Sua irmã mais velha foi arremessada do carro e está inconsciente. O motorista cambaleia de um lado para o outro da estrada, soluçando.

1. Quem você deve atender primeiro, e por quê?
2. Como você deve abordar o menino dentro do carro, para uma avaliação física?
3. O que você pode fazer para acalmar esta criança?

Capítulo 22 Autoavaliação

Aluno: _____ Data: _____
Curso: _____ Módulo: _____

Parte 1 Verdadeiro/Falso

Se você acha que a afirmação é verdadeira, assinale V. Se você acha que é falsa, assinale F.

V F **1.** Não permita que uma criança vítima de trauma tenha qualquer contato com seus pais.

V F **2.** Durante a avaliação, posicione-se o mais perto possível do nível dos olhos da criança.

V F **3.** Crianças entre 1 e 6 anos não se constrangem com estranhos e normalmente são fáceis de se avaliar.

V F **4.** Nunca conte a uma criança a verdade sobre sua dor.

V F **5.** As crianças são mais suscetíveis que os adultos a problemas respiratórios.

V F **6.** As necessidades específicas dos idosos podem exigir algumas modificações das técnicas de emergência.

V F **7.** As vítimas idosas apresentam mais dor, se acometidas por infarto do miocárdio, que as mais jovens.

V F **8.** Em geral, os idosos ingerem regularmente diversos medicamentos, os quais podem mascarar os sinais e sintomas.

Parte 2 Múltipla escolha

Assinale a resposta correta ou a frase que melhor completa a sentença.

1. Ao avaliar uma criança, você deve
- **a.** ficar acima do nível dos olhos da criança.
- **b.** manter a criança e os pais separados.
- **c.** falar com a criança em um nível apropriado para a idade dela.
- **d.** iniciar a avaliação com a parte mais dolorosa.

2. Ao avaliar bebês e crianças pequenas, você será menos eficiente se
- **a.** for gentil.
- **b.** falar calmamente e em voz baixa.
- **c.** separar a criança de seus pais.
- **d.** permitir que a criança permaneça com um dos pais.

3. Ao tratar de uma criança suspeita de ser vítima de abuso, *não* se deve
- **a.** fazer esforços para acalmar os pais.
- **b.** questionar a criança sobre o abuso diante dos pais.
- **c.** concentrar sua atenção na criança, enquanto presta atendimento de emergência.
- **d.** relatar suas suspeitas a respeito do abuso infantil às autoridades competentes.

4. No manejo de uma situação de SMSL, *não* se deve
- **a.** contar à família que o bebê morreu.
- **b.** iniciar imediatamente a RCP pediátrica.
- **c.** falar de seus sentimentos após uma emergência de SMSL.
- **d.** incentivar os pais a acompanhar o bebê na ambulância.

5. Em crianças de até 2 anos, as crises convulsivas são, em geral, causadas por
- **a.** febre.
- **b.** epilepsia.
- **c.** afogamento.
- **d.** hiperglicemia.

6. As principais causas de choque em crianças são
- **a.** perda de sangue, febre, traumatismo craniano.
- **b.** febre, traumatismo craniano, epiglotite.
- **c.** perda de sangue, infecção aguda, insuficiência cardíaca.
- **d.** quase-afogamento, angústia respiratória, crises convulsivas.

7. A SMSL ocorre mais frequentemente
- **a.** em gêmeos ou trigêmeos.
- **b.** em famílias de baixa renda.
- **c.** em crianças muito doentes.
- **d.** enquanto o bebê dorme.

8. Qual das seguintes alternativas *não* é verdadeira em relação ao abuso e negligência de crianças?
- **a.** O abuso pode ser físico, emocional ou sexual.
- **b.** O adulto que comete abuso infantil normalmente mostra remorso.
- **c.** Não se sabe, de fato, quantas crianças sofrem abusos.
- **d.** Entre os sinais de abuso de crianças incluem-se escoriações, lacerações e fraturas.

383

9. Quais mudanças acontecem no sistema imunológico dos idosos como resultado de infecção?
   a. Os cílios perdem a mobilidade.
   b. As glândulas salivares degeneram.
   c. A contagem de glóbulos brancos não aumenta normalmente.
   d. É mais provável que o estresse do sistema imunológico produza febre.

10. Qual dos seguintes fatores torna mais difícil a avaliação do idoso?
   a. Eles podem ter múltiplos distúrbios.
   b. Eles raramente tomam medicamentos.
   c. Eles, em geral, relatam os sintomas.
   d. Todas as anteriores.

Capítulo 23

Mordidas e picadas

▶ Objetivos de aprendizagem

Após estudar este capítulo, você será capaz de:

1. Diferenciar cobras venenosas de não venenosas.
2. Relacionar os fatores que determinam a gravidade de mordidas de cobras venenosas.
3. Relacionar os sinais e sintomas de mordidas de cobras venenosas.
4. Relacionar os sinais e sintomas de mordidas de cobra-coral.
5. Determinar quando picadas de insetos requerem assistência médica.
6. Relacionar os sinais e sintomas da picada de aranha viúva-negra.
7. Explicar por que a picada de aranha reclusa castanha é tão grave.
8. Relacionar os sinais e sintomas de picadas de escorpiões.
9. Relacionar os sinais e sintomas de choque anafilático.
10. Identificar as duas diferenças importantes entre mordidas e picadas de animais marinhos e de animais terrestres.
11. Descrever e demonstrar o atendimento de emergência em caso de mordidas e picadas.
12. Descrever e demonstrar o atendimento de emergência em caso de envenenamento por animais marinhos.
13. Descrever e demonstrar como remover um carrapato.

No local da ocorrência

Em uma tarde no final de outubro, Andrew Wyatt, 28 anos, estava limpando a garagem de sua casa para conseguir espaço para lenha. Quando colocou a mão em uma área escura atrás de algumas ferramentas, sentiu uma picada no dorso da mão. Ele a puxou rapidamente e examinou-a de perto, sob a luz; contudo, não foi capaz de identificar se havia sido picado ou simplesmente raspado a mão contra a aresta afiada de alguma ferramenta. Ignorando o incidente, Andrew voltou a seus afazeres.

Depois de cerca de meia hora, Andrew notou que sua mão estava doendo. Ele também começou a sentir dores e espasmos nos ombros, nas costas e no abdome – muito mais intensos que o leve estresse muscular que deveria ter sentido por causa do trabalho que estava fazendo. Assustado, foi até a casa vizinha e descreveu os sintomas a Nate Ford, socorrista treinado e chefe de um grupo de escoteiros.

Andrew contorcia o rosto, que estava ruborizado. Ao colocar o dorso da mão contra a pele de Andrew, Nate percebeu que ele estava febril. Além disso, Andrew também queixava-se de dor de cabeça e náuseas. Nate suspeitou de picada de aranha viúva-negra – o que foi confirmado quando os dois retornaram à garagem e removeram cuidadosamente algumas ferramentas, encontrando a aranha.

Nate acalmou Andrew, colocou-o no carro e pôs seu casaco sobre o peito de Andrew para ajudar a manter a temperatura corporal, colocando também uma compressa fria na mão, sobre o local da picada. Então, levou Andrew a um centro médico, onde os médicos cuidaram da picada.

Picadas de insetos são comuns, e a maioria delas é considerada sem importância. A situação se torna uma emergência apenas quando o inseto é venenoso ou quando a vítima apresenta uma reação alérgica e corre o risco de desenvolver choque anafilático.

O atendimento de emergência adequado para mordidas e picadas de insetos e cobras pode salvar vidas e evitar danos teciduais permanentes. Este capítulo descreve os tipos de mordidas e picadas que são especialmente preocupantes, relaciona os sinais e sintomas e fornece diretrizes básicas para o tratamento de emergência.

Mordidas de cobra

> **Objetivo de aprendizagem**
> 1 Diferenciar cobras venenosas de não venenosas.

Todos os anos ocorrem cerca de 45.000 casos de mordidas de cobras nos Estados Unidos; destes, 8.000 são por cobras venenosas. Existem apenas quatro tipos de cobras venenosas nos Estados Unidos: a cascavel, a cobra-coral, a mocassim d'água (também chamada cobra boca-de-algodão) e a cabeça-de-cobre (ver Figs. 23.1 a 23.4). Nos Estados Unidos, é raro que a vítima seja mordida por uma cobra exótica venenosa que tenha sido contrabandeada ou importada para o país. Cerca de 5 pessoas morrem a cada ano nos Estados Unidos por mordidas de cobra; quase todas por mordidas de cobras cascavéis. (Embora as cobras-coral na verdade sejam mais venenosas, seus dentes são pequenos e inclinados para trás, dificultando a injeção de grandes quantidades de veneno.) A maioria das mortes por mordida de cobra ocorre por uma reação alérgica ou em razão de um problema de saúde preexistente.

Mordidas de cobras não venenosas não são consideradas sérias e geralmente são tratadas como ferimentos leves; apenas as mordidas de cobras venenosas são consideradas emergências médicas. Os sintomas aparecem de forma imediata, porém em somente um terço dos casos de mordidas de cobras venenosas; a maioria das pessoas não apresenta sintomas, normalmente porque o veneno não foi injetado.

A maior parte das cobras venenosas possui as seguintes características:

- Presas grandes (as cobras não venenosas possuem dentes pequenos); a exceção é a **cobra-coral**, que tem dentes pequenos, e não presas.
- **Pupilas elípticas** (fendas verticais, semelhantes às dos felinos); as cobras não venenosas possuem pupilas arredondadas.
- Fosseta loreal entre os olhos e as narinas em cada lado da cabeça, que a identifica como **cobra venenosa**. Na América do Norte, não é importante distinguir qual é a espécie de cobra venenosa porque o

> **cobra-coral** Tipo de cobra venenosa que não possui fosseta loreal nem presas.
> **pupilas elípticas** Pupilas com fendas verticais, como as de um gato.
> **cobra venenosa** Cobra que, como a cascavel, possui como característica uma fosseta loreal entre os olhos e as narinas.

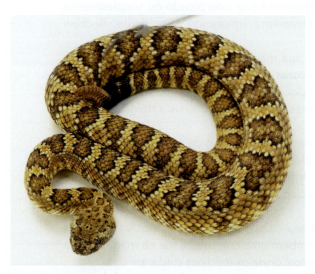

Figura 23.1 Cascavel-diamante-ocidental.

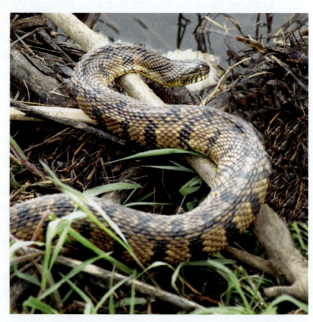

Figura 23.2 Mocassim d'água (cobra boca-de-algodão).

Capítulo 23 Mordidas e picadas 387

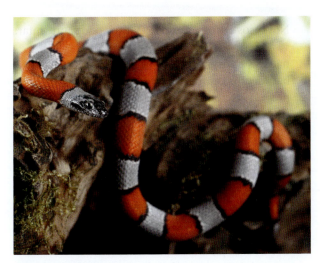
Figura 23.3 Cobra-coral.

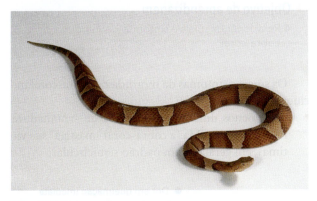
Figura 23.4 Cobra cabeça-de-cobre.

Cobras adultas injetam mais veneno, porém o veneno de cobras jovens é três vezes mais tóxico. Outros fatores que determinam a gravidade de uma mordida por cobra são:

- O local da mordida (o tecido adiposo absorve o veneno de forma mais lenta do que o tecido muscular).
- Presença de organismos patogênicos no veneno.
- A altura e o peso da vítima.
- A saúde geral e condições da vítima.
- A quantidade de atividade física realizada imediatamente após a mordida (as atividades físicas ajudam a espalhar o veneno).

Uma cobra não venenosa deixa um padrão de picada no formato de uma ferradura. Entretanto, esteja atento, pois algumas cobras não venenosas injetam uma secreção que causa desconforto. Como regra, pode-se assumir com segurança que a vítima não foi envenenada se o ardor característico de uma mordida de cobra venenosa não se desenvolver até uma hora após o acidente.

Sinais e sintomas

▸ **Objetivo de aprendizagem**
   3 Relacionar os sinais e sintomas de mordidas de cobras venenosas.

Os sinais e sintomas de uma mordida de cobra venenosa incluem (ver Figs. 23.5 a 23.7):

- Duas marcas distintas de presas a aproximadamente meia polegada do local da mordida, que podem

mesmo antiveneno é utilizado para tratar todas as mordidas de cobra.
- Várias pintas de diferentes formas sobre a pele, que podem ser de cor rosa, amarela, verde-oliva, bronze, cinza ou marrom. A exceção é a cobra-coral, que tem listas vermelhas, amarelas e pretas.
- Cabeça triangular mais larga que o pescoço.

Esteja ciente de que cobras venenosas ainda podem morder por um tempo depois de mortas (geralmente até cerca de 20 minutos).

Gravidade da mordida de cobra

▸ **Objetivo de aprendizagem**
   2 Relacionar os fatores que determinam a gravidade de mordidas de cobras venenosas.

A gravidade da mordida de uma cobra venenosa é medida pela velocidade do desenvolvimento dos sintomas, o que depende da quantidade de veneno injetado.

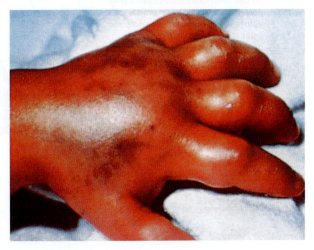
Figura 23.5 Mordida de cobra na mão.

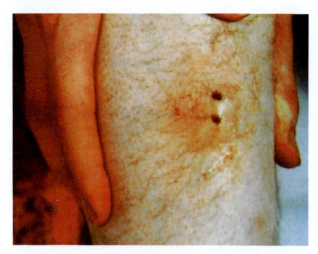

Figura 23.6 Mordida de cascavel.

Nos casos de reação grave, a vítima pode apresentar:

- náuseas e vômitos;
- batimentos cardíacos acelerados;
- pressão arterial baixa;
- fraqueza e desmaio;
- entorpecimento e formigamento da língua e da boca;
- sudorese excessiva;
- febre e calafrios;
- contração muscular;
- convulsões;
- visão turva;
- dor de cabeça;
- gosto de menta, metal ou borracha na boca.

sangrar ou não (em alguns casos, pode haver somente uma marca distinta.
- Ardor e inchaço intensos e imediatos ao redor das marcas das presas, normalmente aparecendo em até 5 minutos, mas algumas vezes levando até 4 horas para se desenvolver (o edema pode afetar todo o membro inferior ou superior).
- Coloração púrpura ao redor da mordida, normalmente após 2 a 10 horas.
- Dormência ao redor da mordida.

▶ Objetivo de aprendizagem

4 Relacionar os sinais e sintomas de mordidas de cobra-coral.

Os sinais e sintomas da mordida de cobra-coral incluem:

- pelo menos uma pequena marca de arranhadura na área da mordida (a cobra-coral "mastiga" sua vítima), em geral em um padrão semicircular;

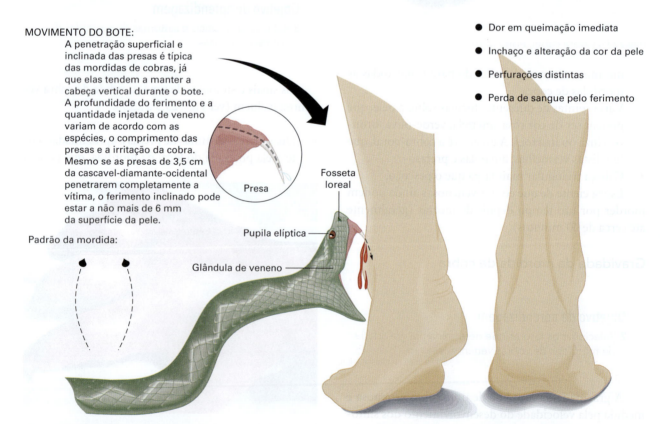

Figura 23.7 Mordidas de cobras venenosas.

- gosto de menta, metal ou borracha na boca;
- pouca ou nenhuma dor ou inchaço;
- pouca ou nenhuma alteração na cor da pele;
- visão embaçada ou pálpebras caídas;
- fala empastada;
- aumento da salivação e da sudorese;
- sonolência;
- dificuldade de respiração;
- náuseas e vômitos;
- choque;
- paralisia;
- coma.

Os sinais e sintomas de mordidas de cobras venenosas geralmente ocorrem de imediato; no entanto, os de cobra-coral normalmente demoram, no mínimo, uma e no máximo oito horas para aparecer.

✓ Avaliação de progresso

1. A maioria das cobras venenosas possui _____. (*presas grandes/presas pequenas e irregulares/fileiras de pequenos dentes*)
2. As pupilas da maioria das cobras venenosas são _____. (*arredondadas/elípticas/ovais*)
3. As cobras venenosas possuem fosseta loreal entre _____. (*os olhos/os olhos e as narinas*)
4. A cobra venenosa que não possui as características típicas desse tipo de cobra é a _____. (cabeça-de-cobre/mocassim d'água/cobra-coral)
5. A sensação da mordida de cobra venenosa é a dor _____. (*aguda/ardente/intensa*)
6. A dor da mordida de uma cobra-coral normalmente é _____. (*inexistente/aguda/intensa*)
7. Os sinais e sintomas das mordidas de cobras venenosas geralmente são _____. (*imediatos/um pouco demorados/retardados por cerca de 8 horas*)

Mordidas e picadas de insetos

Para a maioria das pessoas, as picadas de insetos são desconfortáveis ou mesmo dolorosas, mas não potencialmente letais, e os primeiros socorros são direcionados para a redução da dor e do desconforto. Insetos específicos têm mordidas ou picadas que causam sinais e sintomas específicos; por exemplo, a picada de uma aranha viúva-negra resulta em sinais e sintomas dife-

rentes da picada de uma formiga ou carrapato. Entretanto, alguns sinais e sintomas gerais se aplicam a todas as mordidas e picadas de insetos:

- Uma marca da mordida ou picada.
- Dor ou sensibilidade sobre e ao redor da mordida ou picada.
- Vermelhidão sobre e ao redor da mordida ou picada.
- Edema ao redor da mordida ou picada.
- Uma bolsa de veneno, ferrão, tentáculo ou outro resquício de inseto no local da mordida ou picada.

Vários fatores afetam a gravidade dos sinais e sintomas. Idade, tamanho corporal e peso influenciam na reação a uma mordida ou picada; as reações costumam ser mais severas em crianças e idosos. Outros fatores incluem a localização da mordida ou picada (as mais sérias são as que atingem o rosto), a quantidade de veneno injetada e o tempo que se passou desde a sua ocorrência.

Reações alérgicas a mordidas e picadas de insetos provocam sinais e sintomas mais acentuados. Uma pequena porcentagem de norte-americanos possui alergia grave a picadas de abelhas e vespas. Reações alérgicas graves resultam em uma condição em que há risco de morte chamada choque anafilático, o qual será discutido mais adiante neste capítulo. Entre os cuidados de primeiros socorros, deve-se sempre monitorar a vítima quanto a sinais de desencadeamento de uma reação alérgica, obter e preparar-se para utilizar o autoinjetor de adrenalina prescrito para a vítima e buscar assistência médica imediata.

▸ Objetivo de aprendizagem

5 Determinar quando picadas de insetos requerem assistência médica.

A maioria das picadas de insetos é tratada como qualquer outro ferimento. Normalmente, o auxílio médico só é necessário se:

- O prurido durar mais de dois dias.
- Houver desenvolvimento de sinais de infecção.
- Houver desenvolvimento de reação alérgica.
- O inseto for venenoso (na maioria dos casos uma aranha viúva-negra ou uma aranha reclusa castanha, a qual pode ser fatal).

Aranha viúva-negra

> **Objetivo de aprendizagem**
> 6 Relacionar os sinais e sintomas da picada de aranha viúva-negra.

A **aranha viúva-negra** (ver Fig. 23.8) em geral é caracterizada por corpo negro e brilhante, pernas finas e uma marca vermelho-escura em seu abdome, normalmente na forma de uma ampulheta ou de dois triângulos.

Nota: Das cinco espécies existentes nos Estados Unidos, apenas três são negras (as outras são castanhas e cinzas) e nem todas possuem a marca vermelha característica. A viúva-negra normalmente é encontrada em áreas secas, isoladas e com pouca luz; fazem teias extremamente fortes e afuniladas.

As picadas de viúva-negra são o tipo mais doloroso de picada de aranha e a principal causa de morte por picadas de aranha entre os norte-americanos. As pessoas com maior risco de desenvolver reações graves a mordidas são crianças com menos de 16 anos, adultos com mais de 60 anos, pessoas com doenças crônicas e qualquer pessoa com hipertensão. Procure assistência médica; há um antiveneno específico para picadas de aranha viúva-negra.

Além dos sinais e sintomas gerais das picadas, a picada da viúva-negra causa:

- Uma dor aguda em agulhada no local da picada, seguida por uma dor embotada (a dor atinge seu pico em 2 a 3 horas e dura por 12 a 48 horas.
- Pequenas marcas vermelhas de presas.
- Espasmos musculares graves e rigidez, especialmente nos ombros, nas costas, no peito e no abdome, que se iniciam dentro de 1 a 4 horas após a picada.
- Febre e calafrios.
- Sudorese intensa.
- Dor de cabeça e tontura.
- Agitação.
- Ansiedade.
- Náuseas e vômitos.
- Fraqueza.
- Pálpebras caídas.

Aranha reclusa castanha

> **Objetivo de aprendizagem**
> 7 Explicar por que a picada de aranha reclusa castanha é tão grave.

A **aranha reclusa castanha** (ver Fig. 23.9) geralmente é marrom, mas pode ter cores que vão do amarelo até o chocolate-escuro e possui uma marca característica marrom em forma de violino na parte superior das costas. Nos Estados Unidos, essas aranhas são encontradas principalmente nos Estados do sul e do meio-oeste e não estão presentes no noroeste do Pacífico.

A picada da aranha reclusa castanha é uma condição médica grave, pois não cicatriza e necessita de correção cirúrgica (ver Fig. 23.10).

A aranha reclusa castanha só pica quando é pressionada contra a pele. Infelizmente, a maioria das vítimas não percebe a picada, já que esta muitas vezes é indolor no início. Os sinais e sintomas iniciais incluem vermelhidão com prurido e inchaço moderados no local da picada. Algumas horas após a picada, o local fica azulado, e aparece sob a pele uma bolha cheia de sangue que pode ser circundada por uma área branca ou um halo vermelho, adquirindo aspecto semelhante a um olho de boi. Após 7 a 10 dias, a picada transforma-se em uma grande úlcera. Há a formação de crostas sobre o ferimento, que caem revelando uma úlcera ainda maior. Esse ciclo continua até que a vítima receba tratamento cirúrgico e enxerto de pele.

Várias outras aranhas podem causar irritação incomum, mas suas picadas não são fatais. A aranha *hobo* é

---

aranha viúva-negra Aranha venenosa identificada por um sinal vermelho em forma de ampulheta no abdome.

aranha reclusa castanha Aranha venenosa castanha, identificada por um sinal em forma de violino nas costas; a picada desta aranha não cicatriza e exige enxerto cirúrgico.

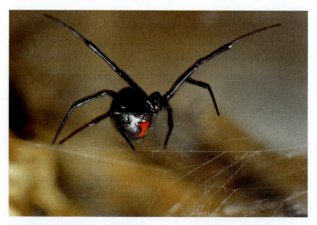

Figura 23.8 Aranha viúva-negra.

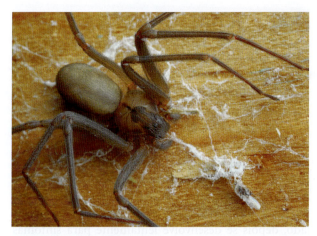

Figura 23.9 Aranha reclusa castanha.

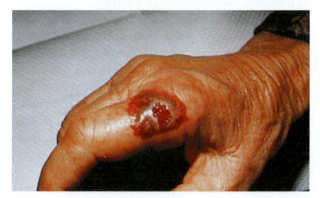

Figura 23.10 Picada de aranha reclusa castanha.

comum no Noroeste do Pacífico. Suas picadas causam sinais e sintomas similares aos das picadas da aranha reclusa castanha. Tarântulas, quando ameaçadas, lançam seus pelos contra a pele da vítima, podendo causar lesões que duram até três semanas. Apesar de parecerem ameaçadoras, as tarântulas geralmente só picam se forem extremamente provocadas.

Escorpião

▶ **Objetivo de aprendizagem**
   8 Relacionar os sinais e sintomas de picadas de escorpiões.

Além das aranhas viúvas-negras e reclusas castanhas, o outro aracnídeo com maior potencial de perigo é o escorpião. Escorpiões são encontrados na maior parte do México; nos Estados Unidos, os escorpiões (Fig. 23.11) são encontrados no deserto do sudoeste, em Utah e em Nevada. Das três espécies de escorpiões norte-americanos que picam e injetam veneno, apenas o veneno de uma delas geralmente é fatal. A gravidade da picada depende da quantidade de veneno injetado. Cerca de 90% de todas as picadas de escorpião acontece nas mãos.

Embora os escorpiões apresentem garras semelhantes às de caranguejos, o ferrão que injeta o veneno na realidade se localiza na extremidade da cauda. A maioria das picadas ocorre à noite, quando os escorpiões estão mais ativos.

Além dos sinais e sintomas gerais, as picadas de escorpião causam dor local aguda, seguida por entorpecimento ou formigamento. Outros sinais e sintomas podem incluir edema (o edema nem sempre ocorre), uma bolha ou lesão no local da picada, sudorese ou salivação profusa, dor abdominal, cãibras musculares, náusea e vômitos, dificuldade respiratória ou de deglutição e batimentos cardíacos irregulares. Nos casos de reação grave, a vítima manifestará salivação excessiva, falta de coordenação, incontinência e crises convulsivas. A morte por picada de escorpião é rara.

Como é difícil dizer quais escorpiões são venenosos, deve-se tratar qualquer picada de escorpião como uma emergência e procurar por assistência médica imediata. Existe um antiveneno específico para o veneno do escorpião.

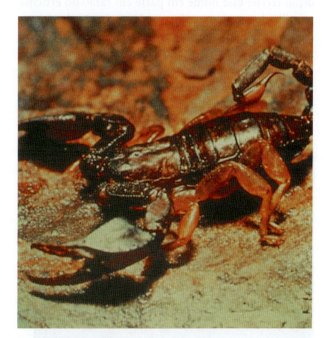

Figura 23.11 Escorpião.

Formigas-de-fogo

Mais comuns no sudoeste dos Estados Unidos, as formigas-de-fogo têm esse nome não por causa da cor (que pode variar do vermelho ao preto), mas por causa do ardor intenso causado por sua mordida.

Ao picar a pele, as formigas-de-fogo giram sobre o ferrão, usando-o várias vezes; o resultado é o padrão circular característico dessas picadas (ver Fig. 23.12). As picadas da formiga-de-fogo produzem vesículas extremamente dolorosas e cheias de líquido. No início o líquido é claro; depois, torna-se turvo. As picadas também podem causar uma reação local, caracterizada por inchaço, dor e vermelhidão, afetando toda a área. Picadas de formigas-de-fogo podem causar choque anafilático, embora isso não seja comum. Mortes são raras.

Carrapatos

As picadas de carrapato são sérias, pois esses insetos podem transmitir a febre do carrapato, a febre maculosa das Montanhas Rochosas e outras doenças bacterianas. O carrapato do veado pode transmitir a doença de Lyme, que pode causar complicações neurológicas a longo prazo.

A febre maculosa das Montanhas Rochosas ocorre em toda a América do Norte e América do Sul e não é mais comum na área das Montanhas Rochosas – apesar de ser onde foi identificada pela primeira vez. A condição recebe esse nome em parte em razão do eritema pontilhado que aparece logo após a infecção da vítima; o eritema geralmente surge nos punhos ou tornozelos, mas se dissemina de modo bastante rápido para outras áreas do corpo. Outros sinais e sintomas da febre maculosa das Montanhas Rochosas incluem dores de cabeça severas, dores musculares, dor articular, febre e calafrios. Sem uma pronta intervenção médica, a infecção se torna extremamente perigosa; se não for tratada, as vítimas morrem por insuficiência renal ou choque.

Inicialmente isolada, a doença de Lyme atualmente é registrada em 49 estados norte-americanos. Carrapatos de veados são encontrados em praias e também em áreas de campos e florestas. Como eles são extremamente pequenos (do tamanho de uma semente de papoula) muitas pessoas não se dão conta de que foram mordidas. Nos Estados Unidos, a maioria dos casos de doença de Lyme ocorre entre os meses de maio e junho. A doença começa com um eritema, que pode se assemelhar a uma contusão de aspecto escurecido ou azulado, depois se desenvolve lentamente para sintomas semelhantes aos de uma gripe. Durante um período de anos, se não for tratada, a doença de Lyme causa perda de memória, distúrbios visuais e artrite.

Os carrapatos (ver Fig. 23.13) são visíveis após terem se prendido na pele e ficarem ingurgitados com sangue; muitas vezes eles escolhem áreas úmidas e quentes, como o couro cabeludo, e outras áreas com muitos pelos, como as axilas e a virilha, além das pregas cutâneas. As picadas de carrapato geralmente são indolores e muitas vítimas não percebem que foram picadas nem sequer veem o carrapato a princípio. O carrapato aumenta de volume com o sangue ingurgitado, podendo ficar até 50 vezes maior.

O único tratamento pré-hospitalar adequado para a picada de carrapato é a remoção imediata do parasita, o que pode ajudar a evitar infecção. Nunca puxe um carrapato ingurgitado da pele; isso pode forçar o sangue infectado para dentro da vítima. Para informações sobre a remoção segura de carrapatos, veja o item *Removendo um carrapato*, ainda neste capítulo.

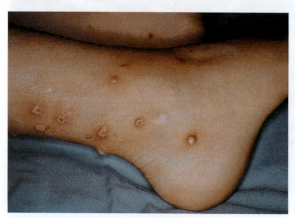

Figura 23.12 Picadas de formigas-de-fogo.

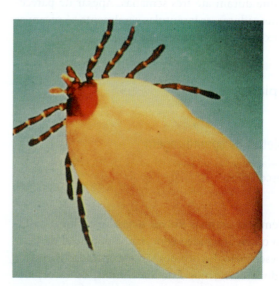

Figura 23.13 Carrapato ingurgitado.

Centopeias

Existem vários tipos de centopeias ao redor do mundo. Nos Estados Unidos, a única centopeia cuja picada é perigosa para humanos é a centopeia gigante do deserto, que pode chegar a medir 20 cm. Ao contrário do mito, as centopeias não picam com as patas; elas picam injetando o veneno com suas presas. Além de causar vermelhidão e edema, a picada de uma centopeia pode provocar dilatação de linfonodos. Os sintomas podem durar até três semanas.

Picadas de insetos

Os insetos que picam incluem a abelha-de-mel, o zangão, a vespa, o vespão e a vespa americana. A maioria só é agressiva quando suas colmeias ou ninhos são perturbados ou quando se sente ameaçada; embora a nova raça de abelhas "africanizadas" (um cruzamento entre abelhas africanas e abelhas europeias mais calmas) seja muito mais agressiva. Ainda que os enxames sejam raros, qualquer espécie dos insetos que picam pode atacar em enxames. As abelhas-de-mel e os zangões deixam o ferrão e a bolsa de veneno incrustados na pele, picando a vítima apenas uma vez; as vespas e os vespões não soltam seus ferrões, podendo picar diversas vezes. A Figura 23.14 descreve as vespas, abelhas e formigas-de-fogo que atacam com frequência os seres humanos.

A reação normal a uma picada de inseto é uma dor aguda e lancinante seguida por prurido, inchaço e uma pápula dolorida. Vermelhidão, sensibilidade e inchaço no local da picada ou ao redor dele – mesmo se forem graves – são considerados reações locais na falta de outros sintomas. As reações locais raramente são sérias ou fatais. As picadas na face, especialmente na boca ou nos olhos, são consideradas mais sérias, ainda que a reação seja local. As picadas dentro da boca ou na garganta são mais sérias, o que geralmente acontece quando o inseto é acidentalmente engolido.

Choque anafilático

> ▶ **Objetivo de aprendizagem**
> **9** Relacionar os sinais e sintomas de choque anafilático.

As reações alérgicas, que causam o choque anafilático, são muito mais sérias que as reações locais. Para pessoas propensas a apresentar reação anafilática, uma única picada pode até causar a morte – em média, cerca de 10 minutos após a picada, mas quase sempre ainda na primeira hora, sendo imprescindível a assistência médica imediata. Também é importante determinar se a vítima possui um autoinjetor de adrenalina; esteja preparado para administrar a adrenalina e remover imediatamente o ferrão, a fim de reduzir a quantidade de veneno residual injetado. Quanto antes os sintomas ocorrerem, mais séria será a reação e maior a probabilidade de óbito. Mais de cem pessoas morrem anualmente nos Estados Unidos devido a picadas de insetos; a maioria das mortes é causada por inchaço das vias aéreas e constrição dos bronquíolos, o que obstrui a respiração. Outras causas de morte incluem dilatação maciça dos vasos e escape de líquido dos vasos sanguíneos, causando uma diminuição severa na pressão arterial e no fluxo sanguíneo para órgãos essenciais.

A maior parte das pessoas alérgicas a picadas de insetos nunca manifestou antes nenhuma reação alérgica. A gama de sinais e sintomas do choque anafilático é progressiva e inclui:

- náuseas e vômitos;
- rouquidão;
- desmaio;
- tontura;
- prurido generalizado;
- urticária;
- ruborização;
- inchaço generalizado, incluindo as pálpebras, os lábios e a língua;
- obstrução das vias aéreas superiores;
- dificuldade de deglutição;
- falta de ar, ofego ou estridor;
- coriza;
- respiração difícil;
- cólicas abdominais;
- confusão;
- perda de consciência;
- convulsões;
- pressão arterial baixa.

Vítimas de choque anafilático precisam de cuidados médicos urgentes. Acione imediatamente o SRM. Se a vítima possui um autoinjetor de adrenalina prescrito por um médico e sinais e sintomas de anafilaxia estão presentes, auxilie a vítima com a autoadministração da adrenalina. Socorristas devem saber como utilizar o autoinjetor no caso de a vítima ser incapaz de autoadministrar a injeção de adrenalina. O socorrista deve administrar o autoinjetor de adrenalina se este

Os membros do grupo a seguir podem atacar os seres humanos, causando dor localizada, vermelhidão, inchaço e subsequente prurido. Considere sempre a possibilidade de anafilaxia.

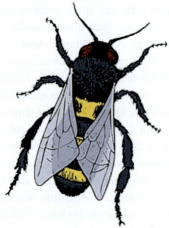

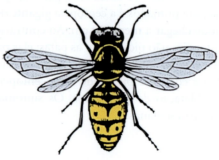

ABELHA-DE-MEL: Encontrada em todos os Estados Unidos em qualquer época do ano – exceto em temperaturas mais baixas, quando permanecem em suas colmeias. No Nordeste e Meio-Oeste, este é o inseto cuja picada tem mais probabilidade de causar reações. As colmeias normalmente são encontradas em locais ocos, como troncos de árvores mortas. As abelhas-de-mel ingerem principalmente o néctar de plantas; assim, elas são vistas com frequência onde há flores.
A abelha-de-mel perde seu ferrão após uma picada, deixando a bolsa de veneno e o ferrão no local do ferimento.

VESPA AMERICANA: O principal inseto cujas picadas causam reações no Nordeste e no Meio-Oeste dos Estados Unidos. As vespas americanas tendem a aumentar de número no final do verão e no outono. Os ninhos se localizam no chão. Encontradas com frequência em áreas de piquenique e latas de lixo, as vespas americanas são agressivas, podendo picar várias vezes em um único ataque. Com frequência, elas picam sem ser provocadas.

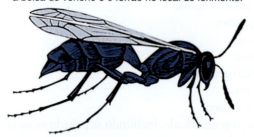

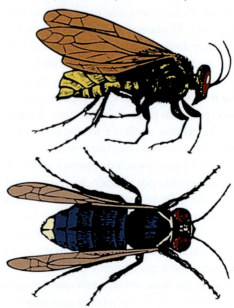

VESPA: Inseto cuja picada tem mais probabilidade de causar reações no Sudeste e no Sudoeste dos Estados Unidos. As vespas tendem a formar pequenos ninhos sob a calha de casas e edifícios. Elas são as predadoras encontradas em áreas de piquenique, lixeiras e despensas. As vespas podem picar várias vezes em um único ataque.

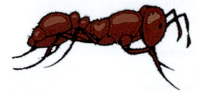

VESPA AMARELA E VESPULA MACULATA: Encontradas principalmente na primavera e no início do verão. Os ninhos normalmente são encontrados em galhos de árvore e em arbustos. Elas são os predadores encontrados em áreas de piquenique, latas de lixo e despensas. Podem picar diversas vezes em um único ataque.

FORMIGA-DE-FOGO: As formigas-de-fogo têm cores que vão do vermelho ao preto e vivem em montes de terra fofa. Elas são encontradas em todos os estados do Sul dos Estados Unidos e por todo o Oeste até o Novo México. As formigas-de-fogo podem causar doenças graves e/ou anafilaxia. A formiga se prende à pele com sua forte mandíbula e começa a girar o ferrão, picando várias vezes.

Figura 23.14 Vespas, abelhas e formigas-de-fogo.

houver sido prescrito para a vítima por um médico e se as leis locais permitirem. Estabeleça uma via aérea, forneça respiração de resgate se a frequência ou volume estiver inadequado, e monitore a circulação até que a equipe de emergência chegue ao local.

Se os sinais e sintomas persistirem, não administre rotineiramente uma segunda injeção de adrenalina. Em vez disso, procure imediatamente por atenção médica. Nas situações em que a assistência de emergência não está disponível, uma segunda injeção pode ser administrada caso a anafilaxia persista.

✓ Avaliação de progresso

1. Além dos sinais gerais de picadas de insetos, um dos sinais da picada de viúva-negra é _____. (*cãibra/pele ulcerada/vesículas cheias de líquido*)
2. A picada de aranha reclusa castanha é especialmente grave porque _____. (*causa danos neurológicos/não cicatriza/passa despercebida*)
3. As picadas de formigas-de-fogo ocorrem em um padrão _____ característico. (*circular/paralelo/aleatório*)
4. Os carrapatos podem causar sérios problemas porque eles carregam _____. (*meningite/encefalite/febre maculosa das Montanhas Rochosas*)
5. O choque anafilático é _____ que pode causar a morte em poucos minutos. (*uma picada/uma reação alérgica/um veneno*)
6. _____ soltam o ferrão, podendo picar apenas uma vez. (*As vespas/Os vespões/As abelhas*)

Mordidas e picadas de animais marinhos

▶ Objetivo de aprendizagem
10 Identificar as duas diferenças importantes entre mordidas e picadas de animais marinhos e de animais terrestres.

Existem aproximadamente 2.000 animais marinhos venenosos. A maioria vive em águas tropicais ou temperadas, mas eles podem ser encontrados em praticamente todos os tipos de água. Grande parte deles não é agressiva; na verdade, muitos dos envenenamentos ocasionados pela vida marinha ocorrem quando a vítima mergulha em cima ou pisa em um animal. Picadas e mordidas, quando ocorrem, não são somente dolorosas, mas também podem causar doenças sérias. Reações alérgicas ao veneno podem causar problemas respiratórios e cardíacos e paralisia.

Alguns animais marinhos – como as enguias e os tubarões – causam ferimentos ao morder ou rasgar as partes moles. Mordidas de tubarão são consideradas as mais devastadoras de todas as mordidas animais e causam lesões muito semelhantes às de uma serra circular. Outros – como a arraia – causam ferimentos perfurantes. E, ainda, alguns animais marinhos – incluindo corais, anêmonas e água-vivas, entre outros – queimam suas vítimas.

Existem duas diferenças importantes entre as picadas e mordidas de animais marinhos e as de animais terrestres. Primeiro: o veneno da vida marinha pode causar danos teciduais mais extensos que os de animais terrestres. Segundo: o veneno de organismos aquáticos é destruído pelo calor; portanto, nesses casos, deve-se aplicar calor, e não frio.

Nos casos de mordidas e picadas de vida marinha, tente identificar o animal – estão disponíveis alguns antídotos bastante eficazes. As Figuras 23.15 a 23.25 ilustram alguns tipos de vida marinha. As Figuras 23.26 e 23.27 mostram as queimaduras por águas-vivas e arraias.

O atendimento de emergência para os casos de picadas e mordidas de animais marinhos será discutido mais adiante neste capítulo.

✓ Avaliação de progresso

1. As formas venenosas de vida marinha são encontradas em águas _____. (*temperadas/tropicais/de todos os tipos*)
2. O veneno de animais marinhos causa danos teciduais _____ que o de animais terrestres venenosos. (*menos extensos/mais extensos/mais variados*)
3. O veneno de animais marinhos é destruído por _____. (*frio/calor/antissépticos*)

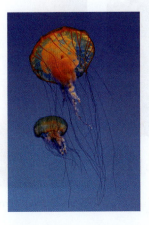

Figura 23.15 Água-viva.

396   Primeiros socorros para estudantes

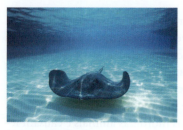
Figura 23.16 Arraia.

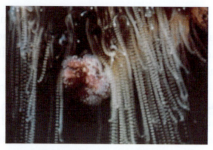
Figura 23.17 Tentáculos da caravela--portuguesa.

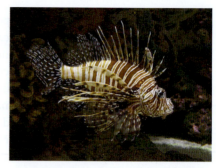
Figura 23.18 Peixe-leão.

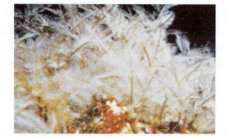
Figura 23.19 Hidroide.

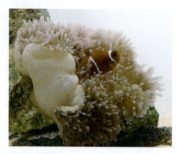
Figura 23.20 Anêmona marinha e peixe-palhaço.

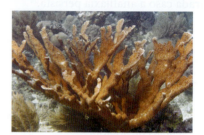
Figura 23.21 Coral-de-fogo.

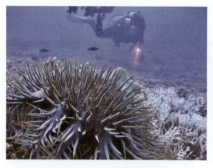
Figura 23.22 Estrela-do-mar coroa-de--espinhos.

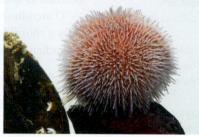
Figura 23.23 Ouriço-do-mar.

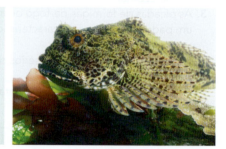
Figura 23.24 Peixe-escorpião.

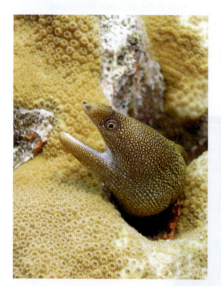
Figura 23.25 Moreia.

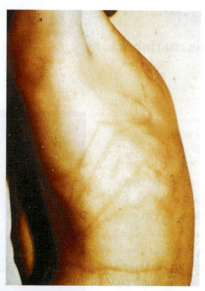
Figura 23.26 Queimadura por água-viva.

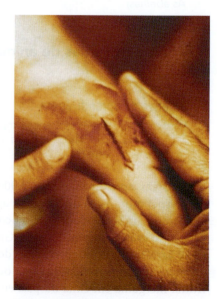
Figura 23.27 Queimadura por arraia.

Atendimento de emergência para mordidas e picadas

> **Objetivo de aprendizagem**
> 11 Descrever e demonstrar o atendimento de emergência em caso de mordidas e picadas.

Atendimento geral de emergência

Em qualquer caso de mordida ou picada, monitore continuamente a vítima quanto a sinais ou sintomas de uma reação anafilática. Para atendimentos gerais de emergência, acione o SRM para a garantia da condição da vítima e, em seguida:

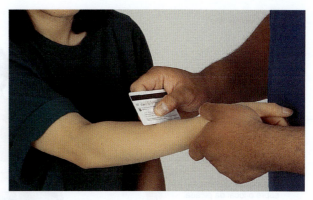

Figura 23.28 Retirando o ferrão de uma abelha-de-mel com a borda de um cartão de crédito.

1. Se o ferrão ainda estiver presente, remova-o, raspando suavemente contra ele a borda de um cartão de crédito (ver Fig. 23.28), de uma faca ou com a unha. Cuidado para não apertar o ferrão com pinças ou com os dedos; isso pode fazer com que a bolsa de veneno instile maior quantidade do veneno no ferimento (não se esqueça de remover a bolsa – ela pode continuar a secretar a substância mesmo se o ferrão não estiver mais ligado ao inseto).
2. Lave com cuidado a área ao redor da picada com água e sabão; se necessário, limpe a área com uma grande quantidade de água. Nunca friccione o local; o veneno torna os tecidos frágeis. Certifique-se de que os líquidos saem do corpo para evitar maior contaminação.
3. Remova todas as joias ou objetos apertados o quanto antes – o ideal é que isso seja feito antes do início do inchaço.
4. Coloque o local da mordida ou da picada em um nível um pouco mais baixo que o do coração da vítima.
5. Aplique uma compressa fria no local da picada de um inseto para aliviar a dor e o inchaço. Não aplique compressas frias em mordidas de cobras; aplique calor em lesões decorrentes de animais marinhos.
6. Aplique uma pasta de bicarbonato de sódio e água para aliviar a dor de uma picada de abelha. Use vinagre ou suco de limão para aliviar a dor de uma picada de vespa. Você também pode administrar ácido acetilsalicílico (somente para adultos) ou acetaminofeno para aliviar a dor de uma picada de inseto.
7. Observe a vítima atentamente por no mínimo 30 minutos para determinar se ela está desenvolvendo sinais e sintomas de uma reação alérgica (ver Fig. 23.29); trate conforme necessário. Para as diretrizes sobre o tratamento do choque anafilático, veja o Capítulo 6.
8. Mantenha a vítima calma, aquecida e limite a atividade física; cuide do transporte o quanto antes. Se a vítima revelar qualquer sinal de reação alérgica, acione o SRM imediatamente.
9. Na presença de anafilaxia, auxilie a vítima com a administração de adrenalina pelo autoinjetor (ver Fig. 23.30). Esteja preparado para administrar a adrenalina pelo autoinjetor se a vítima for incapaz de fazê-lo e você tiver permissão de acordo com as leis locais.

Atendimento de emergência para mordidas de cobra

O tratamento específico para mordida de cobra varia, dependendo do tipo de cobra envolvido. O mais importante no caso de picada de cobra venenosa é obter tratamento médico imediato para a vítima.

Padrões para os primeiros socorros mudaram significativamente com o passar dos anos em meio a considerável controvérsia. Independentemente do tipo de picada de cobra:

- Não corte a pele, o que pode causar infecção.
- Não aplique sucção (pode remover uma pequena quantidade de veneno, mas também agrava a lesão).
- Não aplique gelo, o que causa uma reabsorção mais rápida do veneno.

Em vez disso, siga as seguintes etapas.

1. Trate da mordida de *cobra não venenosa* como trataria de qualquer outro ferimento pequeno; lave-a com sabão e água, cubra com um curativo seco e estéril e procure ajuda médica.

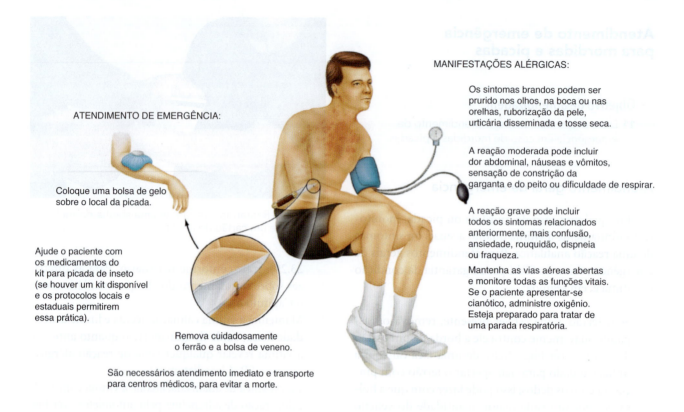

Figura 23.29 Reação alérgica a veneno de inseto.

2. Para qualquer picada de cobra venenosa, afaste a vítima da cobra. Mantenha a vítima calma e quieta; se possível, a pessoa não deve andar. Limpe o local da picada com água e sabão; em seguida imobilize a extremidade afetada. Procure por atendimento médico *imediatamente*; o antiveneno somente é encontrado em hospitais (em parte em razão de sua curta meia-vida) e deve ser administrado dentro de algumas horas.

3. Para qualquer picada de cobra venenosa, aplique uma imobilização compressiva com a pressão entre 40 e 70 mmHg no membro superior e 55 a 70 mmHg no membro inferior, ao redor de todo o comprimento da extremidade acometida. Para tanto, envolva toda a extremidade com várias bandagens elásticas, exercendo pressão moderada para retardar a disseminação do veneno por meio da diminuição da velocidade do fluxo de linfa. Use a sobreposição das bandagens para mantê-las com pressão, começando na extremidade do membro mais distante do coração; alongue suavemente a bandagem durante sua passagem. Use uma passagem em formato de oito ao redor do joelho e do cotovelo. Quanto terminar, a bandagem deve estar firme, mas você deve ser capaz de inserir seus dedos sob ela. Deixe os dedos dos pés e das mãos expostos de modo que possa checar qualquer tipo de descoloração, o que pode indicar que a bandagem está muito apertada; a vítima deve se manter alerta em relação a formigamento ou dormência nos dedos das mãos e dos pés, o que também indica uma bandagem muito apertada. Procure imediatamente por atendimento médico.

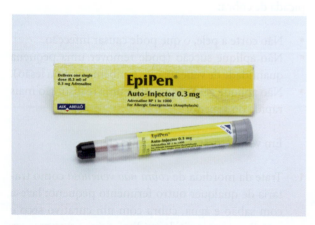

Figura 23.30 Autoinjetor de adrenalina.

Atendimento de emergência para envenenamento por animais marinhos

> ▶ **Objetivo de aprendizagem**
>
> **12** Descrever e demonstrar o atendimento de emergência em caso de envenenamento por animais marinhos.

Em geral, as mordidas e picadas de animais marinhos devem ser tratadas da mesma forma que lesões às partes moles. No entanto, siga as seguintes diretrizes específicas conforme necessário:

- Se a lesão ocorreu na água, mova a vítima para um local seco o mais rapidamente possível.
- Lave todas as lesões com água e sabão.
- Se a vítima recebeu uma ferroada de arraia, peixe espinhoso ou ouriço-do-mar, lave o local com água (você pode usar água salgada), imobilize o local e embeba em água quente por 30 minutos; a água deve ter uma temperatura tolerável pela vítima, sem causar queimaduras. A seguir limpe e cubra a ferida.
- Se a lesão foi causada por uma água-viva ou caravela-portuguesa, lave generosamente o local com vinagre por pelo menos 30 segundos, a fim de inativar a toxina. Se você não tiver vinagre, aplique bicarbonato de sódio. Após a desativação do veneno e tratamento da dor, coloque a área afetada sob água quente ou oriente a vítima a tomar um banho quente por pelo menos 20 minutos ou enquanto a dor persistir. A água deve ser aquecida de acordo com a tolerância da vítima, sem causar queimaduras. A temperatura ideal da água deve ser de 45°C. Na ausência de água quente, compressas quentes secas, ou como segunda opção compressas de gelo, podem ser aplicadas para diminuir a dor. *Não* aplique pressão ou curativos compressivos. A aplicação de pressão sobre lesões causadas por águas-vivas libera ainda mais veneno pelos nematocistos.
- Utilize pinças para remover qualquer material que esteja grudado no local da picada sobre a superfície da pele; em seguida, lave o ferimento com água quente.
- Nunca tente remover espinhos que estejam incrustados em articulações, incrustados profundamente na pele ou em áreas com rico suprimento de nervos ou vasos sanguíneos.
- Encaminhe a vítima a um médico para avaliar se há necessidade de profilaxia contra o tétano.

Acione o SRM imediatamente se a vítima:

- não sabe o que a atingiu;
- apresenta dificuldade respiratória;
- foi picada ou mordida na face ou no pescoço;
- apresentou reações alérgicas a picadas anteriores de animais marinhos;
- apresenta sangramento abundante.

Remoção de carrapato

> ▶ **Objetivo de aprendizagem**
>
> **13** Descrever e demonstrar como remover um carrapato.

A boca do carrapato possui um gancho que ajuda na fixação do parasita à vítima. *Nunca tente remover um carrapato que esteja sob a pele.* Se a cabeça do carrapato estiver presa à pele, mas o corpo não estiver sob a pele, deve-se utilizar luvas e uma pinça para remover o carrapato. Utilize pinças pontiagudas sem dentes. Em uma emergência, se não tiver luvas, proteja seus dedos do contato com o carrapato envolvendo-os com panos, sacos plásticos ou papel. Para remover um carrapato, siga os seguintes passos:

1. Utilizando pinças finas, pegue o carrapato o mais perto possível do ponto de fixação na pele. Se você não tiver uma pinça, use seus dedos, assegurando-se de que não fará contato com o carrapato.
2. Puxe de maneira firme e constante até que o carrapato seja desalojado. Não gire nem sacuda o parasita, isso pode ocasionar uma remoção incompleta. Evite espremer o carrapato ingurgitado durante a remoção, pois o sangue infectado pode disseminar a contaminação.
3. Lave abundantemente a área da picada com água e sabão; em seguida, aplique pomada antisséptica ou antibiótica.
4. Aplique uma bolsa de gelo ou loção de Calamina para aliviar a dor e o inchaço.
5. Encoraje a vítima a relatar qualquer mordida de carrapato ao médico. A vermelhidão no local não é séria, mas um eritema ou sintomas semelhantes aos de uma gripe que se desenvolvem tardiamente podem indicar doenças.

Nunca utilize fósforo quente, gasolina, álcool 70%, vaselina ou esmalte para remover um carrapato.

Todos eles se mostraram ineficazes, e utilizá-los pode ferir a vítima.

Procure ajuda médica se:

- não conseguir remover o carrapato;
- parte do carrapato permanecer na pele após sua remoção;
- o carrapato estiver incrustado sob a pele.

✓ Avaliação de progresso

1. Para remover um ferrão,_____. (*aperte-o/gire-o/raspe-o*)
2. Aplique _____ em todas as mordidas, exceto as de cobra e as de animais marinhos. (*antisséptico/calor/frio*)
3. Monitore continuamente a vítima para verificar se há sinais de _____. (*choque anafilático/dispneia/pulso acelerado*)
4. Passe _____ nas picadas de animais marinhos para desnaturar a toxina. (*álcool/vinagre/água oxigenada*)
5. Remova os espinhos dos animais marinhos, a menos que eles estejam incrustados _____. (*no peito/em uma articulação/no abdome*)
6. Ao remover um carrapato, cuidado para não _____. (*apertá-lo/quebrá-lo/girá-lo*)

- A picada de aranha viúva-negra causa dor e espasmos nos ombros, nas costas, no peito e no abdome, além de tornar o abdome rígido e em forma de tábua.

- A picada de aranha reclusa castanha é especialmente grave porque ela não cicatriza; é necessário um enxerto cirúrgico.

- As picadas de carrapato são especialmente graves, pois os carrapatos carregam doenças, como a doença de Lyme e a febre maculosa das Montanhas Rochosas.

- O veneno dos animais marinhos causa danos teciduais mais disseminados que o veneno dos animais terrestres, e é destruído pelo calor, não pelo frio.

Termos-chave

Certifique-se de que você compreende os termos-chave a seguir:

aranha reclusa castanha	cobra-coral
aranha viúva-negra	pupilas elípticas
cobra venenosa	

Resumo

- A maioria das cobras venenosas possui grandes presas, pupilas elípticas e fosseta loreal característica entre os olhos e as narinas nas laterais da cabeça. A exceção é a cobra-coral, que possui dentes pequenos e pupilas arredondadas.

- Os sinais e sintomas da mordida de cobra venenosa ocorrem quase imediatamente; os da mordida por cobra-coral podem demorar até 8 horas.

- As mordidas de cobras venenosas causam um ardor intenso e inchaço marcante; as mordidas de cobra-coral causam pouco ou nenhum inchaço e dor.

- Geralmente, não é necessária ajuda médica para picadas de insetos, a menos que o prurido persista por mais de dois dias, que se desenvolva uma infecção, que haja sinais de reação alérgica ou que o inseto seja venenoso. Caso contrário, as picadas de insetos devem ser tratadas da mesma forma que os outros ferimentos.

Exercício de raciocínio crítico

Em um belo dia de outono no sul de Utah, você caminha em uma trilha no Zion National Park. Você está apreciando as lindas paisagens das enormes rochas vermelhas banhadas pelo verde dos pés de zimbro. Subitamente, um outro caminhante, cerca de 200 m atrás de você, grita. Ao se virar para verificar o motivo do grito, você vê a vítima chorando e segurando a perna direita e você observa a imagem de uma cobra marrom malhada movendo seu chocalho sob um arbusto. Você imediatamente afasta a vítima.

1. Qual é a primeira ação imediata a tomar?
2. Se a vítima confirma a suspeita de mordida de cobra, quais sinais e sintomas você deve procurar?
3. O que faria você suspeitar de uma mordida de cobra cascavel?
4. Se você suspeitar de uma picada de cobra venenosa, quais seriam os primeiros cuidados a administrar?

Capítulo **23** Autoavaliação

Aluno: _____ Data: _____
Curso: _____ Módulo: _____

Parte 1 Verdadeiro/Falso

Se você acha que a afirmação é verdadeira, assinale V. Se você acha que é falsa, assinale F.

V F **1.** Dois dos sinais e sintomas mais comuns da mordida de cobra venenosa são ardor e inchaço intensos e imediatos.

V F **2.** Deve-se aplicar gelo sobre mordidas de cobras venenosas.

V F **3.** As mordidas de cobras-coral deixam as mesmas marcas distintas de presas que a mordida de cobras venenosas.

V F **4.** O veneno da maioria dos animais aquáticos é destruído pelo calor.

V F **5.** A queimadura pelos tentáculos da água-viva deve ser limpa com álcool.

Parte 2 Múltipla escolha

Assinale a resposta correta ou a frase que melhor completa a sentença.

1. A maioria das cobras venenosas possui
   a. anéis multicoloridos no corpo.
   b. pupilas elípticas.
   c. dentes pequenos.
   d. cabeça chata.

2. O veneno dos organismos aquáticos
   a. pode causar vômitos intensos.
   b. pode causar choque anafilático.
   c. é destruído pelo calor.
   d. é ativado pelo frio.

3. Qual dos seguintes itens não é um sintoma da mordida de cobra-coral?
   a. Visão embaçada.
   b. Paralisia.
   c. Coloração preta e azulada.
   d. Sonolência e fala empastada.

4. As cobras-coral injetam o veneno por meio de
   a. presas longas na parte da frente da maxila.
   b. presas longas nos maxilares superior e inferior.
   c. movimento de mastigação.
   d. presas longas no maxilar inferior.

5. O primeiro passo durante o atendimento de emergência para uma picada de abelha-de-mel é
   a. pegar o ferrão com uma pinça e puxá-lo suavemente.
   b. aplicar argila na área da picada e deixar secar.
   c. aplicar bicarbonato de sódio na área afetada.
   d. remover o ferrão, fazendo uma raspagem cuidadosa.

6. Qual dos seguintes itens é recomendado para o tratamento de envenenamento por animais marinhos?
   a. Aplicar calor.
   b. Remover com cuidado os tentáculos ou outros materiais presentes na superfície da pele.
   c. Lavar o ferimento com água.
   d. Todas as anteriores.

7. Qual dos seguintes itens *não* é um sinal ou sintoma da mordida de cobra venenosa?
   a. Dor e ardor intensos.
   b. Inchaço do ferimento.
   c. Alteração da coloração do ferimento.
   d. Uma série de ferimentos perfurantes pequenos e superficiais.

8. As características da maioria das cobras venenosas incluem
   a. manchas com formas irregulares na pele.
   b. presas.
   c. pupilas elípticas.
   d. Todas as anteriores.

401

Parte 3 Relacione

Relacione cada característica com o tipo de cobra.

1. _____ A mordida é uma série de ferimentos perfurantes pequenos e superficiais.
2. _____ O ferimento começa a inchar e há alteração da coloração.
3. _____ Manchas de várias formas sobre a pele que podem ser de cor rosa, amarela, verde-oliva, bronze, cinza ou marrom.
4. _____ Pupilas elípticas.
5. _____ Cabeça triangular e grande.
6. _____ Pupilas arredondadas.
7. _____ Presas grandes e ocas.
8. _____ Dor e ardor imediatos à mordida.
9. _____ Fosseta loreal entre os olhos e as narinas.

A. Venenosa

B. Não venenosa

Parte 4 O que você faria...?

1. Você está caminhando em um local perto de seu bairro, a cerca de 20 minutos da cidade, e encontra um adolescente que foi mordido na perna por uma cobra. Ele está vestindo uma bermuda e você pode observar dois ferimentos perfurantes diferentes. O garoto está com muita dor e ardência; além disso, apresenta náuseas e sudorese e se sente fraco. Seus batimentos cardíacos estão acelerados.

2. Uma jovem acabou de ser picada por uma abelha e está tonta, com falta de ar, dificuldade de deglutição e prurido e inchaço generalizados.

Capítulo 24

Emergências relacionadas a queimaduras

▶ Objetivos de aprendizagem

Após estudar este capítulo, você será capaz de:

1. Compreender as várias classificações de queimaduras e sua relação com a anatomia da pele.
2. Identificar as características das queimaduras de primeiro, segundo e terceiro graus.
3. Calcular a extensão das queimaduras usando a Regra dos Nove.
4. Explicar como avaliar a gravidade das queimaduras.
5. Descrever o tratamento apropriado para queimaduras térmicas e para aquelas resultantes de irradiação de calor.
6. Identificar os sinais e sintomas de lesões por inalação.
7. Descrever o atendimento de emergência apropriado em caso de lesões por inalação.
8. Descrever o atendimento de emergência apropriado em caso de queimaduras químicas.
9. Compreender como a energia elétrica e os raios podem causar danos ao corpo.
10. Descrever o atendimento de emergência apropriado em caso de choque elétrico.
11. Descrever o atendimento de emergência apropriado em caso de lesões causadas por raios.

No local da ocorrência

Kevin Thompson, 11 anos, pegou uma lata de fluido para isqueiro da garagem de sua casa e a levou para a casa de um amigo, onde ele e três outras crianças planejaram fazer uma "bola de fogo" para uma brincadeira de mau gosto com os vizinhos. Agachado ao lado da casa, Jonathan Parker amassou uma página do jornal matinal, que Kevin embebeu com o fluido. Quinn Merritt acendeu um palito de fósforo grande e o jogou nos papéis encharcados, que explodiram em chamas.

O vizinho Steve Harding, ouvindo os gritos, correu até os meninos. A camisa de Jonathan estava em chamas; a mão esquerda coberta de bolhas, a direita e o antebraço carbonizados. Steve arrancou sua jaqueta e a usou primeiro para abafar o fogo da camisa e depois do jornal; ele observou que os pelos nasais de Jonathan estavam queimados nas pontas, mas sabia, pelos gritos do garoto, que ele ainda estava respirando. Pediu que Kevin entrasse na casa e ligasse para o serviço de emergência; disse-lhe, ainda, que trouxesse um lençol limpo do guarda-roupa. A seguir, ajudou Jonathan a se deitar na grama, cobriu seus braços e seu tórax com o lençol que Kevin havia trazido e continuou a monitorar a respiração do menino, enquanto esperava a chegada da ambulância. A ação rápida de Steve ajudou a limitar a lesão e evitar a contaminação e a infecção.

404 Primeiros socorros para estudantes

Mais de 500.000 vítimas de acidentes com queimaduras dão entrada em hospitais anualmente nos Estados Unidos, de acordo com a American Burn Association. Aproximadamente 4.000 vítimas morrem todos os anos em decorrência de queimaduras. A maior parte das mortes por queimaduras são resultantes de incêndios residenciais. A maioria das queimaduras ocorre como resultado de um incêndio. Outras causas comuns de queimadura são acidentes com água quente, contato com objetos quentes, eletricidade e agentes químicos.

As queimaduras podem se constituir em lesões complexas. Além do dano aos tecidos causado pela queimadura propriamente dita, uma lesão desse tipo pode prejudicar o equilíbrio hidroeletrolítico corporal normal, a capacidade de regular a temperatura, a função articular, a habilidade manual e aparência física. Ocorrem também traumas associados, mais frequentemente lesões internas, traumas fechados, traumatismo craniano, fraturas múltiplas e lacerações graves.

Este capítulo ensina como avaliar a gravidade de uma queimadura, fornece diretrizes para o tratamento da lesão e discute o atendimento que se deve dispensar às vítimas de lesões por inalação, de queimaduras químicas e elétricas e de lesões causadas por raios.

Avaliação de queimaduras

A gravidade de uma queimadura é determinada pelos seguintes fatores:

- profundidade da queimadura;
- porcentagem queimada do corpo;
- gravidade da lesão;
- local da queimadura;
- complicações associadas (como condições físicas ou mentais preexistentes);
- idade da vítima.

A Figura 24.1 ilustra como as queimaduras afetam o corpo.

Grau da queimadura

▶ **Objetivo de aprendizagem**

1 Compreender as várias classificações de queimaduras e sua relação com a anatomia da pele.

COMO AS QUEIMADURAS AFETAM O CORPO

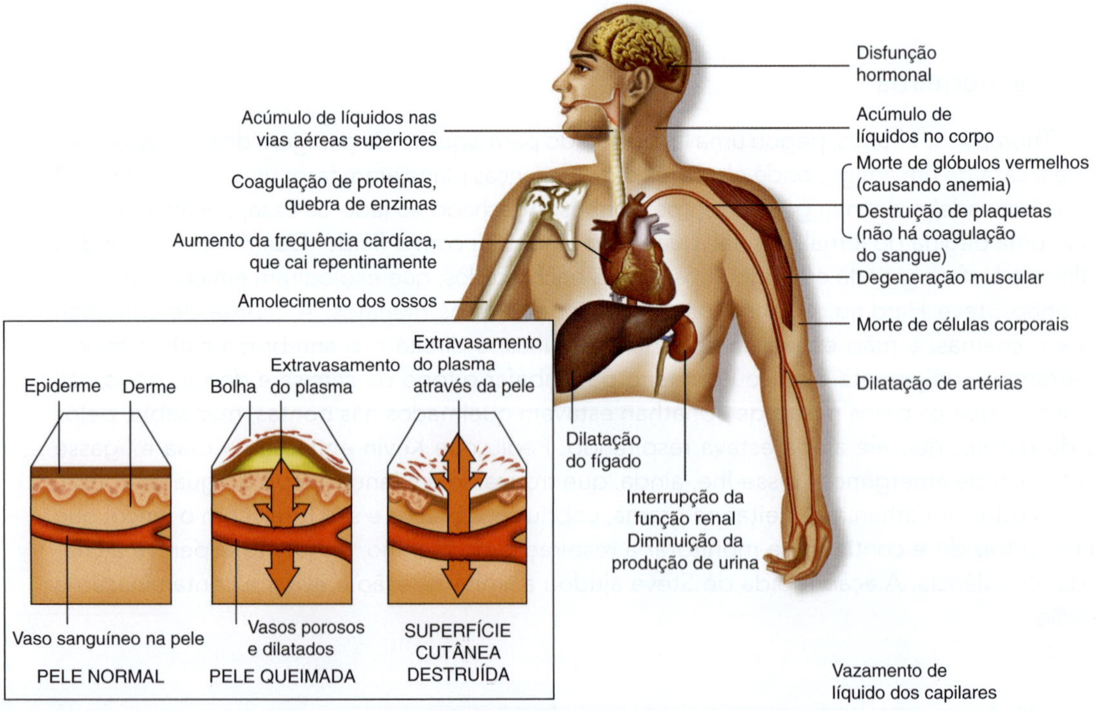

Figura 24.1 As queimaduras podem causar choque ao lesionar o tecido superficial e romper e dilatar os vasos sanguíneos subcutâneos, levando a perda significativa de plasma, que é a porção de água do corpo.

As queimaduras são classificadas de acordo com o grau de lesão causado à pele e tecidos subjacentes (ver Tab. 24.1). Uma queimadura superficial, também conhecida como **queimadura de primeiro grau**, envolve somente a camada mais externa da pele, denominada epiderme. A área queimada fica avermelhada e seca, além de dolorida. Uma queimadura de espessura parcial, também classificada como **queimadura de segundo grau**, costuma ter aparência muito avermelhada ou branca, muito dolorosa e úmida, podendo produzir bolhas. Uma queimadura de segundo grau afeta a epiderme e a derme. Uma queimadura de espessura total, ou **queimadura de terceiro grau**, danifica todas as camadas da pele e pode afetar tecido subcutâneo, músculo e osso. Este é o tipo mais severo de queimadura. A pele parece seca, de aspecto semelhante a couro, com coloração de carvão ou branca.

Não há dor na área de queimadura de terceiro grau porque os nervos foram completamente destruídos; entretanto, nesse caso a área ao redor da queimadura pode estar dolorosa. Queimaduras de primeiro e segundo graus geralmente circundam a queimadura de terceiro grau, fazendo com que a vítima experimente alguma dor associada à queimadura (ver Figs. 24.2 a 24.11).

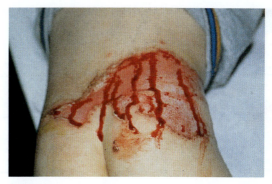

Figura 24.2 Queimadura por contato com um ferro a vapor.

queimadura de primeiro grau Queimadura que envolve somente a epiderme (camada externa da pele), caracterizada por dor e presença de vermelhidão.

queimadura de segundo grau Queimadura que envolve as camadas da epiderme e da derme da pele, caracterizada por vermelhidão, bolhas, inchaço e dor.

queimadura de terceiro grau Queimadura que envolve todas as camadas da pele, assim como gordura subcutânea, músculos e ossos; esse tipo de queimadura se caracteriza por pele com aspecto de couro ressecado, carbonizada ou esbranquiçada.

Tabela 24.1 Classificação de queimaduras

	Primeiro grau	Segundo grau	Terceiro grau
Causas	Faíscas elétricas, chamas, escaldadura, sol	Contato com líquidos ou sólidos quentes, faíscas elétricas, chamas, substâncias químicas, sol	Contato com líquidos ou sólidos quentes, chamas, substâncias químicas, eletricidade
Camadas cutâneas afetadas	Somente a camada epidérmica	Epiderme e derme	Epiderme, derme, tecidos subcutâneos, músculos e ossos
Aparência	A superfície cutânea fica ressecada e avermelhada; não há edema ou formação de bolhas	A pele fica úmida e mosqueada, com coloração variando de esbranquiçada a vermelho-vivo; formação de bolhas	A pele fica com aspecto de couro ressecado, podendo ser vistos, com frequência, vasos sanguíneos carbonizados; a pele torna-se uma mistura de tons esbranquiçados, escuros e carbonizados
Sintomas	Extremamente dolorosa	Extremamente dolorosa	A vítima pode não sentir dor na área imediata da queimadura de terceiro grau, porque as terminações nervosas foram destruídas
Tempo de recuperação	2 a 5 dias	5 a 21 dias	Semanas a anos
Prognóstico	Ausência de cicatrizes; alteração temporária da cor	Alguma formação cicatricial	Normalmente requer cirurgia e enxerto de pele

406 Primeiros socorros para estudantes

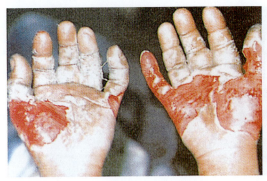

Figura 24.3 Queimaduras de segundo e terceiro graus.

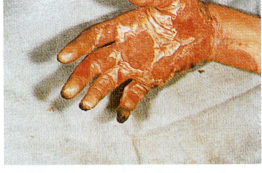

Figura 24.4 Queimaduras de terceiro grau.

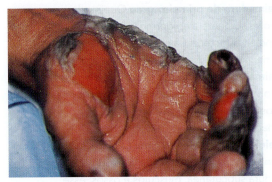

Figura 24.5 Queimaduras de segundo e terceiro graus.

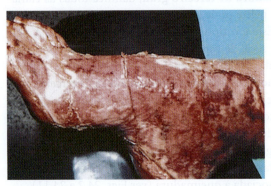

Figura 24.6 Queimaduras de segundo e terceiro graus.

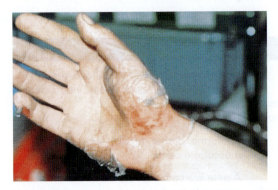

Figura 24.7 Queimadura de segundo grau.

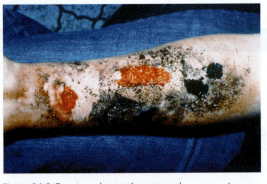

Figura 24.8 Queimaduras de segundo e terceiro graus.

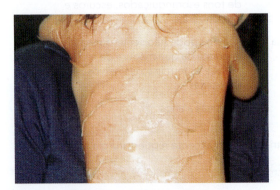

Figura 24.9 Queimadura de segundo grau.

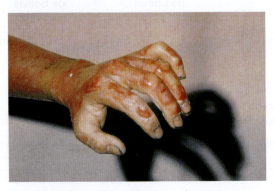

Figura 24.10 Queimadura de segundo grau.

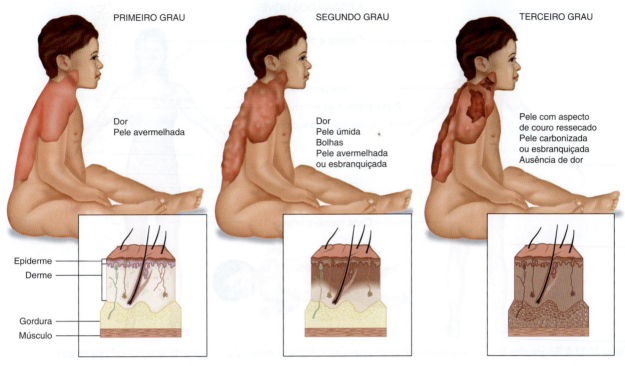

Figura 24.11 Classificação de queimaduras por profundidade.

▶ **Objetivo de aprendizagem**
2 Identificar as características das queimaduras de primeiro, segundo e terceiro graus.

Em relação à profundidade de uma queimadura, considere:

- Se a queimadura é uma escaldadura em pele nua e a vítima é adolescente ou adulta, a queimadura provavelmente é de espessura superficial ou parcial, envolvendo somente a camada externa da pele, porque o calor dessas queimaduras se dissipa rapidamente. Se a vítima é uma criança ou um idoso (ver Fig. 24.12), a queimadura pode ser mais profunda.
- Uma queimadura térmica (queimadura causada por chamas) geralmente é de espessura parcial ou total.
- Graxa quente pode produzir uma queimadura de espessura total. A graxa esfria lentamente e é difícil de remover; portanto, pode causar dano extenso antes de ser removida.
- As queimaduras causadas por eletricidade ou produtos químicos quase sempre são queimaduras críticas em virtude do extenso dano não observado que acompanha mesmo as lesões aparentemente menores da pele. As vítimas dessas queimaduras quase sempre são hospitalizadas de modo que os médicos possam monitorar os sinais vitais e a função dos principais órgãos.

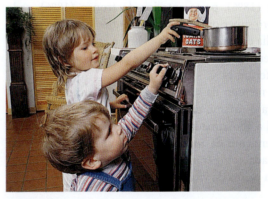

Figura 24.12 Escaldaduras são as causas mais comuns de queimaduras em crianças com menos de 8 anos de idade.

Porcentagem queimada do corpo

▶ **Objetivo de aprendizagem**
3 Calcular a extensão das queimaduras usando a Regra dos Nove.

Há dois métodos para se calcular rapidamente a porcentagem do corpo que sofreu queimaduras: a **Regra dos Nove** e o **método da superfície palmar**.

A Regra dos Nove (ver Fig. 24.13) divide o corpo em regiões: cabeça e pescoço (9%), parte posterior do

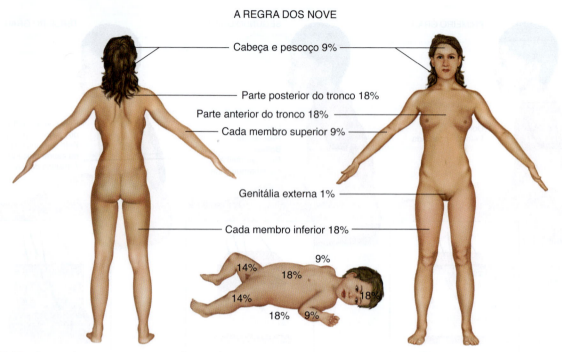

Figura 24.13 A Regra dos Nove é um método rápido para se calcular a extensão da superfície corporal queimada.

tronco (18%), parte anterior do tronco (18%), cada membro superior (9%), cada membro inferior (18%) e genitália externa (1%). Em bebês, a cabeça e o pescoço representam 18% da superfície corporal e cada membro inferior, 14%.

O método da superfície palmar é outra alternativa para o mesmo cálculo. A palma da mão da vítima é igual a aproximadamente 1% da superfície corporal, independente da idade. Pode-se calcular a superfície queimada comparando-se sua extensão com o tamanho da palma da vítima.

Gravidade da queimadura

▶ **Objetivo de aprendizagem**
4 Explicar como avaliar a gravidade das queimaduras.

A gravidade da queimadura se baseia em sua profundidade, extensão (porcentagem da superfície corporal queimada) e localização. As queimaduras podem ser classificadas como leves, moderadas ou graves (ver Tab. 24.2 e Fig. 24.14). Sempre que uma queimadura envolve mãos, pés, face, vias aéreas ou genitália, ela é considerada crítica em decorrência do potencial de perda de função.

Local da queimadura

Certas áreas do corpo são mais criticamente lesionadas por queimaduras que outras. As queimaduras no rosto ou pescoço são extremamente perigosas por causa de possíveis danos aos olhos ou de complicações respiratórias.

Outras áreas particularmente críticas são as mãos, os pés e a genitália externa. Qualquer queimadura que atinja completamente a circunferência de um membro, pescoço ou tórax, deve ser considerada muito séria. Essas queimaduras podem atuar como um torniquete e interromper a irrigação sanguínea para o membro inferior, estrangular a vítima ou impedir a expansão torácica. As vítimas de queimaduras em qualquer dessas áreas devem receber assistência médica de emergência de imediato.

Regra dos Nove Método para estimar a proporção da superfície do corpo que foi queimada e que consiste na divisão mental do corpo em regiões, cada uma representando 9% (ou um múltiplo de 9%) da superfície corporal.
método da superfície palmar Método no qual se utiliza o tamanho da palma da vítima para se estimar a porcentagem da superfície do corpo afetada por uma queimadura.

Tabela 24.2 Gravidade das queimaduras

	Queimaduras graves	Queimaduras moderadas	Queimaduras leves
Primeiro grau	Afetam mais de 75% da superfície corporal de um adulto	Entre 50-75% da superfície corporal de um adulto	Menos de 20% da superfície corporal de um adulto ou uma criança
Segundo grau	Afetam mais de 30% da superfície corporal em adultos, e mais de 20% em crianças	Entre 15-30% da superfície corporal em adultos, e 10--20% em crianças	Menos de 15% da superfície corporal em adultos, e menos de 10% em crianças
Terceiro grau	Afetam mais de 10% da superfície corporal em adultos, e mais de 2-3% em crianças	Entre 2-10% da superfície corporal, excluindo o rosto, mãos, pés e área genital	Menos de 2% da superfície corporal
Outros tipos	Queimaduras que envolvem rosto, mãos, pés ou área genital; queimaduras complicadas por lesões no trato respiratório, por outras lesões ou fraturas importantes; queimaduras de qualquer grau em vítimas com condições patológicas preexistentes graves; a maior parte das queimaduras químicas; todas as queimaduras elétricas		

Complicações associadas e idade da vítima

As pessoas portadoras de doenças mais sérias, como distúrbios cardíacos ou diabetes, ou de outras lesões apresentam reações mais graves diante de queimaduras, mesmo as de menor grau.

A idade da vítima pode ser também um fator agravante. Crianças com menos de 5 anos e adultos com idade superior a 55 anos reagem mal às queimaduras. Como os idosos e os jovens possuem pele extremamente fina, eles apresentam queimaduras muito mais profundas, embora decorrentes de fontes muito menos intensas. As crianças e os idosos têm também uma relação desproporcional entre fluido e área de superfície, de modo que mesmo uma pequena perda de fluido pode causar sérios problemas. Um problema adicional é a imunidade: o sistema imunológico não está completamente desenvolvido em uma criança pequena e, em geral, está comprometido nos idosos.

✓ Avaliação de progresso

1. Em uma queimadura de primeiro grau, a pele apresenta-se _____ e extremamente dolorida. (*mosqueada/avermelhada/úmida*)
2. Uma queimadura de segundo grau afeta tanto a camada epidérmica como a dérmica e caracteriza--se por _____. (*formação de bolhas/ extravasamento de líquidos/carbonização*)
3. Uma queimadura de espessura total, ou de terceiro grau, pode estender-se ao osso, sendo possível causar pouca ou nenhuma dor à vítima porque _____. (*a vítima está em choque/as terminações nervosas foram destruídas/ a vítima geralmente está inconsciente*)
4. Você pode calcular rapidamente a superfície corporal afetada utilizando a Regra dos Nove, que divide o corpo em _____. (*regiões, cada uma representando 9% da superfície corporal/nove regiões/nove regiões mais críticas, se queimadas*)
5. A queimadura mais grave em adultos é _____. (*uma queimadura de terceiro grau abrangendo 10% do corpo/uma queimadura de segundo grau, abrangendo 30% do corpo/uma queimadura elétrica*)
6. As queimaduras no rosto são consideradas particularmente sérias em decorrência de possível _____. (*desfiguração/lesão bucal/obstrução das vias aéreas*)

Tratamento de queimaduras

A prioridade no atendimento de emergência é prevenir lesões adicionais. Os problemas mais frequentemente associados a queimaduras são:

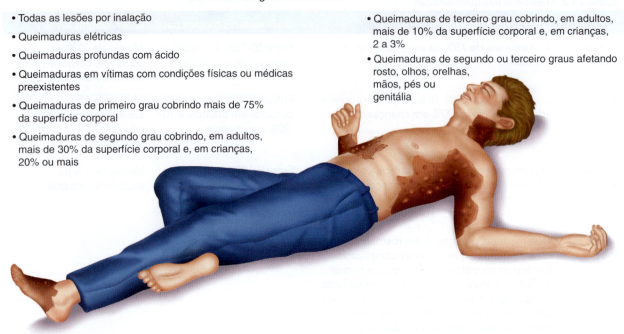

Figura 24.14 Queimaduras graves são aquelas complicadas por danos no trato respiratório e por outras lesões importantes.

- dificuldades respiratórias ou lesões nas vias aéreas;
- inalação de substâncias tóxicas;
- lesões musculoesqueléticas relacionadas;
- perda de fluidos corporais;
- dor;
- ansiedade;
- edema;
- infecção decorrente de destruição de tecido cutâneo.

Atendimento geral para queimaduras térmicas e queimaduras causadas por irradiação de calor

As queimaduras mais comuns são as térmicas (produzidas por chamas) e as resultantes de irradiação (causadas por calor irradiado, como o do sol). Fatalidades que resultam de um fogo tipicamente ocorrem em decorrência de fechamento das vias aéreas associado com uma queimadura das vias aéreas superiores, inalação de fumaça tóxica, ou outro trauma. É improvável que a vítima morra pela queimadura propriamente dita. Complicações como infecção severa e perda de líquidos ocorrerão várias horas após a queimadura. Portanto, imediatamente após uma queimadura, é importante focalizar na avaliação e tratamento das vias aéreas, respiração, e qualquer outra lesão potencialmente fatal.

Depois disso, determine a extensão e a severidade da queimadura e levante uma história. Pergunte quando a lesão aconteceu, o que foi feito para tratá-la, se a vítima permaneceu confinada em local com vapor ou fumaça, se perdeu a consciência, o que causou a queimadura e se ela tem história de doença cardíaca significativa, diabetes ou de outra moléstia grave.

Atendimento de emergência

▶ **Objetivo de aprendizagem**

5 Descrever o tratamento apropriado para queimaduras térmicas e para aquelas resultantes de irradiação de calor.

Deve-se iniciar, de imediato, o atendimento de queimaduras térmicas ou por irradiação – de preferência no momento da ocorrência. Lembre-se: um socorrista não *trata* uma queimadura, simplesmente cuida da lesão até que a vítima possa ser levada a um hospital ou centro de queimados, para o tratamento completo.

Sua prioridade é prevenir danos adicionais à vítima ou a outras pessoas e deter a queimadura. Diretrizes específicas para o atendimento de outros tipos de queimadura estão relacionadas mais adiante neste capítulo.

Independentemente do tipo de lesão, siga as diretrizes abaixo:

1. Afaste a vítima da fonte da queimadura. Leve-a para longe do foco do incêndio, de modo que ela não inale a fumaça.
2. Elimine a causa da queimadura: apague o fogo. Lave a queimadura por escaldadura ou por óleos imergindo a parte afetada em água fria, para interromper o processo de queima (ver Fig. 24.15); se as roupas da vítima estiverem em chamas, borrife o corpo da pessoa com água e remova toda a roupa, joias e sapatos que não estiverem grudados na pele. Role a vítima no chão para apagar as chamas apenas como último recurso; a possibilidade de contaminação da lesão é grande, e infecções são a principal causa de morte entre vítimas de queimaduras.
3. Avalie as funções vitais e aplique o tratamento para as complicações cardíacas e respiratórias. Ajude a vítima imediatamente com respiração, se ela:
   - Estiver respirando ruidosamente ou tossindo ao respirar.
   - Apresentar cheiro de fuligem ou de fumaça na respiração.
   - Apresentar partículas de fuligem na saliva.
   - Apresentar as mucosas da boca ou do nariz queimadas.

   A inalação de ar superaquecido, vapor ou chamas pode queimar o revestimento das vias aéreas superiores, causando edema severo. Isto pode criar uma obstrução parcial ou completa das vias aéreas. Além disso, a inalação de fumaça tóxica pode tornar a respiração ineficaz.
4. Acione o SRM o mais rápido possível.
5. Continue a avaliar as funções vitais da vítima até a chegada de ajuda médica.
6. Interrompa o processo de queimadura por meio de aplicação de água fria sobre a queimadura. Nunca rompa bolhas que tenham se formado na pele. Isto aumentará a incidência de infecções pela quebra da barreira de proteção da pele. Aplique curativos estéreis secos sobre a área queimada. É muito importante manter a área queimada o mais limpa e descontaminada possível e utilizar curativos estéreis para reduzir as chances de infecção. Se menos de 10% do corpo estiver queimado, podem ser utilizados curativos estéreis úmidos. Água estéril deve ser utilizada para umedecer o curativo. Os curativos úmidos geram algum alívio para as dores. Um kit estéril para queimaduras contém curativos e outros itens para o tratamento da queimadura (ver Fig. 24.16). Não utilize materiais plásticos ou

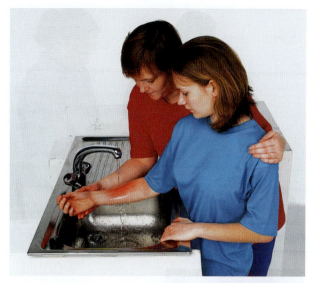

Figura 24.15 Resfriando uma queimadura por meio de imersão da área queimada em água corrente fria.

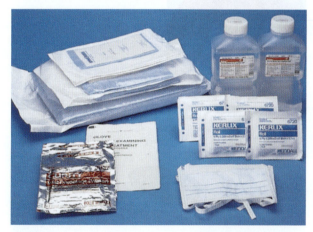

Figura 24.16 Kit de primeiros socorros para queimaduras.

outros materiais "não porosos" e não estéreis para cobrir uma queimadura, pois estes encorajarão o crescimento bacteriano.

Nunca aplique manteiga, óleo ou gordura sobre uma queimadura. Não utilize gel ou pomada sobre queimaduras de segundo e terceiro graus. Não aplique gelo ou compressa de gelo sobre uma queimadura; se menos de 10% da superfície corporal estiver envolvida, você pode aplicar uma compressa fria. Para uma queimadura somente superficial, você pode aplicar um gel de aloe vera ou um hidratante sem perfume para manter a pele úmida. Uma vítima com queimadura de espessura parcial que afete mais de 10% da área de superfície corporal ou com qualquer queimadura de espessura total da pele deve ser transportada para um centro médico para maiores cuidados. As Figuras 24.17 a 24.24 ilustram os cuidados para queimaduras.

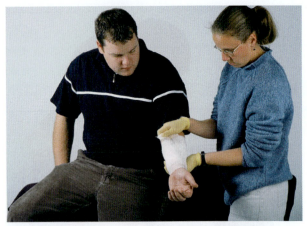

Figura 24.17 Cubra a queimadura com curativo seco e estéril.

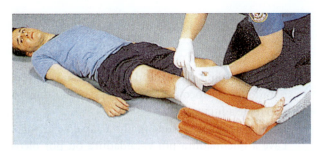

Figura 24.18 Cubra a queimadura e administre à vítima o tratamento para choque.

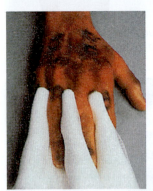

Figura 24.19 Nas mãos, separe os dedos queimados com gaze esterilizada.

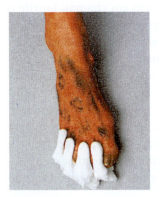

Figura 24.20 Nos pés, separe os dedos queimados com gaze esterilizada.

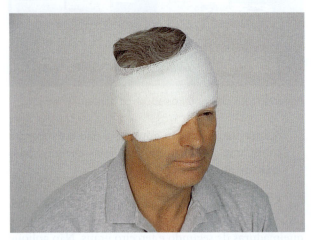

Figura 24.21 Aplique tampões esterilizados e úmidos sobre os olhos queimados.

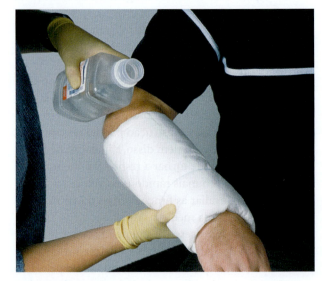

Figura 24.22 Umedecendo um curativo para queimadura.

✓ Avaliação de progresso

1. Um dos tipos mais comuns de queimadura é a _____. (química/térmica/elétrica)
2. A prioridade no atendimento a queimados é _____. (prevenir lesões adicionais/remover a fonte da queimadura/afastar a vítima da fonte da queimadura)
3. Você sempre deve avaliar de imediato as complicações _____. (da queimadura/do choque/das vias aéreas e do trato respiratório)
4. Se menos de 10% da superfície corporal apresentar queimaduras, cubra a área queimada com _____. (saco de gelo/gaze aderente/curativos molhados e estéreis)

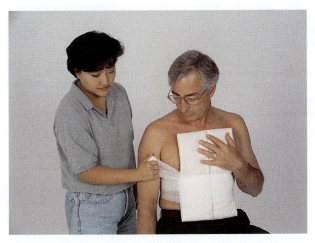

Figura 24.23 Aplicação de curativo estéril volumoso para queimaduras moderadas e graves.

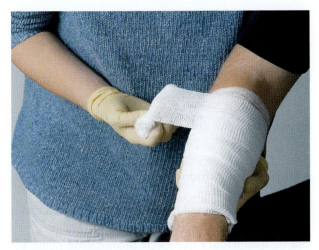

Figura 24.24 Envolva as queimaduras moderadas e graves com curativo estéril limpo, seco e volumoso, aplicando bandagem frouxa sobre ele.

Lesões por inalação

Mais de metade das mortes relacionadas a incêndios é causada por inalação de fumaça. A maioria das mortes em incêndios residenciais são resultantes de inalação de ar superaquecido, fumaça e outros gases tóxicos – e não por causa das queimaduras. Suspeite de **lesão por inalação** em qualquer caso de queimadura térmica, principalmente se a vítima ficou confinada em espaço fechado em algum momento durante o incêndio.

Há três causas de lesões por inalação associadas a queimaduras:
- Inalação de ar superaquecido.
- Inalação de substâncias químicas tóxicas ou fumaça.
- Inalação de monóxido de carbono (a lesão por inalação mais comumente associada à queimadura).

Quando se inala ar superaquecido, as mucosas e o revestimento ficam ressecados e o edema obstrui parcialmente as vias aéreas. Como o edema (inchaço) e outros danos podem ser progressivos, a lesão por inalação pode parecer moderada a princípio, mas se tornar mais grave posteriormente. Os sintomas podem surgir dentro de alguns minutos ou demorar muitas horas para aparecer, dependendo de alguns fatores como material queimado, se a queima foi completa, o período durante o qual a vítima ficou exposta à fumaça e se ela ficou confinada em um local.

> **lesão por inalação** Lesão causada pela inspiração de calor, substâncias químicas tóxicas, fumaça ou monóxido de carbono.

Sinais e sintomas

> ▶ **Objetivo de aprendizagem**
> 6 Identificar os sinais e sintomas de lesões por inalação.

Sinais e sintomas específicos de lesão por inalação (ver Figs. 24.25 e 24.26):

- Som de alta intensidade oriundo das vias aéreas superiores durante a inspiração (estridor).
- Queimaduras faciais.
- Pelos nasais chamuscados.
- Partículas de carvão (aparência escura) na saliva.
- Cheiro de fuligem ou fumaça na respiração.
- Angústia respiratória associada a redução dos movimentos da parede torácica e agitação.
- Rigidez torácica.
- Dificuldade para deglutir.
- Rouquidão.
- Tosse.
- Cianose.
- Respiração ruidosa.
- Queimaduras reais nas mucosas da boca ou nariz.

Na dúvida, considere a presença de lesão respiratória, principalmente se houver queimaduras faciais.

Inalação de gases tóxicos

As lesões respiratórias mais críticas resultam de inalação de substâncias químicas nocivas, gases de **monóxido de carbono** ou fumaça. Os gases **tóxicos,** como

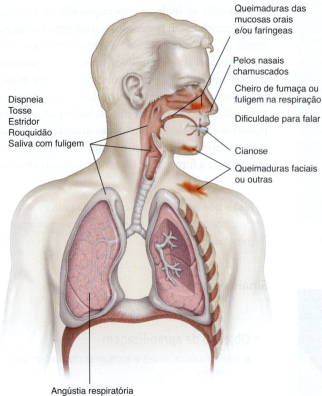

Figura 24.25 Sinais e sintomas de queimaduras por inalação.

o cianeto, podem resultar da queima de diversos objetos domésticos, como carpetes, cortinas, papel de parede, forração, estofados e móveis de madeira laqueada. Há mais de trezentas substâncias tóxicas liberadas apenas pela queima de madeira.

Quando os gases tóxicos são inalados, a mucosa dos pulmões fica edemaciada e se rompe, liberando fluido nos espaços alveolares adjacentes e danificando os cílios. Ocorre um acúmulo de muco, que veda as passagens de ar. O resultado final é a redução da troca gasosa que, se não for tratada, pode levar à morte.

Monóxido de carbono

O monóxido de carbono é liberado durante a combustão de vários materiais, principalmente derivados da celulose, como madeira, papel e algodão. O envenenamento por monóxido de carbono é a principal causa de morte no local do incêndio. Por ser incolor, inodoro e insípido, o monóxido de carbono é extremamente difícil de ser detectado.

Como as queimaduras normalmente não alteram os níveis de consciência, considere que qualquer vítima de queimadura que esteja inconsciente tenha sofrido inalação de gases tóxicos ou envenenamento por monóxido de carbono. Entre outros sinais e sintomas, incluem-se:

- dor de cabeça;
- fraqueza;

> **monóxido de carbono** Gás tóxico, inodoro, incolor e insípido, resultante de combustão incompleta de qualquer substância que contém carbono.
> **tóxico** Venenoso.

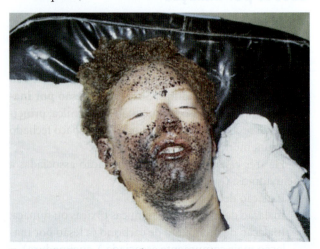

Figura 24.26 Queimaduras faciais por inalação.

- náusea e/ou vômitos;
- perda da habilidade manual;
- confusão, letargia, comportamento irracional ou negligente;
- cianose.

Não espere pelo sinal tradicional de pele no tom vermelho-vivo – esse é um sinal que aparece muito tardiamente e que pode não ocorrer até após a morte da vítima.

Atendimento de emergência

> ▶ **Objetivo de aprendizagem**
> 7 Descrever o atendimento de emergência apropriado em caso de lesões por inalação.

Para prevenir complicações respiratórias adicionais:

1. Acione o SRM imediatamente.
2. Remova a vítima para o mais longe possível da fonte dos gases tóxicos, principalmente se for um incêndio; tente levá-la para um local ao ar livre.
3. Desobstrua as vias aéreas e forneça respiração artificial caso a respiração esteja ausente ou seja inefetiva.
4. Coloque a vítima em posição ereta para facilitar a respiração, a menos que isso seja contraindicado por causa do tipo de lesão.
5. Remova as roupas que possam dificultar os movimentos torácicos, inclusive gravatas e colares, caso não estejam aderidos à pele.
6. Na ocorrência de angústia respiratória, mantenha uma via aérea adequada e forneça respiração de resgate se a respiração espontânea for inadequada.

> ✓ **Avaliação de progresso**
>
> 1. Suspeite de lesão por inalação em toda vítima de queimadura térmica, principalmente se ela estava _____. (*em contato com substâncias químicas/em um recinto fechado/deitada quando foi queimada*)
> 2. A causa mais comum de queimadura das vias aéreas superiores é_____. (*fumaça/calor/monóxido de carbono*)
> 3. Os sinais e sintomas de lesão por inalação podem demorar a aparecer porque o _____ associado é progressivo. (*acúmulo de muco/edema/dano aos cílios*)
> 4. Sempre considere uma lesão respiratória se houver queimadura _____. (*na face/no tórax/nos membros superiores*)
> 5. Assuma sempre que qualquer vítima de queimaduras _____ esteja sofrendo de envenenamento por monóxido de carbono. (*em um espaço confinado/mostrando queimaduras faciais/inconsciente*)

Queimaduras químicas

É extremamente difícil avaliar a profundidade e a gravidade de queimaduras químicas (ver Fig. 24.27) em um ambiente de primeiros socorros; por esse motivo, a orientação geral é *tratar agressivamente todas as queimaduras químicas*. As substâncias químicas continuam a queimar enquanto estão em contato com a pele, resultando em queimaduras consideradas graves.

Toda vítima de queimaduras químicas precisa ser transportada para um hospital; portanto, acione o SRM imediatamente.

A rapidez é vital: quanto mais rapidamente você for capaz de remover a fonte da queimadura e iniciar o atendimento, menos grave será a lesão.

Atendimento de emergência

> ▶ **Objetivo de aprendizagem**
> 8 Descrever o atendimento de emergência apropriado em caso de queimaduras químicas.

Antes de iniciar o atendimento de emergência, certifique-se de que poderá se aproximar da vítima com segurança; se isso não for seguro, espere pelo resgate. Durante cada passo do resgate, proteja-se também de contamina-

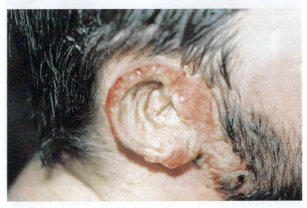

Figura 24.27 Queimadura química.

ção. Se possível, coloque luvas de proteção antes de começar a atender vítima, para proteger-se de lesões. Siga os próximos passos.

1. Escove a pele para remover qualquer substância seca em pó; a seguir lave bem a área queimada com um fluxo de água regular; um chuveiro ou uma mangueira de jardim são ideais. (O jato não deve ser muito forte; a pressão muito alta provocará a penetração do agente químico nos poros da pele.) Irrigue a área continuamente por, pelo menos, 20 minutos com um fluxo de água regular. Essa regra possui *três exceções importantes*:
   - O pó de cal torna-se corrosivo quando misturado à água; antes de lavar a área queimada, certifique-se de que todos os traços foram removidos não somente da pele, mas também da roupa (ver Figs. 24.28 a 24.30).
   - O fenol (ácido carbólico) deve ser removido com álcool; a seguir, a área queimada deve ser irrigada com água.
   - O ácido sulfúrico concentrado produz calor quando misturado com água e pode causar queimaduras maiores, a menos que seja lavado vigorosamente com uma mangueira ou em um chuveiro. *Siga o protocolo local.*
2. Enquanto estiver lavando a área queimada, remova as roupas, sapatos, meias e acessórios da vítima.
3. Se a vítima estiver apta, faça que se lave com água e sabão, enxaguando-se bem, depois que você terminar a irrigação da queimadura.
4. Se alguma substância química espirrar no olho da vítima, use torneira ou mangueira com pouca pressão para irrigá-lo durante, pelo menos, 20 minutos (ver Fig. 24.31); certifique-se de que as lentes de con-

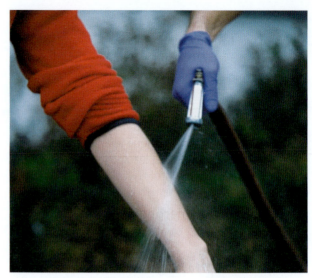

Figura 24.29 Após remover o pó de cal, esguiche água na pele, se possível em grandes quantidades, por exemplo, com uma mangueira de jardim.

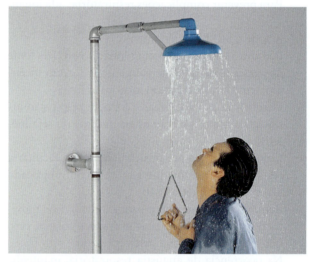

Figura 24.30 Uma vítima de queimadura química lavando-se sob um chuveiro no local de trabalho.

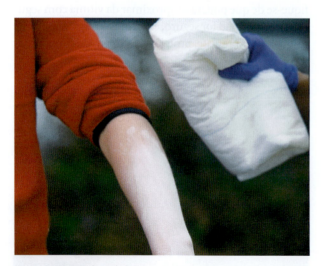

Figura 24.28 Pó de cal deve ser removido da pele antes de lavar com água a área queimada.

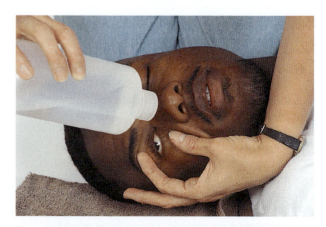

Figura 24.31 Utilização de água para lavagem de queimadura química no olho.

tato foram retiradas. Você pode usar também uma panela, balde, xícara ou garrafa; certifique-se de estar irrigando bem a parte interior das pálpebras.

5. Depois de ter irrigado muito bem a área queimada, cubra-a com um curativo de gaze esterilizada e seca.

6. Acione o SRM o mais rápido possível. Se puder, obtenha o nome da substância química, ou envie o recipiente ao hospital juntamente com a vítima.

Nota: Nunca tente usar um antídoto nem tente neutralizar uma área queimada com soluções alcalinas ou ácidas pois você pode aumentar a lesão.

✓ Avaliação de progresso

1. Por ser muito difícil determinar a profundidade e a gravidade de uma queimadura química no local do atendimento de emergência, a orientação geral é tratar todas as queimaduras químicas _____. (*irrigando com água/agressivamente/como uma queimadura de menor grau*)

2. Antes de iniciar o atendimento de emergência para uma queimadura química, você deve _____. (*acionar o SRM/encontrar o recipiente do agente químico/certificar-se de que é seguro aproximar-se da vítima*)

3. Trate imediatamente uma queimadura química, irrigando a área por, pelo menos, _____ minutos. (*20/30/40*)

4. Após ter removido as roupas da vítima, continue a irrigar a área, por, pelo menos, _____ minutos. (*20/30/40*)

5. O fator fundamental do atendimento para queimaduras químicas é _____. (*rapidez/precisão/tempo correto*)

Queimaduras elétricas

É vital ter conhecimentos sobre queimaduras elétricas, pois isso o torna capaz não só de ajudar uma vítima, como também pode salvar sua própria vida.

Protegendo a vítima e a si próprio

Se você sentir uma sensação de formigamento nas pernas quando estiver se aproximando da vítima, *pare*: essa sensação indica que o chão está energizado e que você pode ser eletrocutado. Ao se aproximar de algum acidente que envolva queda de fios elétricos ou outros perigos elétricos:

- Procure por fios caídos sempre que houver colisão de um veículo com um poste de energia elétrica. Se estiver escuro, use uma lanterna para inspecionar os postes e a área circundante.

- *Nunca tente remover fios caídos!* Notifique a empresa de eletricidade e solicite uma equipe de emergência.

- Se um fio elétrico estiver caído sobre um veículo, *não toque o veículo* mesmo se as vítimas que se encontram dentro estiverem seriamente feridas. Se você tocar o veículo, provavelmente será eletrocutado. Se as vítimas que estão dentro do carro estiverem conscientes, avise-as para não sair.

- Se o carro começar a pegar fogo, instrua as vítimas a abrir a porta e pular o mais longe possível do carro. Se elas tocarem o carro e o chão ao mesmo tempo, elas provavelmente serão eletrocutadas.

- Se a vítima estiver segurando uma ferramenta elétrica, procure pelos fios elétricos; não é necessário que a ferramenta esteja ligada para causar um acidente elétrico.

- Se a vítima estiver em uma piscina, desligue a força na chave geral antes de entrar na água.

- Se a vítima estiver em uma banheira com um dispositivo elétrico que tenha energizado a água, *tire o plugue da tomada antes de tocar na vítima*.

Tipos de queimaduras elétricas

Há três tipos gerais de queimaduras elétricas:

- **Queimaduras térmicas**: ocorrem quando a eletricidade produz chamas que queimam a pele; nas queimaduras térmicas, a eletricidade não passa realmente através do corpo.

- **Queimaduras por contato**: ocorrem onde a corrente é mais intensa, ou seja, nos pontos em que a corrente elétrica entra (fonte) e sai (chão) do corpo (ver Fig. 24.32).

- **Lesões por arco elétrico** (ou **queimaduras por clarão**): ocorrem quando uma corrente pula de uma superfície para outra, queimando a pele que está

> **queimaduras térmicas** Queimaduras provocadas por chamas.
>
> **queimaduras por contato** Lesões causadas pelo contato com uma superfície quente ou com um circuito elétrico ativo.

próxima; a eletricidade não passa realmente através do corpo.

> **lesões por arco elétrico (queimaduras por clarão)**
> Lesões provocadas quando uma corrente elétrica pula de uma superfície para outra; a superfície cutânea é queimada, mas a eletricidade não chega a atravessar a pele.

Gravidade do choque elétrico

A gravidade do choque elétrico é determinada pelos seguintes fatores:
- voltagem e amperagem da corrente;
- tempo de exposição ao choque;
- porcentual de umidade na vítima;
- extensão da superfície corporal em contato com água;
- grau de isolamento da vestimenta da vítima;
- área do corpo por onde passou a corrente;
- tipo de corrente (CC ou CA).

Sinais e sintomas

> ▶ **Objetivo de aprendizagem**
> **9** Compreender como a energia elétrica e os raios podem causar danos ao corpo.

Caso você não tenha certeza se a pessoa foi vitimada por um choque elétrico, examine-a quanto aos sinais e sintomas seguintes (ver Figs. 24.33 e 24.34):

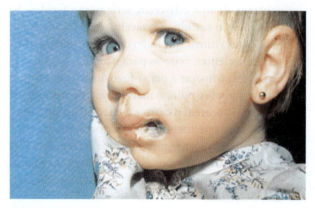

Figura 24.32 Queimadura elétrica por contato causada por mordida em fio elétrico.

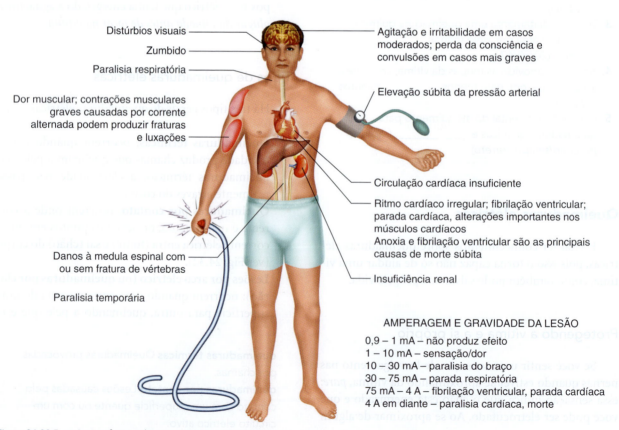

Figura 24.33 Possíveis efeitos de um choque elétrico.

5. Qual deve ser o atendimento para a maior parte das queimaduras químicas?
   a. Neutralizar a área com soluções alcalinas ou ácidas.
   b. Remover as roupas enquanto estiver irrigando a área com água.
   c. Localizar um antídoto antes do tratamento; a água pode intensificar a reação.
   d. Cobrir a área com uma gaze seca e esterilizada.

6. O atendimento imediato para a pessoa atingida por um raio deve ser
   a. avaliar a reação da vítima à dor.
   b. tratar o choque.
   c. cobrir a vítima.
   d. restaurar e manter a respiração e frequência cardíaca.

7. De acordo com a Regra dos Nove, estima-se que qual das seguintes áreas represente 9% da área corporal?
   a. Uma perna.
   b. Parte posterior do tronco.
   c. Parte anterior do tronco.
   d. Um braço.

8. Em um caso de queimadura grave, a dor é mais bem aliviada protegendo-se a lesão do ar por meio da aplicação de
   a. spray para queimaduras.
   b. curativo seco, limpo e espesso.
   c. pomada para queimadura, espessa, à base de petróleo.
   d. pomada para queimadura à base de óleo de soja.

9. Qual dos fatores abaixo provoca os danos mais graves em casos de queimaduras que acompanham lesões por inalação nas vias aéreas superiores?
   a. Ar superaquecido.
   b. Substâncias químicas tóxicas.
   c. Monóxido de carbono.
   d. Fumaça.

10. O que se deve fazer se a roupa ou fragmentos estiverem grudados a uma queimadura grave?
    a. Removê-las cuidadosamente.
    b. Ensopar a área envolvida com água fria salgada.
    c. Não mexer.
    d. Esfregar a área ferida com uma escova macia e água.

11. Qual é a primeira medida de emergência para uma vítima de queimadura elétrica?
    a. Afastá-la cuidadosamente da fonte de descarga elétrica.
    b. Iniciar a RCP.
    c. Desobstruir as vias aéreas.
    d. Localizar as lesões nos pontos de entrada e de saída.

12. De acordo com a Regra dos Nove, qual o porcentual que a área da cabeça de um bebê representa em relação ao corpo todo?
    a. 2%
    b. 9%
    c. 15%
    d. 18%

13. O que um socorrista deve fazer ao encontrar um fio elétrico caído sobre um veículo acidentado?
    a. Instruir as vítimas conscientes a tentar pular do veículo.
    b. Pedir às vítimas conscientes para permanecerem no veículo e esperar pela equipe da empresa de energia elétrica.
    c. Pedir às vítimas para ligar o carro e mover o veículo.
    d. Jogar um cobertor ou uma jaqueta sobre o fio elétrico e instruir as vítimas que estão conscientes a sair do veículo.

14. Entre os possíveis efeitos de choque elétrico inclui-se
    a. zumbido.
    b. distúrbios visuais.
    c. insuficiência renal.
    d. Todas as anteriores.

Parte 3 Relacione

Relacione cada descrição ao respectivo nível de gravidade.

1. _____ Queimaduras de terceiro grau afetando 2 a 10% do corpo de um adulto.

2. _____ Queimaduras com complicações do trato respiratório e/ou fraturas.

3. _____ Queimaduras de primeiro grau afetando mais de 75% da superfície corporal.

4. _____ Queimaduras de segundo grau afetando de 15 a 30% da superfície corporal de um adulto.

5. _____ Queimaduras de segundo grau afetando menos de 15% da superfície corporal de um adulto.

6. _____ Queimaduras de terceiro grau afetando mais de 10% da superfície corporal de um adulto.

A. Grave (excluindo o rosto, mãos e pés)

B. Moderado

C. Leve

Capítulo 24 Autoavaliação

Aluno: _____ Data: _____
Curso: _____ Módulo: _____

Parte 1 Verdadeiro/Falso

Se você acha que a afirmação é verdadeira, assinale V. Se você acha que é falsa, assinale F.

V   F   **1.** Mais da metade de todas as mortes relacionadas a incêndios é causada por inalação de fumaça.

V   F   **2.** No caso de lesão por inalação, a maior parte dos danos causados às vias aéreas é resultado de inalação de monóxido de carbono.

V   F   **3.** Os sinais e sintomas comuns de lesão das vias aéreas superiores decorrente de inalação incluem partículas de carvão na saliva, rouquidão, tosse e cianose.

V   F   **4.** A intoxicação por monóxido de carbono é a causa principal de mortes nos locais da maior parte dos incêndios.

V   F   **5.** As queimaduras térmicas de primeiro grau devem ser imersas em água fria.

V   F   **6.** As queimaduras de segundo grau não devem ser imersas em água fria.

V   F   **7.** As queimaduras químicas devem ser irrigadas continuamente durante, pelo menos, 20 minutos.

V   F   **8.** A queimadura por pó de cal deve ser tratada como outras queimaduras químicas.

V   F   **9.** Os raios causam mais mortes que qualquer outro tipo de queimadura elétrica.

V   F   **10.** Vítimas de inalação de fumaça podem apresentar queimaduras faciais.

V   F   **11.** As pessoas atingidas por raios têm maiores chances de ressuscitação e sobrevivência depois de uma parada cardíaca em relação a vítimas de parada cardíaca decorrente de outras causas.

V   F   **12.** Se um grupo de pessoas for atingido por um raio, atenda primeiro aquela com parada cardíaca.

V   F   **13.** Enquanto aproximadamente três quartos das pessoas atingidas por raios morrem em decorrência da descarga, cerca de um terço consegue ser ressuscitado.

V   F   **14.** Pressuponha sempre que uma pessoa atingida por raios seja vítima de múltiplas lesões.

Parte 2 Múltipla escolha

Assinale a resposta correta ou a frase que melhor completa a sentença.

1. A primeira ação do socorrista em um acidente envolvendo queimaduras deve ser
   a. remover a vítima da fonte da queimadura.
   b. examinar a vítima em busca de complicações cardíacas e respiratórias.
   c. determinar a gravidade da queimadura.
   d. desobstruir e manter as vias aéreas.

2. A primeira medida no atendimento de uma queimadura pequena de primeiro grau normalmente é
   a. transportar a vítima para um centro médico o mais rápido possível.
   b. cobrir a área com um curativo úmido e volumoso.
   c. aplicar uma substância gordurosa ou vaselina na área lesionada.
   d. submergir a área queimada em água fria.

3. Cobrir uma queimadura térmica de espessura parcial que atinge menos de 10% da superfície corporal com um curativo estéril úmido pode
   a. reduzir o edema.
   b. aliviar a dor.
   c. prevenir a infecção.
   d. As alternativas a e b estão corretas.

4. O atendimento de emergência para uma queimadura química causada por cal seca é
   a. remover a cal com água corrente.
   b. aplicar um neutralizador para a cal.
   c. primeiro remover a cal seca da pele, do cabelo e das roupas da vítima.
   d. aplicar uma bandagem oclusiva.

423

- Pressuponha a ocorrência de uma lesão por inalação em qualquer caso de queimadura térmica, sempre que o rosto apresentar queimaduras, ou nos casos em que a vítima tenha ficado confinada em um espaço fechado.

- A chave para o tratamento de queimaduras químicas é fazer uma irrigação prolongada, vigorosa e intensa; quanto mais rapidamente você iniciar o atendimento, menos grave será a lesão. Comece irrigando-a durante, pelo menos, 20 minutos.

- Antes de aproximar-se de alguma vítima de lesão elétrica, certifique-se de que há segurança para isso.

- O objetivo do atendimento de emergência de uma pessoa atingida por raios é a oxigenação cardíaca e cerebral até que o organismo reassuma a função por si próprio.

Termos-chave

Certifique-se de que você compreende os termos-chave a seguir:

lesão por inalação	queimadura de segundo grau
lesões por arco elétrico (queimaduras por clarão)	queimadura de terceiro grau
método da superfície palmar	queimaduras por contato
monóxido de carbono	queimaduras térmicas
queimadura de primeiro grau	Regra dos Nove tóxico

Exercício de raciocínio crítico

Você está em um parque local quando uma família começa a gritar por socorro em um pavilhão. Você corre e vê um homem de aproximadamente 40 anos deitado sobre uma poça d'água próximo a um refrigerador. Um membro da família diz que o homem foi ligar o refrigerador na tomada quando um som alto foi ouvido e uma faísca foi observada. O homem não está se movendo. Você observa uma queimadura na mão que segura o fio do refrigerador e queimaduras em ambos os pés descalços.

1. Qual deve ser sua ação imediata?
2. Se a vítima não apresenta pulso ou respiração, como você deve proceder?
3. Qual é sua suspeita sobre a extensão das queimaduras?

O objetivo do atendimento de emergência para pessoas atingidas por raios é a oxigenação cardíaca e cerebral até o momento em que o coração tenha novamente capacidade para funcionar. Nesses casos, você deve continuar o procedimento de ressuscitação (respiração artificial e compressões torácicas) por mais tempo que em uma vítima de outros traumas – mesmo que ela pareça sem vida. As pessoas atingidas por raios têm maior chance de ressuscitação que as vítimas de parada cardíaca ou respiratória decorrente de outras causas. O coração apresenta uma tendência natural de começar a bater sozinho, sem qualquer intervenção.

Se o acidente ocorreu em área aberta, remova a vítima rapidamente para uma área protegida para reduzir a possibilidade de uma segunda ocorrência. Se um grupo de pessoas foi atingido, cuide primeiro da que está aparentemente sem vida. Aqueles que mostram funções vitais provavelmente vão se recuperar espontaneamente.

Para atender pessoas atingidas por raios:

1. Acione imediatamente o SRM.
2. Investigue o local, avalie o que aconteceu e certifique-se de que a vítima está protegida de outras lesões. Remova os fragmentos que tenham caído sobre ela e afaste-a de qualquer fonte de eletricidade.
3. Avalie a respiração e o pulso; se necessário, inicie respiração artificial ou RCP. Utilize um DEA se a vítima estiver sem pulso. *O segredo para a sobrevivência é iniciar, sem demora, esforços de ressuscitação vigorosos e prolongados.* Em caso de lesão medular, mantenha a cabeça em posição neutra, colocando delicadamente a mandíbula para a frente.
4. Imobilize o pescoço da vítima para evitar o agravamento de uma possível lesão na coluna vertebral. Se possível, remova-a para solo seco após ter imobilizado o pescoço.
5. Se a vítima estiver consciente, avalie os movimentos em todos os membros e a reação à dor.
6. Enquanto aguarda a chegada do SRM, examine os ferimentos abertos ou fraturas, dispensando o atendimento apropriado.

✓ Avaliação de progresso

1. Se um fio elétrico estiver caído sobre um veículo, _____. (*faça os passageiros descerem do carro/remova o fio elétrico com uma vara de madeira/não toque no veículo*)
2. Se a vítima for encontrada em uma banheira com um dispositivo elétrico, _____. (*desligue o aparelho/esvazie a banheira*)
3. Uma lesão causada por arco elétrico ocorre quando _____. (*um membro é atingido por um raio/ uma corrente penetra no corpo/uma corrente pula de uma superfície para outra*)
4. Ao tratar uma vítima de choque elétrico, a prioridade é _____. (*remover a fonte de eletricidade/proteger a si próprio/afastar a vítima da fonte de eletricidade*)
5. Suponha sempre que a pessoa atingida por raios tenha sofrido _____. (*múltiplas lesões/ parada cardíaca/queimaduras internas*)
6. As pessoas atingidas por raios têm maior chance de ressuscitação que as vítimas de colapsos decorrentes de outras causas porque _____. (*o coração pode voltar a bater sozinho/a temperatura do corpo é ligeiramente elevada*)
7. O objetivo do atendimento de emergência para pessoas atingidas por raios é _____. (*evitar lesões adicionais/oxigenar o coração e o cérebro/ restaurar a circulação*)

Resumo

- As queimaduras são classificadas de acordo com o grau de lesão à pele e aos tecidos subcutâneos. As de primeiro e segundo graus são queimaduras de espessura parcial (a queimadura atinge somente parte das camadas da pele), enquanto as de terceiro grau são queimaduras de espessura total (afetam todas as camadas da pele).

- Você pode avaliar rapidamente a extensão da superfície corporal queimada usando a Regra dos Nove ou o método da superfície palmar.

- As queimaduras no rosto, mãos, pés ou genitais são sempre consideradas críticas.

- No atendimento de emergência em casos de queimaduras, a prioridade é evitar lesões adicionais. Para tanto, comece removendo a vítima da fonte da queimadura e eliminando sua causa.

- Lesões por inalação causam a maior parte das mortes decorrentes de incêndio; a lesão por inalação mais comumente associada à queimadura é o envenenamento por monóxido de carbono. Sempre pressuponha que uma vítima de queimadura que está inconsciente inalou gases tóxicos ou vapores contendo monóxido de carbono.

420 Primeiros socorros para estudantes

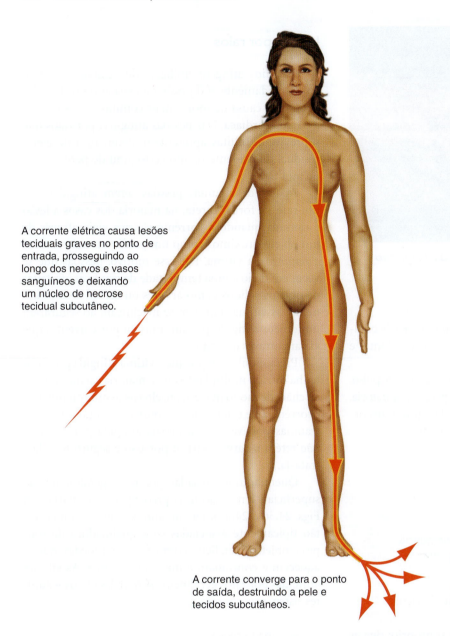

A corrente elétrica causa lesões teciduais graves no ponto de entrada, prosseguindo ao longo dos nervos e vasos sanguíneos e deixando um núcleo de necrose tecidual subcutâneo.

A corrente converge para o ponto de saída, destruindo a pele e tecidos subcutâneos.

Figura 24.35 Procure sinais de duas queimaduras separadas, quando a eletricidade for a causa da lesão. (Dados de *Hospital Medicine*, maio de 1989, p. 85.)

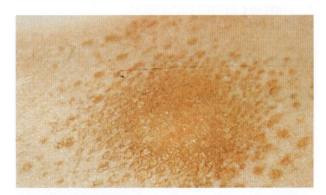

Figura 24.36 Queimadura por raios.

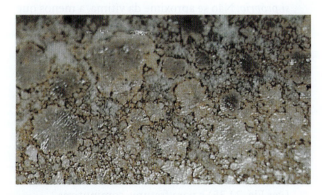

Figura 24.37 Queimadura por raios.

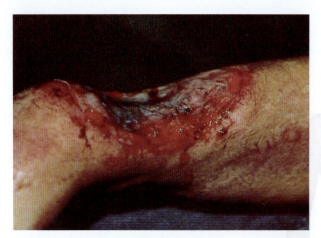

Figura 24.34 Queimadura elétrica profunda de terceiro grau.

- Torpor, confusão mental ou inconsciência.
- Queimaduras graves e evidentes na superfície cutânea no local em que a eletricidade entrou (fonte) e saiu (terra) do corpo.
- Pulso fraco, rápido e/ou irregular ou ausência de pulso.
- Respiração superficial, irregular ou parada respiratória.
- Possibilidade de fraturas múltiplas graves decorrentes de contrações musculares intensas.

Atendimento de emergência

> ▶ **Objetivo de aprendizagem**
> 10 Descrever o atendimento de emergência apropriado em caso de choque elétrico.

Para tratar uma vítima de choque elétrico:

1. A prioridade deve ser proteger a si próprio; siga as diretrizes descritas na seção *Protegendo a vítima e a si próprio*. Não se aproxime da vítima, a menos que possa fazê-lo com segurança.
2. Monitore a respiração e o pulso da vítima; inicie RCP imediatamente e utilize o DEA, se disponível, mesmo que você não saiba exatamente a extensão da lesão.
3. Se a vítima tiver caído ou sido jogada, trate de possíveis lesões na coluna vertebral.
4. Se a vítima estiver consciente e sua condição não for de emergência, dispense atendimento básico para as lesões na entrada e saída da corrente elétrica (ver Fig. 24.35) e para fraturas cominutivas.
5. Administre o tratamento para choque à vítima.

Lesões por raios

Os raios atingem milhares de pessoas e matam aproximadamente 300 pessoas a cada ano nos Estados Unidos. A causa de morte mais comum nesses casos é a parada cardíaca. Das pessoas atingidas por raios que sobrevivem, muitas apresentam algum tipo de efeito residual do acidente (como certo grau de perda visual ou auditiva).

Apesar de algumas pessoas serem atingidas por um raio de forma direta, na maioria dos casos a lesão é causada quando a corrente elétrica viaja através de um objeto próximo (como um prédio ou uma árvore) e *respinga* na vítima. Por esse motivo, pessoas que se veem em meio a uma tempestade devem ficar afastadas de objetos sólidos como árvores ou cercas. Ocasionalmente as vítimas também se machucam ao segurarem um objeto atingido por um raio ou por correntes que viajam através do chão.

Pressuponha *sempre* que a vítima atingida por raios tenha sofrido múltiplas lesões; a maioria cai ou é jogada ao chão, de modo que é aconselhável assumir também a ocorrência de uma lesão na coluna vertebral ou outros traumas possíveis. Uma pessoa atingida por um raio *não* retém a carga elétrica; por isso é seguro tocá-la e tratá-la.

Queimaduras causadas por raios geralmente são superficiais e não são uma preocupação primária (ver Figs. 24.36 e 24.37). Queimaduras mais profundas estão tipicamente associadas com queimadura de roupas e objetos metálicos, como fivelas e moedas, que se aquecem e continuam a queimar a vítima. As vítimas atingidas por raios geralmente sofrem lesão nos seguintes sistemas corporais:

- sistema nervoso;
- pele;
- coração e sistema circulatório.

Para informações sobre como prevenir uma lesão por raios, consulte o Capítulo 27.

Atendimento de emergência

> ▶ **Objetivo de aprendizagem**
> 11 Descrever o atendimento de emergência apropriado em caso de lesões causadas por raios.

7. _____ Queimaduras de segundo grau afetando mais de 30% da superfície corporal de um adulto.

8. _____ Queimaduras de terceiro grau afetando mais de 2 a 3% da superfície corporal de uma criança.

9. _____ Queimaduras de terceiro grau afetando o rosto, as mãos, os pés ou a área genital.

10. _____ Queimaduras de primeiro grau afetando 50 a 75% da superfície corporal de um adulto.

11. _____ Queimaduras de segundo grau afetando menos de 10% da superfície corporal de uma criança.

Parte 4   O que você faria...?

1. Um menino de 10 anos está brincando com gasolina e sofre queimaduras no abdome e nos membros inferiores.

2. Um operário industrial tem o corpo todo atingido por cal seca em pó.

3. Um adolescente é atingido por um raio em um campo de golfe. Ele não está respirando e não apresenta pulso carotídeo.

Capítulo 25

Emergências relacionadas ao calor e ao frio

▶ Objetivos de aprendizagem

Após estudar este capítulo, você será capaz de:

1. Explicar como o corpo procura manter sua temperatura normal.
2. Explicar como o corpo perde calor.
3. Descrever e demonstrar o atendimento de emergência adequado em caso de intermação.
4. Descrever e demonstrar o atendimento de emergência adequado em caso de exaustão por calor.
5. Descrever e demonstrar o atendimento de emergência adequado em caso de cãibras por calor.
6. Identificar os sinais e sintomas de hipotermia.
7. Descrever e demonstrar o atendimento de emergência adequado em caso de hipotermia.
8. Identificar os sinais e sintomas de geladura.
9. Descrever e demonstrar o atendimento de emergência adequado em caso de geladura.

No local da ocorrência

Daniel Stringham, 16 anos, e quatro de seus amigos corriam ao lado de uma autoestrada em uma área rural do município, treinando para uma maratona que aconteceria em breve. Daniel, um adolescente robusto, que não vinha mantendo a mesma programação de treinamento seguida pelos outros nos últimos meses, esforçava-se para prosseguir. Quando o resto dos rapazes fez uma curva na estrada, Daniel caiu. Sua pele estava seca e avermelhada; embora se sentisse extremamente quente, ele não suava; sua respiração estava acelerada e se assemelhava a um ronco. Quando os rapazes se agruparam ao seu redor, ficou óbvio que ele estava confuso – não sabia onde estava e parecia muito ansioso.

Parker Merritt pediu a um dos corredores que fosse até uma casa nas proximidades para chamar a equipe de resgate; com a ajuda dos outros, Parker levou Daniel para a sombra de uma árvore. Os rapazes tiraram a camiseta, o calção, as meias e o tênis de Daniel; dois deles trouxeram água de um fosso de irrigação próximo, usando as mãos em concha, e a espalharam sobre seu tórax, braços e pernas, enquanto Parker o abanava intensamente com seu calção de corrida. Quando o SRM chegou ao local, a temperatura de Daniel estava começando a diminuir. A ação rápida de Parker evitou complicações sérias.

O calor e o frio podem causar várias lesões diferentes – algumas menores, outras que ameaçam a vida. A compreensão básica do modo pelo qual o corpo mantém sua temperatura e de como ele se ajusta fisiologicamente aos extremos de calor e frio é fundamental para se cuidar dessas lesões.

Regulação da temperatura

> **Objetivo de aprendizagem**
> 1 Explicar como o corpo procura manter sua temperatura normal.

O corpo humano defende com firmeza sua temperatura média de 37°C que, para ser mantida, depende da perda e da produção de calor em proporções iguais. O corpo mantém o equilíbrio ao desviar o fluxo sanguíneo para a superfície do corpo. Quando a temperatura sobe, os vasos próximos à pele se dilatam, e o sangue leva mais calor para a pele, a fim de que seja eliminado do corpo. Se o ambiente externo estiver mais frio que a pele, o calor será dissipado por irradiação e convecção; caso esteja mais quente, o calor será dissipado por evaporação do suor. A temperatura passa de uma superfície ou corpo mais quente para uma superfície ou corpo mais frio.

Como o corpo perde calor

> **Objetivo de aprendizagem**
> 2 Explicar como o corpo perde calor.

O corpo perde calor de cinco maneiras (ver Fig. 25.1):

1. **Irradiação**, o calor é transferido da superfície de um objeto para a superfície de outro sem que haja contato físico; a principal forma de perda de calor pelo corpo é a irradiação.
2. **Condução**, o calor é transferido da superfície de um objeto para a superfície de outro pelo contato direto; a perda de calor por meio da condução pode ser 25 vezes maior quando a pele está em contato com água fria do que em contato com ar frio.
3. **Convecção**, o ar frio em contato imediato com a pele é aquecido por ela; as moléculas aquecidas se afastam, as mais frias ocupam os espaços deixados e o ciclo se repete.
4. **Evaporação**, o calor corporal causa perspiração, que deixa a superfície corporal ao se transformar em vapor; dois terços da perda por evaporação ocorrem por causa da perspiração.

---

irradiação Transferência de calor corporal para a superfície de outro objeto na ausência de contato físico.
condução Transferência de calor corporal para objetos próximos por meio do contato físico direto.
convecção Transferência de calor corporal para a atmosfera ao redor, que se torna mais quente, se eleva e é substituída por ar mais frio.
evaporação Perda de calor corporal quando a transpiração passa do estado líquido para o vapor.

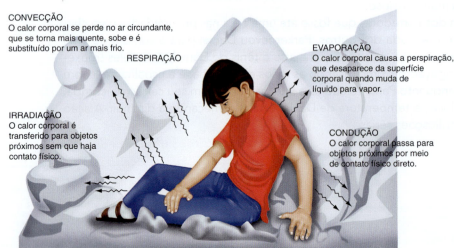

Figura 25.1 Um alpinista suado e vestido de maneira inadequada se abriga entre pedras úmidas e frias.

5. **Respiração**, o calor do corpo é perdido por meio da respiração; um terço da perda evaporativa ocorre pela respiração.

Quando o corpo fica superaquecido, o fluxo sanguíneo para a pele aumenta. Os vasos na superfície cutânea se dilatam, o calor no sangue é levado para sua superfície e, em seguida, se perde por meio de irradiação, convecção e evaporação (perspiração).

O fenômeno da convecção foi incorporado ao conceito de *arrefecimento* (*windchill*). A definição de uma unidade de *windchill* é a quantidade de calor que seria perdida em uma hora em um metro quadrado de superfície cutânea exposta a uma temperatura normal de 33ºC. Em essência, o fator de arrefecimento combina os efeitos da velocidade do vento e da temperatura do ambiente formando um número que indica o risco da exposição. O arrefecimento, através das convecções associadas, causará um resfriamento muito mais rápido do corpo.

Como o corpo conserva calor

O corpo conserva o calor de três formas:

1. Os vasos sanguíneos se contraem, mantendo o sangue aquecido no núcleo do corpo.
2. Os pelos ficam eriçados, prendendo o ar quente bem perto da pele.
3. Pouca ou nenhuma perspiração é liberada na superfície da pele pela evaporação.

Efeitos do vestuário sobre o equilíbrio térmico

O vestuário fornece resistência térmica à perda de calor, isolando a pele pelo aprisionamento de ar entre suas fibras. Infelizmente, a maioria das pessoas não sabe como usar as roupas da melhor maneira para regular a temperatura do corpo.

A perda de calor precisa ser aumentada quando o corpo está ativo e diminuída quando inativo. Mas o modo como a maioria das pessoas se veste em temperaturas baixas desafia ambos os propósitos: elas vestem muitas camadas de roupa quando trabalham, e poucas quando estão em repouso.

Considere o que acontece durante a transpiração. Em clima quente, as roupas agem como uma barreira para a evaporação da perspiração, frustrando o sistema de resfriamento do corpo. Em baixas temperaturas, a pessoa transpira excessivamente por vestir muitas camadas de roupa, deixando molhadas as roupas mais próximas à pele. Resultado: a pessoa perde calor 240 vezes mais rápido do que se a roupa permanecesse seca.

✓ Avaliação de progresso

1. A perda de calor pela irradiação envolve a transferência de calor corporal para outra superfície sem _____. (*interferência/contato direto/ evaporação*)
2. A convecção, fundamental para o conceito de *windchill*, ocorre quando as moléculas de ar ao redor da pele são _____, sobem e são substituídas por ar mais frio. (*levadas pelo ar/ carregadas por uma corrente de vento/aquecidas pela pele*)
3. A perda de calor por condução envolve a transferência de calor de uma superfície para outra mediante _____. (*contato direto/contato indireto/fibras da roupa*)
4. Por meio da evaporação, a perspiração passa do estado líquido para o estado _____, retirando o calor. (*gasoso/sólido/vapor*)

Lesões relacionadas ao calor (hipertermia)

As lesões relacionadas ao calor (**hipertermia**) enquadram-se em três categorias principais. Da mais letal para a menos prejudicial, temos: intermação, exaustão por calor e cãibras por calor. Essas lesões são mais comuns quando a temperatura e umidade são altas e há pouco ou nenhum vento. Quando a temperatura ambiente chega aos 32ºC, a capacidade de perder calor por meio da radiação é ineficaz. Em uma umidade relativa de 75% ou mais, a perda de calor por meio da evaporação se torna ineficaz. Os mais suscetíveis a esse tipo de lesão são:

- atletas;
- pessoas que trabalham perto de fornos ou fogões;
- pessoas fisicamente debilitadas;
- alcoólatras;
- obesos;
- pessoas com doença crônica;
- pessoas que não se ajustaram ao ambiente;

> **respiração** Processo fisiológico que também resulta em perda de calor corporal.
> **hipertermia** Aumento significativo da temperatura corporal.

430 Primeiros socorros para estudantes

- doentes cardíacos;
- usuários de certas drogas (como diuréticos);
- vítimas de queimadura;
- idosos;
- crianças.

Intermação

A **intermação** – às vezes chamada de "insolação" – é uma emergência potencialmente fatal que ocorre quando os mecanismos de regulação do calor corporal sucumbem ou falham ao resfriar o corpo. O corpo fica superaquecido, e a temperatura corporal aumenta de maneira muito perigosa. Cerca de metade das vítimas não produz suor (em decorrência da falha nos mecanismos de resfriamento, como já mencionado).

Por não ocorrer o resfriamento, o corpo armazena quantidades crescentes de calor, os mecanismos de pro-dução de calor se aceleram e, consequentemente, as células cerebrais sofrem dano, causando invalidez permanente ou morte. As vítimas sem tratamento morrem.

Existem dois tipos de intermação: a *clássica*, na qual as pessoas perdem a habilidade de suar (geralmente afetando indivíduos idosos ou pessoas com doenças crônicas durante uma onda de calor) e a *por esforço*, na qual as vítimas envolvidas em esforço físico e tensão muscular retêm a habilidade de suar (ver Fig. 25.2). Entretanto, essas vítimas podem ficar desidratadas, perdendo sua

> **intermação** Emergência potencialmente fatal provocada por um distúrbio no mecanismo de regulação da temperatura corporal; a condição é caracterizada por febre excessiva, pele quente e ressecada ou úmida, delírio ou coma.

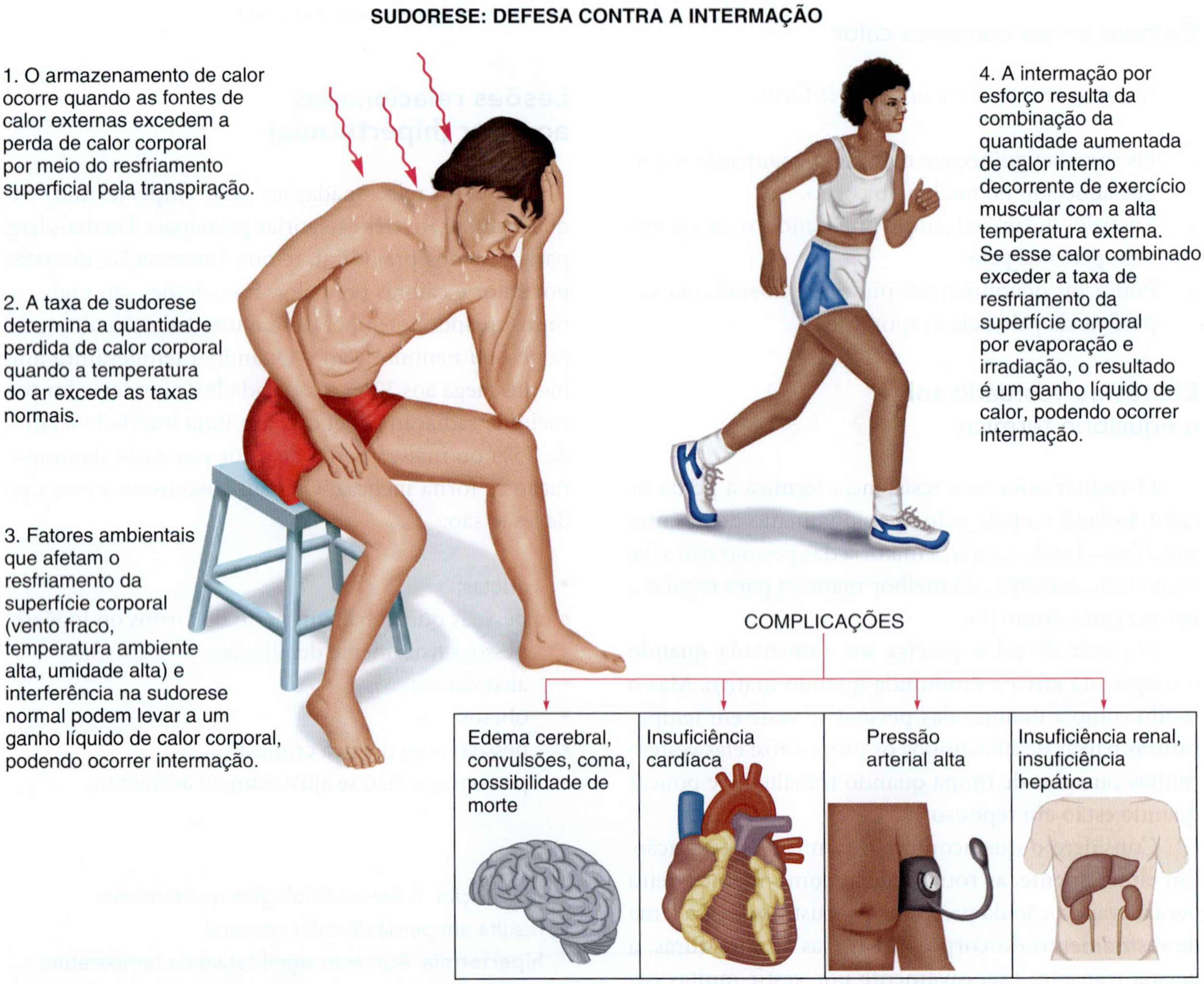

SUDORESE: DEFESA CONTRA A INTERMAÇÃO

1. O armazenamento de calor ocorre quando as fontes de calor externas excedem a perda de calor corporal por meio do resfriamento superficial pela transpiração.

2. A taxa de sudorese determina a quantidade perdida de calor corporal quando a temperatura do ar excede as taxas normais.

3. Fatores ambientais que afetam o resfriamento da superfície corporal (vento fraco, temperatura ambiente alta, umidade alta) e interferência na sudorese normal podem levar a um ganho líquido de calor corporal, podendo ocorrer intermação.

4. A intermação por esforço resulta da combinação da quantidade aumentada de calor interno decorrente de exercício muscular com a alta temperatura externa. Se esse calor combinado exceder a taxa de resfriamento da superfície corporal por evaporação e irradiação, o resultado é um ganho líquido de calor, podendo ocorrer intermação.

COMPLICAÇÕES

| Edema cerebral, convulsões, coma, possibilidade de morte | Insuficiência cardíaca | Pressão arterial alta | Insuficiência renal, insuficiência hepática |

Figura 25.2 A intermação é uma emergência real de ameaça à vida.

capacidade de resfriar efetivamente por meio de evaporação.

Sinais e sintomas

A intermação (ver Fig. 25.3) é indicada por:

- temperatura do corpo igual ou superior a 40,5°C;
- pele avermelhada e quente, úmida ou seca;
- pulso inicialmente rápido e forte;
- pulso posteriormente rápido e fraco;
- pupilas inicialmente contraídas que se tornam dilatadas;
- tremores;
- confusão mental ou ansiedade;
- irritabilidade ou agressividade;
- respiração inicialmente profunda e rápida;
- respiração posteriormente superficial e fraca;
- dor de cabeça;
- boca seca;
- falta de ar;
- perda de apetite;
- náusea e vômito;
- tontura e fraqueza;
- crises convulsivas ou colapso repentino.

As vítimas de intermação em geral mostram níveis comprometidos de consciência, variando de desorientação até coma.

Atendimento de emergência

> **Objetivo de aprendizagem**
> **3** Descrever e demonstrar o atendimento de emergência adequado em caso de intermação.

A *intermação é uma emergência médica real; cada minuto é importante*. O atendimento de emergência para intermação visa ao resfriamento *imediato* do corpo. Acione o SRM e, em seguida:

1. Estabeleça as vias aéreas e, quando possível, remova a vítima da fonte de calor.
2. Remova o máximo possível de vestimentas da vítima, deixando apenas sua roupa íntima; em seguida, utilize uma combinação dos seguintes métodos para resfriar a vítima até que seu estado mental retorne ao normal:

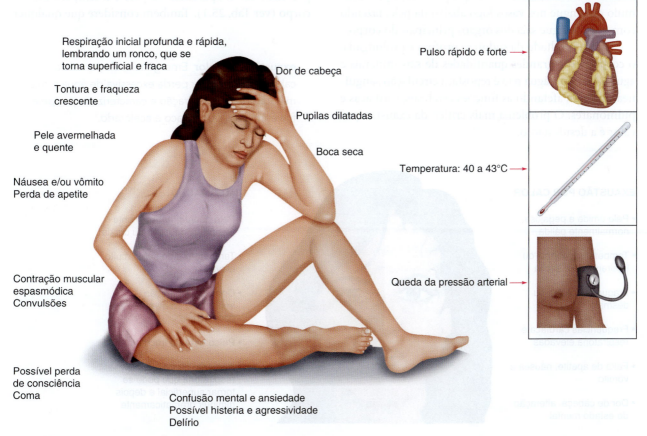

Figura 25.3 Sinais e sintomas da intermação.

- despeje ou borrife água fria sobre o corpo da vítima, abane a vítima vigorosamente;
- se a vítima começar a ter calafrios, diminua o método de resfriamento (os tremores de frio produzem calor);
- *nunca* use álcool isopropílico para esfriar a pele; a pele absorve o álcool, o que pode ser tóxico.

3. Nunca dê estimulantes ou bebidas quentes para a vítima.
4. À medida que o corpo esfria, podem ocorrer crises convulsivas ou vômito. Posicione a vítima para facilitar a drenagem.
5. Monitore a temperatura da vítima enquanto espera a chegada da equipe de resgate. Se a temperatura começar a subir, retome os procedimentos de resfriamento. (A temperatura deve cair para menos de 37,7°C e permanecer baixa até que o perigo tenha passado.)

Exaustão por calor

O mais comum dos distúrbios associados ao calor, a **exaustão por calor** ocorre em uma pessoa considerada em boa forma física que se envolve em um esforço físico extremo, em um ambiente úmido e quente. Na verdade, é uma forma moderada de choque provocada pelo acúmulo de sangue nos vasos logo abaixo da pele, fazendo com que o sangue saia dos órgãos principais do corpo.

Como resultado da sudorese profusa e prolongada, o corpo perde grandes quantidades de sais minerais e água. Quando a água não é reposta, a circulação sanguínea diminui, afetando as funções cerebrais, cardíacas e pulmonares. O problema mais crítico da exaustão por calor é a desidratação.

Sinais e sintomas

Os principais sinais e sintomas da exaustão por calor são:

- dor de cabeça;
- fraqueza;
- fadiga;
- náusea e/ou vômito;
- diarreia;
- perda de apetite;
- tontura e fraqueza;
- transpiração excessiva;
- pele acinzentada, fria e pálida;
- temperatura normal a ligeiramente elevada;
- pupilas dilatadas;
- pulso fraco e rápido;
- sede;
- dificuldade para andar;
- prostração ou breve inconsciência;
- possíveis cãibras musculares.

Veja na Figura 25.4 os sinais e sintomas da exaustão por calor comparados aos da intermação. As duas diferenças mais evidentes entre a intermação e a exaustão por calor são a aparência da pele e a temperatura do corpo (ver Tab. 25.1). Também considere que qualquer

> **exaustão por calor** Emergência relacionada ao calor provocada por perda excessiva de água e sais minerais pela transpiração e caracterizada por pele fria e úmida e pulso fraco e acelerado.

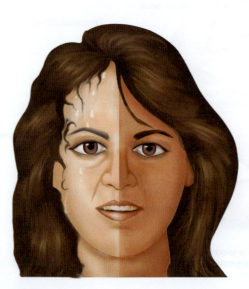

EXAUSTÃO POR CALOR

- Pele úmida e pegajosa, normalmente pálida
- Temperatura normal ou ligeiramente elevada
- Fraqueza, tontura ou desmaio
- Frequências cardíaca e respiratória elevadas
- Falta de apetite, náusea e vômito
- Dor de cabeça, alteração do estado mental

INTERMAÇÃO

- Pele quente, normalmente avermelhada, seca ou úmida
- Temperatura do corpo muito elevada
- Coma, ou alteração importante do nível de consciência
- Pulso forte ou fraco e rápido
- Aumento da frequência respiratória que pode se tornar superficial e depois diminuir dramaticamente

Figura 25.4 Sinais e sintomas da exaustão por calor e da intermação.

Tabela 25.1 Intermação e exaustão por calor

Condição	Aparência da pele	Temperatura do corpo
Intermação	Corada, quente ao toque, molhada ou seca	Alta – normalmente de 40,5 a 43°C
Exaustão por calor	Fria, pálida, pegajosa	Normal ou ligeiramente aumentada

vítima com alteração do estado mental, que esteja em uma emergência relacionada ao calor, está sofrendo uma intermação.

Atendimento de emergência

> **Objetivo de aprendizagem**
> 4 Descrever e demonstrar o atendimento de emergência adequado em caso de exaustão por calor.

Para tratar a exaustão por calor:

1. Leve a vítima para um local fresco, retire o máximo de roupas possível, aplique compressas frias molhadas em sua pele e a abane de leve. Certifique-se de que a vítima não sente frio.
2. Coloque a vítima deitada, levante seus pés de 20 a 30 cm.
3. Se a vítima estiver totalmente consciente, dê a ela água fria ou bebida esportiva para beber em um ritmo de meio copo a cada 10 minutos durante 1 hora (ver Fig. 25.5). *Nunca dê sal para a vítima.* Se a vítima vomitar, pare de dar líquidos e acione imediatamente o SRM.
4. Se a vítima estiver inconsciente, ela pode estar progredindo para uma intermação; acione imediatamente o SRM e cuide das vias aéreas e da ventilação.
5. Meça a temperatura da vítima a cada 10 ou 15 minutos. Se estiver acima de 38°C ou subindo, ou se a vítima estiver incapaz de ingerir líquidos ou vomitar após ingerí-los, ou se ela não melhorar em 30 minutos, acione o SRM.

Cãibras por calor

Lesões por calor menos comuns e menos sérias, as **cãibras por calor** são espasmos musculares que ocorrem quando:

- o corpo perde muito sal e outros eletrólitos durante a transpiração intensa;
- os níveis de cálcio estão baixos;
- consome-se muita água, porém uma quantidade insuficiente de eletrólitos.

Os músculos contam com um rígido equilíbrio de água, cálcio e sódio; quando esse equilíbrio é rompido, podem ocorrer cãibras por calor. Em essência, a cãibra ocorre porque o músculo se contrai, mas não relaxa.

A alta temperatura não é um pré-requisito – a pessoa que se exercitar vigorosamente em uma temperatura baixa e transpirar pode desenvolver cãibras por calor se beber água mas não repuser o sal.

Sinais e sintomas

As cãibras por calor podem variar de cãibras musculares moderadas a extremamente dolorosas, sendo mais comuns nas pernas, nas panturrilhas e no abdome. Outros sinais e sintomas incluem (ver Fig. 25.6):

- batimentos cardíacos acelerados;
- pele suada;
- temperatura do corpo normal;
- debilidade e tontura;
- exaustão e fadiga;
- abdome rígido e com aspecto plano;
- possivelmente náusea e vômito;
- nível de consciência normal.

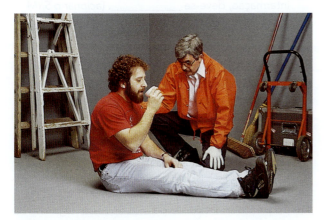

Figura 25.5 Se a vítima com exaustão por calor estiver totalmente consciente, dê-lhe água fria.

SINAIS E SINTOMAS DE CÃIBRAS POR CALOR

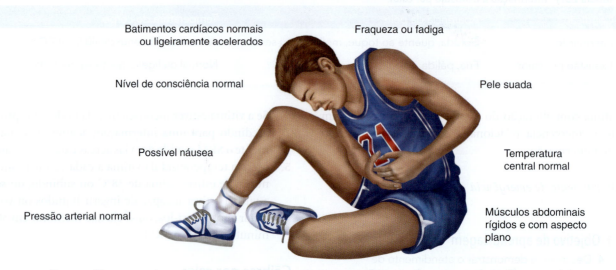

Figura 25.6 As cãibras por calor são as emergências mais comuns entre aquelas causadas por temperatura elevada, porém as menos sérias.

Atendimento de emergência

> ▶ **Objetivo de aprendizagem**
> 5 Descrever e demonstrar o atendimento de emergência adequado em caso de cãibras por calor.

1. Se a vítima estiver em um ambiente quente, retire-a imediatamente do calor; coloque a vítima em repouso em um local fresco.
2. Administre pequenas quantidades de água ou bebida esportiva (meio copo a cada 15 minutos). *Não use sal*.
3. Aplique toalhas úmidas na testa da vítima e sobre os músculos afetados. Para aliviar a dor, tente esticar alongar os grupos musculares envolvidos.
4. Explique para a vítima o que aconteceu e por que, de forma que ela possa evitar uma recorrência; a vítima deve evitar esforço de qualquer tipo por, pelo menos, 12 horas, ou as cãibras por calor reincidirão. Ative o SRM se a vítima apresentar outras doenças ou lesões, se surgirem outros sintomas, se o estado da vítima piorar ou se ela não responder aos cuidados.

> **cãibras por calor** Espasmos musculares causados por um distúrbio no equilíbrio de eletrólitos dos músculos; geralmente observadas quando o corpo perde muito sal e outros eletrólitos durante a sudorese profusa.

✓ **Avaliação de progresso**

1. _____ é uma condição potencialmente fatal; sem tratamento, a vítima pode morrer. (*Intermação/Exaustão por calor/Cãibra por calor*)
2. As duas maiores e mais evidentes diferenças entre a intermação e a exaustão por calor são a temperatura do corpo e _____. (*o nível de consciência/a constrição das pupilas/o padrão de respiração*)
3. Na intermação, a pele fica quente, avermelhada e _____. (*molhada/seca/ou molhada ou seca*)
4. A prioridade máxima no tratamento da intermação é _____. (*a monitoração do pulso/o resfriamento imediato do corpo/a monitoração da temperatura corporal*)
5. Se a temperatura da vítima começar a subir novamente após o início do tratamento para intermação, deve-se _____. (*acionar o SRM imediatamente/colocar a vítima em água fria/recomeçar os procedimentos de resfriamento*)
6. A exaustão por calor resulta da _____. (*temperatura corporal elevada/perda de líquidos e eletrólitos/dilatação dos vasos*)
7. O problema mais crítico na exaustão por calor é _____. (*a desidratação/o superaquecimento/o distúrbio circulatório*)
8. As cãibras por calor ocorrem por causa do rompimento no equilíbrio muscular de cálcio, água e _____. (*sódio/potássio/fósforo*)
9. Para tratar das cãibras por calor, administre à vítima pequenas quantidades de _____. (*água quente/água fria/água salgada*)

Lesões relacionadas ao frio (hipotermia)

As principais lesões relacionadas a temperaturas extremamente frias são a hipotermia geral, a hipotermia por imersão e a geladura. As lesões relacionadas ao frio podem ocorrer em qualquer época do ano se a pessoa for exposta aos elementos por um período prolongado, estiver suando excessivamente e for exposta ao vento, ou for vítima de um quase afogamento. *Lembre-se*: várias condições além da temperatura fria podem afetar a capacidade do corpo de regular sua própria temperatura.

Hipotermia geral

Lesão relacionada ao frio que mais oferece risco à vida, a **hipotermia** geral afeta todo o corpo com um resfriamento intenso e generalizado (ver Tab. 25.2). Em geral, o controle térmico é perdido quando a temperatura corporal cai abaixo de 35°C; o coma ocorre quando a temperatura central do corpo atinge aproximadamente 26°C.

Os fatores que contribuem para a hipotermia, mesmo na ausência de um ambiente frio, incluem:

> **hipotermia** Redução significativa da temperatura corporal.

Tabela 25.2 Resumo da hipotermia geral

Fatores predisponentes	Sinais que outros observam	Sintomas que a vítima sente	Prevenção	Atendimento de emergência
Baixo condicionamento físico	Perda da coordenação; ritmo lento e vacilante	Calafrios intensos (início)	Repouso e alimentação antes do esforço	MINIMIZAR A PERDA DE CALOR; proteger a vítima do frio
Impossibilidade de comer ou beber em quantidade suficiente	Distorção da fala Esquecimento	Fadiga Sensação de frio extremo e torpor	Ingestão de alimentos ricos em calorias de modo constante quando em ambiente ao ar livre	Colocar isolamento térmico entre a vítima e o chão
Baixo percentual de gordura corporal Roupas inadequadas	Raciocínio confuso; ambição irracional	Perda da coordenação; perda de equilíbrio, dificuldade de fala, desorientação	Utilizar roupas adequadas que protejam do vento Portar equipamento protetor de emergência	Colocar roupas secas e/ou envolver a vítima em cobertores
Ausência de abrigo contra neve, chuva e vento	Imaginação hiperativa; possível alucinação	Rigidez muscular após os calafrios Pele pálida e fria	Se estiver em ambiente aberto, montar imediatamente um abrigo caso surja uma tempestade, ocorra uma lesão ou se estiver perdido	Manter a vítima seca; remover roupas molhadas
Ausência de abrigo contra neve, chuva e vento	Pele pálida e fria Pupilas dilatadas	Pulso lento, irregular ou fraco (avançado)		ACRESCENTAR CALOR: colocar a vítima dentro de um saco de dormir com outra pessoa
Umidade (da perspiração, precipitação ou imersão)	Respiração superficial e lenta (avançado)		Manter o corpo em movimento; isso faz com que o corpo produza calor; se estiver acampando, utilizar um abrigo e fazer exercícios isométricos	Fornecer líquidos quentes
Exaustão	Confusão, estupor, possível inconsciência			Manter a vítima em contato físico com outras pessoas para receber calor corporal

- algumas drogas (p. ex., depressores do sistema nervoso central);
- cirurgia;
- atividades aquáticas;
- doença existente;
- trauma;
- grande perda de sangue;
- extremos de idade (crianças pequenas e idosos);
- imobilidade.

Basicamente, a hipotermia ocorre quando o corpo perde mais calor do que produz; a morte pode ocorrer após duas horas dos primeiros sinais e sintomas, dependendo da velocidade do resfriamento (ver Fig. 25.7). Entretanto, sempre se deve tentar o tratamento – há relatos de casos nos quais as vítimas sobreviveram em uma temperatura central de até 18°C.

Sinais e sintomas

> ▶ **Objetivo de aprendizagem**
> 6 Identificar os sinais e sintomas de hipotermia.

Pelo fato de ser extremamente difícil medir a temperatura central do corpo no meio externo, ao suspeitar de hipotermia, baseie-se nos sinais e sintomas (ver Figs. 25.8 e 25.9).

- pele que é fria ao toque (para testar, encoste o dorso de sua mão na pele do abdome da vítima);
- calafrios incontroláveis;
- fala vaga, indistinta e inarticulada;
- amnésia e incoerência;
- desorientação, confusão;
- raciocínio prejudicado;
- andar cambaleante;
- tontura;
- pele com aspecto ceroso, pálida e fria;
- rigidez muscular;
- resposta lenta das pupilas;
- frequências respiratória e cardíaca aumentadas (início);
- frequências respiratória e cardíaca diminuídas (avançado);
- desidratação;
- sonolência e/ou estupor;
- exaustão aparente;
- inconsciência.

ESTÁGIOS DA HIPOTERMIA (lesão relacionada ao frio)

Estágio 1: Os **calafrios** são uma resposta do corpo para a geração de calor; não ocorrem em temperaturas corporais abaixo de 32°C.

Estágio 2: **Apatia e função muscular reduzida**. A função motora fina é afetada antes da função motora grossa.

Estágio 3: **Nível reduzido de consciência**, acompanhado por um olhar vítreo e possível congelamento das extremidades.

Estágio 4: **Sinais vitais diminuídos**, incluindo pulso e frequência respiratória diminuídos.

Estágio 5: **Morte**.

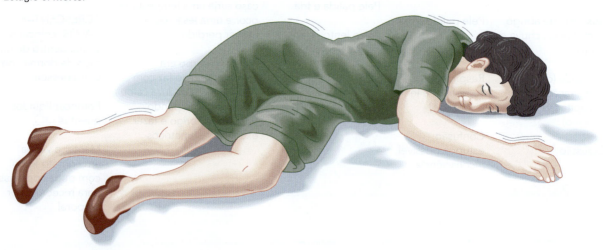

Figura 25.7 A hipotermia é uma emergência médica aguda que necessita de atenção imediata.

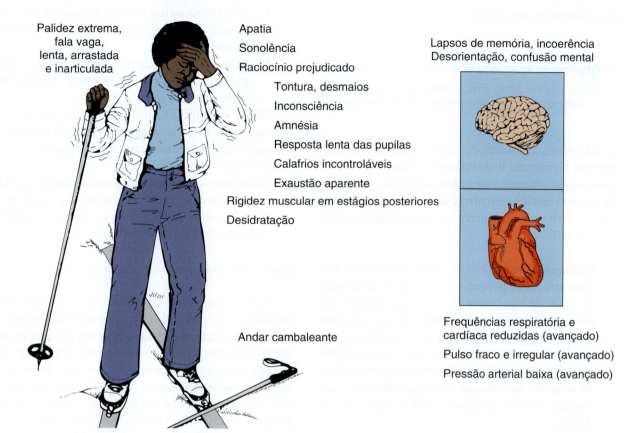

Figura 25.8 Sinais e sintomas de hipotermia.

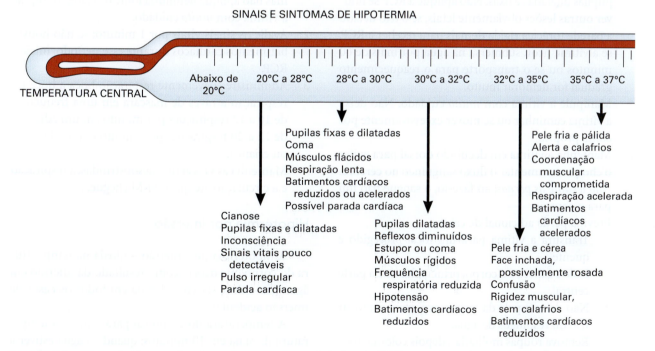

Figura 25.9 As vítimas de hipotermia com temperatura central abaixo de 32°C necessitam de grandes cuidados na manipulação e de transporte rápido para o hospital.

Atendimento de emergência

> ▶ **Objetivo de aprendizagem**
> **7** Descrever e demonstrar o atendimento de emergência adequado em caso de hipotermia.

Os princípios básicos do atendimento de emergência para hipotermia incluem a prevenção de perda de calor, o reaquecimento da vítima da forma mais rápida e segura possível e o alerta constante para complicações. Retire imediatamente a vítima do frio e, após acionar o SRM:

1. Verifique os sinais vitais da vítima. Meça por 1 minuto completo, porque os sinais vitais diminuem em casos de hipotermia (a vítima com hipotermia pode, por minuto, respirar apenas de três a quatro vezes e ter pulso de apenas 5 a 10 batimentos). Se não houver pulso, desobstrua as vias aéreas e inicie a RCP. Se um desfibrilador estiver disponível, dê somente um choque. Se o procedimento não corrigir o ritmo, continue a RCP e não dê novos choques.
   Nota.: De acordo com as diretrizes da American Heart Association, deve-se aplicar a RCP em uma vítima com hipotermia nos casos em que normalmente não se tentaria — mesmo na presença de pupilas dilatadas e fixas. Não aplique a RCP se houver outras lesões obviamente letais, se o frio deixou a parede torácica rígida demais para receber a RCP, se a vítima ficou submersa na água por mais de 60 minutos ou se o transporte para o reaquecimento gradual for demorar muito.
2. Manipule a vítima com *muito* cuidado. Não deixe a vítima caminhar ou se mover excessivamente por conta própria.
3. Mantenha a vítima em decúbito dorsal para evitar o choque e aumentar o fluxo sanguíneo no cérebro. *Não levante as pernas*; ao fazê-lo, o sangue frio flui para o coração;
4. Previna perda adicional de calor:
   - Transfira a vítima para um local protegido e quente.
   - Isole a cabeça e o corpo, principalmente a parte central.
   - Não deixe a pele da vítima exposta a vento, ar frio ou respingos de água.
   - Remova roupas molhadas, depois coloque roupas secas e cobertores sobre a vítima.
   - Se a vítima estiver usando um casaco, coloque os braços dela próximos do corpo, e não dentro das mangas.
   - Isole a vítima do chão com cobertores, lençóis plásticos, jornais, plástico-bolha, material de embalagem ou saco de dormir.
5. Nunca esfregue ou manipule braços ou pernas; você pode forçar o sangue frio das veias para o coração, causando ritmo cardíaco anormal ou parada cardíaca.
6. Nunca dê tabaco, café ou álcool para a vítima. Dê líquidos apenas após a cessação dos calafrios e quando a vítima estiver completamente consciente (a vítima deve ser capaz de engolir e tossir).

Atendimento de emergência para hipotermia grave

A hipotermia grave faz a vítima ficar com aparência de morta – a vítima pode estar em coma e fria ao toque, ter as pupilas fixas e dilatadas, estar em choque, ter reflexos reduzidos ou mesmo inexistentes, respirar apenas uma ou duas vezes por minuto, estar enrijecida ou assumir a posição fetal. O segredo da hipotermia é *que não se deve considerar a pessoa morta até que ela não apresente nenhum sinal de vida. Assuma sempre que a vítima ainda está viva*, e providencie os seguintes cuidados:

1. *Nunca* tente reaquecer uma vítima com hipotermia grave. Isole a vítima contra mais perda de calor, mas não aplique nenhuma fonte de calor. Manipule a vítima com *muito* cuidado.
2. Avalie os sinais vitais por 1 minuto; se não houver batimentos cardíacos durante esse período, inicie a RCP.
3. Administre suavemente respiração boca a boca ou respiração através de máscara em uma frequência de 10 a 12 respirações por minuto em um adulto, e de 12 a 20 respirações por minuto em um lactente ou criança.
4. Mantenha as vias aéreas desobstruídas, a respiração e a circulação até que o SRM chegue.

Hipotermia por imersão

A hipotermia por imersão – queda na temperatura do corpo que ocorre como resultado da imersão em água fria – deve ser considerada em todos os casos de imersão acidental.

A temperatura do corpo cai para a mesma temperatura da água em 10 minutos; quando a água estiver a 10°C ou menos, pode ocorrer morte em poucos minutos.

Vários fatores causam um resfriamento mais acelerado quando o corpo é imerso em água, dentre eles:

- Temperatura da água (a água mais fria acelera o resfriamento do corpo).
- Tamanho corporal (pessoas pequenas e magras perdem calor mais rapidamente).
- Roupas (as roupas ajudam a isolar o corpo e desaceleram o resfriamento).
- Atividade física (nadar ou andar na água faz com que a vítima perca calor mais rapidamente por causa do princípio de convecção).
- Álcool (o álcool dilata os vasos sanguíneos superficiais e promove um resfriamento rápido).

Atendimento de emergência

A prioridade imediata na hipotermia por imersão é remover a vítima da água. Não deixe que ela se movimente rapidamente na água. Levante-a da água na posição horizontal. Quando a vítima estiver fora da água:

1. Acione imediatamente o SRM.
2. Mantenha as vias aéreas desobstruídas, a respiração e a circulação da vítima.
3. Mantenha a vítima parada e quieta; o sangue está mais frio nos membros e circulará rapidamente para o coração se houver movimentos.
4. Siga as mesmas diretrizes de isolamento e reaquecimento utilizadas na hipotermia geral, lembrando-se de manipular a vítima com *muito* cuidado.

Se a vítima na água não puder ser resgatada imediatamente, instrua-a a fazer o mínimo de esforço possível, manter a cabeça e o rosto sobre a superfície, cruzar as pernas sob a água e fazer o mínimo possível para flutuar. Se houver mais de uma vítima na água, faça com que formem um círculo fechado com seus tórax juntos para manter o calor (ver Fig. 25.10).

Geladura

A **geladura**, que envolve o congelamento do tecido corporal, e o **congelamento da superfície cutânea** muitas vezes ocorrem junto com a hipotermia. Nesses casos, os cuidados com a hipotermia sempre têm prioridade.

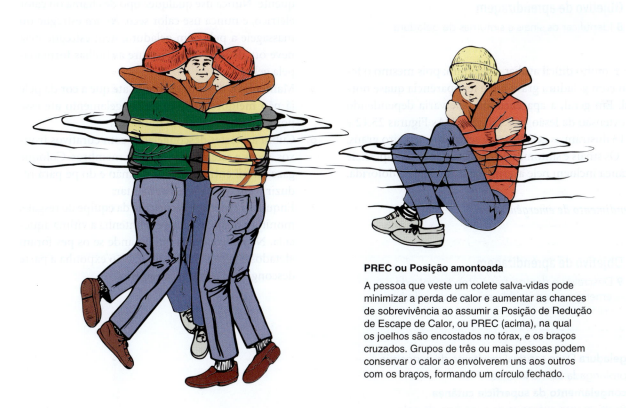

PREC ou Posição amontoada

A pessoa que veste um colete salva-vidas pode minimizar a perda de calor e aumentar as chances de sobrevivência ao assumir a Posição de Redução de Escape de Calor, ou PREC (acima), na qual os joelhos são encostados no tórax, e os braços cruzados. Grupos de três ou mais pessoas podem conservar o calor ao envolverem uns aos outros com os braços, formando um círculo fechado.

Figura 25.10 Conservando o calor corporal para prevenir a hipotermia por imersão. (Reproduzido com permissão de James R. Blackman, "Caught in Cold Water", *Emergency Medicine*, 30 de janeiro de 1985, copyright © 1985 by Quadrant HealthCom Inc.).

440 Primeiros socorros para estudantes

A geladura, que mais comumente afeta mãos, pés, orelhas, nariz e bochechas, ocorre quando cristais de gelo se formam entre as células da pele e, em seguida, se expandem ao extrair líquido das células (ver Fig. 25.11). A temperatura da pele deve estar abaixo da necessária para o congelamento – normalmente por volta ou abaixo de -2,2°C – antes que os tecidos do corpo congelem. A circulação é obstruída, causando dano adicional ao tecido.

A probabilidade de ocorrência da geladura aumenta com:

- qualquer tipo de trauma;
- perda de sangue;
- extremos da idade;
- calçado apertado ou com cadarço apertado;
- uso de álcool durante exposição ao frio;
- roupas molhadas;
- grandes altitudes;
- raça (os negros têm probabilidade três vezes maior de ter geladura que os brancos).

Sinais e sintomas

> ▶ **Objetivo de aprendizagem**
> **8** Identificar os sinais e sintomas de geladura.

É muito difícil avaliar a geladura, pois mesmo o tecido com geladura grave pode ter aparência quase normal. Em geral, a aparência da pele varia dependendo da extensão da lesão (ver Tab. 25.3). As Figuras 25.12 e 25.13 ilustram as geladuras de segundo e terceiro graus.

Os sinais e sintomas do congelamento da superfície cutânea incluem pele avermelhada, inchada e dolorida.

Atendimento de emergência

> ▶ **Objetivo de aprendizagem**
> **9** Descrever e demonstrar o atendimento de emergência adequado em caso de geladura.

> **geladura** Dano tecidual resultante de exposição prolongada ao frio intenso.
> **congelamento da superfície cutânea**
> Resfriamento excessivo da superfície da pele.

Para cuidar do congelamento da superfície cutânea, reaqueça suavemente a pele afetada colocando-a em contato com pele quente (pele do abdome, da axila ou da virilha), ou coloque-a em um banho de água quente. Nunca esfregando a pele. Ela irá formigar ao aquecer.

Para cuidar da geladura, ative imediatamente o SRM e, em seguida:

1. Retire imediatamente a vítima do ambiente frio.
2. Mantenha o tecido congelado até que você possa iniciar o tratamento; *nunca descongele o tecido se houver chance de ele voltar a congelar*. Se o tecido voltar a congelar, os cristais de gelo ficarão maiores e causarão maior dano ao tecido.
3. Proteja o tecido lesionado de fricção ou pressão; nunca palpe ou aperte o tecido. Retire roupas apertadas ou acessórios que não estejam colados na pele.
4. Reaqueça o tecido que sofreu geladura em um banho quente (ver Fig. 25.14). Mergulhe completamente a extremidade congelada, sem permitir que ela toque nas laterais ou no fundo do recipiente; verifique a temperatura da água com um termômetro e a mantenha entre 38°C e 43°C, adicionando água quente. Nunca use qualquer tipo de chama ou calor elétrico, e nunca use calor seco. *Nunca* esfregue ou massageie a pele com geladura, nem esfregue nela neve ou álcool. Nunca estoure as bolhas formadas pela geladura.
5. Mantenha o descongelamento até que a cor da pele já não melhore mais (o descongelamento até esse ponto pode levar até 40 minutos).
6. Cubra as partes descongeladas com curativos frouxos, secos e estéreis, e levante os membros. Coloque gaze estéril entre os dedos da mão e do pé para reduzir o risco de a lesão aumentar.
7. Enquanto espera pela chegada da equipe de resgate, monitore os sinais vitais e mantenha a vítima aquecida. Não deixe que a vítima ande se os pés foram afetados e nem a deixe fumar. Não exponha a parte descongelada novamente ao frio.

1. **PRIMEIRO ESTÁGIO** (pontadas de frio)
Afeta as pontas das orelhas, nariz, bochechas, dedos das mãos e dos pés, queixo – pele pálida, indolor.

> **A GELADURA é um resfriamento localizado do corpo**
>
> - 70% do corpo é composto de água.
> - Quando o corpo está sujeito ao frio excessivo, a água das células pode congelar; os cristais de gelo resultantes podem destruir a célula.
> - Nunca esfregue a pele de uma vítima com geladura; o atrito pode levar a dano tecidual permanente.

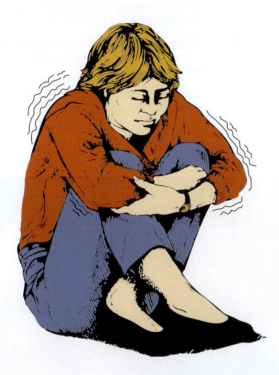

2. **SEGUNDO ESTÁGIO**
Afeta a pele e o tecido logo abaixo da pele; a pele fica firme e cérea, o tecido abaixo fica amolecido e dormente, depois torna-se roxo durante o descongelamento.

3. **TERCEIRO ESTÁGIO**
Afeta toda a profundidade do tecido; o tecido abaixo da pele é sólido, de aspecto céreo esbranquiçado com manchas roxas.

---

1. **Primeiros socorros para o primeiro estágio da geladura:**
A pele pode ser aquecida por meio de aplicação de pressão firme com a mão (sem atrito) ou outra parte corporal aquecida, assoprando ar quente no local ou pela imersão da parte corporal em água morna.

2. **Primeiros socorros para o segundo estágio da geladura:**
O tratamento inclui a imersão em água morna.

3. **Primeiros socorros para o terceiro estágio da geladura:**
Esta vítima necessita de cuidados hospitalares imediatos. Roupas secas sobre a geladura ajudarão a prevenir maiores lesões. A imersão em água morna pode ajudar no descongelamento. Reaqueça por imersão em água entre 37 a 43°C e mantenha a temperatura corporal central. A parte que sofreu geladura não deve ser esfregada de modo algum. A parte não deve ser descongelada se a vítima tiver que caminhar para chegar até o centro médico ou se tiver que ser exposta novamente ao frio com a possibilidade de uma nova geladura. Não demore a acionar o SRM para o reaquecimento.
Siga o protocolo local.

Figura 25.11 Os três estágios da geladura.

Tabela 25.3 Estágios da geladura

Extensão da lesão	Aparência da pele congelada	Aparência da pele após o reaquecimento
Primeiro grau (apenas as camadas da pele)	Branca, com aspecto de placas	Vermelha, quente e seca, com coceira, ardência, inchaço e dor
Segundo grau (pele e a camada logo abaixo da pele)	Branca com bolhas cheias de líquido claro	Bolhas cheias de líquido amarelado; inchaço, ardência intensa e dor
Terceiro grau (pele e as camadas abaixo da pele)	Alteração da cor, não fica branca sob pressão, bolhas pequenas e profundas cheias de líquido escuro	Bolhas cheias de líquido sanguinolento; inchaço severo, com alguma necrose tecidual e dor
Quarto grau (pele, músculo e osso)	Pele variando de branca a púrpura intenso; sem dor, inchaço ou bolhas; congelamento total	Dormência; necrose significativa da pele, do músculo e do osso

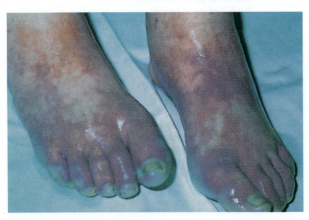

Figura 25.12 Geladura de terceiro grau.

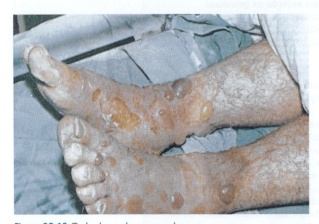

Figura 25.13 Geladura de segundo grau.

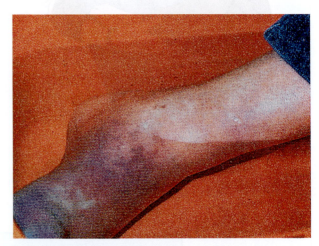

Figura 25.14 Descongele a parte com geladura rapidamente na água um pouco acima da temperatura corporal normal (38°C a 43°C).

✓ Avaliação de progresso

1. Visto que é difícil medir a temperatura central no meio externo, deve-se basear-se _____ para identificar a hipotermia. (*na temperatura da pele/ nos sinais e sintomas/no que a vítima relata*)
2. A prioridade no tratamento da hipotermia é _____. (*começar o reaquecimento imediatamente/remover a vítima do ambiente frio/ reaquecer muito rapidamente*)
3. Reaqueça a vítima de hipotermia apenas se ela _____. (*não responder a outro tratamento/ continuar com a temperatura caindo/não puder ser transportada imediatamente*)
4. O segredo do tratamento da hipotermia por imersão é _____. (*tirar a vítima da água/evitar o afogamento/secar a vítima*)
5. Nunca se deve descongelar tecido com geladura se houver perigo de _____. (*recongelamento/ atraso do transporte /aumento da lesão*)

6. O tecido com geladura deve ser descongelado com o uso de _____. (*vapor/calor seco/água aquecida*)

Resumo

- O corpo mantém sua temperatura por meio de variações no fluxo sanguíneo.

- O calor corporal pode ser perdido por meio de irradiação, condução, convecção, evaporação e respiração.

- Há três tipos de lesões relacionadas com calor (ou hipertermia): intermação, exaustão por calor e cãibras por calor.

- A intermação é uma emergência potencialmente fatal; as vítimas sem tratamento morrem.

- A intermação ocorre quando os mecanismos de regulação da temperatura do corpo falham e o corpo não consegue mais se resfriar sozinho.

- A exaustão por calor é um estado moderado de choque que ocorre quando a transpiração profusa resulta em perda grave de sal, outros eletrólitos e água.

- As cãibras por calor ocorrem quando é rompido o equilíbrio de água, sal e cálcio nos músculos.

- A vítima de hipotermia geral pode parecer morta, mas deve receber atendimento de emergência – a não ser que haja outras lesões obviamente fatais. A vítima nunca deve ser considerada morta até que não apresente nenhum sinal de vida.

- A chave no tratamento da hipotermia por imersão é tirar a vítima da água.

- A geladura é o congelamento dos tecidos corporais; nunca aqueça ou descongele tecido com geladura se houver algum risco de ele voltar a congelar.

Termos-chave

Certifique-se de que você compreende os termos-chave a seguir:

cãibras por calor	geladura
condução	hipertermia
congelamento da superfície cutânea	hipotermia
	intermação
convecção	irradiação
evaporação	respiração
exaustão por calor	

Exercício de raciocínio crítico

Você faz uma corrida matinal no parque local quando passa por um homem de aproximadamente 40 anos, deitado em um banco do parque, aparentando estar inconsciente. Ao se aproximar dele, você observa que sua pele está extremamente pálida, com cianose na face e no pescoço, e que sua respiração está superficial e lenta. Ele não responde quando você grita para ele. Ele utiliza roupas leves: camiseta e calças de algodão, com tênis e sem meias. Você também observa uma garrafa de vinho próxima ao banco. A temperatura durante a noite ficou por volta dos 10°C. Seu pulso radial está muito fraco e lento. A pele está muito fria e rígida ao toque.

1. Qual condição você acha que a vítima está experimentando?
2. Quais os sinais e sintomas fizeram você suspeitar dessa condição?
3. Quais seriam os procedimentos de primeiros socorros que você forneceria à vítima?

Capítulo 25   Autoavaliação

> Aluno: _____   Data: _____
> Curso: _____   Módulo: _____

Parte 1   Verdadeiro/Falso

Se você acha que a afirmação é verdadeira, assinale V. Se você acha que é falsa, assinale F.

V   F   **1.** A intermação normalmente ocorre sob condições de alta temperatura, alta umidade e baixa velocidade do vento.

V   F   **2.** O atendimento de emergência da intermação visa ao resfriamento imediato do corpo.

V   F   **3.** Para tratar a intermação, tire as roupas da vítima, molhe sua pele com água fria e coloque um ventilador em sua direção.

V   F   **4.** A exaustão por calor é a lesão de calor mais comum.

V   F   **5.** O problema mais crítico da exaustão por calor é a desidratação.

V   F   **6.** Na exaustão por calor, a pele fica corada e quente; na intermação, a pele fica fria e pálida.

V   F   **7.** Não dê líquidos pela boca para uma vítima de exaustão por calor.

V   F   **8.** As cãibras por calor são as lesões por calor menos comuns e menos sérias.

V   F   **9.** As cãibras por calor ocorrem apenas em altas temperaturas.

V   F   **10.** Pode ocorrer morte em até 2 horas após os primeiros sinais e sintomas da hipotermia.

V   F   **11.** A hipotermia pode ocorrer mesmo em temperaturas mais altas (> 18°C).

V   F   **12.** Quando for possível, mantenha a vítima de hipotermia em posição sentada.

V   F   **13.** Se a vítima de hipotermia não estiver com calafrios, não tente reaquecê-la.

V   F   **14.** Deve-se sempre tentar o reaquecimento ativo de uma vítima de hipotermia antes de seu transporte para um hospital.

V   F   **15.** Nunca tente reaquecer completamente uma vítima com hipotermia grave.

V   F   **16.** A vítima de hipotermia por imersão deve ser encorajada a aumentar a atividade física.

V   F   **17.** Sempre descongele uma área do corpo que sofreu geladura.

V   F   **18.** A geladura deve ser descongelada gradualmente.

V   F   **19.** Se possível, use calor seco para descongelar as áreas do corpo com geladura.

Parte 2   Múltipla escolha

Assinale a resposta correta ou a frase que melhor completa a sentença.

1. Qual termo a seguir *não* é uma das formas de o corpo perder calor?
- **a.** Evaporação.
- **b.** Osmose.
- **c.** Convecção.
- **d.** Irradiação.

2. O fenômeno de convecção foi incorporado ao conceito de
- **a.** *windchill.*
- **b.** evaporação.
- **c.** perspiração.
- **d.** hipertermia.

3. A característica mais importante da intermação é
- **a.** perspiração profusa.
- **b.** tontura.
- **c.** pele muito quente.
- **d.** cãibras ou espasmos musculares dolorosos.

4. O procedimento do atendimento de emergência mais importante para vítimas de intermação é
- **a.** tratar o choque.
- **b.** repor os líquidos corporais perdidos.
- **c.** resfriar o corpo da maneira que for possível.
- **d.** dar água com sal e açúcar para a vítima.

5. As duas diferenças mais evidentes entre a intermação e a exaustão por calor são
   a. a frequência do pulso e a presença de perspiração.
   b. a aparência da pele e a reação da pupila.
   c. a temperatura do corpo e a presença de perspiração.
   d. a temperatura do corpo e a aparência da pele.

6. Uma vítima que sofre de exaustão por calor pode ser identificada por
   a. pele corada, seca e quente.
   b. pele úmida e fria e respiração superficial.
   c. pele seca e fria, tontura e dor de cabeça.
   d. pele úmida e quente, dificuldade para respirar e pulso lento.

7. A emergência mais séria relacionada ao calor é
   a. exaustão por calor.
   b. intermação.
   c. cãibras por calor.
   d. Todas são igualmente sérias.

8. Qual ação a seguir não é um procedimento usado para atender uma vítima de hipotermia por imersão?
   a. Manipular a vítima com extremo cuidado.
   b. Encorajar a vítima a andar para aumentar a circulação.
   c. Colocar camadas de roupas secas sobre as roupas molhadas da vítima.
   d. Proteger a vítima do vento.

9. Por qual das seguintes razões deve-se deixar congelada a parte com geladura?
   a. A avaliação não está confirmada.
   b. A dor se torna severa quando acontece o descongelamento.
   c. Há possibilidade de voltar a congelar.
   d. A aclimatação precisa ser aumentada.

10. A região com geladura deve ser reaquecida
    a. por fricção.
    b. com água entre 38°C e 43°C.
    c. com calor de chama ou fogão.
    d. com água entre 24°C e 30°C.

Parte 3 Relacione

Relacione o tipo de emergência aos sinais/sintomas e cuidados apropriados.

Sinais/sintomas e cuidados

1. _____ Pele pegajosa e pálida
2. _____ Pele branca, cérea e firme
3. _____ Pele quente, corada e seca
4. _____ Abdome dolorido
5. _____ Temperatura do corpo de 41°C
6. _____ Não esfregue ou friccione
7. _____ Dê pequenas quantidades de água salgada fria
8. _____ Fala lenta e indistinta
9. _____ Aplicar água fria e abanar vigorosamente
10. _____ Falha nos mecanismos de produção de suor

Tipo de emergência

A. Intermação
B. Exaustão por calor
C. Cãibras por calor
D. Geladura
E. Hipotermia

Parte 4 O que você faria...?

1. Um homem de meia-idade está jogando beisebol em um dia úmido e quente, e fica tonto e fraco. Sua pele está pegajosa, pálida e úmida, ele se queixa de dor de cabeça e está com náuseas.

2. Você chega a uma área de acampamento de inverno e encontra uma vítima confusa e desorientada. Ela anda cambaleando e seu rosto parece inchado e cianótico. Ela também parece irracional e sua fala é inarticulada e indistinta.

Capítulo 26

Emergências aquáticas

▶ Objetivos de aprendizagem

Após estudar este capítulo, você será capaz de:

1. Explicar a diferença entre afogamento e quase afogamento.
2. Explicar a diferença entre afogamento molhado e afogamento seco.
3. Explicar por que é necessário sempre tentar ressuscitar alguém que sofreu um acidente em águas frias.
4. Explicar como alcançar, com segurança, uma vítima de emergência na água.
5. Descrever e demonstrar como proteger uma vítima na água quando se suspeita de lesão medular.
6. Descrever e demonstrar o atendimento de emergência para vítimas de quase afogamento.
7. Descrever os vários tipos de emergências em mergulho.
8. Relacionar os sinais e sintomas de embolia gasosa e doença da descompressão.
9. Descrever e demonstrar o atendimento de emergência para vítimas de embolia gasosa ou de doença da descompressão.
10. Descrever e demonstrar o atendimento de emergência para vítimas de barotrauma.

No local da ocorrência

Em uma tarde de verão, Daniel Martin e seus dois jovens filhos refrescavam-se do forte calor do verão em um lago na montanha, a 48 km da cidade. Quando seu filho mais novo agarrou uma corda para se virar na água, Daniel viu uma adolescente debatendo-se para se manter à tona, a cerca de 4,5 m da margem.

Daniel sabia que as águas afastadas da margem eram muito fundas para ele ficar de pé, e ele não confiava muito nas suas próprias habilidades como nadador. Agindo com rapidez, ele amarrou uma garrafa térmica grande a uma longa corda de reboque que estava no porta-malas de seu carro. Posicionando-se firmemente contra uma árvore à beira do lago, ele arremessou o objeto para Karen Francis, 13 anos. Quando ela agarrou a garrafa, segurando-se a ela para flutuar, Daniel a puxou para a margem.

Ela estava fraca e abalada. Daniel a fez deitar sobre uma área gramada, à beira do lago. Ela parecia estar respirando bem e tinha pulso; uma rápida investigação primária não revelou sangramento ou supostas fraturas. Usando as toalhas de praia de seus dois filhos, Daniel cobriu Karen para ajudar a preservar o calor do corpo dela. Seguindo as orientações de Karen, Daniel enviou uma mulher que estava por perto para encontrar os pais da menina, que a ajudaram, delicadamente, a entrar em seu *trailer* e a levaram à cidade para que fosse examinada em um pronto-socorro.

447

Nos Estados Unidos, quase 4 mil pessoas morrem anualmente em decorrência de acidentes aquáticos, e o afogamento é a quarta causa mais comum de morte não intencional. O afogamento é responsável pela maioria dessas mortes, mas acidentes náuticos e de mergulho também contribuem para o número total de fatalidades.

Este capítulo detalha as técnicas de segurança em água para proteger o socorrista, resume os procedimentos de primeiros socorros a serem aplicados às vítimas de afogamento e de quase afogamento e explica o atendimento de emergência apropriado para vítimas de acidentes de mergulho.

Nota: A não ser que a emergência aquática ocorra em águas rasas e com leito estável e uniforme, nunca entre na água, a menos que você:

- nade bem;
- tenha treinamento especializado;
- esteja vestindo equipamento pessoal de flutuação;
- esteja acompanhado por outros socorristas.

Afogamento e quase afogamento

> ▶ **Objetivo de aprendizagem**
>
> 1 Explicar a diferença entre afogamento e quase afogamento.

As vítimas mais frequentes de afogamentos são adultos jovens entre 15 e 24 anos de idade, além de crianças com menos de 5 anos de idade. A maioria das crianças se afoga em piscinas domiciliares, e a grande maioria dos afogamentos em piscinas do tipo envolve crianças em idade pré-escolar. Crianças também se afogam com frequência em represas de irrigação e canais de drenagem.

Afogamentos e quase afogamentos nem sempre ocorrem em grandes quantidades de água: um adulto pode afogar-se em apenas poucos centímetros de água, e uma criança pode afogar-se em uma quantidade ainda menor de água. É possível que uma criança se afogue em um balde de 18 L; outras se afogam em banheiras e vasos sanitários.

Esteja ciente de que qualquer pessoa, mesmo um bom nadador, pode ter problemas dentro da água. Fique alerta para sinais de que uma emergência está ocorrendo: fique atento com qualquer nadador que estiver se comportando de modo diferente na água, e verifique sinais como:

- movimento excessivo e súbito da água;
- gritos;
- pedidos de ajuda;
- um nadador que está se contorcendo dentro da água.

Lembre-se: um nadador que está boiando e parece estar bem pode na realidade estar com problemas – apesar de ser capaz de boiar ele pode estar muito cansado para chegar à borda da piscina ou até a margem de um lago ou da praia. Um nadador nessas condições pode estar tentando nadar, mas com pouco ou nenhum progresso; pode estar se movimentando, em busca de algum apoio ou pedindo socorro. Um nadador que esteja em dificuldades pode não parecer estar em perigo, mas na realidade está em grande risco para afogamento se não for resgatado rapidamente.

Lembre-se também de que pode haver mais de uma vítima de afogamento no local.

O **quase afogamento** é definido como a sobrevivência, pelo menos temporária, à quase asfixia provocada por submersão. O **afogamento** é a morte por asfixia provocada por submersão.

> ▶ **Objetivo de aprendizagem**
>
> 2 Explicar a diferença entre afogamento molhado e afogamento seco.

O **afogamento molhado** ocorre quando uma vítima aspira líquidos (água ou vômito) ou um corpo estranho para os pulmões. O **afogamento seco** ocorre quando um espasmo muscular intenso da laringe interrompe a respiração, impedindo a aspiração de uma quantidade significativa de líquido para os pulmões (ver Fig. 26.1). Estima-se que aproximadamente 10 a 15% dos afogamentos sejam *secos* – e as autópsias revelam que apenas cerca de 15% das vítimas de afogamento aspiram água suficiente para motivar diretamente a morte. O pânico, frequentemente, pode contribuir para a morte do indivíduo que perde o autocontrole em um

> **quase afogamento** Sobrevivência, pelo menos temporária, à quase asfixia provocada por submersão.
>
> **afogamento** Morte decorrente de asfixia provocada por submersão.
>
> **afogamento molhado** Afogamento no qual a água penetra nos pulmões.
>
> **afogamento seco** Afogamento no qual há pouca ou nenhuma penetração de água nos pulmões.

Capítulo 26 Emergências aquáticas 449

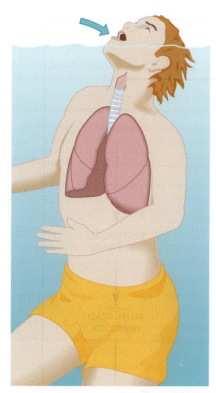 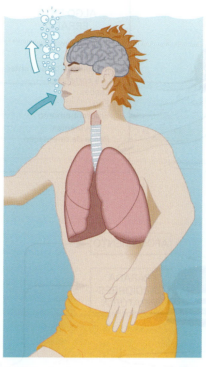 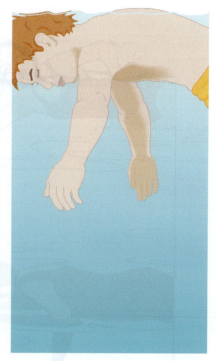

O afogamento pode ser resultado de frio, fadiga, lesão, desorientação, intoxicação ou habilidades limitadas de natação.

A vítima de afogamento luta enquanto for possível para inalar o ar. Consequentemente, a vítima inala água ou um espasmo muscular da laringe fecha as vias aéreas.

Podem ocorrer perda de consciência, convulsões, parada cardiorrespiratória e morte.

Figura 26.1 Afogamento.

acidente aquático (ver Fig. 26.2). No **afogamento secundário**, a vítima é reanimada, mas, posteriormente, morre dentro de 96 horas em decorrência do acidente, normalmente como resultado da aspiração de água para os pulmões e do desenvolvimento de pneumonia por aspiração. A pneumonia geralmente não se desenvolve antes de 48 a 72 horas após o incidente, motivo pelo qual a maioria das vítimas de quase afogamento deve se colocar sob atendimento médico adequado.

Existem dois tipos básicos de afogamento: **afogamento ativo** e **afogamento passivo**. No afogamento ativo a vítima está em posição vertical na água, não movimenta as pernas, ainda respira e geralmente move seus braços em um esforço de tirar o corpo da água para respirar. Este nadador está impossibilitado de pedir socorro, porque toda sua energia é gasta no esforço para respirar. O tempo para resgatar uma vítima de afogamento passivo, que não se move, não respira e está com o rosto submerso na água ou próximo à superfície é menor.

Em casos de quase afogamento, o prognóstico é melhor quando as vítimas ficam submersas por menos de 5 minutos e quando a RCP é iniciada dentro de 10 minutos após a submersão.

Entre as vítimas de acidentes relacionados à água, as idosas, as que se debatem na água, as que sofreram lesões concomitantes, as que ficaram submersas por um longo período e as que estão em águas quentes, sujas ou salgadas são as que apresentam os piores prognósticos. Para prevenir contra acidentes de quase afogamento, siga as seguintes precauções-padrão:

- As crianças devem ficar sob supervisão constante em locais próximos a lagos, piscinas ou reservatórios de água de qualquer tamanho.
- Álcool e esportes aquáticos nunca devem se misturar.

afogamento secundário Morte causada por pneumonia por aspiração, posterior à ressuscitação após acidente aquático.
afogamento ativo Afogamento no qual a vítima está se debatendo na água e ainda respira.
afogamento passivo Afogamento no qual a vítima não respira e está com o rosto imerso na água.

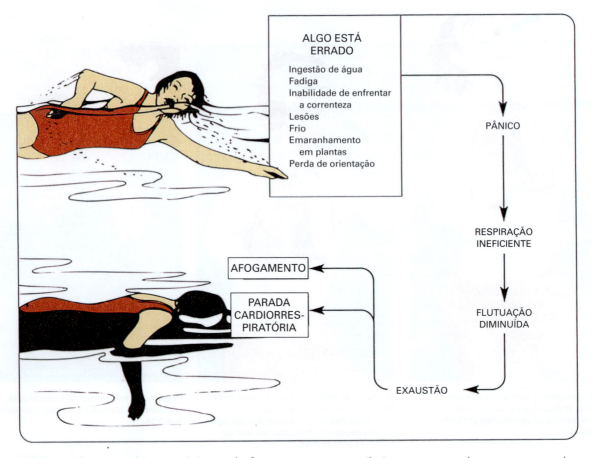

Figura 26.2 Em acidentes aquáticos, o pânico pode, frequentemente, contribuir para a morte da pessoa que perde o autocontrole.

- Boias ou coletes salva-vidas sempre devem ser utilizados quanto se está a bordo de um barco.
- Os nadadores sempre devem entrar na água primeiramente com os pés, *a menos* que a área esteja claramente demarcada para mergulho e sem obstruções visíveis.
- Os nadadores devem conhecer tudo o que for possível sobre o local em que está nadando e reconhecer os riscos potenciais, como correntes e mudanças súbitas na profundidade da água. Os nadadores devem saber onde é seguro entrar e sair da água, onde existem obstáculos e onde estão as áreas rasas e profundas.
- Geralmente, as pessoas não devem nadar na presença de condições extremas – muito calor, muito frio, local sem condições de segurança, cansaço evidente, ou um nado que venha a exigir um esforço demasiado.
- Os nadadores devem obedecer a todos os sinais, ficar afastados de áreas proibidas, e nadar somente em locais com a supervisão de salva-vidas.
- Os nadadores sempre devem nadar acompanhados.

Ressuscitação de vítimas de submersão em águas frias

▶ **Objetivo de aprendizagem**

3 Explicar por que é necessário sempre tentar ressuscitar alguém que sofreu um acidente em águas frias.

Há uma diferença significativa entre afogamentos em águas quentes e em águas frias: quando a pessoa mergulha em águas frias (abaixo de 20ºC), a vítima tem maiores chances de sobreviver. A temperatura da água pode retardar os processos metabólicos e permitir a sobrevivência após um tempo de submersão mais longo. O *reflexo de mergulho dos mamíferos* pode, também, representar um importante papel quanto à sobrevivência após uma submersão prolongada.

Observe que a noção de reflexo de mergulho dos mamíferos é um pouco controversa. Pesquisas recentes sugerem que o reflexo do mamífero funciona em alguns mamíferos marinhos – como as baleias, os botos, as focas e as morsas –, mas não em humanos. Outros pesquisadores sugerem que a sobrevivência em águas frias não se deve ao reflexo de mergulho, mas à hipotermia, que diminui o metabolismo e reduz a necessidade corporal por oxigênio.

Geralmente, pode-se ressuscitar vítimas que ficaram submersas em águas frias, mesmo depois de 30 minutos ou mais em parada cardiorrespiratória. Como regra, qualquer vítima sem pulso, sem respiração e que estava submersa em águas frias deve ser ressuscitada.

Alguns especialistas aconselham a realizar a ressuscitação em toda vítima de afogamento, independentemente da temperatura da água –mesmo naquelas que ficaram por um longo período na água. *Siga o protocolo local.*

Garantindo sua própria segurança

> ▶ **Objetivo de aprendizagem**
> **4** Explicar como alcançar, com segurança, uma vítima de emergência na água.

Nos casos em que um salva-vidas ou outro profissional treinado está presente, você pode tentar alcançar a vítima com algum equipamento (corda, boia presa a uma corda). *Você sempre deve tentar resgatar uma vítima preocupando-se com a sua própria segurança;* se você colocar sua própria segurança em risco, pode se tornar uma outra vítima.

Nunca entre em um local que não seja de águas rasas e que não tenha um leito estável e uniforme, a não ser que você:

- saiba nadar;
- tenha sido treinado em técnicas de resgate aquático;
- não esteja lesionado;
- tenha certeza de que pode guiar confortavelmente a vítima, considerando tanto a altura e o peso dela como os seus;
- esteja vestindo equipamento pessoal de flutuação;
- esteja acompanhado por outros socorristas.

Se você entrar na água, tente se segurar em um objeto firme (como a escada da piscina) com uma mão, e segurar a vítima com a outra mão.

Se a vítima estiver em águas rasas, ela pode ser capaz de se levantar e sair da água com alguma ajuda. Para ajudar esse tipo de vítima, segure-a pelo punho, e passe o braço dela em volta dos seus ombros. Mantenha seu braço livre ao redor da cintura da vítima, mantenha o contato firme e remova a pessoa da água.

Você também pode arrastar a vítima para fora da água rasa. Ficando em pé atrás da vítima, apoie o pescoço da vítima sobre seus antebraços enquanto segura a vítima pelos braços. Andando para trás, arraste a vítima para fora da água.

Se a vítima estiver consciente e próxima à margem:

- Certifique-se de que você esteja firme e solidamente apoiado no chão, e de que não poderá deslizar para dentro da água.
- Mantenha seu corpo abaixado, e incline-se para trás enquanto puxa a vítima para reduzir o risco de ser puxado para dentro da água.
- Lance um objeto para a vítima agarrar; a melhor coisa para se usar é uma corda. Você também pode usar um remo, um galho, uma vara de pescar, uma toalha, uma camisa, um cinto ou outro objeto resistente que não irá se romper. O equipamento para o resgate de nadadores geralmente é mantido nas laterais das piscinas públicas. Procure por uma haste de alumínio ou de fibra de vidro com um gancho na ponta (tipo cajado).
- Uma vez que a vítima tenha agarrado o objeto, puxe-a para a margem. Se você estiver utilizando um cajado de pastor mas o nadador não o alcança, passe-o ao redor do corpo do nadador e puxe-o. Você também pode utilizar o cajado para puxar o nadador do fundo da piscina.

Se a vítima estiver consciente porém fora de seu alcance, tente jogar algo que ajude a vítima a se manter boiando e alcançar a margem. Podem ser utilizados vários equipamentos:

- *Uma boia em forma de anel* – um anel de material flutuante preso a uma linha ou corda leve.
- *Uma corda de resgate* – uma linha flutuante que geralmente fica enrolada; esta linha deve ter cor brilhante e visível (amarela ou branca).
- *Um saco de resgate* – um saco de náilon que contenha 15 a 20 metros de corda flutuante enrolada; este é um equipamento comumente encontrado em barcos que contém um disco de espuma para preservar o formato de corda e impedir que ela afunde.
- *Galão arremessável* – um equipamento caseiro feito de um recipiente plástico do tamanho de um galão preenchido com um pouco de areia ou água e amarrado a uma corda flutuante.

Siga estes passos ao auxiliar arremessando um objeto:

1. Certifique-se de que você esteja firme e solidamente apoiado no chão, e de que não poderá deslizar para dentro da água. Assuma uma posição estável, com a perna oposta ao braço que irá arremessar o objeto posicionada à frente, uma postura que ajudará a manter seu equilíbrio. Mantenha seus pés afastados e seus joelhos dobrados.
2. Pise na extremidade da linha flutuante com o pé que está à frente. Assegure-se de que não está pisando na parte enrolada da linha com o outro pé.
3. Grite para a vítima de modo a chamar sua atenção, explique que vai arremessar um objeto e oriente a vítima a agarrá-lo.
4. Mirando um pouco além do ponto em que a vítima se encontra na água, dobre seus joelhos e arremesse o objeto com um movimento pendular; mantenha um bom comprimento de corda ou linha enrolada em sua outra mão.
5. Se a pessoa não alcançar o objeto, puxe rapidamente a corda de volta e repita o arremesso, mirando novamente além do ponto em que vítima se encontra. Não tente enrolar a corda antes de arremessá-la uma segunda vez.
6. Assim que a vítima agarrar o objeto, corda ou linha, mantenha seus joelhos flexionados e se incline para trás – para longe da água –, conforme vai lenta e firmemente puxando a vítima para uma área segura.

Se a vítima estiver inconsciente ou longe demais para ser alcançada com uma corda, você deverá ir até ela. Se for possível, utilize um barco. Caso contrário, nunca tente ir até a vítima, a não ser que você se enquadre nos critérios de segurança relacionados anteriormente.

Assim que alcançar a vítima, vire-a cuidadosamente para cima, seguindo as precauções listadas na próxima seção.

Traumatismo craniano ou lesão medular

> ▶ **Objetivo de aprendizagem**
>
> **5** Descrever e demonstrar como proteger uma vítima na água quando se suspeita de lesão medular.

Se a vítima estiver envolvida em um acidente de mergulho, deve suspeitar-se de lesão craniana ou medular. Deve-se também suspeitar de lesão medular em qualquer nadador que estiver inconsciente (especialmente naqueles em águas rasas e quentes). Nos Estados Unidos, a cada ano ocorrem aproximadamente mil lesões do pescoço e da coluna durante atividades aquáticas. Pode ocorrer paralisia permanente. A maioria dessas lesões ocorre em águas rasas.

No caso de possível lesão medular, o objetivo é sustentar as costas da vítima e estabilizar a cabeça e o pescoço enquanto outros cuidados são administrados. É importante estabilizar, de forma adequada, a vítima na água e, em seguida, removê-la cuidadosamente. A Cruz Vermelha Americana sugere que a vítima não seja removida da água até que uma prancha de imobilização ou outro suporte rígido possa ser usado como apoio. Sempre cheque para ver se um salva-vidas está presente antes de tentar mover uma vítima com suspeita de lesão na coluna.

Existem duas técnicas de imobilização básica que você pode utilizar para estabilizar a cabeça, pescoço e coluna de uma vítima dentro da água, a despeito de a vítima estar virada para cima ou para baixo. Essas técnicas são a imobilização da cabeça e o apoio dos quadris e ombros.

Imobilização da cabeça

A imobilização da cabeça gera uma melhor estabilização do que o apoio dos quadris e ombros e deve ser utilizada quando a vítima estiver virada para baixo e próximo à superfície da água; a imobilização da cabeça mantém cabeça, pescoço e coluna da vítima estáveis enquanto você gira a vítima dentro da água (ver Fig. 26.3).

Siga estes passos:

1. Fique ao lado da vítima.
2. Segure firmemente pelos braços da vítima, entre o ombro e o cotovelo; segure o braço direito da vítima com sua mão direita e o braço esquerdo da vítima com sua mão esquerda.
3. Mova suavemente os braços da vítima ao longo da cabeça dela, tentando não causar qualquer movimento da cabeça, pescoço ou coluna da vítima durante essa etapa.
4. Aperte os braços da vítima contra a cabeça dela, mantendo a cabeça alinhada ao corpo.
5. Dobre seus joelhos até que a água chegue no nível de seus ombros; a seguir, deslize a vítima lenta e cuidadosamente em direção à borda.
6. Enquanto desliza lentamente a vítima dentro da água, rode-a até que fique virada para cima. Para girar a vítima, empurre o braço mais próximo de você para baixo d'água enquanto puxa o braço mais distante para fora d'água.

TÉCNICA DE IMOBILIZAÇÃO DA CABEÇA

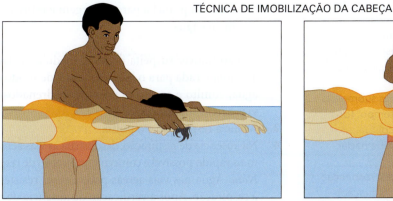

a. Estenda os braços da vítima. Pressione-os contra a cabeça, imobilizando-a.

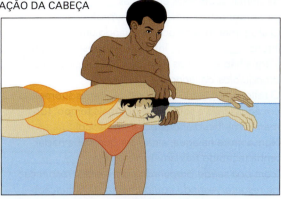

b. Mova a vítima para uma posição horizontal. Comece a virar a vítima.

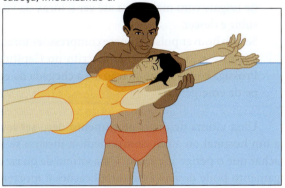

c. Abaixe-se até que a água fique no nível de seus ombros e que a vítima esteja com o rosto para cima.

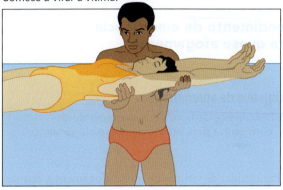

d. Deixe a cabeça da vítima descansar na curvatura do seu braço até que a ajuda chegue.

Figura 26.3 A técnica de imobilização da cabeça estabiliza a cabeça e o pescoço enquanto a vítima está sendo virada na água. (Adaptado de Pat Samples, "Spinal cord injuries: the high cost of careless diving," *The Physician and Sportmedicine*, julho de 1989.)

7. Mantendo a cabeça alinhada com o corpo, apoie a cabeça da vítima em seus braços.
8. Mantenha a vítima nesta posição até a chegada de ajuda.

Apoio dos quadris e ombros

Se a vítima estiver virada para cima na água, use o apoio dos quadris e ombros para limitar o movimento da cabeça, pescoço e coluna da vítima. Siga estas etapas:

1. Fique ao lado da vítima.
2. Dobre seus joelhos até que a água fique na altura de seus ombros.
3. Deslize um braço por baixo do quadril da vítima e o outro por baixo dos ombros da vítima, mantendo o corpo da vítima na horizontal.
4. Não levante o corpo da vítima, mas ofereça apoio suficiente para manter a face da vítima fora d'água.
5. Mantenha o apoio, deixando o corpo da vítima o mais reto possível, até que chegue ajuda.

Se você não foi treinado especialmente em resgate aquático:

- Não retire a vítima da água.
- Mantenha a vítima flutuando de costas.
- Sempre sustente a cabeça e o pescoço no mesmo nível das costas.
- Desobstrua as vias aéreas e sustente a respiração na água.
- Espere por ajuda.

✓ **Avaliação de progresso**

1. _____ é a morte por sufocamento em decorrência de submersão. (*Quase afogamento/Afogamento/Asfixia*)

454 Primeiros socorros para estudantes

2. As vítimas submersas em águas _____ têm pior prognóstico. (*frias/quentes/profundas*)
3. O afogamento seco ocorre quando um espasmo intenso _____ interrompe a respiração, mas a água não entra nos pulmões. (*da traqueia/dos bronquíolos/da laringe*)
4. O reflexo _____ ajuda as vítimas submersas em águas frias a sobreviver por mais tempo. (*dos mamíferos/freudiano/subdiafragmático*)
5. Nunca entre na água, a não ser que saiba nadar, tenha recebido treinamento e esteja _____. (*com boa saúde/preparado para realizar respiração de resgate/vestindo equipamento de flutuação*)

Atendimento de emergência para quase afogamento

> ▶ **Objetivo de aprendizagem**
>
> **6** Descrever e demonstrar o atendimento de emergência para vítimas de quase afogamento.

Para cuidar de vítimas de quase afogamento, acione o SRM e, em seguida, siga esses passos:

1. Retire a vítima da água do modo mais rápido e seguro possível. Se houver suspeita de lesão medular:
   - Minimize o movimento da cabeça, pescoço e coluna da vítima.
   - Mantenha a cabeça da vítima alinhada ao corpo.
   - Nunca puxe a cabeça da vítima.
   - Posicione a vítima com a cabeça fora da água da maneira mais rápida e segura possível, conforme descrito adiante.
   - Apoie a vítima pelos ombros e quadris ajudando a manter sua cabeça fora d'água.
   - Mantenha a imobilização alinhada e prenda a vítima a uma prancha de imobilização antes de removê-la da água.
   - Se você encontrar a vítima com o rosto virado para baixo, imobilize a cabeça e o pescoço com seus braços ou com os próprios braços da vítima (ver Fig. 26.3) e, em seguida, vire-a, apoiando as costas e estabilizando a cabeça e o pescoço. Mantendo a cabeça e o pescoço alinhados com as costas, deslize a prancha de imobilização sob a vítima e prenda-a à prancha (ver Fig. 26.4).
   - Se possível, ajuste um colar cervical rígido ou coloque material almofadado nos lados da cabeça da vítima para evitar movimentos.

- Flutue a prancha para a margem e retire a vítima da água.

2. Se não houver suspeita de lesão medular, coloque a vítima virada para o lado esquerdo, de modo que água, vômito e secreções possam ser drenados das vias aéreas superiores.
3. Avalie a respiração e o pulso.
4. Na ausência de respiração, desobstrua as vias aéreas o mais rápido possível e comece a respiração de resgate. *Nota:* Água nas vias aéreas pode causar resistência à respiração. Após a verificação da ausência de corpos estranhos nas vias aéreas, aplique a respiração de resgate com mais força até ver o tórax da vítima subir e descer.
5. Se não houver pulso, comece compressões torácicas e realize a RCP, conforme descrito no Capítulo 5. Prossiga com a ressuscitação até a chegada da equipe de emergência.

Uma vítima de quase afogamento deve ser levada a um hospital ou a um centro médico, mesmo se você achar que o perigo já passou. Uma vítima de quase afogamento pode desenvolver complicações e morrer em até três ou quatro dias após o acidente.

Resgate no gelo

Se uma pessoa cai na água de superfície congelada, nunca tente resgatá-la andando sobre o gelo. Fique em pé sobre terra firme e estenda um objeto firme (como um tronco, vara, escada, tábua ou colete salva-vidas) para que a vítima segure. Se você puder executar essa manobra de modo seguro, puxe a vítima na sua direção. Caso contrário, oriente a vítima a agarrar o objeto e flutuar até chegar a ajuda.

Nunca chegue nem ao mesmo próximo do bordo de um lago congelado que cedeu, a menos que haja alguém para ajudá-lo.

> ✓ **Avaliação de progresso**
>
> 1. No caso de suspeita de lesão medular, estabilize o pescoço e a coluna_____ remoção da vítima da água. (*antes da/depois da/durante a*)
> 2. No caso de suspeita de lesão medular, ajuste um colar cervical e prenda a vítima a _____. (*um equipamento de flutuação/um objeto estável/uma prancha para coluna*)
> 3. _____ pode(m) causar resistência às ventilações. (*Espasmos/Edema das vias aéreas/Água nas vias aéreas*)

Capítulo 26 Emergências aquáticas 455

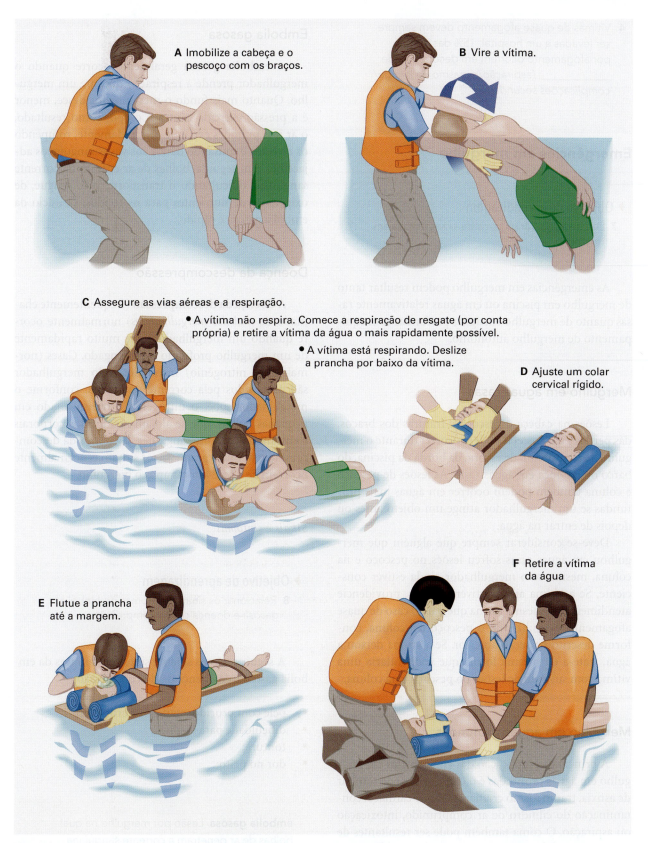

Figura 26.4 Imobilize a vítima suspeita de acidente decorrente de mergulho usando uma prancha de imobilização ou alguma estrutura plana e firme, como uma porta. Siga os protocolos locais.

4. Vítimas de quase afogamento devem sempre ser levadas a um hospital; 15% das mortes por afogamento ocorrem em decorrência de _____. (*aspiração/espasmo da laringe/complicações secundárias*)

Emergências em mergulho

> ▶ **Objetivo de aprendizagem**
> **7** Descrever os vários tipos de emergências em mergulho.

As emergências em mergulho podem resultar tanto de mergulho em piscina ou em águas relativamente rasas quanto de mergulho em águas profundas com equipamento de mergulho autônomo.

Mergulho em águas rasas

Lesões na cabeça e pescoço e fraturas dos braços, das pernas e das costelas podem ocorrer durante o mergulho de trampolim, de escora, da borda da piscina, do barco ou da doca em águas rasas. As lesões de pescoço e coluna também podem ocorrer em águas mais profundas se um mergulhador atinge um objeto antes ou depois de entrar na água.

Deve-se considerar sempre que alguém que mergulhou em águas rasas sofreu lesões no pescoço e na coluna, mesmo se o mergulhador ainda estiver consciente. Se a vítima ainda estiver na água, providencie atendimento da mesma forma que para o caso de quase afogamento, estabilizando o pescoço e a coluna, conforme descrito na seção anterior. Se a vítima deixou a água, trate-a da mesma forma que você trataria uma vítima com suspeita de lesões no pescoço e na coluna.

Mergulho em águas profundas

A principal complicação das emergências em mergulho em águas profundas é o coma, que pode resultar de asfixia, traumatismo craniano, ataque cardíaco, contaminação do cilindro de ar comprimido, intoxicação ou aspiração. O coma também pode ser resultantes de embolia gasosa ou da doença da descompressão, duas emergências que requerem recompressão.

Embolia gasosa

A **embolia gasosa** geralmente ocorre quando o mergulhador prende a respiração durante um mergulho. Quanto mais fundo o mergulhador desce, menor é a pressão exercida contra o corpo; como resultado, o ar nos pulmões expande-se rapidamente, rompendo os alvéolos e causando danos aos vasos sanguíneos adjacentes. Em seguida, bolhas de ar entram na corrente sanguínea, dificultando o transporte, pelo sangue, de oxigênio e de nutrientes para os tecidos. O início da embolia gasosa é rápido.

Doença da descompressão

A **doença da descompressão** (frequentemente chamado de *mal dos mergulhadores*) normalmente ocorre quando um mergulhador sobe muito rapidamente de um mergulho profundo e prolongado. Gases (normalmente nitrogênio) inspirados pelo mergulhador são absorvidos pela corrente sanguínea: conforme o mergulhador sobe, o nitrogênio é transformado em pequenas bolhas, que se alojam nos tecidos corporais e entram na corrente sanguínea. A doença da descompressão tem início gradual, e os sintomas normalmente ocorrem de 12 a 24 horas após o mergulho.

Sinais e sintomas

> ▶ **Objetivo de aprendizagem**
> **8** Relacionar os sinais e sintomas de embolia gasosa e doença da descompressão.

A seguir estão os sinais e sintomas comuns da embolia gasosa e da doença da descompressão:

- pele com prurido, manchas e erupções;
- dificuldade para respirar;
- tontura;
- dor no peito;

> **embolia gasosa** Lesão por mergulho na qual bolhas de ar penetram a corrente sanguínea.
> **doença da descompressão** Lesão por mergulho na qual gases (normalmente nitrogênio) penetram a corrente sanguínea.

- dor intensa e profunda nos músculos, nas articulações e nos tendões;
- visão embaçada ou distorcida;
- surdez parcial, distorção dos sentidos;
- náusea e vômitos;
- dormência ou paralisia;
- marcha cambaleante ou falta de coordenação.

Além disso, a embolia gasosa pode causar:

- sangue espumoso no nariz e boca;
- edema e um som rilhador (crepitação) no pescoço;
- perda ou distorção da memória;
- parada cardíaca ou respiratória;
- mudanças de comportamento (às vezes, o único sinal).

Além disso, a doença da descompressão pode causar:

- edema dos membros;
- dor de cabeça semelhante à enxaqueca;
- asfixia ou tosse;
- incapacidade para urinar;
- alucinações.

Atendimento de emergência

> ### ▶ Objetivo de aprendizagem
> **9** Descrever e demonstrar o atendimento de emergência para vítimas de embolia gasosa ou de doença da descompressão.

Para se tratar de uma vítima de embolia gasosa ou de doença da descompressão, acione o SRM e, em seguida:

1. Se não houver sinal de lesão no pescoço ou na coluna, coloque a vítima virada para o lado esquerdo; incline todo o corpo a 15° com a cabeça abaixada, para forçar a permanência das bolhas de gás ou de ar no abdome.
2. Forneça suporte básico à vida; administre a respiração artificial e inicie a RCP, se necessário. O suporte à vida é crítico nesses casos porque o oxigênio reduz o tamanho das bolhas de nitrogênio e melhora a circulação.
3. Monitore continuamente a vítima até a chegada da equipe de emergência. A vítima deve ser transportada para uma câmara de recompressão para tratamento.

Barotrauma

> ### ▶ Objetivo de aprendizagem
> **10** Descrever e demonstrar o atendimento de emergência para vítimas de barotrauma.

Às vezes chamado de *pressão*, o **barotrauma** ocorre durante a subida ou a descida, quando a pressão do ar nas cavidades aéreas do corpo (como seios paranasais ou ouvido médio) é aumentada. Como resultado, o tecido das cavidades aéreas é lesionado; por exemplo, o tímpano ou o seio paranasal podem romper.

O barotrauma é caracterizado por dor moderada a intensa na área afetada, possível descarga do nariz ou dos ouvidos, tontura extrema, náusea e desorientação.

As vítimas de barotrauma devem receber tratamento imediato em um centro médico para prevenir cegueira permanente, surdez, tontura residual ou incapacidade para futuros mergulhos. Preste o mesmo atendimento de emergência que você usaria nos casos de embolia gasosa ou nos de doença da descompressão e procure ajuda médica imediatamente.

> ### ✓ Avaliação de progresso
>
> 1. Sempre considere que alguém que mergulhou em águas rasas sofreu _____. (*lesão respiratória/lesão abdominal/lesão medular*)
> 2. A principal complicação das emergências de mergulho em águas profundas é _____. (*coma/traumatismo craniano/lesão medular*)
> 3. A doença da descompressão é, às vezes, chamada de _____. (*síndrome da pressão/mal dos mergulhadores*)
> 4. As vítimas de embolia gasosa ou de doença da descompressão precisam de tratamento em _____. (*câmara de recompressão/respirador de tanque/equipamento de ressonância*)

> **barotrauma** Emergência resultante de mergulho na qual as cavidades do corpo são submetidas a pressão.

Resumo

- O afogamento é a morte por sufocação atribuída à asfixia; o quase afogamento é a sobrevivência, ao menos temporária, de uma quase sufocação atribuída à submersão.

- Em 10 a 15% dos afogamentos a água não penetra nos pulmões; em vez disso, as vítimas morrem por causa de um espasmo da laringe, que interrompe a respiração.

- Entre as vítimas de acidentes aquáticos, as com os piores prognósticos incluem vítimas idosas, as que se debatem na água, as que sofrem lesões associadas, as que ficam submersas por um tempo prolongado e as que estão em água quente, suja ou salgada.

- Nunca entre na água para resgatar um nadador, a menos que você saiba nadar, que tenha recebido treinamento de técnicas para resgate aquático, que esteja vestindo um equipamento pessoal de flutuação ou que esteja acompanhado por outros socorristas.

- Se você suspeitar que uma vítima de quase afogamento sofreu lesões medulares, imobilize a coluna antes de retirá-la da água.

- Se possível, imobilize a coluna antes de realizar outras operações de resgate, tais como a respiração artificial na água.

- Uma vítima de quase afogamento deve sempre ser levada a um hospital; podem ocorrer complicações depois de até três ou quatro dias e elas são a causa de 15% das mortes por afogamento.

- Sempre considere que uma vítima de acidente por mergulho sofreu lesões no pescoço e na coluna, mesmo que ela ainda esteja consciente.

- A complicação principal das emergências de mergulho em águas profundas é o coma.

- As vítimas de emergências de mergulho em águas profundas precisam de transporte rápido para um centro médico; muitas precisam de tratamento em câmara de recompressão.

Termos-chave

Certifique-se de que você compreende os termos-chave a seguir:

afogamento	doença da
afogamento ativo	descompressão
afogamento molhado	embolia gasosa
afogamento passivo	quase afogamento
afogamento seco	
afogamento secundário	
barotrauma	

Exercício de raciocínio crítico

É um dia quente de verão. Para fugir do calor, você se encontra com seus colegas de escola para uma viagem a um lago nas montanhas.

No momento em que vocês estão montando acampamento às margens do lago, ouvem gritos de socorro desesperados vindos da água. Você rapidamente localiza a origem dos gritos – uma adolescente boiando no gelado lago montanhoso a aproximadamente 10 metros da borda. Ela definitivamente está com problemas e está tentando manter a cabeça fora d'água.

1. Quais considerações você deve analisar rapidamente para poder resgatá-la?
2. Como você deve resgatá-la?
3. Assim que tirá-la da água, quais seriam os procedimentos de primeiros socorros a tomar?

Capítulo 26 Autoavaliação

Aluno: _____ Data: _____
Curso: _____ Módulo: _____

Parte 1 Verdadeiro/Falso

Se você acha que a afirmação é verdadeira, assinale V. Se você acha que é falsa, assinale F.

V F **1.** O afogamento sempre resulta da inalação de água, e os pulmões da vítima de afogamento sempre contêm água.

V F **2.** Afogamento em águas quentes e afogamento em águas frias são praticamente iguais.

V F **3.** Se você suspeitar que uma vítima de acidente aquático sofreu lesão na coluna ou no pescoço, você não deve tirá-la da água antes de prendê-la a uma prancha de imobilização.

V F **4.** Uma vítima de quase afogamento pode ainda vir a falecer em até 2 dias após uma ressuscitação bem-sucedida.

V F **5.** Se uma vítima estiver com problemas perto de um convés ou da borda de uma piscina, é sempre melhor resgatar a pessoa tirando-a você mesmo da água.

V F **6.** Uma vítima de lesão medular que está na água deve ser retirada imediatamente da água, e, em seguida, ser imobilizada na margem.

V F **7.** O reflexo do mergulho faz que o sangue seja desviado do centro do corpo para os membros.

V F **8.** Estima-se que entre 10 e 40% dos afogamentos são do tipo seco.

V F **9.** Uma vítima de quase afogamento deve sempre ser transportada para um hospital, mesmo que pareça recuperada.

V F **10.** 15% das mortes por afogamento são resultado de complicações secundárias.

Parte 2 O que você faria?

Você está em um lago na montanha e vê uma criança boiando com o rosto para baixo, a uma distância de 6 a 9 metros da margem.

Capítulo 27

Emergências em ambiente selvagem

▶ Objetivos de aprendizagem

Após estudar este capítulo, você será capaz de:

1. Relacionar, antes de sair de casa, as informações específicas que se deve ter sobre o ambiente selvagem a ser visitado.
2. Explicar que tipo de informações o socorrista líder deve ter sobre cada membro do grupo.
3. Resumir as técnicas básicas de sobrevivência em tempo frio.
4. Discutir sobre modos especiais de manipulação de alimentos e água em ambientes selvagens.
5. Relacionar os sinais e sintomas das principais emergências relacionadas à altitude.
6. Discutir as técnicas especiais de avaliação a serem utilizadas em ambientes selvagens.
7. Discutir algumas considerações especiais sobre a conduta perante choque em ambientes selvagens.
8. Discutir algumas considerações especiais sobre como aplicar a RCP em ambientes selvagens.
9. Discutir algumas considerações especiais sobre a conduta perante lesões musculoesqueléticas e de tecidos moles em ambientes selvagens.
10. Discutir algumas considerações especiais sobre imobilização de vítimas em ambientes selvagens.
11. Discutir as técnicas de resgate de vítimas de uma avalanche.
12. Discutir as opções para evacuação em ambiente selvagem e os fatores que afetam a decisão de remover a vítima.

No local da ocorrência

Em um dia do mês de junho, quatro universitários saíram antes do amanhecer para escalar o cume do Monte Timpanogos, o ponto mais alto da Cordilheira Wasatch, nas Montanhas Rochosas. Apesar de rigorosa, a caminhada até o pico de 3.600 m havia sido muitas vezes completada pelos alpinistas em um único dia.

O grupo fez um bom tempo de percurso durante o início da manhã, parando ocasionalmente para comer uma fruta ou ajustar seus equipamentos. Perto do meio-dia, quando os quatro pararam para almoçar, Brock Miller, 21 anos, que caminhava vagarosamente e estava atrasado em relação ao grupo, reclamou de uma forte dor de cabeça. Quando os outros três o lembraram de que ele havia comido muito pouco durante a manhã e poderia estar com baixa taxa de açúcar no sangue, ele disse que se sentia enjoado e não queria comer. Brock recostou-se em uma pedra de granito enquanto os demais faziam uma refeição substanciosa.

Na hora de partir, Brock resistiu, dizendo que se sentia muito cansado. Seu amigo Curtis Carson percebeu que, apesar de Brock ter descansado por quase uma hora, ele estava com dificuldade para respirar. A dor de cabeça e as náuseas haviam se intensificado.

Curtis reconheceu em Brock sinais e sintomas típicos da doença aguda das montanhas que havia progredido para um edema pulmonar por grandes altitudes, e sabia que o estado do amigo poderia piorar rapidamente caso não fosse levado imediatamente para uma altitude mais baixa. Curtis pegou o equipamento de Brock e os três o acompanharam por uma longa distância até a estação florestal mais próxima, onde o funcionário do serviço florestal o direcionou para o hospital a fim de reverter sua condição potencialmente fatal.

Defrontar-se com qualquer emergência médica pode ser desafiador. Mas é ainda mais difícil quando a ocorrência é em ambientes selvagens. *Ambiente selvagem* é definido pela Wilderness Medical Society como um "local geográfico remoto a mais de uma hora de um ponto de atendimento médico definitivo". Por essa definição, você pode estar em um *ambiente selvagem* não somente quando está pescando, acampando ou fazendo trilha nas montanhas, mas mesmo em casa, caso viva em uma cidade remota ou estiver em uma fazenda, rancho ou uma casa de veraneio. O *ambiente selvagem* pode ainda descrever uma cidade grande onde as instituições médicas ficaram sobrecarregadas em decorrência de um desastre, deixando a vítima efetivamente a mais de uma hora de tratamento médico.

Os primeiros socorros em ambiente selvagem requerem um foco especializado por diversos motivos. Para começar, em ambientes desse tipo você pode ter a necessidade de lidar com lesões ou doenças que comumente não encontra em ambientes mais tradicionais – como geladuras, ataques de animais selvagens, ou doenças da altitude. Você pode precisar oferecer um atendimento mais avançado do que normalmente seria necessário a um socorrista, como limpeza de uma ferida ou redução de uma luxação.

Em ambientes selvagens, geralmente há maior risco de sofrer lesões, além do ambiente potencialmente hostil e da distância do conforto e da segurança das equipes de resgate. Você pode ter a necessidade de lidar com temperaturas extremas ou com a exposição a condições climáticas adversas. Os recursos podem ser muito limitados para lidar com qualquer emergência médica.

Além de enfrentar a limitação de equipamentos e suprimentos, pode-se estar a 8 ou 12 horas de distância do telefone ou rádio mais próximos. Mesmo que se possa ir buscar auxílio rapidamente, a ajuda pode demorar para chegar até a vítima, além de poder ser muito difícil descrever com precisão o local da emergência para que a equipe de resgate encontre o local sem demora. Em muitos casos, você será o único socorro que a vítima terá por horas – ou, possivelmente, dias. Dependendo da extensão da lesão, você também pode ter a necessidade de administrar alguns cuidados médicos mais avançados.

Procedimentos específicos podem ser tomados para prevenir contra emergências médicas em ambiente selvagem – mas a despeito das precauções, sempre há o risco de lesões e doenças súbitas. Como resultado, é importante estar preparado e compreender as implicações especiais dos primeiros socorros em ambiente selvagem. Você pode ser forçado a tomar decisões difíceis, sem acesso ao sistema de emergência médica. Finalmente, você pode ter a necessidade de prestar atendimento por um período mais prolongado do que está acostumado; na realidade, você pode ter a necessidade de permanecer com a vítima lesionada durante vários dias. Este capítulo explica a importância de se empregar esforços para evitar problemas em regiões selvagens, revisa as técnicas básicas de sobrevivência, discute os problemas comuns dos primeiros socorros ao ar livre e resume as considerações especiais para os primeiros socorros em regiões selvagens.

Prevenção de emergências em ambiente selvagem

> ▸ **Objetivo de aprendizagem**
>
> 1 Relacionar, antes de sair de casa, as informações específicas que se deve ter sobre o ambiente selvagem a ser visitado.

A maioria das emergências em regiões selvagens é evitável; o impacto da maior parte das emergências médicas nesses casos pode ser reduzido por meio do planejamento e da preparação adequados.

A preparação adequada inclui estar devidamente equipado – não somente com suprimentos para primeiros socorros, mas também com alimentos, água, roupas extras e materiais para a construção de um abrigo. Esteja sempre preparado para alterações no clima. E sempre viaje acompanhado por, pelo menos, uma outra pessoa, informando aos membros de sua casa exatamente para onde está indo e qual é sua estimativa de retorno.

Nunca adentre uma área selvagem sem a companhia de alguém que já tenha estado lá anteriormente, que conheça o caminho e tenha informações a respeito:

- do tipo de terreno que se pode encontrar;
- do equipamento especial que é necessário para as atividades planejadas;
- das prováveis condições climáticas;
- de quanto tempo a viagem irá durar;
- do tipo de perigo que se pode encontrar e do nível de risco que está envolvido nas atividades previstas;
- dos recursos que estarão disponíveis em caso de emergência;
- do máximo de atraso previsto para obter cuidados médicos na região.

Essa pessoa deve ter a palavra final sobre equipamento, rota, acampamento, metas diárias etc.

Capítulo 27 Emergências em ambiente selvagem **463**

> ▶ **Objetivo de aprendizagem**
> **2** Explicar que tipo de informações o socorrista líder deve ter sobre cada membro do grupo.

O *socorrista líder* (que pode também ser o guia do grupo) deve considerar estes fatores ao planejar uma viagem:

- define quais são os suprimentos de primeiros socorros necessários para uma região específica;
- assegura a disponibilidade de suprimentos de primeiros socorros adequados e suficientes;
- sabe como utilizar os suprimentos e equipamentos que serão transportados (como rádios transmissores ou sinalizadores);
- conhece a experiência prévia e a história clínica de cada membro do grupo, incluindo condições médicas preexistentes, medicamentos prescritos e alergias;
- garante que os medicamentos necessários e os suprimentos adequados sejam levados para a região selvagem (ainda que não precise necessariamente carregar esse material);
- conhece os procedimentos de primeiros socorros adequados para regiões selvagens, possuindo treinamento e experiência suficientes para utilizá-los; idealmente, mais de uma pessoa do grupo deve ser treinada em primeiros socorros.

Parte do planejamento de qualquer viagem a uma área selvagem deve incluir decisões sobre como o grupo irá lidar com uma emergência médica grave. Kits de primeiros socorros para regiões selvagens devem ser montados com atenção, visando a lidar com possíveis vítimas que necessitem de *cuidado a longo prazo*, pois você pode estar a horas de distância do socorro médico quando uma emergência ocorrer.

> ✓ **Avaliação de progresso**
>
> **1.** Antes de adentrar um ambiente selvagem, deve-se planejar especificamente como lidar com _____. (*ataques de animais/escassez de comida/emergências médicas graves*)
> **2.** O socorrista líder deve conhecer _____ de cada membro do grupo. (*a história clínica/o nome/o parente mais próximo*)
> **3.** Os primeiros socorros em ambientes selvagens muitas vezes envolvem cuidado _____. (*avançado/a longo prazo/especializado*)
> **4.** O kit de primeiros socorros para ambientes selvagens deve ser montado de modo a permitir ao grupo lidar com _____. (*traumas/emergências médicas graves/desastres*)

Técnicas básicas para sobrevivência

> ▶ **Objetivo de aprendizagem**
> **3** Resumir as técnicas básicas de sobrevivência em tempo frio.

Fisiologicamente, o corpo humano precisa de abrigo, de água e de alimento, nessa ordem. Condições climáticas rigorosas podem incapacitar – e até matar – uma pessoa em cerca de 3 horas. Sem água, uma pessoa morre em 3 dias. Um indivíduo saudável pode sobreviver por cerca de 3 semanas sem alimento.

Em regiões selvagens, é preciso ter em mente a **Regra dos Três**: quando uma pessoa enfrenta a combinação das três condições – tempo rigoroso, falta de água e falta de alimentos –, o período de sobrevivência é consideravelmente reduzido.

Abrigo

O ideal é que o abrigo seja feito para proteger contra o calor, o vento, o frio e/ou a umidade. Ao procurar um abrigo em um ambiente selvagem, lembre-se dos princípios básicos da perda do calor corporal, discutidos no Capítulo 25. Para começar, vista-se de modo adequado; use camadas de roupas que maximizem sua capacidade de se manter aquecido e aumentem sua flexibilidade na mudança de clima. Vista roupas íntimas sintéticas e longas; o algodão, apesar de absorvente, perde sua capacidade isolante quando úmido. Use calça, suéteres e jaquetas de fibras naturais para isolamento. Por fora, vista uma roupa de tecido sintético que permita a respiração e que seja à prova d'água e do vento. Use um forro sintético por cima de meias de lã e sapatos impermeáveis com solado de boa tração, que não derrape. Além disso, use luvas à prova de vento e água e uma touca de lã que cubra a cabeça inteira, incluindo as orelhas. Isole-se do solo usando cobertores, toalhas, peças de roupa, saco de dormir ou folhas secas. Se o solo estiver úmido, coloque algo à prova d'água (como capa de chuva ou lona) entre o solo e o material de isolamento.

> **Regra dos Três** Regra pela qual o tempo de sobrevivência será consideravelmente reduzido se a vítima não dispuser de três requisitos básicos: abrigo, água e alimentos.

Vários tipos de abrigo podem mantê-lo aquecido, contanto que você:

- Mantenha-se longe do fundo de vales e desfiladeiros; o calor sobe, portanto a região mais baixa será também a mais fria.
- Evite abrigar-se no cume de uma montanha, onde você pode ser atingido pelo vento.
- Monte seu abrigo a favor do vento, mas proteja-se atrás de algum tipo de barreira, como uma pedra grande, um monte de lama ou algumas árvores ou arbustos.

Você pode abrigar-se em uma caverna natural ou ainda construir seu próprio abrigo. Para manter-se aquecido, procure grutas ou trincheiras na neve e sacos plásticos de lixo. A barraca é ideal *se* estiver localizada longe do vento. Ao ser armada em uma área com vento, a perda de calor tende a aumentar por convecção por causa de um processo chamado **ondulação.** O calor humano aquece o interior da barraca; quando o vento bate em suas laterais, o ar quente sai, sendo substituído por ar frio.

Se você buscar abrigo em um veículo, proteja-se do envenenamento por monóxido de carbono seguindo estas diretrizes:

- Não deixe o aquecedor e o motor do carro ligados por mais de 15 minutos a cada hora.
- Abra uma fresta na janela enquanto o motor estiver ligado.
- Cheque periodicamente para assegurar que o cano de descarga não está bloqueado por neve, gelo ou outros detritos.

> ▶ **Objetivo de aprendizagem**
> **4** Discutir sobre modos especiais de manipulação de alimentos e água em ambientes selvagens.

Água

Antes de ir para regiões selvagens, planeje a purificação da água. O melhor método é coá-la para remover partículas grandes e, então, fervê-la de 2 a 8 minutos,

> **ondulação** Perda de calor dentro de uma tenda, quando o ar quente é substituído por ar frio por causa do movimento do vento nas laterais da tenda.

dependendo da altitude. Quanto maior a altitude, mais você precisará ferver a água para destruir de modo eficaz os microrganismos.

O segundo melhor método de purificação da água é a utilização de um filtro industrializado. O ideal é escolher um sistema que filtre organismos de dois mícrons de tamanho, o que eliminará o *Giardia lamblia*, que causa diarreia forte. Siga atentamente as instruções de uso do fabricante. Tabletes de purificação de água também podem ser usados.

Se for necessário utilizar neve como fonte de água, derreta-a antes de purificá-la e bebê-la. Apesar de parecer um modo simples de obter água, comer a neve leva à perda de calor corporal. Você pode derreter a neve em um fogareiro ou usando uma vela.

Alimento

Antes de ir para regiões selvagens, planeje-se de modo que haja alimentos nutritivos em abundância para cada membro do grupo. Embale cada tipo de alimento corretamente e em quantidades adequadas, e proteja essas porções como se sua vida dependesse delas. E realmente depende.

Comer é uma maneira de o corpo produzir energia, o que também produz calor. Tenha certeza de que a comida é suficiente para que cada membro do grupo faça três refeições nutritivas por dia e também diversos lanches energéticos. Se houver probabilidade de você enfrentar condições incertas de tempo e terreno que possam atrasar o percurso, mesmo que seja por um dia, leve alimentos extras.

A conservação e a manipulação inadequadas do alimento em regiões selvagens podem levar tanto a consequências simples (como perder o alimento) como a resultados perigosos (ser atacado e gravemente ferido por animais que farejaram a comida). Animais selvagens que normalmente roubam alimentos variam desde seres inofensivos (ratos, esquilos, pássaros e doninhas) até criaturas perigosas (ursos, lobos e coiotes).

Para manter seus alimentos a salvo e se proteger contra lesões:

- Armazene os alimentos a uma certa distância do acampamento.
- Conserve os alimentos longe do chão; é aconselhável pendurá-los dentro de sacos.
- Evite cozinhar alimentos com fortes odores, como bacon.
- Lembre-se de que a comida descartada também irá atrair animais; queime o máximo que você puder

e mantenha o lixo longe do chão, a uma distância segura do acampamento.

✓ Avaliação de progresso

1. Uma pessoa consegue sobreviver por, aproximadamente, _____ dias sem água. (2/3/4)
2. O fator mais importante para a sobrevivência em tempo frio é _____. (*o alimento/a água/o abrigo*)
3. Quando a vítima enfrentar a falta combinada de abrigo, água e comida, a "Regra _____" entra em ação. (*da Sobrevivência/dos Três/da Convecção*)
4. Procure sempre construir um abrigo _____. (*no fundo de um desfiladeiro/a favor do vento, atrás de uma barreira/no cume de uma cordilheira*)
5. Barracas não fornecem qualquer _____. (*resistência à umidade/segurança/isolamento*)
6. O melhor método para purificação da água em ambientes selvagens _____. (*são os tabletes de purificação/é a filtração/é a fervura*)
7. Quanto maior a altitude, _____ o tempo que você deve ferver a água para matar os microrganismos. (maior/menor)
8. Para se proteger dos predadores, _____ os alimentos longe do acampamento. (*enterre/pendure/cubra*)

Problemas relacionados à altitude em ambiente selvagem

> ▶ **Objetivo de aprendizagem**
> 5 Relacionar os sinais e sintomas das principais emergências relacionadas à altitude.

Doenças relacionadas à altitude geralmente ocorrem acima de 2.400 m (apesar de haver registros a 1.800 m). Problemas relacionados à altitude variam em gravidade de acordo com a velocidade da subida e a altitude atingida: os problemas mais graves ocorrem com a rápida ascensão a altas altitudes. Doenças associadas à altitude não são incomuns, afetando um quarto da população que reside em zonas mais baixas e que visita áreas com altitude superior a 1.800 m, como resorts de esqui e áreas de escalada. O risco de desenvolver doenças associadas à altitude aumenta se a ascensão à altitude é mais rápida. Essas doenças são causadas pela falta de oxigênio: o ar está repleto de oxigênio, mas a baixa pressão atmosférica das altas elevações não fornece pressão suficiente para levá-lo para dentro do organismo. Simplificando, o corpo encontra dificuldades para manter os níveis necessários de oxigênio.

Qualquer pessoa a uma altitude elevada pode sofrer de doença da altitude, mas cada um pode responder de modo muito diferente à altitude – mesmo a uma altitude elevada. Os seguintes fatores ajudam a determinar o risco de desenvolver doença das grandes altitudes:

- Influências genéticas e outras diferenças individuais que determinam como uma pessoa responde à altitude.
- O estado de saúde geral da pessoa – várias doenças, além de fatores como fadiga, desidratação e desnutrição, podem aumentar o risco de doença da altitude.
- A altitude que a pessoa atinge – quanto maior a altitude, maior o risco de doença da altitude.
- A velocidade de subida – quanto mais rapidamente a pessoa sobe, maior o risco de doença da altitude; escaladas lentas e graduais em geral são mais seguras.

Aclimatar-se em grandes altitudes é possível. Com o passar do tempo, o corpo produz mais glóbulos vermelhos do sangue e aumenta as reações químicas que permitem a transferência do oxigênio para as células do organismo. O corpo também desenvolve mais vasos sanguíneos, especialmente no tecido muscular. Entretanto, o volume e as frequências cardíaca e respiratória aumentam. O processo de aclimatação leva em torno de 6 semanas para acontecer. A maioria das vítimas desse tipo de doença sobe a grandes altitudes muito rapidamente. A desidratação também agrava essas doenças, assim como a saúde geral, fadiga, desnutrição ou presença de qualquer doença ou lesão. Certos medicamentos prescritos, como a acetazolamida (Diamox), podem ajudar a prevenir doenças relacionadas às grandes altitudes.

Em geral, a doença das grandes altitudes se desenvolve nas primeiras 12 horas após a chegada ao local. A despeito da doença específica, o sintoma mais comum é dor de cabeça. As doenças da altitude geralmente são confundidas com um resfriado comum ou uma gripe (ou mesmo uma ressaca induzida pelo álcool), porque os sintomas são semelhantes.

Apesar de não ser comum, vários tipos de doenças da altitude podem ser fatais. Busque ajuda médica imediatamente se a vítima desenvolver:

- respiração ruidosa;
- tosse persistente;

- falta de ar em repouso;
- vômitos;
- perda de equilíbrio;
- confusão ou desorientação.

Doença aguda das montanhas

A forma mais amena de doenças relacionadas à altitude é a **doença aguda das montanhas**, que parece uma forte ressaca.

Sinais e sintomas

- Dor de cabeça que se desenvolve durante a noite e está presente quando a vítima acorda pela manhã.
- Rosto inchado e bolsas abaixo dos olhos.
- Náuseas e perda de apetite.
- Fadiga desproporcional ao esforço realizado.
- Inflamação da garganta (causada pelo ar seco).
- Falta de ar a qualquer esforço leve.

A doença aguda das montanhas em sua forma amena geralmente ocorre a altitudes acima de 2.400 m e em pessoas que fazem a escalada muito rapidamente. A doença aguda das montanhas ocorre com mais frequência quando o tempo está frio e com ventos, quando a pessoa está fatigada ou ansiosa ou ainda desidratada ou com infecções no trato respiratório superior.

Para tratar a doença aguda das montanhas:

1. *Interrompa imediatamente a escalada*; descanse e veja se os sintomas melhoram.
2. Se os sintomas não melhorarem, desça de 600 m a 900 m o mais rápido possível.
3. Evite ou corrija a desidratação bebendo, no mínimo, dois litros de líquidos por dia; mantenha uma dieta rica em calorias e carboidratos enquanto escala.
4. Utilize ácido acetilsalicílico para tratar de dor de cabeça leve.

Edema pulmonar de grande altitude

No **edema pulmonar de grande altitude** (em inglês, *High Altitude Pulmonary Edema* – HAPE), os líquidos do corpo são lentamente transferidos para os pulmões e a habilidade do corpo de captar oxigênio é reduzida. O HAPE é causado quando se atinge muito rapidamente uma nova altitude, e apesar de poder ocorrer a altitudes mais baixas, geralmente começa em torno dos 3.000 m. Diferente da doença aguda das montanhas, que normalmente provoca sintomas em poucas horas, os sinais e sintomas do HAPE não se desenvolvem até 72 horas depois de se atingir a nova altitude. Se não for tratado, o HAPE pode provocar a morte em menos de 12 horas após o início dos sintomas.

Os sinais e sintomas do HAPE incluem:

- falta de ar intensa, mesmo durante o repouso;
- cianose (coloração azulada dos lábios, das unhas e das mucosas que revestem a boca);
- respiração *úmida* que produz chiados;
- tosse que produz expectoração rosada e espumosa;

A vítima de HAPE necessita de tratamento médico *imediato. O mais importante a ser feito é descer imediatamente e procurar por socorro médico.*

Edema cerebral de grande altitude

O **edema cerebral de grande altitude** (em inglês, *High Altitude Cerebral Edema* – HACE) provoca um perigoso aumento dos níveis de líquidos no cérebro, resultando em inchaço do tecido cerebral e aumento da pressão intracraniana. O cérebro não tem para onde se expandir a não ser para baixo, por meio do **forame magno** – o orifício localizado na base do crânio que abriga o tronco encefálico. A pressão no tronco encefálico afeta as funções cardíaca e respiratória e a pressão arterial; a pressão associada no cerebelo afeta a coordenação motora e o equilíbrio.

Os sintomas e sinais incluem:

- forte dor de cabeça;
- fortes náuseas e vômitos;
- **ataxia** (incapacidade de manter o equilíbrio);

> **doença aguda das montanhas** Doença relacionada à altitude, semelhante a um quadro de ressaca intensa.
>
> **edema pulmonar de grande altitude** Doença relacionada à altitude que provoca a penetração de fluido celular nos pulmões.
>
> **edema cerebral de grande altitude** Doença relacionada à altitude que provoca inchaço do cérebro e aumento da pressão intracraniana.
>
> **forame magno** Orifício na base do crânio no qual se localiza o tronco encefálico.
>
> **ataxia** Incapacidade de manter o equilíbrio.

- tonturas;
- fadiga extrema, progredindo para o coma.

Se não for tratado, o HACE pode provocar a morte poucas horas após o início dos sintomas. É de extrema importância levar a vítima para uma altitude menor o mais rapidamente possível.

Atendimento de emergência para doenças relacionadas à altitude

Para cuidar de vítimas de doenças relacionadas à altitude, *leve-a para um local mais baixo o mais rápido possível*. Se a vítima não conseguir andar, ela deve ser carregada ou transportada em uma maca improvisada. Estimule-a a beber o máximo possível de água.

Assim que os sintomas cederem na altitude mais baixa, mantenha a vítima em repouso de 12 a 24 horas.

✓ Avaliação de progresso

1. Doenças relacionadas à altitude são causadas pela falta de _____. (*oxigênio/líquidos/ nutrientes*)
2. A doença aguda das montanhas provoca sintomas muito similares a _____ intenso(a). (*um resfriado/uma ressaca/uma enxaqueca*)
3. O edema pulmonar por grandes altitudes é caracterizado pela _____, mesmo após o repouso. (*fadiga/dor muscular/dificuldade em respirar*)
4. O edema cerebral por grandes altitudes é caracterizado por _____. (*ataxia/cãibra muscular/visão dupla*)
5. Independentemente da doença, trate os problemas relacionados à altitude levando a vítima para _____. (*repousar/deitar/uma altitude mais baixa*)

Considerações especiais sobre ambientes selvagens

Quase todos os acidentes ou doenças que podem ocorrer em condições normais podem também acontecer em ambientes selvagens. Apesar de os mesmos princípios gerais de avaliação e cuidados serem aplicáveis a esse tipo de ambiente, algumas considerações especiais são relevantes.

Avaliação do local

Para determinar o que ocorreu e para poder auxiliar a vítima com segurança, você precisa avaliar todo o local. Geralmente, o melhor é não mover a vítima até que tenha finalizado os primeiros socorros e até que você saiba que a vítima está estabilizada. Entretanto, eventuais condições no local podem representar perigo tanto para você como para a vítima, não sendo seguro ou aconselhável cuidar da vítima naquele local. Por exemplo, pode haver o risco de queda de pedras ou galhos instáveis de árvores, ou a vítima pode estar dentro d'água ou pode estar em risco por vazamento de querosene, gasolina ou outro produto químico perigoso. Você também pode determinar a necessidade de afastar a vítima de ameaças de cobras ou outros animais selvagens, ou pode precisar mover a vítima para um abrigo em decorrência das condições climáticas.

Certas estabilizações básicas para lesões específicas, como lesões na coluna, devem ser feitas antes de mover a vítima, mas na maioria dos casos você poderá mover a vítima com segurança para um local mais adequado antes de prestar os primeiros socorros.

A avaliação do local também pode ajudá-lo a determinar o provável mecanismo da lesão, especialmente na ausência de outras pessoas ou testemunhas que possam relatar o que aconteceu. Procure pela causa mais provável do acidente e imagine-se no lugar da vítima à procura de pistas sobre como a ela se machucou e quais lesões pode ter sofrido.

Avaliação da vítima

> **▶ Objetivo de aprendizagem**
> 6 Discutir as técnicas especiais de avaliação a serem utilizadas em ambientes selvagens.

A diferença primária entre a avaliação em uma região selvagem e outro lugar qualquer é o tempo; a *investigação primária* deve ser a mesma, mas deve-se gastar mais tempo fazendo uma *investigação secundária* detalhada em ambiente selvagem.

Em circunstâncias normais, o papel do Socorrista é identificar e estabilizar as lesões mais graves enquanto ativa o SRM. Nessas situações geralmente não é necessário se preocupar com a limpeza de ferimentos, mudança de curativos ou ajuste de uma tala, por exemplo. Em regiões selvagens, por outro lado, você provavelmente terá de assumir a responsabilidade pela vítima por um longo período de tempo, e o tratamento realizado com base na investigação secundária poderá ser o único recebido pela vítima por 12 horas ou mais (ver Fig. 27.1).

Sua avaliação é particularmente vital para fornecer a ajuda correta à vítima: talvez o equipamento necessário para o socorro da vítima tenha de ser carregado por quilômetros em terreno irregular; portanto, deve-se ter a certeza de estar agindo corretamente desde a primeira vez. Sua avaliação deve incluir informações detalhadas e precisas sobre o mecanismo de lesão, as feridas da vítima, o que está sendo feito por ela e – o mais importante – onde vocês estão. Sempre envie, no mínimo, duas pessoas para solicitar ajuda; se possível, identifique sua localização em um mapa reserva e o envie junto com sua equipe de ajuda.

Um dos elementos essenciais da avaliação em regiões selvagens é o *registro clínico*, que inclui documentação cuidadosa sobre:

- mecanismos de lesões ou doenças;
- sinais vitais da vítima, tomados periodicamente durante todo o tempo que a vítima estiver sob seus cuidados;
- sua observação sobre as condições da vítima, anotada periodicamente;
- seu plano de tratamento e como será realizado.

Essas informações são vitais para a equipe médica, pois serão utilizadas para estabelecer o plano de tratamento *deles*. Se você não puder fornecer um registro das condições da vítima desde o momento da lesão ou doença até a chegada ao hospital, os sinais vitais *padrões* podem estar horas – ou, possivelmente, até dias – defasados.

Para determinar o tipo de registro a ser realizado, lembre-se destas perguntas básicas:

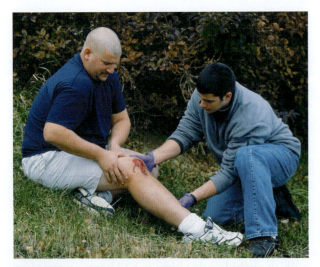

Figura 27.1 Avaliação da vítima em um ambiente selvagem.

- Principal reclamação (O que a vítima falou?)
- Histórico (O que aconteceu?)
- Avaliação (Que sinais e sintomas foram encontrados?)
- Tratamento (O que foi feito pela vítima?)
- Transporte e disposição (Após cuidar da vítima, para onde ela foi? A vítima foi embora? A pé, de carro, de ambulância ou helicóptero?)

Por fim, a avaliação em ambiente selvagem é importante porque permite determinar se a lesão ou a doença é grave o suficiente a ponto de abandonar a viagem. Algumas lesões ou doenças talvez causem desconforto, mas podem ser tratadas com segurança no próprio local; outras precisam de uma ação agressiva para transportar a vítima para o hospital. A avaliação adequada mostra a diferença.

Definição de um plano

Após a avaliação do local, avaliação da vítima e prestação dos primeiros socorros, você precisa determinar seu plano. Você precisa ligar em busca de resgate, precisa remover a vítima e, se qualquer uma das situações anteriores se aplicar, como você procederá?

Existem basicamente quatro opções para obter ajuda em uma situação em ambiente selvagem:

1. Você pode tratar da vítima no local até que ela se recupere o suficiente para deambular por conta própria ou com mínimo auxílio.
2. Você pode carregar a vítima até obter ajuda, seja em uma maca improvisada ou em outras formas de transporte.
3. Pode mandar alguém procurar ajuda – ou, em uma situação suficientemente crítica, pode deixar a vítima sozinha e procurar ajuda.
4. Pode permanecer com a vítima e pedir ajuda pelo telefone celular, rádio ou sinal; conversar com um profissional de saúde por telefone ou radiotransmissor pode ser uma fonte de informação excelente tanto para o tratamento da vítima como para o planejamento de uma evacuação.

A opção que você fizer obviamente dependerá de diversos fatores. Primeiro avalie a condição da vítima: cuidados médicos avançados são necessários com urgência para salvar a vida do indivíduo ou para melhorar drasticamente suas chances de uma recuperação bem-sucedida? Se você não estiver apto a pedir ajuda por telefone ou rádio, é possível enviar um sinal pedindo socorro? Em geral, não é uma boa ideia deixar a vítima sozinha enquanto você vai buscar ajuda; adote esse procedimento somente como último recurso. Qualquer vítima que você deixar deve estar estabilizada, deve estar vestida adequadamente e sob a proteção de um abrigo, e deve ser capaz de alcançar alimentos e líquidos até que a ajuda chegue. Dê uma clara noção à vítima acerca de quanto será necessário esperar pela ajuda, e explique o caminho que irá fazer. Se a vítima estiver inconsciente, coloque-a em decúbito lateral esquerdo com a face voltada para baixo a fim de facilitar a drenagem de líquidos e prevenir sufocamentos, e assegure-se de que a vítima esteja aquecida e protegida.

A despeito de quem vai procurar ajuda, assegure-se de que a pessoa marque a rota percorrida. Utilize fitas adesivas ou pedaços de roupas amarrados em galhos de árvores para marcar claramente o caminho que você está seguindo. Se nenhum desses materiais estiver disponível, quebre galhos de árvores para indicar seu caminho. Pode ser extremamente fácil se perder em áreas selvagens, e é possível que você encontre ajuda apenas para descobrir que não sabe o caminho de volta até a vítima. Antes de você decidir se deve ou não evacuar, considere a distância, o terreno, as condições do clima e os riscos. Você pode determinar ser mais seguro ficar onde está do que evacuar a vítima sob condições de risco em um terreno íngreme e perigoso. Mas se você estiver sob ameaça de queda brusca de temperatura ou de uma tempestade iminente, pode decidir que o melhor é tentar evacuar.

Veja o tópico "Evacuação em ambiente selvagem", mais adiante neste capítulo para informações específicas.

Atendimento de emergência para choque em ambiente selvagem

> ▶ **Objetivo de aprendizagem**
> 7 Discutir algumas considerações especiais sobre a conduta perante choque em ambientes selvagens.

Inicialmente a vítima pode não estar em choque, mas este pode se desenvolver enquanto você aguarda o socorro. Assegure-se de tomar medidas de prevenção contra o choque, e observe por sinais de desenvolvimento de choque a cada vez que avaliar a vítima. Existem duas metas para o manejo de choque:

1. Aumentar e manter o volume efetivo de sangue circulante.
2. Reduzir o débito de oxigênio ocasionado no corpo.

É necessário deixar a vítima em decúbito dorsal, manter sua temperatura corporal normal e repor os líquidos perdidos.

O manejo de choque é detalhado no Capítulo 6. As considerações especiais para ambientes selvagens incluem:

- *Manutenção da temperatura* – Se a vítima for colocada no chão frio, deve-se providenciar algum tipo de isolamento; coloque um cobertor, um casaco, folhas de pinheiro ou outro material entre a vítima e o chão (ver Fig. 27.2). Se vocês estiverem em clima quente, proteja a vítima do sol.
- *Reposição de líquidos* – Se você tiver acesso ao SRM, nunca tente repor os líquidos; caso esteja em um ambiente selvagem a horas de distância do auxílio médico e o choque estiver avançando, dê à vítima pequenas porções de água, *se ela estiver totalmente consciente*. Verifique com atenção se há náuseas e esteja preparado para virar a vítima de lado se ocorrer vômito.

Ressuscitação cardiopulmonar

> ▶ **Objetivo de aprendizagem**
> 8 Discutir algumas considerações especiais sobre como aplicar a RCP em ambientes selvagens.

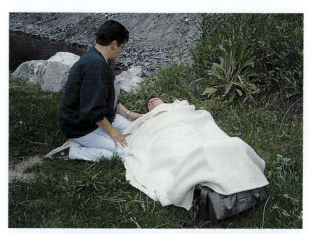

Figura 27.2 Tratando de uma vítima contra o choque e mantendo sua temperatura em um ambiente selvagem.

O aspecto mais intimidante da realização de uma RCP em ambientes selvagens advém do fato de a assistência cardíaca avançada *não* estar a apenas um telefonema de distância. Como a sobrevivência da vítima depende da desfibrilação imediata, assistência avançada e transporte rápido, o prognóstico de uma vítima cardíaca confinada em uma região selvagem é grave. Isto é especialmente verdadeiro se a vítima sofreu uma perda sanguínea significativa ou uma lesão severa, como lesão na coluna vertebral ou traumatismo craniano ou torácico severo. Existe ainda outro fator: é muito difícil fornecer RCP a uma vítima que está sendo evacuada de um ambiente selvagem.

Independentemente desse fato, inicie a RCP tão logo ela seja indicada por sua avaliação, e continue com o procedimento de modo dinâmico e *prolongado*, especialmente nos casos de afogamento em águas frias ou em que a vítima foi atingida por um raio. Nesses casos, pode ocorrer a ressuscitação espontânea. Massagens cardíacas não são capazes de manter a circulação por muito tempo, mas você pode continuar a respiração de resgate de modo bem-sucedido por horas em uma vítima que tenha pulso.

Os padrões para o fornecimento da RCP são necessariamente distintos em um ambiente selvagem em relação a um ambiente normal, onde a ajuda médica está disponível em um período de minutos. Os padrões também variam de acordo com a condição da vítima. Pode ser extremamente difícil decidir em que momento interromper os esforços da ressuscitação e, se a ajuda não chegar, você deverá tomar a decisão por conta própria. A National Association of Emergency Medical Services Physicians (NAEMSP) publicou conjuntos de diretrizes que ajudam os socorristas em ambiente selvagem a saberem em que momento iniciar a RCP e durante quanto tempo devem continuar os esforços de ressuscitação. Se a vítima apresenta uma temperatura corporal normal ou apresenta apenas uma leve hipotermia e não está respirando, inicie imediatamente as respirações de resgate; se você não conseguir detectar pulso, inicie também as massagens cardíacas. Geralmente, você deve interromper a massagem cardíaca se o pulso não retornar após 30 minutos de RCP, *a menos que*:

- a vítima esteja em estado de hipotermia;
- a vítima tenha ficado submersa em água *fria* por menos de 1 hora;
- a vítima tenha ficado soterrada em uma avalanche (essas vítimas geralmente morrem por sufocamento ou trauma fechado);
- a vítima tenha sido atingida por um raio.

Nos casos de hipotermia, o metabolismo reduz, sendo possível que a vítima sobreviva por mais tempo sem oxigênio. Como as massagens cardíacas podem causar fibrilação ventricular, você deve ter certeza absoluta de que não há pulso antes de iniciar a RCP em uma vítima hipotérmica. Uma vez que o pulso pode estar muito lento na hipotermia, avalie o pulso por entre 30 e 45 segundos. Vítimas de avalanche ou raios geralmente levam mais tempo para ressuscitar, mas geralmente podem ser reanimadas de modo bem-sucedido após 1 hora ou mais.

De acordo com a NAEMSP, você *não* deve iniciar a RCP se:

- a vítima está em parada cardíaca por mais de 30 minutos e ainda não houve esforços para sua ressuscitação;
- a vítima apresenta uma lesão obviamente fatal;
- o tórax da vítima está congelado;
- a temperatura central da vítima está abaixo de 15ºC;
- a vítima ficou submersa na água por mais de 60 minutos;
- o prosseguimento com a RCP colocar o socorrista em risco.

Mortes e lesões causadas por raios

Uma vez que as pessoas em ambientes selvagens frequentemente estão em áreas abertas ou a grandes altitudes, e que podem não ser capazes de encontrar abrigo no caso de uma tempestade súbita, elas estão mais propensas a serem atingidas por raios. Além disso, as tempestades apresentam maior probabilidade de ocorrência em grandes altitudes, onde pessoas que fazem trilhas ou acampamentos estão expostas. Nos Estados Unidos, a maioria dos acidentes ocorre nos meses de junho, julho e agosto, possivelmente porque mais pessoas estão em ambientes abertos durante os meses de verão. A maioria dos acidentes ocorre entre 12h00 e 18h00 – mais uma vez, possivelmente porque mais pessoas estão em ambientes abertos durante as horas do dia –, e a maioria envolve somente uma vítima. A causa de morte mais comum relacionada a acidentes com raios é a parada cardiorrespiratória; a segunda causa mais comum é o dano ao sistema nervoso central. A maioria das vítimas de raios sofre apenas queimaduras menos graves.

Prevenção contra lesões causadas por raio

A melhor forma de prevenção contra acidentes que envolvam raios é estar ciente da previsão do tempo antes de ir para um ambiente selvagem. Se uma tempestade ocorrer subitamente, estime sua distância até o raio contando os segundos entre a luz do raio e o estrondo resultante; a cada 5 segundos, são estimados 1,5 km de distância entre você e o raio.

A segunda linha de defesa contra lesões causadas por raios é se *afastar de objetos que tendam a conduzir eletricidade*. Afaste-se imediatamente da água ou de qualquer equipamento metálico (tratores, carrinhos de golfe, bicicletas, motonetas e motocicletas). Solte tacos de golfe e varas de pescar. Fique afastado de qualquer objeto metálico incluindo escadas, canos, trilhos, cercas e varais de roupa. Um grupo de pessoas deve se espalhar, deixando vários metros de distância entre cada pessoa para minimizar a chance de se conduzir eletricidade de uma pessoa para outra.

Finalmente, *procure por abrigo*. Seu objetivo é evitar estar no ponto mais alto da área, como no topo de uma colina, em campo aberto ou em um barco. Ao invés disso, procure por um vale ou uma ravina. Não fique embaixo de nada que esteja no ponto mais alto da área, como sob uma árvore alta e isolada. Não procure abrigo em uma pequena estrutura isolada que se localize em uma área aberta (como um galpão ou uma cabana). Se você estiver em uma área de floresta, procure abrigo sob um grupo denso de árvores baixas. Se você estiver em um carro com capota, fique dentro dele.

Se você sentir que seus cabelos estão ficando arrepiados, um raio é iminente. *Não se deite no chão*; somente o mínimo possível de seu corpo deve tocar o chão. Encolha-se como se fosse pegar uma bola de beisebol e coloque as mãos sobre os ouvidos para minimizar o risco de ruptura do tímpano.

Atendimento de emergência para vítimas de raios

O Capítulo 24 fornece informações detalhadas sobre os cuidados para vítimas atingidas por raios. Essencialmente, você deve auxiliar a vítima o mais rapidamente possível e iniciar a RCP se a vítima estiver em parada cardíaca. As lesões da coluna são comuns quando as vítimas são arremessadas ao chão, de forma que você deve estabilizar a vítima antes de iniciar a RCP. Se mais de uma pessoa foi atingida por raios, comece a avaliação naquela que estiver mais quieta e imóvel.

Lesões do tecido mole

> ▸ **Objetivo de aprendizagem**
>
> **9** Discutir algumas considerações especiais sobre a conduta perante lesões musculoesqueléticas e de tecidos moles em ambientes selvagens.

Atendimento de emergência

Faça compressão direta para controlar sangramentos externos. Mantenha a pressão durante 10 minutos após a interrupção do sangramento para assegurar a formação do coágulo.

Se a vítima sofreu uma queimadura, tome medidas imediatas para resfriar a queimadura; o uso de água fria é o melhor procedimento. Após a aplicação de uma fina camada de pomada antibiótica sobre a queimadura, cubra-a com um curativo estéril para queimadura ou um pano limpo e seco. Eleve a área queimada, previna contra um resfriamento da vítima e, para vítimas conscientes, forneça grandes quantidades de água ou sucos para beber.

Se uma laceração, incisão, avulsão, perfuração ou escoriação for grande ou suja o suficiente para afetar o sistema imunológico, você terá de lidar com o risco de uma infecção e, seu procedimento durante as primeiras horas será crítico. Para evitar a infecção:

1. Lave o ferimento imediatamente para remover o máximo possível de sujeira e bactérias. Utilize água fervida ou soro fisiológico; o ideal é esguichar água com uma garrafa, proporcionando uma certa pressão que certamente auxilia na remoção dos detritos. *Não utilize água oxigenada, álcool ou iodo diretamente sobre o ferimento.*
2. Se o tecido estiver completamente avulsionado, esfregue-o com uma gaze e água estéril ou soro fisiológico para removê-lo; se a separação for somente parcial, limpe-o cuidadosamente e o coloque na posição anatômica normal.
3. Coloque as bordas do ferimento o mais próximo possível da posição em que se encontraria o tecido antes de a pele se separar. Use esparadrapos, faixas ou fita adesiva disponíveis no mercado para manter as bordas do ferimento unidas.
4. Faça um curativo e enfaixe o ferimento.
5. Se os curativos ficarem embebidos por sangue, remova-os, localize o vaso sangrante e aplique pressão direta para interromper o sangramento.

Se estiver a mais de um dia de distância de cuidados médicos, será necessário inspecionar o ferimento periodicamente em busca de sinais ou sintomas de infecção e trocar o curativo. Siga as seguintes diretrizes:

- Sempre lave abundantemente as mãos antes de remover o curativo.
- Mantenha estéril todo o material utilizado para fazer o curativo.
- Se necessário, limpe novamente o ferimento.

- Caso estejam presentes sinais de infecção (uma área avermelhada dilatada, vergões vermelhos, calor, dor pulsante localizada, pus, mau cheiro), aplique uma compressa morna umedecida por 20 minutos. Remova a compressa por 20 minutos e repita o procedimento. Se houver sinais de infecção, o ferimento deve ser verificado a cada 4 horas.
- Coloque um curativo estéril e enfaixe o ferimento.

Ataques de animais selvagens

Os ataques de animais selvagens são muito mais comuns fora dos Estados Unidos porque existem poucos animais selvagens de grande porte em áreas com população significativa. Entretanto, os Estados Unidos abrigam jacarés, crocodilos, pumas, ursos, alces, cervos e bisões, e esses animais podem causar grande dano se atacarem um humano. Animais selvagens de menor porte como guaxinins e texugos também podem atacar e causar lesões, especialmente se estiverem acuados.

As prioridades no tratamento de lesões de tecidos moles causadas por ataques de animais selvagens são as mesmas para outras lesões de tecidos moles: controle de sangramento e prevenção contra infecções. Animais maiores podem causar extenso dano tecidual, e as lesões resultantes podem sangrar de modo profuso. Se o animal ainda está na área, é essencial que você proteja a si mesmo e à vítima contra novos ataques.

Se você encontrar um animal selvagem, recue de modo lento e silencioso. Muitos animais atacarão ao se sentirem ameaçados – e correr pode fazer com que eles se tornem predadores. A maioria dos especialistas aconselha que você revide agressivamente se for atacado – golpeie o animal com socos e chutes ou derrube-o com qualquer coisa que puder utilizar como arma, como uma lanterna. *Exceções importantes são os ursos pardos ou pretos com filhotes;* nestes casos, deite-se e finja-se de morto.

Uma parte importante na prevenção contra ataques de animais selvagens é estar ciente acerca de quais animais habitam a área em que você está. Sinais são presos em várias áreas recreacionais, especialmente naquelas localizadas em parques estaduais ou nacionais. Pergunte aos patrulheiros ou outros funcionários do local sobre sinais recentes de animais na área e sobre técnicas de prevenção contra ataques. Acima de tudo, tenha bom senso; mantenha alimentos em recipientes vedados, evite preparar alimentos com aromas fortes (como bacon), mantenha seu lixo em recipientes metálicos com tampas bem encaixadas.

Lesões musculoesqueléticas

Atendimento de emergência para luxações em geral

Apesar de o socorrista normalmente não tentar corrigir uma luxação quando a ajuda médica está disponível, algumas vezes é necessário reduzir, ou alinhar, uma articulação luxada em um ambiente selvagem, onde a ajuda médica pode demorar a chegar. A redução de uma luxação geralmente é mais fácil logo após a lesão, antes da formação de um edema, e pode:

- estabilizar e proteger a articulação;
- reduzir significativamente a dor;
- proteger a circulação sanguínea para o membro superior ou inferior envolvido;
- facilitar a mobilização e evacuação da vítima.

Você nunca deve tentar corrigir uma luxação envolvendo o cotovelo ou o quadril. As luxações dessas articulações se assemelham a fraturas, e tentativas de redução podem comprometer a circulação e causar maiores lesões. Entretanto, você pode tentar alinhar a frente do ombro, a patela ou um dedo. *Interrompa esforços para reduzir a luxação se você sentir resistência na articulação ou se isso aumentar a dor da vítima.*

Atendimento de emergência para luxação do ombro

Quase todas as luxações do ombro envolvem a região anterior da articulação. Uma vítima com uma luxação anterior de ombro não será capaz de manter o braço próximo ao corpo, não será capaz de tocar o ombro oposto com a mão do lado acometido, e seu ombro não terá o formato arredondado característico. Geralmente é fácil identificar a luxação se você comparar o lado lesionado com o lado normal.

É relativamente fácil corrigir a luxação anterior do ombro, procedimento importante caso a circulação sanguínea ou a função nervosa para a mão estiverem afetadas. Para determinar se a circulação ou a função nervosa está intacta, cheque a mão em relação a temperatura, pulso, sensibilidade e movimento. Se a mão está fria, com formigamento ou dormência, ou se o pulso está ausente ou a vítima não consegue mover a mão, você precisa agir rapidamente para alinhar a articulação do ombro.

Existem duas formas de alinhar a articulação do ombro. O primeiro utiliza tração simples:

1. Coloque a vítima deitada de barriga para baixo sobre uma mesa de piquenique ou outro objeto de

altura suficiente para que o braço da vítima fique pendente sem tocar o chão.
2. Coloque uma toalha dobrada ou outro objeto mole na axila da vítima para proteger o braço.
3. Com a palma da vítima voltada para dentro, prenda um peso de 5 a 7 quilos no braço da vítima, entre o cotovelo e o punho. Acolchoe o peso e prenda-o ao braço com uma corda ou um cinto, tomando cuidado para não dificultar a circulação.
4. A articulação voltará ao lugar quando os músculos entrarem em fadiga e relaxarem de modo suficiente para permitir a redução; isto pode levar 1 hora ou mais.
5. Após a redução, proteja o ombro lesionado com uma tipoia.

O segundo método requer dois socorristas:

1. Peça que um ajudante passe um cinto, faixa, camiseta, saco de dormir, toalha ou outro objeto por sob a axila e ao redor do tórax da vítima.
2. Enquanto você puxa o braço lesionado na direção da vítima de modo suave, mas constante, peça para seu assistente tracionar de modo suave, mas constante, na direção contrária, utilizando o objeto para gerar contratração suficiente contra o tórax.
3. Enquanto você puxa, rode lentamente o braço até que esteja em uma posição semelhante ao do arremesso de uma bola de beisebol; mantenha essa posição até que os músculos relaxem o suficiente para que a articulação volte ao lugar. Isto geralmente leva de 10 a 15 minutos.
4. Após a redução, proteja o lado lesionado com uma tipoia.

Nunca tente alinhar a articulação do ombro colocando seu pé na axila da vítima enquanto puxa o braço dela.

Atendimento de emergência para luxação da patela

Uma patela luxada geralmente está virada para fora; a deformidade será óbvia e a vítima estará mais confortável com o joelho flexionado. Se a ajuda médica demorar, em geral você pode corrigir a luxação da patela simplesmente esticando o membro inferior da vítima; você pode ter a necessidade de empurrar suavemente a patela de volta ao seu lugar enquanto estica a perna da vítima.

Assim que a patela estiver na posição correta, imobilize o membro inferior para estabilizá-la. Se possível, utilize gelo para aliviar o edema e a dor. Com o membro imobilizado, a maioria das vítimas consegue deambular com mínimo auxílio (p. ex., utilizando um galho como bengala).

Todas as vítimas com luxação da patela devem procurar por atendimento médico, mesmo que a luxação tenha sido corrigida de modo bem-sucedido em ambiente selvagem.

Atendimento de emergência para luxação de dedos da mão

Uma luxação de dedo da mão será visível por sua deformidade, e a vítima não será capaz de utilizá-lo. Frequentemente a vítima será capaz de corrigir a luxação; caso contrário, você deve tentar corrigi-la apenas uma vez. *Nunca tente corrigir uma luxação na base do polegar ou na base do indicador;* essas luxações necessitam de correção cirúrgica.

Para corrigir uma luxação de dedo da mão, segure o dedo em uma posição levemente flexionada. Puxe suavemente a ponta do dedo para fora enquanto você empurra a articulação para o lugar. Mesmo se você for capaz de reduzir a luxação, imobilize a mão com os dedos levemente flexionados, como se a vítima estivesse segurando uma bola.

Imobilização de fraturas

A imobilização de uma fratura em regiões selvagens (ver Fig. 27.3) requer mais cuidado e consideração que o normal, pois a vítima pode permanecer com a tala por muitos dias. Siga as seguintes diretrizes:

- Se não for possível o acesso a uma tala, improvise com três galhos, pequenos gravetos amarrados, pás do acampamento, remos, esquis, varetas de esqui, bengalas, paus de barraca ou objetos similares.

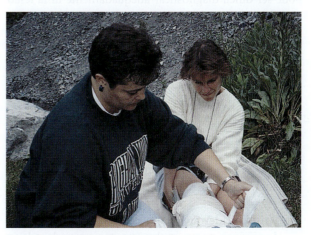

Figura 27.3 Imobilização de uma fratura de perna em regiões selvagens.

- O conforto da vítima é primordial, pois o socorro médico pode demorar. Certifique-se de ter acolchoado bem a tala.
- A verificação frequente da circulação e do funcionamento dos nervos é vital.
- Em condições normais você *não* deve tentar realinhar a fratura, mas em ambientes selvagens você precisa fazê-lo. Se a fratura for imobilizada na posição em que se encontra e deixada assim por muitas horas – ou até dias – a perda permanente da função certamente ocorrerá. Realinhe a fratura assim que puder; não tente *ajustar* o osso, mas se assegure de que a circulação e as funções nervosas estejam intactas.
- Se você se encontrar a menos de 3 horas de um hospital, cubra o ferimento da fratura exposta com um curativo seco e estéril e imobilize-a. Se você estiver a mais de 3 horas do hospital mais próximo, limpe delicadamente o ferimento e as extremidades expostas do osso com uma compressa embebida em água estéril. *Não lave o ferimento.* Cubra-o com um curativo seco e estéril, e então imobilize a fratura. Todas as fraturas expostas necessitam de cuidado médico imediato, portanto providencie a remoção da vítima.

Lesões espinais

▶ Objetivo de aprendizagem

10 Discutir algumas considerações especiais sobre imobilização de vítimas em ambientes selvagens.

Mesmo para um médico utilizando uma radiografia pode ser difícil diagnosticar adequadamente uma lesão na coluna vertebral, de modo que é extremamente problemático determinar, em ambiente selvagem, se a vítima de um acidente sofreu uma lesão desse tipo. Entretanto, é melhor pecar pelo excesso: se a vítima de lesão na coluna não for tratada adequadamente, pode haver dano permanente (incluindo paralisia ou mesmo morte).

Sinais e sintomas

Apesar de a avaliação ser difícil, as lesões espinais causam pelo menos um dos seguintes sinais:

- Sensibilidade ou dor no centro da face posterior do pescoço ou em qualquer outro ponto da coluna vertebral.

- Uma lesão dolorosa em local diferente do dorso ou pescoço.
- Fraqueza, formigamento, torpor, ou perda de sensibilidade nos pés, pernas, mãos ou braços.
- Alteração do estado mental, variando de desorientação ou confusão a coma.

Uma pessoa que foi atingida por um raio pode sofrer lesão na coluna quando arremessada ao chão. Pessoas que fazem trilhas também podem sofrer lesões na coluna em casos de queda, assim como as vítimas que estão esquiando na neve ou na água, ou em casos de acidentes marítimos. Aqueles que estão sob o efeito de álcool ou drogas expõem-se a riscos significativamente mais elevados de sofrer lesão na coluna em acidentes.

Geralmente, você pode considerar que uma lesão na coluna vertebral *não* ocorreu se a vítima:

- está totalmente alerta;
- não apresenta outras lesões que possam desviar a atenção da dor nas costas ou pescoço;
- não se queixa de dores no pescoço ou nas costas;
- pode mover os dedos das mãos e dos pés;
- apresenta uma sensação normal ao toque nos dedos das mãos e dos pés;
- não está intoxicada por drogas ou álcool.

Nestes casos, você não precisa imobilizar a vítima.

O Capítulo 13 fornece maiores informações sobre os sinais e sintomas da lesão na coluna vertebral e sobre a avaliação apropriada de uma vítima dessa lesão.

Imobilização da vítima

Se você determinar que existe a possibilidade de lesão na coluna, você precisa imobilizar a vítima para prevenir contra uma lesão permanente. Uma vez que tábuas de imobilização e colares cervicais de uso comercial dificilmente estarão disponíveis em ambientes selvagens, você provavelmente terá de improvisar. Como nem sempre é possível imobilizar totalmente uma vítima, faça o melhor que puder com os materiais disponíveis.

Geralmente você pode mover a cabeça da vítima para a posição normal, com os olhos voltados para a frente, antes de imobilizar a vítima; essa é a posição mais estável para a coluna. *Não tente mover a cabeça da vítima se esta se queixar de dor ou se você sentir uma resistência.* Neste caso, imobilize a coluna na posição em que você encontrou a vítima.

Para imobilizar a vítima em regiões selvagens sem uma prancha de imobilização:

- Lembre-se de que a vítima pode ficar presa por muitas horas, ou até por dias, em sua prancha de imobilização improvisada. Leve em consideração as necessidades fisiológicas da vítima (deixando um espaço ou orifício estrategicamente posicionado), o fato de ter que deslizá-la dentro de um saco de dormir e também sua alimentação.
- Improvise uma prancha de imobilização amarrando três galhos, bengalas ou outros objetos similares.
- Utilize um cobertor enrolado para imobilizar o pescoço. Posicione-o atrás da cabeça da vítima, permitindo que as pontas caiam sobre o tórax, e cruze-as; aplicando uma leve pressão nas pontas cruzadas, passe-as por baixo dos braços da vítima; amarre as pontas com firmeza na prancha de imobilização.
- Acolchoe inteiramente a prancha, a fim de manter a vítima confortável. Proporcione bastante acolchoamento nas saliências ósseas e nas nádegas. Não fixe as pernas completamente esticadas; coloque um pequeno estofamento por baixo dos joelhos. A menos que seja absolutamente necessário, não amarre as mãos.

Resgate em avalanche

> ▶ **Objetivo de aprendizagem**
> **11** Discutir as técnicas de resgate de vítimas de uma avalanche.

A crescente popularidade dos esportes de inverno nas montanhas – como esqui *cross-country*, *snowmobile*, *snowboard* e montanhismo – causou um rápido aumento nas mortes por avalanches durante as três últimas décadas nos Estados Unidos e Canadá.

A avalanche é o movimento ou queda rápido de uma massa de neve; a neve geralmente contém pedras, solo, gelo e outros detritos que são incorporados ao longo do caminho da avalanche (como galhos de árvores). Assim que a avalanche para de progredir, a neve se acomoda e rapidamente solidifica, tornando praticamente impossível que alguém soterrado, mesmo sob poucos metros de neve, consiga se libertar por conta própria.

As avalanches matam por dois mecanismos: sufocamento e trauma fechado. Da primeira forma, a vítima fica soterrada na neve, e a neve pode penetrar no nariz e na boca, impossibilitando a respiração da vítima. Mesmo se as vias aéreas estiverem livres, a pressão exercida por vários metros de neve pode impossibilitar a expansão torácica, em última instância impedindo que a vítima respire. Mesmo quando nenhum desses fatores existe, o sepultamento na neve eventualmente causa sufocamento. Estima-se que dois terços das vítimas de avalanches morrem por sufocamento.

Aproximadamente um terço de todas as vítimas de avalanche morre por traumas fechados – especialmente na cabeça e no pescoço –, já que nessa eventualidade as vítimas são arremessadas ao longo do caminho da avalanche. As vítimas podem ser esmagadas em árvores ou pedras, sofrendo lesões fatais, ou arremessadas de penhascos, morrendo em decorrência da queda.

Uma vítima que não foi atingida de modo fatal pode ser resgatada de uma avalanche se:

- Houver algum tipo de recesso de ar circundando a vítima.
- Os socorristas atuarem com grande velocidade.
- Não houver ocorrido uma lesão fatal por trauma fechado.
- A vítima não estiver soterrada a uma grande profundidade (nunca houve um resgate bem-sucedido de uma vítima soterrada sob mais de 2 metros de neve).

Durante os primeiros 15 minutos após o soterramento, as chances de a vítima ser encontrada viva são boas. Depois de 15 a 30 minutos, aproximadamente a metade das vítimas pode ser resgatada de modo bem-sucedido. Uma vítima soterrada a mais de 30 minutos tem poucas chances de sobrevivência.

Lembre-se: as condições que provocam uma avalanche – com frequência uma nevasca após temperaturas anormalmente amenas, o que causa fundações instáveis – geralmente contribuem para formação de uma série de avalanches. No planejamento do resgate de uma vítima de avalanche, é essencial assegurar que o perigo de outras avalanches passou e que os socorristas não estarão em risco de serem pegos por elas.

A maior chance de sucesso para a vítima de avalanche ocorre se ela possui um rádio rastreador, que é o melhor método para a localização de vítimas. Sondas e cães farejadores são efetivos, mas geralmente só encontram as vítimas depois de mortas.

Sobrevivendo a uma avalanche

Se você sobreviver a uma avalanche, siga os passos abaixo para ajudar a resgatar outras vítimas:

1. Se você for o único socorrista, faça uma rápida busca conforme descrito nas etapas a seguir antes de buscar ajuda. Se houver outros socorristas, mande alguém procurar por ajuda imediatamente. Se esti-

Primeiros socorros para estudantes

ver em uma área remota onde não é possível alcançar os patrulheiros ou outro tipo de ajuda, todos os sobreviventes devem permanecer na área e ajudar na busca, até que não haja mais qualquer perspectiva de sobrevivência para aqueles que foram soterrados (geralmente, depois de 1 hora).

2. Marque o local em que você viu a vítima pela última vez; você pode utilizar um pedaço de roupa ou do equipamento, um galho de árvore ou qualquer coisa que faça contraste com a neve.

3. Mova-se para a área abaixo do local em que você viu a vítima pela última vez e procure rapidamente por qualquer pista dela. Use um galho de árvore, bastão de esqui, ou o esqui para sondar a neve nos prováveis pontos de soterramento.

4. Se você e a vítima possuem rádios transmissores, imediatamente coloque seu rádio para o modo receptor e fique atento para sons de bipe de um transmissor soterrado.

5. Se houver chance de uma segunda avalanche, procure abrigo em um local seguro imediatamente. Se houver mais de um sobrevivente, coloque uma pessoa em um local seguro e grite para os outros socorristas, guiando-os para este local seguro.

Resgatando uma vítima de avalanche

Antes de tentar resgatar a vítima de uma avalanche, é vital que você tenha certeza de que não há perigo de uma nova avalanche. Se você tem certeza de que não há mais perigo e encontrou uma vítima, siga estas etapas:

1. Imediatamente remova a neve da cabeça, tórax e abdome da vítima.

2. Se houver um segundo socorrista, mande-o imediatamente procurar ajuda.

3. Desobstrua as vias aéreas da vítima e cheque a respiração e a circulação.

4. Se a vítima tem pulso, mas não respira, comece as respirações de resgate; se a vítima não apresenta pulso, comece a RCP.

5. Assim que a vítima estiver respirando e apresentar pulso, procure sangramentos severos; aplique pressão direta para controlar qualquer sangramento.

6. Examine a vítima à procura de possível lesão espinal; se você suspeitar de lesão do pescoço ou da coluna, estabilize a cabeça, o pescoço e o dorso da vítima.

7. Mantenha a vítima o mais aquecida possível até que a ajuda chegue e que você seja capaz de retirar a vítima completamente da neve.

Evacuação em ambiente selvagem

> ### ▸ Objetivo de aprendizagem
> **12** Discutir as opções para evacuação em ambiente selvagem e os fatores que afetam a decisão de remover a vítima.

Assim que você tiver prestado os primeiros socorros à vítima, você precisa decidir quando e como procurar ajuda ou remover a vítima do ambiente selvagem e levá-la para um hospital ou consultório médico. Algumas vezes a assistência médica irá até o local; entretanto, vários fatores devem ser considerados e, a menos que você esteja lidando com uma lesão potencialmente fatal, geralmente é melhor tentar evacuar a vítima em vez de solicitar que o médico venha até o local.

Pedindo socorro ou encaminhando alguém à procura de socorro

Em algumas situações em ambiente selvagem, você terá como pedir ajuda rapidamente – em geral por meio de um telefone celular ou um radiotransmissor. Dois fatores importantes aumentarão a eficiência da ajuda que você receberá: descrição precisa de sua localização e fornecimento de informações completas sobre a situação.

Primeiro, a menos que você tenha certeza de sua localização e da distância até estradas ou outros pontos de fácil acesso, não tente aproximar a quilometragem, Se você não sabe exatamente onde está, descreva marcos geográficos proeminentes de referência que possam ajudar os socorristas a descobrir sua localização – se puder, escolha marcos geográficos que sejam visíveis durante o dia e durante a noite. Na ausência de marcos geográficos proeminentes e na disponibilidade de outros socorristas, você pode considerar o envio de alguém para encontrar a equipe de resgate em um local de mais fácil identificação ou em uma estrada principal.

Se você for treinado para utilizar sinalizadores, use-os para marcar sua localização contanto que você não esteja em uma área de floresta densa ou em uma área seca que possa se incendiar com facilidade. Siga o protocolo local para o uso de sinalizadores.

Segundo, reúna toda as informações que puder sobre a situação e prepare-se para fornecê-las quando pedir socorro. Inclua informações sobre as condições da vítima, a extensão das lesões, o tratamento que já foi fornecido e as condições gerais de ambiente e terreno. Essas informações permitirão que a equipe de resgate seja mais efetiva no desenvolvimento de um plano e na preparação do tipo mais apropriado de tratamento.

Se você não tem como pedir ajuda, você precisa improvisar um modo de enviar um sinal de socorro para socorristas em potencial. Uma técnica amplamente utilizada é enviar um sinal em grupos ou séries de três – três gritos; três piscadas de lanterna, lâmpada ou espelho (neste último caso, contando com a luz do sol); três sinais de fumaça; três sopros de apito; três tiros, etc. Se utilizar fogo, construa as fogueiras em um padrão triangular a pelo menos 45 metros de distância entre elas, de modo que possam ser claramente distinguidas como fogueiras separadas. Tome muito cuidado com o fogo; mantenha terra ou água ao seu alcance para poder apagá-lo rapidamente em caso de necessidade, e nunca deixe a fogueira sem supervisão.

Na presença de vários socorristas, você pode considerar enviar um grupo para pedir ajuda. Assegure-se de que haja pessoas suficientes para ficar com a vítima, que devem ser aquelas mais bem equipadas para cuidar dela. Sempre que possível, mande ao menos duas pessoas juntas para buscar socorro, minimizando o risco de lesão delas. Se a busca por socorro envolve desafios ou perigos em potencial, mande somente aqueles que estejam bem equipados para lidar com os problemas potenciais.

Os socorristas que vão buscar ajuda devem levar uma descrição por escrito da lesão da vítima, um mapa indicando a localização da vítima, o nome de todos que ficaram no local e uma descrição do terreno e das rotas de acesso ao local (se souber). Essas informações devem ser escritas no caso de algo acontecer aos socorristas. Os socorristas que vão buscar ajuda devem marcar seu percurso em intervalos regulares, de modo que possam encontrar o caminho de volta. Também é importante que eles olhem para trás e avaliem a área pela qual estão passando em intervalos regulares – a área pode parecer diferente por essa perspectiva.

Se você é o único socorrista, não tem como enviar um sinal em busca de ajuda, tem uma convicção razoável de que ninguém virá para seu resgate, e não é capaz de remover a vítima, você pode precisar deixar a vítima sozinha e ir buscar ajuda. Planeje cuidadosamente a rota que tomará e assegure-se de que conseguirá levar a equipe de resgate de volta até o local em que deixou a vítima.

Antes de sair, tenha certeza de que a vítima está estável e de que você deixou os melhores cuidados para ela – assegure-se de que ela tenha acesso a água, alimentos e um recipiente que possa ser utilizado para fazer suas necessidades. Cheque os curativos e bandagens para assegurar que não tenham escorregado ou que não estejam muito apertados. Assegure também que a vítima esteja suficientemente vestida para manter-se aquecida, que ela tenha abrigo (incluindo para o sol) e que esteja protegida do chão. Explique claramente que você irá procurar ajuda e dê alguma previsão de tempo para seu retorno. Escreva a rota que você tomará, a que horas saiu e quando espera voltar; deixe essas informações por escrito com a vítima.

Enquanto procura ajuda, marque seu caminho com frequência. Olhe para trás com frequência e assegure-se de que poderá encontrar o caminho de volta por essa perspectiva.

Decidindo pela evacuação

Nem todas as vítimas precisam ser evacuadas. Aquelas com doenças e lesões mais leves geralmente ficam bem após o tratamento e depois que tiverem a chance de descansar por um ou dois dias. Entretanto, outras vítimas precisarão ser evacuadas do ambiente selvagem para que recebam ajuda médica avançada.

Sua decisão pela evacuação dependerá da severidade das lesões da vítima, das habilidades dos socorristas presentes no local, da condição psicológica da vítima e dos socorristas, dos equipamentos disponíveis, do tempo necessário para remover a vítima e do custo para a evacuação da vítima.

Algumas situações necessitam de evacuação imediata. Você deve evacuar rapidamente uma vítima que apresente:

- lesões da coluna, sem movimento ou sensibilidade nos dedos das mãos ou dos pés;
- hipotermia severa;
- um sangramento que não seja controlado ou de difícil controle;
- uma lesão do pé ou da mão que necessite de sutura;
- uma fratura exposta;
- uma lesão em membro superior ou inferior que não apresente pulso na extremidade lesionada;
- uma lesão na cabeça ou no tronco que necessite de sutura; esta lesão requer evacuação dentro de um espaço de 24 horas.

Apesar de você não precisar de uma evacuação rápida, geralmente você deve considerar a evacuação assim que seja razoavelmente possível se a vítima apresentar os seguintes sintomas:

- dor torácica não causada por lesão das costelas;
- dor severa e incapacitante;
- sinais e sintomas de doença séria relacionada a grandes altitudes;

- uma infecção que está piorando;
- extravasamento de sangue pela boca ou pelo reto (que não seja causado por uma condição menor e óbvia);
- desconforto psicológico significante.

Geralmente, você deve trabalhar no sentido da evacuação de qualquer vítima que não apresente melhora, cujos sinais e sintomas estejam piorando, ou cujas lesões ou doenças impossibilitem que ela viaje a um ritmo razoável por conta própria. Não evacue a vítima com hipotermia leve que apresente um estado mental normal.

Decidindo como evacuar

Existem diversas formas de evacuar uma vítima lesionada ou doente. A mais simples é acompanhar a vítima enquanto ela caminha para fora do ambiente selvagem; mesmo pessoas com lesões em alguma parte dos membros inferiores podem ser capazes de caminhar com ajuda (p. ex., utilizando um galho de árvore ou bastão de esqui como bengala) desde que a lesão esteja tratada e estabilizada. Uma vítima que deambula deve ser acompanhada por pelo menos dois socorristas; de modo ideal, dois socorristas devem ser enviados na frente para notificar as autoridades.

A segunda opção é carregar a vítima; isto pode ser feito em uma maca improvisada ou com o uso de outros transportes improvisados. Infelizmente, carregar uma vítima para fora de uma situação em ambiente selvagem pode necessitar de até dezesseis socorristas, que precisam batalhar para atravessar terrenos acidentados ou íngremes, condições difíceis, adversidades do tempo e fadiga. Pelo menos seis pessoas devem estar carregando a maca durante todo o tempo em um terreno plano; elas devem descansar e revezar com outros seis socorristas a cada 15 minutos. Se o terreno é acidentado, pelo menos oito pessoas devem carregar a maca durante todo o tempo, e devem descansar e revezar pelo menos a cada 90 metros.

Em áreas remotas, algumas vezes as vítimas podem ser evacuadas por helicóptero. Esse tipo de resgate é caro e requer uma equipe treinada que pode ficar em situação de risco durante o resgate. Um helicóptero de resgate deve ser utilizado somente se o piloto acreditar que as condições são suficientemente seguras; que a vida da vítima será salva; que a vítima terá uma chance drasticamente melhor de recuperação; ou que a evacuação por terra será muito perigosa, anormalmente prolongada ou impossível.

Na decisão sobre o modo de evacuação da vítima, você deve levar em consideração:

- Qual é a severidade da doença ou lesão da vítima? A condição é potencialmente fatal para a vítima?
- Qual é a condição psicológica da vítima?
- Quanto tempo levaria para evacuar a vítima por cada método, considerando distância, terreno, condições climáticas, além de outros fatores?
- Que tipos de habilidades médicas e de resgate os socorristas possuem?
- Qual o tipo de equipamento disponível para os socorristas?
- Qual é a condição psicológica dos socorristas?
- Quais serão os riscos enfrentados pelos socorristas?
- Quanto custará o resgate?

Obviamente, a preservação da vida da vítima é uma consideração mais importante do que o custo. Se um custoso resgate de helicóptero é necessário para salvar uma vida e não existem outras alternativas palpáveis, o custo não é uma consideração importante.

Se um helicóptero for utilizado no resgate, assegure-se de que todas as pessoas no local sigam as diretrizes de segurança. Nunca se aproxime de um helicóptero até que um dos pilotos sinalize que já é seguro. Proteja seus olhos contra detritos ao se aproximar do helicóptero. Nunca se aproxime de um helicóptero na postura totalmente ereta ou pelo lado de cima de uma elevação; abaixe-se o máximo possível, em uma posição encolhida, e aproxime-se a partir de uma parte mais baixa do terreno, quando possível. Nunca se aproxime por trás; os rotores da cauda giram tão rapidamente que podem ser invisíveis.

Se você precisar sinalizar para o helicóptero indicando sua localização, utilize sinalizadores ou aponte um espelho na direção do sol e reflita-o o máximo possível diretamente para o helicóptero. Se você não tiver sinalizadores ou um espelho:

- Durante o dia, use galhos de árvore, troncos, faixas de material das tendas, papel higiênico ou pedaços de roupa para marcar um X no terreno. Construa esse sinal com o maior tamanho possível para facilitar sua visualização aérea. Na presença de neve, você pode afundar o sinal na neve. Lembre-se de que existem poucas linhas retas e ângulos retos na natureza; desta forma, você aumentará as chances de ser visto se utilizar esses caracteres em seu sinal.
- Durante o dia, arme uma fogueira e utilize a fumaça na sinalização para o helicóptero. Pedaços de pano embebidos em óleo ou pedaços de borracha criarão uma fumaça negra e espessa.
- Durante a noite, arme uma fogueira e utilize as chamas na sinalização para o helicóptero.

Falecimento da vítima em ambiente selvagem

Se a vítima falecer em um ambiente selvagem, você terá de lidar com uma situação que os socorristas urbanos provavelmente pouco enfrentariam. Siga as seguintes diretrizes:

- Imediatamente após a morte, forneça apoio emocional e psicológico aos sobreviventes, que indubitavelmente estarão perturbados com o falecimento. Consulte o Capítulo 28 para informações sobre emergências psicológicas.
- Dependendo das crenças religiosas dos demais membros do grupo, alguma cerimônia pode ser adequada para confortá-los. Improvise e, se possível, não remova acessórios de cunho religioso do corpo da vítima.
- Anote o horário, a causa e a localização do óbito. Se possível, marque o local em um mapa; se você precisar transportar o corpo cruzando divisas municipais ou estaduais, talvez mais tarde seja necessário notificar as autoridades de cada jurisdição.
- Proteja o corpo de predadores e intempéries até que você possa transportá-lo, ou até a chegada das autoridades competentes. *Não embale o corpo em saco de dormir*; o objetivo é resfriá-lo o mais rápido possível. Embrulhe o corpo em lona, ou em uma barraca; se ninguém ficar ao lado do corpo para protegê-lo, pendure-o em uma árvore ou na ponta de um rochedo, ou cubra-o com pedras grandes.
- Avise as autoridades o mais rápido possível. Se possível, eles virão até você. Remover um corpo pode ser extremamente difícil: manuais de busca e resgate aconselham que, dependendo do terreno, são necessárias *pelo menos* oito pessoas saudáveis para carregar o corpo por 1,5 km. Essas oito pessoas devem então descansar enquanto *outros* oito membros do resgate carregam a vítima pela mesma distância.

✓ Avaliação de progresso

1. Ao avaliar a vítima em um ambiente selvagem, gaste mais tempo na investigação _____ do que faria em outras condições. (*inicial/primária/ secundária*)
2. Para lidar com uma vítima de choque, isole-a _____. (*do ar/do chão/da umidade*)
3. Reponha os líquidos de uma vítima em choque fornecendo a ela _____ de água. (*pequenas porções/um copo/grande quantidade*)

4. Lidar com ferimentos em ambientes selvagens envolve limpeza do ferimento e _____. (*remoção do tecido morto/sutura do ferimento/ troca de curativos*)
5. Sempre que você imobilizar uma fratura ou imobilizar a vítima em uma prancha, dedique atenção especial _____. (*às amarras/ao acolchoamento/ao suprimento*)
6. Se a vítima falecer em um ambiente selvagem, é mais fácil _____. (*chamar as autoridades até o local da ocorrência/remover a vítima*)

Resumo

- Nunca adentre ambientes selvagens sem alguém que já tenha estado previamente na área e que possa prever seu tipo de terreno, condições climáticas e perigos.

- Antes de visitar regiões selvagens, faça planos específicos sobre como lidar com emergências médicas graves.

- A maioria das emergências em ambiente selvagem é evitável. Proteja a si mesmo e aos outros de intempéries, montando o acampamento a favor do vento, mas protegido deste por uma barreira. Evite acampar na parte baixa de um desfiladeiro, ou em um rochedo.

- Planeje alimentos e água em abundância para cada membro do grupo; purifique a água por meio de fervura ou filtragem e mantenha a comida em segurança e distante do acampamento.

- Doenças relacionadas à altitude podem ocorrer até em 1.800 m; a solução para o tratamento é remover a vítima rapidamente para uma altitude mais baixa.

- Como o auxílio médico pode demorar horas – ou até dias –, deve-se ter em mente considerações especiais sobre a avaliação e o tratamento das vítimas em ambientes selvagens. Exemplos de situações que exigem conduta especial e avaliação mais detalhada incluem reposição de líquidos para vítimas em choque, limpeza de ferimentos, redução de fraturas e responsabilidade pelo corpo de alguém que faleceu.

Termos-chave

Certifique-se de que você compreende os termos-chave a seguir:

ataxia
doença aguda das
   montanhas
edema cerebral por
   grandes altitudes

edema pulmonar por
   grandes altitudes
forame magno
ondulação
Regra dos Três

Exercício de raciocínio crítico

É um belo dia de primavera. O clima do inverno passado motivou você e vários de seus amigos a fazer uma escalada em uma montanha próxima.

Logo você está testando seus músculos e habilidades contra os rigores da escalada de uma montanha bastante desafiadora. Sua adrenalina está fluindo. Subitamente, uma corrente de vento frio chega à montanha e você se segura com força enquanto o vento o empurra em um movimento pendular. Nuvens escuras chegam e a chuva começa.

Enquanto você rapidamente procura pelo resto do seu grupo, vê um colega que parece estar paralisado, com medo de olhar para baixo. Ele grita e depois subitamente entra em queda livre até as rochas 10 metros abaixo. Você desce de modo cuidadoso, mas rápido, até chegar à vítima. Dois outros colegas também chegam ao mesmo tempo.

1. Em qual ordem você deve iniciar os procedimentos de resgate?
2. Você deve remover a vítima ou mantê-la onde está?
3. Após a prestação dos primeiros socorros, o que você deve fazer para estabilizar a vítima e tentar impedir o choque e a hipotermia?
4. Você deve evacuar a vítima ou trazer o socorro até ela? Como?

Capítulo 27 Autoavaliação

Aluno: _____ Data: _____

Curso: _____ Módulo: _____

Parte 1 Verdadeiro/Falso

Se você acha que a afirmação é verdadeira, assinale V. Se você acha que é falsa, assinale F.

V F **1.** Ao adentrar ambientes selvagens, vá sempre com alguém que já tenha estado previamente na área.

V F **2.** O abrigo mais eficaz é aquele montado debaixo de um desfiladeiro.

V F **3.** As barracas proporcionam abrigo adequado contra a umidade e proteção contra o vento.

V F **4.** As pessoas podem sofrer de doenças relacionadas à altitude já nos 1.800 m, apesar de a ocorrência ser mais comum em altitudes acima de 2.400 m.

V F **5.** O melhor tratamento para vítimas de doenças relacionadas à altitude é interromper o percurso por um dia; a vítima irá se "aclimatar", recuperando-se dentro desse período.

V F **6.** Ao avaliar uma vítima em ambientes selvagens, deve-se gastar mais tempo na avaliação secundária do que o usual.

V F **7.** Nunca arrisque uma RCP em ambiente selvagem; como os socorristas estão longe do local, a vítima provavelmente não sobreviverá de qualquer maneira.

V F **8.** Mesmo que você esteja a muitos dias de distância do socorro, não dê líquidos para a vítima de choque.

V F **9.** Ajude a evitar que um ferimento infeccione lavando-o com água estéril.

V F **10.** Mantenha a vítima mais confortável em uma prancha de imobilização atando suas pernas completamente esticadas.

Parte 2 Múltipla escolha

Assinale a resposta correta ou a frase que melhor completa a sentença.

1. Se você estiver a mais de 3 horas de distância do socorro médico, trate uma fratura exposta
   a. lavando o ferimento.
   b. limpando cuidadosamente o ferimento e as extremidades ósseas.
   c. ajustando o osso.
   d. colocando o membro sob tração.

2. Qual das opções abaixo não caracteriza a infecção de um ferimento?
   a. Pus.
   b. Vergões vermelhos.
   c. Área restrita avermelhada.
   d. Dor localizada pulsante.

3. Se um ferimento desenvolver sinais de infecção,
   a. lave-o com um desinfetante, como água oxigenada.
   b. aplique uma pomada antibiótica tópica.
   c. aplique uma compressa morna e umedecida.
   d. remova qualquer tecido em decomposição.

4. A RCP em ambiente selvagem deve ser intensa e prolongada, especialmente em casos de
   a. afogamento em águas mornas.
   b. quedas.
   c. raios.
   d. ataques de animais.

5. Um elemento primordial na avaliação em ambientes selvagens é
   a. o registro clínico.
   b. a ondulação.
   c. os testes de reflexo.
   d. a determinação do nível de consciência.

6. Antes de adentrar ambientes selvagens, o socorrista líder deve
   a. comprar um kit de primeiros socorros para ambientes selvagens.
   b. reler um bom texto sobre primeiros socorros.
   c. fazer planos específicos sobre como lidar com emergências médicas graves.
   d. mapear o terreno.

481

7. Como as barracas não fornecem isolamento apropriado contra o vento, deve-se armar o acampamento
   a. na parte de baixo do desfiladeiro.
   b. no topo de uma cordilheira.
   c. a favor do vento, com uma barreira.
   d. com estacas bem longas.

8. O método preferido de purificação da água em ambientes selvagens é
   a. fervura.
   b. pastilhas de purificação de água.
   c. filtração.
   d. alvejante doméstico.

9. O edema cerebral por grandes altitudes provoca
   a. acidente vascular encefálico.
   b. aumento da pressão intracraniana.
   c. enfraquecimento da circulação.
   d. visão dupla.

10. O edema pulmonar por grandes altitudes é consequência da entrada de líquidos das células corporais
    a. na corrente sanguínea.
    b. no cérebro.
    c. no coração.
    d. nos pulmões.

11. Um sinal característico de edema pulmonar por grandes altitudes é a
    a. tosse.
    b. expectoração espumosa.
    c. dificuldade para respirar, mesmo em repouso.
    d. dor no peito.

12. O edema cerebral por grandes altitudes, que causa a morte em poucas horas, força o cérebro através do forame magno, afetando as funções reguladas
    a. pelo cérebro.
    b. pelo cerebelo.
    c. pelo tronco encefálico.
    d. pelas meninges.

13. O tratamento mais crucial para doenças relacionadas à altitude é
    a. remover rapidamente a vítima para uma altitude mais baixa.
    b. estimular a vítima a beber muito líquido.
    c. manter a vítima em descanso.
    d. manter a vítima na mesma altitude em que se encontra, para que ela possa se aclimatar.

14. Quando imobilizar a vítima em uma prancha de imobilização em ambientes selvagens, você deve se planejar para
    a. as necessidades fisiológicas da vítima.
    b. a remoção rápida.
    c. as amarras improvisadas.
    d. as vias intravenosas.

15. Se a vítima falecer em um ambiente selvagem, você deve
    a. possibilitar que o corpo esfrie o mais rápido possível.
    b. embalar o corpo em um saco de dormir.
    c. enterrar o corpo.
    d. identificar o corpo e procurar por ajuda.

Parte 3 O que você faria...?

1. Durante uma caminhada em uma área selvagem, um membro do grupo cai e dilacera o braço na ponta afiada de uma pedra. O ferimento de cerca de 5 cm está contaminado com lama e pequenos pedaços de cascas de árvore. O sangramento é moderado.

2. No terceiro dia de uma viagem de uma semana realizada em uma área montanhosa afastada, um de seus colegas sofre uma grave fratura exposta na perna. Vocês estão a, pelo menos, um dia e meio de distância de socorro médico.

482

Capítulo 28

Desastres e emergências psicológicas

▶ Objetivos de aprendizagem

Após estudar este capítulo, você será capaz de:

1. Discutir os objetivos do atendimento em emergências psicológicas.
2. Resumir os princípios básicos do atendimento em emergências psicológicas.
3. Listar os fatores que provocam alterações psicológicas.
4. Fazer a distinção entre emergências psicológicas e físicas.
5. Discutir as emergências psicológicas mais comuns, incluindo pânico, agitação e pensamento e comportamento bizarros.
6. Discutir os fatores de risco do suicídio.
7. Descrever como lidar com uma pessoa com tendências suicidas.
8. Discutir os princípios de avaliação para emergências psicológicas.
9. Discutir sobre as considerações legais envolvidas no manejo de emergências psicológicas.
10. Descrever como lidar com uma vítima violenta.
11. Descrever e demonstrar métodos para acalmar uma pessoa que esteja sofrendo uma emergência psicológica.
12. Descrever e demonstrar como conter uma vítima violenta.
13. Discutir como proceder em casos de desastres e mortes em massa.
14. Descrever como realizar uma triagem.

No local da ocorrência

Jeffrey Huntington, 21 anos, recebeu um chamado do apartamento vizinho; um senhor de meia-idade estava sentado quieto no fundo da sala de estar. Temendo que seu marido estivesse extremamente doente, sua esposa pediu ajuda para verificar o que estava errado.

Jeffrey fez uma investigação básica rápida, que não revelou nenhum problema que colocasse a vida da vítima em risco. Conduziu, então, uma investigação secundária enquanto obtinha uma história da situação com Helen Canterbury, 52 anos. Ela disse que os sintomas do marido vinham se desenvolvendo lentamente. Ele estava "ouvindo vozes", apesar de estar orientado em relação a tempo e espaço, e suas pupilas estavam normais e reagiam à luz.

De uma maneira calma e direta, Jeffrey começou a conversar com Clifton Canterbury. Primeiro expressou confiança quanto à capacidade de Clifton em manter o controle da situação, e juntos discutiram sobre os sintomas que tanto o incomodavam. Por meio de observação perspicaz e de seu conhecimento sobre emergências de comportamento, ele foi capaz de avaliar a vítima com precisão e caracterizá-la como vítima de uma emergência psicológica, e não física.

Junto com Helen, Jeffrey foi capaz de convencê-lo a visitar um médico para falar sobre os sintomas que o incomodavam. Enquanto Helen chamava uma ambulância, ele ficou aguardando com Clifton, escutou sua história e demonstrou empatia à situação. Quando a equipe de resgate chegou, a vítima estava calma o suficiente para ser transportada sem resistência.

Um caso de primeiros socorros físicos é palpável, pois envolve a bandagem de ferimentos, a imobilização de ossos ou o restabelecimento da respiração. Ao prestar atendimento físico, você pode acompanhar de imediato os resultados de seus esforços.

O atendimento de emergências psicológicas é bem diferente. Você não consegue ver facilmente o conforto que proporcionou a alguém em pânico ou muito agitado. É difícil dimensionar de imediato os resultados quando se trata de alguém deprimido ou com tendências suicidas. Mas em termos de tratamento da vítima, o apoio psicológico é sempre tão importante quanto os primeiros socorros para um trauma físico.

Este capítulo resume os objetivos e princípios básicos do atendimento psicológico, ensina como distinguir entre emergências físicas e psicológicas, discute considerações importantes sobre a avaliação da vítima e detalha considerações legais e métodos de tratamento, fornecendo também informações importantes sobre o manejo de mortes em massa e sobre como realizar uma triagem.

Metas e princípios básicos

A emergência psicológica é uma situação na qual a pessoa exibe um comportamento "anormal", ou seja, inaceitável ou intolerável para a vítima, seus familiares ou a comunidade. Esse comportamento pode resultar de condições psicológicas (como doença mental), emoções extremas ou até mesmo de condições físicas (como falta de oxigênio ou baixa taxa de açúcar no sangue).

Metas do atendimento psicológico

> ▶ **Objetivo de aprendizagem**
> 1 Discutir os objetivos do atendimento em emergências psicológicas.

O atendimento de emergências psicológicas deve ser planejado e desenvolvido tendo-se em mente quatro objetivos:

1. Ajudar a pessoa a voltar a se comportar normalmente o mais rápido possível.
2. Quando a vítima não for capaz de voltar ao normal rapidamente, minimizar ao máximo sua incapacidade psicológica.
3. Diminuir a intensidade da reação emocional da vítima até poder dispor de ajuda profissional.
4. Impedir que a vítima se machuque ou venha a ferir outras pessoas.

A Figura 28.1 relaciona os sinais e sintomas que podem indicar uma emergência psicológica.

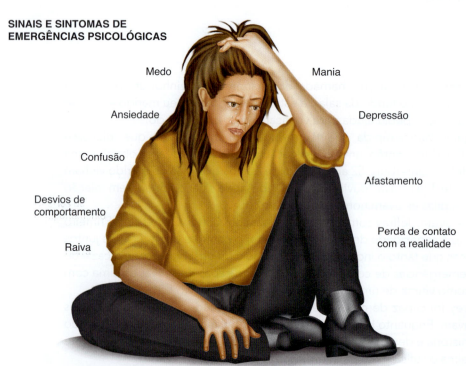

Figura 28.1 Um ou mais sinais e sintomas relacionados podem indicar uma emergência psicológica.

Princípios básicos do atendimento psicológico

> ▶ **Objetivo de aprendizagem**
>
> **2** Resumir os princípios básicos do atendimento em emergências psicológicas.

Prestar atendimento em emergências psicológicas requer a compreensão dos seguintes princípios básicos:

- Toda pessoa tem limitações. Em uma emergência psicológica, todos – inclusive você – estão suscetíveis a danos emocionais.
- Todos nós temos direitos aos nossos sentimentos. Uma pessoa emocional ou mentalmente perturbada não quer se sentir dessa maneira; mas naquele momento em especial, esses sentimentos são válidos e reais.
- Toda pessoa tem mais capacidade de enfrentar uma crise do que pensa. Para toda manifestação emocional passageira, a vítima indubitavelmente tem forças para superar a situação.
- Todos sentem algum tipo de distúrbio emocional quando se envolvem em um desastre ou são feridos. Uma lesão física em particular pode ser devastadora para uma determinada pessoa. Por exemplo, uma lesão relativamente pequena na mão pode parecer ter poucas consequências, mas pode arruinar a carreira de um violinista.
- Os danos emocionais são tão reais quanto as lesões físicas. Infelizmente, estas são mais visíveis e, portanto, com maior frequência aceitas como "verdadeiras".
- Pessoas em crise não simplesmente "melhoram". Não espere resultados imediatos; você é o primeiro no local da ocorrência, e seu papel é proporcionar um início positivo para um processo de cura longo e difícil.
- Você encontrará pessoas de diferentes faixas etárias e em circunstâncias diversas (ver Tab. 28.1). Conscientize-se de seus próprios sentimentos enquanto aborda a situação e tente captar a perspectiva da vítima.

Tabela 28.1 Vítimas de emergências psicológicas que apresentam necessidades especiais de comunicação

Geriátricas	Pediátricas	Deficientes auditivos

• Não assuma senilidade ou falta de compreensão.
• Chame a vítima pelo nome.
• Verifique se há alguma deficiência auditiva.
• Tolere um tempo maior para obter respostas.
• Pergunte à vítima o que a faz se sentir mais confortável.
	• A criança pode estar apavorada.
	• Ela pode ser tímida.
	• Mova-se lentamente.
	• Explique os procedimentos.
	• Use termos simples.
	• Permita que a criança mantenha consigo cobertores, brinquedos etc.
	• Seja honesto sobre a dor que algum procedimento possa causar.
	• Bonecas podem ser úteis para demonstrar procedimentos.
	• Pais e irmãos podem ser úteis para ajudar a acalmar a criança e explicar a situação.
		• Verifique se a vítima é capaz de leitura labial.
		• Posicione-se adequadamente.
		• Utilize um intérprete se for possível e necessário.
		• Utilize sinais universais para:
		  • doença
		  • dor
		  • ajuda
		  • etc.
		• Utilize mensagens escritas.

Deficientes visuais	**Estrangeiros**	**Vítimas confusas e/ou com retardo mental**
• Verifique se a vítima possui alguma limitação auditiva. • Não grite. • Explique detalhadamente o incidente e os procedimentos a serem realizados. • Se a vítima for capaz de andar, guie-a alertando sobre possíveis obstáculos.	• Se possível utilize um intérprete. • Use gestos. • Utilize recursos gráficos.	• Verifique o nível de compreensão. • Fale utilizando o nível de complexidade adequado. • Espere por respostas demoradas. • Avalie o grau de compreensão e, se necessário, explique novamente. • Ouça atentamente.

A consideração mais importante durante o atendimento psicológico de emergência consiste em desenvolver uma relação de confiança e concordância com a vítima. Tenha as seguintes diretrizes em mente:

- Garanta sua segurança pessoal.
- Identifique-se.
- Expresse seu desejo de ajudar.
- Utilize linguagem compreensível.
- Mantenha contato visual.
- Escute atentamente e seja simpático.
- Demonstre interesse e preocupação.
- Transmita tranquilidade e conforto.
- Não invada o "espaço" da vítima enquanto ela não se sentir confortável.
- Nunca utilize força física, a não ser que a vítima seja uma ameaça a si mesma ou a outras pessoas.
- Nunca minta ou engane a vítima.
- Não alimente falsas esperanças.
- Não julgue, critique, discuta ou seja excessivamente simpático.
- Explique a situação para a vítima e seu plano de ação; deixe a pessoa saber que você está no controle da situação.
- Evite clichês, como "Vai ficar tudo bem".

✓ Avaliação de progresso

1. A meta do atendimento em emergências psicológicas é minimizar _____. (*a dor/as situações de risco à vida/a incapacidade psicológica*)
2. O cuidado em emergências psicológicas almeja a diminuição _____ da vítima. (*da dor/da reação emocional/do medo*)
3. Em emergências que envolvem uma crise psicológica, todas as pessoas, inclusive você, estão sujeitas a danos _____. (*emocionais/físicos/repentinos*)
4. Danos emocionais são tão _____ quanto lesões físicas. (*frequentes/reais/anormais*)

Crises psicológicas

▶ **Objetivo de aprendizagem**

3 Listar os fatores que provocam alterações psicológicas.

Inúmeros fatores podem causar alterações no comportamento de uma pessoa, entre os quais estão estres-

se, doenças, problemas psiquiátricos, álcool ou drogas. Algumas das razões mais comuns que levam a essas alterações são:

- Baixa taxa de açúcar no sangue em diabéticos, que pode causar delírio, confusão mental e até mesmo alucinações.
- Falta de oxigênio.
- Fluxo sanguíneo inadequado para o cérebro.
- Traumatismo craniano.
- Substâncias que alteram a mente, como álcool, calmantes, estimulantes, drogas psicodélicas e narcóticos.
- Substâncias psicogênicas, que podem gerar pensamentos psicóticos, depressão ou pânico.
- Frio excessivo.
- Calor excessivo.

Distinção entre causas psicológicas e físicas

▶ **Objetivo de aprendizagem**

4 Fazer a distinção entre emergências psicológicas e físicas.

Por mais óbvio que possa parecer, você precisa se certificar de que esteja lidando com uma emergência psicológica, e não física. Por exemplo, você pode detectar um hálito de álcool na vítima, mas não assuma que ela esteja simplesmente intoxicada. O coma diabético (glicemia elevada) pode provocar hálito similar. O Antabuse, uma droga utilizada pelos alcoólatras para reduzir a dependência, também pode provocar hálito similar ao do álcool.

Lembre-se de que crises e alterações psicológicas muitas vezes ocorrem após (ou são o resultado de) traumas físicos ou doenças. Mesmo que todas as pistas apontem para um problema estritamente psicológico, faça uma avaliação adequada antes de descartar causas físicas.

Crises específicas

▶ **Objetivo de aprendizagem**

5 Discutir as emergências psicológicas mais comuns, incluindo pânico, agitação e pensamento e comportamento bizarros.

As crises específicas que você pode confrontar como socorrista incluem pânico, agitação, pensamentos e comportamentos estranhos, vítimas que se expôem ao perigo (como as com tendências suicidas) e vítimas que expõem outras pessoas ao perigo (violentas). Consulte a Tabela 28.2 para uma comparação entre essas emergências.

✓ Avaliação de progresso

1. Alucinações provocadas por problemas psicológicos são quase sempre _____. (*visuais/auditivas/olfativas*)
2. Os sintomas de perturbações físicas têm início mais _____ que aqueles de perturbações psicológicas. (*gradual/rápido*)
3. Uma pessoa com um hálito incomum e pupilas dilatadas provavelmente tem um problema _____. (*físico/psicológico/de memória*)

Suicídio

O **suicídio** caracteriza qualquer ato proposital com a finalidade de acabar com a própria vida. Essa é, atualmente, a oitava maior causa de morte nos Estados Unidos considerando-se todas as idades, e a segunda entre estudantes em idade universitária. O número de mulheres que *tenta* o suicídio é três vezes maior que o de homens, mas ele são três vezes mais "bem-sucedidos". A população geriátrica norte-americana apresenta índices significativos de depressão e níveis elevados de

suicídio. Muitos acreditam que o suicídio é pouco divulgado por causa do estigma que o envolve.

Muitas vítimas de suicídio tentam comunicar suas intenções nos últimos minutos; a maioria não deseja realmente morrer, mas a tentativa de suicídio é uma maneira de chamar a atenção, receber ajuda ou punir alguém. Todo ato ou gesto suicida deve ser levado a sério, e a vítima deve ser encaminhada para avaliação (ver Tab. 28.3).

Fatores de risco

> ▶ **Objetivo de aprendizagem**
> 6 Discutir os fatores de risco do suicídio.

Os fatores de risco de suicídio incluem:

- Ser do sexo masculino, com mais de 40 anos, solteiro, viúvo ou divorciado; homens cometem 70% dos suicídios, e a taxa é cinco vezes maior entre viúvos e divorciados.
- Abuso de álcool e drogas.

> **suicídio** Qualquer ato voluntário destinado a dar cabo da própria vida.

Tabela 28.2 Emergências psicológicas comuns

Condição	Descrição	Manifestações
Pânico	Resposta ao estresse que resulta em sentimentos opressivos de abandono; as vítimas se apavoram, perdendo o controle	Medo intenso, tensão, inquietação, tontura, hiperventilação, formigamento ao redor da boca e dos dedos, espasmos nas mãos e nos pés, sensação de asfixia e sufocamento, batimentos cardíacos irregulares
Agitação	Resposta a uma situação que provoca preocupação e inquietação	Ressentimento, desconfiança, impaciência, irritabilidade, ansiedade, raiva direcionada a alguma fonte inadequada
Pensamento e comportamento bizarros	Padrões de pensamento e comportamento inadequados	Desconfiança extremamente exagerada, hostilidade, desilusões elaboradas, frieza, rivalidade, distorções de fala e pensamento, desilusões estranhas, reclusão social, falta de expressão emocional
Risco a si próprio	A depressão provoca o desejo de ferir a si mesmo	Aparência triste, choramingos, indiferença, reclusão, desânimo, forte inquietação, sentimentos de indignidade, abandono e desesperança
Risco a outras pessoas	Violência precipitada na tentativa de adquirir controle ou segurança	Caminhar nervoso, gritar, ameaçar, xingar, atirar objetos, cerrar os dentes e os punhos

488 Primeiros socorros para estudantes

Tabela 28.3 Emergências de suicídio

Interpretação errônea	Fato
Pessoas que falam sobre suicídio não o cometem.	Oito em cada dez suicidas alertaram precisamente sobre suas intenções. Quase ninguém comete suicídio sem antes informar aos outros como se sente.
Não é possível deter uma pessoa com intenções suicidas – ela tem plena intenção de morrer.	A maioria das vítimas não consegue decidir entre viver ou morrer. Nenhum desses desejos é necessariamente mais forte que o outro.
Uma vez suicida, sempre suicida.	Pessoas que tentam se matar só apresentam esse comportamento por um período limitado. Se estiverem a salvo de sentimentos autodestrutivos, podem com frequência levar uma vida normal.
A melhora após um quadro de depressão grave significa o fim do risco de suicídio.	A maioria das pessoas comete suicídio dentro de 3 meses após o início da "melhora", quando há energia para levar adiante as intenções suicidas. A pessoa também pode mostrar sinais de melhora aparente porque a ambivalência acabou – e ela realmente optou por se matar.
Se a pessoa já tentou o suicídio, ela não tentará novamente.	Muitas das pessoas que cometem suicídio haviam tentado cometê-lo antes.

Avaliando a letalidade

Idade e sexo

- A incidência de suicídio é maior entre adolescentes (entre 15 e 24 anos) e pessoas acima de 40 anos.
- Os homens chegam a consumar o suicídio mais frequentemente que as mulheres.
- Pacientes geriátricos frequentemente sofrem de depressão e apresentam índices elevados de suicídio.

Planejamento – tenha em mente:

- A vítima tem um plano? Ele é bem elaborado?
- É fácil de ser realizado e bem-sucedido?
- Os recursos escolhidos estão disponíveis? (Por exemplo, a vítima tem uma arma ou pílulas?)
- Um plano bem detalhado e com os recursos escolhidos disponíveis conduzem ao potencial máximo de letalidade.

Sintomas

- O que a vítima está pensando e sentindo?
- A pessoa tem controle sobre o seu comportamento? (Estar fora do controle representa um grande risco.)
- Alcoólatras e psicóticos estão em maior risco.
- Pessoas deprimidas correm maior risco durante o início e o declínio da depressão.

Relacionamento com outras pessoas importantes

- A pessoa possui algum tipo de apoio? Família, amigos, terapeuta?
- Sofreu alguma perda recentemente?
- Ainda mantém contato com outras pessoas?
- Comentou com a família sobre ter feito um testamento?
- Está se desfazendo de bens pessoais valiosos?

Histórico clínico

Pessoas com doenças crônicas são mais propensas a cometer suicídio que doentes terminais. A incidência de suicídio aumenta sempre que a imagem do corpo da vítima é fortemente ameaçada, como após uma cirurgia ou parto, por exemplo.

(continua)

Tabela 28.3 Emergências de suicídio *(continuação)*

A meta é alterar a intensidade do ato suicida, desviando o desejo de se suicidar para um conflito sobre a necessidade de cometer suicídio. As seguintes diretrizes podem ajudar:

- Fale especificamente com a pessoa sobre as intenções dela.
- Pergunte sobre o quão sincero é o desejo de se matar.
- Pergunte quais os interesses dela em relação a acabar com a própria vida. Ela provavelmente demonstrará algum conflito.
- Pergunte à vítima por que o suicídio é a resposta para seus problemas.
- Pergunte quais alternativas ela considerou e quais os empecilhos que bloqueiam a escolha de outras saídas.
- Pergunte qual expectativa ela tem, mesmo que pareça remota ou obstruída.
- Até esse momento você talvez tenha ajudado a diminuir a intensidade associada à necessidade da pessoa de cometer suicídio, mesmo que essa mudança seja temporária.
- Procure sempre ajuda profissional.
- A pessoa com tendências suicidas deve ser encaminhada para o hospital para uma avaliação, mesmo se ela afirmar que está bem. Pode ser necessária ajuda policial.

- Depressão; o suicídio é mais comum entre pessoas gravemente deprimidas.
- Gestos suicidas; cerca de 80% das pessoas que cometem suicídio fizeram tentativas anteriores.
- Um plano; as vítimas de maior risco são as que formularam um plano extremamente letal.
- Coleção pouco comum de objetos que podem ser utilizados para cometer suicídio (como uma arma ou grande quantidade de comprimidos) ou acesso direto a algo que possa ser utilizado para esse fim.
- História anterior de comportamento autodestrutivo, mesmo que não seja evidentemente suicida.
- Diagnóstico recente de doença grave, especialmente do tipo que leve à perda da independência (a taxa de suicídio é particularmente alta entre homossexuais portadores do HIV e idosos diagnosticados como portadores de doenças crônicas).
- A perda recente de alguém amado; suicídios também ocorrem quando a pessoa percebe seus vínculos emocionais em perigo.
- Prisão, detenção ou perda do emprego (sinais gerais de que a vítima perdeu o controle ou é incapaz de administrar sua vida).

Durante a avaliação, você deve notar se:

- A vítima está em ambiente de risco ou segurando um objeto perigoso (como arma, faca ou corda).
- A vítima demonstra comportamento autodestrutivo, tanto antes de você chegar quanto durante a avaliação.

Atendimento de emergência

> ▶ **Objetivo de aprendizagem**
>
> **7** Descrever como lidar com uma pessoa com tendências suicidas.

Para lidar com uma emergência de suicídio acione o SRM e, em seguida:

1. Certifique-se de que você esteja em segurança; sua segurança é de extrema importância. Se não puder garantir sua própria segurança, chame a polícia e espere sua chegada. Se você estiver seguro, procure rapidamente por objetos que a pessoa pode utilizar para se ferir e os remova discretamente.
2. Avalie o estado físico da pessoa; os primeiros socorros para as lesões físicas são prioritários.
3. Avalie a seriedade dos pensamentos e sentimentos da pessoa. Não tenha receio de perguntar diretamente sobre suas ideias suicidas. Sempre leve uma ameaça de suicídio a sério; se ela tem um plano, o problema é mais sério que no caso de o suicídio ter sido considerado mas não planejado.
4. Acalme a pessoa e fique com ela. Nunca deixe uma pessoa com tendências suicidas sozinha.
5. Se for necessário protegê-la de se ferir, domine-a. Nunca use a repressão como um substituto da observação, e nunca utilize algemas.

Ao lidar com uma pessoa em risco de cometer suicídio (ver Fig. 28.2), siga as diretrizes:

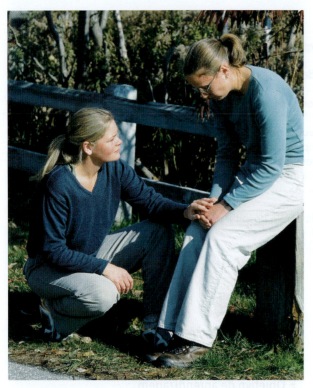

Figura 28.2 Aproxime-se de um suicida em potencial com empatia e interesse.

- Escute atentamente.
- Aceite todas as reclamações e os sentimentos da pessoa; não os subestime.
- Não confie em "recuperações rápidas". A vítima precisa ser levada para o hospital mesmo que pareça estar "melhor".
- Seja específico em suas atitudes; faça algo tangível pela pessoa, como procurar um familiar ou um padre para encontrá-la no hospital.
- Nunca demonstre desgosto ou horror durante o atendimento.
- Nunca deixe a pessoa chocada na tentativa de dissuadi-la. Nunca argumente nem desafie a pessoa a ir adiante.

✓ **Avaliação de progresso**

1. _____ correm maior risco de cometer suicídio. (*Homens casados/Homens divorciados/Mulheres solteiras*)
2. Você deve considerar uma ameaça de suicídio realmente séria se a pessoa tiver _____. (*uma arma/uma faca/um plano*)
3. A melhor estratégia para lidar com um suicida em potencial é _____. (*dar espaço a ele/nunca deixá-lo sozinho/sempre usar meios de repressão*)
4. O primeiro passo no atendimento a uma emergência de suicídio é _____. (*usar a repressão/se proteger/perguntar sobre os planos da pessoa*)

Avaliação

▶ **Objetivo de aprendizagem**
8 Discutir os princípios de avaliação para emergências psicológicas.

Ao avaliar vítimas de emergências psicológicas, siga as diretrizes:

1. Identifique-se e deixe a vítima saber que você quer ajudá-la. Mostre, por suas ações, que você confia na capacidade da vítima de autocontrole e de controle da situação (ver Fig. 28.3).
2. Diga à vítima o que você está fazendo; seja honesto mas não a amedronte.
3. Faça perguntas em tom de voz calmo e tranquilizador. Seja educado, use boas maneiras, mostre respeito e não faça suposições ou julgamentos.
4. Permita que a vítima conte o que aconteceu. Se puder, entreviste-a em um ambiente silencioso, onde ela tenha privacidade. Mostre a ela que você está escutando atenciosamente, parafraseando ou repetindo partes do que ela fala.

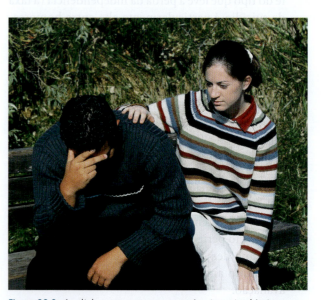

Figura 28.3 Ao lidar com uma emergência psicológica, mantenha-se calmo e mostre para a vítima, por meio de suas ações, que você confia em sua capacidade de autocontrole.

5. Reconheça os sentimentos da vítima. Utilize frases como "eu posso ver o quanto você está deprimido" ou "eu entendo que você deve estar com medo".

6. Avalie o estado mental da vítima, fazendo perguntas específicas que ajudarão a mensurar o nível de consciência, orientação e contato da pessoa com a realidade.

Avaliando o potencial para violência

A violência é geralmente uma tentativa de adquirir segurança ou controle. Raiva ou violência pode ser a resposta a uma doença ou a maneira como a pessoa enfrenta seus sentimentos de abandono ou impotência. Essa reação também pode ser precipitada pelo tratamento (real ou sentido) inadequado da vítima, psicose, intoxicação por álcool ou drogas, medo, pânico, ou traumatismo craniano.

Para se determinar o potencial para violência (ver Tab. 28.4):

- Dimensione o local da ocorrência. Localize a vítima antes de se aproximar. Verifique se ela está desorientada ou sob o efeito de drogas ou álcool, se possui um revólver ou algum outro tipo de arma,

se a situação envolve reféns e se há outras pessoas envolvidas.

- No início da avaliação, antes de se aproximar fisicamente da vítima, analise se consegue lidar com a situação sozinho. Até mesmo uma pessoa pequena pode criar dificuldades se suficientemente agitada. Se estiver em dúvida, chame a polícia e espere sua chegada.

- Obtenha uma história. Pergunte a alguns observadores o que está acontecendo. A vítima foi violenta ou ameaçou esse comportamento? Ela tem antecedentes de violência, agressão ou combatividade?

- Preveja que haverá violência se a vítima estiver posicionada de maneira a ameaçar a si mesma ou a outras pessoas, se os punhos estiverem cerrados, ou se ela estiver segurando algum objeto que possa ser usado como arma.

- Preveja violência se a vítima estiver gritando, xingando, discutindo ou ameaçando verbalmente a si mesma ou a outros envolvidos.

- Monitore a atividade física da vítima. Sinais potenciais de violência incluem: mover-se em direção à pessoa que está procurando atendê-la, carregar objetos pesados ou ameaçadores, realizar movimentos rápidos e irregulares e apresentar tensão muscular.

Tabela 28.4 Diretrizes para avaliação de vítimas agressivas e transtornadas

Qualquer comportamento que represente perigo para a vítima ou para outras pessoas, ou que retarde ou evite o atendimento adequado, é considerado transtornado e pode precipitar uma emergência psicológica. Causas comuns desses comportamentos incluem histeria induzida pelo estresse, agressão, problemas com álcool e drogas, traumas neurológicos, desequilíbrios metabólicos, síndromes cerebrais orgânicas, distúrbios psicológicos.

Avaliando a situação

- Que informações você possui sobre a situação? O que aconteceu?
- O ambiente (emocional, social e/ou físico) é perigoso para você e/ou para outras pessoas?
- A pessoa parece agitada, exaltada, deprimida ou impaciente?
- Já demonstrou comportamento agressivo ou violento?
- Fala alto e usa termos sarcásticos?
- Utiliza linguagem vulgar?
- Fica com raiva facilmente?
- Tem sua atenção desviada com facilidade?
- Parece fora de controle ou desorientada?
- Parece estar com medo ou em pânico?
- A pessoa carrega uma arma?
- Há evidências de abuso de álcool ou drogas?
- Há alguma perturbação doméstica envolvida?
- Houve algum ato criminoso?

Se você respondeu sim a diversas questões, ou à maioria delas, tenha muito cuidado. Se possível, tente não controlar ou reprimir o comportamento da vítima. De preferência, deixe que ela expresse seus sentimentos. Lembre-se: a maneira mais eficiente de lidar com a vítima que exibe comportamento agressivo e/ou violento é reduzir a crise e evitar outro comportamento transtornado. O procedimento mais seguro nessas situações é chamar a polícia.

Primeiros socorros para estudantes

✓ Avaliação de progresso

1. Ao se aproximar da vítima, deve-se _____. (*dizer a ela o que está fazendo/ tentar pegá-la de surpresa/desviar sua atenção*)
2. Uma boa estratégia de avaliação da vítima consiste em _____ seus sentimentos. (*negar/ tentar mudar/reconhecer*)
3. Um fator de risco de violência é um antecedente de _____. (*traumatismo craniano/prisão/ agressão*)
4. Preveja violência se a vítima estiver _____. (*com traumatismo craniano/com os punhos cerrados/fugindo*)
5. Preveja violência se a vítima estiver _____. (*xingando/desorientada/tendo alucinações*)
6. A pessoa que executa movimentos rápidos e _____ representa o risco de se tornar violenta. (*dramáticos/impetuosos/irregulares*)

Considerações legais

> ▶ **Objetivo de aprendizagem**
> 9 Discutir sobre as considerações legais envolvidas no manejo de emergências psicológicas.

Toda vez que agir como socorrista, você terá uma grande chance de entrar em conflito com o sistema legal. A chance se torna maior no caso de atendimento a uma vítima com problemas psicológicos. Para reduzir sua responsabilidade legal, siga as diretrizes:

- *Quando possível, obtenha o consentimento.* De maneira simples, consentimento é a permissão para o tratamento. Você pode ser acusado de agressão se forçar uma pessoa a um tratamento contra a vontade dela. Reveja as informações sobre consentimento no Capítulo 1.
- *Se a vítima recusar o atendimento, documente com cuidado o que aconteceu.* Se ela ameaçar se ferir ou machucar outras pessoas, e se você tiver razões para crer que as ameaças são reais, ela poderá ser transportada pela equipe de resgate sem consentimento, com sanção legal. Lembre-se de que será necessário documentar sua crença de que a vítima era uma ameaça.
- *Evite usar força exagerada.* Se for necessário dominar a vítima, use **força razoável**, ou seja, somente o necessário para mantê-la incapaz de se ferir ou machucar outras pessoas até que os socorristas ou a polícia cheguem ao local. A quantidade de força considerada razoável depende de tamanho e força da vítima, comportamento, sexo, estado mental e método de repressão (faixas são consideradas razoáveis, algemas não).
- Na maioria das áreas é necessário autorização policial para utilizar força razoável ao se dominar uma vítima sem consentimento. Os socorristas normalmente podem utilizar essa força para se defender contra ataques de vítimas emocionalmente perturbadas, sem temer consequências legais. A diretriz básica consiste em evitar qualquer ato ou força física que possa ferir a vítima durante o ato de dominá-la.
- *Procure orientação policial.* Envolver um reforço legal é uma boa ideia se houver qualquer ameaça de violência. Oficiais de polícia representam um duplo papel nesses casos: fornecer proteção contra lesões e servir como testemunha se a vítima tentar processá-lo posteriormente.
- *Proteja-se contra falsas acusações.* Documente de maneira completa e cuidadosa tudo o que aconteceu durante o incidente; inclua detalhes do comportamento anormal da vítima. Na maioria das jurisdições, todas as informações documentadas no local da ocorrência são consideradas evidências legais admissíveis; qualquer informação não documentada é um rumor.
- *Gerenciando a cena do crime.* Quando chamado para uma emergência psicológica, você pode encontrar tanto uma pessoa que cometeu um crime quanto aquela que foi ferida ou se feriu. Nesse caso, sua primeira preocupação deve ser o atendimento aos feridos.
- Ao gerenciar uma cena de crime:
  - Sempre colabore com as disposições legais da localidade.
  - Mexa o mínimo possível nas provas.
  - Se a vítima for removida, marque a posição original do corpo.
  - Forneça conforto e apoio emocional. As reações comuns da vítima envolvem sofrimento, descrença, isolamento, histeria e depressão.
  - A atenção à vítima deve ser a prioridade. Nunca opte por coletar evidências em vez de oferecer atendimento à vítima. Ambas as tarefas podem ser feitas de modo simultâneo.

> **força razoável** Quantidade de força necessária que o socorrista deve empregar para evitar que uma vítima lesione a si própria ou a outras pessoas.

Para evitar a distorção de evidências cruciais para a investigação do crime, siga as diretrizes:

- Não permita a presença de curiosos no local.
- Tome extremo cuidado para não alterar qualquer evidência que não esteja no corpo da vítima (pegadas, terra, vidros quebrados, marcas de pneus etc.).
- Nunca toque em armas suspeitas ou as mova, a menos que seja extremamente necessário para a segurança ou o tratamento das lesões da vítima.
- Se você precisar rasgar ou cortar as roupas da vítima para expor um ferimento, não o faça pelo buraco de bala ou do golpe de faca.
- Se a pessoa foi estrangulada e ainda estiver com a corda em volta do pescoço, corte-a ao invés de desatá-la, pois o nó pode ser utilizado como evidência e talvez identifique o autor do crime.
- Documente por escrito quem estava na cena do crime quando você chegou.
- Se a vítima estiver evidentemente morta quando você chegar, não faça nada nem mexa em nada no local da ocorrência. Ligue para a polícia e espere sua chegada.

✓ Avaliação de progresso

1. Sempre que possível, providencie _____ antes de atender a vítima. (*ajuda/proteção/consentimento*)
2. Utilize somente _____ para controlar a vítima. (*algemas/cordas/força razoável*)
3. A quantidade de força considerada razoável para dominar uma vítima depende, em parte, _____ da vítima. (*dos antecedentes/do tamanho/da doença*)
4. Se for necessário dominar a vítima, tente envolver _____. (*a polícia/a família da vítima/os observadores*)
5. Para se proteger contra falsas acusações, _____ tudo o que aconteceu enquanto você estava no local da ocorrência. (*fotografe/documente/pense sobre*)
6. Se a vítima estiver envolvida em um crime, tome cuidados extras para não prejudicar _____. (*a investigação policial/as evidências/o parente mais próximo*)

esconderijo Local onde você pode se esconder (p. ex., uma moita ou arbustos).

proteção Consiste em usar algum elemento que possa proteger contra tiros por armas de fogo (p.ex., uma árvore).

Atendimento em emergências psicológicas

Lidando com uma vítima violenta

▶ Objetivo de aprendizagem

10 Descrever como lidar com uma vítima violenta.

Sua prioridade máxima é se proteger. Nunca entre em uma situação potencialmente violenta sem auxílio. Para se manter seguro e proteger a vítima (ver Tab. 28.5), faça o seguinte:

- Ao se aproximar do local da ocorrência, faça um mapa mental de todos os possíveis **esconderijos** (lugares que possam servir de esconderijo, como moitas ou arbustos) e **proteções** (além de se esconder, procure elementos que possam proteger contra tiros, como, por exemplo, árvores). Continue explorando a área para movimentação.
- Ao bater na porta, mantenha-se ao lado dela, nunca na frente.
- Assim que a porta for aberta, avalie a situação antes de decidir entrar ou recuar e chamar ajuda.
- Negocie com a vítima a uma distância (no mínimo 2 metros) e posição (olhando para a vítima) seguras. Nunca dê as costas para a vítima.
- Mantenha a porta aberta, e identifique todas as saídas possíveis. Independente da situação, tenha certeza absoluta de que você possui ao menos uma rota de fuga.
- Sempre siga a vítima em um corredor ou escada. Nunca prossiga na frente dela.
- Nunca ignore ou desconsidere uma arma. De maneira calma e sem confronto, diga à vítima que você quer ajudar, mas não o fará até que ela solte a arma. Peça-a para colocar a arma em local neutro.

Como acalmar vítimas de emergências psicológicas

▶ Objetivo de aprendizagem

11 Descrever e demonstrar métodos para acalmar uma pessoa que esteja sofrendo uma emergência psicológica.

Como as emergências psicológicas são difíceis, talvez você precise utilizar técnicas que não consideraria em

494 Primeiros socorros para estudantes

Tabela 28.5 Diretrizes para atender vítimas transtornadas e agressivas

Não faça	Faça
• Não se coloque em perigo. • Não tente diagnosticar, julgar, rotular ou criticar a vítima. • Não se separe das outras pessoas que estão ajudando. • Não se isole com a vítima que possui registros de violência em potencial. • Não perturbe a vítima com atendimento de emergência ou exame dos sinais vitais além do necessário. • Não dê as costas à vítima. • Não se posicione entre a vítima e o único acesso. • Não se esqueça de que o humor de uma vítima perturbada pode oscilar rapidamente. • Não despreze as reclamações da vítima; reconheça-as. • Não minta, chantageie, ameace ou iluda a vítima. • Não encare os insultos como pessoais. • Não se apresse em agir. • Não demonstre hostilidade em relação às ações e palavras da vítima. • Não pareça agressivo ou defensivo. • Não seja excessivamente amigável. • Não pareça autoritário ou exigente quando falar com a vítima. • Não tente dominar a vítima, a menos que você tenha assistência apropriada para agir com segurança. Chamar a polícia é a melhor alternativa.	• Se houver perigo, crie uma zona de segurança e aguarde assistência (polícia e/ou unidades de emergência). • Mantenha os curiosos longe do local de atendimento. • Remova do ambiente qualquer pessoa ou objeto que pareça provocar a agressividade da vítima. • Transmita uma sensação de querer ajudar, em vez de hostilidade e frustração. • Estabeleça controle pela voz, perguntando (bem alto) aos observadores qual o problema, de modo que a vítima possa ouvir. • Identifique-se. • Deixe a vítima saber sobre suas intenções. • Apresente-se de forma confortável, confiante e profissional. • Pergunte à vítima qual o seu nome e o seu problema. • Escute, mas não responda aos insultos e à linguagem abusiva, e não os encare de maneira pessoal. • Seja honesto. • Fale usando frases curtas, com ideias e explicações simples. • Mantenha-se relaxado e confiante. • Ajuste a distância física entre você e a vítima para um limite seguro; no início, mantenha-se a pelo menos 2 ou 5 metros. Aproxime-se somente após uma avaliação adequada, a fim de garantir a segurança. • Respeite as dificuldades da vítima de manter o autocontrole. Diga a ela que você está ciente do problema e que reconhece suas tentativas de lidar com ele. • Reconheça as queixas da vítima; você não precisa concordar, mas reconheça que a pessoa tem razões para ficar perturbada. • Utilize cuidadosamente gestos e linguagem não verbal, pois eles podem significar exatamente o contrário de sua intenção. Uma vítima perturbada pode interpretar cordialidade e sorrisos como uma armadilha. • Se as suas ações preventivas falharem e não reduzirem o comportamento hostil, violento e agressivo da vítima, ela terá o controle da situação e poderá ser necessário dominá-la para proteger a si próprio e os demais envolvidos. • Avalie os pontos fortes da vítima. • Certifique-se de que você tem um plano e ajuda suficiente para evitar lesões à vítima e a si mesmo.

outras situações. Seguem-se algumas técnicas a serem usadas em adição aos métodos tradicionais de avaliação:

1. Mantenha uma distância cômoda da vítima; algumas pessoas se sentem ameaçadas pelo contato físico.

2. Não faça movimentos rápidos. Aja devagar e silenciosamente; deixe a vítima perceber que você não fará movimentos bruscos (o medo pode precipitar a violência).

3. Responda honestamente as perguntas dela, mas não alimente expectativas irreais. Em vez de dizer "Não há nada com o que se preocupar", diga algo como

"Apesar de todos os problemas que você tem, há várias pessoas ao seu redor que realmente se importam com você". Tranquilize a vítima, diga a ela que distúrbios auditivos ou visuais são temporários e serão curados com tratamento. Diga sempre a verdade.

4. Nunca ameace ou desafie uma pessoa perturbada nem discuta com ela. Muitas vítimas de distúrbios psicológicos são peritas em detectar nossas fraquezas; mantenha-se calmo e gentil.

5. Quando puder, envolva familiares ou amigos nos quais a vítima confia.

6. Nunca deixe a pessoa sozinha; as vítimas de emergências psicológicas podem tentar fugir. Se você

Capítulo 28 Desastres e emergências psicológicas **495**

atender essa emergência, a segurança da vítima estará legalmente sob sua responsabilidade.

7. Mantenha um bom contato visual com a vítima, por duas razões: primeiro, olhar diretamente para a vítima transmite seu controle e confiança. Segundo, os olhos da vítima podem refletir suas emoções, informando a você se ela estiver apavorada, confusa, com dor ou morrendo.

8. Não force a vítima a tomar decisões, porque ela provavelmente perdeu a capacidade de compreensão.

9. Se a vítima atraiu uma multidão, faça o que puder para dispersar o grupo e você poderá dialogar com ela de igual para igual.

Como conter a vítima

> ### ▶ Objetivo de aprendizagem
> **12** Descrever e demonstrar como conter uma vítima violenta.

Uma situação difícil aparece quando a vítima está fora de controle. Se você acreditar que ela é perigosa para si mesma ou para outras pessoas, notifique a polícia. Nunca deixe uma vítima violenta sozinha (a menos que não seja seguro permanecer no local); observe-a constantemente, e mantenha-se alerta.

Deve-se evitar a repressão a menos que a vítima seja um perigo para si mesma e para os outros. Essa atitude talvez requeira autorização policial; se você não estiver autorizado pela legislação a fazê-lo, espere por alguém com a devida autoridade.

Um conflito físico violento é geralmente breve porque a maioria das pessoas não é capaz de manter a intensidade necessária. Entretanto, se mesmo assim você sentir que a repressão é necessária:

1. Reúna pessoal suficiente para dominar completamente a vítima antes da tentativa de contenção.

2. Planeje o que você vai fazer antes da tentativa. Todas as pessoas envolvidas devem ser informadas sobre o que vai acontecer.

3. Use somente a força necessária para a contenção; nunca provoque dor ou use força injustificada enquanto tenta conter a vítima.

4. Estime a amplitude de movimento dos braços e pernas da vítima, e mantenha-se além desses limites até realmente estar pronto para iniciar a contenção.

5. Uma vez tomada a decisão, aja rapidamente. Parte da ação consiste em pegar a vítima de surpresa; sua demora ou indecisão pode fazer que ela assuma o controle da situação.

6. Aborde a vítima com, no mínimo, quatro pessoas, uma segurando cada membro ao mesmo tempo. Amarre os membros juntos com tiras de couro ou tecido.

7. A vítima deve ser posicionada de barriga para cima (decúbito dorsal). Monitore-a cuidadosamente. Vítimas mantidas sob restrição podem parar de respirar (asfixia posicional) e apresentar outros problemas médicos devidos ao esforço e condições preexistentes.

Uma vez aplicadas as amarras, não as remova. Avalie a circulação da vítima frequentemente para ter certeza de que o fluxo não está comprometido. Documente detalhadamente a razão da contenção e a técnica utilizada.

✓ Avaliação de progresso

1. Após bater na porta de um local com potencial para violência, mantenha-se _____. (*na frente da porta/longe da porta/ao lado da porta*)
2. Ao lidar com uma pessoa violenta, _____. (*toque gentilmente seu braço/segure seu braço firmemente/evite contato físico*)
3. Use couro macio ou _____ para dominar a vítima. (*tecido/arame/algemas*)
4. No mínimo _____ pessoas devem estar envolvidas na contenção de uma vítima. (*duas/três/quatro*)

Desastres e mortes em massa

Quando a situação envolve mais de uma morte, as pessoas podem ficar confusas, desorganizadas ou impressionadas. A American Psychiatric Association identificou cinco tipos possíveis de reação (ver Tab. 28.6):

1. Normal
2. Pânico
3. Reações emocionais exacerbadas
4. Depressão (*underreaction*)
5. Reação física intensa (histeria de conversão)

Na **histeria de conversão**, o humor da vítima pode se alterar rapidamente da ansiedade extrema para uma condição relativamente calma; ela pode então converter sua ansiedade em uma disfunção física, como cegueira, surdez ou paralisia histéricas.

496 Primeiros socorros para estudantes

Tabela 28.6 Reações emocionais em desastres e mortes em massa*

Reações	Sinais e sintomas	Faça	Não faça
Normal	Medo e ansiedade. Tensão muscular seguida de tremor e fraqueza. Confusão. Transpiração abundante. Náuseas, vômitos. Diarreia branda. Micção frequente. Falta de ar. Palpitação. Essas reações normalmente desaparecem conforme a pessoa vai adquirindo autocontrole.	As reações normais geralmente requerem pouco atendimento de emergência. O restabelecimento da calma pode ser tudo o que a pessoa precisa. Observe se o indivíduo está se recompondo, não perdendo o controle. Proporcione atividades significativas. Converse com a pessoa.	Não demonstre extrema simpatia.
Pânico (inconsciência ou histeria)	Tentativa infundada de fuga. Perda do bom senso – ignora a realidade. Choro incontrolado ou histeria, muitas vezes até o ponto de exaustão. A pessoa corre a esmo, sem pensar em segurança. O pânico é contagioso quando não controlado; normalmente pessoas calmas podem entrar em pânico por causa de outras pessoas quando temporariamente perturbadas.	Aproxime-se com firmeza. Forneça algo quente para comer ou beber. De modo firme, mas gentil, afaste a pessoa do grupo; peça ajuda se necessário. Demonstre empatia e estimule a pessoa a falar. Monitore seus próprios sentimentos. Mantenha a calma e conheça as suas limitações.	Não tente conter a vítima de forma bruta. Não a ataque. Não molhe a pessoa com água. Não utilize sedativos.
Hiperatividade	Explode em agitação nervosa irracional. Discute com todos. Excessivamente confiante em suas capacidades. Fala rapidamente, mas não escuta. Conta piadas tolas. Faz sugestões intermináveis. É exigente com os outros. Faz mais mal do que bem, interferindo na liderança. Como no pânico, a hiperatividade é contagiosa quando não controlada.	Deixe a pessoa falar e expor seus sentimentos. Designe e supervisione um trabalho que exija atividade física. Forneça algo quente para comer e beber.	Não diga à pessoa que ela está agindo de maneira anormal. Não utilize sedativos. Não discuta com ela. Não diga à pessoa que ela não deveria agir ou pensar daquela maneira.

* Fonte: American Psychiatric Association

(continua)

Tabela 28.6 Reações emocionais em desastres e mortes em massa* *(continuação)*

Reações	Sinais e sintomas	Faça	Não faça
Reação reduzida (torpor, choque, depressão)	Não é capaz de se recuperar do choque e do torpor iniciais. Fica parada sem falar ou se mover. Expressões vagas. Não demonstra emoções. Atitude do tipo "Eu não ligo". Desamparo, alheia ao ambiente. Move-se lenta e vagamente. Pouca ou nenhuma resposta a um questionamento. Fecha-se dentro de si para se proteger contra o estresse. Confuso, perplexo. Não consegue assumir responsabilidade sem supervisão.	Estabeleça contato gentilmente e converse. Leve a pessoa a expor seus sentimentos e veja o que acontece. Mostre empatia. Esteja ciente do seu próprio sentimento de pena, bem como o dos outros. Forneça à pessoa comida e bebida quentes. Designe uma tarefa supervisionada simples e rotineira.	Não diga à pessoa para "se animar, sair dessa". Não demonstre pena. Não utilize sedativos. Não demonstre ressentimento.
Reação física intensa (histeria de conversão)	Náuseas fortes. Histeria de conversão – a vítima converte ansiedade em uma forte convicção de que alguma parte do seu corpo não está funcionando (paralisia, perda da visão etc.); a impotência é real, como se a pessoa tivesse sido fisicamente lesionada.	Demonstre interesse. Encontre um trabalho simples para que a pessoa afaste o pensamento sobre a lesão. Faça a pessoa se sentir confortável e chame auxílio médico. Monitore seus próprios sentimentos.	Não diga "Não há nada errado com você" ou "Está tudo dentro da sua cabeça". Não censure ou ridicularize. Não dê atenção excessiva para o problema. Não ignore abertamente o problema.

* Fonte: American Psychiatric Association

Atuando em casos de mortes ou desastres em massa

> ▶ **Objetivo de aprendizagem**
>
> **13** Discutir como proceder em casos de desastres e mortes em massa.

Apesar de cada desastre apresentar problemas individuais, as seguintes diretrizes poderão ser comumente aplicadas a qualquer desastre que você venha a atender:

1. Não permita que as dimensões do desastre o sobrecarreguem. Ajude aqueles que precisam. Avalie cuidadosamente as lesões e determine quais víti-

> **histeria de conversão** Conversão de ansiedade em disfunção física, como cegueira ou surdez.

mas devem ser atendidas primeiro. Tome, então, as providências necessárias, atendendo as vítimas uma a uma. Esse procedimento irá ajudá-lo a manter a calma e sentir que está fazendo progressos, independente das dimensões do desastre.

2. Auxilie os socorristas no local. Bombeiros, policiais e paramédicos do SRM seguirão um plano específico. Pergunte como você pode ajudar. Colabore como puder – trabalhe com os socorristas se eles considerarem adequado.

3. Encoraje os observadores e as vítimas que estejam em boas condições a desempenhar pequenas tarefas no local do acidente. O trabalho pode ser terapêutico.

4. Identifique-se; mantenha a autoconfiança, a simpatia e, de modo prático, renove a confiança das vítimas ansiosas ou dos observadores.

5. Avalie e trate as lesões físicas imediatamente.

6. Mantenha os observadores longe das vítimas, mas não as deixe sozinhas. Se toda a equipe de resgate estiver ocupada com as lesões físicas, designe a

algum observador a responsabilidade de ficar com alguém que demonstre comportamento incomum.

7. Respeite o direito das vítimas de demonstrar seus sentimentos e aceite suas limitações físicas e emocionais.

8. Aceite suas próprias limitações, pois há limites no que pode ser feito. Você poderá oferecer atendimento mais efetivo se estabelecer prioridades e recusar-se a ultrapassar suas próprias capacidades.

Triagem

Todo o conhecimento médico do mundo e o mais refinado atendimento de um socorrista não ajudarão em nada se as prioridades não forem definidas. É crucial saber quais vítimas de um acidente ou desastre necessitam de atendimento de emergência em primeiro lugar e quais necessitam de cuidados e atenção de maneira prioritária.

Triagem, termo derivado do francês que significa escolher ou classificar, é um processo de escolha e classificação de vítimas doentes e feridas. A triagem é o procedimento pelo qual doentes e feridos são classificados de acordo com o tipo e a urgência de suas condições e, com base nas prioridades determinadas, são enviados aos locais adequados para receber tratamento.

Conduzindo uma triagem

> ▶ **Objetivo de aprendizagem**
> **14** Descrever como realizar uma triagem.

A triagem deve ser conduzida pelo socorrista mais experiente tão logo o local do acidente esteja seguro (tráfego controlado, fogo apagado etc.). Mova-se de uma vítima para outra, prestando atendimento limitado de salvamento e identificando as vítimas para assistência posterior. Esse procedimento organiza o local para a chegada dos próximos resgates, que podem focalizar sua ação no atendimento das vítimas que podem ser salvas.

O método de triagem em três níveis utiliza diferentes classificações para vida em risco (alta prioridade), urgência (segunda prioridade) e protelação (menor prioridade) (ver Tab. 28.7). Os mortos são levados ao necrotério em uma área diferente do local do desastre. O método de triagem em dois níveis (ver Tab. 28.8) classifica os casos como imediato (primeira prioridade) e protelado (segunda prioridade).

Para conduzir a triagem:

1. Movimente-se rapidamente de uma vítima para a outra; complete a avaliação primária de cada uma delas.

2. Corrija imediatamente problemas que representam ameaça à vida. Avalie as funções vitais para vias aéreas, respiração e circulação, dependendo da disponibilidade de pessoas capazes de efetuar triagem e tratamento. *Você não deve perder mais que 30 a 60 segundos com cada vítima durante a triagem.*

> **triagem** Sistema de classificação de vítimas em categorias de acordo com a prioridade de tratamento.

Tabela 28.7 Triagem em três níveis

	Prioridade alta	Segunda prioridade	Menor prioridade
Nível de emergência	Vítima criticamente ferida, mas que pode se recuperar se receber tratamento imediato.	Seriamente lesionada; pode morrer sem tratamento adicional.	Lesões não críticas ou ferimentos menores; ferimentos fatais.
Exemplos	Dificuldades respiratórias, vias aéreas obstruídas, parada cardíaca (trate *se* houver equipe suficiente), sangramento grave ou ininterrupto, traumatismos cranianos graves, problemas médicos graves (envenenamento ou diabetes), ferimentos abertos no abdome ou no peito, choque.	Queimaduras, fraturas múltiplas ou grandes, lesões nas costas com ou sem danos na medula espinal.	Fraturas, lesões menores, ferimentos obviamente fatais que certamente resultarão em morte, parada cardíaca se não houver equipe suficiente.

Nota: Vítimas mortas devem ser levadas para um local diferente que servirá de necrotério. As que necessitarem de atendimento vigoroso para parada cardíaca devem ser tratadas como última prioridade.

Capítulo 28 Desastres e emergências psicológicas 499

Tabela 28.8 Triagem em dois níveis

Imediato (primeira prioridade)	Protelado (segunda prioridade)
Inclui aqueles com lesões críticas que ameaçam a vida, mas são recuperáveis; aqueles que necessitam de atendimento médico imediato (entre 5 e 15 minutos) para sobreviver.	Inclui aqueles gravemente feridos, mas cuja vida não está em risco; aqueles cujas lesões são menores e cujo tratamento pode ser postergado; aqueles gravemente feridos, sem chance de salvação; também inclui aqueles sem lesões, ou com lesões menores que requerem atendimento de emergência.

3. Identifique a prioridade de cada vítima.
4. Se necessário, peça assistência adicional.
5. Designe a equipe e os equipamentos disponíveis para as vítimas de alta prioridade.
6. Quando o socorro adicional chegar, primeiro providencie o tratamento e o transporte das vítimas de alta prioridade.
7. Se possível, comunique à equipe de emergência e/ou aos hospitais o número e a gravidade das lesões.
8. A equipe de triagem permanece no local para designar e coordenar o pessoal, os suprimentos e os veículos.
9. Reavalie as vítimas regularmente quanto a alterações de suas condições de saúde.

✓ Avaliação de progresso

1. Em casos de desastre ou mortes em massa, ansiedade extrema, transpiração e vômito são reações _____. (*normais/anormais/tardias*)
2. Tornar-se cego ou surdo após um desastre ou mortes em massa é um sinal de _____. (*lesão física/histeria de conversão/trauma sensorial*)
3. Se houver mortes em massa, é necessário manter os observadores afastados e _____. (*manter a privacidade das vítimas/isolar as vítimas/ficar com as vítimas*)
4. Uma vítima com ferimentos obviamente fatais deve ser classificada como de _____ prioridade em uma triagem. (*alta/segunda/menor*)
5. Uma vítima potencialmente fatal que possa ser salva se receber atendimento imediato deve ser classificada como de _____ prioridade. (*alta/segunda/menor*)
6. Uma vítima seriamente ferida e que pode morrer sem tratamento deve ser classificada como de _____ prioridade. (*alta/segunda/menor*)

Resumo

- As metas de atendimento em emergências psicológicas consistem em ajudar as pessoas a voltar à normalidade o mais rápido possível, minimizar as incapacidades psicológicas, diminuir a intensidade da reação emocional até que a ajuda profissional esteja disponível e impedir que as vítimas se machuquem ou venham a ferir outras pessoas.

- Inúmeros distúrbios físicos podem gerar sintomas que simulam distúrbios mentais; avalie a vítima atenciosamente para se certificar de que não há um problema físico que necessite de atendimento.

- As crises psicológicas mais comuns incluem pânico, agitação, comportamento e pensamentos bizarros, perigo a si mesmo e aos outros.

- Leve a sério cada ameaça de suicídio; a ameaça é particularmente séria se a vítima tiver um plano.

- Nunca tente discutir com um suicida em potencial, e nunca o desafie a ir adiante.

- Pessoas com tendências violentas tendem a manifestar certos comportamentos, como cerrar os punhos, mover-se rapidamente e de forma irregular, gritar, xingar etc. Familiarize-se com esses sinais e aja rapidamente para sua própria proteção.

- Sempre tente obter o consentimento de uma vítima antes de atendê-la ou transportá-la.

- Se você precisar conter uma vítima que está ameaçando machucar alguém (incluindo a si mesma), utilize força razoável com base no tamanho, força, sexo, estado mental e comportamento da vítima.

- Ao chegar à cena do crime, certifique-se de que o lugar esteja seguro antes de entrar; tome o cuidado de preservar as evidências a serem utilizadas pela polícia.

- Adote profissionalismo, empatia e cortesia para acalmar a vítima de uma emergência psicológica. Use instrumentos de repressão somente se for absolutamente necessário, utilizando sempre material flexível.

- Vítimas que sobreviveram a desastres com mortes em massa normalmente estão ansiosas, fracas, trêmulas e nauseadas; pode ser proveitosa a distribuição de tarefas específicas.

- A triagem é um sistema de identificação e priorização das vítimas para que o atendimento se torne mais efetivo e envolva o maior número possível delas. Os casos potencialmente fatais, mas que podem ser salvos com tratamento, são atendidos e encaminhados primeiro; aqueles com ferimentos menores ou obviamente fatais são atendidos e encaminhados depois.

Termos-chave

Certifique-se de que você compreende os termos-chave a seguir:

esconderijo	proteção
força razoável	suicídio
histeria de conversão	triagem

Exercício de raciocínio crítico

Você é chamado por um amigo que lhe diz que seu companheiro de quarto parece estar deprimido e que teria dito "não querer mais viver". Você chega ao local para vê-lo e nota que ele parece estar intoxicado. Ele diz que sua namorada terminou o relacionamento no dia anterior. Você observa dois frascos vazios de medicamentos próximo ao local em que ele está sentado. Ele admite ter bebido, mas nega ter ingerido medicamentos. Ele não quer ir para o hospital.

Seu amigo diz que ele pode ter exagerado e diz que vai ficar tomando conta do colega de quarto.

1. Você acha que a vítima ingeriu os comprimidos do frasco? Por quê? Como você pode reunir mais informações sobre essa questão?
2. Você deve acionar o SRM?
3. Como você deve responder ao seu amigo que quer ficar tomando conta da vítima no quarto?

Capítulo 28   Autoavaliação

Aluno: _____   Data: _____

Curso: _____   Módulo: _____

Parte 1   Verdadeiro/Falso

Se você acha que a afirmação é verdadeira, assinale V. Se você acha que é falsa, assinale F.

V   F   **1.**   Enquanto conversar com a vítima, faça perguntas diretas e específicas para mensurar o contato dela com a realidade.

V   F   **2.**   Não deixe a vítima de uma emergência psicológica sozinha.

V   F   **3.**   É mais apropriado mentir para a vítima para protegê-la dos fatos desagradáveis.

V   F   **4.**   As ameaças de um suicida em potencial não devem ser levadas a sério.

V   F   **5.**   Poucas pessoas possuem a capacidade que imaginam ter para lidar com crises.

V   F   **6.**   As pessoas sob estresse emocional grave geralmente pensam ter controle completo.

V   F   **7.**   O comportamento violento é, muitas vezes, uma tentativa de obter controle.

V   F   **8.**   Queimaduras são classificadas como alta prioridade em uma triagem.

V   F   **9.**   Se uma pessoa estiver passando por uma emergência psicológica, não é preciso obter consentimento para tratá-la, pois ela não está lúcida.

V   F   **10.**   É impossível predizer, pelo comportamento de uma pessoa, se ela está a ponto de se tornar violenta.

Parte 2   Múltipla escolha

Assinale a resposta correta ou a frase que melhor completa a sentença.

1. Quando lidar com mortes em massa, você não deverá
a. manter-se autoconfiante e prático.
b. sentir-se responsável pelo tratamento de todas as vítimas.
c. designar tarefas aos observadores.
d. tornar claro que compreende os sentimentos da vítima.

2. Como você pode lidar com a reação emocional das vítimas de desastres e mortes em massa?
a. Demonstre simpatia extrema.
b. Molhe a pessoa.
c. Isole a pessoa de modo firme, mas gentil.
d. Administre sedativos leves.

3. Uma vítima que está falando compulsivamente e fazendo piadas impróprias está tendo que tipo de reação?
a. Normal.
b. Pânico.
c. Reação exagerada.
d. Histeria de conversão.

4. Qual diretriz para atendimento psicológico não está correta?
a. Entrar em acordo com a vítima.
b. Encorajar a vítima a falar sobre seus medos e sentimentos.
c. Estapear a vítima para trazê-la à realidade.
d. Encorajar uma vítima exausta a dormir.

5. Qual dos itens a seguir não é um princípio de atendimento psicológico de emergência?
a. Toda pessoa possui limites.
b. Traumas emocionais são menos sérios que traumas físicos.
c. Toda pessoa tem direitos sobre seus sentimentos.
d. Todos se sentem emocionalmente perturbados após uma lesão física.

6. Qual é a melhor maneira de lidar com um suicida em potencial?
a. Confiar em recuperações rápidas.
b. Tentar chocar a pessoa de modo a impedir o ato suicida.
c. Mostrar à pessoa que você está aborrecido com sua reação.
d. Perguntar diretamente à vítima sobre seus pensamentos suicidas.

7. Que doença física mais se assemelharia a uma doença psicológica?
a. Parada cardíaca.
b. Epilepsia.
c. Coma diabético.
d. Choque.

8. O que você não deve fazer quando lidar com uma vítima potencialmente violenta?
   a. Posicionar-se entre ela e a porta de saída.
   b. Apresentar-se de maneira confortável, confidente e profissional.
   c. Manter uma distância segura da vítima.
   d. Deixá-la conhecer suas expectativas.

9. Triagem significa
   a. fornecer apoio emocional às vítimas.
   b. mobilizar a equipe disponível para resgate.
   c. estabelecer um plano comunitário.
   d. avaliar e classificar as lesões para que o tratamento possa começar.

10. Qual dos itens seguintes não é considerado de alta prioridade durante a triagem?
    a. Dificuldades de respirar e nas vias aéreas.
    b. Sangramento grave.
    c. Fraturas.
    d. Ferimentos abertos no peito.

Parte 3 Relacione

Relacione a condição à sua descrição apropriada.

1. _____ O humor pode variar rapidamente da ansiedade extrema para uma condição relativamente calma.

2. _____ O indivíduo se mantém imóvel e parece entorpecido e confuso.

3. _____ Ansiedade extrema, incluindo sudorese, tremedeira, fraqueza, náusea e, em alguns casos, vômito.

4. _____ O juízo parece desaparecer completamente.

5. _____ A pessoa fala compulsivamente, faz piadas impróprias, corre de uma tarefa para outra, geralmente cumprindo poucas.

A. Reação normal
B. Pânico
C. Depressão (*underreaction*)
D. Reações exageradas
E. Histeria de conversão

Parte 4 O que você faria...?

Você é um pedestre em um cruzamento congestionado e há uma pessoa perambulando perigosamente entre os carros, parecendo estar absorta em relação ao que acontece à sua volta. Ela parece ansiosa e tímida e fala consigo mesma. Também parece estar com muito medo de alguma coisa.

502

Capítulo 29

Levantando e removendo vítimas

▶ Objetivos de aprendizagem

Após estudar este capítulo, você será capaz de:

1. Discutir as diretrizes gerais para remoção de vítimas.
2. Identificar as situações em que uma remoção de emergência deve ser feita.
3. Descrever e demonstrar o auxílio para caminhar.
4. Descrever e demonstrar a remoção por cobertor.
5. Descrever e demonstrar a remoção pela camisa.
6. Descrever e demonstrar a remoção por lençol.
7. Descrever e demonstrar a técnica de transporte do bombeiro.
8. Descrever e demonstrar a remoção por "cadeirinha".
9. Descrever e demonstrar a remoção por levantamento pelos membros.
10. Descrever e demonstrar a remoção em cadeira.
11. Descrever e demonstrar o levantamento horizontal e remoção.
12. Descrever e demonstrar como utilizar pranchas de imobilização para remover vítimas.
13. Descrever e demonstrar como usar um cobertor como maca.
14. Relacionar objetos que podem ser usados como macas improvisadas.
15. Discutir as diretrizes para a remoção de vítimas em macas.

No local da ocorrência

A caminho da aula em uma certa manhã, Kent Ashby, 23 anos, deparou-se com um acidente envolvendo dois carros, no qual um deles havia colidido na lateral do outro. Duas vítimas haviam sido lançadas para fora dos veículos. A terceira vítima, uma mulher de cerca de 30 anos, havia conseguido sair de um dos carros; ela estava apoiada contra o carro e segurando o braço direito sobre o peito.

Kent pôde ver que uma das vítimas estava caída próxima a uma poça de gasolina que havia vazado do tanque de um dos carros. A outra vítima estava a uma distância razoável dali. Kent sabia que a primeira vítima precisava ser removida – havia risco de que a gasolina entrasse em combustão.

Ele então pediu a uma pessoa próxima que ligasse para as equipes de resgate e pediu a outra pessoa que o ajudasse na remoção da vítima. Como ela se recusou, Kent então estava sozinho.

Pensando na probabilidade de dano medular, Kent sabia que ele precisava puxar a vítima na direção do eixo mais longo do corpo para oferecer proteção máxima à coluna. Usando os antebraços como apoios em cada lado da cabeça da vítima, Kent segurou-a firmemente pelos ombros da camisa. Usando a camisa como uma alça, ele puxou a vítima em sua direção, afastando-a da gasolina.

Quando as equipes de resgate chegaram, Kent já havia iniciado uma avaliação primária e identificado problemas potencialmente fatais que precisariam ser resolvidos sem demora pela equipe médica de emergência.

Pessoas feridas geralmente precisam ser removidas. É de sua responsabilidade garantir que a vítima seja removida de forma que não ocorram outras lesões, dor e desconforto desnecessários. Qualquer movimentação inadequada pode causar outras lesões além das originais, aumentar o choque e colocar a vida em risco.

Sob circunstâncias normais, uma vítima não deve ser removida até que uma avaliação minuciosa seja feita e que sejam administrados os tratamentos de emergência; o ideal é deixar que equipes de resgate profissionais façam a remoção das vítimas. Contudo, em determinadas situações, será necessário remover a vítima *antes* da avaliação e do atendimento, seja para protegê-la de um risco em potencial, seja para chegar até as outras vítimas com lesões mais graves. Este capítulo discute as diretrizes gerais para a remoção de vítimas e descreve, em detalhes, várias remoções de resgate.

Princípios gerais de remoção

> ▶ **Objetivo de aprendizagem**
> 1 Discutir as diretrizes gerais para remoção de vítimas.

Embora a rapidez seja importante nos casos em que a vítima está exposta a riscos, é sempre mais importante executar tratamento e remover a vítima de forma que os ferimentos não sejam agravados. Como regra, só se deve remover a vítima quando for estritamente necessário ou quando se estiver completamente pronto para fazê-lo – ainda, se for possível esperar por ajuda, não se deve tentar removê-la por conta própria.

Ao remover a vítima, siga estas diretrizes:

- Se encontrar a vítima na posição de bruços, será preciso colocá-la em posição de avaliação *antes* da avaliação primária. O socorrista pode querer verificar rapidamente possíveis danos ao pescoço e à coluna em busca de quaisquer lesões potencialmente letais antes de rolar a vítima. Seja nos casos em que a vítima sofreu um conhecido evento traumático ou quando é encontrada inconsciente sem uma doença de natureza clara, sempre tome precauções com a coluna cervical antes de virar a vítima (ver Figs. 29.1 a 29.5).
- Em geral, não se deve remover a vítima se isso for agravar as lesões.
- Administre todos os tratamentos de emergência necessários; imobilize todas as fraturas, principalmente as do pescoço e as das costas.

- Só remova a vítima se houver perigo imediato (ver seção a seguir). Deve-se remover a vítima antes da avaliação somente se houver ameaça à vida.
- Se for necessário remover a vítima, a rapidez dependerá do motivo da remoção. Por exemplo, caso se trate de um incêndio, a vítima deverá ser removida o mais rápido possível; a remoção de uma vítima

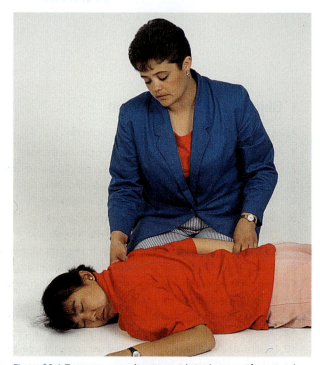

Figura 29.1 Faça uma avaliação, incluindo a verificação de presença de lesões no pescoço e na coluna.

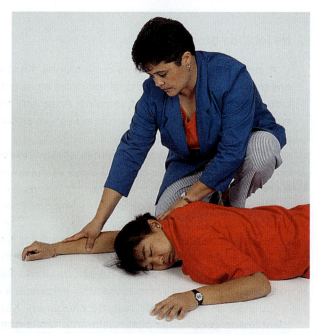

Figura 29.2 Eleve o braço da vítima no lado mais próximo ao seu (o lado para o qual você irá rolar a vítima).

Capítulo 29 Levantando e removendo vítimas 505

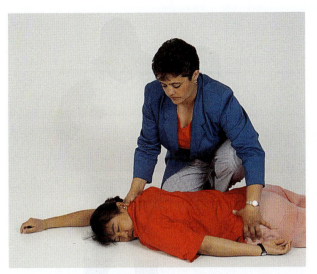

Figura 29.3 Coloque suas mãos na área do ombro/pescoço e quadril oposto.

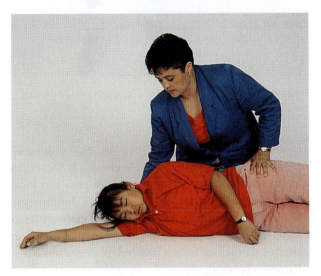

Figura 29.4 Vire a vítima na sua direção. Mantenha o pescoço e a coluna alinhados.

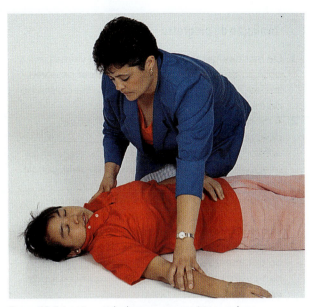

Figura 29.5 Apoie cuidadosamente a vítima sobre as costas; continue a avaliação.

para se ter acesso a outra deve ser feita levando-se em consideração seus ferimentos antes e durante a remoção.

Quando fazer uma remoção de emergência

▶ **Objetivo de aprendizagem**
2 Identificar as situações em que uma remoção de emergência deve ser feita.

Normalmente, as principais prioridades do atendimento de emergência são a manutenção das vias respiratórias, da respiração, da circulação, da condição da coluna vertebral e o controle de hemorragias. Mas quando o local do acidente for instável e colocar tanto a vida da vítima como a sua em risco, as prioridades mudam – deve-se primeiro remover a vítima para um lugar seguro.

Sob condições potencialmente fatais, pode ser necessário submeter a vítima a risco de lesão para salvar sua vida. *A remoção de emergência somente deve ser feita quando não houver outras opções disponíveis,* como em situações envolvendo:

- Tráfego incontrolável de veículos.
- Ambientes fisicamente instáveis (tal como um veículo tombado que não se pode estabilizar).
- Exposição a materiais nocivos (gás, líquido, sólido ou pó).
- Incêndio ou risco de incêndio (incêndios devem sempre ser considerados riscos graves).
- Multidões hostis.
- Necessidade de reposicionamento da vítima para administração de tratamento de salvamento (tal como levá-la para uma superfície plana e firme para realizar uma RCP).
- Necessidade de se obter acesso (pode ser preciso mover uma vítima para se chegar a outra).
- Condições climáticas (é necessário controlar a exposição se o clima estiver muito frio, úmido ou quente, ou se estiver ventando o suficiente para transformar objetos em projéteis).

✓ Avaliação de progresso

1. De maneira geral, só se deve mover a vítima para a posição de avaliação depois de verificar possíveis lesões _____. (*na cabeça/na coluna/no peito*)
2. A menos que haja um motivo crucial, só se deve remover a vítima após _____. (*a administração dos primeiros socorros necessários/uma avaliação minuciosa/o serviço de emergência chegar*)
3. A velocidade de remoção da vítima depende _____. (*das lesões/da vontade da vítima/do motivo da remoção*)
4. Deve-se remover a vítima antes da avaliação ou do tratamento se o local _____. (*for particularmente desagradável/trouxer risco à vida/estiver tumultuado*)

Técnicas de resgate para um socorrista

Embora seja recomendável ter duas ou mais pessoas para remover as vítimas feridas, você pode ter de removê-las sozinho – geralmente em decorrência de inundação, incêndio, desabamento de edifícios ou de outra situação potencialmente fatal. Use as técnicas a seguir.

Auxílio para caminhar

> ▶ **Objetivo de aprendizagem**
> 3 Descrever e demonstrar o auxílio para caminhar.

O **auxílio para caminhar** (ver Fig. 29.6) é um método de remoção de vítimas em que um único socorrista atua como uma muleta para auxiliar a vítima ferida a caminhar. Para executar o auxílio para caminhar, siga estes passos:

1. Fique em pé ao lado da vítima e posicione um braço dela ao redor de seus ombros.
2. Apoie a vítima colocando um braço ao redor de sua cintura.
3. Usando o corpo como muleta, sustente o peso da vítima à medida que ambos caminham.

Remoção por cobertor

> ▶ **Objetivo de aprendizagem**
> 4 Descrever e demonstrar a remoção por cobertor.

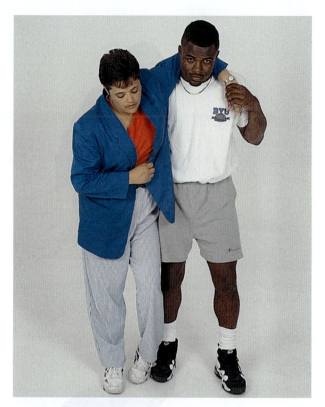

Figura 29.6 Auxílio para caminhar oferecido por um único socorrista.

A **remoção por cobertor** (ver Fig. 29.7) é um método de remoção de vítima ferida em que o socorrista a coloca sobre um cobertor e a arrasta para um local seguro. Apesar de não haver a necessidade de empregar a técnica de remoção por cobertor, para casos de lesão conhecida ou suspeita, tente enrolar a vítima em um cobertor da melhor forma possível, preservando o alinhamento cervical.

Para realizar uma remoção por cobertor, siga estes passos:

1. Estenda um cobertor ao lado da vítima; dobre metade do cobertor em pregas longitudinais.
2. Role a vítima no sentido oposto ao que você está; em seguida, enfie a parte pregada do cobertor por baixo da vítima, tanto quanto for possível.

> **auxílio para caminhar** Método de remoção de vítimas no qual o socorrista atua como muleta para ajudar a vítima lesionada a andar.
> **remoção por cobertor** Método de remoção de vítimas no qual o socorrista coloca a vítima sobre um cobertor e a arrasta para um local seguro.

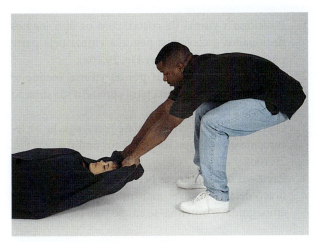
Figura 29.7 Remoção por cobertor.

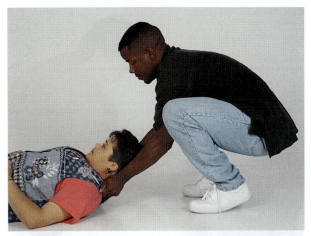
Figura 29.8 Remoção pela camisa.

3. Role a vítima de volta para o centro do cobertor, deixando-a deitada de costas, e envolva-a, com segurança, no cobertor.
4. Pegue a parte do cobertor que está embaixo da cabeça da vítima e puxe-a em sua direção; se tiver de passar por uma escadaria, mantenha o comprimento do corpo da vítima em contato com vários degraus ao mesmo tempo para evitar outras lesões ao bater contra eles.

Remoção pela camisa

▶ **Objetivo de aprendizagem**
5 Descrever e demonstrar a remoção pela camisa.

A **remoção pela camisa** (ver Fig. 29.8) é um método de remoção de vítima em que um único socorrista usa a camisa dela como uma alça para puxá-la. Este método deve ser considerado quando a vítima apresentar lesão cervical conhecida ou suspeita.

Camisetas não funcionam para esse tipo de remoção, pois esticam muito para serem eficazes. Se a vítima estiver usando uma camisa, e não uma camiseta, siga estes passos:

1. Amarre as mãos ou os punhos da vítima frouxamente e, em seguida, ate-os ao cinto ou à calça dela para evitar que os braços caiam ou deslizem para fora da camisa.
2. Pegue os ombros da camisa da vítima sob a cabeça; use os antebraços para dar apoio aos dois lados da cabeça. Se você for mover uma vítima com suspeita de lesão na coluna, tente manter a cabeça em uma posição alinhada.
3. Usando a camisa como uma alça, puxe a vítima em sua direção; a vítima deve ser puxada pelas axilas, e não pelo pescoço.

Remoção por lençol

▶ **Objetivo de aprendizagem**
6 Descrever e demonstrar a remoção por lençol.

A **remoção por lençol** (ver Fig. 29.9) é um método de remoção de vítima em que um único socorrista cria um arreio comprido com um lençol, passa-o por baixo dos braços e das axilas da vítima e o utiliza para puxá-la. Para executar uma remoção por lençol, siga estes passos:

1. Dobre um lençol, várias vezes, no sentido do comprimento para formar um *arreio* estreito e comprido; coloque o lençol dobrado centralizado sobre o peito da vítima, na altura dos mamilos.
2. Passe as extremidades do lençol embaixo dos braços da vítima, das axilas e atrás da cabeça; torça as extremidades do lençol para que elas se unam e for-

remoção pela camisa Método de remoção de vítimas no qual um único socorrista utiliza a própria camisa da vítima como uma alça para puxá-la.
remoção por lençol Método de remoção de vítimas no qual um único socorrista forma um arreio comprido com um lençol, passando-o por baixo dos braços e das axilas da vítima para, então, puxá-la.

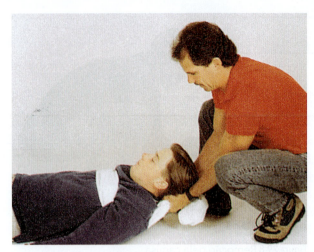

Figura 29.9 Remoção por lençol.

mem um apoio triangular para a cabeça. Cuidado para não puxar os cabelos da vítima.
3. Segurando as extremidades soltas do lençol, puxe a vítima em sua direção.

Técnica de transporte do bombeiro

▶ **Objetivo de aprendizagem**
7 Descrever e demonstrar a técnica de transporte do bombeiro.

A **técnica de transporte do bombeiro**, método para levantar e carregar vítimas em que um único socorrista carrega a pessoa sobre os ombros, não é tão segura como a maioria das remoções pelo nível do chão, pois eleva o centro de gravidade da vítima – geralmente ao nível do ombro do socorrista – e exige muita força. Contudo, prefere-se este método quando um único socorrista tem de remover a vítima de um terreno irregular.

Salvo em situações de vida ou morte, não tente a técnica de transporte do bombeiro se houver suspeita de lesão na coluna ou fraturas nos membros. Para executar a técnica de transporte do bombeiro (ver Fig. 29.10), siga estes passos:

> **técnica de transporte do bombeiro** Método de levantar e remover vítimas no qual um socorrista levanta a vítima e a carrega nos ombros.

1. Posicione a vítima de costas, com os dois joelhos flexionados e elevados; pegue a vítima pela parte posterior dos punhos (ver Fig. 29.10a).
2. Apoie-se nos dedos dos pés da vítima; incline-se para trás e puxe a vítima para cima, em sua direção (ver Fig. 29.10b).
3. Quando a vítima estiver quase ereta, agache-se levemente e a coloque sobre os seus ombros (ver Fig. 29.10c).
4. Passe seu braço entre as pernas da vítima e segure o braço dela que estiver mais próximo de seu corpo; em seguida, mantenha-se em pé (ver Fig. 29.10d).

✓ **Avaliação de progresso**

1. Use o auxílio para caminhar a fim de ajudar uma vítima _____ a andar. (*levemente ferida/consciente/com lesão na coluna*)
2. Pode-se rolar uma vítima para _____ e depois puxá-la para um local seguro. (*uma cadeira/uma maca/um cobertor*)
3. Para fazer remoção pela camisa, certifique-se de que a força do puxão esteja aplicada _____ da vítima. (*pelo pescoço/pelos ombros/pelas axilas*)
4. A remoção por lençol envolve a criação de um arreio que é torcido embaixo dos braços da vítima e atrás _____. (*da cabeça/do pescoço/dos ombros*)
5. Salvo em situações de vida ou morte, não se deve aplicar a técnica de transporte do bombeiro para remover uma vítima suspeita de _____. (*lesão na coluna/lesão craniana/lesão no peito*)

Técnicas de resgate para dois ou três socorristas

Remoção por "cadeirinha" (dois socorristas)

▶ **Objetivo de aprendizagem**
8 Descrever e demonstrar a remoção por "cadeirinha".

A **remoção por "cadeirinha"** (ver Fig. 29.11) é um método para levantar e remover vítimas em que dois socorristas formam uma "cadeirinha" com os braços. Esta não é uma técnica recomendada na presença de lesões confirmadas na região cervical ou dorsal.

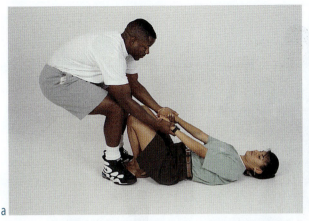
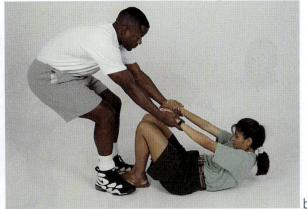
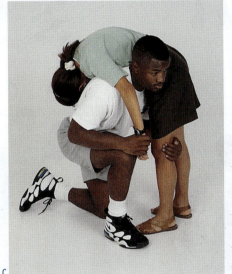
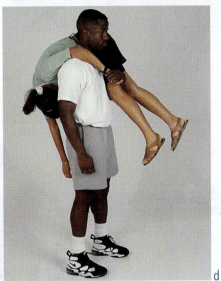

Figura 29.10 Técnica de transporte do bombeiro.

Para executar a remoção por "cadeirinha", siga estes passos:

1. Ergam a vítima na posição sentada; cada socorrista estabiliza a vítima colocando um braço ao redor de suas costas.
2. Um dos socorristas desliza um braço sob as coxas da vítima e aperta o punho do outro socorrista. O assento da "cadeirinha" é formado por dois braços e o encosto pelos outros dois.
3. Levantem lentamente a vítima do chão, movendo-se ao mesmo tempo. Em uma variação da técnica (Fig. 29.12), os socorristas formam um assento com as quatro mãos; a vítima, então, se apoia colocando os braços em volta dos ombros dos socorristas.

> **remoção por "cadeirinha"** Método de levantar e de remover vítimas no qual dois socorristas formam uma "cadeira" com os braços.

Remoção por levantamento dos membros (dois socorristas)

▶ **Objetivo de aprendizagem**
9 Descrever e demonstrar a remoção por levantamento pelos membros.

A **remoção por levantamento pelos membros** é um método para levantar e carregar vítimas em que dois socorristas carregam a pessoa pelos membros. Não use esse método se a vítima apresentar lesões nas costas ou nos membros.

Para executar a remoção por levantamento pelos membros:

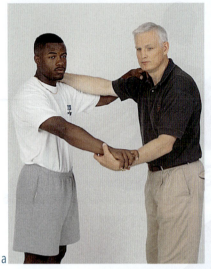 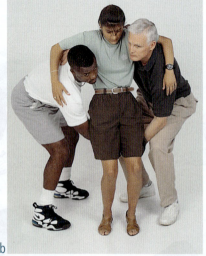 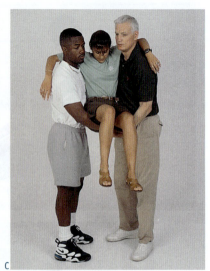

Figura 29.11 Remoção por "cadeirinha".

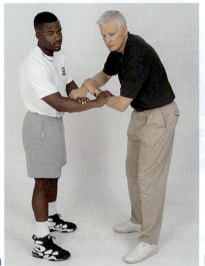 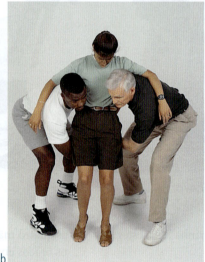 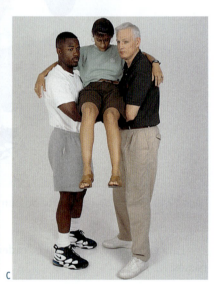

Figura 29.12 Variação da remoção por "cadeirinha".

1. Um socorrista ajoelha-se perto da cabeça da vítima; o outro se ajoelha perto dos joelhos da vítima.
2. O socorrista perto da cabeça da vítima coloca as mãos sob os ombros dela; o segundo socorrista segura os punhos da vítima.
3. O socorrista que está perto dos joelhos da vítima a puxa pelos punhos, deixando-a sentada; o socorrista perto da cabeça da vítima o ajuda na manobra, empurrando os ombros dela e dando apoio às suas costas.
4. O socorrista perto da cabeça da vítima desliza as mãos para debaixo dos braços da vítima e agarra os seus punhos (ver Fig. 29.13a).
5. O socorrista perto dos joelhos da vítima desliza as mãos para debaixo dos joelhos dela.
6. Os dois socorristas agacham-se e, então, levantam-se simultaneamente, movendo-se em conjunto (ver Fig. 29.13b). Uma alternativa é o posicionamento do socorrista próximo às pernas da vítima, voltado de frente para a vítima para depois levantá-la. O socorrista deve ter cuidado para não escorregar ou cair enquanto estiver caminhando de costas.

remoção por levantamento pelos membros
Método de levantar e de remover vítimas no qual dois socorristas carregam a pessoa pelos membros.

Remoção em cadeira (dois socorristas)

▶ **Objetivo de aprendizagem**
10 Descrever e demonstrar a remoção em cadeira.

Se a vítima não apresentar lesões que contraindiquem o método e se houver uma cadeira por perto, é possível realizar uma **remoção em cadeira**. Sente a vítima na cadeira. Então, um socorrista carrega o encosto da cadeira, enquanto o outro carrega as pernas; a própria cadeira é usada como maca (ver Fig. 29.14). Certifique-se de que a cadeira é forte o suficiente para aguentar o peso da vítima. Essa técnica é excelente para o transporte da vítima ao redor ou por meio de esquinas estreitas. Mas deve ser evitada para as vítimas com lesão na coluna cervical ou inconscientes. Assim como na remoção por levantamento pelos membros, o socorrista posicionado nas pernas da vítima fica voltado para ela e depois a levanta. Tome cuidado quando andar de costas.

Levantamento horizontal e remoção (três socorristas)

▶ **Objetivo de aprendizagem**
11 Descrever e demonstrar o levantamento horizontal e remoção.

O método de **levantamento horizontal e remoção**, realizado por três socorristas que levantam e carregam a vítima para uma maca, é uma forma eficaz de remover uma vítima gravemente ferida quando ela não conseguir se sentar em uma cadeira ou quando não for possível trazer uma cama portátil para perto da pessoa (ver Fig. 29.15). Esse método tem a vantagem de permitir a remoção da vítima entre passagens estreitas e por escadas. Use esse método apenas se a vítima não apresentar lesão medular. Para executar o levantamento horizontal e remoção de vítima, siga estes passos:

1. Três socorristas alinham-se do lado menos ferido da vítima; se um socorrista for claramente muito alto, ele deve posicionar-se próximo aos ombros da vítima; outro socorrista fica perto dos quadris, e o terceiro, dos joelhos.
2. Os três socorristas apoiam-se sobre o joelho que estiver mais próximo dos pés da vítima.
3. O socorrista perto dos ombros da vítima coloca as mãos embaixo do pescoço e dos ombros dela; as mãos do próximo socorrista ficam embaixo dos quadris e da pelve da vítima e as mãos do último socorrista ficam embaixo dos joelhos dela.
4. Movendo-se em conjunto, os socorristas levantam a vítima até a altura do joelho e, lentamente, viram-na para eles mesmo até que ela repouse sobre as dobras de seus cotovelos.

> **remoção em cadeira** Método de levantar e de remover vítimas no qual a vítima senta em uma cadeira que é carregada por dois socorristas.
> **levantamento horizontal e remoção** Método em que três ou mais socorristas levantam e removem a vítima até a maca.

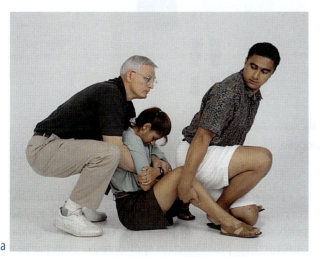
a

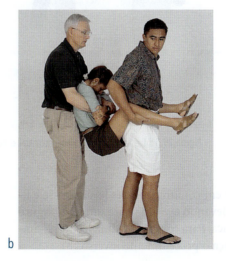
b

Figura 29.13 Remoção por levantamento pelos membros.

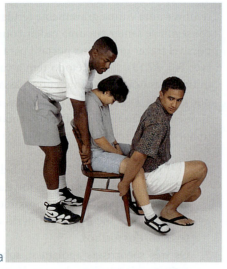
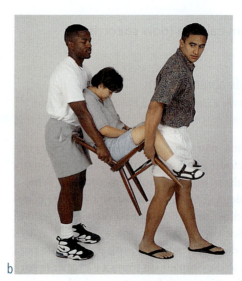

Figura 29.14 Remoção em cadeira.

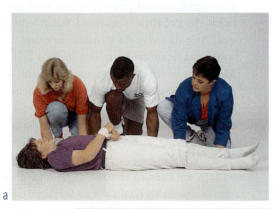
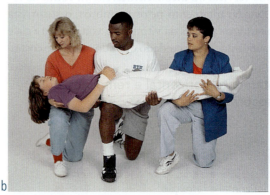
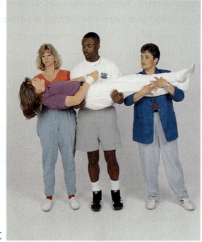
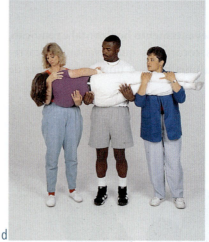

Figura 29.15 Levantamento horizontal e remoção.

5. Movendo-se em conjunto, os três levantam-se e ficam em pé, levando a vítima para um local seguro ou para a maca. Para colocar a vítima na maca, simplesmente faça o procedimento inverso.

Essa remoção também pode ser feita por quatro socorristas: eles devem posicionar-se perto da cabeça, do peito, dos quadris e dos joelhos da vítima. Em seguida, os socorristas providenciam apoio a todas essas partes e também aos tornozelos.

✓ Avaliação de progresso

1. A remoção em cadeira não deve ser aplicada a uma vítima que _____. (*esteja inconsciente/esteja com problemas respiratórios/não tenha lesões na coluna*)
2. Nunca use o método de remoção por levantamento pelos membros se a vítima apresentar _____. (*lesões na cabeça/lesões nas costas/fraturas*)
3. A técnica de transporte do bombeiro requer _____ socorrista(s) para executar a remoção corretamente. (*um/dois/três*)
4. Se houver pelo menos três socorristas, use o método de _____ para remover uma vítima gravemente ferida. (*levantamento horizontal e remoção/remoção por levantamento pelos membros/remoção em cadeira*)

Equipamentos

Padiola de lona ou maca com armação

As padiolas de lona (ver Fig. 29.16) têm sido utilizadas pelos exércitos do mundo todo há, pelo menos, dois séculos. A versão moderna, de náilon com armação tubular e revestida por vinil, acomoda vítimas que pesem até 160 kg.

A padiola de lona deve ser utilizada quando é possível rolar a vítima como um todo, sem mover uma extremidade do corpo antes da outra (método chamado de rolamento). *Não* utilize o método se a vítima tiver que ser movida longitudinalmente ou se for necessária imobilização espinal.

Pranchas de imobilização

> ▶ **Objetivo de aprendizagem**
> 12 Descrever e demonstrar como utilizar pranchas de imobilização para remover vítimas.

Se for necessário imobilizar a coluna, apoie manualmente a cabeça e o pescoço da vítima em posição anatômica normal até que a vítima esteja em decúbito dorsal na prancha; se possível, coloque um colar cervical rígido nela. A Figura 29.17 ilustra uma prancha longa de imobilização.

Existem várias formas de se colocar a vítima na prancha e elas devem ser manuseadas por dois socorristas. Se a vítima estiver sentada, siga estes passos:

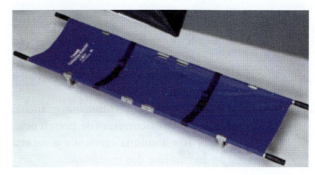

Figura 29.16 Padiola ou maca de lona.

1. Enquanto um socorrista estabiliza a cabeça e o pescoço da vítima, aproxime-se dela por trás e deslize uma prancha longa de imobilização debaixo das nádegas da vítima, a uma curta distância.
2. De forma coordenada, vire a vítima para alinhá-la com o comprimento da prancha. O socorrista que está segurando a cabeça mantém a estabilização alinhada enquanto o outro socorrista gira o tronco e os membros.
3. Abaixe lentamente a vítima para a prancha, em decúbito dorsal. Sempre mantenha o apoio manual no pescoço e na cabeça da vítima. Execute o procedimento em várias etapas curtas, e não em uma única etapa longa. Depois de posicionada, prenda a vítima à prancha, como descrito.

Se a vítima estiver em decúbito dorsal:

1. Traga uma prancha longa de imobilização ao alcance do braço.
2. Ajoelhado ao lado da vítima, passe por cima de seu corpo e segure em seu ombro e quadril opostos. Com outro socorrista estabilizando a cabeça e o pescoço, role a vítima em sua direção.

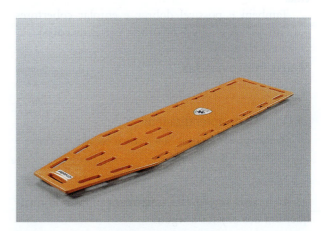

Figura 29.17 Prancha longa de imobilização.

3. Com a vítima de lado, examine suas costas em busca de quaisquer lesões que necessitem de atenção imediata; em seguida, puxe a prancha em sua direção e coloque-a contra as costas da vítima. Role a vítima sobre a prancha.
4. Com segurança, imobilize a vítima na prancha, usando, no mínimo três correias (de preferência, quatro). Sempre fixe a coluna cervical e a cabeça *após* a fixação do tronco e dos membros.

Se a vítima estiver de bruços, faça um rolamento dela até a prancha.

Maca de cobertor

> ▶ **Objetivo de aprendizagem**
> **13** Descrever e demonstrar como usar um cobertor como maca.

Quando o espaço for limitado ou houver a necessidade de passar por escadas ou cantos apertados, é possível utilizar um cobertor como maca se a vítima não apresentar lesões no pescoço, nas costas ou na pelve nem fraturas do crânio.

Deve-se utilizar um cobertor resistente, sem buracos e em boas condições de uso e que seja grande o suficiente para sustentar todo o corpo da vítima.

Para usar um cobertor como maca (ver Fig. 29.18), role a vítima ou deslize-a até o centro do cobertor; com firmeza enrole as bordas laterais do cobertor para que elas formem apoios para as mãos. Posicione tantos socorristas ao redor da vítima quantos forem necessários para distribuir as mãos de maneira uniforme. Se o clima estiver frio, use dois cobertores em vez de um, envolvendo um deles na vítima para mantê-la aquecida.

Também é possível dobrar e enrolar cobertores para imobilizar a cabeça ou outras partes do corpo.

Macas improvisadas

> ▶ **Objetivo de aprendizagem**
> **14** Relacionar objetos que podem ser usados como macas improvisadas.

É possível improvisar uma maca utilizando qualquer um dos objetos a seguir:

- Cobertor, lona ou lençol e duas varas (dobre as laterais do cobertor ou do outro material sobre as duas varas; ver Fig. 29.19).
- Sacolas ou sacos de pano e duas varas (faça orifícios nas sacolas para acomodar as varas).
- Três ou quatro casacos ou jaquetas e duas varas (amarre as jaquetas, vire as mangas do avesso e passe as varas através das mangas).

É possível remover bebês ou crianças pequenas em assentos de bebê para automóveis, que também funcionam para a imobilização deles.

Transporte por maca

> ▶ **Objetivo de aprendizagem**
> **15** Discutir as diretrizes para a remoção de vítimas em macas.

Antes de usar uma maca, trave-a corretamente e faça um teste, colocando sobre ela uma pessoa do mesmo peso que a vítima e que não esteja ferida; forre a maca com um cobertor ou com um material semelhante. Para remover uma vítima para uma maca:

1. Três socorristas posicionam-se do lado menos ferido da vítima, próximos aos joelhos, quadris e ombros; o quarto se posiciona perto dos quadris da vítima, do lado oposto. Todos os socorristas agacham-se sobre o joelho que estiver mais próximo dos pés da vítima.
2. As mãos do socorrista que está próximo aos ombros são colocadas debaixo do pescoço e dos ombros da vítima; o socorrista que está perto dos joelhos da vítima coloca as mãos debaixo dos joelhos e dos tornozelos dela, e os socorristas próximos aos quadris da vítima colocam as mãos debaixo de sua pelve e da região lombar.
3. Movimentando-se em conjunto e mantendo o corpo da vítima nivelado, os quatro levantam-na lentamente e a repousam sobre os joelhos de três socorristas. O quarto socorrista coloca a maca sob a vítima e, então, volta para sua posição original.
4. Movimentando-se em conjunto, os quatro abaixam com cuidado a vítima sobre a maca, cobrindo-a com um cobertor.
5. Os quatro posicionam-se, de frente para a vítima, um em cada extremidade da maca.
6. Os quatro socorristas seguram e levantam a maca. Os dois socorristas em cada lado mobilizam uma

Capítulo 29 Levantando e removendo vítimas 515

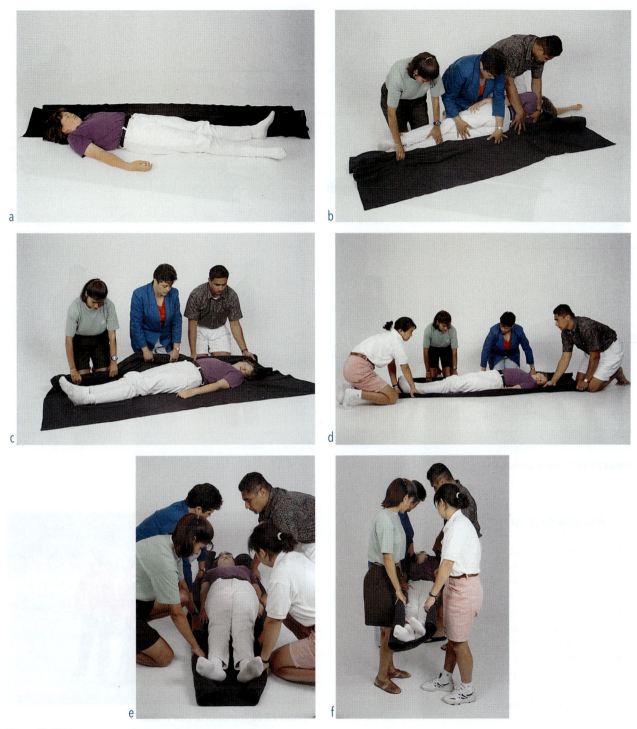

Figura 29.18 Uso correto de um cobertor como maca.

das mãos e apoiam na extremidade da maca mais próxima dos pés da vítima, permitindo que o socorrista posicionado nessa extremidade fique de costas para a maca. A seguir, os socorristas ao lado da maca se movem em sincronia, um para a extremidade próxima à cabeça da vítima e outro para a extremidade próxima aos pés da vítima; todos os quatro socorristas seguram em uma das extremidades da haste da maca. Os socorristas agora estão prontos para transportar a maca. A vítima é transportada pelos pés primeiro (ver Fig. 29.20); o socorrista próximo à cabeça da vítima monitora constantemente sua condição.

516 Primeiros socorros para estudantes

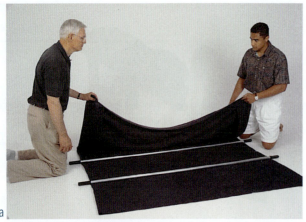
a

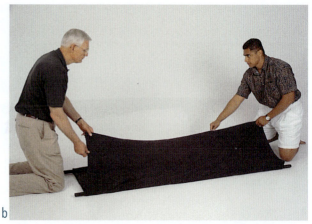
b

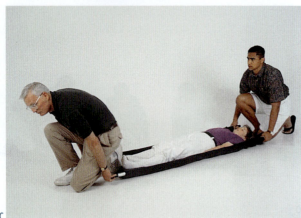
c

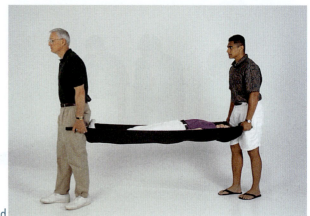
d

Figura 29.19 Maca improvisada.

✓ Avaliação de progresso

1. Deve-se apoiar _____ com as mãos até que a vítima esteja em decúbito dorsal na prancha de imobilização. (*a prancha/a cabeça/a cabeça e o pescoço*)
2. Deve-se utilizar um cobertor como maca apenas se não houver suspeita de _____. (*pneumotórax/hemotórax/fratura do crânio*)
3. Antes de colocar a vítima na maca, deve-se fazer um teste com uma pessoa que não esteja ferida e que seja _____. (*da mesma altura/do mesmo peso/do mesmo sexo*)

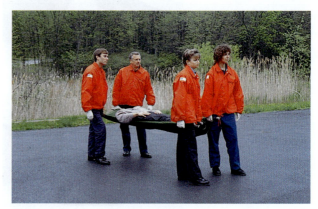

Figura 29.20 Transporte por maca.

Resumo

- Salvo em condições que tragam risco à vida, não se deve mover a vítima até que a avaliação e o atendimento estejam concluídos. O ideal é que a remoção seja feita por equipes de resgate profissionais.

- Deve-se remover a vítima antes da avaliação e do atendimento se houver ameaça à vida, como tráfego incontrolável, ambientes fisicamente instáveis, exposição a materiais perigosos, fogo ou condições climáticas ruins. Também pode ser necessário remover uma vítima para se ter acesso à outra.

- A rapidez com a qual a vítima é removida depende do motivo da remoção.

- O ideal é que dois ou mais socorristas ajudem a remover a vítima; caso esteja sozinho, execute qualquer uma das várias técnicas de resgate individuais, como o auxílio para caminhar, a remoção por cobertor, a remoção pela camisa, a remoção por lençol ou a técnica de transporte do bombeiro.

- Caso haja suspeita de lesão no pescoço ou na coluna, não use a técnica de transporte do bombeiro, a remoção por levantamento pelos membros, a remoção em cadeira ou o levantamento horizontal e remoção.

- Caso não haja uma maca comercial disponível, é possível improvisar uma usando um cobertor, uma lona ou lençóis resistentes e duas varas. Também é possível fazer uma maca usando sacos ou sacolas de pano, ou várias jaquetas e um par de varas.

- Um dos equipamentos mais versáteis no atendimento e remoção de vítimas é a prancha de imobilização.

Termos-chave

Certifique-se de que você compreende os termos-chave a seguir:

auxílio para caminhar
levantamento horizontal
  e remoção
remoção em cadeira
remoção pela camisa
remoção por
  "cadeirinha"

remoção por cobertor
remoção por lençol
remoção por
  levantamento pelos
  membros
técnica de transporte
  do bombeiro

Exercício de raciocínio crítico

Você está dirigindo para o trabalho quando passa por um acidente automobilístico. Você vê uma pessoa fora do veículo batido, no chão, reclinada sobre o para-choque traseiro. Ela apresenta um sangramento na cabeça e diz que o joelho dói. Você sente um forte cheiro de gasolina. Olhando embaixo do veículo, você verifica um acúmulo crescente de um líquido que você acredita ser gasolina.

1. A vítima é candidata a uma remoção de emergência? Por quê?
2. Se você decidir remover a vítima, que técnica de remoção deve utilizar se estiver sozinho?
3. Que modalidade de remoção você utilizaria se alguém se oferecesse para ajudar?

Capítulo 29 Autoavaliação

Aluno: _____ Data: _____
Curso: _____ Módulo: _____

Parte 1 Verdadeiro/Falso

Se você acha que a afirmação é verdadeira, assinale V. Se você acha que é falsa, assinale F.

V F **1.** Em geral, devem-se administrar todos os cuidados necessários antes de se remover a vítima.

V F **2.** A vítima só deve ser removida antes da conclusão da avaliação das funções vitais quando a condição for potencialmente fatal.

V F **3.** A remoção por levantamento pelos membros é uma boa técnica para ser usada quando a vítima apresenta lesão na coluna.

V F **4.** O levantamento horizontal com três socorristas não é uma boa técnica para ser usada em uma pessoa gravemente ferida.

V F **5.** A vítima deve ter sua cabeça posicionada primeiro na maca.

V F **6.** A remoção por cobertor é um método eficiente para um único socorrista remover a vítima para um local seguro.

V F **7.** A remoção pela camisa não pode ser usada se a vítima estiver usando camiseta.

V F **8.** A técnica de transporte do bombeiro é consideravelmente mais segura que a maioria das outras remoções pelo chão.

V F **9.** Caso encontre a vítima de bruços, avalie rapidamente o pescoço e as costas dela em busca de riscos à vida antes de rolar a vítima para a prancha de imobilização.

Parte 2 Múltipla escolha

Assinale a resposta correta ou a frase que melhor completa a sentença.

1. Dois ou mais socorristas podem usar um cobertor para transportar uma vítima ferida com segurança, contanto que a vítima não apresente
   a. fratura na pelve.
   b. lesão medular.
   c. fratura do crânio.
   d. Todas as anteriores.

2. Ao carregar a vítima em uma padiola, quantos socorristas são ideais para levantar e fazer o transporte?
   a. Dois.
   b. Três.
   c. Quatro.
   d. Oito.

3. Uma vítima ferida deve ser removida pelo socorrista apenas se sua posição
   a. criar risco de choque.
   b. colocar a vida da vítima em perigo.
   c. for inconveniente para a administração dos primeiros socorros.
   d. impedir que ela receba os primeiros socorros.

4. Caso utilize a remoção pela camisa para remover uma vítima ferida, puxe a vítima
   a. pelas costas, com os pés primeiro.
   b. pelas costas, com a cabeça primeiro.
   c. pela barriga, com os pés primeiro.
   d. pela barriga, com a cabeça primeiro.

5. Quando é apropriado remover a vítima do local da emergência antes de administrar os primeiros socorros?
   a. Quando houver risco de incêndio ou explosão.
   b. Quando a vítima estiver bloqueando outra vítima que precise de atendimento para não morrer.
   c. Quando for impossível proteger o local.
   d. Todas as anteriores.

6. Uma vítima levemente ferida pode ser removida por um socorrista por meio de
   a. auxílio para caminhar.
   b. rolamento.
   c. remoção pelos ombros.
   d. remoção por levantamento dos membros.

519

7. Se a remoção não for de emergência, deve-se
   a. administrar tratamento contra choque antes da remoção da vítima.
   b. concluir o atendimento de emergência antes da remoção da vítima.
   c. remover a vítima apenas se for impossível administrar os primeiros socorros.
   d. Todas as anteriores.

8. A principal consideração em uma remoção de emergência é proteger
   a. a cabeça.
   b. os membros.
   c. o coração.
   d. a coluna.

Parte 3 O que você faria...?

1. Você precisa remover uma vítima de trauma gravemente ferida e inconsciente. Há outros socorristas presentes.
2. Você precisa remover uma vítima inconsciente de um automóvel em chamas.

Capítulo **30**

Estabilização de veículos e extricação de vítimas

> ## ▶ Objetivos de aprendizagem

Após estudar este capítulo, você será capaz de:

1. Discutir como localizar todas as vítimas de um acidente com veículo motorizado.
2. Discutir como lidar com os perigos no local de um acidente com veículo motorizado.
3. Descrever como se estabiliza um veículo.
4. Relacionar as ferramentas e os equipamentos básicos necessários para resgatar uma vítima de um veículo.
5. Descrever como ter acesso a uma vítima presa em um veículo.
6. Descrever e demonstrar como estabilizar uma vítima presa em um veículo.
7. Descrever e demonstrar como remover uma vítima que se encontre no banco de um veículo.
8. Descrever e demonstrar como remover uma vítima que se encontre no chão de um veículo.

No local da ocorrência

Karen Norton, 33 anos, estava parando no estacionamento de uma mercearia quando seu carro foi atingido por trás, com uma força tremenda. Embora ela estivesse protegida pelo cinto de segurança, sua filha Amy, seis anos, havia desatado sua proteção no banco traseiro. O impacto lançou a menina contra o banco da frente, arremessando-a, em seguida, no chão do banco traseiro.

Brian Millgate, 22 anos, estava carregando seus mantimentos até o carro quando ouviu o impacto. Correu até o local; o motorista do segundo carro ainda estava preso ao cinto de segurança e aparentava ter sofrido apenas escoriações leves. Karen, preocupada com Amy, tinha saído do carro e estava correndo ao redor do veículo destruído, gritando. Brian pôde sentir o cheiro de gasolina.

Ele imediatamente solicitou ajuda de outro cliente para acalmar Karen. Uma funcionária da mercearia inclinou-se na direção deles para avisá-los de que já havia ligado para o resgate. Brian pediu a ela e a um homem mais próximo que o ajudassem a chegar até Amy.

Ambas as portas traseiras abriram, apesar dos danos ao veículo. A menina estava deitada no chão. Brian posicionou-se próximo à cabeça dela e alinhou a cabeça e o pescoço da garota, instruindo a funcionária da loja a segurar os pés e as pernas de Amy de forma alinhada. Por fim, instruiu o homem a se inclinar sobre o banco da frente e segurar a roupa de Amy pela cintura, pelos quadris e pelas coxas. Com a orientação de Brian e depois de contar até três, eles levantaram a vítima e a colocaram no banco traseiro, mantendo o alinhamento do corpo. Brian havia iniciado uma avaliação básica quando os socorristas chegaram ao local; sua ação rápida permitiu que eles começassem o atendimento imediatamente.

A **extricação** é o processo de retirar uma ou mais vítimas de uma situação perigosa que represente ameaça à vida, normalmente do interior de um carro destruído. O ideal é que a libertação seja realizada por equipes de resgate treinadas ou profissionais. Contudo, se a vítima estiver em perigo e a equipe de resgate não tiver chegado, pode ser necessário remover a vítima do veículo por conta própria.

Este capítulo explica como localizar vítimas e lidar com os perigos no local de um acidente com veículos motorizados, além de dar as diretrizes básicas para a extricação das vítimas.

Diretrizes básicas

A diretriz número um no fornecimento de primeiros socorros para vítimas no local de uma colisão automobilística é a mesma para qualquer outra situação: sua segurança como socorrista é a prioridade. Por exemplo, se você iniciar os cuidados a uma mulher presa às ferragens de um carro antes de saber se o carro está estável, pode se ferir quando o carro se mover – e a equipe de emergência enviada ao local do acidente terá mais uma vítima para tratar. Leve o tempo necessário para assegurar sua própria segurança; se você se ferir não poderá ajudar a vítima.

Além de assegurar que o veículo está estável, conforme será discutido adiante neste capítulo, você precisa assegurar que pode:

- Chegar com segurança até a vítima.
- Prestar os primeiros socorros sem risco de lesão pessoal.
- Mover suprimentos ou equipamentos sem risco para sua segurança.
- Envolver outras pessoas nos cuidados da vítima se necessário, sem arriscar sua segurança ou a de outros.

Na maioria dos casos, não será necessário remover a vítima imediatamente, e será possível esperar a chegada da equipe de resgate.

A regra geral é deixar as vítimas onde estão, a menos que estejam ameaçadas por um perigo imediato, como um tráfego incontrolável, risco de explosão, risco de afogamento, incêndio ou presença de produtos químicos tóxicos ou gases (como vazamento de gasolina).

extricação Processo de remoção de uma vítima de situação perigosa ou de veículo destruído.

Se concluir que a vítima não precisa ser removida antes da chegada da equipe de resgate, siga estes passos:

- Controle os riscos, e estabilize o local do acidente (ver Fig. 30.1): desligue os motores, acenda os sinalizadores, apague o fogo, se puder fazer isso de forma segura etc. Não permita que ninguém fume, devido à possibilidade de vazamento de gasolina.
- Obtenha acesso às vítimas se isso for possível e seguro.
- Preste atendimento de salvamento de vida para estabilizar a vítima.
- Fique com a vítima até a chegada da equipe médica de resgate.

Se você concluir que a vítima precisa ser removida, existem vários fatores básicos a considerar antes de tentar a remoção. A consideração desses fatores ajudará você a decidir como proceder, se precisa da ajuda de outros e o que deve fazer para garantir a segurança da vítima, sua própria segurança e a de qualquer pessoa que esteja ajudando ou de outras pessoas presentes no local.
Considere:

- Sua própria condição física – sua força, resistência e qualquer lesão ou doença que possa afetar sua capacidade de mover a vítima.
- O tamanho da vítima.
- As condições da vítima.
- Limitações impostas pelo veículo propriamente dito – portas emperradas, janelas emperradas, vidros quebrados, metais retorcidos etc.
- A disponibilidade de outras pessoas para ajudar.
- Quaisquer riscos no local que precisem ser controlados ou considerados, como o tráfego ou a agressividade das pessoas ao redor do acidente.

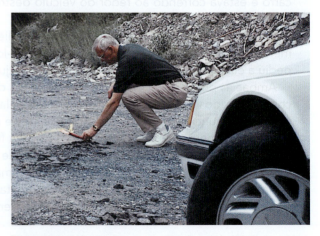

Figura 30.1 Colocando um sinalizador no local do acidente.

A decisão de parar no local do acidente

Se você estiver envolvido em uma colisão automobilística, a lei na maioria dos lugares determina que você pare e preste ajuda para qualquer pessoa ferida. Mas, e se você não estiver envolvido no acidente e chegar logo depois da ocorrência? Nesse caso, a lei na maioria dos lugares não determina estritamente que você deva parar e oferecer ajuda, mas como um socorrista treinado você tem a obrigação moral de ajudar, se puder. Se a polícia ou outras equipes de emergência já estiverem no local, não pare para ajudar a menos que seja especificamente solicitado.

A primeira coisa a fazer ao presenciar um acidente é ligar para o número de emergência local. Antes de começar a avaliar o local da ocorrência em detalhes, tentar estabilizar o veículo ou cuidar das vítimas, ligue para o serviço de emergência. Enquanto esse serviço não chegar ao local, você pode começar a cuidar de qualquer emergência que esteja dentro do escopo e capacidade. Se você não um tiver celular, verifique se uma das vítimas ou alguém presente tem, ou se possui um radiotransmissor que possa ser utilizado para pedir ajuda. Outras opções são os telefones de emergência às margens das estradas, os telefones públicos, telefones de estabelecimentos comerciais ou de residências da vizinhança.

A preservação de sua segurança e das pessoas no local

Para se proteger, proteger as vítimas e as outras pessoas presentes no local, estacione fora da pista e a uma distância de pelo menos cinco carros do acidente, deixando bastante espaço para quando chegarem os veículos de emergência. Tome cuidado para não estacionar em uma faixa de tráfego ativo da pista; se puder evitar, não estacione no acostamento – o carro de polícia ou a ambulância podem precisar trafegar por essa faixa para chegar ao local do acidente. Ligue as luzes de emergência de seu veículo e levante o capô para que os motoristas de passagem sejam alertados para o fato de que há um acidente.

Antes de começar a prestar auxílio a qualquer vítima, assegure-se de que todas as pessoas ao redor estejam em segurança e protegidas contra possíveis lesões. As pessoas são naturalmente curiosas e podem querer observar o que está acontecendo. Mesmo amigos próximos ou membros da família de uma vítima ou vítimas precisam ser posicionados fora da pista, de modo que não fiquem expostas ao tráfego ou aos veículos de emergência. Se você possui sinalizadores ou refletores, ligue-os e coloque-os bem atrás do local do acidente para advertir os motoristas que passam; uma distância padrão de *pelo menos* 200 metros ou do tamanho de um campo de futebol é adequada. Não acenda os sinalizadores ao redor de poças de gasolina, diesel ou qualquer outra substância inflamável que possa provocar um incêndio.

A localização das vítimas

> ### ▶ Objetivo de aprendizagem
> **1** Discutir como localizar todas as vítimas de um acidente com veículo motorizado.

Preocupe-se primeiro com todas as vítimas que puder localizar imediatamente, utilizando métodos convencionais de triagem para determinar quem deve ser tratado primeiro; depois, explore a área para localizar qualquer vítima que possa estar escondida. Use uma abordagem sistemática para aumentar as chances de encontrar todas as vítimas:

- Pergunte a passageiros conscientes quantas pessoas estavam no veículo (ver Fig. 30.2).
- Pergunte às testemunhas se alguém deixou o local ou removeu alguma vítima.
- Em acidentes de alto impacto, examine o veículo e a área com cuidado, principalmente em locais onde haja valas e mato alto. Faça a busca em uma área ampla, pois os acidentes de alto impacto podem arremessar as vítimas a centenas de metros. Lembre-se de que as vítimas também podem estar presas em espaços incrivelmente pequenos. Uma vítima pode estar presa até mesmo debaixo do painel.
- Procure rastros na terra ou na neve. Vítimas de acidentes geralmente ficam desorientadas e não é raro que elas fiquem vagando ao redor do local do acidente.

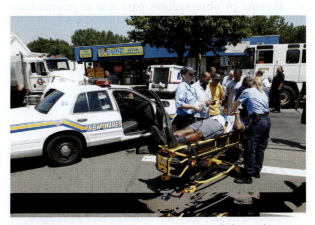

Figura 30.2 Coleta de informações no local do acidente.

Lidando com os perigos

> ▶ **Objetivo de aprendizagem**
> **2** Discutir como lidar com os perigos no local de um acidente com veículo motorizado.

Assegure-se de que a ignição do carro está desligada em todos os veículos envolvidos. Desligue-a você mesmo se for necessário. Se o carro estiver em chamas e os bombeiros ainda não tiverem chegado, siga estas orientações:

- Se os passageiros não estiverem presos, remova-os antes de tentar conter o fogo. Sempre que possível, considerando a urgência representada pelo fogo, tente manter as vítimas reunidas e prevenir contra outras lesões.
- Se os passageiros estiverem presos, combata o fogo. Você pode utilizar os extintores de incêndio veiculares. Aponte o extintor diretamente para a base da chama em um movimento oscilatório. Um extintor pequeno pode se esvaziar em dez segundos, desta forma direcione-o primeiro diretamente para as maiores chamas. Também é possível diminuir as chamas com o uso de casacos pesados ou um cobertor.

Quando se aproximar de um acidente com presença de fios elétricos soltos:

- Suponha que todos os fios elétricos estão ativados; procure assistência especializada ou notifique o atendente quando ligar para o telefone de emergência.
- Estacione seu carro a uma distância segura dos fios elétricos.
- Previna os observadores para que se mantenham afastados.
- Peça às vítimas para ficarem dentro dos veículos.
- *Nunca tente mexer nos fios elétricos ativos* (ver Cap. 24).

> ✓ **Avaliação de progresso**

1. Para ajudar a localizar todas as vítimas, procure _____. (*sangue/roupas rasgadas/rastros na terra ou na neve*)

2. Caso o veículo esteja em chamas e as vítimas não estiverem presas, _____ primeiro. (*chame o corpo de bombeiros/remova as vítimas/apague o fogo*)

3. Se houver fios elétricos soltos, peça às vítimas para que _____. (*saltem do carro/saiam do carro/fiquem no carro*)

Estabilizando o veículo

> ▶ **Objetivo de aprendizagem**
> **3** Descrever como se estabiliza um veículo.

Depois que todos os perigos em potencial tiverem sido controlados, torne o local de resgate o mais seguro possível. Considere qualquer veículo instável até que você os tenha estabilizado, independentemente de como eles tenham ficado após a colisão.

Se o veículo estiver emborcado, coloque um objeto sólido – um calço de rodas, um estepe, pedaço de madeira – entre o teto e a pista (ver Figs. 30.3 e 30.4). Enganche uma corrente ao eixo das rodas do veículo e, depois, prenda a corrente em volta de uma árvore ou de um poste.

Se o veículo estiver sobre as quatro rodas, coloque o câmbio no ponto morto; caso esteja em um declive, em uma rampa, coloque-o em ré. Use blocos ou calços nas rodas a fim de evitar movimentos inesperados. Além disso, considere acionar o freio de mão. Outra técnica consiste em esvaziar os pneus. Um pneu vazio é mais difícil de rolar e pode ajudar na estabilização do veículo.

Se o *airbag* não tiver sido acionado, desconecte o lado negativo da bateria (o cabo preto) e o conector amarelo do *airbag* que, na maioria dos carros, fica localizado no ponto de contato entre a coluna de direção e o painel. Se o dispositivo foi acionado, você encontrará resíduos de amido de milho na área de passageiros. Oriente as vítimas de que esse resíduo em pó é totalmente inofensivo.

Ferramentas e equipamentos

> ▶ **Objetivo de aprendizagem**
> **4** Relacionar as ferramentas e os equipamentos básicos necessários para resgatar uma vítima de um veículo.

Na maioria dos casos, você poderá esperar por uma equipe treinada para estabilizar o veículo e remover as vítimas com segurança. Entretanto, em alguns casos,

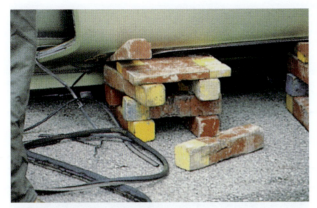

Figura 30.3 Estabilização de um veículo emborcado com pedaços de madeira.

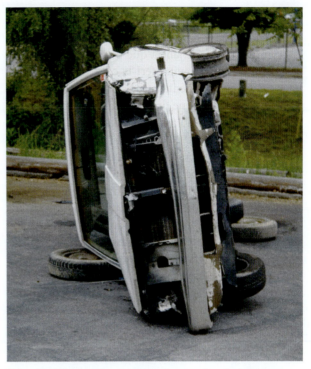

Figura 30.4 Pode-se usar estepes quando não houver madeira disponível.

você precisará estabilizar o veículo e remover a vítima, em razão do risco de incêndio ou afogamento, por exemplo. Tenha as seguintes ferramentas básicas à mão para uma possível estabilização de veículos e libertação de vítimas:

- Martelo
- Chave de fenda
- Cinzel
- Pé de cabra
- Alicate
- Faca de corte de linóleo
- Luvas e óculos de proteção
- Pá
- Espátula de ferro para pneus
- Chave-inglesa
- Faca
- Macaco
- Corda ou corrente

Quando se têm algumas ou todas essas ferramentas no kit de primeiros socorros, é possível usá-las para ajudar a remover vítimas de maneira segura e eficaz se houver necessidade.

✓ Avaliação de progresso

1. _____ devem ser considerados instáveis. (*Veículos emborcados/Veículos empilhados/Todos os veículos*)
2. Para estabilizar um veículo emborcado, acorrente _____ a um poste ou a uma árvore. (*a lataria/o eixo das rodas/a porta*)
3. Se o veículo estiver sobre as quatro rodas, coloque o câmbio _____. (*em ré/em ponto morto/em 1ª marcha*)
4. Para estabilizar um veículo que esteja sobre as quatro rodas, use blocos ou calços _____. (*na lataria/no para-choque/nas rodas*)

Obtendo acesso à vítima

▶ **Objetivo de aprendizagem**

5 Descrever como ter acesso a uma vítima presa em um veículo.

Para obter acesso a uma vítima:

- Tente abrir a porta mais próxima dela usando a maçaneta. Se essa porta estiver emperrada ou esmagada, tente as outras.
- Se as portas estiverem trancadas, peça a uma pessoa dentro do carro para destravá-las; se necessário, passe um pedaço de ferro entre a porta e a janela para forçar a trava. Nos carros mais modernos, controles antifurto podem impedir isso.
- Se não for possível abrir as portas, determine o segundo melhor ponto de entrada. Lembre-se das portas e janelas traseiras de alguns carros e veículos utilitários.

- Se for preciso quebrar uma janela (ver Fig. 30.5), use luvas para se proteger.
- Sempre quebre a janela que estiver mais longe da vítima, a fim de evitar feri-la com vidro quebrado ou com as ferramentas utilizadas.
- Se possível, coloque tiras de fitas adesivas no vidro antes de quebrá-lo a fim de evitar que os estilhaços atinjam a vítima.
- Para quebrar a janela, dê um golpe rápido e forte no canto inferior com uma punção de mola, uma chave de fenda ou outro objeto pontiagudo.
- Depois de quebrar a janela, use a mão enluvada para puxar o vidro para fora do veículo.
- Retire todos os pedaços de vidro da abertura da janela.
- Antes de se arrastar pela janela quebrada, coloque uma lona grossa, cobertor ou casaco pesado nas bordas da janela e no interior do carro, logo abaixo da janela. Cubra a vítima com um cobertor para protegê-la dos estilhaços de vidro.

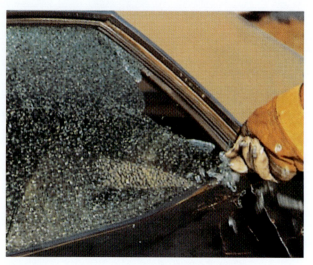

Figura 30.5 Obtendo acesso à vítima pela janela.

✓ Avaliação de progresso

1. O primeiro passo para se tentar obter acesso a uma vítima é tentar abrir _____. (*a porta mais próxima da vítima/a janela mais próxima da vítima/a janela mais distante da vítima*)
2. Tente abrir a porta com _____. (*um pé de cabra/uma espátula de ferro para pneus/a maçaneta*)
3. Se for preciso quebrar uma janela, escolha a que estiver _____ da vítima. (*mais próxima/mais distante/em cima*)
4. Se possível, coloque tiras de _____ na janela antes de quebrá-la. (*fita adesiva/papel-alumínio/tecido*)

Estabilizando e movendo a vítima

▶ Objetivo de aprendizagem

6 Descrever e demonstrar como estabilizar uma vítima presa em um veículo.

Obs.: Deve-se usar pranchas de imobilização apenas se você tiver sido especificamente treinado para fazê-lo; o uso dessas pranchas não é considerado um recurso comum de primeiros socorros. Conforme descrito anteriormente, deixe a vítima parada (somente remova-a se houver algum risco imediato à vida). Você pode precisar remover uma vítima que esteja bloqueando o acesso para uma segunda vítima cujas lesões a colocam em risco de morte.

Quando estiver dentro do veículo com a vítima, siga este procedimento:

1. Realize uma avaliação primária rápida, porém minuciosa; se houver mais de uma vítima, realize triagem.
2. Estabilize as vias respiratórias, a respiração, a circulação e a hemorragia; corrija quaisquer condições que representem ameaça à vida e, depois disso, administre outros atendimentos necessários. Faça curativos em todos os ferimentos, imobilize as fraturas (se estiver adequadamente treinado e possuir o equipamento apropriado) e ofereça apoio psicológico.
3. Se for preciso remover a vítima antes da imobilização por haver ameaça à vida ou um acesso bloqueado para outra vítima, siga estas etapas:
    - Corte cintos de segurança que estiverem enroscados.
    - Imobilize o pescoço com um cobertor enrolado (ver Fig. 30.6): acomode o cobertor atrás da cabeça da vítima, permitindo que ambas as pontas compridas recaiam sobre o tórax; cruze as pontas sobre o tórax; exercendo pressão *leve* nas duas pontas compridas, passe-as debaixo dos braços opostos; pegue o cobertor atrás da vítima e traga-a do assento para seus braços por meio de um movimento rotatório.
4. Depois de imobilizar e remover a vítima, continue a monitorar as vias respiratórias, a respiração, a circulação, os sangramentos e a temperatura.

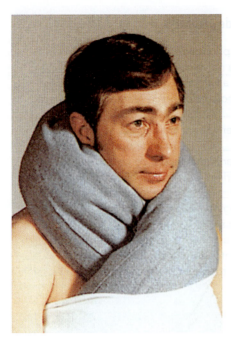

Figura 30.6 Cobertor enrolado usado como colar cervical improvisado.

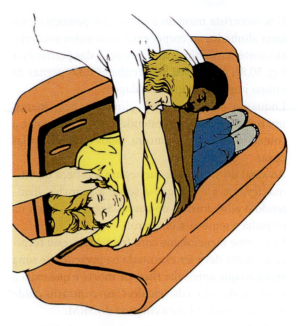

Figura 30.7 Removendo a vítima em uma prancha longa de imobilização.

Esteja ciente de que, durante um procedimento demorado de extricação, a combinação de choque com temperaturas extremas pode ser fatal. Mantenha a temperatura corporal usando cobertores, se necessário, e providencie sombra durante o verão.

Removendo uma vítima do assento de um veículo

> **Objetivo de aprendizagem**
> 7 Descrever e demonstrar como remover uma vítima que se encontre no banco de um veículo.

1. Um socorrista mantém a estabilização da cabeça e do pescoço para sustentar o alinhamento da cabeça em relação ao corpo.
2. Aplique um colar cervical improvisado ou rígido.
3. Um segundo socorrista alinha cuidadosamente as pernas e o corpo da vítima, enquanto o primeiro mantém a estabilização da cabeça. Em seguida, pelo menos um outro socorrista deve afastar delicadamente a vítima do banco, permitindo que uma prancha longa de imobilização seja deslizada por trás de suas costas (ver Fig. 30.7). Lembre-se: somente utilize essas técnicas se você e seus assistentes estiverem adequadamente treinados e equipados. Se não houver um motivo associado a risco de morte para remover a vítima do carro, deixe-a no local e aguarde a chegada do SRM.
4. Mova, vagarosa e cuidadosamente, a vítima sobre a prancha. Ao sinal do socorrista que segura a cabeça da vítima, segure-a firmemente contra a prancha, e empurre esta para baixo até que prancha e vítima estejam niveladas sobre o assento. Segure a vítima na prancha e remova-a do carro.

Se a vítima for encontrada de bruços, administre os primeiros socorros de emergência sem movimentá-la mais do que o necessário.

Removendo vítimas do chão

> **Objetivo de aprendizagem**
> 8 Descrever e demonstrar como remover uma vítima que se encontre no chão de um veículo.

Se a vítima estiver no chão do veículo, siga estes passos:

1. Coloque a prancha de imobilização no assento, na posição horizontal.

2. Um socorrista mantém a cabeça e o pescoço da vítima alinhados ao corpo, enquanto outro socorrista mantém o alinhamento dos pés e das pernas (ver Fig. 30.8); se possível, mantenha as duas pernas da vítima juntas com uma bandagem.
3. Enquanto o corpo estiver alinhado, pelo menos um outro socorrista se estende no banco e agarra a roupa da vítima pela cintura, pelos quadris e pelas coxas.
4. Ao sinal do socorrista que segura a cabeça da vítima, levante-a e coloque-a sobre a prancha, mantendo o alinhamento do corpo. Segure a vítima na prancha e remova-a do carro.
5. Conforme mencionado com frequência, essa técnica somente deve ser executada na presença de uma situação que apresente risco de morte e que exija a remoção da vítima do veículo. Caso contrário, cuide da vítima no local até a chegada do SRM.

✓ **Avaliação de progresso**

1. A primeira prioridade a partir do momento em que se está no veículo com a vítima é _____. (*estabilizar a vítima na prancha de imobilização/oferecer apoio psicológico/realizar uma avaliação primária*)
2. Se houver envolvimento de mais de uma vítima, _____. (*mande buscar ajuda/realize triagem/mantenha-se fora do veículo*)
3. Se necessário, é possível imobilizar o pescoço da vítima com _____. (*um cobertor/um cinto de segurança/uma bandagem*)
4. A combinação de _____ com temperaturas extremas pode ser fatal durante procedimentos de extricação demorados. (*sangramento/choque/lesão na cabeça*)

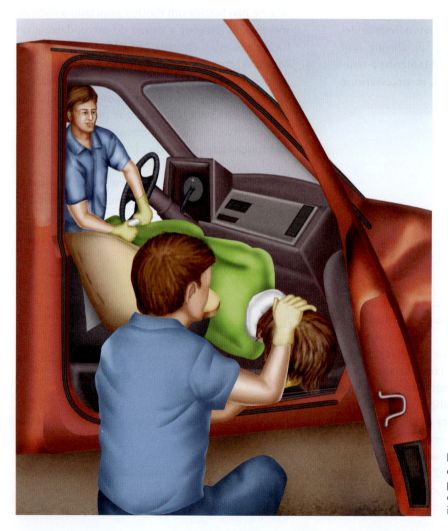

Figura 30.8 Alinhamento da cabeça, do pescoço e das pernas para preparar a vítima para a colocação de uma prancha longa de imobilização.

Resumo

- Sempre que possível, deixe que equipes de resgate treinadas ou profissionais realizem a estabilização do veículo e a extricação de vítimas.

- Se for possível esperar a chegada das equipes de resgate, controle os riscos, estabilize o local do acidente, obtenha acesso à vítima e realize o atendimento de salvamento de vida – mas não tente removê-la do veículo.

- Certifique-se de procurar por todas as vítimas que podem estar envolvidas; procure em valas, mato alto e debaixo do painel.

- Se o veículo estiver em chamas e os passageiros não estiverem presos, remova-os primeiro; se estiverem presos, combata o fogo antes.

- Se houver fios elétricos soltos no local, peça às vítimas para ficarem no veículo; nunca tente mexer sozinho em fios elétricos derrubados.

- Considere todos os veículos instáveis até que os tenha estabilizado, independentemente de como os veículos tenham ficado depois de uma colisão.

- A primeira coisa a se fazer para se tentar obter acesso a uma vítima é abrir a porta usando a maçaneta.

- Quando estiver dentro do carro com a vítima, conclua uma avaliação primária rápida, verifique as funções vitais, corrija condições que representem ameaça à vida, administre outros primeiros socorros necessários e continue a monitorar a vítima. Somente retire a vítima se for adequadamente treinado para isso e se estiver apropriadamente equipado.

Termo-chave

Certifique-se de que você compreende o termo-chave a seguir:

extricação

Exercício de raciocínio crítico

Você está dirigindo aflito em uma forte tempestade. Veículos bloqueiam parcialmente a visão da pista à sua frente. Subitamente, um carro que parece estar cheio de adolescentes passa por você a toda velocidade na faixa preferencial. Um súbito pensamento de reprovação vem a sua mente.

A seguir, você presencia um pesadelo em câmera lenta bem diante de seus olhos. O carro em alta velocidade corta sua frente e ultrapassa outro carro na faixa preferencial. Ao mesmo tempo, um trailer trafega na mesma faixa. O carro derrapa na direção do trailer e desliza de lado ao longo da rodovia. Ao entrar em contato com a grama do canteiro central, o carro gira no ar e capota várias vezes, parando de cabeça para baixo. Três adolescentes são arremessados do carro, e três ainda estão dentro do veículo.

1. Quais considerações você deve fazer para decidir se deve parar e ajudar?
2. O que você deveria fazer para prevenir contra lesões às pessoas que pararem para ajudar?
3. Qual é a primeira providência a ser tomada antes de sair do carro?
4. Como seria a triagem utilizada nesta situação?
5. Você deve tentar retirar mais vítimas do carro?

Capítulo 30 Autoavaliação

Aluno: _____ Data: _____

Curso: _____ Módulo: _____

Parte 1 Verdadeiro/Falso

Se você acha que a afirmação é verdadeira, assinale V. Se você acha que é falsa, assinale F.

V F **1.** Presuma que todos os veículos estejam instáveis até que você os tenha estabilizado.

V F **2.** Parte do processo de estabilização das vítimas é imobilizar todas as fraturas.

V F **3.** O pescoço e a cabeça da vítima devem ser estabilizados antes da aplicação de um colar cervical.

V F **4.** Quando se obtém acesso a uma vítima de acidente, deve-se primeiro desobstruir as vias aéreas.

V F **5.** Extricação significa a rápida remoção de uma pessoa de um veículo acidentado.

V F **6.** Não se preocupe com fios elétricos soltos a não ser que haja faíscas.

V F **7.** Estabilize veículos com transmissão padrão colocando o câmbio em primeira marcha.

V F **8.** Quebre a janela mais próxima da vítima para ter acesso imediato a ela.

Parte 2 Múltipla escolha

Assinale a resposta correta ou a frase que melhor completa a sentença.

1. Carros que estejam emborcados ou de lado devem
 a. ser desmontados.
 b. ser colocados na posição correta.
 c. ser estabilizados como estão.
 d. permanecer intocados.

2. Depois de se obter acesso à vítima, deve-se
 a. verificar as funções vitais e a presença de sangramentos.
 b. removê-la do veículo.
 c. imobilizar fraturas.
 d. administrar tratamento antichoque.

3. Quando a vítima se encontra no chão do carro, qual é o primeiro passo a ser tomado para removê-la?
 a. Remover a vítima do chão.
 b. Arrastar a cabeça da vítima para fora do carro.
 c. Alinhar as pernas e o corpo.
 d. Estabilizar a cabeça e o pescoço da vítima para alinhá-las ao corpo.

4. *Extricação* significa
 a. selecionar e isolar os feridos.
 b. obter acesso ao local do acidente.
 c. remover e transportar os feridos.
 d. libertar uma vítima que esteja presa.

5. O que se deve fazer se a vítima não precisar ser resgatada imediatamente e se a equipe de resgate estiver a caminho?
 a. Controlar os riscos e estabilizar o local do acidente.
 b. Obter acesso à vítima, se possível.
 c. Administrar atendimento de emergência para estabilizar a vítima.
 d. Todas as anteriores.

6. Que parte do veículo deve ser verificada antes de se obter acesso a uma vítima que esteja presa?
 a. O chão.
 b. O teto.
 c. As portas.
 d. As janelas.

Parte 3 O que você faria...?

Um motorista de 65 anos colidiu com um carro estacionado e, em seguida, derrapou para a pista, onde um outro carro colidiu com o lado do passageiro. Quando você chega, o motorista está inconsciente e pálido, tombado sobre o volante e sem o cinto de segurança. Ambas as portas estão emperradas, mas o vidro da janela do passageiro foi estilhaçado.

Quais os dois fatores referentes à extricação que você deve considerar primeiro? Como você obteria acesso à vítima?

Apêndice A
Formulários de avaliação de habilidades

AVALIAÇÃO DE HABILIDADES: AVALIAÇÃO DA VÍTIMA

CONDUZIR A AVALIAÇÃO DO LOCAL

Tomar precauções-padrão (luvas, sacos plásticos, etc.).	1	
Avaliar riscos para a segurança.	1	
Determinar o número de vítimas.	1	
Determinar se a vítima está lesionada ou doente.	1	
Determinar quais recursos são necessários (SRM, bombeiros, polícia).	1	

CONDUZIR A AVALIAÇÃO PRIMÁRIA

Estabilizar manualmente a coluna da vítima na suspeita de lesão da coluna.	1	
Questionar a queixa principal.	1	
Avaliar as vias aéreas e abri-las manualmente caso necessário.	1	
Avaliar a respiração e fornecer respiração artificial caso necessário.	1	
Avaliar a circulação (avaliar o pulso radial em uma vítima consciente e o pulso carotídeo em uma vítima com alteração do estado mental).	1	
Avaliar e controlar sangramentos significativos.	1	
Avaliar o estado mental.	1	

CONDUZIR UM BREVE EXAME NEUROLÓGICO

Reavaliar o estado mental da vítima e avaliar o estado de alerta se o paciente estiver falando.	1	
Observar o padrão da fala.	1	
Observar a capacidade da vítima em obedecer comandos (apertar os dedos da mão ou sacudir os dedos dos pés).	1	
Reavaliar a resposta da vítima a voz ou dor se ela apresentar uma alteração do estado mental.	1	

DETERMINAR A QUEIXA PRINCIPAL E OBTER SINAIS VITAIS

Perguntar à vítima "Onde dói?" ou "Você está doente?"	1	
Avaliar os sinais vitais: pulso, respiração, temperatura, cor da pele e reenchimento capilar.	4	
Procurar por placas de alerta médico ou outros dispositivos de informação da vítima.	1	

REUNIR UMA HISTÓRIA

Reúna uma história com base no mnemônico SIMPLES, por meio de perguntas à vítima, ou a parentes ou testemunhas caso o estado mental da vítima não o permita.	
S Sinais e sintomas dos quais a vítima está se queixando	1
I Hipersensibilidade imunológica (alergia)	1
M Medicamentos	1
P Histórico médico pertinente (cirurgias de grande porte, histórico de ataques cardíacos, acidentes vasculares encefálicos, etc.)	1
L A vítima lembra-se da última vez que comeu ou bebeu algo	1
ES Eventos que antecederam o incidente	1

CONDUZIR A AVALIAÇÃO SECUNDÁRIA

Avaliar face, boca, orelhas e nariz.	1
Avaliar os olhos.	1
Avaliar a cabeça e o pescoço.	1
Avaliar o peitoral.	1
Avaliar o abdome.	1
Avaliar a região pélvica.	1
Avaliar o dorso do corpo.	1
Avaliar os membros inferiores (checar pulso e funções motoras e sensoriais).	1
Avaliar os membros superiores (checar pulso e funções motoras e sensoriais).	1
Total de pontos possíveis:	**37**

AVALIAÇÃO DE HABILIDADE: RESPIRAÇÃO BOCA-BARREIRA

Tomar precauções-padrão (luvas, sacos plásticos, etc.).	1
Liberar as vias aéreas usando a manobra de inclinação da cabeça/elevação da mandíbula (use a manobra de tração da mandíbula se suspeitar de lesão vertebral).	1
Identificar a não respiração por meio do método *ver*, *ouvir* e *sentir*.	1
Caso ventilações sejam necessárias, posicione o dispositivo protetor sobre a boca e o nariz da vítima.	1
Posicione suas mãos para assegurar um selamento ideal.	1
Administre duas respirações artificiais completas, lentamente, mantendo a cabeça da vítima inclinada e a máscara selada.	1
Cheque o pulso.	1
Se houver pulso, realize uma respiração artificial completa, lentamente, a cada 5 segundos. Se não houver pulso, inicie imediatamente os procedimentos de RCP, começando pelas compressões torácicas.	1
Reavaliar o pulso após um minuto de ventilação	1
Total de pontos possíveis:	**9**

AVALIAÇÃO DE HABILIDADE: DESFIBRILAÇÃO EXTERNA AUTOMÁTICA

Determinar se a vítima está irresponsiva e ausência de respiração ou de respiração normal.	1
Acionar o SRM.	1
Iniciar imediatamente as compressões torácicas. Na presença de uma parada cardíaca, aplique a DEA assim que possível. Na presença de dois socorristas, um deve continuar as compressões torácicas enquanto o outro opera o DEA.	1
Ligar o DEA e seguir as instruções.	1
Se uma parada cardíaca *não* foi verificada, completar cinco séries de 30 compressões para cada 2 ventilações antes de iniciar a DEA. Ligar o DEA e seguir as instruções.	
Colocar o desfibrilador no tórax da vítima.	1
Deixar de tocar a vítima e analisar o ritmo.	1
Se estiver pronto, liberar um choque e assegurar-se de que ninguém esteja tocando a vítima.	1
Apertar o botão de choque.	1
Imediatamente após o choque, retornar com as compressões torácicas. Continuar na proporção 30:2 por cinco vezes. Siga as orientações do DEA.	1
Fornecer choques adicionais, se necessário.	1
Total de pontos possíveis:	**10**

AVALIAÇÃO DE HABILIDADE: CONTROLE DE SANGRAMENTO E CUIDADOS CONTRA CHOQUE

Tomar precauções-padrão (luvas, sacos plásticos, etc.).	1
Aplicar pressão direta sobre o local de sangramento.	1
Elevar a extremidade.	1

SE O FERIMENTO CONTINUA A SANGRAR ABUNDANTEMENTE

Aplicar curativos compressivos adicionais sobre a ferida.	1

SE O FERIMENTO CONTINUA A SANGRAR ABUNDANTEMENTE

Aplicar torniquete.	1

APÓS O CONTROLE DO SANGRAMENTO

Envolver o ferimento com bandagens.	1

SE A VÍTIMA ESTÁ EM RISCO DE CHOQUE

Colocar a vítima em decúbito dorsal, com os membros inferiores elevados.	1
Cobrir a vítima para prevenir perda de calor.	1
Acionar o SRM imediatamente.	1
Total de pontos possíveis:	**9**

AVALIAÇÃO DE HABILIDADE: CUIDADOS PARA FERIMENTOS COM OBJETOS CRAVADOS

Remover as roupas da vítima sem interferir nos objetos cravados.	1
Prender manualmente o objeto cravado para impedir seu movimento.	1
Controlar o sangramento caso necessário.	1
Estabilizar o objeto com curativos volumosos.	1
Fixar ou estabilizar de outra forma as camadas dos curativos volumosos.	1
Acalmar a vítima.	1
Monitorar e tratar eventual choque.	1
Total de pontos possíveis:	**7**

AVALIAÇÃO DE HABILIDADE: LESÕES MUSCULOESQUELÉTICAS

Avaliar sinais e sintomas.	1

NA SUSPEITA DE ENTORSE

Imobilizar imediatamente a articulação.	1
Utilizar o método RICE: repouso, gelo (*ice*), compressão, elevação.	4

NA SUSPEITA DE DISTENSÃO

Imobilizar imediatamente a parte do corpo atingida.	1
Colocar a vítima em uma posição confortável.	1
Aplicar gelo diretamente sobre a área da distensão.	1

NA SUSPEITA DE CÃIBRA

Alongar suavemente o músculo afetado.	1
Aplicar pressão manual firme e constante sobre o músculo.	1
Aplicar uma compressa de gelo sobre o músculo.	1
Decidir se é adequado fornecer uma bebida com eletrólitos.	1

NA PRESENÇA DE LUXAÇÃO

Imobilizar na posição encontrada.	1
Elevar e aplicar compressa de gelo no local.	1
Tratar para choque (aquecer e providenciar medidas de conforto para a vítima).	1
Procurar por atendimento médico.	1

NA SUSPEITA DE FRATURA

Imobilizar imediatamente a parte lesionada.	1
Sem movimentar a área lesionada, remover com cuidado roupas e acessórios ao redor da área lesionada.	1
Limpar e cobrir feridas abertas e osso exposto.	1
Avaliar o fluxo sanguíneo e a função nervosa.	1
Aplicar com cuidado o imobilizador adequado.	1
Aplicar elevação e compressas de gelo.	1
Buscar cuidados médicos.	1
Total de pontos possíveis:	**24**

AVALIAÇÃO DE HABILIDADE: EMERGÊNCIAS RELACIONADAS A ENVENENAMENTOS

SE A VÍTIMA INGERIU VENENO

Coletar a história para identificar a substância.	1
Identificar sinais e sintomas.	1
Entrar em contato com o centro de controle de envenenamentos mais próximo.	1
Fornecer primeiros socorros adicionais com base nas recomendações do centro de controle de envenenamento.	1

SE A VÍTIMA INALOU UM VENENO

Coletar a história e reconhecer sinais e sintomas de envenenamento por inalação.	1
Acionar imediatamente o SRM.	1
Levar a vítima para ambiente aberto.	1
Monitorar ABCDs.	1
Começar RCP, se necessário.	1

SE A VÍTIMA INJETOU VENENO

Reconhecer os sinais e sintomas da injeção tóxica.	1
Acionar o SRM.	1
Impedir aspiração do vômito colocando a vítima em posição sentada.	1
Proteger contra outras lesões.	1
Identificar o agente causador da injeção tóxica.	1

SE A VÍTIMA ABSORVEU UM VENENO

Utilizar luvas para se proteger contra a absorção do veneno.	1
Reconhecer os sinais e sintomas do veneno absorvido.	1
Retirar a vítima da fonte venenosa e remover roupas contaminadas.	1
Irrigar com água limpa, incluindo áreas *ocultas* (sabão, água e um bom enxágue podem ser necessários).	1
Reduzir edema, dor e coceira com compressas úmidas frias.	1
Reações severas requerem o acionamento do SRM.	1
Total de pontos possíveis:	**20**

AVALIAÇÃO DE HABILIDADE: PRIMEIROS SOCORROS PARA DOR TORÁCICA (VÍTIMA RESPONSIVA)

Acionar o SRM.	1
Apresentar-se para a vítima.	1
Fazer uma avaliação inicial.	1
Impedir a vítima de se mover ou fazer esforços.	1
Avaliar os sinais vitais.	1
Colocar a vítima em uma posição de conforto.	1
Se a pressão arterial estiver acima de 90 mmHg e você estiver habilitado para isso, auxiliar a vítima a ingerir o comprimido de nitroglicerina. Assegurar-se de que o medicamento foi prescrito para a vítima.	1
Se a dor torácica ainda estiver presente e a pressão arterial persistir acima de 90 mmHg, a vítima pode ingerir outro comprimido de nitroglicerina após 3 ou 5 minutos.	1
Fazer o paciente mastigar uma aspirina sem revestimento entérico de 160 ou 325 mg.	1
Afrouxar as roupas da vítima e assegurar seu conforto até a chegada do SRM.	1
Total de pontos possíveis:	**10**

AVALIAÇÃO DE HABILIDADE: PRIMEIROS SOCORROS PARA HIPERVENTILAÇÃO

Acionar o SRM.	1
Ficar calmo e tentar acalmar a vítima.	1
Convencer a vítima a controlar sua respiração utilizando os seguintes métodos: • respirar utilizando a musculatura abdominal; • respirar pelo nariz; • respirar lentamente através dos lábios comprimidos.	1
Continuar a acalmar e confortar a vítima.	1
Monitorar sinais vitais.	1
Total de pontos possíveis:	**5**

AVALIAÇÃO DE HABILIDADE: ABORDAGEM PARA AVALIAÇÃO PEDIÁTRICA

Acionar o SRM.	1	
Conduzir avaliação do local, avaliação primária e um breve exame neurológico.	1	
Determinar a queixa principal com a criança, se possível. Se não for possível, obter a informação dos pais ou do responsável.	1	
Assumir uma postura calma e confiante.	1	
Posicionar-se abaixo ou no mesmo nível da criança.	1	
Explicar o que você está fazendo por meio de termos que a criança possa entender; contudo, fazê-lo sem falar de maneira autoritária nem adotando uma "linguagem de bebê".		
Ser honesto e gentil.	1	
Palpar as áreas dolorosas por último.	1	
Envolver os pais.	1	
Fazer uma avaliação secundária desde os dedos dos pés até a cabeça.	1	
Total de pontos possíveis:	**10**	

AVALIAÇÃO DE HABILIDADE: REMOÇÃO DA VÍTIMA DA CENA DE UM INCÊNDIO

Posicionar a vítima em decúbito dorsal, com os joelhos flexionados.	1	
Segurar a vítima pelos punhos.	1	
Posicionar-se aos pés da vítima.	1	
Inclinar-se para trás e puxar a vítima na sua direção.	1	
Quando a vítima ficar em uma posição semissentada, agachar e levantá-la sobre seu ombro.	1	
Ficar em pé com a vítima sobre seu ombro.	1	
Passar seu braço ao redor das pernas da vítima e puxar o braço da vítima que está mais perto de você.	1	
Sair do local cuidadosamente.	1	
Total de pontos possíveis:	**8**	

AVALIAÇÃO DE HABILIDADE: ESTABILIZAÇÃO EM UM VEÍCULO

Localizar todas as vítimas em um acidente automobilístico.	1	

ESTABILIZAR A CENA

Utilizar materiais ao seu alcance para impedir o movimento do veículo.	1	
Lidar com incêndio ou outros riscos.	1	

OBTER ACESSO ÀS VÍTIMAS

Primeiramente, tentar abrir a porta.	1
Se não conseguir abrir a porta, quebrar uma janela no melhor ponto de entrada e afastado da vítima.	1
Proteger a si próprio e à(s) vítima(s) quando estiver quebrando a janela.	1
Proteger a si próprio e à(s) vítima(s) com materiais pesados conforme você vai conseguindo acesso.	1

ESTABILIZAR A(S) VÍTIMA(S)

Fazer uma avaliação primária e triagem, se necessário.	1
Estabilizar as vias aéreas, respiração e circulação, corrigindo problemas potencialmente letais.	1
Proteger a vítima de outras lesões por meio de imobilização adequada.	1
Continuar a monitorar as vias aéreas, respiração, circulação, sangramentos e temperatura.	1

REMOVER A(S) VÍTIMA(S) DO VEÍCULO SOMENTE QUANDO FOR NECESSÁRIO PARA SALVAR UMA VIDA

Mover adequadamente a vítima sentada dentro do veículo.	1
Mover adequadamente a vítima deitada no chão.	1
Total de pontos possíveis:	**13**

Apêndice B
Respostas para os testes de autoavaliação

CAPÍTULO 1
PARTE 1 – VERDADEIRO/FALSO
1. F
2. V
3. V
4. F
5. V
6. F
7. F
8. V
9. V
10. F

PARTE 2 – MÚLTIPLA ESCOLHA
1. A
2. B
3. A
4. D
5. D
6. B

PARTE 3 – RELACIONE
Consentimento real – 3
Consentimento implícito – 1
Consentimento de menor de idade – 2

CAPÍTULO 2
PARTE 1 – VERDADEIRO/FALSO
1. F
2. F
3. F
4. V
5. V

PARTE 2 – MÚLTIPLA ESCOLHA
1. D
2. B
3. B
4. B
5. D
6. D
7. D
8. D
9. A

PARTE 3 – RELACIONE
1. H
2. A ou M
3. C
4. G

5. L
6. D
7. F
8. K
9. E
10. J
11. B
12. I
13. M ou A
14. P
15. N
16. O

CAPÍTULO 3
PARTE 1 – VERDADEIRO/FALSO
1. F
2. V
3. V
4. F
5. V
6. V
7. F
8. V

PARTE 2 – MÚLTIPLA ESCOLHA
1. B
2. D
3. B
4. D
5. D
6. B
7. B
8. B
9. A
10. D

PARTE 3 – RELACIONE
Avaliação primária
1. D
2. E
3. G
4. J
Avaliação secundária
5. C
6. A
7. F
8. L
9. I
10. K
11. B
12. H

PARTE 4 – O QUE VOCÊ FARIA?
Sinais: a vítima caiu, apresenta lábios azulados, respirações superficiais, confusão. Sintomas: tonturas. Avaliar ABCDs, conduzir um exame neurológico, determinar a queixa principal, avaliar os sinais vitais, levantar a história e conduzir uma avaliação secundária.

CAPÍTULO 4
PARTE 1 – VERDADEIRO/FALSO
1. V
2. V
3. F
4. F
5. F
6. V

PARTE 2 – MÚLTIPLA ESCOLHA
1. B
2. C
3. A
4. A
5. D
6. A
7. C
8. A

PARTE 3 – COMPLETE
constante, profunda

PARTE 4 – O QUE VOCÊ FARIA?
Você deve abordar o homem, identificar-se e perguntar se ele pode falar. Se ele não puder falar, você deve reconhecer que a posição das mãos sobre a garganta e a incapacidade de fala são sinais de obstrução das vias aéreas.
O sufocamento (obstrução das vias aéreas) provavelmente é a causa do incidente. Peça para alguém acionar o SRM e realize a manobra de Heimlich (compressões abdominais) até que o item seja expelido. Se a obstrução não for resolvida, a vítima pode acabar ficando

542 Primeiros socorros para estudantes

inconsciente. Se isso ocorrer, coloque cuidadosamente a vítima no chão, de modo a tentar remover com o dedo mínimo o objeto que está causando a obstrução, tentar ventilar, reposicionar a cabeça se as ventilações não forem eficazes e, se as vias aéreas permanecerem obstruídas, fazer uma sequência de compressões torácicas, tentar remover o objeto, tentar ventilar.

PARTE 5 – REVISÃO DE HABILIDADES
1, 4, 3, 2

CAPÍTULO 5
PARTE 1 – VERDADEIRO/FALSO
1. F
2. F
3. F
4. V
5. F
6. V
7. V

PARTE 2 – MÚLTIPLA ESCOLHA
1. D
2. C
3. B
4. A
5. A
6. C
7. B

PARTE 3 – O QUE VOCÊ FARIA?
O fato de o homem ter agarrado seu tórax pode indicar, mas não limitar sua suspeita de um problema cardíaco. Cheque para observar se a vítima está consciente. Peça que alguém acione o SRM. Se a vítima permanecer inconsciente, os ABCs o ajudarão a afastar um sufocamento como a causa possível do problema. Abra as vias aéreas e verifique se a vítima está respirando. Se não estiver, forneça duas respirações artificiais lentas e completas. Se as ventilações funcionarem, a vítima não apresenta obstrução das vias aéreas; cheque o pulso, e comece

as compressões torácicas. Se as ventilações não forem bem-sucedidas, reposicione a cabeça e tente novamente a ventilação. Se as respirações não funcionarem, trate a vítima como uma vítima inconsciente por obstrução das vias aéreas.

CAPÍTULO 6
PARTE 1 – VERDADEIRO/FALSO
1. F
2. F
3. F
4. V
5. V
6. V
7. V
8. F
9. V
10. F
11. F

PARTE 2 – MÚLTIPLA ESCOLHA
1. C
2. A
3. C
4. D
5. B
6. A
7. D
8. B
9. D
10. A
11. B
12. D
13. A
14. B

PARTE 3 – RELACIONE
RELACIONE # 1
1. Acione o SRM.
2. Coloque o torniquete entre o coração e o ferimento.
3. Passe o torniquete ao redor do membro duas vezes e faça um meio nó na superfície superior do membro.
4. Coloque o bastão no meio-nó e dê um nó quadrado.
5. Gire o bastão para apertar o torniquete até que o sangramento pare.
6. Prenda o bastão no lugar.
7. Faça uma anotação por escrito

da localização e da hora em que o torniquete foi aplicado.
8. Não cubra o torniquete.

RELACIONE # 2
1. B
2. D
3. F
4. A
5. C
6. E

PARTE 4 – O QUE VOCÊ FARIA?
1. Acione o SRM. Avalie ABCDs. Controle o sangramento e monitore para choque.
2. Acione o SRM. Avalie ABCDs. Mantenha as vias aéreas abertas, comece respiração artificial se necessário e use o autoinjetor de adrenalina caso presente e caso o protocolo local permitir.

CAPÍTULO 7
PARTE 1 – VERDADEIRO/FALSO
1. F
2. F
3. V
4. V
5. V
6. F
7. F
8. F
9. F

PARTE 2 – MÚLTIPLA ESCOLHA
1. A
2. A
3. D
4. B
5. C
6. B
7. A
8. D

PARTE 3 – O QUE VOCÊ FARIA?
1. O objeto cravado no tórax representa dois problemas principais: estabilizar o objeto cravado e aplicar um curativo oclusivo. Os curativos oclusivos são discutidos no Capítulo 9. Assegure-se de acionar o SRM e dê suporte à respiração da vítima.

Apêndice B **543**

2. Primeiro, tenha certeza de que o local é seguro e tome precaução contra contato de substâncias corporais. Acione o SRM. Há potencial de sangramento significativo. Pressão direta, curativos compressivos e pontos de pressão podem ser utilizados para controlar o sangramento. Torniquetes raramente são necessários.

CAPÍTULO 8
PARTE 1 – VERDADEIRO/FALSO
1. V
2. F
3. F
4. F
5. F
6. V
7. F
8. V
9. V
10. F
11. F
12. F

PARTE 2 – MÚLTIPLA ESCOLHA
1. A
2. D
3. D
4. D
5. C
6. B
7. A
8. C

PARTE 3 – RELACIONE
1. E
2. B
3. C
4. D
5. F
6. A

PARTE 4 – O QUE VOCÊ FARIA?
1. Acione o SRM. Não remova o fragmento de madeira. Coloque a vítima deitada de costas e estabilize a cabeça. Circunde o olho com gaze se houver sangramento.
2. Acione o SRM. Avalie ABCDs. Mantenha as vias aéreas abertas, controle o

sangramento e imobilize o pescoço e/ou a mandíbula se suspeitar de fratura.

CAPÍTULO 9
PARTE 1 – VERDADEIRO/FALSO
1. V
2. V
3. V
4. V
5. F
6. V
7. F
8. V
9. F
10. F
11. F

PARTE 2 – MÚLTIPLA ESCOLHA
1. A
2. C
3. D
4. D
5. A
6. A
7. A
8. C
9. A

PARTE 3 – RELACIONE
1. D
2. B
3. C
4. A

PARTE 4 – O QUE VOCÊ FARIA?
1. Acione o SRM. Avalie ABCDs. Aplique um curativo oclusivo, e posicione a vítima de modo a facilitar a respiração. Forneça ventilações artificiais, se necessário.
2. Acione o SRM. Avalie ABCDs. Imobilize a coluna, aplique curativos umedecidos sobre a evisceração e cubra-a com material oclusivo. Não tente recolocar os intestinos na cavidade abdominal. Trate para choque.
3. Acione o SRM. Avalie ABCDs. Coloque a vítima deitada de costas, com joelhos flexionados; preserve a temperatura corporal.

CAPÍTULO 10
PARTE 1 – VERDADEIRO/FALSO
1. F
2. V
3. F
4. F
5. F
6. F
7. F
8. F
9. F
10. V

PARTE 2 – MÚLTIPLA ESCOLHA
1. A
2. C
3. A
4. B
5. D
6. D
7. B
8. A

PARTE 3 – RELACIONE
1. C
2. F
3. A
4. E
5. D
6. B

PARTE 4 – O QUE VOCÊ FARIA?
Acione o SRM. Avalie ABCs, imobilize a coluna e utilize um curativo compressivo para controlar o sangramento. Trate para choque.

CAPÍTULO 11
PARTE 1 – VERDADEIRO/FALSO
1. V
2. F
3. F
4. V
5. F
6. F
7. V
8. F
9. F
10. V

PARTE 2 – MÚLTIPLA ESCOLHA
1. B
2. D
3. A

544 Primeiros socorros para estudantes

4. A
5. C
6. B
7. D
8. B

PARTE 3 – RELACIONE

1. A, E
2. D, G
3. B, H
4. C, F

PARTE 4 – O QUE VOCÊ FARIA?

Acione o SRM. Avalie ABCDs, imobilize a coluna, cheque o pulso distal no membro inferior e avalie a função nervosa; aplique tração mínima sobre o membro inferior na presença de deformidade severa ou se a circulação estiver interrompida. Imobilize o membro inferior e a pelve. Ofereça tratamento para choque. Se tiver que transportar, imobilize todo o membro inferior; utilize imobilização com tração se estiver treinado para isso.

CAPÍTULO 12
PARTE 1 – VERDADEIRO/FALSO

1. F
2. V
3. V
4. F
5. F
6. V
7. F
8. V
9. V

PARTE 2 – MÚLTIPLA ESCOLHA

1. B
2. A
3. C
4. A
5. D
6. D
7. D
8. C

PARTE 3 – RELACIONE

1. C
2. D
3. A
4. B

PARTE 4 – O QUE VOCÊ FARIA?

1. Avalie ABCDs, conduza avaliações primária e secundária, controle sangramentos, imobilize o quadril e transporte para uma unidade de saúde.
2. Suspeite de fratura da cabeça do rádio. Peça para a vítima abrir a mão e virar a palma para cima – dor substancial indica fratura da cabeça do rádio. Imobilize o membro superior, utilize uma tipoia e gelo, e transporte para uma unidade de saúde.

CAPÍTULO 13
PARTE 1 – VERDADEIRO/FALSO

1. F
2. V
3. F
4. V
5. F
6. V
7. V
8. F
9. V
10. F

PARTE 2 – MÚLTIPLA ESCOLHA

1. D
2. C
3. A
4. D
5. C
6. D
7. D
8. A

PARTE 3 – O QUE VOCÊ FARIA?

1. Acione o SRM. Faça uma avaliação primária. Mantenha as vias aéreas abertas e imobilize a coluna. Controle os sangramentos.
2. Acione o SRM. Faça uma avaliação primária. Mantenha as vias aéreas abertas e monitore os sinais vitais atentamente. Acalme a vítima e trate para choque.
3. Acione o SRM. Faça uma avaliação primária. Imobilize a coluna e mantenha as vias aéreas abertas. Controle sangramentos e trate para choque.

PARTE 4 – REVISÃO DE HABILIDADES

3, 2, 4, 1

CAPÍTULO 14
PARTE 1 – VERDADEIRO/FALSO

1. V
2. F
3. F
4. V
5. F
6. V
7. V
8. F
9. V
10. F

PARTE 2 – MÚLTIPLA ESCOLHA

1. C
2. B
3. D
4. B
5. A
6. A
7. A
8. A

PARTE 3 – RELACIONE

1. B
2. D
3. A
4. C

PARTE 4 – O QUE VOCÊ FARIA?

Acione o SRM. Avalie o nível de consciência e conduza uma avaliação primária. Se a vítima parar de respirar, forneça respiração artificial.

CAPÍTULO 15
PARTE 1 – VERDADEIRO/FALSO

1. F
2. F
3. F
4. F
5. F

PARTE 2 – MÚLTIPLA ESCOLHA

1. A
2. A

Apêndice B **545**

3. A
4. C
5. B
6. B
7. A
8. A
9. D
10. D

PARTE 3 – O QUE VOCÊ FARIA?

Depois de garantir a segurança, tomar medidas de precaução de isolamento para substâncias corporais e acionar o SRM, você deve manter as vias aéreas abertas, auxiliar na ventilação se necessário e estar preparado para episódios de vômitos. Lembre-se de que a vítima pode estar sofrendo de uma condição médica que simula intoxicação alcoólica. Trate para choque elevando os membros inferiores da vítima (se não houver lesões em membros inferiores).

CAPÍTULO 16

PARTE 1 – VERDADEIRO/FALSO

1. V
2. F
3. V
4. F
5. F
6. V
7. V
8. V
9. F
10. F

PARTE 2 – MÚLTIPLA ESCOLHA

1. C
2. B
3. A
4. D
5. D
6. D
7. D
8. C
9. C
10. C

PARTE 3 – O QUE VOCÊ FARIA?

Acione o SRM. Tente acalmar a vítima e peça para ela interromper todas as atividades. Coloque-a em uma posição de conforto (mais provavelmente em posição sentada), mas esteja preparado para auxiliar nas ventilações caso necessário. Ela está em risco de uma parada cardíaca, portanto esteja preparado para fornecer RCP e para utilizar um DEA, se estiver disponível.

CAPÍTULO 17

PARTE 1 – VERDADEIRO/FALSO

1. V
2. V
3. F
4. V
5. V
6. V
7. F
8. F
9. F
10. V

PARTE 2 – MÚLTIPLA ESCOLHA

1. C
2. D
3. D
4. D
5. A
6. B
7. C

PARTE 3 – RELACIONE

1. C
2. F
3. A
4. G
5. H
6. B
7. E
8. D

PARTE 4 – O QUE VOCÊ FARIA?

1. Acione o SRM. Acalme a vítima e afrouxe roupas apertadas. Esteja preparado para auxiliar nas ventilações, se necessário. Monitore a respiração da vítima cuidadosamente. Se a vítima possui medicamentos para sua condição e você tiver permissão para isto, ajude-a a utilizar os medicamentos.
2. Siga as etapas de modo similar ao cenário anterior; se a vítima estiver entrando em fadiga, provavelmente você precisará auxiliar nas ventilações.

CAPÍTULO 18

PARTE 1 – VERDADEIRO/FALSO

1. V
2. V
3. V
4. V
5. V
6. V

PARTE 2 – MÚLTIPLA ESCOLHA

1. C
2. D
3. D
4. A
5. A
6. D
7. D
8. A
9. C
10. D

PARTE 3 – RELACIONE

1. A
2. B
3. B
4. A
5. B
6. A
7. B
8. A
9. B
10. A
11. B
12. A
13. B

PARTE 4 – O QUE VOCÊ FARIA?

1. Acione o SRM. Faça as avaliações primária e secundária; pergunte ao marido se ela é diabética. Mantenha as vias aéreas abertas, e trate para choque. Esteja alerta para episódios de vômito.
2. Acione o SRM. Faça uma avaliação primária; pergunte ao irmão se ela é diabética. Se estiver consciente, administre alguma forma de açúcar.

546 Primeiros socorros para estudantes

CAPÍTULO 19
PARTE 1 – VERDADEIRO/FALSO
1. F
2. F
3. F
4. V
5. F
6. F
7. V
8. V
9. F
10. V

PARTE 2 – MÚLTIPLA ESCOLHA
1. C
2. A
3. D
4. C
5. D

PARTE 3 – O QUE VOCÊ FARIA?
1. Acione o SRM. Faça as avaliações primária e secundária. Coloque a vítima deitada sobre o lado esquerdo para manter as vias aéreas abertas e limpas; atue na prevenção contra o choque.
2. Acione o SRM. Faça uma avaliação primária. Mantenha as vias aéreas limpas e acessíveis, e trate para choque. Suspeite de ruptura de varizes de esôfago.

CAPÍTULO 20
PARTE 1 – VERDADEIRO/FALSO
1. F
2. V
3. F
4. V
5. F
6. V
7. V
8. V
9. V
10. V
11. V
12. V
13. V
14. V

PARTE 2 – MÚLTIPLA ESCOLHA
1. A
2. D

3. A
4. D
5. B

PARTE 3 – O QUE VOCÊ FARIA?
1. Acione o SRM. Avalie o nível de consciência, conduza uma avaliação primária e ofereça tratamento para estado epiléptico.
2. Acione o SRM. Avalie o nível de consciência, conduza as avaliações primária e secundária e trate para choque.

CAPÍTULO 21
PARTE 1 – VERDADEIRO/FALSO
1. V
2. F
3. V
4. F
5. V
6. V
7. F
8. F
9. V
10. F

PARTE 2 – MÚLTIPLA ESCOLHA
1. B
2. C
3. D
4. A
5. A
6. A
7. B
8. B
9. B
10. B
11. B
12. A
13. B
14. D
15. B

PARTE 3 – RELACIONE
1. C
2. A
3. B

PARTE 4 – O QUE VOCÊ FARIA?
Acione o SRM. Pergunte à mãe se é uma gestação única ou múltipla, a data estimada do parto e as complicações desta gestação. Faça uma avaliação primária; utilize um kit obstétrico, se disponível, ou utilize materiais estéreis do kit de primeiros socorros; tome precauções de controle de infecção; eleve as nádegas da mulher; apoie sua cabeça e remova suas roupas. Apoie a cabeça e o corpo do bebê quando ele nascer; assegure-se de que o cordão umbilical não está ao redor do pescoço do bebê; aspire a boca do bebê e providencie cuidados apropriados à criança. Transporte a mãe, o bebê e a placenta para o hospital.

CAPÍTULO 22
PARTE 1 – VERDADEIRO/FALSO
1. F
2. V
3. F
4. F
5. V
6. V
7. F
8. V

PARTE 2 – MÚLTIPLA ESCOLHA
1. A
2. C
3. B
4. C
5. B
6. C
7. D
8. B
9. C
10. A

CAPÍTULO 23
PARTE 1 – VERDADEIRO/FALSO
1. V
2. F
3. F
4. V
5. F

PARTE 2 – MÚLTIPLA ESCOLHA
1. B
2. C
3. C
4. C
5. D
6. A

Apêndice B 547

7. D
8. D

PARTE 3 – RELACIONE

1. B
2. A
3. A
4. A
5. A
6. B
7. A
8. A
9. A

PARTE 4 – O QUE VOCÊ FARIA?

1. Suspeite de picada de cobra. Conduza as avaliações primária e secundária, abaixe e imobilize o membro afetado, acione o SRM, e procure por atendimento médico imediatamente.
2. Acione o SRM, faça uma avaliação primária e possivelmente tente a autoadministração de medicamentos. Esteja preparado para uma parada respiratória.

CAPÍTULO 24

PARTE 1 – VERDADEIRO/FALSO

1. V
2. F
3. V
4. V
5. V
6. F
7. V
8. F
9. F
10. V
11. V
12. V
13. F
14. V

PARTE 2 – MÚLTIPLA ESCOLHA

1. A
2. D
3. B
4. C
5. B
6. D
7. D
8. B
9. A

10. C
11. A
12. D
13. B
14. D

PARTE 3 – RELACIONE

1. B
2. A
3. A
4. B
5. C
6. A
7. A
8. A
9. A
10. B
11. C

PARTE 4 – O QUE VOCÊ FARIA?

1. Acione o SRM. Avalie o nível de consciência, conduza uma avaliação primária, remova a fonte da queimadura, irrigue queimaduras de espessura parcial e cubra a área enquanto continua a irrigar. Cubra queimaduras de espessura total com um curativo estéril.
2. Acione o SRM. Avalie o nível de consciência, conduza uma avaliação primária, remova roupas, remova a fuligem e limpe com água.
3. Acione o SRM. Assegure a sua segurança e a da vítima movendo-se para um abrigo. Estabilize o pescoço e a coluna da vítima; inicie imediatamente a RCP.

CAPÍTULO 25

PARTE 1 – VERDADEIRO/FALSO

1. V
2. V
3. V
4. V
5. V
6. F
7. F
8. V
9. F
10. V
11. V
12. F
13. F

14. F
15. V
16. F
17. F
18. F
19. F

PARTE 2 – MÚLTIPLA ESCOLHA

1. B
2. A
3. C
4. C
5. D
6. B
7. B
8. B
9. C
10. B

PARTE 3 – RELACIONE

1. B
2. D
3. A
4. C
5. A
6. D
7. C
8. E
9. A
10. A

PARTE 4 – O QUE VOCÊ FARIA?

1. Suspeite de exaustão por calor. Faça uma avaliação primária e uma avaliação secundária; faça a vítima ingerir água e leve-a para a sombra, a fim de proporcionar um maior resfriamento. Acione o SRM.
2. Suspeite de hipotermia. Conduza uma avaliação primária e uma avaliação secundária; mova a vítima para um ambiente mais ameno, remova roupas úmidas e comece o reaquecimento externo passivo. Acione o sistema SRM.

CAPÍTULO 26

PARTE 1 – VERDADEIRO/FALSO

1. F
2. F
3. V
4. V
5. F
6. F

548 Primeiros socorros para estudantes

7. F
8. V
9. V
10. V

PARTE 2 – O QUE VOCÊ FARIA?

Acione o SRM. Se tiver sido adequadamente treinado, remova a vítima da água, imobilize a coluna, estabeleça uma via aérea, auxilie na ventilação e comece RCP, se necessário.

CAPÍTULO 27
PARTE 1 – VERDADEIRO/FALSO

1. V
2. F
3. F
4. V
5. F
6. V
7. F
8. F
9. V
10. F

PARTE 2 – MÚLTIPLA ESCOLHA

1. B
2. C
3. C
4. C
5. A
6. C
7. C
8. A
9. B
10. D
11. C
12. C
13. A
14. A
15. A

PARTE 3 – O QUE VOCÊ FARIA?

1. Avalie ABCDs, controle o sangramento, irrigue a ferida com água estéril, cubra a ferida e monitore-a.
2. Avalie ABCDs, controle o sangramento, imobilize a coluna se necessário, estabilize a fratura, realinhe os ossos se necessário, e envie dois membros de seu grupo para buscar ajuda.

CAPÍTULO 28
PARTE 1 – VERDADEIRO/FALSO

1. V
2. V
3. F
4. F
5. F
6. F
7. V
8. F
9. F
10. F

PARTE 2 – MÚLTIPLA ESCOLHA

1. B
2. C
3. C
4. C
5. B
6. D
7. C
8. A
9. D
10. C

PARTE 3 – RELACIONE

1. E
2. C
3. A
4. B
5. D

PARTE 4 – O QUE VOCÊ FARIA?

Em uma aparente emergência psiquiátrica, assegure sua segurança em relação à vítima e ao trânsito. Notifique o SRM e as forças policiais. A vítima pode estar sofrendo de um ataque de paranoia. Aborde-a lentamente e mantenha distância. Não faça movimentos rápidos ou ameaçadores. Esteja alerta para sinais de comportamento agressivo, o que representa perigo para você.

CAPÍTULO 29
PARTE 1 – VERDADEIRO/FALSO

1. V
2. V
3. F
4. F
5. F
6. V
7. V

8. F
9. F

PARTE 2 – MÚLTIPLA ESCOLHA

1. D
2. C
3. B
4. B
5. D
6. A
7. D
8. D

PARTE 3 – O QUE VOCÊ FARIA?

1. O método de levantamento horizontal e remoção realizado por três pessoas pode funcionar neste caso. Mais importante, escolha um movimento que seja eficiente e diminua o risco de danos à coluna.
2. A remoção pela camisa pode funcionar se a vítima tiver passado do veículo para o chão. Durante a remoção da vítima do veículo, tente manter a cabeça e o pescoço em posição neutra e alinhada.

CAPÍTULO 30
PARTE 1 – VERDADEIRO/FALSO

1. V
2. V
3. V
4. V
5. F
6. F
7. F
8. F

PARTE 2 – MÚLTIPLA ESCOLHA

1. C
2. A
3. B
4. D
5. D
6. D

PARTE 3 – O QUE VOCÊ FARIA?

Considere primeiro se a vítima realmente precisa de uma extricação imediata e decida qual é a forma mais segura para fazê-lo. Para chegar até a vítima, estabilize o local e obtenha acesso através da janela do passageiro.

Glossário

A

ABCDs (do inglês *Airways, Breathing, Circulation, Disability*), que significa vias aéreas, respiração, circulação e incapacidade

abdome Área do corpo entre os mamilos e a virilha

aborto espontâneo Interrupção da gestação antes da 20ª semana (também chamado "aborto natural")

abrasão Ferimento superficial provocado por raspagem, arranhão ou cisalhamento

abrupta Condição na qual uma placenta posicionada normalmente se separa da parede uterina, geralmente durante os últimos três meses da gestação

absorção Penetração de uma substância no corpo através da pele

acidente vascular encefálico Qualquer processo patológico que comprometa a circulação cerebral

acidente vascular encefálico embólico Um tipo de acidente vascular encefálico isquêmico causado por um coágulo que bloqueia uma artéria cerebral

acidente vascular encefálico hemorrágico Um dos dois tipos gerais de acidente vascular encefálico; causado por uma ruptura de vaso no cérebro

acidente vascular encefálico isquêmico Um dos dois tipos gerais de acidente vascular encefálico; provocado pela presença de coágulo dentro do cérebro

acidente vascular encefálico trombótico Tipo de acidente vascular encefálico isquêmico que ocorre quando uma artéria cerebral é bloqueada por um coágulo (trombo) alojado dentro do cérebro

afogamento Morte decorrente de asfixia provocada por submersão

afogamento ativo Afogamento no qual a vítima luta na água e ainda respira

afogamento "molhado" Afogamento no qual a água penetra nos pulmões

afogamento passivo Afogamento no qual a vítima não respira e está com a face submersa na água

afogamento "seco" Afogamento no qual há pouca ou nenhuma penetração de água nos pulmões

afogamento secundário Morte causada por pneumonia por aspiração, posterior à ressuscitação após acidente aquático

aneurisma da aorta abdominal Porção da parede da aorta abdominal que enfraquece, se dilata e, por fim, se rompe

***angina pectoris* (angina de peito)** Dor no peito que ocorre quando o coração não recebe oxigênio suficiente

***angina pectoris* estável** A forma de angina que ocorre quando a vítima tem um aumento da carga de trabalho do coração e consequentemente de sua demanda por oxigênio, geralmente após atividade física ou estresse emocional; esta condição é reversível e não produz dano permanente ao coração

***angina pectoris* instável** A forma de angina que não é aliviada por meio de repouso e que requer tratamento com nitroglicerina ou outros medicamentos cardiológicos

angústia respiratória Uma condição anormal em que a respiração é difícil, ruidosa, irregular ou anormalmente rápida ou lenta, ou uma combinação desses sinais

anterior Na parte da frente

apresentação A parte do corpo do bebê que aparece primeiro através do canal do parto; em um parto normal, é a cabeça que aparece primeiro

aranha reclusa castanha Aranha venenosa castanha caracterizada por um sinal em forma de violino nas costas; a picada desta aranha não cicatriza e exige enxerto cirúrgico

aranha viúva-negra Aranha venenosa caracterizada por um sinal vermelho em forma de ampulheta no abdome

arteriosclerose Condição patológica na qual as artérias perdem a elasticidade

articulação acromioclavicular Articulação no ombro na qual ocorre a junção entre clavícula, escápula e úmero

articular Ajustar as partes, umas às outras, permitindo o movimento entre elas

asfixia traumática Compressão súbita da parede torácica que força um refluxo do sangue pelos vasos

aspiração Captação de material estranho para dentro dos pulmões por meio da respiração

asséptico Livre de bactérias

ataques isquêmicos transitórios Ataques de curta duração semelhantes a acidentes vasculares encefálicos, que ocorrem quando o bloqueio arterial é parcial ou passageiro

ataxia Incapacidade de manter o equilíbrio

aterosclerose Condição na qual substâncias gordurosas e outros resíduos são depositados nas paredes das artérias

aura Primeira fase de uma crise convulsiva, com duração de poucos segundos e associada a uma sensação peculiar, que pode ser de natureza psíquica ou sensorial

auxílio para caminhar Método de remoção no qual o socorrista atua como muleta para ajudar a vítima a andar

avulsão Extração de um retalho cutâneo, que pode ficar pendurado ou ser cortado completamente

B

bandagem Material usado para manter um curativo no lugar

bandagem em rolo Bandagem em forma de faixa que se ajusta ao corpo, feita para ser enrolada ao redor de um ferimento

bandagem triangular Pedaço de tecido em forma de triângulo usado para aplicar talas e formar tipoias

barotrauma Emergência resultante de mergulho na qual as cavidades do corpo são submetidas a pressão extrema

bebê prematuro Bebê com peso abaixo de 2,5 kg e/ou que nasce antes da 36ª semana de gestação

broncoespasmo Espasmo generalizado dos brônquios

C

cãibra Espasmo muscular incontrolável

cãibras por calor Espasmos musculares provocados por um distúrbio no equilíbrio eletrolítico dos músculos, geralmente quando o corpo perde sais minerais e outros eletrólitos em excesso durante transpiração abundante

canal do parto A vagina e a porção inferior do útero

carvão ativado Carvão especial, destilado por vapor, capaz de absorver seu peso várias vezes em substâncias contaminantes, em virtude de sua superfície porosa

cavidade abdominal Contém fígado, baço, vesícula biliar, intestino delgado e grosso, pâncreas, apêndice e estômago

cavidade craniana Cavidade que contém o cérebro

cavidade espinal Contém a medula espinal

cavidade pélvica Contém os órgãos reprodutores, bexiga urinária, uretra e reto

cavidade pericárdica O rígido invólucro fibroso que contém o coração

cavidade torácica Contém coração, traqueia, pulmões, grandes vasos e o esôfago

cérvix Colo uterino

choque Colapso e falência progressiva do sistema circulatório

choque compensado Primeiro estágio do choque, no qual o corpo tenta compensar o decréscimo na perfusão tecidual

choque irreversível O estágio final do choque, no qual os órgãos do corpo começam a morrer

choque progressivo (compensatório) O segundo estágio do choque, no qual os mecanismos de compensação do corpo falharam, a pressão arterial começa a cair, e os órgãos começam a sofrer pela falta de perfusão

cianose Coloração azulada provocada pela falta de oxigênio

cobra-coral Tipo de cobra venenosa que não possui fosseta loreal nem presas

cólica Dor espasmódica que ocorre em intensidade variável

compressas de gaze Compressas estéreis de gaze, fabricadas industrialmente e embaladas individualmente

compressas especiais Compressas grossas e em camadas usadas para controlar sangramentos e estabilizar objetos cravados

condução Transferência de calor corporal para objetos próximos por meio do contato físico direto

congelamento da superfície cutânea Resfriamento excessivo da superfície da pele

conjuntiva Membrana mucosa transparente que reveste as pálpebras e recobre a superfície externa do globo ocular

consentimento implícito Suposição de que uma vítima de lesão ou doença potencialmente fatais daria seu consentimento para os primeiros socorros

consentimento real (ou informado) Consentimento de uma vítima alerta, orientada e capaz de tomar uma decisão sobre o próprio tratamento; considerado válido quando dado verbalmente

contusão Equimose

convecção Transferência de calor corporal para a atmosfera ao redor, que se torna mais quente, se eleva e é substituída por ar mais frio

cordão umbilical Extensão da placenta através da qual o feto é alimentado

coroamento Aparecimento da cabeça do bebê no orifício vaginal

cotovelo de golfista Inflamação do tendão ligado à parte medial do cotovelo

cotovelo de tenista Inflamação da proeminência óssea do cotovelo

crepitação Som áspero ou sensação de aspereza, semelhante ao de uma lixa, resultante do atrito entre as extremidades de ossos quebrados

crise atônica Também chamada de "ataque de queda", representa uma convulsão na qual as pernas de uma criança entram súbita e temporariamente em colapso

crise convulsiva Alteração súbita e involuntária nos sentidos, no comportamento, na atividade muscular ou no nível de consciência, resultante de irritação ou hiperatividade das células cerebrais

crise de ausência (pequeno mal) Condição caracterizada por olhar fixo e ausente, que dura apenas alguns segundos, mais comum em crianças; esse tipo de crise não envolve convulsões

crise mioclônica Crise caracterizada por contrações musculares súbitas, breves e significativas que envolvem todo o corpo ou parte dele

crise parcial complexa (psicomotora) Crise que se inicia com olhar fixo e ausente, progredindo para mastigação ou outra atividade motora repetitiva e aleatória; a vítima parece desnorteada

crise parcial simples (jacksoniana) Crise simples e parcial caracterizada por contração dos dedos das mãos e dos pés; a contração pode se espalhar e envolver todo o braço ou perna, mas a vítima permanece acordada e alerta; esta crise pode evoluir para uma crise convulsiva tônico-clônica

crise tônico-clônica generalizada (grande mal) Condição caracterizada por rigidez e contração musculares alternadas, suspensão temporária da respiração e alteração do estado mental

crotalíneo Tipo de cobra, como a cascavel, que tem como característica uma fosseta loreal entre os olhos e a boca

crupe Infecção viral que provoca inchaço e estreitamento progressivo das vias aéreas logo abaixo da glote

curativo Cobertura estéril para ferimentos

D

delirium tremens Condição potencialmente fatal que provoca delírio, normalmente durante os 5 dias posteriores à última dose de álcool ingerida pelo alcoólatra

derme Camada interna da pele; segunda camada da pele, que contém os folículos pilosos, as glândulas sudoríferas, as glândulas sebáceas e os nervos

descarga autônoma Na crise do tipo grande mal, é o estágio que dura poucos segundos e envolve hiperventilação, salivação e batimentos cardíacos acelerados

descolamento prematuro de placenta, ou placenta

desfibrilação Aplicação de eletricidade sobre o peito da vítima cujo coração parou de bater

desvio traqueal Deslocamento lateral da traqueia, notado quando se palpa a traqueia na parte anterior do pescoço

dever de agir Obrigação legal de prestar socorro ou proporcionar atendimento de emergência

diabetes do tipo I Diabetes que surge quando o corpo produz pouca ou nenhuma insulina

diabetes do tipo II Diabetes que surge quando o corpo não produz insulina suficiente, ou quando as células não respondem à insulina produzida

diabetes gestacional Condição temporária que se desenvolve em gestantes

dilatação Fase do trabalho de parto na qual o colo uterino se dilata e na qual ocorrem as contrações

dispneia Falta de ar ou dificuldade respiratória

distensão Lesão muscular que ocorre quando o músculo é alongado além de sua amplitude normal de movimento, causando sua ruptura

distensão gástrica Insuflação do estômago com ar

distração Movimento súbito de separação da coluna vertebral que causa estiramento e laceração da medula espinal, como em enforcamentos

doença aguda das montanhas Doença relacionada à altitude; semelhante a um quadro de ressaca alcoólica intensa

doença coronariana Condição na qual uma artéria coronária é danificada

doença da descompressão Lesão por mergulho na qual gases (normalmente nitrogênio) penetram na corrente sanguínea

doença infecciosa Doença que pode ser transmitida de um hospedeiro (pessoa, animal ou inseto) para outro; por exemplo, de uma pessoa para outra, ou de um inseto ou animal para uma pessoa; também chamada de doença comunicável

doença pulmonar obstrutiva crônica Espectro de doenças que inclui enfisema, bronquite crônica e asma

E

eclâmpsia Estágio avançado da toxemia da gravidez, quando ocorrem crises convulsivas ou coma potencialmente fatais

edema cerebral de grande altitude Doença relacionada à altitude que provoca inchaço do cérebro e aumento da pressão intracraniana

edema pulmonar Condição na qual ocorre vazamento de plasma para fora dos capilares e para dentro dos pulmões, como resultado da pressão exercida por um coração debilitado

edema pulmonar de grande altitude Doença relacionada à altitude que provoca a penetração de fluido celular nos pulmões

embolia cerebral Coágulo que se desenvolve em qualquer parte do corpo, se desloca pela corrente sanguínea e se aloja em uma artéria do cérebro

embolia gasosa Lesão por mergulho na qual bolhas de ar penetram na corrente sanguínea

enfisema Doença respiratória caracterizada por alvéolos excessivamente inchados

entorse Lesão na qual os ligamentos são estirados e sofrem ruptura total ou parcial

epiderme Camada mais externa da pele

epiglotite Infecção bacteriana que provoca inchaço da epiglote e obstrução das vias aéreas

epilepsia Distúrbio cerebral crônico caracterizado por crises convulsivas recorrentes não decorrentes de problemas agudos, com ou sem perda de consciência

esclera O branco do olho

esconderijo Local onde você pode se esconder (p. ex., uma moita ou arbustos)

espasmo carpopedal Flexões das mãos nos punhos e dos dedos nas articulações dos dedos

estado de mal asmático Crise de asma intensa, prolongada e que representa uma emergência médica prioritária

estado epiléptico Convulsão ou série de convulsões intensas e prolongadas que ocorrem sem que a vítima recobre a consciência entre elas

estéril Livre de micro-organismos e esporos

estoma Abertura cirúrgica no pescoço

estupor pós-ictal Fase seguinte a uma crise convulsiva, durante a qual todos os músculos se relaxam e a vítima lentamente volta à responsividade, embora sinta-se exausta

evaporação Perda de calor corporal quando a transpiração passa do estado líquido para o vapor

evisceração Protrusão do conteúdo abdominal por meio de uma laceração ou qualquer outro ferimento

exaustão por calor Emergência relacionada ao calor que é provocada por perda excessiva de água e sais minerais pela transpiração e caracterizada por pele fria e úmida e pulso fraco e acelerado

expiração Ato de expelir o ar na respiração

externo Do lado de fora

extricação Processo de remoção de vítimas de situações perigosas ou de ferragens de veículos

F

fase clônica Em uma crise convulsiva, a fase caracterizada por rigidez muscular e relaxamento que se alternam ritmicamente, em sucessões rápidas

fase hipertônica Fase da crise convulsiva que indica o fim das contrações musculares contínuas; caracterizada por rigidez e hipertensão muscular excessivas

fase pós-crise convulsiva Uma das fases finais de uma crise convulsiva, durante a qual a vítima progride para o coma

fase tônica Estágio inicial da crise convulsiva, durante o qual a vítima perde a consciência, e o corpo fica completamente rígido, com contrações musculares contínuas

ferimento Lesão na pele e na musculatura subjacente que interrompe a continuidade normal do tecido, órgão ou osso afetado

feto Bebê em desenvolvimento, antes do nascimento

fibrilação ventricular Um batimento caótico e desordenado do coração que é incapaz de produzir pulso ou circulação

forame magno Orifício na base do crânio no qual se localiza o tronco encefálico

força razoável Quantidade de força necessária que o socorrista deve empregar para evitar que uma vítima lesione a si própria ou a outras pessoas

fratura Rachadura ou quebra de um osso

fratura de Colles Deslocamento do antebraço, causado quando a vítima cai sobre a palma da mão com o punho estendido

fratura de Smith Deslocamento do antebraço, causado quando a vítima cai sobre o dorso da mão com o punho flexionado

G

geladura Dano tecidual resultante de exposição prolongada ao frio intenso

glândulas endócrinas Glândulas sem ducto que regulam o corpo por meio da secreção de hormônios

glicose Açúcar

globo ocular O bulbo do olho, o olho propriamente dito

golpe-contragolpe Mecanismo de lesão cerebral no qual o crânio sofre uma parada súbita, mas o cérebro continua a se movimentar para a frente e para trás dentro do crânio, provocando lesão no local de impacto e no lado oposto do cérebro

gravata Bandagem triangular dobrada

gravidez ectópica Gestação na qual o óvulo fertilizado é implantado fora do útero

H

hematoma Acúmulo de sangue sob a pele

hemofílico Pessoa cujo sangue não coagula por causa de anomalias congênitas no mecanismo de coagulação

hemoptise Tosse com expectoração de sangue

hemotórax Acúmulo de sangue na cavidade torácica, o que provoca colapso do pulmão

hérnia Protrusão de um órgão interno através da parede abdominal ou para o interior de outra cavidade do corpo

hiperglicemia Condição resultante de um estado de pouca insulina e excesso de açúcar

hipertermia Aumento significativo da temperatura corporal

hiperventilação Condição caracterizada por respiração exagerada ou muito rápida

hipoglicemia Condição que resulta de excesso de insulina e escassez de açúcar no sangue

hipotermia Redução significativa da temperatura corporal

histeria de conversão Conversão de ansiedade em disfunção física, como cegueira ou surdez

I

"inchados azuis" (*blue bloaters*) Vítimas de bronquite crônica

infarto do miocárdio Ataque cardíaco que ocorre quando o suprimento de sangue para o coração é reduzido ou interrompido

infarto silencioso do miocárdio Ataque cardíaco que não provoca dor no peito

inferior Abaixo de um ponto de referência, na direção dos pés

ingestão Absorção de uma substância para dentro do corpo pela boca

inspiração Ato de atrair ar ou outros gases para o interior dos pulmões

insulina Hormônio necessário para facilitar a saída de glicose da corrente sanguínea através das membranas celulares e para o interior das células

intermação Emergência potencialmente fatal provocada por um distúrbio no mecanismo de regulação da temperatura corporal; a condição é caracterizada por febre intensa, pele quente e ressecada ou úmida, delírio ou coma

interno Do lado de dentro

isolamento contra substâncias corporais Conjunto de precauções tomadas para prevenir exposição a doenças, com base nos riscos e riscos potenciais observados durante a prestação dos primeiros socorros

L

laceração Ruptura da pele; as lacerações podem apresentar bordas regulares ou irregulares e profundidade variável

laringe Segmento das vias aéreas, situado na parte terminal superior da traqueia

lateral À direita ou à esquerda da linha mediana (centro) do corpo

leis do bom samaritano Leis que protegem os socorristas e fornecem diretrizes para o atendimento de emergência

lesão por arco elétrico (ou queimadura por clarão) Lesão que ocorre quando uma corrente elétrica pula de uma superfície para outra; a superfície cutânea é queimada, mas a eletricidade não chega a atravessar a pele

lesão por inalação Lesão causada pela inspiração de calor, substâncias químicas tóxicas, fumaça ou monóxido de carbono

levantamento horizontal e remoção Método em que três ou mais socorristas levantam e removem a vítima até a maca, mantendo-a em posição horizontal

luxação Lesão na qual a articulação se rompe e permanece rompida; as extremidades ósseas que se articulam entre si não estão mais em contato adequado umas com as outras

M

mandíbula Maxilar inferior

máscara facial Dispositivo que funciona como uma barreira para cobrir a boca e o nariz da vítima

maxila Maxilar superior

mecônio Fezes do recém-nascido; a presença de fluido amniótico de coloração marrom-amarelada ou esverdeada indica defecação do bebê ainda no útero, antes do nascimento

medial Na linha mediana (centro) do corpo

método da superfície palmar Método no qual se utiliza o tamanho da palma da vítima para se estimar a porcentagem da superfície do corpo afetada por uma queimadura

miocárdio Músculo cardíaco que forma as paredes do coração

monóxido de carbono Gás tóxico, inodoro, incolor e insípido, resultante de combustão incompleta

músculo cardíaco Músculo que forma as paredes do coração

músculo esquelético (voluntário) Músculo que está sob controle voluntário direto do cérebro

músculo involuntário Músculo liso, sobre o qual a pessoa não exerce controle voluntário ou consciente

músculo liso Músculo encontrado nas paredes dos órgãos internos e vasos sanguíneos, geralmente independente de controle voluntário

N

negligência Atitude envolvendo falta de cuidado, desatenção, indiferença, imprudência ou descuido evitável

O

oclusivo Hermético e impermeável

ocular Relativo ao olho

olhos de guaxinim Equimose ao redor dos olhos, na ausência de trauma ocular; sinal tardio de fratura do crânio

ondulação Perda de calor dentro de uma tenda, quando o ar quente é substituído por ar frio por causa do movimento do vento nas laterais da tenda

órbita Cavidade óssea que abriga o globo ocular

P

palpável Que pode ser sentido pelo socorrista

parada cardíaca Condição em que o coração para de bater

parada respiratória A interrupção total da respiração ou do esforço respiratório

parestesia Sensação de picada ou formigamento que indica perda de circulação

parto pélvico Situação na qual as nádegas ou os dois pés do bebê se apresentam primeiro através do canal do parto

patela Rótula

PCP Fenciclidina, droga alucinógena que causa reações severas

perfusão Circulação de sangue rico em oxigênio ao longo dos órgãos e dos tecidos

períneo Área de pele entre a vagina e o ânus

peritonite Inflamação do revestimento do abdome

placa Depósito de gordura nas paredes das artérias

placenta Estrutura no revestimento interno do útero que fornece nutrição ao feto

placenta prévia Condição na qual a placenta está em posição anormal

pneumotórax Condição na qual o ar preenche a cavidade torácica, causando colapso do pulmão

pneumotórax hipertensivo Situação na qual o ar penetra o espaço pleural em decorrência de um defeito de sentido único no pulmão, resultando em aumento progressivo da pressão na cavidade pleural, o que por sua vez provoca colapso quase completo do pulmão atingido e começa a comprimir o pulmão não atingido, os grandes vasos torácicos, e o coração

ponto de pressão Local onde uma artéria fica próxima à superfície da pele e repousa sobre um osso

posição anatômica Posição em pé, ereta, com os braços ao longo das laterais do corpo, palmas das mãos voltadas para a frente

posição de decúbito dorsal Deitada de costas

posição de decúbito lateral Deitada de lado (direito ou esquerdo), com o braço que está embaixo posicionado à frente do corpo e a cabeça pendendo; também conhecida como posição de recuperação ou de coma.

posição de decúbito ventral Deitada de barriga para baixo (de bruços)

posição de recuperação modificada Consiste em estender o braço da vítima, rolá-la para decúbito lateral, colocar sua cabeça sobre o braço estendido e dobrar seus joelhos para estabilizar o corpo

posterior No dorso

pré-eclâmpsia Condição da gravidez associada a alta pressão arterial e edema das extremidades; primeiro estágio da toxemia

primeiros socorros Atendimento temporário e imediato prestado a uma pessoa ferida ou que adoece repentinamente

processo xifoide Extremidade inferior do esterno

profundo Distante da superfície

prolapso do cordão umbilical Apresentação do cordão umbilical no orifício vaginal prévia ao bebê

proteção Consiste em usar algum elemento que possar proteger contra tiros por armas de fogo (p. ex., uma árvore)

protetor facial Dispositivo que funciona como uma barreira para cobrir a boca da vítima

protruso Forçado para fora da posição normal; um globo ocular protruso é aquele forçado para fora da órbita

pulso carotídeo Pulso medido no sulco em qualquer lado do pescoço

pulso radial Pulso medido no punho, próximo ao polegar

pupilas elípticas Pupilas com fendas verticais, como as de um gato

Q

quadrantes Seções; o abdome é dividido em quatro quadrantes

quase afogamento Sobrevivência, pelo menos temporária, de uma condição que beirou a asfixia por submersão

queimadura de primeiro grau (superficial) Queimadura que envolve somente a epiderme (camada externa da pele) caracterizada por dor e vermelhidão

queimadura de segundo grau Queimadura que envolve as camadas da epiderme e da derme da pele, caracterizada por vermelhidão, bolhas, inchaço e dor

queimadura de terceiro grau Queimadura de espessura total envolvendo todas as camadas da pele, assim como gordura subcutânea, músculos e ossos; esse tipo de queimadura se caracteriza por pele ressecada, esbranquiçada ou carbonizada

queimadura térmica Queimadura provocada por chamas

queimaduras por contato Lesões causadas pelo contato com uma superfície quente ou com um circuito elétrico ativo

R

Regra dos nove Método para estimar a proporção da superfície do corpo que foi queimada; consiste na divisão mental do corpo em regiões, cada uma representando 9% (ou um múltiplo de 9) da superfície corporal

Regra dos três Regra pela qual o tempo de sobrevivência será consideravelmente reduzido se a vítima não dispuser de três requisitos básicos: abrigo, água e alimentos

remoção com cadeira Método de levantar e remover a vítima sentada em uma cadeira, a qual é carregada por dois socorristas

remoção com cobertor Método de remoção no qual o socorrista coloca a vítima ferida sobre um cobertor e a arrasta para um local seguro

remoção com lençol Método de remoção no qual um único socorrista forma um arreio com um lençol, passando-o por baixo dos braços e das axilas da vítima para então puxá-la

remoção nos ombros Método pelo qual o socorrista levanta a vítima e a carrega nos ombros

remoção pela camisa Método de remoção no qual um único socorrista utiliza a própria camisa da vítima como uma alça para puxá-la

remoção por "cadeirinha" Método de levantar e remover a vítima no qual dois socorristas formam uma "cadeira" com os braços

remoção por levantamento dos membros Um método de carregamento e transporte da vítima no qual dois socorristas carregam a vítima pelos membros

respiração Troca de oxigênio e dióxido de carbono nos pulmões e nas células; perda de calor corporal por meio de respiração normal

respiração inadequada Respiração muito lenta ou superficial para ser capaz de sustentar vida

respiração paradoxal Condição na qual a área lesionada do tórax se movimenta no sentido oposto ao do resto do tórax durante a respiração

S

saco amniótico Bolsa semelhante a um saco plástico cheia de fluido, na qual o bebê flutua

sinais Indícios que podem ser observados na vítima, como sangramento

sinal de Battle Equimose atrás das orelhas (processo mastoide); sinal muito tardio de fratura do crânio

sinal de mancha de sangue Muco tingido de cor de rosa na secreção vaginal, evidente no início do trabalho de parto

síndrome coronariana aguda (SCA) Uma ampla gama de condições que leva a baixos estados de oxigenação no músculo cardíaco; também conhecida como isquemia miocárdica

síndrome da morte súbita do lactente Morte súbita de um bebê aparentemente sadio, geralmente durante o sono

síndrome de abstinência Síndrome de quatro estágios que ocorre após uma redução na quantidade de álcool que uma pessoa está acostumada a ingerir, ou quando os níveis de álcool no sangue começam a cair após intoxicação grave

síndrome de hiperventilação Estado anormal caracterizado por respiração rápida persistente

sintomas Detalhes descritos pela vítima, como dor abdominal

sistema nervoso autônomo Porção do sistema nervoso que controla as atividades das glândulas, órgãos e músculos involuntários

sistema nervoso central Porção do sistema nervoso que envolve o cérebro e a medula espinal

sistema nervoso parassimpático A parte do sistema nervoso autônomo que se opõe ao sistema nervoso simpático

sistema nervoso periférico Estruturas do sistema nervoso (principalmente terminações nervosas) que se localizam fora do cérebro e da medula espinal

sistema nervoso simpático Porção do sistema nervoso autônomo que provoca a constrição dos vasos sanguíneos, estimula a sudorese, aumenta a frequência cardíaca, provoca a contração dos músculos do esfíncter e prepara o corpo para responder ao estresse

sistema nervoso voluntário Porção do sistema nervoso que controla a atividade dos músculos voluntários e os movimentos em todo o corpo

"soprador rosado" Vítima de enfisema; a cor rosa é decorrente da superprodução de células vermelhas do sangue

suicídio Qualquer ato voluntário destinado a acabar com a própria vida

superficial Próximo à superfície

superior Acima de um ponto de referência

suporte básico à vida Termo que descreve os procedimentos de primeiros socorros necessários para preservar a vida em uma situação de emergência

T

tabaqueira anatômica Área do punho por onde passa a artéria radial

teste do "bom senso" Consiste em questionar se o socorrista agiu da mesma forma que uma pessoa normal, prudente e com treinamento semelhante teria agido nas mesmas circunstâncias

tórax flácido Instabilidade de uma porção da parede torácica

tóxico Venenoso

trabalho de parto Processo que se inicia com a primeira contração uterina e se encerra com o nascimento do bebê e a expulsão da placenta

triagem Sistema de classificação de vítimas em categorias de acordo com a prioridade de tratamento

trombo Coágulo que se desenvolve em uma artéria cerebral

túber isquiático Local de anexação do topo dos isquiotibiais

U

urushiol Elemento tóxico da hera venenosa, que pode ser transmitido por pelo de animais, ferramentas, roupas e, quando a planta é queimada, também pelo ar

útero Órgão no qual o bebê se desenvolve

V

vagina Canal de passagem para o parto

varizes esofágicas Vasos sanguíneos salientes, ingurgitados e enfraquecidos que revestem a parede do terço inferior do esôfago

ventilação O processo mecânico de mover o ar (respiração) para dentro e para fora dos pulmões

verniz caseoso Substância esbranquiçada e gordurosa que recobre a pele do recém-nascido

vertigem Tontura

vertigem central Tipo mais raro de vertigem (tontura), que se assemelha a ataque isquêmico transitório ou acidente vascular encefálico; as vítimas não manifestam náuseas, vômitos, perda auditiva nem sensação de rotação

vertigem labiríntica Tipo mais comum de tontura, causado por distúrbio no ouvido interno e caracterizado por náuseas, vômitos e sensação de rotação

Índice remissivo

A

Abdome
avaliação, 47-51
explanação, 322
quadrantes, 322-323
Abelhas, 392-394
"africanizadas", 393
de mel, 392-393
Abordagem C-A-B da
American Heart
Association, 37-39
sobrevivência após parada
cardíaca, 76
Aborto, 349-352
Abrasões, 119-121
Abrigo, 464-466. *Ver também*
Emergências em
ambiente selvagem
Abuso de substâncias. *Ver*
Emergências relacionadas
ao álcool; Emergências
relacionadas a drogas
Abuso e negligência infantil,
374-377
abuso sexual, 375-376
atendimento de emergência,
374, 376, 378
emocional, 375-376
identificação, 374, 376, 378
sinais e sintomas, 377
tipos, 375-376
Aceleração-desaceleração, 229-
230, 232
Acidente vascular encefálico
atendimento de emergência,
292-294
embólico, 292-293
explanação, 290-292
hemorrágico, 290-293
isquêmico, 291-292
sinais e sintomas, 292-294
trombótico, 290-292
Acidentes. *Ver também tipos
específicos de acidentes ou
lesões*
estatísticas, 2-3
morte infantil em, 374-376,
378
Acidentes automobilísticos
abuso de álcool, 268
acesso à vítima, 525-526
diretrizes, 522-525
estabilização da vítima e
extricação, 526-529
estabilização do veículo,
524-526

lesão cerebral, 229-230
lesão medular, 237, 239-240
questões de segurança, 10-
11, 522-523, 525-526
Acidentes coletivos. *Ver*
Desastres
Acidentes de mergulho, *Ver
também* Emergências em
ambiente aquático
lesões da cabeça e coluna,
451-453
tipos de, 454, 456-458
Ácidos, 135-136
Adrenalina, 25, 27, 393, 395
Afogamento/quase
afogamento
assegurando sua própria
segurança, 450-452
atendimento de emergência,
453-456
ativo, 448-450
explanação, 448-449
indicações, 448-449
lesão da cabeça ou coluna,
451-454
molhado, 448-449
passivo, 448-449
precauções de segurança,
449-450
ressuscitação, 450-451
seco, 448-449
secundário, 448-449
AIDS, 7-9
Álcalis, 135-136
Álcool, 270-271
Alcoolismo, 268, 270-272
Alerta, 40-41
Alucinógenos, 277-278, 285
Ambiente selvagem, 462-463
Amputações
atendimento de emergência,
125-128
de hálux, 122-123
explanação, 120-123
Anatomia reprodutiva
explanação, 348-350
lesão, 166-167
parto, 349-351
Aneurisma de aorta
abdominal, 328-329
Anfetamina, 278-279
Angina pectoris, 76, 286-287
estável, 286-287
instável, 286-287
Antabuse, 486-487
Antebraço, 20-22

Anterior, 17-18
Apresentação do parto, 349-350
de membro superior ou
inferior, 360-361
pélvica, 361
Aranhas. *Ver também* Mordidas/
picadas de insetos
reclusa castanha, 390-391
viúva-negra, 389-391
Arraias, 393, 395
Artérias
endurecimento, 284, 286
sangramento, 96-98
Arteriosclerose, 284, 286
Articulações, 21-22
acromioclavicular, 211
explanação, 188-189
movimento, 21-22
Asfixia traumática, 157-158
Asma
aguda, 303-304
atendimento de emergência,
303-304
em crianças, 370-372
estado asmático, 303-305
explanação, 303-304
sinais e sintomas, 303-304
Aspiração, 63-64
Ataque cardíaco. *Ver* Infarto do
miocárdio
Ataques de animais, 471-473
Ataques isquêmicos
transitórios (AITs), 291-
292
Atendimento de emergência,
2-3, 5-6
Aterosclerose, 284, 286-289
Átrios, 22-24
Aura, 337, 339
Ausência de resposta, 41-42, 76
Autoimobilização, 200-201
Avaliação ABCD (vias aéreas,
respiração, circulação
e incapacidade), 38-40,
528-529
Avaliação da vítima
abdome, 47-51, 162-164,
322-323
características faciais, 46-48
checagem, 47-48
circulação, 38-41
convulsões, 337-340
crânio e pescoço, 47-48
crianças, 368-370
desconforto respiratório,
57-60

determinando a queixa
principal, 42-43
dorso, 48-51
emergências com álcool,
274-275
estabilização das vias aéreas
e coluna, 38-40
estado mental, 41-42, 241
etapas na, 36-38
exame neurológico, 41-43
explanação, 41-43
idosos, 378-381
incapacidade, 40-42
instrumentos de informação
médica, 44-47
investigação primária, 37-40
investigação secundária, 45-51
lesões cranianas, 232-234
lesões na coluna, 18-20, 48-
51, 237-242
lesões oculares, 132-133
membros inferiores, 48-51
membros superiores, 48-51
objetivos, 36-37
queimaduras, 404-410
região pélvica, 48-51
respiração, 38-40, 43-45
sinais vitais, 42-45
temperatura e cor da pele,
43-45
Avaliação primária
circulação, 38-41
estabilização das vias aéreas
e coluna, 38-40
etapas, 38-39
incapacidade, 40-42
objetivos, 37-39
respiração, 38-40
Avaliação secundária
abdome, 47-51
características faciais, 46-48
crânio e pescoço, 47-48
dorso, 48-51
membros inferiores, 48-51
membros superiores, 48-51
ordem do exame, 45-47
região pélvica, 48-51
tórax, 47-48
Avulsões, 120-122

B

Baço, 24-27
Bactéria, 6-7
Bandagem(ns). *Ver também*
Curativo(s), 174-176,
179-183

557

558 Primeiros socorros para estudantes

compressiva, 99-100, 173-175
em gravata, 175-176, 181-182
em rolo, 175-177
explanação, 174-175
improvisadas, 176, 178-180
triangular, 175-176, 179-181
Barotrauma, 457-458
Bexiga urinária, 24-27
"Boa-noite-cinderela", 278-279
Botulismo, 252-255, 263
Broncoespasmos, 64-65, 303-304
Bronquite crônica, 300-302

C

Cãibra por calor, 433-435
Canal do parto, 348
Capilares, 96-98
Carrapatos, 391-393, 398-400
Carvalho, 263
Carvão ativado, 255-257
Cavidade(s)
abdominal
explanação, 24-31
lesão na, 162-164
corporais, 29, 31
craniana, 29, 31
espinal, 29, 31
oculares, 132-136
pélvica, 29, 31
pericárdica, 29, 31
torácica, 29, 31
Células, 16-17
Cena do crime, 491-493
Centrípeto, 392-393
Centro de vigilância
toxicológica, 251-252
Centros de controle de
envenenamento, 251-254
Centros nervosos, 26, 28
Cérebro, 27-30
Cérvix, 349-350
Choque
anafilático, 107-112
atendimento de
emergência, 125-128
explanação, 107-109
mordidas/picadas de
insetos, 259-260,
392-393, 395
sinais e sintomas, 108-110
tratamento, 110-112
cardiogênico, 105-106
causas, 103-106
compensado, 104-106
controle, 106-109
distributivo, 105-106
elétrico, 418-419, 421
em ambiente selvagem, 468-469
em crianças, 372-373

explanação, 103-104
gestante, 106-107
hemorrágico, 105-106
hipovolêmico, 105-106
idosos, 104-105
irreversível, 104-106
lactentes, 104-105
obstrutivo, 105-106
prevenção, 107-109
progressivo, 104-106
sinais e sintomas, 106-107
Cianose, 38-39, 43-45
Clavículas, 20-21, 210
Cobra coral, 386-389
Cobra venenosa, 386-387,
389-390
Cocaína, 278-279
Cólicas
explanação, 189-193
por calor, 433-435
Coluna vertebral, 19-20
Coma diabético. *Ver*
Hiperglicemia grave
Comparação de diretrizes para
RCP
acionar o SRM, 11
compressões, 91
desfibrilação, 91
verificação de pulso,
diretrizes de RCP, 31
vias aéreas e respiração, 51, 70
Compressão abdominal
explanação, 64-67
quando não utilizar, 68
Compressas de gaze, 172-174
Compressas especiais, 173-174
Compressões torácicas
função, 80-81
indicações, 37-38, 57-60
método, 80-87
posição da mão, 80-84
treinamento, 77, 79
Condução, 428
Congelamento da superfície
cutânea, 438-440
Conjuntivas, 132-133
Consentimento, 5-6
implícito, 5-6
informado, 5-6
real, 5-6
Considerações legais
colisões automobilísticas,
522-524
dever de agir, 4-6
deveres do socorrista, 4-5
emergências psicológicas,
491-493
leis do bom samaritano, 5-6
Contenção da vítima, 495
Contusões
cerebral, 229-230
explanação, 118-119

musculares, 189-190, 192-193
na crista ilíaca, 218-219
Convecção, 428
Convulsões
atendimento de emergência,
337-340
atônicas, 336
avaliação, 337, 339
causas, 334-335, 337
complexas parciais
(psicomotoras), 336
de ausência (pequeno mal),
336
em crianças, 372-373
estado epiléptico, 335, 337,
339-341
explanação, 334
gestante, 351-354
mioclônicas, 336
parciais simples
(jacksonianas), 336
tipos, 335-337
tônico-clônicas
generalizadas (grande
mal), 336-339
atendimento de
emergência, 338
avaliação, 337, 339-340
estágios, 338
explanação, 336
Coração, 22-27
Cordão umbilical
explanação, 348
prolapso, 359-361
Coroamento, 348, 350-351
Corpo de bombeiros, 9-11
Corpo humano
sistema circulatório, 22-24
sistema digestório, 24-28
sistema endócrino, 24-27
sistema musculoesquelético,
17-22, 188-190
sistema nervoso, 22-24
sistema urinário, 24-27
termos para direção e
localização, 17-18
termos para
posicionamento, 16-18
Costelas, 19-20
Cotovelo de golfista, 213-214
Coumadin, 44-45
Crack, 278-279
Crânio
avaliação, 47-48
explanação, 18-20, 228
pressão interna, 229-232
Crepitação, 158, 195
Crianças. *Ver também*
Lactentes; Recém-
-nascidos; Emergências
pediátricas

asma, 370, 372
avaliação, 368-370
choque, 372-373
convulsões, 372-373
crupe, 370-372
emergências em obstruções
das vias aéreas, 64-67
envenenamentos, 251-253
epiglotite, 370-372
lesões ósseas, 230, 232
morte súbita ou violenta,
374, 376, 378
necessidades especiais de
comunicação, 485-486
obtendo a história, 369-370
parada cardíaca, 371-373
pele, 370-371
pulso, 86-87
queimaduras, 409-410
ressuscitação
cardiopulmonar, 85-87
sinais vitais, 369-370
síndrome da morte súbita
do lactente, 373-374, 376,
378
suporte respiratório, 63-64
Crupe, 370-372
Curativo(s). *Ver também*
Bandagem(ns), 179-183
assépticos, 172-173
comercial, 172-173
compressas de bandagem,
173-175
compressas de gaze, 172-174
compressas especiais, 173-
174
compressivos, 172-173, 179-
180
estéreis, 172-175
explanação, 172-173
improvisados, 176, 178-180
oclusivos, 47-48, 172-173
para politraumatismos, 173-
174
para queimaduras, 173-174,
412-413
para trauma, 172-174
pressão, 179-180

D

Decúbito dorsal, 16-17
Decúbito ventral, 16-17
Delirium tremens (DT), 272-
274
Dentes. *Ver* Emergências
dentárias
Depressivos, 278-279
Derme
na contusão, 118-119
explanação, 28, 30-31
Desastres
atendimento em caso de,
497-499

Índice remissivo 559

reações emocionais, 495-497
triagem, 497-499
Descarga autônoma, 337, 339
Desconforto respiratório. *Ver também* Emergências respiratórias
avaliação da vítima, 57-60
em crianças, 370-371
explanação, 23-24, 56-57
lesão medular, 237, 239-240
manobra de inclinação da cabeça/elevação do queixo, 58-59
manobra de tração da mandíbula, 58-59
respiração de resgate, 59-65
sinais e sintomas, 44-45, 56-58
suporte básico à vida, 57-58
vias aéreas obstruídas, 65-70
Desfibrilação
diretrizes, 88-90
explanação, 76-77, 79
Desfibrilador externo automático (DEA), 79-80, 88-90
Desmaios, 340-342
Desvio de traqueia, 154
Dever de agir, 4-6
Diabetes melito (DM)
estatística, 312-313
explanação, 312-314
gestacional, 312-313
tipo 1, 312-313
tipo 2, 312-313
Diafragma, 29, 31
Diarreia, distúrbio abdominal, 325-328
Dilatação, 349-351
Direito de recusar tratamento, 5-6
Diretrizes de imobilização, 197-198
Diretrizes de RCP, 11-12, 30-31, 51-52, 69-70, 77-79, 87-92
Dispneia, 154, 300-301
Dissimulação, 492-493
Distensão(ões)
dos isquiotibiais, 218-220
explanação, 189-192
gástrica, 62-64
Distração, 237, 239-240
Doença(s)
abuso de drogas e, 268
aguda das montanhas, 465-466
cardiovascular, 76, 284, 286
coronariana
arteriosclerose, 284, 286
aterosclerose, 284-289
explanação, 284, 286
fatores de risco, 285

da descompressão, 454, 456-458
de Lyme, 392-393
identificação, 6-7
infecciosa
explanação, 6-7
identificação, 6-7
proteções, 7-10
situações de emergência, 7-9
transmissão, 6-10
proteções, 7-10
pulmonar obstrutiva crônica (DPOC)
atendimento de emergência, 302
bronquite crônica, 301-302
enfisema, 300-301
explanação, 300-301
sinais e sintomas, 301-302
relacionadas à altitude
doença aguda das montanhas, 465-466
edema cerebral de grande altitude, 466-467
edema pulmonar de grande altitude, 465-467
explanação, 464-466
risco de, 465-466
situações de emergência, 7-9
transmissão, 6-10, 61-62
Dois socorristas
ressuscitação cardiopulmonar do adulto, 84-85
técnicas de transporte/elevação, 508-513
Dor
abdominal
aneurisma de aorta abdominal, 327-328
atendimento de emergência, 324-326
avaliação, 322-323
causas, 322
diarreia, 325-328
explanação, 322
náuseas e vômitos, 325-327
ruptura de varizes esofágicas, 327-328
sinais e sintomas, 324-327
de dente, 146, 148
em crianças, 368-369
resposta para, 41-42
tipo cólica, 324-325
torácica, 287-290

E

Eclâmpsia, 353-354

Ecstasy, 276-279. *Ver também* Emergências com drogas
Edema cerebral de grande altitude (HACE), 466-467
Elevação, para controlar o sangramento, 98-100
Embolia aérea, 454, 456-458
Embolismo cerebral, 291-293
Emergências cardiovasculares
angina pectoris, 76, 286-287
atendimento de emergência, 289-292
doença coronariana, 284-286
infarto do miocárdio, 76, 284-290
insuficiência cardíaca congestiva, 286-288
pulso ausente, 289-290
vítima responsiva, 290-292
Emergências com drogas
alucinógenos, 277-278
atendimento de emergência, 270-271, 275-277, 278-279
avaliação, 274-275
depressores/narcóticos, 278-279
ecstasy, 276-279
estimulantes, 278-279
GHB, 276-279
indicações, 269
overdose, 268, 275-277
potencialmente fatais, 269-271
revisão, 268-269
Rohypnol, 278-279
técnica da conversa, 276-278
tratamento, 274-277
Emergências dentárias
arrancamento de dente, 148-149
dente frouxo, 146, 148
dor de dente, 146, 148
fratura de dente, 148-149
revisão, 146, 148
Emergências diabéticas
atendimento de emergência, 25, 27, 314-318
hiperglicêmicas, 313-318, 486-487
hipoglicêmicas, 313-318
sinais e sintomas, 315-317
Emergências em ambiente aquático
afogamento e quase afogamento, 448-454
assegurando sua própria segurança, 450-452
atendimento de emergência, 453-456
lesão craniana ou na coluna, 451-454
mergulho, 454-458

procedimento para, 10-11
Emergências em ambiente selvagem
ataques de animais selvagens, 471-473
atendimento de emergência, 462-463, 468-469
avaliação da vítima, 467-468
avaliação do local, 466-468
choque em ambiente selvagem, 462-463
evacuação, 475-479
lesões dos tecidos moles, 471-472
lesões e mortes por raios, 470-472
lesões musculoesqueléticas, 472-474
lesões na coluna, 473-475
morte da vítima, 478-479
opções para ajuda, 467-469
prevenção, 462-464
resgate em avalanches, 474-476
ressuscitação cardiopulmonar, 470-471
revisão, 462-463
sobrevivência básica, 463-465
Emergências geriátricas. *Ver também* Idosos
avaliação, 378-381
considerações sobre traumas, 275-276
exame, 275-276
sinais e sintomas, 378-380
Emergências hiperglicêmicas
atendimento de emergência, 314-316
causas, 216-318
explanação, 313-314
sinais e sintomas, 317-318
Emergências hipoglicêmicas, causas, 316-318
explanação, 313-314
primeiros socorros, 314-317
sinais e sintomas, 314-315, 317-318
Emergências pediátricas. *Ver também* Crianças; Lactentes; Recém-nascidos
abuso e negligência infantil, 374-378
asma, 350-351
choque, 372-373
considerações, 370-371
convulsões, 372-373
crupe, 370-372
epiglotite, 370-372
morte súbita ou violenta, 374, 376, 378

560 Primeiros socorros para estudantes

parada cardíaca, 370-372
síndrome da morte súbita do lactente, 373-374, 376, 378
Emergências psicológicas
acidentes e mortes em massa, 495-499
atendimento de emergência, 484-485, 492-495
avaliação, 489-492
considerações legais, 491-493
crises psicológicas, 486-487
descrição e manifestações, 487, 489
princípios básicos, 484-487
suicídio, 486-490
Emergências relacionadas ao álcool
atendimento de emergência, 270-271, 275-279
avaliação, 274-275
delirium tremens, 272-274
indicações, 269, 486-487
intoxicação aguda, 271-272
libação alcoólica, 272
revisão, 268-272
risco à vida, 269-271
síndrome de abstinência, 272, 274
tratamento, 274-278
Emergências respiratórias
asma, 303-305
bronquite crônica, 302
dispneia, 300-301
doença pulmonar obstrutiva crônica, 300-302
explanação, 23-24, 300-301
hiperventilação, 305-307
pneumonia, 305-306
Enchimento capilar, 43-45
Enfisema, 300-302
Entorses
explanação, 189-191
ligamentos do joelho, 219-220
musculoesqueléticas, 189-191
polegar, 217-218
relacionadas a esportes, 217-222
tornozelo, 220-222
Envenenamento. *Ver também* Emergências relacionadas ao álcool; Emergências com drogas
alimentos, 252-255
contaminados por estafilococos, 254-263
atendimento de emergência, 252-256, 258-262

carvão ativado para, 255-257
coletando a história da vítima, 251-253
mordidas/picadas de animais marinhos, 393, 395, 398-399
picadas/mordidas, 259-260, 263, 386-387
picadas de cobra, 386-390
pré-eclâmpsia, 353-354
revisão, 250
sinais e sintomas, 252-254, 256-263
Epicondilite lateral (cotovelo de tenista), 213-214
Epiderme
explanação, 28, 30-31
na contusão, 118-119
Epiglotite, 370-372
Epilepsia, 334. *Ver também* Convulsões
Equipamento de proteção, 7-10, 59-62, 123-124
Equipe de descontaminação, 10-11
Escápula, 20-21
Escorpiões, 391
Espasmo carpopedal, 305-306
Esqueleto, 17-18, 20-21
Estado asmático, 303-305
Estado epiléptico
atendimento de emergência, 339-341
explanação, 335, 337
Estado mental, avaliação, 41-42, 241
Esterno, 19-20
Estimulantes, 278-279
Estímulos verbais, 40-41
Estoma, 62-63
Estruturas instáveis, 10-11
Etiquetas de identificação médica, 44-45
Evaporação, 428-429
Evisceração abdominal, 164-166
atendimento de emergência, 126-127, 164-165
avaliação, 162-164
explanação, 24-27, 162-164
ruptura ou hérnia, 165-167
sinais e sintomas, 162-165
Exaustão pelo calor, 432-434
Expiração, 22-24
Externo, 17-18
Extricação
acidentes automobilísticos, 526-529
explanação, 522-523

F

Face, objetos cravados na, 143-144
Faixas adesivas, 172-173
Fala, avaliação, 41-42
Falanges, 20-22
Fase hipertônica, 337, 339
Fase pós-convulsão, 337, 339
aborto, 351-352
convulsões durante a gestação, 351-353
gestação ectópica, 35
pré-eclâmpsia e eclâmpsia, 353-354
ruptura uterina, 353-354
sangramento vaginal no final da gestação, 352-353
Fase pós-ictal, 337, 339
Fase tônica, 337, 339
Fase tônico-clônica, 328-329
FCP (fenciclidina), 277-278
Febre maculosa das Montanhas Rochosas, 391-393
Fêmur, 20-21
Feridas. *Ver também* Bandagem(ns); Curativo(s); Lesões abertas
abertas, 119-125
explanação, 118-119
fechadas, 118-120
processo de limpeza, 123-126
puntiformes, 120-122
remoção de anzol, 125-126
remoção de farpa, 125-126
Ferimentos por arma de fogo, 120-122, 162-164
Ferimentos por armas brancas, 120-122
Feto, 348
Fibrilação ventricular, 88-90
Fíbula, 20-21
Fígado, 24-27
Fisiologia, 16-17
Fitas adesivas, 172-173
Fogo
no local, 9-11
queimaduras causadas por, 410-414
Forame magno, 18-20, 466-467
Força razoável, 491-492
Formiga-de-fogo, 391, 394
Fraturas. *Ver também* Lesões ósseas
atendimento de emergência, 196-198
cabeça radial, 214-215
clavícula, 210
coluna, 196-197
cominutiva do crânio, 232-233

costelas, 156, 158-159, 161-162, 196-197
crânio, 103-104, 230, 232-234
da base do crânio, 232-233
da cabeça radial, 214-215
da clavícula, 210
da coluna, 237
da fíbula, 221-223
da tíbia, 221-223
de Colles, 214-216
de costela, 156, 158-159, 161-162, 196-197
de crânio
explanação, 230, 232-233
sangramento nasal, 103-104
sinais e sintomas, 233-234
tipos, 232-233
de mandíbula, 143-144
de maxilar, 143-144
de Smith, 214-216
do boxeador, 215-216
do fêmur, 18-21, 102-103
em depressão do crânio, 232-233
explanação, 21-22, 192-193
expostas, 193-196
face e mandíbula, 140-144
fechadas, 193-196
fêmur, 18-21, 102-103
fíbula, 221-223
hemorragia interna, 102-103
imobilização, 197-202, 204
linear do crânio, 232-233
mecanismos, 193-196
metacarpo, 215-217
ossos do carpo, 215-216
pelve, 18-21, 102-103, 196-197
precauções, 200-202
quadril, 218-219
sinais e sintomas, 195
tíbia, 221-223
túber isquiático, 218-219
Função motora, 41-42
Função sensitiva, 41-42

G

Gases tóxicos, 413-415
Geladura. *Ver também* Lesões relacionadas ao frio
atendimento de emergência, 439-442
estágios, 440-442
explanação, 438-440
sinais e sintomas, 438-440
Genitália feminina, 166-167. *Ver também* Anatomia reprodutiva
Genitália masculina, 166-167

Gestante. *Ver também*
Nascimento
aborto, 351-352
convulsões, 351-352
diabetes gestacional, 312-313
eclâmpsia, 352-353
emergência de obstrução
das vias aéreas, 66-67
gestação ectópica, 352-353
pré-eclâmpsia, 352-353
ruptura uterina, 353-354
sangramento vaginal, 352-353
GHB, 276-279. *Ver também*
Emergências com drogas
Glândula suprarrenal, 25, 27
Glândulas endócrinas, 24-27
Glicose, 312-313
Globos oculares, 132-133, 135-136
Golpe-contragolpe, 229-230, 232
Gravidez ectópica, 352-353

H

Hemácias, 22-24
Hematomas
epidural, 229-230
explanação, 118-119
subdural, 229-230
Hemofilia, 96-98
Hemoptise, 154
Hemorragia cerebral, 291-292
Hemorragia interna, 101-103
Ver também Sangramento
Hemotórax, 158-162
Hepatite B, 7-9
Hepatite C, 7-9
Hera venenosa, 263
Hérnia, 165-167
Heroína, 165-167
Herpes, 7-9
genital, 7-9
Hiperglicemia, 313-314
grave, 315-317, 486-487
Hipertermia, 429-435.
Ver também Lesões
relacionadas ao calor
Hiperventilação, 305-307
Hipoderme, 28, 30-31
Hipoglicemia, 313-314
Hipotermia
aguda, 438-440
atendimento de emergência, 438-442
estágios, 435-436
explanação, 434-436
fatores que contribuem
para, 434-436
geladura com, 438-442
geral, 434-440

imersão, 438-440
prevenção, 435-436
sinais e sintomas, 435-436
Hipóxia, 156
Histeria de conversão, 495-497
História
emergências com drogas/
álcool, 274-275
métodos para a coleta, 45-47
para crianças, 369-370
vítimas de envenenamento, 251-253
HIV, 7-9
Homicídio, 268
Hormônios, 24-27

I

Idosos. *Ver também*
Emergências geriátricas
alterações físicas, 378-380
exame, considerações, 379, 381
necessidades de
comunicações especiais, 485-486
queimaduras, 409-410
sistemas corporais, 378-379
Ilhotas de Langerhans, 25, 27
Imobilizadores/imobilização
ambiente selvagem, 473-474
anatômicos, 200-201
articulação, 195-196, 202-204
cabeça, 452-454
considerações especiais, 200-202
diretrizes, 197-198
explanação, 197-198
imprópria, 200-202
improvisada, 200-201
osso longo, 200-202, 204
pneumáticos, 99-101
rígidos, 199-201
tração, 200-201
Impactos sobre o dorso, 64-65
Imunização, 8
Incapacidade, avaliação, 40-42
Indivíduos cegos, 485-486
Indivíduos mentalmente
incapacitados, 5-6
Indivíduos surdos, 485-486
Infarto do miocárdio. *Ver
também* Emergências
cardiovasculares;
Doença(s) coronariana
estatísticas, 284, 286
explanação, 287-289
fatores de risco, 285
ocorrência, 76
silencioso, 287-289
sinais e sintomas, 76, 287-290

Infecções
feridas abertas, 123-126
queimaduras, 410-411
Inferior, 17-18
Ingestão, 250
de veneno, 260-262
Insolação, 430-432
Inspiração, 22-24
Insuficiência cardíaca
congestiva, 286-288
Insulina, 25, 27, 302
Intermação, 430-432
Interno, 17-18
Intestino
delgado, 24-27
grosso, 24-27
Intoxicação aguda, 271-272

J

Joelho, 20-21

K

Kit obstétrico, 350-351

L

Labirintite, vertigens, 340-341
Lacerações, 119-121
Lactentes. *Ver também*
Crianças; Recém-nascidos
emergências por obstrução
de vias aéreas, 68
línguas, 370-371
ressuscitação
cardiopulmonar, 85-87
síndrome da morte súbita
do lactente, 374-376, 378
suporte ventilatório, 63-64
Laringe, 79-80
Lateral, 17-18
Lavagem das mãos, 7-9
Leis do bom samaritano, 5-6
Lentes de contato, remoção, 138-140
Lesão(ões). *Ver também*;
Bandagem(ns),
Curativo(s); Feridas; *tipos
específicos de lesões*
ambientes selvagens, 471-473
cervicais, 47-48, 239-240
da coxa, 177
da garganta, 145-148
de joelho em valgo, 219-220
de ouvido, 144-146
do dorso, 180-181
do escroto, 166-167
do pé, 181-182, 204-205
do tecido pulmonar, 156
dos tecidos moles, 471-473
em flexão-rotação, 238
esmagamento, 118-120
explanação, 118-119
fechada da cabeça, 234

fechadas, 118-120
genitais, 24-27, 166-167
no couro cabeludo, 228-230
peniana, 166-167
por arco elétrico, 416-417
por compressão do tórax, 156-157
por esmagamento, 118-120
recreacionais. *Ver* Lesões
esportivas
Lesão articular
a partir de uma força de
torção, 195
explanação, 188-189
imobilização, 195-196, 202-204
sinais e sintomas, 195
Lesão compressiva
coluna, 238
tórax, 154
Lesão da medula espinal
explanação, 236-277, 239-240
por hiperextensão, 238
sinais e sintomas, 241-242
Lesão por penetração
coluna, 238
tórax, 154
Lesões abertas, 119-125, 147
abrasões, 119-121
amputações, 120-123
atendimento de emergência, 123-125
avulsões, 120-122
explanação, 119-120
garganta, 147
lacerações, 119-121
mordidas, 122-124
penetrante e perfurante, 120-122
Lesões cerebrais
em crianças, 230, 232
explanação, 229-230, 232
primárias e secundárias, 229-230
sinais e sintomas, 230-232
tipos, 229-230, 232
Lesões do braço
bandagens, 177
fratura da cabeça radial, 214-215
fraturas de Colles e de
Smith, 214-216
tipoias, 179-180
Lesões do cotovelo
bandagens, 177, 182-183
cotovelo de golfista, 213-214
cotovelo de tenista, 213-214
fratura da cabeça radial, 214-215
imobilizações, 203-205
luxação, 212-215

562 Primeiros socorros para estudantes

Lesões do joelho
  bandagens, 176, 182-183
  distensão dos ligamentos do joelho, 219-220
  luxação, 473-474
  luxação da patela, 219-221
Lesões do ombro
  bandagens, 177, 179-181
  fratura da clavícula, 210
  luxação, 212-214, 472-474
  subluxação do ombro, 211-212
  tipoias para, 179-180
Lesões do quadril
  atendimento de emergência, 217-219
  bandagens, 180-181
  contusão na crista ilíaca, 218-219
  fratura, 218-219
  luxação, 218-219
  sinais e sintomas, 217-218
Lesões do tornozelo
  bandagens, 177, 182-183
  entorses, 220-222
  fratura, 204-205
  imobilizadores, 204-205
  luxação, 221-222
Lesões dos dedos da mão
  amputação, 122-123
  entorse de polegar, 217-218
  fratura, 215-218
  luxação, 216-218, 473-474
Lesões esportivas
  atendimento de emergência, 217-219
  contusão na crista ilíaca, 218-219
  distensão dos isquiotibiais, 218-220
  distensão dos ligamentos do joelho, 219-220
  entorse do polegar, 217-218
  entorse do tornozelo, 220-222
  fratura da cabeça do rádio, 214-215
  fratura da clavícula, 210
  fratura da fíbula, 221-223
  fratura da tíbia, 221-222
  fratura de Colles, 214-216
  fratura de Smith, 214-216
  fratura do metacarpo, 215-217
  fratura do túber isquiático, 218-219
  fratura ou luxação de osso do carpo, 215-216
  fratura ou luxação do dedo, 216-218
  luxação da patela, 219-221
  luxação do cotovelo, 212-215

luxação do ombro, 212
luxação do quadril, 218-219
luxação do tornozelo, 221-222
ruptura do tendão do calcâneo, 220-221
sinais e sintomas, 217-218
subluxação do ombro, 211-212
Lesões faciais
  atendimento de emergência, 139-142
  fraturas da face e da mandíbula, 140-144
  garganta, 145-148
  nariz, 143-145
  orelhas, 144-146
Lesões medulares
  acidentes em ambiente aquático, 451-454
  ambiente selvagem, 473-475
  atendimento de emergência, 242-244
  avaliação, 18-20, 48-51, 237-242
  causas, 236-237
  complicações, 237, 239-240
  explanação, 236-237
  fratura, 196-197
  imobilização, 474-475
  mecanismos, 237-240
  precauções, 38-43
  remoção de capacete, 242-245
  sinais e sintomas, 241-244, 473-475
Lesões musculoesqueléticas
  ambiente selvagem, 472-474
  atendimento de emergência, 472-473
  cãibras, 189-193
  contusões musculares, 189-190, 192-193
  distensões, 189-192
  entorses, 189-191
  imobilização, 197-202, 204
  luxações, 189-192
  osso, 192-193, 197-198. *Ver também* Fraturas
  sinais e sintomas, 189-190
Lesões nasais, 143-145
Lesões oculares
  atendimento de emergência, 133-135
  avaliação, 132-133
  bandagens, 177, 181-182
  cavidade ocular, 132-136
  globo ocular, 132-133, 135-138
  protruso, 137-138
  objetos cravados, 137-139
  queimaduras pela luz, 136-138

queimaduras químicas, 135-137
remoção de lentes de contato, 138-140
revisão, 132-133
Lesões ósseas. *Ver também* Fraturas
  atendimento de emergência, 196-198
  explanação, 192-194
  imobilização, 197-204
  mecanismos, 193-195
  sinais e sintomas, 195
Lesões por inalação
  explanação, 412-413
  monóxido de carbono, 413-415
  sinais e sintomas, 412-414
  substâncias químicas tóxicas, 413-415
  veneno, 256-260
Lesões por raios
  ambientes selvagens, 470-472
  atendimento de emergência, 419, 421-422, 471-472
  explanação, 419, 421
  ilustrações, 420
  prevenção, 470-472
Lesões relacionadas ao calor
  cãibras pelo calor, 433-435
  exaustão pelo calor, 432-434
  explanação, 429-431
  intermação, 430-432
Lesões relacionadas ao frio, fatores que contribuem para, 434-436
  atendimento de emergência, 434-436
  geladura, 438-442
  hipotermia geral, 434-436
  imersão, 438-440
  prevenção, 435-436
  sinais e sintomas, 435-436, 438-440
Lesões torácicas
  asfixia traumática, 157-158
  atendimento de emergência, 155-156
  avaliação, 47-48
  bandagens, 180-181
  compressão, 154, 157-158
  costelas fraturadas, 158-159, 161-162
  hemotórax, 158-162
  pneumotórax, 158-162
  pneumotórax aberto, 158-159, 161-162
  pneumotórax hipertensivo, 158-162
  procedimentos de primeiros socorros, 125-126
  sinais e sintomas, 154-155

tipos, 154
tórax frágil, 156-157
Leucócitos, 22-24
Libação alcoólica, 271-272
Ligamentos, 188-189
Linfa, 22-24
Língua, 370-371
Local
  avaliação, 9-11, 36-37
  avaliação em ambiente selvagem, 466-468
  colisões de veículos motorizados, 522-526
  controle do, 37-38
  do crime, 491-493
LSD (ácido lisérgico dietilamida), 277-278
Luvas de proteção, 7-11, 123-124
Luxação
  cotovelo, 212-215
  dedo, 216-218, 473-474
  explanação, 189-192
  ombro, 212-214, 472-474
  ossos do carpo, 215-216
  patela, 219-221, 473-474
  quadril, 218-219
  tornozelo, 221-222
  úmero, 20-21
Luz ultravioleta, queimaduras por, 136-138

M

Maca(s), 513-516
  com armação, 511, 513
  de cobertor, 513-516
Manguito de pressão arterial, 101-102
Manipulação/armazenagem de alimentos, 464-465
Manobra da tração da mandíbula, 58-59
Manobra de Heimlich. *Ver* Compressões torácicas
Máscaras faciais, 7-10, 59-62
Materiais perigosos, 10-11
Mecônio, 361-362
Medial, 17-18
Medicamentos depressores, 278-279
Medula espinal
  explanação, 18-20, 27, 29-30
  ilustração, 28, 30
Membros
  avaliação, 48-51
  explanação, 20-22
  inferiores, 20-21, 48-51
  lesões em crianças, 370-371
  superiores, 20-22, 48-51
Meningite, 7-9
Mergulho em águas profundas, 454, 456
Metacarpos

Índice remissivo **563**

explanação, 21-22
fratura, 215-217
Metanfetamina, 278-279
Metatarsos, 20-21
Método da superfície palmar, 407-408
Miocárdio, 287-289
Monóxido de carbono
envenenamento, 256-260, 263
inalação, 413-415
Mordidas de animais, 122-124
Mordidas de tubarão, 393, 395
Mordidas/picadas
animais marinhos, 372, 393, 396, 398-399
atendimento de emergência, 122-124, 395-398
cobras, 386-390, 397-399
Mordidas/picadas de insetos
aranha reclusa castanha, 390-391
aranha viúva-negra, 389-391
carrapatos, 391-393
centopeias, 392-393
choque anafilático, 259-260, 392-395
envenenamento, 259-260, 263, 386-387
escorpião, 391
formiga-de-fogo, 391
remoção de carrapatos, 398-400
sinais e sintomas, 389-390
tipos de, 392-394
Morte. *Ver também*
Afogamento/quase afogamento
desastres em massa, 495-499
em ambiente selvagem, 478-479
morte súbita ou violenta em crianças, 374, 376, 378
relacionada a raios, 470-472
suicídio, 486-490
Movimento paradoxal, 156-157
Músculo(s)
cãibras, 189-193
cardíaco, 21-22
explanação, 188-189
involuntário, 21-22
liso, 21-22
tipos, 21-22
voluntário, 21-22
Músculo esquelético
coluna vertebral, 18-20
crânio, 18-20
explanação, 17-20
membros inferiores, 20-21
membros superiores, 20-22
movimentos articulares, 21-22

pelve, 20-21
tórax, 19-21

N
Narcóticos, 278-279
Nascimento. *Ver também* Parto
Náusea, 324-327
Necessidades de comunicação, 485-486
Negligência, 5-6, 375-376.
Ver também Abuso e negligência infantil
Neonatos. *Ver* Recém-nascidos
Nervos, 26, 28

O
Objetos cravados, 125-126
Objetos estranhos no olho, 133-135, 137-139
Obstrução de vias aéreas, emergências. *Ver também* Ressuscitação cardiopulmonar (RCP); Respiração artificial; Desconforto respiratório
lactentes, 68
sinais e sintomas, 64-65
vítimas conscientes, 64-67
vítimas inconscientes, 65-67
vítimas obesas ou gestantes, 66-68
Óculos de proteção, 7-9
Olhos de guaxinim, 233-234
Ondulação, 463-464
Órbitas. *Ver* Cavidade(s), ocular(es)
Ossos, 188-189, 370-371
da perna. *Ver* Tíbia
do carpo, 21-22
do quadril. *Ver* Fêmur
Oxicontin, 278-279

P
Padiolas de lona, 511, 513
Palidez, 43-45, 327-328
Palpável, 211
Pálpebras, 132-133, 135-136
Pâncreas, 23-25, 27
Parada cardíaca
desfibrilação, 76-77, 79
em crianças, 371-373
explanação, 76
fatores importantes para a sobrevivência, 76
Parada respiratória, 23-24, 56-57
Paralisia, lesão medular, 237, 239-240
ressuscitação, 359-360
sangramento vaginal após, 357-359

suprimentos para primeiros socorros, 350-351
trabalho de parto, 349-351
Parto. *Ver também* Nascimento
anormal, 359-364
assistência, 354-355
de gêmeos, 360-362
estágios, 349-351
explanação, 349-351
iminente, 354-355
pélvico, 360-361
aborto espontâneo, 351-352
anatomia reprodutiva, 348-350
apresentação de membro, 360-361
cuidados com o recém--nascido, 357-360
mecônio, 361-362
múltiplo, 360-362
parto normal, 354-359
prematuro, 361-364
prolapso de cordão umbilical, 359-361
placenta, 350-351
precauções, 200-202
prematuro, 361-364
procedimentos, 354-359
suprimentos de primeiros socorros, 350-352
transporte da mulher em trabalho de, 354-355
Patógenos hematogênicos, 7-9
Pele
anatomia da, 30-31
avaliação, 43-45
em crianças, 370-371
estrutura e função, 28-31
Pelve, 20-21
Perda de calor, 429. *Ver também* Temperatura corporal
Perfusão, 103-104
Períneo, 348
Peritonite, 322
Picadas. *Ver* Mordidas/picadas de cobra
atendimento de emergência, 397-399
estatísticas, 386-387
gravidade, 387-388
não venenosa, 386-387
venenosa, 386-390
sinais e sintomas, 387-389
Placa, 284, 286
Placenta, 348, 350-351
Plantas venenosas, 251-252
Plaquetas, 22-24
Plasma, 22-24
Pneumonia, 305-306
Pneumotórax, 158-162

aberto, 161-162
hipertensivo, 158-162
Polegar do caçador, 217-218
Posição anatômica, 16-17
Posição de decúbito lateral, 16-18
Posição de recuperação modificada, 16-18
Posterior, 17-18
Pranchas de imobilização, 451, 513-514, 516
Pré-eclâmpsia, 35
Pressão, para o controle do sangramento, 98-100
Primeiros socorros. *Ver também lesões e emergências específicas*
aspectos legais, 4-6
controvérsias relacionadas a, 5-6
explanação, 2-3
objetivos, 2-4
procedimentos gerais, 3-4
Processo xifoide, 80-83
Produtos de limpeza, 9-10
Profundo, 17-18
Prolapso de cordão umbilical, 359-361
Protetores faciais, 59-62
Protrusão do globo ocular, 137-138
Pulso
carotídeo
avaliação, 79-81
explicação, 38-40, 42-45
em crianças, 86-87, 369-370
emergências cardiovasculares, 289-290
emergências com drogas/álcool, 269-271
explanação, 22-24
método de verificação, 42-45
radial, 38-41, 43-45
explanação, 38-41
ilustração, 43-45
vítimas de lesões ósseas, 196-197
Punho, 21-22
Pupilas elípticas, 386-387
Purificação da água, 464-465

Q
Quadrantes, abdominais, 322-323
Quase afogamento. *Ver também* Afogamento/quase afogamento
assegurando sua própria segurança, 450-452
atendimento de emergência, 453-454, 456
explanação, 448-450

564 Primeiros socorros para estudantes

lesão craniana ou medular, 451-454

prognóstico, 449-450

resgates no gelo, 454, 456

ressuscitação, 450-451

Queimadura(s)

atendimento de emergência, 410-413, 415-417

classificação, , 406-408

complicações, 409-411

contato, 416-417

críticas, 407-410

em crianças, 409-410

em idosos, 409-410

estatística, 404-405

grau de, 404-407

gravidade, 407-409

localização, 408-409

moderadas, 407-409

pela luz, 136-138

pequenas, 407-409

pistas relacionadas ao, 45-47

por inalação, 412-415

por raio, 416-422, 470-472

porcentagem corporal afetada, 407-408

profundidade das, 406-408

térmica e radiante, 408-413, 416-417

Queimaduras de primeiro grau

explanação, 404-406

gravidade, 408-409

profundidade da, 407-408

Queimaduras de segundo grau

explanação, 405-406

gravidade, 408-409

ilustrações, 406-408

Queimaduras de terceiro grau

explanação, 405-406

gravidade, 408-409

ilustrações, 406-408

Queimaduras elétricas

atendimento de emergência 419, 421-422

gravidade do choque elétrico, 418-419

proteção após, 416-417

raios, 419-421

sinais e sintomas, 418-419

tipos, 416-417

Queimaduras por radiação

atendimento de emergência, 410-414

explanação, 410-411

Queimaduras químicas. Ver também Queimaduras,

efeitos das, 406-407

atendimento de emergência, 415-417

do olho, 135-137

Queimaduras térmicas

atendimento de emergência, 410-414

explanação, 410-411, 416-417

Queixa principal, 42-43

Quetamina (*special K*), 277-278

R

Radiação, 428

Rádio, 20-22

RCP da Cruz Vermelha Americana, 11-12, 30-31, 51-52, 69-70, 87-92

Reações alérgicas

choque anafilático, 107-112, 392-393, 395

mordidas/picadas de insetos, 389-390, 392-393, 395

Recém-nascidos, 357-360. *Ver também* Lactentes

Região pélvica, avaliação, 48-51

Registro clínico, emergência em ambiente selvagem, 467-468

Regra dos nove, 407-408

Regra dos três, 463-464

Remoção de anzol, 125-126

Remoção de farpas, 125-126

Remoção de vítimas

equipamento, 511, 513, 516

princípios gerais, 504-506

técnicas com dois ou três socorristas, 508-513

técnicas com um socorrista, 506-509

Remoção do capacete, 242-245

Reposição de líquidos em ambiente selvagem, 468-469

Resgate em avalanches, 474-476

Resgate no gelo, 454, 456

Respiração

avaliação, 38-41, 43-45, 59-60, 77-80

diretrizes de RCP, 51-52

em crianças, 369-370

emergências com drogas/álcool, 269-271

explanação, 22-24, 429

inadequada, 59-60

papel do diafragma, 29-31

Respiração artificial. *Ver também* Obstrução de vias aéreas; Emergências respiratórias; Desconforto respiratório

boca a boca, 60-62

boca-barreira, 61-62

boca-estoma, 62-63

boca-nariz, 61-63

diretrizes, 59-60

distensão gástrica, 62-64

explanação, 22-24, 57-58, 77, 79

lactentes e crianças, 63-64

lesão da parede torácica, 156

respiração com máscara de barreira, 61-62

sequência de etapas, 77-81

Respiração inadequada, 59-60

Respirações agônicas, 37-39

Responsáveis, 5-6

Responsividade, 77-80

Ressuscitação cardiopulmonar (RCP)

acidentes aquáticos, 449-450

antes da desfibrilação, 88-90

comparação entre as diretrizes, 11-12, 30-31, 51-52, 89-92

complicações, 87-88

compressões torácicas, 80-83

em adulto realizada por dois socorristas, 84-85

em adulto realizada por um socorrista, 83-85

em ambientes selvagens, 470-471

erros, 87-88

função, 76

indicações, 37-38, 76

lactentes e crianças, 85-87

quando interromper, 84-85

recém-nascido, 359-360

sequência de suporte básico à vida, 77-81

suspensão, 87-90

RICE, 190-192, 197-198

Rins, 24-27

Riscos elétricos, 10-11

Ritalina, 278-279

Rohypnol, 279

Roupas, 429

Ruptura(s)

abdominal, 165-167

de útero, 353-354

tendão do calcâneo, 220-221

S

Saco amniótico, 348

Salmonela, 254-255, 263

Salmonelose, 254-255

Sangramento

avaliação primária, 40-41

choque por, 105-109

em crianças, 370-371

compressão com bandagem para controle, 99-100

feridas, 123-125

fontes de, 96, 98

gravidade, 96-97

imobilizador pneumático para controlar, 99-101

manguito de pressão arterial para controlar, 101-102

nasal, 103-104

pressão direta e elevação para controlar, 98-100

substância corporal, precauções, 96-98

torniquete para controlar, 100-102

vaginal, 352-354

após parto, 357-359

no final da gestação, 352-353

Sangue, 22-24

Segurança

acidentes em ambientes aquáticos, 450-452

avaliação, 36-37

no local, 9-11, 36-37, 522-524

Serviço de resgate médico (SRM), 106-107

acionamento, 3-4, 11-12, 57-58

para acidente vascular encefálico, 293-294

para acidentes automobilísticos, 526-527

para acidentes em água, 453-454

para choque, 106-107, 372-373

para choque anafilático, 393, 395-397

para choque elétrico, 419, 421

para convulsões, 339-340, 351-352, 372-373

para distúrbios abdominais, 322, 324-325, 328-329

para emergências cardiovasculares, 290-292

para emergências diabéticas, 315-318

para envenenamento, 252-254

para evacuação em ambiente selvagem, 476-477

para fraturas de costela, 158-159, 161-162

para gestantes, 354-357, 360-364

para hipotermia, 437-438

para intermação, 431-432

para lesão medular, 242-244

para lesões torácicas, 155

para risco de suicídio, 487, 489

para suporte básico à vida, 77, 79-80

para traumatismo craniano, 235-236

para vítimas de hemorragia interna, 101-102
Sinal de Battle, 233-234
Sinais vitais, 42-45
  avaliação, 42-45
  em crianças, 369-370
Síncope. *Ver* Desmaios
Síndrome
  alcoólica, 270-271
  coronariana aguda (SCA)
    atendimento de emergência, 284, 286, 289-292
    explanação, 284-286
  da morte súbita do lactente (SMSL), 373-374, 376, 378
  de abstinência, álcool, 272, 274
  de hiperventilação, 305-306
  de luta ou fuga, 28, 30
Sintomas, 42-43
Sistema, 16-17
  endócrino, 24-27
  linfático, 22-24
  nervoso autônomo, 27, 29-31
  nervoso central, 27, 29-30
  nervoso parassimpático, 27, 29-31
  nervoso periférico, 27, 29-30
  nervoso simpático, 27, 29-31
  nervoso voluntário, 27, 29-30
  urinário, 24-27, 29-30
Sistema circulatório
  avaliação, 38-41
  emergências, 22-24
  explanação, 22-24
  ilustração, 23-24
Sistema digestório
  explanação, 23-27
  ilustração, 26, 28
Sistema musculoesquelético
  articulações, 188-189
  funções, 188-189
  ligamentos, 189-190
  músculo, 21-22, 188-189
  ossos, 188-189
  tendões, 188-189
Sistema nervoso
  divisões, 27, 29-30
  funções, 26, 28
  ilustrações, 28-31
Sistema respiratório
  explanação, 22-24
  ilustração, 25, 27
Socorristas
  considerações legais, 4-6
  função, 2-5
  habilidades, 4-5
  leis do bom samaritano, 5-6
  medidas protetoras, 7-10
  queimaduras e, 410-411

treinamento, 77, 79
vacinas, 7-9
"Sopradores rosados", 300-301
SRM. *Ver* Serviço de Resgate Médico (SRM)
Substâncias corporais, 7-10, 96-98
Sudorese, 430-431
Sufocamento. *Ver também* Obstrução de vias aéreas
  explanação, 23-24, 64-65
  vítimas irresponsivas, 65-67
Suicídio
  atendimento de emergência, 487-490
  diretrizes, 488-489
  explanação, 486-487, 489
  fatores de risco, 487, 489
Sumagre, 263
Superficial, 17-18
Superior, 17-18
Suporte básico à vida, 55-74

T

Tabagismo, 300-301
Tecido(s), 16-17
  moles, 118-119
Técnica
  da conversa, 277
  da remoção pela camisa, 507
  da remoção por cobertor, 506-507
  da remoção por lençol, 507-508
  de auxílio para caminhar, 506
  de levantamento horizontal e remoção, 511
  de remoção em cadeira, 511-512
  de transporte do bombeiro, 507-509
  levantamento dos membros, 509-510
Técnicos de emergências médicas, 3-4
Temperatura corporal
  avaliação, 443-445
  em ambientes selvagens, 468-469
  em crianças, 369-370
  emergências relacionadas a drogas/álcool que afetam a, 269
  lesões relacionadas ao calor, 429-435
  lesões relacionadas ao frio, 434-442
  regulação, 428-429
Tendão do calcâneo, ruptura, 220-221
Tendões, 188-189

Terminologia de localização, 17-18
Terminologia de posição, 16-18
Termos anatômicos, 16-18
Termos relativos à direção, 17-18
Teste do "bom senso", 5
Tíbia, 20-21
Tipoias, 179-180
Tontura, 340-341
Tórax, 19-21
  flácido, 156-157
Torniquetes, 100-102
Tornozelos, 20-21
Trato alimentar, 23-24
Trauma fechado no tórax, 154
Traumatismo craniano
  aberto, 234-236
  acidentes na água, 451-453
  atendimento de emergência, 235-237
  avaliação, 232-234
  bandagens, 176, 182-183
  cérebro, 229-233
  couro cabeludo, 228-230
  em crianças, 370-371
  explanação, 228
  fechado e aberto, 234-236
  fratura de crânio, 103-104, 230, 232-234
  fraturas, 196-197
  ossos do carpo, 215-216
  remoção de capacete, 242-245
  sinais e sintomas, 231, 234-236
Triagem, acidentes/desastres em massa, 497-499
Trombo, 290-292
Trombose cerebral, 291-292
Túber isquiático, 218-219
Tuberculose, 7-9

U

Ulna, 21-22
Últimos suspiros, 37-39
Úmero
  fratura, 195-196, 202, 204
  explanação, 20-21
  luxação, 20-21
Ureteres, 24-27
Uretra, 24-27
Urtiga, 263
Urushiol, 260-261
Útero, 348, 353-354

V

Vagina, 348
Varizes esofágicas, 327-328
Vasos sanguíneos, 22-24
Vazamentos de gasolina, 10-11
Veias, 96-98

Venenos
  absorvidos, 260-262
  explanação, 250
  inalados, 256-260 (*Ver também* Lesões por inalação)
  ingeridos, 251-255
  injetados, 259-260
Ventrículos, 22-24
Vermelhidão, 43-45
Verniz caseoso, 356-357
Vértebras, 18-21, 236-237
  cervicais, 18-21, 236-237
  do cóccix, 18-21, 236-237
  lombares, 18-21, 236-237
  sacrais, 236-237
  torácicas, 18-21, 236-237
Vertigem, 340-341
Vesícula biliar, 24-27
Vespas, 392-394
Vias aéreas, 38-40
  abertura das, 57-59
  avaliação, 38-40
  diretrizes para RCP, 51-52, 69-70
  obstrução das, 23-24, 56-57 (*Ver também* Obstrução de vias aéreas, emergências)
Vírus, sobrevivência dos, 6-7
Vítimas. *Ver também* Crianças; Idosos; Lactentes
  comunicação com, 37-38
  conscientes, 64-67
  inconscientes, 65-68, 269
    emergências relacionadas a drogas/álcool, 269-271
  lactentes, 68
  obstrução de vias aéreas, emergências, 65-67
  levantamento/transporte, 474-485
  mentalmente incapacitadas, 5-6
  obesas ou gestantes, 66-68
  posicionamento, 57-58
  violentas, 10-11, 275-276, 490-495
    avaliação, 490-492
    abuso de drogas/álcool, 275-276
    como lidar, 10-11, 492-495
    restrições, 495
Vômitos
  desconforto abdominal, 324-327
  emergências com drogas/álcool, 269-271

Z

Zangões, 392-393

Créditos

Fotografias

Agradecimentos especiais são dados aos seguintes detentores de direitos autorais por autorizar a reprodução das imagens listadas a seguir:

Capítulo1: 1.1 Marc D. Longwood; 1.2 Shutterstock; 1.4–1.6 Pearson Education. Capítulo 2: 2.1–2.5 Anthony Neste/ Pearson Education. Capítulo 3: 3.3–3.5, 3.7 Anthony Neste/ Pearson Education; 3.7, 3.9 Pearson Education; 3.10, 3.11 Rick Nye; 3.12–3.14, 3.16, 3.17 Pearson Education; 3.19–3.38 Carl Leet/Pearson Education. Capítulo 4: 4.2, 4.3 Anthony Neste/Pearson Education; 4.4 Pearson Education; 4.5–4.9 Anthony Neste/Pearson Education; 4.10 Pearson Education; 4.14–4.18, 4.20 Anthony Neste/Pearson Education; 4.21–4.23 Pearson Education. Capítulo 5: 5.3–5.11 Anthony Neste/ Pearson Education; 5.19–5.24 Rick Nye; 5.26 iStockPhoto; 5.27 Spencer Grant/PhotoEdit Inc.; 5.28 Custom Medical Stock Photo, Inc.; 5.29 iStockPhoto. Capítulo 6: 6.1, 6.3 Pearson Education; 6.4–6.9 Anthony Neste/Pearson Education; 6.10 Pearson Education; 6.11 Michal Heron/Pearson Education; 6.13, 6.15, 6.16 Pearson Education; 6.22–6.26 Rick Nye. Capítulo 7: 7.1, 7.3–7.15 Pearson Education. Capítulo 8: 8.2, 8.3, 8.5–8.7 Pearson Education; 8.8 Western Ophthalmic Hospital/Science Photo Library/Photo Researchers, Inc.; 8.9–8.15, 8.18–8.22, 8.24–8.31 Pearson Education. Capítulo 9: 9.4 Pearson Education; 9.5, 9.7–9.9 Rick Nye; 9.12–9.15 Anthony Neste/Pearson Education; 9.18 Rick Nye; 9.19–9.23 Anthony Neste/Pearson Education; 9.24 Rick Nye. Capítulo 10: 10.1 Anthony Neste/Pearson Education; 10.2 Michal Heron/ Pearson Education; 10.3 Anthony Neste/Pearson Education; 10.4 Michal Heron/Pearson Education; 10.5, 10.7–10.15 Pearson Education. Capítulo 11: 11.5 Photolibrary; 11.6, 11.7 Charles Stewart MD FACEP, FAAEM; 11.8, 11.11–11.12, 11.14, 11.15, 11.17 Pearson Education; 11.16 SAM Medical Products; 11.19, 11.20, 11.24 Rick Nye; 11.25, 11.26 Pearson Education. Capítulo 12: 12.1 Rick Nye; 12.4 Booher, J.M., and G.A. Thibodeau. Athletic Injury Assessment. Times Mirror/Mosby. St. Louis, MO 1985; 12.13 Rick Nye; 12.15 Brooks, M., R. Evans, and J. Fairclough. Pocket Picture Guides: Sports Injuries. 2nd ed., 1992. Gowwer Medical Publishing, New York, NY. Capítulo 13: 13.5 Rick Nye; 13.8, 13.10 Pearson Education; 13.14–13.22 Anthony Neste/Pearson Education; 13.25 Rick Nye; 13.26–13.29 Anthony Neste/Pearson Education. Capítulo 14: 14.2 Michal Heron/Pearson Education; 14.4, 14.6–14.8 Pearson Education; 14.9 Custom Medical Stock Photo, Inc. Capítulo 15: 15.1–15.9 Pearson Education; 15.13 Anthony Neste/Pearson Education; 15.14, 15.15 Rick Nye. Capítulo 16: 16.3–16.6, 16.8 Pearson Education; 16.10 Rick Nye; 16.12 Pearson Education. Capítulo 17: 17.2 Michal Heron/ Pearson Education. Capítulo 18: 18.5 Anthony Neste/Pearson Education. Capítulo 19: 19.2 Rick Nye; 19.3 Pearson Education; 19.4 Rick Nye. Capítulo 20: 20.1 Anthony Neste/Pearson Education; 20.3–20.6 Rick Nye. Capítulo 21: 21.4–21.12 Pearson Education. Capítulo 22: 22.2 Catchlight Visual Services/Alamy; 22.3 Michal Heron/Pearson Education; 22.7 David Effron, M.D.; 22.8–22.12 Robert A. Felter, M.D.; 22.14 Michal Heron/Pearson Education. Capítulo 23: 23.1 Dave King/Dorling Kindersley Media Library; 23.2 Steve Hamblin/ Alamy; 23.3 Erllre/Dreamstime; 23.4 Karl Shone/Dorling Kindersley Media Library; 23.5, 23.6 Pearson Education; 23.8 Treasurephoto/Dreamstime; 23.9 Miles Boyer/Shutterstock; 23.10–23.13 Pearson Education; 23.15 Mwpenny/Dreamstime; 23.16 Stammers/Dreamstime; 23.17 Pearson Education; 23.18 Ashley Dickerson/Dreamstime; 23.19 Pearson Education; 23.20 Jane Burton/Dorling Kindersley Media Library; 23.21 Xscream1/ Dreamstime; 23.22 Asther Lau Choon Siew/Dreamstime; 23.23, 23.24 Frank Greenaway/Dorling Kindersley Media Library; 23.25 Debycoles/Dreamstime; 23.26, 23.27 Pearson Education; 23.28 Rick Nye; 23.30 Paul Rapson/Alamy. Capítulo 24: 24.2–24.10, 24.12 Pearson Education; 24.15 Andy Crawford/Dorling Kindersley Media Library; 24.16 Pearson Education; 24.17 Anthony Neste/Pearson Education; 24.18–24.21 Pearson Education; 24.22, 24.24 Anthony Neste/Pearson Education; 24.23, 24.26, 24.27 Pearson Education; 24.28, 24.29 Anthony Neste/Pearson Education; 24.30–24.32, 24.34, 24.36, 24.37 Pearson Education. Capítulo 25: 25.5, 25.12–25.14 Pearson Education. Capítulo 27: 27.1 Anthony Neste/Pearson Education; 27.2, 27.3 Rick Nye. Capítulo 28: 28.2, 28.3 Anthony Neste/Pearson Education. Capítulo 29: 29.1–29.15 Rick Nye; 29.16, 29.17 Pearson Education; 29.18–29.19 Rick Nye; 29.20 Pearson Education. Capítulo 30: 30.1 Rick Nye; 30.2 Enigma/ Alamy; 30.3 Pearson Education; 30.4 Les Lougheed/Pearson Education; 30.5, 30.6 Pearson Education.

Ilustrações

As Figuras 2.8, 2.10, 2.11, 2.12, 2.15 (apenas o cérebro) e 2.17 foram adaptadas de Michael D. Johnson, *Human Biology: Concepts and Current Issues*, San Francisco, CA: Benjamin Cummings, © 2001 Benjamin Cummings, Pearson Education.

As Figuras 2.13 e 2.14 foram adaptadas de William J. Germann e Cindy L. Stanfield, *Principles of Human Physiology*, San Francisco, CA: Benjamin Cummings, © 2002 Pearson Education, Inc.

A Figura 3.2 foi adaptada de "Pyramid of Life", de Ray Johnson, *JEMS*, junho de 1985, pp. 56-58.

A Figura 5.1 foi reproduzida da Figura 1, American Heart Association, *Highlights of the 2010 American Heart Association Guidelines for CPR and ECC*. http://www.heart.org/idc/groups/heart-public/@wcm/@ecc/documents/downloadable/ucm_317350.pdf

A Figura 5.2 foi reproduzida da Figura 2, American Heart Association, *Highlights of the 2010 American Heart Association Guidelines for CPR and ECC*. http://www.heart.org/idc/groups/heart-public/@wcm/@ecc/documents/downloadable/ucm_317350.pdf

A Figura 12.2 foi adaptada de Scott K. Powers e Stephen L. Dodd, *Total Fitness and Wellness*, 3.ed., San Francisco, CA: Benjamin Cummings, © 2003 Pearson Education, Inc.

A Figura 12.7 foi adaptada de Joseph J. Mistovich, Brent Q. Hafen, e Keith Karren, *Prehospital Emergency Care*, 9.ed., Brady, 2009 Pearson, Inc.

A Figura 15.12 foi adaptada de Martin A. Alpert, M.D., "Modern Management of Delirium Tremens," *Hospital Medicine*, maio de 1990.

568 Primeiros socorros para estudantes

Os dados da Tabela **20.1** (anteriormente Figura 20.2) foram adaptados da *Mayo Clinic Health Letter*, novembro de 1988, com permissão da Mayo Foundation for Medical Education and Research.

A Figura **23.14** foi adaptada de "Insect Stings – Responding to the Gamut of Allergic Reactions", de dr. John W. Georgitis, *Modern Medicine*. Reproduzido com a permissão do dr. John W. Georgitis, Piedmont Allergy & Asthma Research, 1364 Westgate Center Drive, Winston Salem, NC 27103.

A Figura **24.35** foi adaptada da *Hospital Medicine*, maio de 1989, p. 85.

A Figura **25.10** foi reproduzida com a permissão da editora de James R. Blackman, "Caught in Cold Water," *Emergency Medicine*, 30 de janeiro de 1985, Copyright © 1985 by Quadrant HealthCom Inc.

A Figura **26.3** foi adaptada de Pat Samples, "Spinal Cord Injuries: The High Cost of Careless Diving," *The Physician and Sportsmedicine*, julho de 1989.